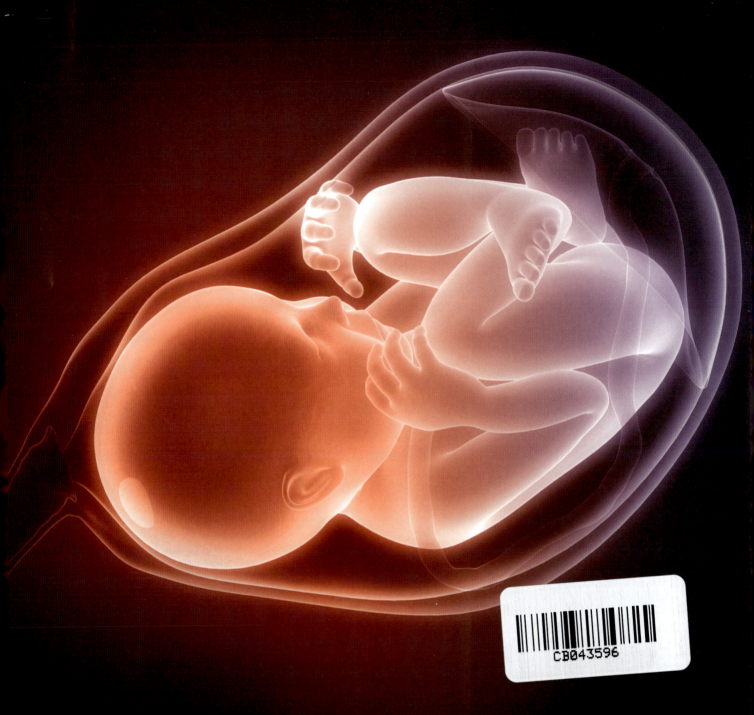

Embriologia **Clínica**

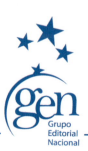

Grupo
Editorial
Nacional

Embriologia Clínica

Keith L. Moore, BA, MSc, PhD, DSc (OSU), DSc (WU), FIAC, FRSM, FAAA

Professor Emeritus, Division of Anatomy, Department of Surgery
Former Professor and Chair, Department of Anatomy,
and Associate Dean for Basic Medical Sciences
Faculty of Medicine, University of Toronto, Toronto, Ontario, Canada
Former Professor and Head of Anatomy, Faculty of Medicine,
University of Manitoba, Winnipeg, Manitoba, Canada

T.V.N. (Vid) Persaud, MD, PhD, DSc, FRCPath (Lond.), FAAA

Professor Emeritus and Former Head, Department of Human
Anatomy and Cell Science
Professor of Pediatrics and Child Health
Associate Professor of Obstetrics, Gynecology, and Reproductive Sciences,
Max Rady College of Medicine, Faculty of Health Sciences, Faculty of
Medicine, University of Manitoba, Winnipeg, Manitoba, Canada
Part-Time Professor of Anatomy, St. George's University, Grenada, West Indies

Mark G. Torchia, MSc, PhD

Associate Professor, Department of Surgery; Associate Professor,
Department of Human Anatomy and Cell Sciences,
Max Rady College of Medicine, Rady Faculty of Health Sciences
Executive Director, Centre for the Advancement of Teaching and Learning,
Vice-Provost (Teaching and Learning) University of Manitoba, Winnipeg, Manitoba, Canada

Revisão Técnica

Profa. Dra. Lenir Orlandi Pereira Silva

Mestre em Neurociências, Universidade Federal de Santa Catarina.
Doutora em Neurociências, Universidade Federal do Rio Grande do Sul (UFRGS).
Departamento de Ciências Morfológicas
Programa de Pós-Graduação em Neurociências da UFRGS

Tradução

Luiz Euclydes Trindade Frazão Filho (Capítulos 18 a 21 e Apêndice)
Maria Cristina Motta Schimmelpfeng (Capítulos 11 a 17)
Sérgio Roxo Mundim (Capítulos 1 a 10)

11ª edição

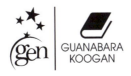

- Traduzido de:
THE DEVELOPING HUMAN: CLINICALLY ORIENTED EMBRYOLOGY, ELEVENTH EDITION
Copyright © 2020 by Elsevier, Inc.
First edition 1973, Second edition 1977, Third edition 1982, Fourth edition 1988, Fifth edition 1993, Sixth edition 1998, Seventh edition 2003, Eighth edition 2008, Ninth edition 2013, Tenth edition 2016.
All rights reserved.
This edition *The Developing Human: Clinically Oriented Embryology, 11th edition*, by Keith L. Moore, T.V. N. (Vid) Persaud, Mark G. Torchia, is published by arrangement with Elsevier Inc.
ISBN: 978-0-323-61154-1
Esta edição de *The Developing Human: Clinically Oriented Embryology*, 11ª edição, de Keith L. Moore, T.V. N. (Vid) Persaud, Mark G. Torchia, é publicada por acordo com a Elsevier Inc.

- Direitos exclusivos para a língua portuguesa
Copyright © 2021 by
EDITORA GUANABARA KOOGAN LTDA.
Uma editora integrante do GEN | Grupo Editorial Nacional
Travessa do Ouvidor, 11
Rio de Janeiro – RJ – CEP 20040-040
www.grupogen.com.br

- Capa: Bruno Sales

- Imagem da capa: magicmine

- Editoração eletrônica: R.O. Moura

- Ficha catalográfica

CIP-BRASIL. CATALOGAÇÃO NA PUBLICAÇÃO
SINDICATO NACIONAL DOS EDITORES DE LIVROS, RJ

M813e
11. ed.

Moore, Keith L., 1925-
    Embriologia clínica / Keith L. Moore, T. V. N. (Vid) Persaud, Mark G. Torchia ; tradução Maria Cristina Motta Schimmelpfeng, Sérgio Roxo Mundim, Luiz Euclydes Trindade Frazão Filho. - 11. ed. - [Reimpr.] - Rio de Janeiro : GEN | Grupo Editorial Nacional S.A. Publicado pelo selo Editora Guanabara Koogan Ltda., 2023.
    552 p. : il. ; 28 cm.

    Tradução de : The developing human : clinically oriented embryology
    Apêndice
    Inclui bibliografia
    ISBN 9788595157491

    1. Embriologia humana. 2. Feto - Desenvolvimento. 3. Anomalias humanas. I. Persaud, T. V. N. (Vid). II. Torchia, Mark G. III. Schimmelpfeng, Maria Cristina Motta. IV. Mundim, Sérgio Roxo. V. Frazão Filho, Luiz Euclydes Trindade. VI. Título.

20-67428   CDD: 612.64
                   CDU: 612.64

Camila Donis Hartmann - Bibliotecária - CRB-7/6472

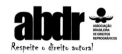

ASSOCIAÇÃO BRASILEIRA DE DIREITOS REPROGRÁFICOS
Respeite o direito autoral

Dedicatória

Em memória de Marion

À minha adorável esposa e melhor amiga, por seu infinito apoio, incentivo e paciência
durante as incontáveis horas dedicadas à elaboração das primeiras quatro edições de
Embriologia Clínica. Lembranças maravilhosas a mantêm em meu coração e minha mente.
Agradeço o constante apoio de minhas filhas Pam e Kate, e ao meu genro, Ron Crowe,
por suas habilidades técnicas. Tenho orgulho de nossos cinco filhos, Warren, Pam, Karen, Laurel e Kate;
de nossos nove netos, Kristin, Lauren, Caitlin, Mitchel, Jayme, Courtney, Brooke, Melissa e Alicia;
e de nosso primeiro bisneto, James.

KLM

À Gisela

Minha adorável esposa e melhor amiga, por seu infinito apoio e paciência;
aos nossos três filhos, Indrani, Sunita e Rainer (Ren), e netos, Brian, Amy e Lucas.

TVNP

A Barbara, Erik e Muriel

Agradeço-lhes pelo apoio e incentivo, pelas risadas e pelo carinho.
Suas conquistas pessoais continuam a me surpreender – este livro é dedicado a vocês.

MGT

A nossos alunos e seus professores

A nossos alunos: esperamos que vocês gostem de ler este livro, aumentem seus conhecimentos
sobre a embriologia humana, passem em todos os seus exames, tenham entusiasmo e estejam
preparados para suas carreiras nas áreas de assistência ao paciente, pesquisa e ensino.
Vocês se lembrarão de parte do que ouvem, de grande parte do que leem,
de mais do que veem e de quase tudo o que vivenciam.

A seus professores: que este livro possa ser um útil recurso para vocês e seus alunos.

Agradecemos os diversos comentários construtivos que recebemos ao longo dos anos,
tanto de alunos quanto de professores. As observações nos têm sido de
inestimável valor para melhorar este livro.

Sobre os Autores

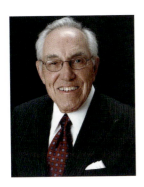

KEITH L. MOORE

Vencedor de muitos prêmios e reconhecimentos de prestígio, entre os quais as mais altas premiações por seu notável histórico de publicações de textos sobre anatomia clínica e embriologia, o autor foi agraciado com o prêmio inaugural **Henry Gray/Elsevier Distinguished Educator Award em 2007** – o maior prêmio da American Association of Anatomists pela excelência no ensino de anatomia humana nos níveis de graduação e pós-graduação médica/odontológica; o **Prêmio de Membro Honorável da American Association of Clinical Anatomists (1994)**, por importantes contribuições para o campo da anatomia de relevância clínica; e o **J.C.B. Grant Award of the Canadian Association of Anatomists (1984)** "em reconhecimento pelo louvável trabalho e pelas realizações acadêmicas de destaque no campo das ciências anatômicas". Em 2008, tornou-se associado da **American Association of Anatomists (AAA)**. O título de associado prestigia ilustres membros da AAA que demonstraram a sua importância para a ciência e a sua contribuição global para as ciências médicas. Dr. Moore recebeu ainda o título de **Honorary Doctor of Science** da Ohio State University, em 2012, e da University of Western Ontario, em 2015, a **Queen Elizabeth II Diamond Jubilee Medal**, concedida pelos canadenses em homenagem a importantes realizações e contribuições, e o **Benton Adkins Jr. Distinguished Service Award**, pelo extraordinário histórico de serviços prestados à American Association of Clinical Anatomists.

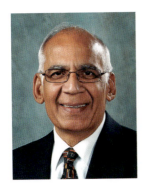

T.V.N (VID) PERSAUD

Dr. Persaud foi vencedor do **Henry Gray/Elsevier Distinguished Educator Award em 2010** – "o maior prêmio da American Association of Anatomists em reconhecimento à excelência e liderança no ensino de anatomia humana"; do **Prêmio de Membro Honorável da American Association of Clinical Anatomists (2008)** por "sua distinta carreira e importantes contribuições para o campo da anatomia clínica, da embriologia e da história da anatomia"; e do **J.C.B. Grant Award of the Canadian Association of Anatomists (1991)**, "em reconhecimento pelo louvável trabalho e pelas realizações acadêmicas de destaque no campo das ciências anatômicas". Em 2010, tornou-se associado da **American Association of Anatomists**. O título de associado prestigia ilustres membros da AAA que demonstraram a sua importância para a ciência e sua contribuição global para as ciências médicas. Em 2003, Dr. Persaud recebeu a **Queen Elizabeth II Golden Jubilee Medal**, concedida pelo Governo do Canadá pela "significativa contribuição à nação, à comunidade e aos colegas canadenses".

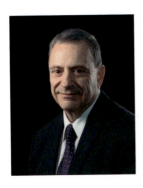

MARK G. TORCHIA

Vencedor do importante **Inaugural Governor General Award for Innovation**, que "reconhece e homenageia personalidades, equipes e instituições canadenses – pioneiros e criadores que contribuem para o sucesso de nosso país, que ajudam a moldar o nosso futuro e que inspiram a próxima geração". O autor foi premiado também com o **Normal and Marion Bright Memorial Medal and Award**, concedido em reconhecimento a "indivíduos que prestaram notável contribuição ao campo da tecnologia química", e o **TIMEC Medical Device Champion Award.** Dr. Torchia continua a engajar estudantes de todos os níveis, por meio de oportunidades de cursos de extensão e de currículos formais. Desde a implantação da iniciativa, ele é indicado aos prêmios da Manitoba Medical Students' Association (MMSA) concedidos aos profissionais de ensino e, mais recentemente, foi agraciado com o **Award for Teaching Excellence** (2016), da Rady Faculty of Health Sciences, da University of Manitoba.

Colaboradores

COLABORADORES

David D. Eisenstat, MD, MA, FRCPC
Professor and Chair, Department of Oncology, University of Alberta, Muriel & Ada Hole Kids with Cancer Society Chair in Pediatric Oncology, Professor, Departments of Medical Genetics and Pediatrics, Faculty of Medicine, University of Alberta, Edmonton, Canada.

Jeffrey T. Wigle, PhD
Principal Investigator, Institute of Cardiovascular Sciences, St. Boniface Hospital Research Centre; Associate Professor, Department of Biochemistry and Medical Genetics, Max Rady College of Medicine, Faculty of Health Sciences, University of Manitoba, Winnipeg, Manitoba, Canada.

REVISORES CLÍNICOS

Albert E. Chudley, MD, FRCPC, FCCMG
Professor Emeritus, Department of Pediatrics and Child Health and Department of Biochemistry and Medical Genetics, Max Rady College of Medicine, Faculty of Health Sciences, University of Manitoba, Winnipeg, Manitoba, Canada.

Michael Narvey, MD, FRCPC, FAAP
Section Head, Neonatal Medicine, Health Sciences Centre and St. Boniface Hospital; Assistant Professor of Pediatrics and Child Health, Max Rady College of Medicine, Faculty of Health Sciences, University of Manitoba, Winnipeg, Manitoba, Canada.

FIGURAS E IMAGENS (FONTES)

Somos gratos aos seguintes colegas pelas imagens clínicas que nos forneceram para este livro e também por nos conceder permissão para usar figuras de suas obras publicadas:

Steve Ahing, DDS
Faculty of Dentistry, University of Manitoba, Winnipeg, Manitoba, Canada
Figura 19.20F

Franco Antoniazzi, MD
Department of Pediatrics, University of Verona, Verona, Italy
Figura 20.4

Edward Araujo Jr., MD
Department of Obstetrics, Paulista School of Medicine, Federal University of São Paulo, São Paulo, Brazil
Figuras 6.3, 6.2B, 7.20

Dean Barringer and Marnie Danzinger
Figura 6.7

Volker Becker, MD[†]
Pathologisches Institut der Universität, Erlangen, Germany
Figuras 7.18 e 7.21

J. V. Been, MD
Department of Pediatrics, Maastricht University Medical Centre, Maastricht, The Netherlands
Figura 10.7C

Beryl Benacerraf, MD
Diagnostic Ultrasound Associates, P.C., Boston, Massachusetts, USA
Figuras 13.29A, 13.35A e 13.37A

Kunwar Bhatnagar, MD
Department of Anatomical Sciences and Neurobiology, School of Medicine University of Louisville, Louisville, Kentucky, USA
Figuras 9.34 e 19.10

David Bolender, MD
Department of Cell Biology, Neurobiology, and Anatomy, Medical College of Wisconsin, Milwaukee, Wisconsin, USA
Figura 14.14B e C

Dr. Alberto Borges Peixoto
Mario Palmerio Hospital, University of Uberaba, Uberaba, Brazil
Figuras 6.3, 6.2B, 7.20

Dr. Mario João Branco Ferreira
Serviço de Dermatologia, Hospital de Desterro, Lisbon, Portugal
Figura 19.5A

Albert E. Chudley, MD, FRCPC, FCCMG
Department of Pediatrics and Child Health, Section of Genetics and Metabolism, Children's Hospital, University of Manitoba, Winnipeg, Manitoba, Canada
Figuras 4.6, 9.38, 11.19A e B, 11.28A, 12.24, 12.42, 12.43, 14.11, 15.6, 16.13D and E, 16.14, 16.15, 17.14, 17.33, 17.36, 18.20, 18.21, 18.23, 19.9, 20.3, 20.5, 20.6C e D, 20.7, 20.8, 20.13, 20.14, 20.17 e 20.19A

Blaine M. Cleghorn, DMD, MSc
Faculty of Dentistry, Dalhousie University, Halifax, Nova Scotia, Canada
Figuras 19.19 e 19.20A a E

Dr. M.N. Golarz De Bourne
St. George's University Medical School, True Blue, Grenada
Figura 11.21

[†]Falecido.

Heather Dean, MD, FRCPC
Department of Pediatrics and Child Health, University of
    Manitoba, Winnipeg, Manitoba, Canada
    Figuras 12.28 e 20.18

Marc Del Bigio, MD, PhD, FRCPC
Department of Pathology (Neuropathology), University of
    Manitoba, Winnipeg, Manitoba, Canada
    Figuras 17.13, 17.29 (detalhe), 17.30B e C, 17.32B, 17.37B,
    17.38, 17.40 e 17.42A

David D. Eisenstat, MD, MA, FRCPC
Manitoba Institute of Cell Biology, Department of Human
    Anatomy and Cell Science, University of Manitoba,
    Winnipeg, Manitoba, Canada
    Figura 17.2

Vassilios Fanos, MD
Department of Pediatrics, University of Verona, Verona, Italy
    Figura 20.4

João Carlos Fernandes Rodrigues, MD
Serviço de Dermatologia, Hospital de Desterro, Lisbon, Portugal
    Figura 19.5B

Frank Gaillard, MB, BS, MMed
Department of Radiology, Royal Melbourne Hospital, Parkville,
    Victoria, Australia
    Figuras 4.15 e 9.19B

Gary Geddes, MD
Lake Oswego, Oregon, USA
    Figura 14.14A

Barry H. Grayson, MD, and Bruno L. Vendittelli, MD
New York University Medical Center, Institute of Reconstruc-
    tive Plastic Surgery, New York, New York, USA
    Figura 9.40

Christopher R. Harman, MD, FRCSC, FACOG
Department of Obstetrics, Gynecology, and Reproductive
    Sciences, Women's Hospital and University of Maryland,
    Baltimore, Maryland, USA
    Figuras 7.17 e 12.23

Jean Hay, MSc[†]
Department of Anatomy, University of Manitoba, Winnipeg,
    Manitoba, Canada
    Figura 17.25

Blair Henderson, MD
Department of Radiology, Health Sciences Centre, University
    of Manitoba, Winnipeg, Manitoba, Canada
    Figura 13.6

Lyndon M. Hill, MD
Magee-Women's Hospital, Pittsburgh, Pennsylvania, USA
    Figuras 11.7 e 12.14

Klaus V. Hinrichsen, MD[†]
Medizinische Fakultät, Institut für Anatomie, Ruhr-Universität
    Bochum, Bochum, Germany
    Figuras 5.12A, 9.2 e 9.26

Dr. Jon Jackson and Mrs. Margaret Jackson
    Figura 6.9B

Evelyn Jain, MD, FCFP
Breastfeeding Clinic, Calgary, Alberta, Canada
    Figura 9.24

John A. Jane, Sr., MD
David D. Weaver Professor of Neurosurgery, Department of
    Neurological Surgery, University of Virginia Health System,
    Charlottesville, Virginia, USA
    Figura 14.12

Robert Jordan, MD
St. George's University Medical School, True Blue, Grenada
    Figuras 6.6B e 7.25

Linda J. Juretschke, MD
Ronald McDonald Children's Hospital, Loyola University
    Medical Center, Maywood, Illinois, USA
    Figura 7.31

Dagmar K. Kalousek, MD
Department of Pathology, University of British Columbia,
    Children's Hospital, Vancouver, British Columbia, Canada
    Figuras 8.11AB, 11.14A, 12.12C, 12.16 e 20.6A e B

E. C. Klatt, MD
Department of Biomedical Sciences, Mercer University School
    of Medicine, Savannah, Georgia, USA
    Figura 7.16

Wesley Lee, MD
Division of Fetal Imaging, William Beaumont Hospital, Royal
    Oak, Michigan, USA
    Figuras 13.20 e 13.30A

Deborah Levine, MD, FACR
Departments of Radiology and Obstetric & Gynecologic Ultra-
    sound, Beth Israel Deaconess Medical Center, Boston, Massa-
    chusetts, USA
    Figuras 6.8, 6.15, 8.10, 9.43C e D, 17.35B

E.A. (Ted) Lyons, OC, MD, FRCPC, FACR
Departments of Radiology, Obstetrics & Gynecology, and
    Human Anatomy & Cell Science, Division of Ultrasound,
    Health Sciences Centre, University of Manitoba, Winnipeg,
    Manitoba, Canada
    Figuras 3.7, 3.9, 4.1, 4.13, 5.19, 6.1, 6.10, 6.12, 7.23, 7.26,
    7.29, 11.19C e D, 12.45 e 13.3

Margaret Morris, MD, FRCSC, MEd
Professor of Obstetrics, Gynaecology, and Reproductive
    Sciences, Women's Hospital and University of Manitoba,
    Winnipeg, Manitoba, Canada
    Figura 12.46

Stuart C. Morrison, MD
Section of Pediatric Radiology, The Children's Hospital,
    Cleveland Clinic, Cleveland, Ohio, USA
    Figuras 7.13, 11.20, 17.29E e 17.41

John B. Mulliken, MD
Children's Hospital Boston, Harvard Medical School, Boston,
    Massachusetts, USA
    Figura 9.42

[†]Falecido.

W. Jerry Oakes, MD
Children's Hospital Birmingham, Birmingham, Alabama, USA
Figura 17.42B

Dwight Parkinson, MD†
Departments of Surgery and Human Anatomy & Cell Science, University of Manitoba, Winnipeg, Manitoba, Canada
Figura 17.14

Maulik S. Patel, MD
Consultant Pathologist, Surat, India
Figura 4.15

Dr. Susan Phillips
Department of Pathology, Health Sciences Centre, Winnipeg, Manitoba, Canada
Figura 18.6

Srinivasa Ramachandra, MD
Figura 9.13ª

Dr. M. Ray†
Department of Human Genetics, University of Manitoba, Winnipeg, Manitoba, Canada
Figura 20.12B

Martin H. Reed, MD, FRCPC
Department of Radiology, University of Manitoba and Children's Hospital, Winnipeg, Manitoba, Canada
Figura 11.27

Gregory J. Reid, MD, FRCSC
Department of Obstetrics, Gynecology, and Reproductive Sciences, University of Manitoba, Women's Hospital, Winnipeg, Manitoba, Canada
Figuras 9.43A e B, 11.18, 12.39, 13.12 e 14.9

Michael and Michele Rice
Figura 6.9A

Dr. S. G. Robben
Department of Radiology, Maastricht University Medical Centre, Maastricht, The Netherlands
Figura 10.7C

Prem S. Sahni, MD
Formerly of the Department of Radiology, Children's Hospital, Winnipeg, Manitoba, Canada
Figuras 8.11C, 10.7B, 10.13, 11.4C, 11.28B, 12.16, 12.17, 12.19, 14.10, 14.15 e 16.13C

Marcos Antonio Velasco Sanchez, MD
Centro de Estudios e Investigacion en Ultrasonido General del Estado de Guerrero, and Hospital General (S.S.A.) de Acapulco, Guerrero, Mexico
Figura 18.6

Dr. M.J. Schuurman
Department of Pediatrics, Maastricht University Medical Centre, Maastricht, The Netherlands
Figura 10.7C

P. Schwartz and H.M. Michelmann
University of Göttingen, Göttingen, Germany
Figura 2.13

Joseph R. Siebert, MD
Children's Hospital and Regional Center, Seattle, Washington, USA
Figuras 7.32, 13.36, 16.13B e 17.16

Bradley R. Smith, MD
University of Michigan, Ann Arbor, Michigan, USA
Figuras 5.16C, 5.17C, 5.20C, 8.6B, 9.3A (detalhe), 14.13 e 18.18B

Gerald S. Smyser, MD
Formerly of the Altru Health System, Grand Forks, North Dakota, USA
Figuras 9.20, 13.45, 17.24, 17.32A, 17.34, 17.37A e 18.24

Pierre Soucy, MD, FRCSC
Division of Pediatric Surgery, Children's Hospital of Eastern Ontario, Ottawa, Ontario, Canada
Figuras 9.10, 9.11 e 18.22

Dr. Y. Suzuki
Achi, Japan
Figura 16.13A

R. Shane Tubbs, PhD
Children's Hospital Birmingham, Birmingham, Alabama, USA
Figura 17.42B e C

Edward O. Uthman, MD
Consultant Pathologist, Houston/Richmond, Texas, USA
Figura 3.11

Zoumpourlis Vassilis, PhD
Research Professor, Head of the Biomedical Applications Unit, Institute of Biology, Medicinal Chemistry & Biotechnology, NHRF, Athens, Greece
Figura 2.13

Jeffrey T. Wigle, PhD
Department of Biochemistry and Medical Genetics, University of Manitoba, Winnipeg, Manitoba, Canada
Figura 17.2

Nathan E. Wiseman, MD, FRCSC
Pediatric Surgeon, Children's Hospital, Winnipeg, Manitoba, Canada
Figura 11.17A

M.T. Zenzes
In Vitro Fertilization Program, Toronto Hospital, Toronto, Ontario, Canada
Figura 2.17A

---

†Falecido.

Prefácio

Ingressamos em uma era de realizações nos campos da biologia molecular, da genética e da embriologia clínica, talvez como em nenhuma outra. Conseguiu-se o sequenciamento do genoma humana, e várias espécies de mamíferos, bem como o embrião humano, foram clonados. Os cientistas criaram e isolaram células-tronco embrionárias humanas, cujo uso no tratamento de determinadas doenças intratáveis continua a gerar um amplo debate. A recém-descoberta edição de CRIPS-*Cas9* não apenas se tornou uma ferramenta revolucionária para os biólogos desenvolvimentistas como também veio permitir que segmentos das mutações associadas às doenças sejam clinicamente identificados nos embriões humanos, recortados e possivelmente reparados. Esses notáveis desenvolvimentos científicos indicam rumos promissores para as pesquisas no campo da embriologia humana, com consequente impacto no tratamento das doenças no futuro.

Este livro foi escrito para estudantes de ciências, tendo em mente aqueles possivelmente não familiarizados com a embriologia clínica. Esta edição é ainda mais acessível e abrangente e contém novas informações e atualizações importantes, com uma explicação clara da sequência de eventos que ocorrem entre o momento da fertilização e o nascimento. Procuramos apresentar o texto de maneira interessante para que possa ser facilmente integrado ao que será ensinado de forma mais detalhada em outras disciplinas, como diagnóstico físico, reabilitação clínica e cirurgia. Esperamos que esta edição sirva para orientar e inspirar o interesse dos estudantes pela embriologia clínica.

Esta 11ª edição de *Embriologia Clínica* foi inteiramente revisada para refletir o entendimento atual sobre alguns dos eventos moleculares que norteiam o desenvolvimento do embrião. Este livro oferece um conteúdo mais *orientado para a área clínica* do que as edições anteriores; essas seções são apresentadas como boxes verdes para diferenciá-las do restante do texto. Além de nos concentrarmos nos aspectos clinicamente relevantes da embriologia, revisamos as *Questões Clínicas* com breves respostas e acrescentamos mais estudos de caso *on-line* que enfatizam a importância da embriologia na prática clínica moderna.

Esta edição segue a lista oficial internacional de termos utilizados em embriologia (*Terminologia Embryologica*, Georg Thieme Verlag, 2013). É importante que os médicos e cientistas em todo o mundo utilizem os mesmos nomes para cada estrutura.

O livro contém várias novas fotografias coloridas de embriões (normais e anormais). Muitas das ilustrações foram aprimoradas com o uso de renderizações tridimensionais e com uma forma mais eficaz de utilização das cores. Há também muitas imagens diagnósticas novas (de ultrassonografia e ressonância magnética) de embriões e fetos para ilustrar os seus aspectos tridimensionais. *Um conjunto inovador de 18 animações* ajudará os estudantes a compreender as complexidades do desenvolvimento embriológico agora acompanha o texto. Quando uma animação é especialmente relevante para uma determinada passagem do texto, o ícone ▶ aparece na margem.

A abrangência da **teratologia** (estudos sobre defeitos congênitos) foi ampliada porque o estudo do desenvolvimento anormal dos embriões e fetos é útil para que se entenda a estimativa do risco, as causas dos defeitos congênitos e como as malformações podem ser evitadas. Os recentes avanços dos aspectos moleculares da biologia do desenvolvimento foram destacados (em *itálico*) ao longo de todo o livro, especialmente naquelas áreas aparentemente promissoras para a medicina clínica ou com potencial para produzir um impacto significativo nos rumos das pesquisas futuras.

Continuamos com o intuito de oferecer conteúdo de fácil leitura sobre o desenvolvimento humano antes do nascimento e durante o período neonatal. Cada capítulo foi inteiramente revisado para refletir os novos achados de pesquisa e sua importância clínica.

Os capítulos foram organizados de modo a apresentar uma abordagem sistemática e lógica ao tema do desenvolvimento embriológico. O primeiro deles apresenta ao leitor o escopo e a importância da embriologia, os antecedentes históricos da disciplina e os termos utilizados para descrever os estágios de desenvolvimento. Os quatro capítulos seguintes abordam o desenvolvimento embrionário, começando pela formação dos gametas e terminando com a formação dos órgãos e sistemas básicos. O desenvolvimento dos órgãos e dos sistemas é descrito de maneira sistemática, seguido pelos capítulos que tratam dos principais momentos do período fetal, da placenta e das membranas fetais, das causas de defeitos humanos congênitos e as vias de sinalização comuns utilizadas durante o desenvolvimento. Um resumo dos aspectos principais se encontra no fim de cada capítulo, oferecendo um conveniente meio de constante revisão. Há também referências que incluem tanto trabalhos clássicos quanto publicações recentes de pesquisas realizadas.

Keith L. Moore
T.V.N. (Vid) Persaud
Mark G. Torchia

Agradecimentos

Embriologia Clínica é amplamente utilizado por estudantes das áreas médica, odontológica e outras das ciências da saúde. As sugestões, as críticas construtivas e os comentários que recebemos de instrutores e estudantes de todo o mundo nos ajudaram a melhorar esta 11ª edição.

No estudo da embriologia, as ilustrações são um aspecto essencial para facilitar tanto o entendimento sobre o assunto quanto a assimilação do conteúdo. Muitas figuras foram aprimoradas, e imagens clínicas mais novas substituíram as mais antigas.

Somos gratos aos seguintes colegas pela revisão crítica dos capítulos, com sugestões de melhoria deste livro, ou por algumas das novas figuras: Dr. Steve Ahing, Faculty of Dentistry, University of Manitoba, Winnipeg; Dr. Albert Chudley, Departamentos de Pediatria e Saúde da Criança e de Bioquímica e Genética Médica, University of Manitoba, Winnipeg; Dr. Blaine M. Cleghorn, Faculty of Dentistry, Dalhousie University, Halifax, Nova Scotia; Dr. Frank Gaillard, Radiopaedia.org, Toronto, Ontario; Dr. Ray Gasser, Faculty of Medicine, Louisiana State University Medical Center, New Orleans; Dr. Boris Kablar, Departamento de Anatomia e Neurobiologia, Dalhousie University, Halifax, Nova Scotia; Dr. Peeyush Lala, Faculty of Medicine, Western University, Ontario, London, Ontario; Dra. Deborah Levine, Beth Israel Deaconess Medical Center, Boston, Massachusetts; Dr. Marios Loukas, St. George's University, Grenada; Professor Bernard J. Moxham, Cardiff School of Biosciences, Cardiff University, Cardiff, Wales; Dr. Michael Narvey, Departamento de Pediatria e Saúde da Criança, University of Manitoba, Winnipeg, Manitoba; Dr. Drew Noden, Departamento de Ciências Biomédicas, Cornell University, College of Veterinary Medicine, Ithaca, New York; Dra. Shannon Perry, School of Nursing, San Francisco State University, California; Dr. Gregory Reid, Departamento de Obstetrícia, Ginecologia e Ciências da Reprodução, University of Manitoba, Winnipeg; Dr. J. Elliott Scott, Departamentos de Biologia Oral e Anatomia Humana e Ciência Celular, University of Manitoba, Winnipeg; Dr. Brad Smith, University of Michigan, Ann Arbor, Michigan; Dr. Gerald S. Smyser, anteriormente do Altru Health System, Grand Forks, North Dakota; Dr. Richard Shane Tubbs, Children's Hospital, Birmingham, Alabama; Dr. Ed Uthman, patologista clínico, Houston/Richmond, Texas; e Dr. Michael Wiley, Divisão de Anatomia, Departamento de Cirurgia, Faculty of Medicine, University of Toronto, Toronto, Ontario. As novas ilustrações foram elaboradas por Hans Neuhart, presidente do Electronic Illustrators Group, de Fountain Hills, Arizona.

A extraordinária coleção de animações de embriões em desenvolvimento foi produzida em colaboração com o Dr. David L. Bolender, professor associado do Departamento de Biologia Celular, Neurobiologia e Anatomia, do Medical College of Wisconsin. Gostaríamos de agradecer-lhe por seu empenho no projeto e na profunda revisão, bem como por sua valiosa assessoria. Nossos especiais agradecimentos a Carol Emery, pela competente coordenação do projeto. Os vídeos foram habilmente enriquecidos com narração – agradecemos ao Departamento de Multimídia da Elsevier em St. Louis (edição de animação: Michael Fioretti e Rick Goodman; narração de animação: Andrea Campbell).

Na Elsevier, somos gratos a Jeremy Bowes, estrategista de conteúdo, por sua inestimável perspicácia e seu incansável apoio durante a elaboração desta 11ª edição do livro. Nossos agradecimentos também a Sharon Nash, especialista em desenvolvimento de conteúdo, por sua orientação e tantas sugestões úteis. Por fim, agrademos à equipe de produção da Elsevier, especialmente a Julie A. Taylor, gerente de projetos, HS Books, Reino Unido, pela conclusão deste livro. Esta nova edição de *Embriologia Clínica* é o resultado da dedicação e competência técnica dessas pessoas.

Keith L. Moore
T.V.N. (Vid) Persaud
Mark G. Torchia

Material Suplementar

Este livro conta com o seguinte material suplementar:

- Animações
- Perguntas e respostas comentadas.

O acesso ao material suplementar é gratuito. Basta que o leitor se cadastre e faça seu *login* em nosso *site* (www.grupogen.com.br), clicando no *menu* superior do lado direito e, após, em Ambiente de aprendizagem. Em seguida, clique no menu retrátil (▤) e insira o PIN de acesso localizado na primeira orelha deste livro.

O acesso ao material suplementar online fica disponível até seis meses após a edição do livro ser retirada do mercado.

É rápido e fácil! Caso haja alguma mudança no sistema ou dificuldade de acesso, entre em contato conosco (gendigital@grupogen.com.br).

Sumário

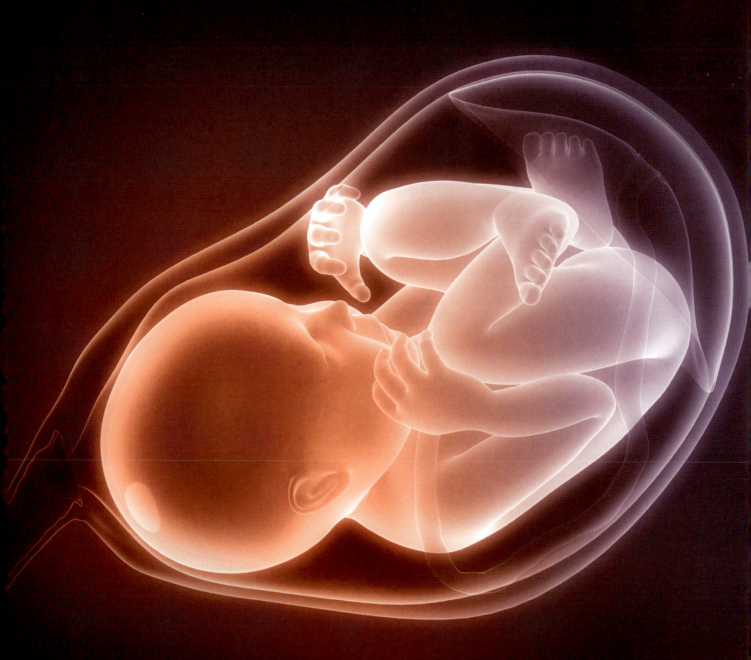

Embriologia Clínica

Introdução ao Desenvolvimento Humano

1

O desenvolvimento humano é um processo contínuo que se inicia quando um **oócito** (óvulo) de uma mulher é fecundado por um **espermatozoide** de um homem para formar um **zigoto** unicelular (Figura 1.1). A divisão celular, a migração celular, a morte celular programada (apoptose), a diferenciação, o crescimento e o rearranjo celular transformam o oócito fecundado, uma célula altamente especializada e totipotente, o zigoto, em um ser humano multicelular. A maior parte das alterações do desenvolvimento ocorre durante os períodos embrionário e fetal; todavia, alterações importantes ocorrem durante períodos posteriores do desenvolvimento: período neonatal (primeiras 4 semanas), lactância (primeiro ano de vida), infância (dos 2 anos à puberdade) e adolescência (11 aos 19 anos).

Períodos do desenvolvimento

O desenvolvimento humano é geralmente dividido em períodos **pré-natal** (antes do parto) e **pós-natal** (após o parto). O desenvolvimento de um ser humano a partir da fecundação de um oócito até o parto é dividido em dois períodos principais, o **embrionário** e o **fetal**. As principais alterações que ocorrem no período pré-natal estão ilustradas na cronologia do desenvolvimento pré-natal humano (ver Figura 1.1). A análise da cronologia revela que os avanços mais *visíveis* ocorrem durante a 3ª à 8ª semana – o período embrionário. Durante o período fetal, ocorrem a diferenciação e o crescimento dos tecidos e órgãos e a velocidade de crescimento corporal aumenta.

Estágios do desenvolvimento embrionário

O desenvolvimento inicial é descrito em estágios devido ao período variável que os embriões levam para desenvolver determinadas características morfológicas. O estágio 1 começa na fecundação e o desenvolvimento embrionário termina no estágio 23, que ocorre no 56º dia (ver Figura 1.1). Um **trimestre** é um período de 3 meses, um terço do período de 9 meses da gestação. Os estágios mais críticos de desenvolvimento ocorrem durante o primeiro trimestre (13 semanas), quando o desenvolvimento embrionário e o desenvolvimento fetal inicial estão ocorrendo.

Período pós-natal

Este é o período que ocorre após o parto. As explicações dos termos mais usados e dos períodos de desenvolvimento pós-natal serão apresentadas a seguir.

Lactância

Este é o período de vida extrauterina que ocorre, aproximadamente, durante o primeiro ano após o nascimento. Um **lactente** de 1 mês ou menos é denominado **neonato (recém-nascido)**. A transição da existência intrauterina para a extrauterina exige muitas mudanças críticas, especialmente nos sistemas cardiovascular e respiratório. Se os neonatos sobreviverem às primeiras horas cruciais após o parto, suas chances de vida geralmente são boas. O corpo cresce rapidamente durante o primeiro ano de vida; o comprimento total aumenta em cerca de 50%, e o peso geralmente triplica. Ao fim do primeiro ano de vida, a maior parte dos lactentes tem de seis a oito dentes.

Infância

Esse é o período de vida extrauterina entre o primeiro ano de vida e a puberdade. Os dentes primários (decíduos) continuam a surgir, sendo posteriormente substituídos por dentes secundários (permanentes). Durante os primeiros anos de vida, ocorre ossificação ativa (formação dos ossos), mas, à medida que a criança fica mais velha, o crescimento corporal desacelera. Imediatamente antes da puberdade, contudo, o crescimento acelera – o **estirão de crescimento pré-puberal**.

Puberdade

Este é o período no qual os seres humanos se tornam funcionalmente capazes de procriar (reprodução). Nas **mulheres**, os primeiros sinais de puberdade podem ocorrer após os 8 anos de idade; nos **homens**, a puberdade comumente se inicia aos 9 anos de idade.

Idade adulta

O crescimento completo e a maturidade são, geralmente, atingidos entre 18 e 21 anos de idade. A ossificação e o crescimento estão virtualmente completos no adulto jovem (21 a 25 anos). O desenvolvimento do encéfalo continua até o início da idade adulta, incluindo alterações no volume da substância cinzenta.

Importância da embriologia

A expressão **embriologia clinicamente orientada** refere-se ao estudo de embriões; a expressão geralmente significa desenvolvimento pré-natal de embriões, fetos e neonatos (primeiros 28 dias de vida extrauterina). A expressão **anatomia do desenvolvimento** se refere às alterações estruturais do ser humano desde a vida adulta; inclui embriologia, fetologia e desenvolvimento pós-natal. A **teratologia** é a divisão da embriologia e da patologia que lida com o desenvolvimento anormal (defeitos congênitos). Esse ramo da embriologia diz respeito a diversos fatores genéticos e/ou ambientais que interrompem o desenvolvimento normal e produzem defeitos congênitos (ver Capítulo 20).

Embriologia clinicamente orientada:

- Conecta o desenvolvimento pré-natal e a obstetrícia, a medicina perinatal, a pediatria e a anatomia clínica
- Desenvolve o conhecimento relativo ao começo da vida e às alterações que ocorrem durante o desenvolvimento pré-natal
- Estabelece uma compreensão das causas das variações na estrutura humana
- Esclarece a anatomia clinicamente orientada e explica como as relações normais e anormais se desenvolvem
- Dá suporte à pesquisa e à aplicação das células-tronco para o tratamento de certas doenças crônicas

O conhecimento que os médicos têm do desenvolvimento normal e das causas dos defeitos congênitos é necessário para dar ao embrião e ao feto a melhor chance possível de se desenvolverem normalmente. Grande parte da prática obstétrica moderna envolve a **embriologia aplicada**. Os tópicos embriológicos de especial interesse para os *obstetras* são o transporte do oócito e do espermatozoide, a ovulação, a fecundação, a implantação, as relações materno-fetais, a circulação fetal, os períodos críticos do desenvolvimento e as causas dos defeitos congênitos.

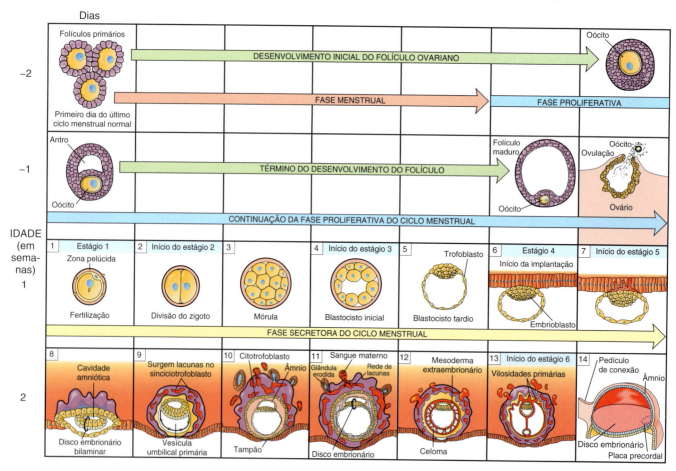

Figura 1.1 Estágios iniciais do desenvolvimento. O desenvolvimento de um folículo ovariano contendo um oócito, a ovulação e as fases do ciclo menstrual estão ilustradas. O desenvolvimento humano começa na fecundação, aproximadamente 14 dias após o início da última menstruação normal. A clivagem do zigoto na tuba uterina, a implantação do blastocisto no endométrio (revestimento do útero) e o desenvolvimento inicial do embrião também são mostrados. O termo alternativo para a vesícula umbilical é saco vitelino; este é um termo inadequado, uma vez que a vesícula humana não contém vitelo.

(continua)

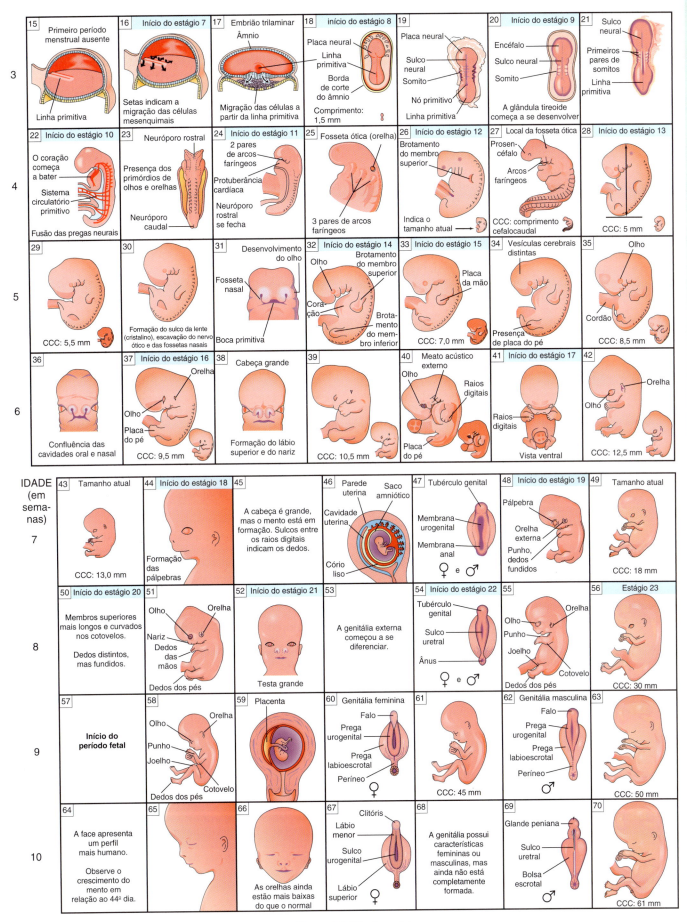

Figura 1.1 (*Continuação*)

Além de dar assistência à mãe, os médicos cuidam da saúde do embrião e do feto. A importância da embriologia é facilmente perceptível para os *pediatras*, porque alguns dos seus pacientes apresentam defeitos congênitos resultantes de desenvolvimento insatisfatório, como, por exemplo, hérnia diafragmática, espinha bífida cística e cardiopatia congênita.

Os **defeitos congênitos provocam a maior parte dos óbitos durante o primeiro ano de vida.** O conhecimento do desenvolvimento da estrutura e da função é essencial para a compreensão das alterações fisiológicas que ocorrem durante o período neonatal (primeiras 4 semanas) e para ajudar os fetos e neonatos em risco. O progresso na cirurgia, especialmente nos grupos fetal, perinatal e pediátrico, tornou o conhecimento do desenvolvimento humano ainda mais significativo clinicamente. *O tratamento cirúrgico de fetos é atualmente possível em algumas situações.* A compreensão e a correção da maioria dos defeitos dependem do conhecimento do desenvolvimento normal e dos desvios que podem ocorrer. A compreensão dos defeitos congênitos e das suas causas também permite aos médicos, enfermeiros e outros profissionais da saúde explicarem a base dos defeitos congênitos do ponto de vista do desenvolvimento, muitas vezes dissipando sentimento de culpa dos pais.

Os profissionais da área da saúde que têm conhecimento dos defeitos congênitos comuns e da sua base embriológica abordam situações inusitadas com confiança e não com surpresa. Por exemplo, quando se percebe que a artéria renal representa apenas um dos vários vasos que originalmente irrigam o rim embrionário, as frequentes variações do número e disposição dos vasos renais se tornam compreensíveis e não inesperadas.

Compilações históricas

Se vi mais longe, foi por estar de pé sobre os ombros de gigantes.
Sir Isaac Newton, matemático inglês, 1643–1727

Essa afirmação, feita há mais de 300 anos, enfatiza que cada novo estudo de um problema se baseia em conhecimentos estabelecidos por pesquisadores anteriores. As teorias de cada época oferecem explicações baseadas no conhecimento e experiência dos pesquisadores daquele período. Embora não devamos considerá-las finais, devemos apreciá-las em vez de refutá-las. As pessoas sempre tiveram interesse em saber como se desenvolveram e nasceram e por que alguns embriões e fetos se desenvolvem anormalmente. Os povos antigos desenvolveram muitas respostas para os motivos desses defeitos congênitos.

Visões antigas sobre a embriologia humana

Os egípcios do Antigo Reino, aproximadamente 3.000 anos a.C., conheciam métodos para incubação de ovos de aves. **Akhenaton** (Amenófis IV) louvava o deus sol Aton como o criador do germe em uma mulher, produtor da semente no homem e doador de vida ao filho no corpo de sua mãe. Os antigos egípcios acreditavam que a alma penetrava no recém-nascido através da placenta.

Acredita-se que um breve tratado em sânscrito sobre **embriologia na Índia antiga** tenha sido escrito em 1416 a.C. Essa escritura hindu, denominada **Garbha Upanishad**, descreve as visões antigas relativas ao embrião. Ela afirma:

A partir da conjugação do sangue com o sêmen (semente), o embrião vem à existência. Durante o período favorável à concepção, após o intercurso sexual, ele se torna um Kalada (um embrião de 1 dia de idade).

Após as próximas sete noites, ele se torna uma vesícula. Após 14 dias ele se torna massa esférica. Após 1 mês, ele se torna massa de consistência firme. Após 2 meses, a cabeça é formada. Após 3 meses, surgem as regiões dos membros.

Estudiosos gregos fizeram importantes contribuições para a ciência da embriologia. Os primeiros estudos embriológicos registrados estão nos livros de **Hipócrates de Cós**, o famoso médico grego (aproximadamente 460-377 a.C.), que é considerado o *pai da medicina*. Para compreender como o embrião humano se desenvolve, ele recomendava:

Pegue vinte ou mais ovos e deixe-os serem incubados por duas ou mais galinhas. Então, a cada dia, a partir do segundo dia até o dia da eclosão, remova um ovo, quebro-o e examine-o. Você encontrará exatamente o que eu digo, porque a natureza da ave pode ser comparada com a do ser humano.

Aristóteles de Estagira (aproximadamente 384-322 a.C.), filósofo e cientista grego, escreveu um tratado sobre embriologia no qual descreve o desenvolvimento do pinto e de outros embriões. Aristóteles promoveu a ideia de que o embrião se desenvolvia a partir de massa amorfa, que ele descreveu como "uma semente não completamente madura com uma alma nutritiva e todas as partes corporais". Esse embrião, acreditava ele, surgia do sangue menstrual após a ativação pelo sêmen masculino.

Cláudio Galeno (aproximadamente 130-201 d.C.), médico grego e cientista médico em Roma, escreveu o livro *Sobre a Formação do Feto*, no qual descrevia o desenvolvimento e a nutrição dos fetos e as estruturas que atualmente denominamos alantoide, âmnio e placenta.

O **Talmude** contém referências à formação do embrião. O médico judeu **Samuel-el-Yehudi**, que viveu durante o século II d.C., descreveu seis estágios na formação do embrião a partir de uma "coisa amorfa, enrolada", até uma "criança com meses concluídos". Estudiosos do Talmude acreditavam que os ossos e tendões, as unhas, a medula óssea na cabeça e as escleróticas eram derivados do pai, "que semeia o branco", mas a pele, os músculos, o sangue e o cabelo eram derivados da mãe, "que semeia o vermelho." Essas visões estavam de acordo com os ensinamentos tanto de Aristóteles quanto de Galeno.

Embriologia na Idade Média

O crescimento da ciência foi lento durante o período medieval, e alguns pontos da investigação embriológica realizada durante esse período são conhecidos por nós. Está descrito no **Corão** (século VII d.C.), o Livro Sagrado do Islã, que os seres humanos são produzidos a partir de uma mistura de secreções masculinas e femininas. Várias referências são feitas à criação de um ser humano a partir de uma *nufta* (gotícula). Também é feita referência ao aspecto de "sanguessuga do embrião". Posteriormente, é dito que o embrião se assemelha a uma "substância mastigada".

Constantino, o africano de Salerno (aproximadamente 1020-1087 d.C.) escreveu um tratado conciso intitulado *De Humana Natura*. Constantino, nascido em Cartago, descreveu a composição e o desenvolvimento sequencial do embrião em relação aos planetas e a cada mês durante a gravidez, um conceito desconhecido na Antiguidade. Os estudiosos medievais não se afastaram da **teoria de Aristóteles**, que afirmava que o embrião era derivado do sangue menstrual e do sêmen. Devido à falta de conhecimento, desenhos do feto no útero, frequentemente, mostravam um lactente completamente desenvolvido brincando (Figura 1.2).

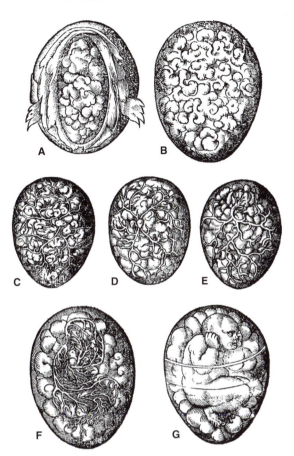

Figura 1.2 A a **G.** Ilustrações do livro *De Conceptu et Generatione Hominis* (1554), de Jacob Rueff, mostrando o desenvolvimento fetal a partir de um coágulo de sangue e do sêmen no útero. Essa teoria baseava-se nos ensinamentos de Aristóteles e persistiu até o fim do século XVIII. (De Needham J: *A history of embryology*, ed 2, Cambridge, Reino Unido, 1934, Cambridge University Press; com permissão da Cambridge University Press, Inglaterra.)

A Renascença

Leonardo da Vinci (1452-1519) fez desenhos acurados de dissecações de úteros gravídicos contendo fetos (Figura 1.3). Ele introduziu a abordagem quantitativa para a embriologia ao fazer medidas do crescimento pré-natal.

Tem-se afirmado que a revolução embriológica começou com a publicação do livro de William Harvey, *De Generatione Animalium*, em 1651. **Harvey** (1578-1657) acreditava que a semente masculina, o espermatozoide, após penetrar o útero, se transformava em uma substância semelhante a um ovo a partir da qual o embrião se desenvolvia. Harvey foi muito influenciado por um de seus professores na Universidade de Pádua, **Fabricius de Acquapendente**, um anatomista e embriologista italiano que foi *o primeiro a estudar embriões de diferentes espécies de animais*. Harvey examinou embriões de galinha com lentes simples e fez várias observações novas. Ele também estudou o desenvolvimento da corça; no entanto, como não conseguiu observar os estágios iniciais do desenvolvimento, ele concluiu que os embriões foram secretados pelo útero. **Girolamo Fabricius** (1537-1619) escreveu dois importantes tratados embriológicos, incluindo um intitulado *De Formato Foetu* (O Feto Formado), que continham muitas ilustrações de embriões e fetos em diferentes estágios de desenvolvimento.

Os primeiros microscópios eram simples, mas abriram um excitante novo campo de observação. Em 1672, **Regnier de**

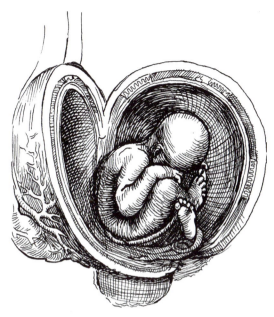

Figura 1.3 Reprodução de um desenho feito por Leonardo da Vinci, no século XV, mostrando um feto em um útero seccionado e aberto.

Graaf observou pequenas câmaras no útero de coelhas e concluiu que elas poderiam não ter sido secretadas pelo útero. Ele afirmou que elas, obrigatoriamente, eram provenientes de órgãos que ele chamou de ovários. Indubitavelmente, as pequenas câmaras que Graaf descreveu eram blastocistos (ver Figura 1.1). Ele também descreveu folículos que foram denominados de folículos de Graaf; atualmente são denominados folículos ovarianos vesiculares.

Marcello Malpighi, em 1675, estudando o que ele acreditava serem ovos de galinha não fecundados, observou embriões em estágio inicial. Como resultado, pensou que o ovo contivesse uma galinha em miniatura. Um jovem estudante de medicina de Leiden, **Johan Ham van Arnhem**, e o seu compatriota **Anton van Leeuwenhoek**, utilizando um microscópio aprimorado em 1677, *observaram pela primeira vez os espermatozoides humanos*. No entanto, eles não entenderam o papel do espermatozoide na fecundação. Acreditaram que o espermatozoide contivesse uma miniatura pré-formada do ser humano que se desenvolveria quando depositado no sistema genital feminino (Figura 1.4).

Caspar Friedrich Wolff refutou as duas versões da teoria da pré-formação, em 1759, após observar que partes do embrião se desenvolviam a partir de "glóbulos" (corpúsculos esféricos). Ele examinou ovos não fecundados, mas não conseguiu observar os embriões descritos por Malpighi. Ele propôs o conceito de camada, por meio do qual a divisão daquilo que ele denominou zigoto produz camadas de células (agora denominadas **disco embrionário**) a partir das quais o embrião se desenvolve. As suas ideias formaram a base da teoria da **epigênese**, que afirma que o "desenvolvimento resulta do crescimento e da diferenciação de células especializadas". Estas descobertas importantes surgiram pela primeira vez na tese de doutorado de Wolff, *Theoria Generationis*. Ele também observou massas de tecido embrionário que contribuíam parcialmente para o desenvolvimento dos sistemas urinário e genital – os corpúsculos de Wolff e os ductos de Wolff – atualmente denominados mesonefro e ductos mesonéfricos, respectivamente (ver Capítulo 12).

A controvérsia sobre a pré-formação terminou em 1775, quando **Lazzaro Spallanzani** demonstrou que tanto o oócito quanto o espermatozoide eram necessários para o início do desenvolvimento de um novo indivíduo. A partir dos seus

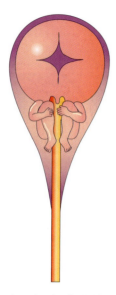

Figura 1.4 Cópia de um desenho do século XVII de um espermatozoide feito por Hartsoeker. Acreditava-se que o ser humano em miniatura estava no interior do espermatozoide e que só se desenvolveria depois que o espermatozoide penetrasse em um óvulo. Outros embriologistas naquela época acreditavam que o oócito continha um ser humano em miniatura que cresceria quando estimulado por um espermatozoide.

experimentos, incluindo a inseminação artificial de cães, ele concluiu que o espermatozoide era o agente de fecundação que iniciava os processos do desenvolvimento. **Heinrich Christian Pander** descobriu as três camadas germinativas do embrião, que ele denominou blastoderma. Ele relatou sua descoberta, em 1817, em sua tese de doutorado.

Étienne Saint-Hilaire e seu filho, **Isidore Saint-Hilaire**, fizeram os primeiros estudos significativos sobre o desenvolvimento anormal em 1818. Eles realizaram experimentos em animais que visavam produzir defeitos congênitos, iniciando o que ficou conhecido como a ciência da teratologia.

Karl Ernst von Baer descreveu o oócito no folículo ovariano de uma cadela em 1827, aproximadamente 150 anos após a descoberta dos espermatozoides. Ele também observou a clivagem dos zigotos na tuba uterina e dos blastocistos no útero. Ele contribuiu com novos conhecimentos relativos à origem dos tecidos e órgãos a partir das camadas descritas anteriormente por Malpighi e Pander. **Von Baer** formulou dois importantes conceitos embriológicos, a saber, de que existem estágios distintos de desenvolvimento embrionário e de que características gerais precedem as características específicas. Suas contribuições significativas e de longo alcance fizeram com que ele fosse considerado o *pai da embriologia moderna*.

Mathias Schleiden e **Theodor Schwann** foram responsáveis pelos grandes avanços que foram feitos na embriologia quando *formularam a teoria celular* em 1839. Esse conceito afirmava que o corpo era composto por células e produtos celulares. A teoria celular logo levou à percepção de que o embrião se desenvolve a partir de uma única célula, o zigoto, que sofria muitas divisões celulares à medida que os tecidos e órgãos fossem formados.

Wilhelm His (1831-1904), um anatomista e embriologista suíço, desenvolveu técnicas aprimoradas para fixação, secção e coloração dos tecidos e para reconstrução de embriões. Seu método de reconstrução gráfica preparou o caminho para a produção atual de imagens de embriões tridimensionais, estereoscópicas e geradas por computador.

Franklin P. Mall (1862-1917), inspirado pelo trabalho de Wilhelm His, começou a coletar embriões humanos para estudos científicos. A coleção de Mall constitui parte da **Carnegie Collection of embryos**, que é conhecida em todo o mundo. Ela, atualmente, está no National Museum of Health and Medicine no Armed Forces Institute of Pathology em Washington, DC.

Wilhelm Roux (1850-1924) foi pioneiro em estudos analíticos e experimentais sobre a fisiologia do desenvolvimento em anfíbios, que foram aprofundados por **Hans Spemann** (1869-1941). Pela sua descoberta do fenômeno de indução primária – como um tecido determina o destino de outro – Spemann recebeu o prêmio Nobel em 1935. Ao longo das décadas, os cientistas têm isolado substâncias que são transmitidas de um tecido para o outro, provocando a indução.

Robert G. Edwards (1925-2013) e **Patrick Steptoe** (1913-1988) foram pioneiros em um dos avanços mais revolucionários da história da reprodução humana: a técnica de **fertilização** *in vitro*. Estes estudos resultaram no nascimento de Louise Brown, o primeiro "**bebê de proveta**", em 1978. Desde então, vários milhões de casais em todo o mundo, até então considerados inférteis, conseguiram ter filhos graças a essa nova tecnologia reprodutiva. Edwards recebeu o Prêmio Nobel de Fisiologia e Medicina em 2010 pelo desenvolvimento da fertilização *in vitro*.

John Gurdon (1933-) e **Shinya Yamanaka** (1962-) foram premiados com o Prêmio Nobel de Fisiologia e Medicina em 2012 pela descoberta de que células maduras podem ser reprogramadas para se tornar pluripotentes. Gurdon e Yamanaka mostraram que o genoma pode ser conservado durante a diferenciação e pode ser reprogramado para um estágio imaturo. A descoberta deles levou a um melhor entendimento do desenvolvimento e preparou o caminho para a clonagem terapêutica e o uso de células-tronco no tratamento de condições clínicas específicas.

Genética e desenvolvimento humano

Em 1859, **Charles Darwin** (1809-1882), um biólogo e evolucionista inglês, publicou o livro *A Origem das Espécies (On the Origin of Species)*, no qual enfatiza a natureza hereditária da variabilidade entre os membros de uma espécie como um importante fator na evolução. **Gregor Mendel**, um monge austríaco, elaborou os princípios da hereditariedade em 1865, mas, por muitos anos, os cientistas médicos e biólogos não compreenderam a importância desses princípios no estudo do desenvolvimento dos mamíferos.

Walter Flemming observou os cromossomos, em 1878, e sugeriu o seu provável papel na fecundação. Em 1883, **Eduard van Beneden** observou que as células germinativas maduras possuíam um número reduzido de cromossomos. Ele também descreveu algumas características da meiose, o processo pelo qual o número de cromossomos é reduzido nas células germinativas.

Walter Sutton (1877-1916) e **Theodor Boveri** (1862-1916) declararam, independentemente, em 1902, que o comportamento dos cromossomos durante a formação das células germinativas e a fecundação estavam de acordo com os princípios de hereditariedade de Mendel. No mesmo ano, **Garrod** descreveu a alcaptonúria (um distúrbio genético do metabolismo fenilalanina-tirosina) como o *primeiro exemplo de herança mendeliana* em seres humanos. Muitos geneticistas consideram **Sir Archibald Garrod** (1857-1936) como o *pai da genética médica*. Logo foi percebido que o zigoto contém toda a informação genética necessária para direcionar o desenvolvimento de um novo ser humano.

Felix von Winiwarter relatou as primeiras observações sobre os cromossomos humanos em 1912, afirmando que havia 47 cromossomos nas células somáticas. **Theophilus Shickel Painter** concluiu, em 1923, que o número correto era 48, uma conclusão que foi amplamente aceita até 1956, quando **Joe Hin Tijo** e **Albert Levan** relataram ter encontrado somente 46 cromossomos em células embrionárias.

James Watson e Francis Crick decifraram a estrutura molecular do DNA em 1953 e, em 2000, o *genoma humano foi sequenciado*. A natureza bioquímica dos genes nos 46 cromossomos foi decodificada. Os estudos cromossômicos foram logo utilizados em medicina de várias maneiras, incluindo diagnóstico clínico, mapeamento cromossômico e diagnóstico pré-natal.

Após o padrão cromossômico ser firmemente estabelecido, logo tornou-se evidente que algumas pessoas com anomalias congênitas possuíam um número anormal de cromossomos. Uma nova era na genética médica resultou da demonstração por Jérôme Jean Louis Marie Lejeune e colaboradores, em 1959, de que as crianças com a síndrome de Down (trissomia do 21) possuíam 47 cromossomos, em vez dos 46 habituais, nas suas células somáticas. Sabe-se, atualmente, que as aberrações cromossômicas constituem uma importante causa de defeitos congênitos e de óbito embrionário (ver Capítulo 20).

Em 1941, Sir Norman Gregg relatou um "número excepcional de casos de catarata" e de outros defeitos congênitos em recém-nascidos cujas mães haviam contraído rubéola (provocada pelo vírus da rubéola) no início da gravidez. Pela primeira vez, uma evidência concreta foi apresentada demonstrando que o desenvolvimento do embrião humano poderia ser negativamente afetado por um fator ambiental. Vinte anos mais tarde, Widukind Lenz e William McBride descreveram deficiências raras nos membros e outros graves defeitos congênitos induzidos pelo sedativo talidomida nos filhos de usuárias desse fármaco. A tragédia da talidomida alertou o público e os profissionais de saúde para os potenciais riscos de fármacos, produtos químicos e outros fatores ambientais durante a gravidez (ver Capítulo 20).

A cromatina sexual foi descoberta em 1949 pelo Dr. Murray Barr e pelo seu aluno de graduação Ewart (Mike) Bertram na Western University em London, Ontário, Canadá. A pesquisa deles revelou que os núcleos dos neurônios de gatas apresentavam uma cromatina sexual e que os de gatos não a possuíam. A próxima etapa foi determinar se um fenômeno semelhante existia em neurônios humanos. Keith L. Moore, que se uniu ao grupo de pesquisa do Dr. Barr em 1950, descobriu que padrões de cromatina sexual existiam nas células somáticas humanas e de muitos representantes do reino animal. Ele também desenvolveu um teste de esfregaço bucal para a cromatina sexual. Essa pesquisa constitui a base de várias técnicas atualmente empregadas em todo o mundo para rastreamento e diagnóstico de condições genéticas humanas.

Biologia molecular do desenvolvimento humano

Os rápidos avanços no campo da biologia molecular levaram à aplicação de técnicas sofisticadas (p. ex., tecnologia de DNA recombinante, sequenciamento genômico, hibridização genômica do RNA, modelos quiméricos, camundongos transgênicos, manipulação de células-tronco e terapia gênica). Atualmente, essas técnicas são amplamente usadas em laboratórios de pesquisa para abordar problemas tão diversos como regulação gênica da morfogênese, expressão temporal e regional de genes específicos e como as células são programadas para formar as diversas partes do embrião. Pela primeira vez, estamos começando a compreender como, quando e onde genes selecionados são ativados e expressos no embrião durante o desenvolvimento normal e anormal (ver Capítulo 21).

O primeiro mamífero, uma ovelha chamada Dolly, foi clonado em 1997 por Ian Wilmut e seus colaboradores com o emprego da técnica de transferência nuclear de células somáticas. Desde então, outros animais foram clonados com sucesso a partir de culturas de células adultas diferenciadas.

O interesse na clonagem humana gerou debate considerável devido às suas implicações sociais, éticas e legais. Além disso, existe a preocupação de que a clonagem possa resultar em neonatos com defeitos congênitos e doenças graves.

As células-tronco embrionárias humanas são pluripotentes, capazes de se autorrenovarem e se diferenciarem em tipos celulares especializados, inclusive gametas artificiais. O isolamento e o cultivo reprogramado de células-tronco embrionárias humanas têm grande potencial para o tratamento de doenças crônicas, incluindo lesões raquimedulares, degeneração macular relacionada à idade, esclerose lateral amiotrófica, doença de Alzheimer e doença de Parkinson, assim como outros distúrbios degenerativos, malignos e genéticos (ver *webpage Stem Cell Information* do National Institutes of Health [2016]).

Termos descritivos em embriologia

A Comissão Federativa da Terminologia Anatômica não recomenda o uso de epônimos (palavras derivadas do nome de alguém), mas eles comumente são usados na prática clínica; por conseguinte, eles aparecerão entre parênteses, como, por exemplo, a *tuba uterina* (*trompa de Falópio*). Em anatomia e embriologia, vários termos relativos a posição e direção são usados e referências são feitas a vários planos corporais. Todas as descrições do adulto se baseiam na presunção de que a pessoa esteja em posição ortostática, com os membros superiores estendidos ao lado do corpo e as palmas das mãos estão voltadas anteriormente (Figura 1.5A). Essa é a posição anatômica.

Os termos *anterior* ou *ventral* e *posterior* ou *dorsal* são usados para descrever as partes anterior e posterior do corpo ou membros e as relações das estruturas dentro do corpo. Quando descrevemos embriões, os termos *ventral* e *dorsal* são usados (Figura 1.5B). *Superior* e *inferior* são usados para indicar os níveis relativos das diferentes estruturas (Figura 1.5A). Para os embriões, os termos *cranial* (ou *rostral*) e *caudal* são usados para indicar relações com a cabeça e a eminência caudal, respectivamente (Figura 1.5B). As distâncias a partir do centro do corpo ou da origem ou inserção de uma estrutura são designadas *proximais* (mais próximas) ou *distais* (mais distantes). No membro inferior, por exemplo, o joelho é proximal ao tornozelo e distal ao quadril.

O *plano mediano* é um plano vertical imaginário de secção (corte) que atravessa longitudinalmente o corpo. *Secções (cortes) medianas* dividem o corpo em dimídios direito e esquerdo (Figura 1.5C). Os termos *lateral* e *medial* se referem a estruturas que estão, respectivamente, mais distantes ou mais próximas do plano mediano do corpo. Um *plano sagital* é qualquer plano vertical que atravesse o corpo e seja paralelo ao plano mediano (Figura 1.5C). Um *plano frontal* (*coronal*) é qualquer plano vertical que cruze o plano mediano em um ângulo reto (Figura 1.5E) e divida o corpo em partes anterior, ou ventral, e posterior, ou dorsal. Um *plano transverso* (*axial*) se refere a qualquer plano que esteja em ângulos retos em relação ao plano mediano e ao plano coronal (Figura 1.5D).

Questões clínicas

1. Qual é a sequência de eventos durante a puberdade? Esses eventos são os mesmos nos sexos masculino e feminino? Quando se presume que a puberdade ocorra em homens e mulheres?
2. Qual é a diferença entre os termos *embriologia* e *teratologia?*
3. Qual é a diferença entre os termos *óvulo*, *gameta* e *oócito?*

A discussão dessas questões é apresentada no Apêndice, na parte final deste livro.

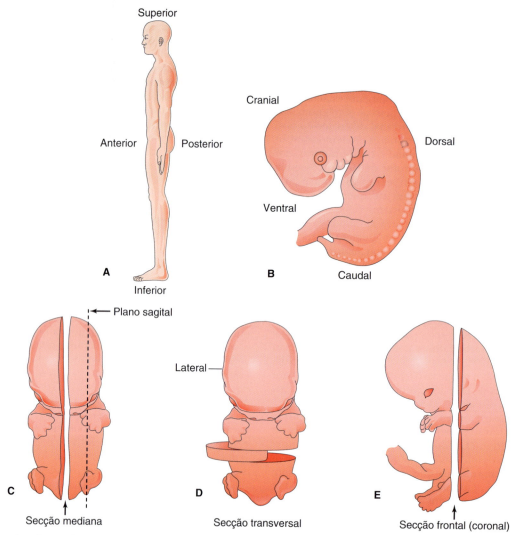

Figura 1.5 Desenhos ilustrando termos descritivos de posição, direção e planos corporais. **A.** Vista lateral de um adulto na posição anatômica. **B.** Vista lateral de um embrião de 5 semanas. **C** e **D.** Vistas ventrais de um embrião de 6 semanas. **E.** Vista lateral de um embrião de 7 semanas. Na descrição do desenvolvimento, é necessário utilizar palavras que denotem a posição de uma parte em relação à outra ou do corpo como um todo. Por exemplo, a coluna vertebral se desenvolve na parte dorsal (posterior) do embrião e o esterno se desenvolve na parte ventral (anterior) do embrião.

Bibliografia e leitura sugerida

Allen GE: Inducers and "organizers": Hans Spemann and experimental embryology, *Hist Philos Life Sci* 15:229, 1993.

Blechschmidt E, Gasser RF: *Biokinetics and biodynamics of human differentiation: principles and applications*, Springfield, Ill, 1978, Charles C. Thomas. (Republished Berkeley, Calif, 2012, North Atlantic Books.).

Churchill FB: The rise of classical descriptive embryology, *Dev Biol (N Y)* 7:1, 1991.

Craft AM, Johnson M: From stem cells to human development: a distinctly human perspective on early embryology, cellular differentiation and translational research, *Development* 144:12, 2017.

Damdimopoulu P, Rodin S, Stenfelt S, et al: Human embryonic stem cells, *Best Prac Res Clin Obstet Gynaecol* 31:2, 2016.

Dunstan GR, editor: *The human embryo: Aristotle and the Arabic and European traditions*, Exeter, United Kingdom, 1990, University of Exeter Press.

Gasser R: *Atlas of human embryos*, Hagerstown, Md, 1975, Harper & Row.

Hopwood N: A history of normal plates, tables and stages in vertebrate embryology, *Int J Dev Biol* 51:1, 2007.

Horder TJ, Witkowski JA, Wylie CC, editors: *A history of embryology*, Cambridge, United Kingdom, 1986, Cambridge University Press.

Jaenisch R: Nuclear cloning and direct reprogramming: the long and the short path to Stockholm, *Cell Stem Cell* 11:744, 2012.

Kohl F, von Baer KE: 1792–1876. Zum 200. Geburtstag des "Vaters der Embryologie," *Dtsch Med Wochenschr* 117:1976, 1992.

Meyer AW: *The rise of embryology*, Stanford, Calif, 1939, Stanford University Press.

Moore KL, Persaud TVN, Shiota K: *Color atlas of clinical embryology*, ed 2, Philadelphia, 2000, Saunders.

Murillo-Gonzalés J: Evolution of embryology: a synthesis of classical, experimental, and molecular perspectives, *Clin Anat* 14:158, 2001.

Neaves W: The status of the human embryo in various religions, *Development* 144:2541, 2017.

Needham J: *A history of embryology*, ed 2, Cambridge, United Kingdom, 1959, Cambridge University Press.

Nusslein-Volhard C: *Coming to life: how genes drive development*, Carlsbad, Calif, 2006, Kales Press.

O'Rahilly R: One hundred years of human embryology. In Kalter H, editor: *Issues and reviews in teratology*, vol 4, New York, 1988, Plenum Press.

O'Rahilly R, Müller F: *Developmental stages in human embryos*, Washington, DC, 1987, Carnegie Institution of Washington.

Persaud TVN, Tubbs RS, Loukas M: *A history of human anatomy*, ed 2, Springfield, Ill, 2014, Charles C. Thomas.

Pinto-Correia C: *The ovary of Eve: egg and sperm and preformation*, Chicago, 1997, University of Chicago Press.

Slack JMW: *Essential developmental biology*, ed 3, Hoboken, NJ, 2012, Wiley-Blackwell.

Smith A: Cell biology: potency unchained, *Nature* 505:622, 2014.

Streeter GL: Developmental horizons in human embryos: description of age group XI, 13 to 20 somites, and age group XII, 21 to 29 somites, *Contrib Embryol Carnegie Inst* 30:211, 1942.

2

Primeira Semana do Desenvolvimento Humano

Aquele que observa o crescimento das coisas desde o início terá delas a melhor visão.
Aristóteles, 384-322 a.C.

O desenvolvimento humano inicia-se na fecundação, quando um espermatozoide se une ao oócito para formar uma única célula, o **zigoto**. Essa célula altamente especializada, *totipotente* (capaz de diferenciar-se em qualquer tipo celular), marca o início de cada um de nós como indivíduo singular. O zigoto, visível a olho nu, contém cromossomos e genes provenientes da mãe e do pai. Ele se divide muitas vezes e transforma-se, progressivamente, em um ser humano multicelular, por meio de divisão, migração, crescimento e diferenciação celulares.

Gametogênese

A gametogênese (formação dos gametas) é o processo de formação e desenvolvimento das células germinativas especializadas, os **gametas** (oócitos/espermatozoides), a partir de **células germinativas primordiais** bipotenciais. Este processo, que envolve os cromossomos e o citoplasma dos gametas, prepara essas células para a fecundação. Durante a **gametogênese**, o número de cromossomos é reduzido pela metade, e o formato das células é alterado (Figura 2.1). Um cromossomo é definido pela presença de um **centrômero**, a parte contraída de um cromossomo. Antes da replicação do DNA na fase S do ciclo celular, os cromossomos têm uma cromátide (Figura 2.2). Uma **cromátide** (um dos dois filamentos do cromossomo) consiste em filamentos paralelos de DNA. Após a replicação do DNA, os cromossomos têm cromátides duplas.

O espermatozoide e o oócito (gametas masculino e feminino) são células sexuais altamente especializadas. Cada uma dessas células contém a metade do número de cromossomos (número haploide) encontrado nas células somáticas (as células do corpo). O número de cromossomos é reduzido durante a **meiose**, um tipo especial de divisão celular que ocorre somente durante a **gametogênese**. A maturação dos gametas é chamada de espermatogênese no sexo masculino e de oogênese no sexo feminino. A cronologia dos eventos durante a meiose difere nos dois sexos.

Meiose

A meiose é um tipo especial de divisão celular que envolve duas divisões meióticas (Figura 2.2); as células germinativas diploides dão origem aos **gametas haploides** (espermatozoides e oócitos).

A **primeira divisão meiótica** é reducional, porque o número de cromossomos é reduzido de diploide para haploide devido ao pareamento dos cromossomos homólogos na **prófase** (primeiro estágio da meiose) e pela segregação deles na **anáfase** (estágio no qual os cromossomos se movem da placa equatorial). Os cromossomos **homólogos** (um do pai e um da mãe), formam um par durante a prófase e se separam durante a anáfase, com um representante de cada par indo, aleatoriamente, para cada polo do fuso meiótico (Figura 2.2A a D). O fuso se conecta ao cromossomo no **centrômero** (a parte contraída do cromossomo) (Figura 2.2B). Nesse estágio, os cromossomos têm duas cromátides.

Os cromossomos X e Y não são homólogos, mas possuem segmentos homólogos nas extremidades de seus braços curtos. Eles se emparelham somente nessas regiões. Ao fim da primeira divisão meiótica, cada nova célula formada (**oócito secundário**) possui o número cromossômico haploide, ou seja, metade do número cromossômico da célula precedente. Essa separação ou disjunção dos cromossomos homólogos pareados constitui a base física da segregação, a separação dos **genes alélicos** (podem ocupar o mesmo *locus* em um cromossomo específico) durante a meiose.

GAMETOGÊNESE NORMAL

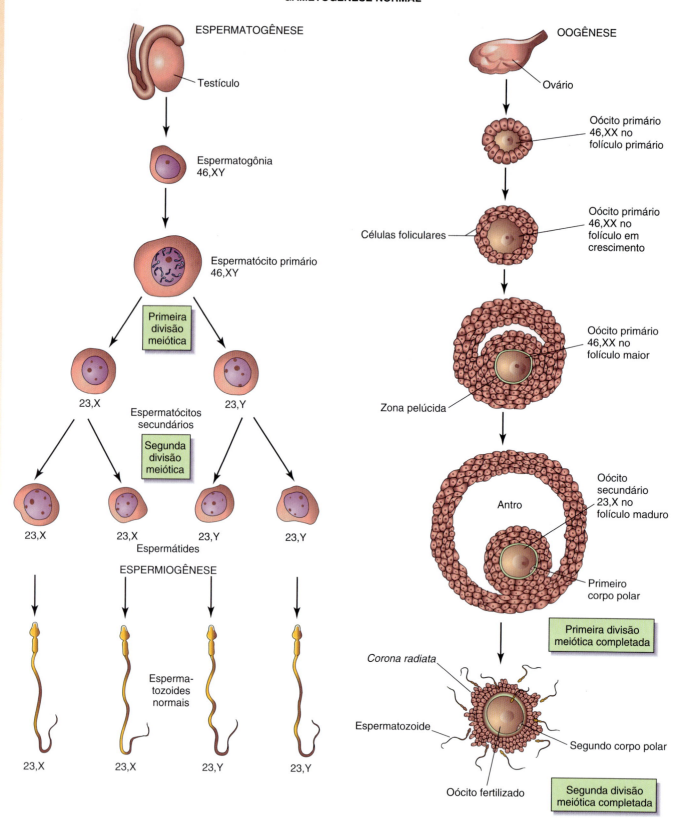

Figura 2.1 Diagrama simplificado demonstrando a gametogênese normal: conversão de células germinativas em gametas (células sexuais). Os esquemas comparam a espermatogênese e a oogênese. As oogônias não são mostradas nesta figura, porque se diferenciam em oócitos primários antes do nascimento. O complemento cromossômico das células germinativas é mostrado em cada estágio. O número indica a quantidade total de cromossomos, incluindo o(s) cromossomo(s) sexual(is) depois da vírgula. *Nota: (1) Após duas divisões meióticas, o número diploide de cromossomos, 46, é reduzido a número haploide, 23. (2) Quatro espermatozoides se formam a partir de um espermatócito primário, enquanto apenas um oócito maduro resulta da maturação de um oócito primário. (3) O citoplasma é conservado durante a oogênese para formar uma célula grande, o oócito maduro (ver Figura 2.5C). Os corpos polares são células pequenas não funcionais que se degeneram.*

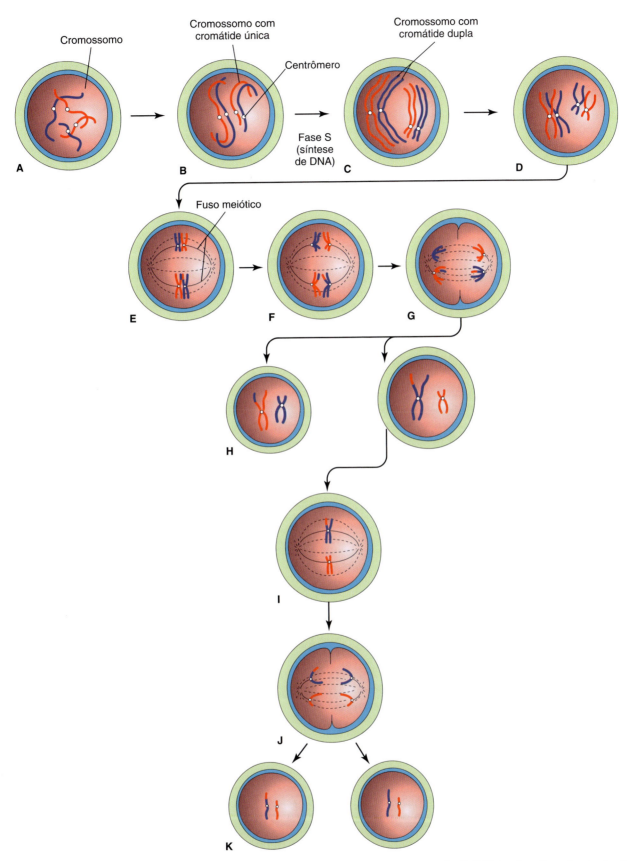

Figura 2.2 Representação esquemática da meiose. São mostrados dois pares de cromossomos. **A** a **D.** Estágios da prófase da primeira divisão meiótica. Os cromossomos homólogos aproximam-se um do outro e se emparelham; cada membro do par possui duas cromátides. Observe o cruzamento único em um par de cromossomos resultando no intercâmbio dos segmentos das cromátides. **E.** Metáfase. Os dois membros de cada par orientam-se no fuso meiótico. **F.** Anáfase. **G.** Telófase. Os cromossomos migram para os polos opostos. **H.** Distribuição dos pares de cromossomos dos pais no fim da primeira divisão meiótica. **I** a **K.** Segunda divisão meiótica. Ela é semelhante à mitose, exceto pelo fato de que as células são haploides.

A **segunda divisão meiótica** (ver Figura 2.1) ocorre após a primeira divisão sem uma interfase normal (*i. e.*, sem a etapa de replicação do DNA). Cada cromossomo com cromátide dupla se divide e cada metade, ou cromátide, é direcionada para um polo diferente da célula. Assim, o número haploide de cromossomos (23) é mantido e cada célula-filha formada por meiose tem um representante de cada par cromossômico (agora um cromossomo com cromátide única). A segunda divisão meiótica é semelhante a uma mitose normal, exceto que o número cromossômico da célula que entra na segunda divisão meiótica é haploide.

A meiose:

- Possibilita a constância do número cromossômico de geração a geração pela redução do número cromossômico de diploide para haploide, produzindo, assim, gametas haploides
- Permite o arranjo aleatório dos cromossomos materno e paterno entre os gametas
- Reposiciona os segmentos dos cromossomos materno e paterno, por meio de cruzamento de segmentos cromossômicos, que "embaralham" os genes, produzindo a recombinação do material genético.

Gametogênese anormal

Distúrbios da meiose durante a gametogênese, tais como a não disjunção (Figura 2.3), resultam na formação de gametas anormais cromossomicamente. Se envolvidos na fecundação, esses gametas com anormalidades cromossômicas numéricas causam um desenvolvimento anormal, como ocorre em crianças com a síndrome de Down (ver Capítulo 20).

Espermatogênese

A espermatogênese é a sequência de eventos pelos quais as espermatogônias (células germinativas primordiais) são transformadas em espermatozoides maduros; esse processo começa na puberdade (ver Figura 2.1). As **espermatogônias** permanecem quiescentes nos túbulos seminíferos dos testículos durante os períodos fetal e pós-natal (ver Figura 2.12). Elas aumentam em número durante a puberdade. Após várias divisões mitóticas, as espermatogônias crescem e sofrem modificações.

As espermatogônias são transformadas em **espermatócitos primários**, as maiores células germinativas nos túbulos seminíferos dos testículos (ver Figura 2.1). Cada espermatócito primário sofre, em seguida, uma divisão reducional – *a primeira divisão meiótica* – para formar dois **espermatócitos secundários** haploides, que possuem aproximadamente metade do tamanho do espermatócito primário. Em seguida, os espermatócitos secundários sofrem a segunda divisão meiótica para formar quatro **espermátides haploides**, que são aproximadamente a metade do tamanho dos espermatócitos secundários (ver Figura 2.1). As espermátides (células em estágio avançado de desenvolvimento) são transformadas gradualmente em quatro **espermatozoides maduros** pelo processo conhecido como **espermiogênese** (Figura 2.4). O processo completo, incluindo a espermiogênese, demora cerca de 2 meses para acontecer. Quando a espermiogênese é completada, os espermatozoides entram no lúmen dos túbulos seminíferos (ver Figura 2.12).

As **células de Sertoli** revestem os túbulos seminíferos, sustentam e participam da nutrição das células germinativas (espermatozoides/oócito) e estão envolvidas na regulação da espermatogênese. A testosterona produzida pelas células de Leydig (intersticiais) é um fator essencial que promove a espermatogênese. Os espermatozoides são transportados passivamente dos **túbulos seminíferos** para o epidídimo, onde são armazenados e tornam-se funcionalmente maduros durante a puberdade. O **epidídimo** é um ducto longo e espiralado (ver Figura 2.12). Na continuação do epidídimo vem o **ducto deferente**, que transporta os espermatozoides para a uretra (ver Figura 2.12).

Os **espermatozoides maduros** são células ativamente móveis, que nadam livremente, constituídos por uma cabeça e uma cauda (Figura 2.5A). O *colo do espermatozoide* é a junção entre a cabeça e a cauda. A *cabeça do espermatozoide* forma a maior parte dele e é onde se localiza o núcleo. Os dois terços anteriores da cabeça são cobertos pelo **acrossoma**, uma organela sacular em forma de capuz que contém várias enzimas (ver Figuras 2.4 e 2.5A). Quando liberadas, as enzimas facilitam a dispersão das células foliculares da *corona radiata* e a penetração do espermatozoide na **zona pelúcida** durante a fecundação (ver Figuras 2.5A e C; 2.14A e B).

A cauda do espermatozoide consiste em três segmentos: a peça intermediária, a peça principal e a peça terminal (ver Figura 2.5A). A cauda fornece ao espermatozoide a motilidade que auxilia o seu deslocamento até o local da fecundação. A *peça intermediária* da cauda contém **mitocôndrias** que fornecem o *trifosfato de adenosina* (ATP), necessário para fornecer energia requerida para a motilidade do espermatozoide.

Muitos genes e fatores moleculares estão envolvidos na espermatogênese. Por exemplo, estudos recentes indicam que proteínas da família Bcl-2 estão envolvidas na maturação das células germinativas, assim como na sua sobrevivência em diferentes estágios. No nível molecular, os genes HOX influenciam a dinâmica dos microtúbulos, o formato da cabeça e a formação da cauda dos espermatozoides. Para a espermatogênese normal, o cromossomo Y é essencial, uma vez que microdeleções resultam em espermatogênese deficiente ou infertilidade.

Oogênese

A oogênese é a sequência de eventos pelos quais as **oogônias** (células germinativas primordiais) são transformadas em oócitos maduros. Todas as oogônias se desenvolvem em oócitos primários antes do nascimento; nenhuma oogônia se desenvolve após o nascimento. A oogênese continua até a **menopausa**, que é a interrupção permanente do ciclo menstrual (ver Figuras 2.7 e 2.11).

Maturação pré-natal dos oócitos

Durante a vida fetal inicial, as oogônias proliferam por **mitose** (reprodução das células). As **oogônias** crescem e se tornam os **oócitos primários** antes do nascimento; por essa razão, as oogônias não aparecem nas Figuras 2.1 e 2.3. Assim que o oócito primário se forma, células do tecido conjuntivo o circundam e formam uma única camada de células achatadas, as **células foliculares** (ver Figura 2.8). O oócito primário, circundado por essa camada de células foliculares, constitui um **folículo primordial** (ver Figura 2.9A). Conforme o oócito primário cresce durante a puberdade, as células foliculares se tornam cúbicas e depois cilíndricas, formando, assim, o **folículo primário** (ver Figura 2.1).

O oócito primário é logo envolvido por um material glicoproteico acelular e amorfo, a **zona pelúcida** (ver Figuras 2.8 e 2.9B). A microscopia eletrônica de varredura da superfície da zona pelúcida revela um aspecto regular de trama com

GAMETOGÊNESE ANORMAL

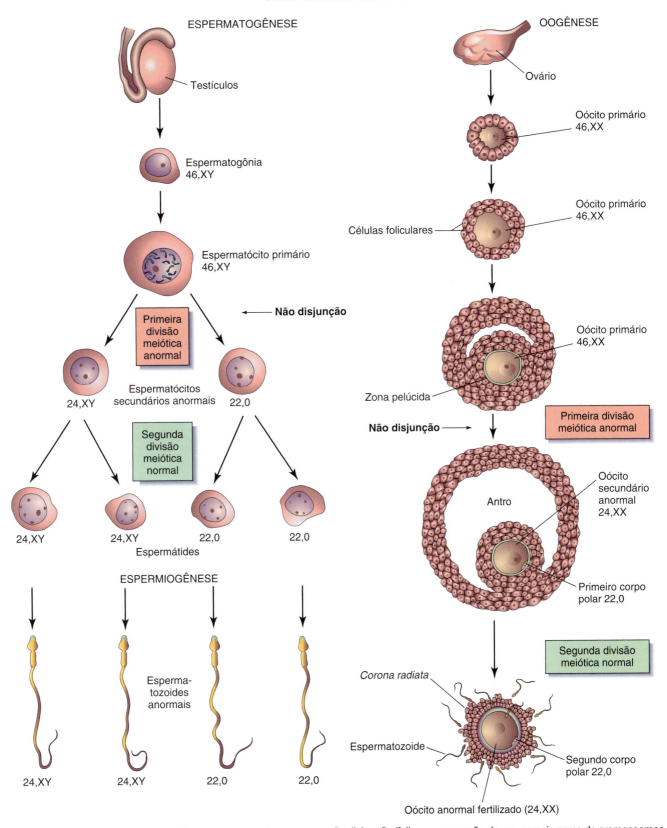

Figura 2.3 Gametogênese anormal. Os esquemas mostram como a não disjunção (falha na separação de um ou mais pares de cromossomos durante a meiose) resulta em distribuição anormal dos cromossomos nos gametas. Embora a não disjunção dos cromossomos sexuais esteja ilustrada, pode ocorrer um defeito semelhante nos autossomos (em qualquer outro cromossomo que não os sexuais). Quando a não disjunção ocorre durante a primeira divisão meiótica da espermatogênese, um espermatócito secundário possui 22 cromossomos autossomos mais um cromossomo X e um Y e o outro espermatócito contém 22 cromossomos autossomos e nenhum cromossomo sexual. Da mesma maneira, a não disjunção durante a oogênese pode originar um oócito com 22 cromossomos autossomos e dois cromossomos X (como mostrado) ou pode resultar em um oócito com 22 cromossomos autossomos e nenhum cromossomo sexual.

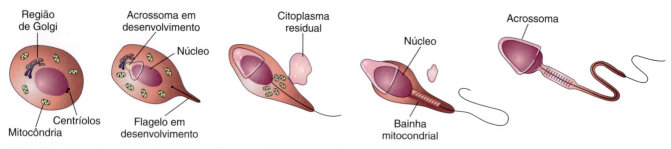

Figura 2.4 Ilustração da espermiogênese, a última fase da espermatogênese. Durante esse processo, a espermátide arredondada é transformada em espermatozoide alongado. Note a perda de citoplasma (ver Figura 2.5C), o desenvolvimento da cauda e a formação do acrossoma. A vesícula acrossômica, derivada da região de Golgi da espermátide (*primeiro desenho*), contém enzimas que são liberadas no início da fecundação para auxiliar a penetração do espermatozoide na *corona radiata* e na zona pelúcida ao redor do oócito secundário.

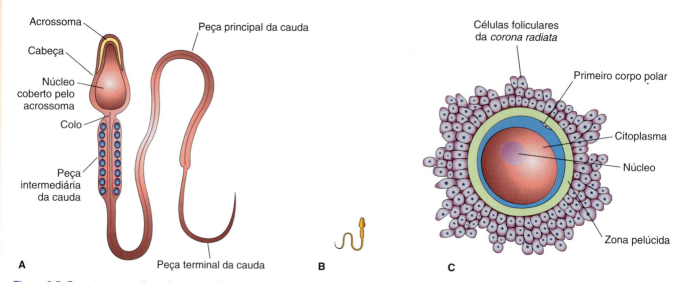

Figura 2.5 Gametas masculino e feminino (células sexuais). **A.** Principais partes de um espermatozoide humano (1.250×). A cabeça, composta na maior parte pelo núcleo, está parcialmente coberta pelo acrossoma, uma organela em forma de capuz, que contém enzimas. A cauda do espermatozoide possui três regiões: a peça intermediária, a peça principal e a peça terminal. **B.** Esquema de um espermatozoide na mesma escala do oócito. **C.** Esquema de um ovócito secundário humano (200×) circundado pela zona pelúcida e pela *corona radiata*.

fenestrações intrincadas. Os oócitos primários iniciam a primeira divisão meiótica antes do nascimento (ver Figura 2.3), mas o término da **prófase** (ver Figura 2.2A a D) não ocorre até adolescência (começando com a puberdade). As células foliculares que envolvem o oócito primário secretam uma substância, conhecida como **inibidor da maturação do oócito**, que mantém estacionado o processo meiótico do oócito.

Maturação pós-natal dos oócitos

Esta etapa se inicia na puberdade, quando geralmente um folículo ovariano amadurece a cada mês e ocorre a **ovulação** (liberação do oócito do folículo ovariano) (ver Figura 2.7), exceto quando contraceptivos orais são utilizados. A longa duração da primeira divisão meiótica (até 45 anos) pode ser responsável, em parte, pela alta frequência de **erros meióticos**, tais como a não disjunção (falha na separação das cromátides irmãs de um cromossomo), que ocorre com o aumento da idade materna. Os **oócitos primários** na prófase suspensa (dictióteno) são vulneráveis aos agentes ambientais, como a radiação.

Nenhum oócito primário se forma após o nascimento, o que contrasta com a produção contínua de espermatócitos primários (ver Figura 2.3). Os oócitos primários permanecem dormentes nos folículos ovarianos até a puberdade (ver Figura 2.8). Conforme

um folículo amadurece, o oócito primário aumenta de tamanho e, imediatamente antes da ovulação, completa a primeira divisão meiótica para dar origem ao **oócito secundário** (ver Figura 2.10A e B) e ao primeiro corpo polar. Diferentemente do estágio correspondente na espermatogênese, a divisão do **citoplasma** é desigual. O oócito secundário recebe quase todo o citoplasma (ver Figura 2.1) e o **primeiro corpo polar** recebe muito pouco. O corpo polar é uma célula minúscula destinada à degeneração.

Na ovulação, o núcleo do oócito secundário inicia a segunda divisão meiótica, mas ela progride somente até a metáfase (ver Figura 2.2E), quando a divisão é interrompida. Se um espermatozoide penetra o oócito secundário, a segunda divisão meiótica é completada e a maior parte do citoplasma é novamente mantida em uma célula: o oócito fecundado (ver Figura 2.1). A outra célula, o **segundo corpo polar**, também é formada e irá se degenerar. Assim que os corpos polares são expelidos, a maturação do oócito está completa.

Existem cerca de 2 milhões de oócitos primários nos ovários de uma menina recém-nascida, mas a maioria deles se degenera durante a infância, de modo que na adolescência restam não mais que 40 mil oócitos primários. Destes, somente cerca de 400 se tornam oócitos secundários e são liberados na ovulação durante o período reprodutivo. Somente alguns desses oócitos, se algum, são fecundados.

Comparação dos gametas

Os gametas (oócitos/espermatozoides) são **células haploides** (possuem metade do número cromossômico) que podem sofrer **cariogamia** (fusão dos núcleos de duas células sexuais). O oócito é uma célula grande quando comparada ao espermatozoide e é imóvel, enquanto o espermatozoide é microscópico e altamente móvel (ver Figura 2.5A). O oócito é envolvido pela **zona pelúcida** e por uma camada de células foliculares, a *corona radiata* (ver Figura 2.5C).

Com relação à **constituição dos cromossomos sexuais**, existem *dois tipos de espermatozoides normais*: 23,X e 23,Y; enquanto existe somente um tipo de oócito secundário: 23,X (ver Figura 2.1). Por convenção, o número 23 é seguido por uma vírgula e X ou Y para indicar a constituição do cromossomo sexual; por exemplo, 23,X significa que há 23 cromossomos no complemento, consistindo em 22 **autossomos** (outros cromossomos além dos cromossomos sexuais e um cromossomo sexual (X, nesse caso). A diferença no complemento do cromossomo sexual dos espermatozoides forma a base da determinação sexual primária.

Gametas anormais

A idade biológica materna considerada ideal para a reprodução é geralmente entre 18 e 35 anos. A probabilidade de anomalias cromossômicas no embrião aumenta gradualmente com o avanço da idade materna. Em mães mais velhas, há um risco maior de ocorrência de síndrome de Down (trissomia do cromossomo 21) ou de outra forma de trissomia na criança (ver Capítulo 20). A probabilidade de mutação genética recente (alteração do DNA) também aumenta com a idade. Quanto mais velhos forem os pais no momento da concepção, maior a probabilidade de eles terem acumulado mutações que podem ser herdadas pelo embrião.

Durante a gametogênese, algumas vezes, os cromossomos homólogos nãos se separam. Esse é um processo patológico chamado de **não disjunção**. Como resultado desse processo, alguns gametas possuem 24 cromossomos e outros apenas 22 (ver Figura 2.3). Se um gameta com 24 cromossomos se une a um gameta normal com 23 cromossomos durante a fecundação, será formado um zigoto com 47 cromossomos (ver Capítulo 20 e Figura 20.2). Essa condição é chamada **trissomia** devido à presença de três representantes de um cromossomo em particular, em vez de dois como é o comum. Se um gameta com apenas 22 cromossomos se une com um gameta normal, é formado um zigoto com 45 cromossomos. Essa condição é denominada **monossomia**, pois apenas um representante de um determinado par de cromossomos está presente. Para uma descrição das condições clínicas associadas aos distúrbios numéricos dos cromossomos, consulte o Capítulo 20.

Mais de 10% dos espermatozoides ejaculados são grosseiramente anormais (p. ex., com duas cabeças), mas acredita-se que esses espermatozoides anormais não fecundem oócitos devido à falta de motilidade normal. A maioria dos espermatozoides morfologicamente anormais é incapaz de passar através do muco do colo do útero. A medida de progressão é uma informação subjetiva da qualidade do movimento do espermatozoide. Acredita-se que tais espermatozoides não afetem a fertilidade, a menos que seu número exceda 20%. Embora alguns oócitos apresentem dois ou três núcleos, essas células morrem antes de alcançarem a maturidade. Do mesmo modo, alguns folículos ovarianos podem conter dois ou mais oócitos, mas esse fenômeno é raro.

Útero, tubas uterinas e ovários

Uma breve descrição da estrutura do útero, das tubas uterinas e dos ovários é apresentada como base para o entendimento dos ciclos reprodutivos ovarianos e da implantação do blastocisto (Figuras 2.6 e 2.7; ver Figura 2.20).

Útero

O útero é um órgão muscular com formato de pera e paredes espessas, medindo 7 a 8 cm de comprimento, 5 a 7 cm de largura na sua parte superior, e 2 a 3 cm de espessura da parede. Ele é formado por duas porções principais (ver Figura 2.6A e B): o **corpo**, que compreende os dois terços superiores, e o **colo**, o terço inferior com aspecto cilíndrico.

O **corpo do útero** estreita-se desde o **fundo**, a parte superior arredondada do corpo, até o **istmo**, a região estreita de 1 cm de comprimento entre o corpo e o colo (ver Figura 2.6A). O **colo do útero** é a parte terminal vaginal, de formato cilíndrico. O lúmen do colo, o **canal do colo do útero**, possui uma abertura estreita em cada extremidade. O **óstio interno** (abertura) do útero comunica-se com a cavidade do corpo do útero e o **óstio externo** comunica-se com a vagina (ver Figura 2.6A e B).

As paredes do corpo do útero são constituídas por três camadas (ver Figura 2.6B):

- O perimétrio; a fina camada externa
- O miométrio; a espessa camada de músculo liso
- O endométrio; a fina camada interna.

O **perimétrio** é uma camada peritoneal firmemente aderida ao **miométrio** (ver Figura 2.6B). Durante a *fase lútea* (*secretora*) do ciclo menstrual, distinguem-se, microscopicamente, três camadas do endométrio (ver Figura 2.6C):

- Uma fina **camada compacta** formada de tecido conjuntivo disposto densamente em torno dos colos das glândulas uterinas
- Uma espessa **camada esponjosa** composta de tecido conjuntivo edematoso (com grande quantidade de fluido), formada pelas porções tortuosas e dilatadas das glândulas uterinas
- Uma delgada **camada basal**, formada pelo fundo cego das glândulas uterinas.

No pico do desenvolvimento, o **endométrio** tem 4 a 5 mm de espessura (ver Figura 2.6B e C). A camada basal do endométrio possui seu próprio suprimento sanguíneo e não se desintegra durante a **menstruação** (ver Figura 2.7). As camadas compactas e esponjosas, conhecidas coletivamente como *camada funcional*, desintegram-se e descamam durante a menstruação e após o **parto** (nascimento do feto).

Tubas uterinas

As **tubas uterinas**, com aproximadamente 10 cm de comprimento e 1 cm de diâmetro, estendem-se lateralmente a partir dos cornos do útero (ver Figura 2.6A e B). Cada tuba se abre na sua parte distal dentro da cavidade peritoneal. Para fins descritivos, a tuba uterina é dividida em quatro porções: **infundíbulo**, **ampola**, **istmo** e **parte uterina** (ver Figura 2.6B). Uma das tubas conduz um oócito de um dos ovários; as tubas também conduzem os espermatozoides que entram pelo útero para alcançar o local de fecundação, na **ampola** (ver Figuras 2.6B e 2.21). A tuba uterina também conduz o zigoto em clivagem para a cavidade uterina.

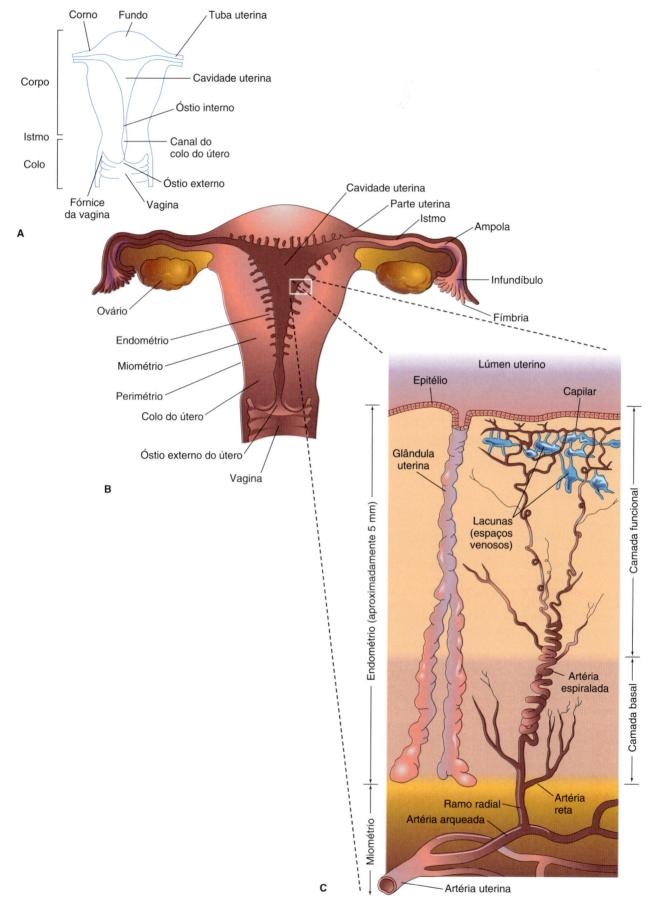

Figura 2.6 A. Regiões do útero e da vagina. **B.** Diagrama de um corte frontal do útero, das tubas uterinas e da vagina. Os ovários também são mostrados. **C.** Aumento da área destacada em **B**. A camada funcional do endométrio descamada durante a menstruação.

Ovários

Os **ovários** são glândulas reprodutivas em formato de amêndoa, localizados próximo às paredes pélvicas laterais, de cada lado do útero. Os ovários produzem os oócitos (ver Figura 2.6B); estrogênio e progesterona, os hormônios responsáveis pelo desenvolvimento das características sexuais secundárias e pela regulação da gestação.

Ciclos reprodutivos femininos

Iniciando-se na puberdade (10 a 13 anos de idade), as mulheres passam por ciclos reprodutivos (ciclos sexuais), que envolvem a atividade do **hipotálamo** do encéfalo, da hipófise, dos ovários, do útero, das tubas uterinas, da vagina e das glândulas mamárias (ver Figura 2.7). Esses ciclos mensais preparam o sistema genital para a gestação.

O *hormônio liberador de gonadotrofina* é sintetizado pelas células neurossecretoras do hipotálamo. Este hormônio é transportado pela rede de capilares da **circulação porta-hipofisária**

(sistema porta-hipofisário), para o lobo anterior da hipófise (adeno-hipófise). O hormônio estimula a liberação de dois hormônios hipofisários que atuam nos ovários:

- O **hormônio foliculoestimulante** (FSH) estimula o desenvolvimento dos folículos ovarianos e a produção de estrogênio pelas células foliculares
- O **hormônio luteinizante** (LH) age como um "disparador" da ovulação (liberação do oócito secundário) e estimula as células foliculares e o corpo-lúteo a produzirem progesterona.

Estes hormônios também induzem o crescimento dos folículos ovarianos e do endométrio.

Ciclo ovariano

O FSH e o LH produzem mudanças cíclicas nos ovários – o **ciclo ovariano** (ver Figura 2.7) – o desenvolvimento dos folículos (Figura 2.8), a **ovulação** (liberação de um oócito de um folículo maduro) e a **formação do corpo-lúteo**. Durante cada ciclo, o FSH estimula o desenvolvimento de vários folículos

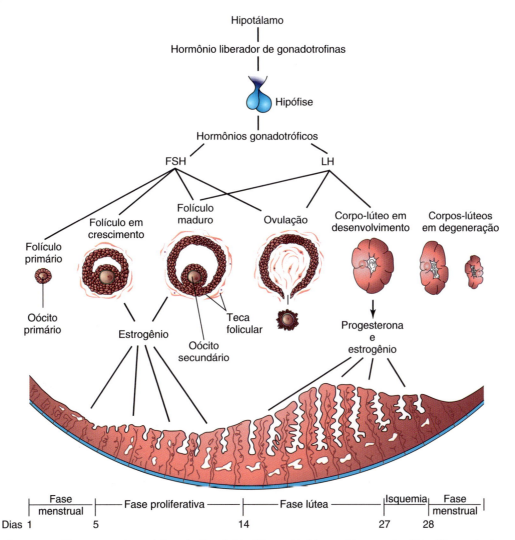

Figura 2.7 Desenho esquemático que mostra as inter-relações de hipotálamo, hipófise, ovários e endométrio. São mostrados um ciclo menstrual completo e o início de outro. As mudanças nos ovários, o ciclo ovariano, são induzidas pelos hormônios gonadotróficos (hormônio foliculoestimulante [*FSH*] e hormônio luteinizante [*LH*]). Os hormônios dos ovários (estrogênio e progesterona) promovem as mudanças cíclicas na estrutura e na função do endométrio, o *ciclo menstrual*. Portanto, a atividade cíclica do ovário está intimamente ligada às mudanças no útero. Os ciclos ovarianos estão sob controle endócrino rítmico da hipófise, que por sua vez é controlada pelo hormônio liberador de gonadotrofinas produzido pelas células neurossecretoras do hipotálamo.

primários em 5 a 12 folículos primários (Figura 2.9A); entretanto, somente um folículo primário normalmente chega ao estágio de **folículo maduro** e se rompe na superfície ovariana, expelindo seu oócito (Figura 2.10).

Desenvolvimento folicular

O desenvolvimento de um folículo ovariano (ver Figuras 2.8 e 2.9) é caracterizado por:

- Crescimento e diferenciação de um oócito primário
- Proliferação das células foliculares
- Formação da zona pelúcida
- Desenvolvimento das tecas foliculares.

Conforme o **folículo primário** aumenta de tamanho, o tecido conjuntivo ao redor se organiza como uma cápsula, a **teca folicular** (ver Figura 2.7). Essa teca logo se diferencia em duas camadas, uma camada vascular e glandular interna, a

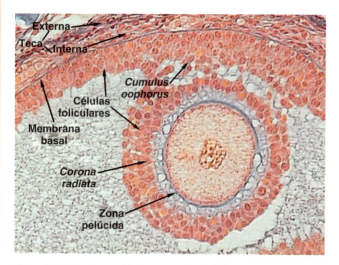

Figura 2.8 Fotomicrografia de uma região do folículo terciário de mamíferos mostrando o oócito envolto por células foliculares (granulosas). O topo da foto mostra algumas células da teca. (De Jones RE, Lopez KH: *Human reproductive biology*, ed 4 London, 2014, Elsevier, fig. 2.4.)

teca interna, e uma camada capsular, a **teca externa**. Acredita-se que as células tecais produzam **fatores angiogênicos** que estimulam o crescimento de vasos sanguíneos na teca interna, fornecendo, assim, nutrientes para o desenvolvimento folicular. As células foliculares se dividem ativamente, formando uma camada estratificada ao redor do oócito (ver Figura 2.9B). O folículo ovariano logo se torna oval e o oócito assume uma posição excêntrica. Subsequentemente, surgem em torno das células foliculares espaços preenchidos por líquido, os quais coalescem para formar uma única e grande cavidade, o **antro**, que armazena o **líquido folicular** (ver Figuras 2.8 e 2.9B). Após a formação do antro, o folículo ovariano é denominado de **folículo secundário** ou vesicular.

O oócito primário é deslocado para um lado do folículo, onde é envolvido por acúmulo de células foliculares, o *cumulus oophorus*, que se projeta para o antro (ver Figura 2.9B). O folículo continua a crescer até estar maduro e produz uma dilatação (estigma folicular) na superfície ovariana (ver Figura 2.10A).

O desenvolvimento inicial dos folículos ovarianos é estimulado pelo FSH, mas os estágios finais da maturação necessitam também do LH. Os folículos em desenvolvimento produzem **estrogênio**, o hormônio que regula o desenvolvimento e o funcionamento dos órgãos genitais. A teca interna vascular produz um **fluido folicular** e algum estrogênio (ver Figura 2.10B). Suas células também secretam androgênios que passam para as células foliculares (ver Figura 2.8), as quais os convertem em estrogênio. Certa quantidade de estrogênio também é produzida por grupos dispersos de células estromais secretoras, conhecidas coletivamente como **glândula intersticial do ovário**.

Ovulação

Por volta da metade do ciclo ovariano, o folículo ovariano, sob influência do FSH e do LH, sofre um repentino **surto de crescimento**, produzindo uma dilatação cística ou uma saliência na superfície ovariana. Um pequeno ponto avascular, o **estigma**, logo aparece nessa saliência (ver Figura 2.10A). Antes da ovulação, o oócito secundário e algumas células do *cumulus oophorus* se desprendem do interior do folículo distendido (ver Figura 2.10B).

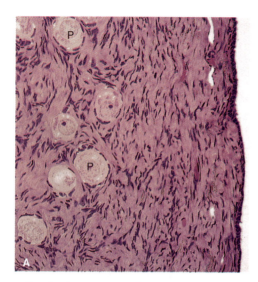

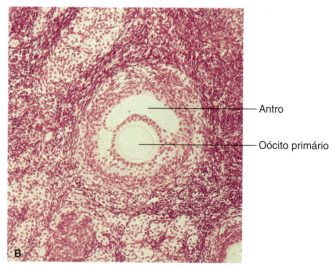

Figura 2.9 Micrografias do córtex ovariano. **A.** Muitos folículos primários (*P*) são visíveis (270×). Observe que os oócitos primários estão envolvidos pelas células foliculares. **B.** Folículo ovariano secundário. O oócito é envolvido pelas células granulosas do *cumulus oophorus* (132×). O antro pode ser nitidamente observado. (De Gartner LP, Hiatt JL: *Color textbook of histology*, ed 2, Philadelphia, 2001, Saunders.)

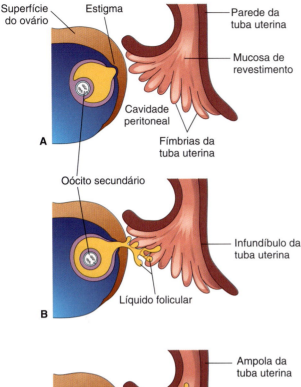

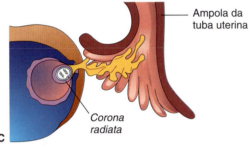

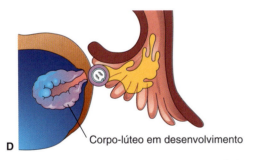

Figura 2.10 A a D. Ilustrações da ovulação. Note que as fímbrias do infundíbulo da tuba uterina estão bem próximas do ovário. As fímbrias digitiformes se movem para frente e para trás e "varrem" o oócito para o infundíbulo. Quando o estigma (dilatação) se rompe, o oócito secundário é expelido do folículo ovariano junto com o líquido folicular. Após a ovulação, a parede do folículo colapsa e se torna pregueada. O folículo é transformado em uma estrutura glandular, o corpo-lúteo.

A ovulação é deflagrada por um **pulso de produção de LH** (Figura 2.11). Habitualmente, a ovulação ocorre 12 a 24 horas após o pico de LH. O pulso de LH, induzido pela alta concentração sanguínea de estrogênio, parece causar a tumefação do estigma, formando uma vesícula (ver Figura 2.10A). O estigma logo se rompe, expelindo o oócito secundário junto com o líquido folicular (ver Figura 2.10B e D). A expulsão do oócito é o resultado da pressão intrafolicular e, possivelmente, da contração da musculatura lisa da teca externa estimulada pelas prostaglandinas.

As proteinoquinases mitógeno-ativadas 3 e 1 (MAPK 3/1), também conhecidas como quinases 1 e 2 reguladas por sinal extracelular (ERK1/2) nas células foliculares ovarianas, parecem regular as vias de sinalização que controlam a ovulação. A plasmina e as metaloproteases da matriz também parecem participar no controle da ruptura do folículo. O oócito secundário expelido está circundado pela **zona pelúcida** (ver Figura 2.8) e uma ou mais camadas de células foliculares, organizadas radialmente como a *corona radiata* (ver Figura 2.10C), formando o complexo oócito-*cumulus*. O **pulso** de LH também parece induzir a retomada da primeira divisão meiótica do oócito primário. Portanto, os folículos ovarianos maduros contêm oócitos secundários (ver Figura 2.10A e B). A zona pelúcida (ver Figura 2.8) é composta por três glicoproteínas (ZPA, ZPB e ZPC), que geralmente formam uma rede de filamentos com múltiplos poros. A ligação do espermatozoide com a zona pelúcida (interação espermatozoide-oócito) é um evento complexo e crítico durante a fecundação (ver Figura 2.14A e B).

Mittelschmerz e a ovulação

Dor abdominal variável, *mittelschmerz* (do alemão *mittel*, meio + *schmerz*, dor) acompanha a ovulação em algumas mulheres. A ovulação normalmente resulta em discreto sangramento para a cavidade peritoneal, o que pode causar dor súbita constante na parte inferior do abdome. Esta dor pode também ser o resultado do crescimento do oócito imediatamente antes da ovulação. *Mittelschmerz* pode ser usado como indicador secundário de ovulação, mas existem melhores indicadores primários, como elevação da temperatura corporal basal.

Anovulação

Algumas mulheres não ovulam (cessação da ovulação ou **anovulação**) por causa de liberação inadequada de gonadotropinas. Em algumas dessas mulheres, a ovulação pode ser induzida pela administração de gonadotropinas ou um agente ovulatório como citrato de clomifeno. Esta substância estimula a liberação de gonadotropinas hipofisárias (FSH e LH), resultando na maturação de vários folículos ovarianos e múltiplas ovulações. A incidência de gravidez múltipla aumenta significativamente quando a ovulação é induzida.

Corpo-lúteo

Logo após a ovulação, as paredes do folículo ovariano e da teca folicular colapsam e se tornam pregueadas (ver Figura 2.10D). Sob a influência do LH, elas formam uma estrutura glandular, o **corpo-lúteo**, que secreta progesterona e alguma quantidade de estrogênio, o que leva as glândulas endometriais a secretarem e, assim, o endométrio se prepara para a implantação do blastocisto (ver Figuras 2.7 e 2.10).

Se o oócito for fecundado, o corpo-lúteo cresce e forma o **corpo-lúteo gestacional** e aumenta a produção de hormônios. A degeneração do corpo-lúteo é impedida pela ação da **gonadotrofina coriônica humana**, um hormônio secretado pelo sinciotrofoblasto do blastocisto (ver Figura 2.20B). O corpo-lúteo gestacional permanece funcionalmente ativo durante as primeiras 20 semanas de gestação. Nesse momento, a placenta assume a produção de estrogênio e de progesterona necessária para a manutenção da gestação (ver Capítulo 7).

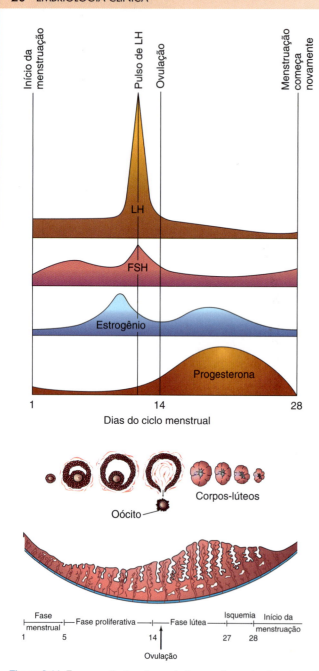

Figura 2.11 Esquema ilustrando os níveis sanguíneos de vários hormônios durante o ciclo menstrual. O hormônio foliculoestimulante (*FSH*) estimula o desenvolvimento dos folículos ovarianos e a produção de estrogênio. O nível de estrogênio aumenta e alcança um pico imediatamente antes do pulso de hormônio luteinizante (*LH*). A ovulação ocorre normalmente 24 a 36 horas após o pulso de LH. Se não ocorrer a fecundação, os níveis sanguíneos de estrogênio e progesterona circulantes caem. Essa queda hormonal causa a regressão do endométrio e ocorre a menstruação.

Se o oócito não for fecundado, o corpo-lúteo involui e se degenera 10 a 12 dias após a ovulação (ver Figura 2.7). Ele é, então, chamado **corpo-lúteo menstrual**. O corpo-lúteo, em seguida, se torna uma cicatriz branca no tecido ovariano, denominada **corpo albicante**. Os ciclos ovarianos cessam na **menopausa**, que é a suspensão permanente da menstruação devido à falência dos ovários. A menopausa geralmente ocorre entre os 48 e os 55 anos de idade. As alterações endócrinas, somáticas (corporais) e psicológicas que ocorrem ao término do período fértil são denominadas **climatério**.

Ciclo menstrual

O ciclo menstrual é o período durante o qual o oócito amadurece, é ovulado e entra na tuba uterina. Os hormônios produzidos pelos folículos ovarianos e pelos corpos-lúteos (estrogênio e progesterona) provocam alterações cíclicas no endométrio (ver Figura 2.11). Essas mudanças mensais na camada interna do útero constituem o **ciclo endometrial**, mais comumente chamado de **ciclo menstrual**, porque a menstruação (fluxo de sangue proveniente do útero) é evidente.

O endométrio é um "espelho" do ciclo ovariano porque responde de maneira consistente às flutuações de concentrações de hormônios gonadotróficos e ovarianos (ver Figuras 2.7 e 2.11). O tempo médio do ciclo menstrual é de 28 dias, sendo o primeiro dia do ciclo determinado quando se inicia o fluxo menstrual. A duração dos ciclos menstruais varia, normalmente, em alguns dias. Em 90% das mulheres, a duração do ciclo varia entre 23 e 35 dias. Quase todas essas variações resultam de alterações na duração da fase proliferativa do ciclo menstrual (ver Figura 2.11).

Fases do ciclo menstrual

As alterações nos níveis de estrogênio e progesterona causam mudanças cíclicas na estrutura do sistema genital feminino, notadamente no endométrio. O ciclo menstrual é um processo contínuo; cada fase passa gradualmente para a fase seguinte (ver Figura 2.11).

Fase menstrual

A camada funcional da parede uterina (ver Figura 2.6C) desintegra-se e é expelida no fluxo menstrual ou **menstruação** (sangramento mensal), que normalmente dura 4 a 5 dias. O sangue descartado pela vagina está misturado a pequenos fragmentos de tecido endometrial. Após a menstruação, o endométrio erodido fica delgado (ver Figura 2.11).

Fase proliferativa

Esta fase, que dura aproximadamente 9 dias, coincide com o crescimento dos folículos ovarianos e é controlada pelo estrogênio secretado pelos folículos. Nesta fase de reparo e proliferação ocorre um aumento de duas a três vezes na espessura do endométrio e no seu conteúdo de água (ver Figura 2.11). No início desta fase, a superfície do epitélio se refaz e recobre o endométrio. As glândulas aumentam em número e comprimento e as artérias espiraladas se alongam (ver Figura 2.6).

Ciclos menstruais anovulatórios

O ciclo menstrual típico, ilustrado na Figura 2.11, nem sempre acontece, porque o ovário pode não produzir um folículo maduro e a ovulação não ocorre. Nos ciclos anovulatórios, as mudanças endometriais são mínimas; o endométrio proliferativo se desenvolve da forma usual, mas não ocorre ovulação nem formação do corpo-lúteo. Consequentemente, o endométrio não progride para a fase lútea; permanece na fase proliferativa até o início da menstruação. Os ciclos anovulatórios podem ser resultado de hipofunção ovariana. O estrogênio, com ou sem progesterona, presente em contraceptivos orais age no hipotálamo e na hipófise, inibindo a secreção do hormônio liberador de gonadotrofina, do FSH e do LH, essenciais para que ocorra ovulação.

Fase lútea

A fase lútea (fase secretora), dura aproximadamente 13 dias e coincide com a formação, o funcionamento e o crescimento do corpo-lúteo. A progesterona produzida pelo corpo-lúteo estimula o epitélio glandular a secretar um material rico em glicogênio. As glândulas se tornam grandes, tortuosas e saculares, e o endométrio se espessa devido à influência da progesterona e do estrogênio produzidos pelo corpo-lúteo (ver Figuras 2.7 e 2.11) e também por causa do aumento de fluido no tecido conjuntivo. Conforme as **artérias espiraladas** crescem na camada compacta superficial, elas se tornam mais tortuosas (ver Figura 2.6C). A rede venosa torna-se mais complexa e ocorre o desenvolvimento de grandes **lacunas** (espaços venosos). As anastomoses arteriovenosas são características importantes desse estágio.

Se a fecundação não ocorrer:

- O corpo-lúteo degenera
- Os níveis de estrogênio e progesterona diminuem e o endométrio secretor entra na fase isquêmica
- Ocorre a menstruação (ver Figura 2.7).

Isquemia

A isquemia ocorre quando o oócito não é fecundado; as artérias espiraladas se contraem (ver Figura 2.6C), dando ao endométrio uma aparência pálida. Essa constrição é resultado da diminuição da secreção de hormônios, principalmente a progesterona, devido à degradação do corpo-lúteo (ver Figura 2.11). Além das alterações vasculares, a queda hormonal provoca a parada da secreção glandular, a perda de fluido intersticial e um importante adelgaçamento do endométrio. No fim da fase isquêmica, as artérias espiraladas se contraem por longos períodos; isso provoca **estase venosa** (congestão e diminuição da circulação venosa) e **necrose isquêmica** (morte) dos tecidos superficiais. Finalmente, ocorre a ruptura das paredes dos vasos lesionados e o sangue penetra o tecido conjuntivo adjacente. Pequenas lacunas de sangue se formam e se rompem na superfície endometrial, resultando em sangramento para a cavidade uterina e através da vagina. À medida que pequenos fragmentos de endométrio se destacam e caem dentro da cavidade uterina, as extremidades das artérias sangram para a cavidade, levando à perda de 20 a 80 mℓ de sangue. Por fim, 3 a 5 dias depois, toda a camada compacta e a maior parte da camada esponjosa do endométrio são eliminadas na **menstruação** (ver Figura 2.11). Os remanescentes das camadas esponjosa e basal permanecem para que se regenerem durante a fase proliferativa subsequente do endométrio. Torna-se óbvio, por meio das descrições anteriores, que a atividade hormonal cíclica do ovário está intimamente ligada às mudanças histológicas do endométrio.

Se a fecundação ocorrer:

- Inicia-se a clivagem do zigoto e a blastogênese (formação do blastocisto)
- O blastocisto começa a implantar-se no endométrio aproximadamente no sexto dia da fase lútea (ver Figura 2.20A)
- A gonadotrofina coriônica humana, um hormônio produzido pelo sinciciotrofoblasto (Figura 2.20B), mantém o corpo-lúteo secretando estrogênio e progesterona
- A fase lútea prossegue e a menstruação não ocorre.

Gestação

Se ocorrer gestação, os ciclos menstruais cessam e o endométrio passa para a fase de gravidez. Com o término da gestação, os ciclos ovariano e menstrual voltam a funcionar após um período variável (normalmente de 6 a 10 semanas, se a mulher não estiver amamentando). Exceto durante a gestação, os ciclos reprodutivos normais prosseguem até a menopausa.

Transporte de gametas

Transporte do oócito

Na ovulação, o oócito secundário é expelido do folículo ovariano junto com fluido folicular (ver Figura 2.10C e D). Durante a ovulação, as extremidades fimbriadas da tuba uterina aproximam-se intimamente do ovário. Os processos digitiformes da tuba, as **fímbrias**, movem-se para frente e para trás do ovário. A ação de varredura das fímbrias e a corrente de fluido produzida pelos cílios (extensões móveis) das células da mucosa das fímbrias "varrem" o oócito secundário para o **infundíbulo** afunilado da tuba uterina (ver Figura 2.10B). O oócito passa então para a **ampola** da tuba uterina (ver Figura 2.10C), principalmente como resultado da **peristalse** (movimentos da parede da tuba caracterizados por contração e relaxamento alternados), que conduz o oócito na direção do útero.

Transporte dos espermatozoides

A ejaculação reflexa do sêmen pode ser dividida em duas fases:

- **Emissão**: o sêmen é enviado para a parte prostática da uretra pelos ductos ejaculatórios após a peristalse (movimentos peristálticos) dos ductos deferentes (Figura 2.12); a emissão é uma resposta autônoma simpática
- **Ejaculação**: o sêmen é expelido da uretra através do óstio externo da uretra; isso é resultado do fechamento do esfíncter vesical no colo da bexiga, da contração do músculo uretral e da contração dos músculos bulboesponjosos.

Os espermatozoides são rapidamente transportados do epidídimo para a uretra por contrações peristálticas da espessa camada muscular dos **ductos deferentes** (ver Figura 2.12). As glândulas sexuais acessórias, que são as **glândulas seminais**, a **próstata** e as **glândulas bulbouretrais**, produzem secreções que são adicionadas ao fluido espermático nos ductos deferentes e na uretra.

De 200 a 600 milhões de espermatozoides são depositados ao redor do óstio uterino externo e no fórnice da vagina durante a relação sexual (ver Figura 2.6A e B). Os espermatozoides passam através do colo do útero graças à movimentação de suas caudas (ver Figura 2.5A). A enzima *vesiculase*, produzida pelas glândulas seminais, coagula pequena parte do sêmen ejaculado e forma um tampão vaginal que impede o retorno do sêmen para a vagina. Quando ocorre a ovulação, o muco do colo do útero aumenta e se torna menos viscoso, facilitando ainda mais o transporte dos espermatozoides.

A passagem dos espermatozoides do útero para a tuba uterina resulta, principalmente, das contrações da parede muscular desses órgãos. As **prostaglandinas** (substâncias fisiologicamente ativas) no sêmen parecem estimular a motilidade uterina no momento da relação sexual e auxiliam na movimentação dos espermatozoides até o local da fecundação na ampola da tuba uterina. A **frutose**, secretada pelas glândulas seminais, é uma fonte de energia para os espermatozoides no sêmen.

O volume da **ejaculação** (espermatozoides misturados com as secreções das glândulas sexuais acessórias) é em média de 3,5 mℓ, com uma variação de 2 a 6 mℓ. Os espermatozoides se deslocam de 2 a 3 mm por minuto, mas a velocidade varia de acordo com o pH do meio. Os espermatozoides não possuem motilidade enquanto estão armazenados nos epidídimos (ver Figura 2.12), mas se tornam móveis na ejaculação. Eles se

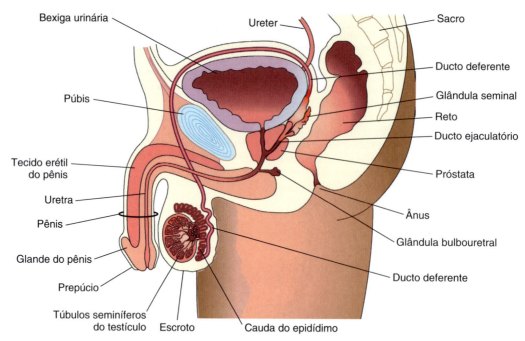

Figura 2.12 Secção sagital da pelve masculina mostrando as estruturas do sistema genital masculino.

movem lentamente no ambiente ácido da vagina, mas se movem mais rapidamente no ambiente alcalino do útero. Não se sabe ao certo o tempo que os espermatozoides levam para chegar ao local no qual ocorre a fecundação, na ampola da tuba uterina (ver Figuras 2.10C e 2.21), mas esse tempo provavelmente é curto. **Espermatozoides móveis** foram colhidos na ampola da tuba uterina 5 min após serem depositados no óstio uterino externo (ver Figura 2.6B). Entretanto, alguns espermatozoides levam mais de 45 min para completar a jornada. Cerca de 200 espermatozoides alcançam o local da fecundação; a maioria dos espermatozoides se degenera e é reabsorvida pelo sistema genital feminino.

Maturação dos espermatozoides

Os espermatozoides recém-ejaculados são incapazes de fecundar um oócito. Os espermatozoides precisam passar por um período de condicionamento, ou **capacitação**, que dura aproximadamente 7 horas. Durante esse período, uma cobertura glicoproteica e proteínas seminais são removidas da superfície do **acrossoma** do espermatozoide (ver Figuras 2.4 e 2.5A). Os componentes da membrana dos espermatozoides são consideravelmente alterados. Os **espermatozoides capacitados** não mostram alterações morfológicas, mas eles são mais ativos. A capacitação dos espermatozoides ocorre, habitualmente, enquanto eles estão no útero ou na tuba uterina por substâncias secretadas por essas regiões do sistema genital feminino. Na **fertilização** *in vitro* (**FIV**), a capacitação é induzida pela incubação dos espermatozoides em um meio específico por várias horas (ver Figura 2.16). O término da capacitação possibilita a reação acrossômica.

O **acrossoma** do espermatozoide capacitado se liga a uma glicoproteína (ZP3) da zona pelúcida (ver Figura 2.14A e B). Alguns estudos mostraram que a membrana plasmática do espermatozoide, íons cálcio, prostaglandinas e progesterona são importantes na **reação acrossômica**. Essa reação do espermatozoide deve terminar antes da fusão do espermatozoide com o oócito. Quando os espermatozoides capacitados entram em contato com a *corona radiata* que envolve o oócito

Fertilidade masculina

Na avaliação da fertilidade do homem é feita uma análise do sêmen (espermograma). Os espermatozoides representam menos de 10% do total do sêmen. O restante do ejaculado consiste em secreções das glândulas seminais, da próstata e das glândulas bulbouretrais. Habitualmente, existem mais de 100 milhões de espermatozoides por mililitro de sêmen no ejaculado de homens normais. Embora existam muitas variações em casos individuais, homens cujo sêmen contenha 20 milhões de espermatozoides por mililitro ou 50 milhões no sêmen total são mais provavelmente férteis. É menos provável que um homem com menos de 10 milhões de espermatozoides por mililitro de sêmen seja fértil, especialmente quando a amostra contém espermatozoides imóveis e defeituosos. Para uma alta probabilidade de fertilidade, 50% dos espermatozoides devem ser móveis depois de 2 horas e alguns devem estar móveis após 24 horas. A infertilidade masculina pode resultar de baixa contagem de espermatozoides, da pouca motilidade dos espermatozoides, do uso de medicamentos e drogas ilícitas, de alterações endócrinas, da exposição a poluentes ambientais, do tabagismo (cigarros), de espermatozoides anormais, alteração do genoma ou da obstrução de um ducto genital, como o ducto deferente (ver Figura 2.12). A infertilidade masculina é detectável em 30 a 50% dos casais involuntariamente sem filhos. Atualmente, sondas fluorescentes e análise morfométrica de espermatozoides assistida por computador possibilitam uma avaliação mais objetiva e rápida do material ejaculado.

Vasectomia

O método mais eficaz de contracepção permanente masculina é a vasectomia, que é a remoção cirúrgica de todo ou de um segmento dos ductos deferentes (*vas deferens*). Após a vasectomia não existem espermatozoides no sêmen, ou ejaculado, mas o volume é essencialmente o mesmo. A reversão da vasectomia é tecnicamente possível por meio de técnicas microcirúrgicas; entretanto, a taxa de sucesso é variável.

Dispermia e triploidia

Embora vários espermatozoides penetrem a *corona radiata* e a zona pelúcida (Figura 2.15A), geralmente apenas um espermatozoide entra no oócito e o fecunda. Dois espermatozoides podem participar da fecundação em um processo anormal denominado **dispermia**, que resulta em um zigoto com um conjunto extra de cromossomos. As **concepções triploides** representam cerca de 20% das anomalias cromossômicas nos abortos espontâneos. Os embriões triploides (69 cromossomos) podem parecer normais, mas quase sempre são abortados espontaneamente ou morrem logo após o nascimento.

secundário (ver Figura 2.14A e B), eles passam por alterações moleculares complexas que resultam no desenvolvimento de perfurações no acrossoma. Ocorrem, então, múltiplos pontos de fusão da **membrana plasmática** do espermatozoide com a **membrana acrossômica** externa. O rompimento das membranas nesses pontos produz aberturas. As mudanças induzidas pela reação acrossômica estão associadas à liberação de enzimas do acrossoma que facilitam a fecundação, incluindo hialuronidase e acrosina. *A capacitação e a reação acrossômica parecem ser reguladas por uma tirosinoquinase, a src quinase.*

Viabilidade dos gametas

Estudos dos estágios iniciais do desenvolvimento indicam que os **oócitos humanos** são geralmente fecundados nas primeiras 12 horas após a ovulação. As observações *in vitro* mostraram que os oócitos não podem ser fecundados após 24 horas e que eles se degeneram rapidamente após esse tempo. A maioria dos **espermatozoides humanos** provavelmente não sobrevive por mais de 48 horas no sistema genital feminino. **Após a**

ejaculação, os espermatozoides passam pelo colo do útero e chegam ao interior do útero. Alguns espermatozoides são armazenados nas pregas das *criptas do colo do útero* e são gradualmente liberados, passam ao longo do corpo do útero e para as tubas uterinas. O breve armazenamento dos espermatozoides nas criptas possibilita a liberação gradual de espermatozoides, aumentando, assim, as chances de fecundação. Os espermatozoides e os oócitos podem ser congelados e armazenados por muitos anos para serem utilizados na *FIV*.

Sequência de fecundação

O local habitual da fecundação é a ampola da tuba uterina (ver Figuras 2.6B e 2.21). Se o oócito não for fecundado na ampola, ele avança lentamente pela tuba e chega ao corpo do útero, onde degenera e é reabsorvido. Embora a fecundação possa ocorrer em outras partes da tuba, ela não ocorre no corpo do útero. Sinais químicos (atrativos), secretados pelos oócitos e pelas células foliculares circundantes, guiam os **espermatozoides capacitados** (quimiotaxia dos espermatozoides) para o oócito.

A fecundação é uma sequência complexa de eventos físicos e moleculares coordenados (Figura 2.13) que se inicia com o contato entre um espermatozoide e um oócito (Figura 2.14A e B) e termina com a mistura dos cromossomos maternos e paternos na metáfase da primeira divisão mitótica do **zigoto**, o embrião unicelular (Figura 2.15E).

Defeitos em qualquer estágio na sequência desses eventos podem causar a morte do zigoto. O processo da fecundação leva aproximadamente 24 horas. Estudos de transgênicos e de genes nocaute em animais mostraram que as moléculas de ligação a carboidratos e proteínas específicas dos gametas na superfície dos espermatozoides estão envolvidas no reconhecimento espermatozoide-oócito e na fusão deles.

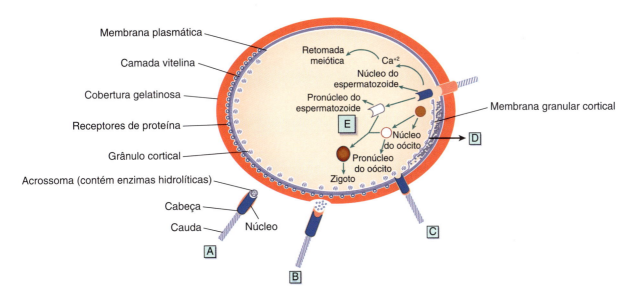

Figura 2.13 Os eventos que ocorrem na fertilização. **A.** Preparação e capacitação do espermatozoide: moléculas (*resact, speract*) secretadas do oócito orientam e estimulam os espermatozoides (guanilato ciclase). **B.** Reação do acrossoma: liberação de enzimas hidrolíticas. O espermatozoide é conectado à ZP3 por meio da proteína SED1. **C.** Fusão dos espermatozoides com a membrana de plasma do oócito: os espermatozoides pré-acrosina se ligam à ZP2. As proteínas do espermatozoide IZUMO, ADAMs 1, ADAMs 2, ADAMs 3 e CRISP1 se ligam aos receptores no oócito (Juno, integrinas, CD9, CD81). Outras moléculas identificadas como desempenhando o papel na fusão de gametas são acrosina semelhante a tripsina, espermosina, SPAM1, HYAL5 e ACE3. **D.** Reação cortical: liberação de Ca^{2+}/onda de Ca^{2+} e formação de cone de fertilização. Enzimas liberadas por grânulos corticais digerem os receptores dos espermatozoides ZP2 e ZP3 (bloqueio de polispermia). **E.** Descondensação de cromatina dos espermatozoides para formar pronúcleos masculinos: os núcleos dos oócitos completam a segunda meiose e eliminam o segundo corpo polar. (Com permissão: Georgadaki K, Khoury N, Spandidos D, Zoumpourlis V: The molecular basis of fertilization [review]. *Int Mol Med* 38: 979-986, 2016.)

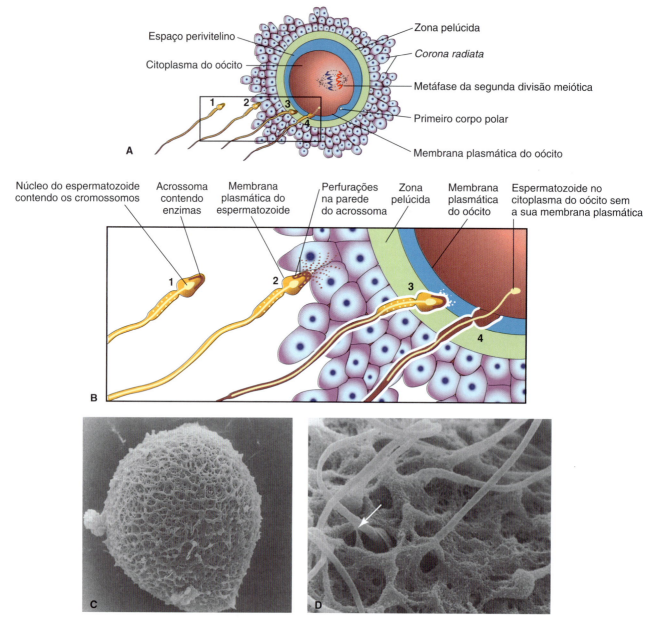

Figura 2.14 A reação acrossômica e o espermatozoide penetrando o oócito. O detalhe da área destacada em **A** é mostrado em **B.** *1.* Espermatozoide durante a capacitação, um período de condicionamento que ocorre no sistema genital feminino. *2.* Espermatozoide passando pela reação acrossômica, na qual se formam perfurações no acrossoma. *3.* Espermatozoide digerindo um caminho pela zona pelúcida graças à ação das enzimas liberadas do acrossoma. *4.* Espermatozoide após entrar no citoplasma do oócito. Note que as membranas plasmáticas do espermatozoide e do oócito se fusionaram e que a cabeça e a cauda do espermatozoide entram no oócito, deixando a membrana plasmática do espermatozoide ligada à membrana plasmática do oócito. **C.** Microscopia eletrônica de varredura de um oócito humano não fecundado mostrando relativamente poucos espermatozoides aderidos à zona pelúcida. **D.** Microscopia eletrônica de varredura de um oócito humano mostrando a penetração de um espermatozoide (*seta*) na zona pelúcida. (Cortesia de P. Schwartz e H.M. Michelmann, University of Goettingen, Goettingen, Alemanha.)

Fases da fecundação

Conforme já foi afirmado, a fecundação é uma sequência de eventos coordenados (ver Figuras 2.14 e 2.15):

- **Passagem de um espermatozoide através da *corona radiata*.** A dispersão das células foliculares da *corona radiata* que circunda o oócito e a zona pelúcida parece resultar principalmente da ação da enzima *hialuronidase* liberada do **acrossoma do espermatozoide** (ver Figura 2.5A), mas as evidências disso não são inequívocas. Enzimas da mucosa da tuba uterina também parecem auxiliar a dispersão. Os movimentos da cauda do espermatozoide também são importantes na penetração da *corona radiata* (ver Figura 2.14A)

- **Penetração da zona pelúcida**. A passagem do espermatozoide através da zona pelúcida é a fase importante do início da fecundação. A formação de uma passagem também resulta da ação de enzimas liberadas do acrossoma. As enzimas esterase, acrosina e neuraminidase parecem causar **lise** (dissolução) da zona pelúcida, formando, assim, uma passagem para o espermatozoide penetrar o oócito. A mais importante dessas enzimas é a **acrosina**, uma enzima proteolítica

- Assim que o espermatozoide penetra a zona pelúcida, ocorre a **reação zonal**, uma alteração nas propriedades da zona pelúcida, tornando-a impermeável a outros espermatozoides. A composição dessa cobertura glicoproteica

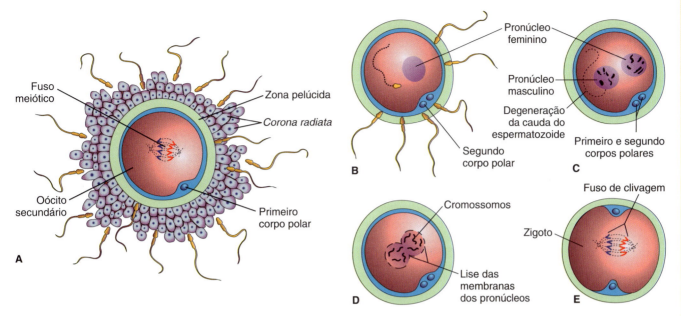

Figura 2.15 Ilustrações da fecundação. A progressão de eventos começa quando o espermatozoide entra em contato com a membrana plasmática do oócito secundário e termina com a mistura dos cromossomos maternos e paternos e na metáfase da primeira divisão mitótica do zigoto. **A.** Oócito secundário circundado por vários espermatozoides, dois dos quais penetram a *corona radiata* (são mostrados apenas 4 dos 23 pares de cromossomos). **B.** A *corona radiata* não é mostrada. Um espermatozoide penetrou no oócito, e ocorreu a segunda divisão meiótica, formando o oócito maduro. O núcleo do oócito é agora chamado de pronúcleo feminino. **C.** A cabeça do espermatozoide aumentou de volume para formar o pronúcleo masculino. Essa célula, agora chamada de oótide, contém os pronúcleos masculino e feminino. **D.** Fusão dos pronúcleos. **E.** Formação do zigoto; ele contém 46 cromossomos, o número diploide.

Pré-seleção do sexo do embrião

Como os espermatozoides X e Y são formados em quantidades iguais, a expectativa em relação ao sexo, na fecundação (razão sexual primária), seria ser 1,00 (100 meninos para 100 meninas). Entretanto, é bem sabido que existem mais neonatos do sexo masculino do que do sexo feminino, em todos os países. Na América do Norte, por exemplo, a razão sexual ao nascimento (razão sexual secundária) é de aproximadamente 1,05 (105 meninos para 100 meninas). Várias técnicas microscópicas foram desenvolvidas com a finalidade de separar os espermatozoides X e Y (seleção de gênero), usando:

- As diferenças na capacidade natatória dos espermatozoides X e Y
- A diferença de velocidade de migração dos espermatozoides em um campo elétrico
- As diferenças no aspecto dos espermatozoides X e Y
- A diferença no DNA entre os espermatozoides X (2,8% mais DNA) e Y.

O uso de uma amostra selecionada de espermatozoides na inseminação artificial pode produzir um embrião com o sexo desejado.

Tecnologias de reprodução assistida

Fertilização *in vitro* e transferência de embriões

A **fertilização *in vitro*** (FIV) de oócitos e a transferência dos zigotos em processo de clivagem para o útero têm oferecido a oportunidade de muitas mulheres estéreis (p. ex., devido a obstrução da tuba uterina) terem filhos. Em 1978, Robert G. Edwards e Patrick Steptoe desenvolveram a FIV, um dos procedimentos mais revolucionários da história da reprodução humana. O estudo realizado por eles resultou no nascimento do primeiro "bebê de proveta", Louise Brown. Desde então, vários milhões de crianças já nasceram graças a procedimentos de FIV. As etapas envolvidas durante a FIV e a transferência de embriões são as seguintes (Figura 2.16):

- Os folículos ovarianos são estimulados a crescerem e a amadurecerem pela administração de citrato de clomifeno ou gonadotrofina (superovulação)
- Vários oócitos maduros são aspirados de folículos ovarianos maduros durante uma laparoscopia. Os oócitos também podem ser coletados por uma agulha guiada por ultrassonografia inserida através da parede vaginal até os folículos ovarianos

- Os oócitos são colocados em uma placa de Petri contendo um meio de cultura especial e espermatozoides capacitados
- A fertilização dos oócitos e a clivagem dos zigotos são monitoradas microscopicamente por 3 a 5 dias
- Dependendo da idade da mãe, de um a três embriões formados (no estágio de quatro a oito células ou blastocistos iniciais) são transferidos para o útero introduzindo-se um cateter através da vagina e do colo do útero. Qualquer embrião remanescente é armazenado em nitrogênio líquido para uso posterior
- A paciente permanece em decúbito dorsal por várias horas. Após a FIV, as chances de gravidez múltipla são maiores, assim como a incidência de abortos espontâneos.

Vários estudos descreveram risco aumentado de parto prematuro e baixo peso ao nascimento, bem como incidência mais elevada de defeitos congênitos, incluindo tumores embrionários e alterações cromossômicas (moleculares) (mutações genéticas), em crianças concebidas como resultado de tecnologias reprodutivas assistidas. A avaliação e o acompanhamento a longo prazo destas crianças fornecerão mais informações para pais e médicos.

(*continua*)

Tecnologias de reprodução assistida (*Continuação*)

Criopreservação de embriões

Os embriões em estágios iniciais resultantes da FIV podem ser preservados por longos períodos pelo congelamento em nitrogênio líquido com um crioprotetor (p. ex., glicerol ou dimetil sulfóxido [DMSO]). Atualmente, é uma prática comum a transferência bem-sucedida para o útero de embriões de quatro a oito células e de blastocistos após o descongelamento. O período mais longo de **criopreservação de espermatozoides** que resultou em nascido vivo foi de 21 anos.

Injeção intracitoplasmática de espermatozoide

Um espermatozoide pode ser injetado diretamente no citoplasma de um oócito maduro. Essa técnica tem sido usada com êxito para o tratamento de casais quando a FIV não foi bem-sucedida ou quando há pouquíssimos espermatozoides viáveis.

Fertilização assistida *in vivo*

Uma técnica que possibilita a ocorrência de fecundação na tuba uterina é conhecida como **transferência intrafalopiana (intratubária) de gametas.** Ela envolve a superovulação (semelhante à induzida para a FIV), a coleta de oócitos e espermatozoides e a colocação, por laparoscopia, de vários oócitos e espermatozoides nas tubas uterinas. Usando-se essa técnica, a fecundação ocorre no seu local habitual, a ampola.

Mães substitutas

Algumas mulheres produzem oócitos maduros, mas não conseguem engravidar, tais como mulheres submetidas à **histerectomia**, ou seja, cujo útero tenha sido retirado. Nestes casos, a FIV pode ser realizada e os embriões são transferidos para o útero de outra mulher, onde se desenvolverão até o parto.

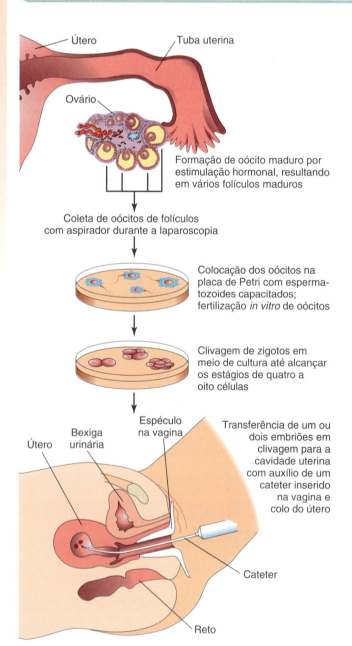

Figura 2.16 Procedimentos de fertilização *in vitro* (FIV) e procedimento de transferência de embriões.

extracelular muda após a fecundação. Acredita-se que a reação zonal resulte da ação de enzimas lisossômicas liberadas por grânulos corticais próximos à membrana plasmática do oócito. O conteúdo desses grânulos, que são liberados no **espaço perivitelino** (ver Figura 2.14A), também provoca alterações na membrana plasmática, tornando-a impermeável a outros espermatozoides

- **Fusão das membranas plasmáticas do oócito e do espermatozoide**. As membranas plasmáticas ou celulares do oócito e do espermatozoide se fundem e se rompem na região da fusão. A cabeça e a cauda do espermatozoide penetram no citoplasma do oócito (ver Figura 2.14A e B), mas a membrana celular espermática (membrana plasmática) e as mitocôndrias não entram. A fosfolipase C-zeta do espermatozoide gera mudanças na concentração de cálcio que, por sua vez, reativam o ciclo celular no oócito

- **Término da segunda divisão meiótica do oócito e formação do pronúcleo feminino**. Quando o espermatozoide penetra o oócito, este é ativado e termina a segunda divisão meiótica, formando um **oócito maduro** e um segundo corpo polar (ver Figura 2.15B). Após a descondensação dos cromossomos maternos, o núcleo do oócito maduro se torna o pronúcleo feminino

- **Formação do pronúcleo masculino**. No citoplasma do oócito, o núcleo do espermatozoide aumenta para formar o pronúcleo masculino (ver Figura 2.15C), e a cauda do espermatozoide degenera. Morfologicamente, os pronúcleos masculino e feminino são indistinguíveis. Durante o crescimento dos pronúcleos, eles replicam seu DNA-1 n (haploide), 2 c (duas cromátides). O oócito contendo os dois pronúcleos haploides é denominado **oótide**. O oócito quase maduro após as primeiras divisões meióticas foi completado (ver Figura 2.15C)

- **Conforme os pronúcleos se fundem em uma única agregação diploide de cromossomos, a oótide se torna um zigoto**. Os cromossomos no zigoto se organizam em um eixo de clivagem (ver Figura 2.15E) em preparação para a clivagem do zigoto (ver Figura 2.17)

- *O zigoto é geneticamente único* porque metade dos cromossomos é materna e a outra metade é paterna. O zigoto contém uma nova combinação de cromossomos diferente da combinação das células maternas e das paternas. Esse mecanismo é a base da **herança biparental** e da variação da espécie humana. A meiose possibilita a distribuição aleatória dos cromossomos paternos e maternos entre as células germinativas (ver Figura 2.2). O *crossing-over* dos cromossomos, por realocação dos segmentos dos cromossomos paterno e materno, "embaralha" os genes, produzindo uma recombinação do material genético. *O sexo cromossômico do embrião é determinado na fecundação* dependendo do tipo de espermatozoide (X ou Y) que fecunde o oócito. A fecundação por um espermatozoide que carreia o cromossomo X produz um zigoto 46,XX, que se desenvolve em um embrião feminino; já a fecundação por um espermatozoide que carreia o cromossomo Y gera um zigoto 46,XY, que se desenvolve em um embrião masculino.

Fecundação

- Estimula o oócito a completar a segunda divisão meiótica
- Restaura o número diploide normal de cromossomos (46) no zigoto
- Resulta na variação da espécie humana por meio da mistura de cromossomos paternos e maternos
- Determina o sexo cromossômico do embrião
- Causa a ativação metabólica da **oótide** (oócito quase maduro) e inicia a clivagem do zigoto.

Clivagem do zigoto

A clivagem consiste em divisões mitóticas repetidas do zigoto, resultando em aumento rápido do número de células (blastômeros). Essas células embrionárias tornam-se menores a cada divisão sucessiva (Figuras 2.17 e 2.18). A clivagem ocorre conforme o zigoto avança pela tuba uterina em direção ao útero (ver Figura 2.21). Durante a clivagem, o zigoto continua dentro da zona pelúcida (ver Figura 2.18A). A divisão do zigoto em blastômeros se inicia aproximadamente 30 h após a fecundação.

Mosaicismo

Se ocorrer não disjunção (falha na separação das cromátides irmãs) durante as divisões iniciais da clivagem do zigoto, forma-se um embrião com duas ou mais linhagens celulares com número cromossômico diferente. Indivíduos com mosaicismo numérico são chamados **mosaicos**; por exemplo, um zigoto com um cromossomo 21 adicional poderia perder o cromossomo extra durante uma divisão inicial do zigoto. Consequentemente, algumas células do embrião teriam um complemento cromossômico normal e outras teriam um cromossomo 21 adicional. Em geral, indivíduos que são mosaicos para uma dada trissomia, como o mosaico da síndrome de Down, são menos gravemente afetados do que àqueles com a condição não mosaico.

As divisões subsequentes seguem-se uma após a outra, formando, progressivamente, blastômeros menores (ver Figura 2.17D a F). Após o estágio de nove células, os blastômeros mudam seu formato e se agrupam firmemente uns contra os outros para formar uma bola compacta de células (ver Figura 2.17D). Esse fenômeno, a **compactação**, é provavelmente mediado por glicoproteínas de adesão de superfície celular. A compactação possibilita maior interação intercelular e é um pré-requisito para a separação das células internas que formam o **embrioblasto** (**massa celular interna**) do blastocisto (ver Figura 2.17E e F). Também ocorre o processo de polarização do blastômero (domínio apical *versus* basolateral). *A via de sinalização hippo é essencial na separação do embrioblasto do trofoblasto.* Quando existem 12 a 32 blastômeros, o ser humano em desenvolvimento é chamado de **mórula**. As células internas da mórula são circundadas pelas células trofoblásticas. A mórula se forma aproximadamente 3 dias após a fecundação quando chega ao útero (ver Figuras 2.17D e 2.21).

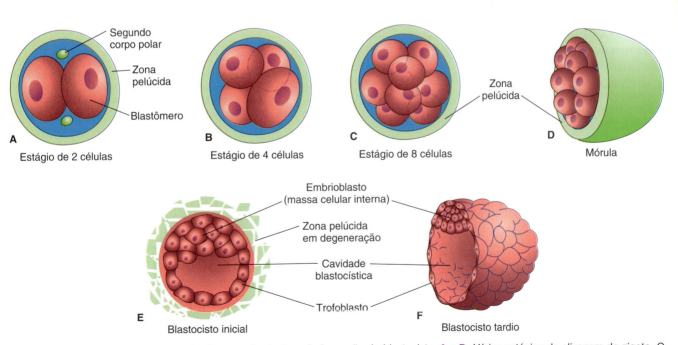

Figura 2.17 Ilustrações do processo de clivagem do zigoto e da formação do blastocisto. **A** a **D**. Vários estágios da clivagem do zigoto. O período de mórula começa no estágio entre 12 e 16 células e termina quando ocorre a formação do blastocisto. **E** e **F**. Secções transversais dos blastocistos. A zona pelúcida desaparece no estágio de blastocisto tardio (5 dias). O segundo corpo polar mostrado em **A** é uma célula pequena e não funcional. A clivagem do zigoto e a formação da mórula ocorrem quando o zigoto em divisão passa ao longo da tuba uterina. A formação do blastocisto ocorre no útero. Embora a clivagem aumente o número de blastômeros, cada célula-filha é menor do que a célula-mãe. Como resultado, não há aumento no tamanho do embrião em desenvolvimento até a degeneração da zona pelúcida. Depois disso, o blastocisto cresce consideravelmente (**F**).

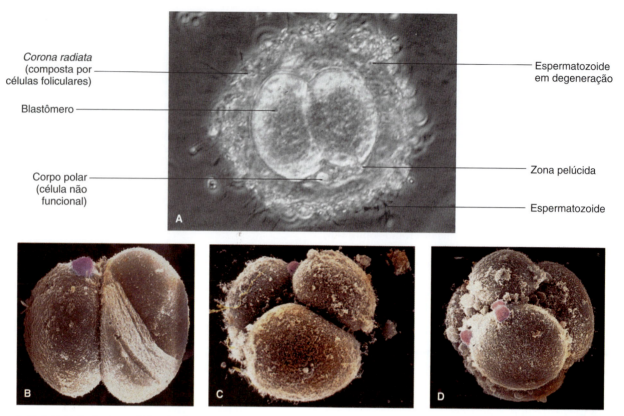

Corona radiata (composta por células foliculares)

Blastômero

Corpo polar (célula não funcional)

Espermatozoide em degeneração

Zona pelúcida

Espermatozoide

Figura 2.18 A. Estágio de duas células da clivagem de um zigoto em desenvolvimento *in vitro*. Observe que ele é circundado por muitos espermatozoides. **B.** Na fertilização *in vitro*, o estágio de duas células de um embrião humano. A zona pelúcida foi removida. Um corpo polar pequeno e redondo (cor-de-rosa) ainda está presente na superfície de um blastômero (colorido artificialmente, microscopia eletrônica de varredura, 1.000×). **C.** Estágio de três células de um embrião humano, fertilização *in vitro* (microscopia eletrônica de varredura 1.300×). **D.** Estágio de oito células de um embrião humano, fertilização *in vitro* (microscopia eletrônica de varredura 1.100×). Note os blastômeros grandes e redondos com vários espermatozoides aderidos. (**A.** Cortesia de M. T. Zenzes, In Vitro Fertilization Program, Toronto Hospital, Toronto, Ontário, Canadá. **D.** De Makabe S, Naguro T, Motta PM: Three-dimensional features of human cleaving embryo by ODO method and field emission electron microscopy. In Motta PM: *Microscopy of reproduction and development: a dynamic approach*, Rome, 1997, Antonio Delfino Editore.)

Formação do blastocisto

Logo após a mórula ter alcançado o útero (cerca de 4 dias após a fecundação), surge no interior da mórula um espaço preenchido por líquido, a **cavidade blastocística** (ver Figura 2.17E). O líquido passa da cavidade uterina através da zona pelúcida para formar esse espaço. Conforme o líquido aumenta na cavidade blastocística, ele separa os blastômeros em duas partes:

- Uma delgada camada celular externa, o **trofoblasto**, que formará a parte embrionária da placenta (ver Figura 2.19)
- Um grupo de blastômeros localizados centralmente, o **embrioblasto** (massa celular interna), que formará o embrião (ver Figura 2.17F).

Uma proteína imunossupressora, **o fator de gravidez precoce** (**EPF**; do inglês, *early pregnancy factor*), é secretada pelas células trofoblásticas e aparece no soro materno cerca de 24 a 48 horas após a fecundação. O EPF é a base do teste de gravidez durante os primeiros 10 dias de desenvolvimento.

Durante esse estágio de desenvolvimento, ou **blastogênese**, o **concepto** (embrião e suas membranas) é denominado **blastocisto** (Figura 2.19). O embrioblasto projeta-se então para a cavidade blastocística e o trofoblasto forma a parede do blastocisto. Após o blastocisto flutuar nas secreções uterinas por aproximadamente 2 dias, a **zona pelúcida** gradualmente degenera e desaparece (ver Figuras 2.17E e F; 2.19A). A descamação da zona pelúcida e a incubação do blastocisto já foram observadas *in vitro*. A **descamação da zona pelúcida** possibilita o rápido crescimento do blastocisto. Enquanto está no útero, o embrião obtém nutrição das secreções das glândulas uterinas (ver Figura 2.6C).

Aproximadamente 6 dias após a fecundação (dia 20 de um ciclo menstrual de 28 dias), o blastocisto se insere no epitélio endometrial, geralmente adjacente ao polo embrionário (Figura 2.20A). Assim que se insere no **epitélio endometrial**, o trofoblasto prolifera rapidamente e se diferencia em duas camadas (ver Figura 2.20B):

- Uma camada interna, o **citotrofoblasto**
- Uma camada externa, o sinciciotrofoblasto, que consiste em massa protoplasmática multinucleada na qual nenhum limite celular pode ser observado.

Fatores intrínsecos e da matriz extracelular modulam, em sequências cuidadosamente programadas, a diferenciação do trofoblasto. *O fator transformador de crescimento β (TGF-β) regula a proliferação e a diferenciação do trofoblasto por interação do ligante com receptores dos tipos I e II das serina/treonina proteinoquinases.*

Além disso, parece que as microvesículas liberadas pela massa celular interna também influenciam o trofoblasto durante a implantação. Aproximadamente no sexto dia, os prolongamentos digitiformes do sinciciotrofoblasto se estendem através do epitélio endometrial e invadem o tecido conjuntivo. Ao fim da 1ª semana, o blastocisto é superficialmente implantado na camada compacta do endométrio e obtém sua nutrição de tecidos maternos erodidos (ver Figura 2.20B).

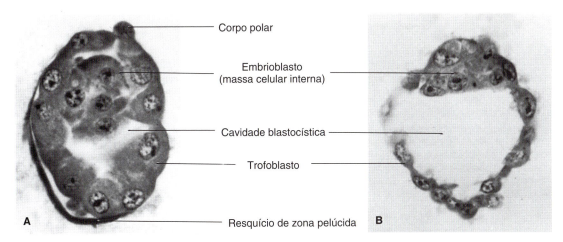

Figura 2.19 Fotomicrografias de secções de blastocistos humanos retirados da cavidade uterina (600×). **A.** Com 4 dias, a cavidade blasto-cística está começando a se formar e não há zona pelúcida em parte do blastocisto. **B.** Com 4,5 dias, a cavidade blastocística aumentou, e o embrioblasto e o trofoblasto estão bem definidos. A zona pelúcida desapareceu. (De Hertig AT, Rock J, Adams EC: A description of 34 human ova within the first seventeen days of development, Am J Anat 98:435, 1956. Cortesia de Carnegie Institution of Washington.)

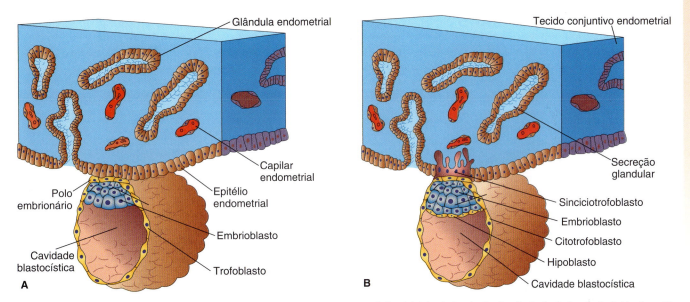

Figura 2.20 Aderência do blastocisto ao epitélio endometrial durante os estágios iniciais da implantação. **A.** Após 6 dias, o trofoblasto está aderido ao epitélio endometrial no polo embrionário do blastocisto. **B.** Aos 7 dias, o sinciciotrofoblasto penetrou o epitélio e começou a invadir o tecido conjuntivo endometrial. **Nota:** *em estudos embriológicos, o embrião é, geralmente, mostrado com a superfície dorsal para cima. Como o embrião se implanta pela sua futura superfície dorsal, ele apareceria de ponta-cabeça se a convenção histológica fosse seguida (epitélio para cima). Neste livro, a convenção histológica é seguida quando o endométrio é a principal estrutura (p. ex., Figura 2.6C), e a convenção embrio-lógica é usada quando o embrião é a estrutura mais importante, como ocorre nestas ilustrações.*

Diagnóstico genético pré-implantação

Nos casais com distúrbios genéticos hereditários que fazem uso de FIV, o diagnóstico genético pré-implantação é realizado para determinar o genótipo do embrião de modo a selecionar um embrião cromossomicamente saudável para ser transferido para a futura mãe. As indicações de diagnóstico genético pré-implan-tação incluem distúrbios monogênicos, mutações únicas, trans-locações, anormalidades subcromossômicas e outras anormalidades genéticas. O rastreamento genético pré-implan-tação dos 24 cromossomos em pacientes mais velhas ou inférteis é realizado para garantir que um embrião com cariótipo normal seja transferido e se torne um recém-nascido saudável. O achado de DNA fetal livre no plasma das gestantes, os avanços da medi-cina genômica e tecnologias recentes transformaram o diagnós-tico genético pré-implantação.

O diagnóstico de distúrbios genéticos antes da implantação pode ser feito entre 3 e 5 dias após a FIV do oócito (ver Figura 2.16). Uma ou duas células (blastômeros) são removidas do embrião que sabidamente corre risco de defeito monogênico ou anomalia cromossômica. Essas células são, então, analisadas antes da transferência para o útero. O sexo do embrião também pode ser determinado a partir de um blastômero obtido do zigoto em divisão com seis a oito células e analisado pela reação em cadeia da polimerase e pelas técnicas de hibridização *in situ* fluorescente. Esse procedimento tem sido usado para detectar embriões do sexo feminino durante a FIV quando um embrião do sexo mascu-lino correria risco de apresentar um grave distúrbio ligado ao cromossomo X. O corpo polar também pode ser testado para doenças em que a mãe é a portadora (ver Figura 2.15A).

Embriões anormais e abortos espontâneos

Muitos zigotos, mórulas e blastocistos abortam espontanea-mente. A implantação inicial do blastocisto representa um período crítico do desenvolvimento que pode não ocorrer devido à produção inadequada de progesterona e de estrogênio pelo corpo-lúteo (ver Figura 2.7). Ocasionalmente, os médicos ouvem uma paciente declarar que a última menstruação atrasou por vários dias e que o último fluxo menstrual foi anormalmente abun-dante. Muito provavelmente essas pacientes tiveram um aborto espontâneo precoce. Acredita-se que a **taxa de aborto espon-tâneo** precoce seja de 50 a 70%. O aborto espontâneo precoce tem várias causas, uma delas é a existência de anomalias cromos-sômicas. Mais da metade de todos os abortos espontâneos *conhecidos* ocorre por causa dessas anomalias. A perda precoce de embriões parece representar a eliminação de conceptos anormais que não teriam se desenvolvido normalmente, isto é, há uma seleção natural de embriões, sem a qual a incidência de fetos com malformações congênitas seria muito maior.

O sinciciotrofoblasto altamente invasivo rapidamente se expande adjacente ao embrioblasto, a área conhecida como **polo embriônico** (ver Figura 2.20A). O sinciciotrofoblasto produz enzimas que erodem os tecidos maternos, possibili-tando a penetração do blastocisto no endométrio. As células endometriais também ajudam a controlar a profundidade da penetração do sinciciotrofoblasto. Aproximadamente no sétimo dia, uma camada de células, o **hipoblasto** (endoderma primário), aparece na superfície do embrioblasto voltada para a cavidade blastocística (ver Figura 2.20B). Dados embrioló-gicos comparativos sugerem que o hipoblasto surja por dela-minação de blastômeros do embrioblasto.

Resumo da primeira semana

- Os oócitos são produzidos pelos ovários (**oogênese**) e são expelidos deles durante a ovulação (Figura 2.21). As fímbrias da tuba uterina varrem o oócito para a ampola, onde ele pode ser fecundado. Geralmente somente um oócito é expelido na ovulação
- Os espermatozoides são produzidos nos testículos (**es-permatogênese**) e armazenados nos **epidídimos** (ver Figura 2.12). A ejaculação do sêmen resulta na deposição de milhões de espermatozoides na vagina. Várias centenas deles passam através do útero e entram nas tubas uterinas
- Quando um oócito é penetrado por um espermatozoide, ele completa a segunda divisão meiótica (ver Figura 2.1). Como resultado, um oócito maduro e um segundo corpo polar são formados. O núcleo do oócito maduro constitui o pronúcleo feminino (ver Figura 2.15B e C)

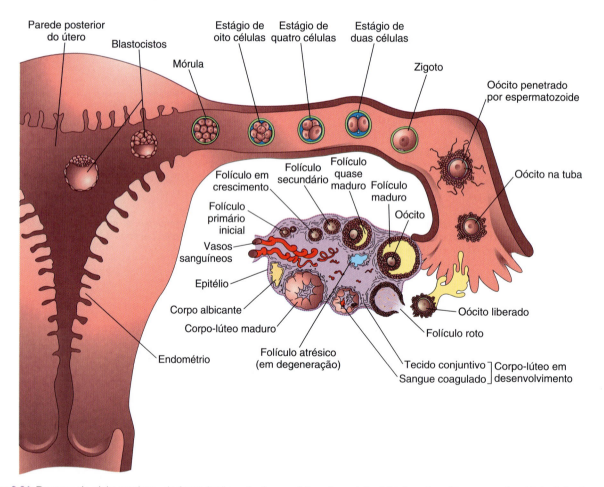

Figura 2.21 Resumo do ciclo ovariano, da fecundação e do desenvolvimento embrionário durante a 1ª semana. O estágio 1 do desenvolvi-mento começa com a fecundação na ampola da tuba uterina e termina com a formação do zigoto. O estágio 2 (dias 2 a 3) compreende os estágios iniciais da clivagem (de 2 até aproximadamente 32 células, a mórula). O estágio 3 (dias 4 a 5) é a fase do blastocisto livre. O estágio 4 (dias 5 a 6) é representado pela implantação do blastocisto na parede posterior do útero, local normal da implantação. Os blastocistos estão seccionados para mostrar sua estrutura interna.

- Após o espermatozoide penetrar no oócito, a cabeça dele se separa da cauda e aumenta para se tornar o pronúcleo masculino (ver Figuras 2.14 e 2.15C). A fecundação se completa quando os pronúcleos masculino e feminino se unem e os cromossomos maternos e paternos se misturam durante a metáfase da primeira divisão mitótica do zigoto (ver Figura 2.15D e C)
- À medida que o zigoto avança pela tuba uterina em direção ao útero, sofre clivagens (uma série de divisões mitóticas) em várias células menores, os blastômeros. Aproximadamente 3 dias após a fecundação, uma esfera de 12 ou mais blastômeros (a mórula) entra no útero (ver Figura 2.21)
- Uma cavidade se forma na mórula, convertendo-a em blastocisto, que é formado pelo embrioblasto, pela cavidade blastocística e pelo trofoblasto (ver Figura 2.17D e F). O trofoblasto encapsula o embrioblasto e a cavidade blastocística e, depois, forma estruturas extraembrionárias e a parte embrionária da placenta
- Quatro a 5 dias após a fecundação, a zona pelúcida desaparece e o trofoblasto adjacente ao embrioblasto adere ao epitélio endometrial (ver Figura 2.17E)
- O trofoblasto do polo embrionário se diferencia em duas camadas, uma externa, o sinciciotrofoblasto, e outra interna, o citotrofoblasto (ver Figura 2.20B). O sinciciotrofoblasto invade o epitélio endometrial e o tecido conjuntivo subjacente. Concomitantemente, forma-se uma camada cuboidal de hipoblasto na superfície profunda do embrioblasto. Ao fim da 1ª semana, o blastocisto está superficialmente implantado no endométrio (ver Figura 2.20B).

Questões clínicas

1. Qual é a principal causa de aberrações numéricas cromossômicas? Defina esse processo. Qual é o resultado habitual dessa anormalidade cromossômica?
2. Durante a clivagem in vitro de um zigoto foi observado que todos os blastômeros da mórula possuíam um conjunto extra de cromossomos. Explique como isso pode ter acontecido. Essa mórula pode se desenvolver em um feto viável?
3. Cite uma importante causa de (a) infertilidade feminina e (b) infertilidade masculina.
4. Algumas pessoas têm uma mistura de células, algumas células com 46 e outras com 47 cromossomos (p. ex., pessoas com síndrome de Down). Como se formam os mosaicos? As crianças com mosaicismo e síndrome de Down apresentam as mesmas características de outras crianças com síndrome de Down? Em qual estágio do desenvolvimento acontece o mosaicismo? Essa anomalia cromossômica pode ser diagnosticada antes do nascimento?
5. Uma mulher jovem pergunta sobre as "pílulas do dia seguinte" (contraceptivos orais pós-coito). Como você explicaria para ela a ação de tal medicamento?
6. Qual é a anormalidade mais frequente nos embriões precoces abortados espontaneamente?
7. Mary, 26 anos e com boas condições de saúde, não engravidou após 4 anos de casamento. Seu marido, Jerry, de 32 anos, também parece ter boa saúde. Mary e Jerry consultaram seu médico de família, que os encaminhou a uma clínica de infertilidade. Qual é a frequência de infertilidade em casais? Quais são, em sua opinião, as causas prováveis de infertilidade nesse casal? Qual(is) exame(s) você recomendaria em primeiro lugar?

A discussão dessas questões é apresentada no Apêndice, na parte final deste livro.

Bibliografia e leitura sugerida

Barratt CLR, Kay V, Oxenham SK: The human spermatozoa—a stripped down but refined machine, *J Biol* 8:63, 2009.

Cameron S: The normal menstrual cycle. In Magowan BA, Owen P, Thomson A, editors: *Obstetrics and gynaecology*, ed 3, Philadelphia, 2014, Saunders, pp 57–62.

Carlson LM, Vora NL: Prenatal diagnosis. Screening and diagnostic tools, *Obstet Gynecol Clin N Am* 44:245, 2017.

Chiu PC, Lam KK, Wong RC, et al: The identity of zona pellucida receptor on spermatozoa: an unresolved issue in developmental biology, *Semin Cell Dev Biol* 30:86, 2014.

Clermont Y, Trott M: Kinetics of spermatogenesis in mammals: seminiferous epithelium cycle and spermatogonial renewal, *Physiol Rev* 52:198, 1972.

Duggavathi R, Murphy BD: Ovulation signals, *Science* 324:890, 2009.

Fragouli E, Lenzi M, Ross R, et al: Comprehensive molecular cytogenetic analysis of the human blastocyst stage, *Hum Reprod* 23:2596, 2008.

Frey KA: Male reproductive health and infertility, *Prim Care* 37:643, 2010.

Gadella BM: Dynamic regulation of sperm interactions with the zona pellucida prior to and after fertilisation, *Reprod Fertil Dev* 25:26, 2012.

Garcia-Herrero S, Cervero A, Mateu E, et al: Genetic analysis of human preimplantation embryos, *Curr Top Dev Biol* 120:421, 2016.

Georgadaki K, Khoury N, Spandios DA, Zoumpourlis V: The molecular basis of fertilization (Review), *International Journal of Molecular Medicine* 38:979, 2016.

Gleicher N, Kushnir VA, Barad DH: Preimplantation genetic screening (PGS) still in search of a clinical application: a systematic review, *Reprod Biol Endocrinol* 12:22, 2014.

Hertig AT, Rock J, Adams EC, et al: Thirty-four fertilized human ova, good, bad, and indifferent, recovered from 210 women of known fertility, *Pediatrics* 23:202, 1959.

Jenardhanan P, Panneerselvam M, Mathur PP: Effect of environmental contaminants on spermatogenesis. *Semin Cell Dev Biol* 59:126, 2016.

Jequier AM: *Male infertility: a clinical guide*, ed 2, Cambridge, United Kingdom, 2011, Cambridge University Press.

Jia J, Geng L, Zong Y: Birth defects in assisted reproductive technology and spontaneously conceived children: a meta-analysis, *J Reprod Contracept* 24:237, 2013.

Liss J, Chromik I, Szczyglinska J, et al: Current methods for preimplantation genetic diagnosis, *Ginekol Pol* 87:522, 2016.

Myers M, Pangas SA: Regulatory roles of transforming growth factor beta family members in folliculogenesis, *WIREs Syst Biol Med* 2:117, 2010.

Nusbaum RL, McInnes RR, Willard HF: *Thompson and Thompson genetics in medicine*, ed 7, Philadelphia, 2007, Saunders.

Quenby S, Brosens JJ: Human implantation: a tale of mutual maternal and fetal attraction, *Biol Reprod* 88:81, 2013.

Robertson SA: Immune regulation of embryo implantation: all about quality control, *J Reprod Immun* 81:113, 2009.

Rock J, Hertig AT: The human conceptus during the first two weeks of gestation, *Am J Obstet Gynecol* 55:6, 1948.

Simpson JL: Birth defects and assisted reproductive technology, *Semin Fetal Neonatal Med* 19:177, 2014.

Steptoe PC, Edwards RG: Birth after implantation of a human embryo, *Lancet* 2:36, 1978.

Teletin M, Vernet N, Ghyselinck NB, et al: Roles of retinoic acid in germ cell differentiation, *Curr Top Dev Biol* 125:191, 2017.

Wilmut I, Schnieke AE, McWhir J, et al: Viable offspring derived from fetal and adult mammalian cells, *Nature* 385:810, 1997.

À medida que a implantação do blastocisto ocorre, mudanças morfológicas no embrioblasto produzem um **disco embrionário** bilaminar formado pelo epiblasto e pelo hipoblasto (Figura 3.1A). O **disco embrionário** origina as camadas germinativas que formam todos os tecidos e órgãos do embrião. As estruturas extraembrionárias que se formam durante a 2ª semana são a cavidade amniótica, o âmnio, a vesícula umbilical conectada ao pedículo e o saco coriônico.

Término da implantação do blastocisto

A implantação do blastocisto termina durante a 2ª semana. Ela ocorre durante um período restrito entre 6 e 10 dias após a ovulação e a fecundação. Conforme o blastocisto se implanta (ver Figura 3.1A), mais o trofoblasto entra em contato com o endométrio e se diferencia em duas camadas:

- O citotrofoblasto, uma camada interna, que é mitoticamente ativa (*i. e.*, figuras mitóticas são visíveis) e forma novas células que migram para a massa crescente de sinciciotrofoblasto, onde se fundem e perdem as membranas celulares; a fusão de trofoblastos é regulada pela via monofosfato de adenosina (AMP) cíclico
- O sinciciotrofoblasto, massa multinucleada que se expande rapidamente, na qual nenhum limite celular é visível.

O **sinciciotrofoblasto** é erosivo e invade o tecido conjuntivo endometrial enquanto o blastocisto vagarosamente vai se incorporando ao endométrio (Figura 3.2). As **células sinciciotrofoblásticas** deslocam as células endometriais no local de implantação. As células endometriais sofrem **apoptose** (morte celular programada), o que facilita a invasão.

Os mecanismos moleculares da implantação envolvem sincronização entre o blastocisto invasor e o endométrio receptivo. A janela de implantação é relativamente breve, 2 a 3 dias, durante a qual proteínas morfogenéticas ósseas (BMPs; do inglês, bone morphogenetic protein) são expressas no endométrio e são essenciais para a fecundação. As microvilosidades das células endometriais, as moléculas de adesão celular (integrinas), citocinas, prostaglandinas, hormônios (gonadotrofina coriônica humana [hCG] e progesterona), fatores de crescimento, enzimas de comunicação intercelular e de comunicação matriz extracelular-célula (metaloproteinase de matriz e proteinoquinase A) e vias de sinalização Wnt tornam o endométrio mais receptivo.

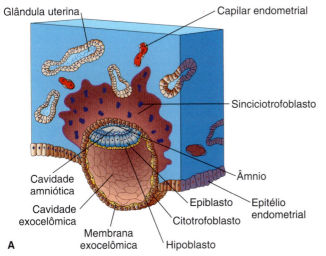
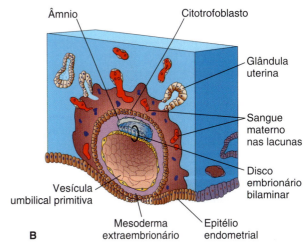

Figura 3.1 Implantação de um blastocisto no endométrio. O tamanho real do **concepto** é de aproximadamente 0,1 mm, o tamanho do ponto-final desta frase. **A.** Desenho de um corte de um blastocisto parcialmente implantado no endométrio uterino (cerca de 8 dias). Note a cavidade amniótica em forma de fenda. **B.** Desenho de um corte através de um blastocisto com cerca de 9 dias implantado no endométrio. Note as lacunas aparecendo no sinciciotrofoblasto.

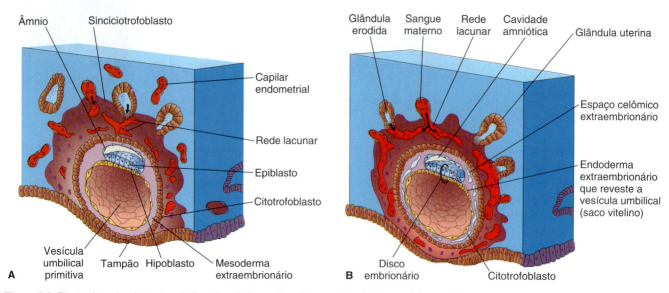

Figura 3.2 Blastocistos implantados. **A.** Dez dias. **B.** Doze dias. Este estágio de desenvolvimento é caracterizado pela comunicação das redes lacunares cheias de sangue. Note em **B** que **espaços celômicos** apareceram no **mesoderma extraembrionário**, formando o início do **celoma** (cavidade) **extraembrionário**.

Além disso, as células endometriais ajudam a controlar a profundidade de penetração do blastocisto. O processo de invasão atinge um máximo às 9 a 12 semanas.

As células do tecido conjuntivo ao redor do local da implantação acumulam glicogênio e lipídios e assumem um aspecto poliédrico (muitos lados). Algumas dessas células, as **células deciduais**, degeneram nas proximidades do sinciciotrofoblasto invasor. O sinciciotrofoblasto engolfa essas células, que são uma rica fonte de nutrientes para o embrião. O sinciciotrofoblasto produz um hormônio glicoproteico, o **hCG**, o qual entra na circulação sanguínea materna via cavidades isoladas (**lacunas**) no sinciciotrofoblasto (ver Figura 3.1B); o hCG mantém a atividade hormonal do corpo lúteo no ovário durante a gestação. O **corpo lúteo** é uma estrutura glandular endócrina que secreta estrogênio e progesterona para manter a gestação (ver Capítulo 2, Figura 2.11). Radioimunoensaios altamente sensíveis são usados para detectar o hCG e formam a base dos testes de gravidez. hCG suficiente é produzido pelo sinciciotrofoblasto no final da 2ª semana para resultar em um teste de gravidez positivo, mesmo que a mulher provavelmente não saiba que possa estar grávida.

Formação da cavidade amniótica, do disco embrionário e da vesícula umbilical

Com a progressão da implantação do blastocisto, surge um pequeno espaço no embrioblasto; o primórdio da **cavidade amniótica** (ver Figuras 3.1A e 3.2B). Logo, as células amniogênicas (formadoras do âmnio), os **amnioblastos**, separam-se do epiblasto e formam o **âmnio**, que reveste a cavidade amniótica. Concomitantemente, ocorrem mudanças morfológicas no **embrioblasto** (massa celular da qual se desenvolve o embrião) que resultam na formação de uma placa bilaminar, quase circular, de células achatadas. O **disco embrionário**, que é formado por duas camadas (ver Figura 3.2A e B):

- O **epiblasto**, uma camada mais espessa, constituída por células cilíndricas altas, voltadas para a cavidade amniótica
- O **hipoblasto**, composto por células cuboides pequenas adjacentes à cavidade exocelômica.

O **epiblasto** pluripotente forma o assoalho da cavidade amniótica e está perifericamente em continuidade com o âmnio. O **hipoblasto** forma o teto da cavidade exocelômica (ver Figura 3.1A) e é contínuo com a delgada **membrana exocelômica**. Essa membrana, juntamente com o hipoblasto, reveste a **vesícula umbilical primitiva**. O disco embrionário agora situa-se entre a cavidade amniótica e a vesícula (ver Figura 3.1B). As células do endoderma da vesícula produzem uma camada de tecido conjuntivo, o **mesoderma extraembrionário** (ver Figura 3.2A), que passa a envolver o âmnio e a vesícula umbilical. A vesícula umbilical e a cavidade amniótica possibilitam os movimentos morfogenéticos das células do disco embrionário.

Assim que se formam o âmnio, o disco embrionário e a vesícula umbilical aparecem **lacunas** no sinciciotrofoblasto (ver Figuras 3.1A e 3.2). As lacunas são preenchidas por uma mistura de sangue materno proveniente dos capilares endometriais rompidos e restos celulares das glândulas uterinas erodidas (ver Capítulo 2, Figura 2.6C). O líquido nos espaços lacunares, o **embriótrofo**, chega ao disco embrionário por difusão e fornece material nutritivo para o embrião.

A comunicação dos capilares endometriais rompidos com as lacunas no sinciciotrofoblasto estabelece a **circulação uteroplacentária primordial**. Quando o sangue materno flui para as **redes lacunares** (ver Figura 3.2A e B), oxigênio e substâncias nutritivas passam para o embrião. O sangue *oxigenado* passa para as lacunas a partir das artérias endometriais espiraladas (ver Capítulo 2, Figura 2.6C), e o sangue *pouco oxigenado* é removido das lacunas pelas veias endometriais.

No décimo dia, o concepto (embrião e membranas) está completamente implantado no endométrio uterino (ver Figura 3.2A). Inicialmente, existe uma falha superficial no epitélio endometrial que logo é fechada por um **coágulo sanguíneo fibrinoso** (ver Figura 3.2A). No 12º dia, o epitélio quase totalmente regenerado recobre o **tampão** (Figura 3.3; ver Figura 3.2B). Isso resulta parcialmente da sinalização de AMP e progesterona. Enquanto o concepto se implanta, as células do tecido conjuntivo endometrial continuam passando por transformações: é a **reação decidual**. As células incham

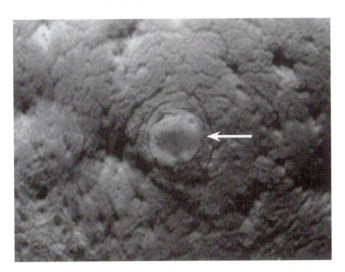

Figura 3.3 Fotografia da superfície endometrial do corpo do útero, mostrando o local de implantação do embrião de 12 dias apresentado na Figura 3.4. O **concepto** implantado causa uma pequena elevação (*seta*) (8×). (De Hertig AT, Rock J: Two human ova of the pre-villous stage, having an ovulation age of about eleven and twelve days respectively, *Contrib Embryol Carnegie Inst* 29:127, 1941. Cortesia de Carnegie Institution of Washington, DC.)

devido ao acúmulo de glicogênio e lipídios no citoplasma. A principal função da reação decidual é fornecer nutrientes para o embrião e um local imunologicamente privilegiado para o concepto.

Em um **embrião de 12 dias**, lacunas sinciciotrofoblásticas adjacentes se fundem para formar **redes lacunares** (Figura 3.4; ver Figura 3.2B), dando ao sinciciotrofoblasto uma aparência esponjosa. As redes lacunares, especialmente óbvias ao redor do polo embrionário, são os primórdios dos **espaços intervilosos da placenta** (ver Capítulo 7, Figura 7.5). Os capilares endometriais ao redor do embrião implantado se tornam congestos e dilatados, formando os **sinusoides maternos**, vasos terminais de paredes finas e maiores que os capilares normais (Figura 3.5A). A formação dos vasos sanguíneos no **estroma** endometrial (arcabouço de tecido conjuntivo) está sob a influência do estrogênio e da progesterona. *A expressão de conexina 43 (Cx43), uma proteína de junção comunicante, é crucial para a angiogênese no local de implantação e na manutenção da gestação.*

Os sinusoides são erodidos pelo sinciciotrofoblasto, e o sangue materno flui livremente para as redes lacunares (ver Figuras 3.4B e 3.7B). O trofoblasto absorve o líquido nutritivo proveniente da rede lacunar, que é transferido para o embrião. *O crescimento do disco embrionário bilaminar é lento* quando comparado com o crescimento do trofoblasto (ver Figuras 3.1, 3.2 e 3.7B). O embrião implantado de 12 dias provoca elevação mínima da superfície endometrial que se projeta para a cavidade uterina (ver Figuras 3.3 e 3.4).

Conforme ocorrem mudanças no trofoblasto e no endométrio, o mesoderma extraembrionário aumenta e aparecem **espaços celômicos extraembrionários** isolados dentro dele (ver Figuras 3.2B e 3.4B). Esses espaços rapidamente se fundem e formam uma grande cavidade isolada, o **celoma extraembrionário** (ver Figura 3.5A). Essa cavidade cheia de líquido envolve o âmnio e a vesícula umbilical, exceto onde eles estão aderidos ao **cório** (membrana fetal mais externa) pelo **pedículo de conexão** (ver Figura 3.7A e B). Com a formação do celoma extraembrionário, a vesícula umbilical primitiva diminui e se forma a **vesícula umbilical**

secundária um pouco menor (ver Figura 3.5B). (O termo *vesícula umbilical* é mais apropriado porque o saco vitelino não contém vitelo em humanos.) Essa vesícula menor é formada por células endodérmicas extraembrionárias que migram do hipoblasto do interior da vesícula umbilical primitiva (Figura 3.5C). Durante a formação da vesícula umbilical secundária, grande parte da vesícula umbilical primitiva se desprende, deixando uma vesícula remanescente (ver Figura 3.5B). A vesícula umbilical dos humanos não contém vitelo; entretanto, possui funções importantes – por exemplo, é o local de origem das células germinativas primordiais (ver Capítulo 12). Ela também pode atuar na transferência de nutrientes da cavidade celômica para o disco embrionário.

Desenvolvimento do saco coriônico

O fim da 2ª semana é marcado pelo aparecimento das **vilosidades coriônicas primárias** (ver Figura 3.5A e B). As vilosidades (prolongamentos vasculares do cório) formam colunas com revestimentos sinciciais. As extensões celulares crescem para dentro do sinciciotrofoblasto. Acredita-se que o crescimento dessas extensões seja induzido pelo **mesoderma somático extraembrionário** subjacente. As projeções celulares formam as **vilosidades coriônicas primárias** (ver Figura 3.5A e B), que são o primeiro estágio de desenvolvimento das vilosidades coriônicas da **placenta** (órgão de troca metabólica entre o embrião e a mãe).

O celoma extraembrionário divide o mesoderma extraembrionário em duas camadas (ver Figura 3.5A e B):

- O mesoderma somático extraembrionário, que reveste o trofoblasto e cobre o âmnio
- O mesoderma esplâncnico extraembrionário, que envolve a vesícula umbilical.

O mesoderma somático extraembrionário e as duas camadas do trofoblasto formam o cório (membrana fetal mais externa), que forma a parede do **saco coriônico** (ver Figura 3.5A e B). O embrião, o saco amniótico e a vesícula umbilical estão suspensos nesse saco pelo pedículo de conexão. O celoma extraembrionário é o primórdio da **cavidade coriônica**.

A **ultrassonografia transvaginal** (endovaginal) é usada para medir o diâmetro do saco coriônico (Figura 3.6). Essa medida é importante para a avaliação do desenvolvimento embrionário inicial e da progressão da gestação.

Um embrião de 14 dias ainda tem o formato de um **disco embrionário bilaminar** plano (Figura 3.7B; ver Figura 3.5C), mas as **células hipoblásticas** de uma área localizada são agora cilíndricas e formam uma região circular espessada, a **placa precordal** (ver Figura 3.5B e C). Essa placa indica o local da boca e é um importante organizador da região da cabeça.

Locais de implantação dos blastocistos

A implantação dos blastocistos geralmente ocorre no endométrio da região superior do corpo do útero, um pouco mais frequentemente na parede posterior do que na parede anterior do útero (ver Figura 3.10).

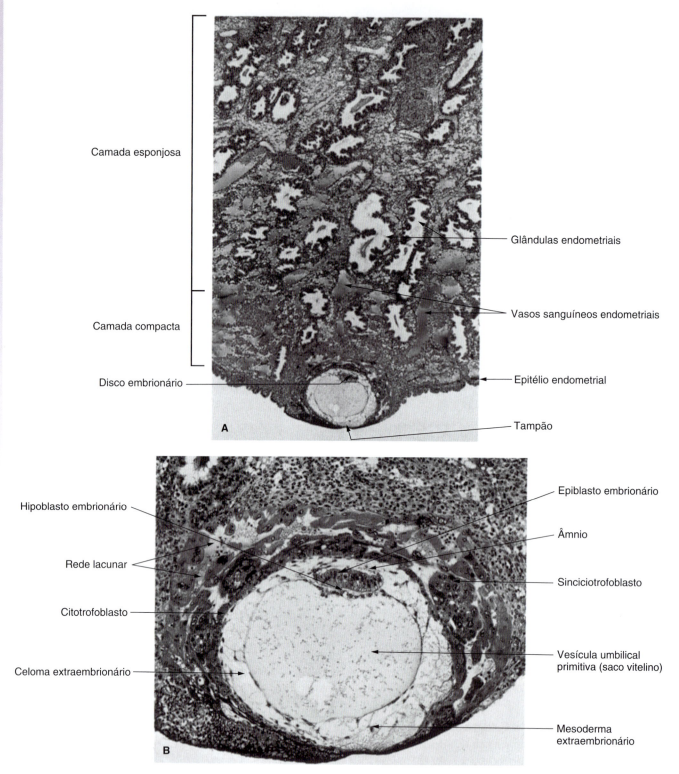

Camada esponjosa

Camada compacta

Disco embrionário

Glândulas endometriais

Vasos sanguíneos endometriais

Epitélio endometrial

Tampão

A

Hipoblasto embrionário

Rede lacunar

Citotrofoblasto

Celoma extraembrionário

Epiblasto embrionário

Âmnio

Sinciciotrofoblasto

Vesícula umbilical primitiva (saco vitelino)

Mesoderma extraembrionário

B

Figura 3.4 Blastocisto implantado. **A.** Corte através do local de implantação do embrião de 12 dias descrito na Figura 3.3. O embrião está implantado superficialmente na camada compacta do endométrio (30×). **B.** Aumento maior do concepto e do endométrio uterino ao redor (100×). Lacunas (pequenas cavidades) contendo sangue materno são visíveis no sinciciotrofoblasto. (De Hertig AT, Rock J: Two human ova of the pre-villous stage, having an ovulation age of about eleven and twelve days respectively, *Contrib Embryol Carnegie Inst* 29:127, 1941. Cortesia de Carnegie Institution of Washington, DC.)

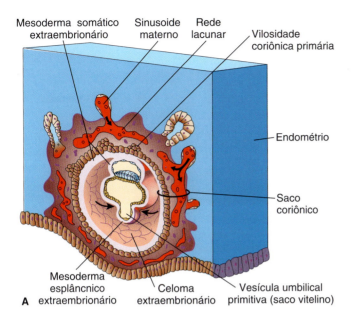

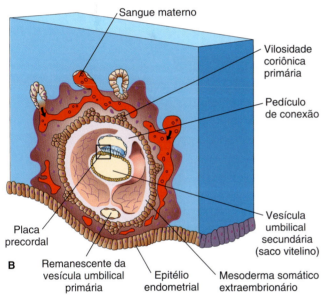

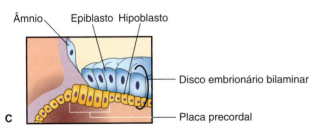

Figura 3.5 Ilustrações de cortes de embriões humanos implantados, com base, principalmente, nos estudos de Hertig et al. (1956). Observe que (1) a falha no epitélio endometrial desapareceu; (2) há formação de uma pequena vesícula umbilical secundária; (3) uma grande cavidade, o celoma extraembrionário, agora envolve a vesícula umbilical e o âmnio, exceto onde o âmnio está conectado ao cório pelo pedículo de conexão; e (4) o celoma extraembrionário divide o mesoderma extraembrionário em duas camadas: o mesoderma somático extraembrionário, que reveste o trofoblasto e cobre o âmnio, e o mesoderma esplâncnico extraembrionário em torno da vesícula umbilical. **A.** Embrião de 13 dias, mostrando a redução do tamanho da vesícula umbilical primitiva e aparecimento das vilosidades coriônicas primárias. **B.** Embrião aos 14 dias, mostrando a vesícula umbilical secundária recém-formada e a localização da placa precordal em seu teto. **C.** Detalhe da placa precordal destacada em **B**.

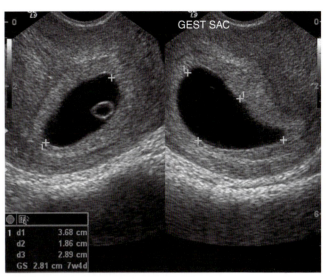

Figura 3.6 Ultrassonografia endovaginal (sagital e axial) de um saco coriônico precoce (5 semanas) (+). O diâmetro médio do saco coriônico é calculado pela soma das três dimensões ortogonais (d1, d2, d3). A vesícula umbilical secundária também pode ser observada na imagem da esquerda. *GEST SAC*, saco gestacional. (Cortesia de E.A. Lyons, MD, Professor of Radiology, Obstetrics and Gynecology and of Anatomy, Health Sciences Centre University of Manitoba, Winnipeg, Manitoba, Canadá.)

A implantação de um blastocisto pode ser detectada por **ultrassonografia** e por **radioimunoensaios** altamente sensíveis para **hCG**, já no fim da 2ª semana (ver Figura 3.8).

Resumo da implantação

A implantação do blastocisto no endométrio uterino inicia-se no fim da primeira semana (ver Capítulo 2, Figura 2.19B) e é completada no fim da 2ª semana (ver Figura 3.2B). Os eventos moleculares e celulares relacionados com a implantação são complexos. A implantação pode ser resumida como se segue:

- A **zona pelúcida se degenera** (dia 5). O desaparecimento dela resulta do crescimento do blastocisto e da degeneração causada por lise enzimática. As **enzimas líticas** são liberadas pelo acrossoma dos espermatozoides que rodeiam e parcialmente penetram a zona pelúcida
- O **blastocisto adere** ao epitélio endometrial (dia 6)
- O **trofoblasto se diferencia em duas camadas**, o sinciciotrofoblasto e o citotrofoblasto (dia 7)
- O **sinciciotrofoblasto corrói os tecidos endometriais** e o blastocisto começa a se implantar no endométrio (dia 8)
- **Surgem lacunas cheias de sangue** no sinciciotrofoblasto (dia 9)
- O **blastocisto penetra o epitélio endometrial** e a falha é preenchida por um tampão (dia 10)
- **Redes lacunares se formam** por fusão de lacunas adjacentes (dias 10 e 11)
- O **sinciciotrofoblasto corrói os vasos sanguíneos endometriais**, possibilitando que o sangue materno entre e saia das redes lacunares, estabelecendo, assim, a circulação uteroplacentária (dias 11 e 12)
- O **defeito no epitélio endometrial é reparado** (dias 12 e 13)
- **Vilosidades coriônicas primárias se desenvolvem** (dias 13 e 14).

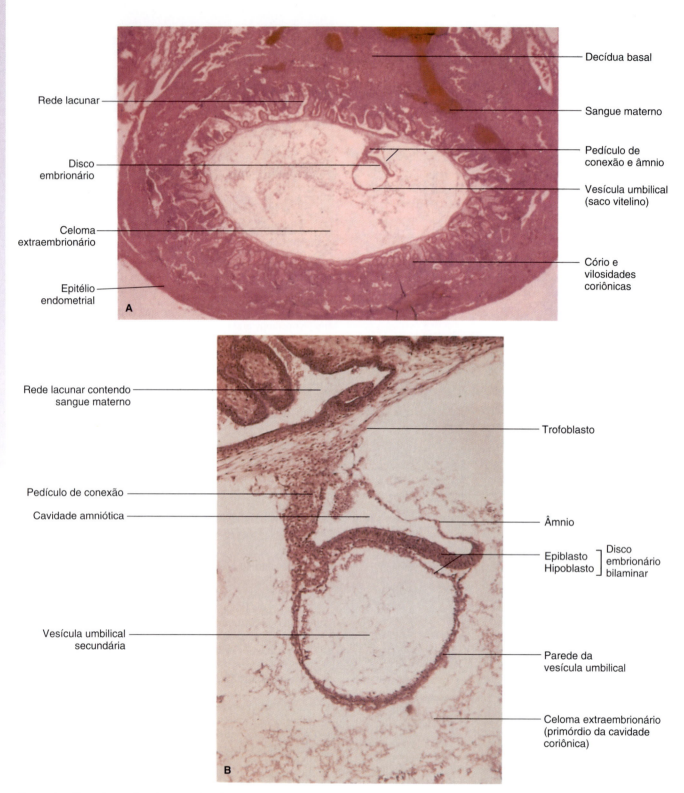

Figura 3.7 Fotomicrografias de cortes longitudinais de um embrião de 14 dias implantado. Note o grande tamanho do celoma extraembrionário. **A.** Vista em pequeno aumento (18×). **B.** Vista em grande aumento (95×). O embrião está representado pelo disco embrionário bilaminar composto pelo epiblasto e hipoblasto. (De Nishimura H, editor: *Atlas of human prenatal histology*, Tokyo, Igaku-Shoin, 1983.)

Implantações extrauterinas

Algumas vezes os blastocistos se implantam fora do útero (locais ectópicos). Essas implantações resultam em **gestações ectópicas**; 95 a 98% das implantações ectópicas ocorrem nas tubas uterinas, mais frequentemente *na ampola e no istmo* (Figuras 3.8, 3.9 e 3.10; ver Capítulo 2, Figura 2.6B). A incidência de gestações ectópicas tem aumentado na maioria dos países, variando de 1 em 80 a 1 em 250 gestações, dependendo parcialmente do nível socioeconômico da população. Nos EUA, a incidência de gestações ectópicas é de aproximadamente 2% do total de gestações; *a gestação tubária é responsável por aproximadamente 9% das mortes relacionadas com a gravidez.*

Uma mulher com **gestação tubária** apresenta sintomas e sinais de gravidez. Ela também apresenta dor abdominal espontânea e à palpação devido à distensão da tuba uterina, ao sangramento anormal e à irritação do peritônio pélvico (**peritonite**). *A dor pode ser confundida com apendicite, se a gestação acontecer na tuba uterina direita.* A gestação ectópica produz β-hCG mais lentamente do que as gestações normais; portanto, as dosagens de β-hCG podem dar um resultado falso-negativo, quando realizadas muito cedo. A **ultrassonografia transvaginal** é muito útil na detecção precoce de gestações ectópicas tubárias (ver Figura 3.8).

Existem várias causas de gestação tubária e elas estão frequentemente relacionadas a fatores que atrasam ou impedem o transporte do zigoto em clivagem para o útero, por exemplo, por aderências de mucosa da tuba uterina ou por obstrução da tuba uterina causada por fibrose resultante de **doença inflamatória pélvica**. Geralmente, a gravidez ectópica tubária leva à ruptura da tuba uterina e à hemorragia para a cavidade abdominal durante as primeiras 8 semanas, seguida por morte do embrião. *A ruptura da tuba uterina e a hemorragia são ameaças para a vida da mãe.* Geralmente, a tuba uterina afetada e o concepto são removidos cirurgicamente (ver Figura 3.10). Em algumas situações (no caso de ausência de batimentos cardíacos do embrião e diâmetro do embrião de menos de 3 cm), uma ou mais doses orais de metotrexato podem ser usadas efetivamente.

Quando blastocistos se implantam no **istmo da tuba uterina** (ver Figura 3.9D e Capítulo 2, Figura 2.6B), a tuba uterina tende a se romper precocemente por ser a região mais estreita e relativamente pouco expansível, e há, frequentemente, hemorragia significativa, provavelmente causada pelas muitas anastomoses entre vasos ovarianos e uterinos nessa área. Quando blastocistos se implantam na parte uterina (intramural) da tuba uterina (ver Figura 3.9E), eles podem se desenvolver por mais de 8 semanas antes de serem expulsos. Quando uma gestação tubária intramural se rompe, geralmente ocorre sangramento profuso.

Blastocistos que se implantam na ampola ou nas fímbrias da tuba uterina (ver Figura 3.9A e Capítulo 2, Figura 2.10A) podem ser expelidos para a cavidade peritoneal, onde geralmente se implantam na **escavação retouterina** (uma bolsa formada por uma dobra do peritônio entre o reto e o útero). Em casos excepcionais, uma **gestação abdominal** pode chegar a termo e o feto pode ser removido com vida por meio de laparotomia. Habitualmente, entretanto, a placenta se insere nos órgãos abdominais (ver Figura 3.9G), o que causa sangramento intraperitoneal considerável. *Uma gestação abdominal aumenta o risco de morte da mãe por hemorragia* em um fator de 90 em comparação a uma gestação intrauterina, e sete vezes mais quando comparada a uma gestação tubária. Em casos muito incomuns, um concepto abdominal (embrião/feto e membranas) morre e não é detectado; o feto calcifica e forma um "feto de pedra", ou **litopédio**.

As **gestações heterotópicas** (intrauterina e extrauterina simultaneamente) são raras, ocorrendo aproximadamente 1 em 8.000 a 30.000 gestações concebidas normalmente. A incidência é muito maior (aproximadamente 3 em 1.000) em mulheres tratadas com **fármacos que induzem a ovulação** como parte das tecnologias de reprodução assistida. A gestação ectópica é mascarada inicialmente pela gestação uterina. De modo geral, a gestação ectópica pode ser interrompida por remoção cirúrgica da tuba uterina envolvida sem interferir na gestação intrauterina (ver Figura 3.10).

As *implantações cervicais* são raras (ver Figura 3.9); em alguns casos, a placenta adere fortemente ao tecido fibromuscular do colo uterino, frequentemente resultando em sangramento, que requer intervenção cirúrgica subsequente, tal como **histerectomia** (excisão do útero).

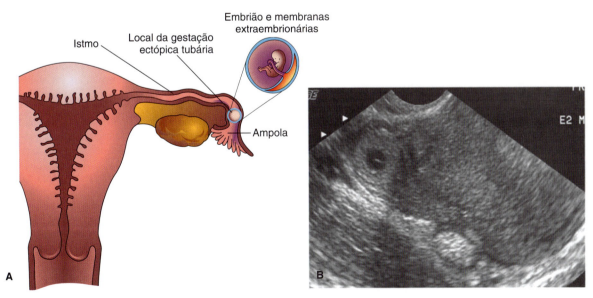

Figura 3.8 A. Corte frontal do útero e da tuba uterina esquerda, ilustrando uma gestação ectópica na ampola da tuba uterina. **B.** Gestação ectópica tubária. Ultrassonografia axial endovaginal do fundo do útero e da região do istmo da tuba uterina direita. A massa escura em formato de anel é um saco coriônico ectópico de 4 semanas na tuba uterina. (Cortesia de E.A. Lyons, MD, Professor of Radiology, Obstetrics and Gynecology and of Anatomy, Health Sciences Centre University of Manitoba, Winnipeg, Manitoba, Canadá.)

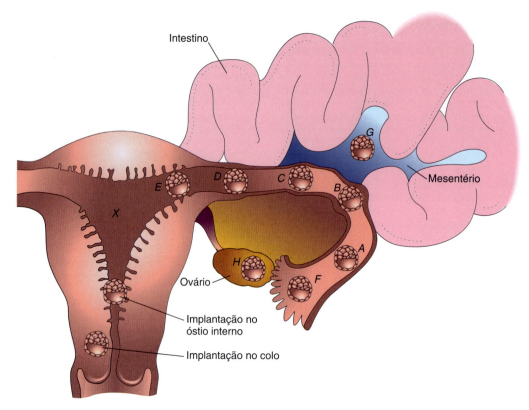

Figura 3.9 Locais de implantação do blastocisto. O local usual na parede posterior do útero está indicado por um X. A ordem aproximada de frequência de implantações ectópicas está indicada alfabeticamente (*A*, mais comum, e *H*, menos comum). *A* a *F*, Gestações tubárias. *G*, Gestação abdominal. *H*, Gestação ovariana. As gestações tubárias são o tipo mais comum de gestação ectópica. Embora apropriadamente incluída como um local de gravidez uterina, a gravidez no colo do útero é frequentemente considerada ectópica.

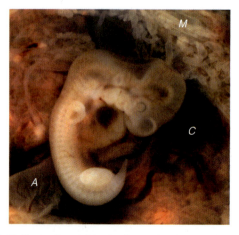

Figura 3.10 Gestação tubária. A tuba uterina foi removida cirurgicamente e seccionada para mostrar o embrião de 5 semanas de idade (10 mm de comprimento cabeça-nádegas) dentro do saco coriônico aberto (*C*). *Note os fragmentos do âmnio (A) e as delgadas dobras da mucosa tubária (M) se projetando para o lúmen da tuba.* (Cortesia de Ed Uthman, MD, pathologist, Houston/Richmond, TX.)

Placenta prévia

A implantação do blastocisto no segmento inferior do útero, próximo ao óstio interno do colo do útero, resulta em placenta prévia, ou seja, uma placenta que cobre parcial ou totalmente o óstio (ver Figura 3.9). A placenta prévia pode causar sangramento por causa da sua separação prematura durante a gravidez ou por ocasião da expulsão do feto (ver Capítulo 7).

Aborto

Aborto (do latim *aboriri*, falhar) consiste na interrupção prematura do desenvolvimento e na expulsão do concepto do útero ou expulsão de um embrião ou feto antes que seja viável, ou seja, capaz de sobreviver fora do útero. Existem vários tipos de abortamentos:

- **Ameaça de aborto** (sangramento com possibilidade de aborto) é uma complicação em aproximadamente 25% das gestações clinicamente aparentes. Apesar dos esforços para impedir o aborto, cerca de metade desses embriões acaba abortada
- **Aborto espontâneo** é a perda gestacional que ocorre naturalmente antes da 20ª semana de gestação. É mais comum durante a 3ª semana após a fecundação. Aproximadamente 15% das gestações reconhecidas terminam em aborto espontâneo habitualmente durante as primeiras 12 semanas
- **Aborto habitual** é a expulsão espontânea de um embrião ou feto morto ou inviável em três ou mais gestações consecutivas
- **Aborto induzido** é administrado farmacologicamente antes de 20 semanas (*i. e.*, antes de o feto ser viável)
- **Aborto completo** é aquele em que todas as estruturas da concepção (embrião e membranas) são expelidas do útero
- **Aborto retido** ocorre quando um embrião ou feto morto não é expelido do útero.

Aborto espontâneo de embriões e fetos

Os **abortos espontâneos** que são clinicamente observados ocorrem nas 12 primeiras semanas de gestação, com uma frequência de 25 a 30%; 80% dos abortos espontâneos de embriões ocorre durante o primeiro trimestre. **Abortos espontâneos esporádicos e recorrentes** são dois dos problemas ginecológicos mais comuns. É difícil estabelecer a frequência dos abortos espontâneos precoces, porque frequentemente ocorrem antes que a mulher saiba que está grávida, mas taxas de 50 a 70% já foram relatadas. Um aborto espontâneo que ocorre vários dias após a primeira ausência de menstruação é, muito provavelmente, confundido com atraso na menstruação.

Mais de 50% dos abortos espontâneos conhecidos resultam de anomalias cromossômicas. A maior incidência de abortos precoces em mulheres de mais idade resulta, provavelmente, da frequência crescente de **não disjunção durante a oogênese** (ver Capítulo 2). A falha de implantação dos blastocistos resultaria de desenvolvimento insatisfatório do endométrio e imunotolerância; entretanto, em muitos casos, provavelmente existem anomalias cromossômicas letais no embrião. Existe maior incidência de abortos espontâneos de fetos com defeitos no tubo neural, fenda labial e fenda palatina. Após a 10ª semana de gestação, 25 a 40% dos abortos espontâneos estão relacionados a causas fetais, 25 a 35% a causas placentárias e 5 a 10% a causas maternas, com o restante permanecendo sem explicação.

Inibição da implantação

A administração de progestinas ou antiprogestinas ("pílulas do dia seguinte") por vários dias, se iniciando logo após a relação sexual sem proteção, inibe a ovulação, mas também inibe a implantação do blastocisto.

Um **dispositivo intrauterino (DIU)** geralmente interfere na implantação por causar reação inflamatória local. Um DIU é tipicamente um contraceptivo primário, mas DIUs de cobre também podem ser usados como medida contraceptiva de emergência. Alguns DIUs contêm progesterona, a qual é lentamente liberada e interfere no desenvolvimento do endométrio de modo que a implantação geralmente não ocorre. Outros DIUs são envoltos por um fio de cobre. O cobre é diretamente tóxico para os espermatozoides e força as células endoteliais a produzirem substâncias que também são tóxicas aos espermatozoides.

Resumo da segunda semana

- Assim que o blastocisto completa a implantação no endométrio uterino ocorre **rápida proliferação e diferenciação do trofoblasto**
- As mudanças no endométrio, resultantes da adaptação desses tecidos em preparação para a implantação, são denominadas **reação decidual**
- Concomitantemente, **forma-se a vesícula umbilical primária** e ocorre o desenvolvimento do **mesoderma extraembrionário**. O celoma (cavidade) extraembrionário forma-se a partir de espaços no mesoderma extraembrionário. Posteriormente, o celoma se torna a **cavidade coriônica**
- A vesícula umbilical primária diminui e desaparece gradativamente conforme ocorre o **desenvolvimento da vesícula umbilical secundária**
- A **cavidade amniótica** aparece entre o citotrofoblasto e o embrioblasto

- O **embrioblasto se diferencia** em um disco embrionário bilaminar formado pelo **epiblasto**, relacionado com a cavidade amniótica, e pelo **hipoblasto**, adjacente à cavidade blastocística
- A **placa precordal se desenvolve** como um espessamento do hipoblasto, que indica a futura região cranial do embrião e o futuro local da boca; a placa precordal também é um importante organizador da região da cabeça.

Questões clínicas

Caso 3.1

Uma mulher de 22 anos de idade, que se queixava de " bronquite" foi encaminhada para uma radiografia de tórax.

- É aconselhável solicitar radiografia de tórax de uma mulher sadia durante a última semana de seu ciclo menstrual?
- É provável que se desenvolvam defeitos congênitos no concepto se ela estiver grávida?

Caso 3.2

Uma mulher ingeriu uma alta dose de estrogênio (duas vezes em um dia) para interromper uma possível gestação.

- Se tivesse ocorrido fecundação, qual seria o mecanismo de ação desse hormônio?
- Como os leigos chamam esse tipo de tratamento farmacológico? É isso o que a mídia chama de "pílula do aborto"? Se não for, explique o mecanismo de ação do tratamento hormonal.
- Quão cedo uma gravidez pode ser detectada?

Caso 3.3

Uma mulher de 23 anos de idade consultou o médico por causa de forte dor na região inferior direita do abdome e relatou amenorreia (2 ciclos menstruais). Diagnosticou-se gestação ectópica.

- Quais técnicas poderiam ser utilizadas para confirmar esse diagnóstico?
- Qual é o local mais provável de uma implantação extrauterina?
- Como você imagina que o médico trataria essa condição?

Caso 3.4

Uma mulher de 30 anos de idade foi submetida a apendicectomia ao fim de seu ciclo menstrual. Depois de 8 meses e meio, ela teve um filho com anomalia congênita do encéfalo.

- A cirurgia poderia ter causado essa anomalia congênita? Explique.

Caso 3.5

Uma mulher de 42 anos de idade, após muitos anos de tentativas, finalmente engravida, mas está preocupada com o desenvolvimento saudável do feto.

- O que, provavelmente, o médico diria para essa mulher?
- Uma mulher com mais de 40 anos pode dar à luz fetos normais?
- Quais testes e técnicas diagnósticas seriam provavelmente realizados?

A discussão dessas questões é apresentada no Apêndice, na parte final deste livro.

Bibliografia e leitura sugerida

Baltarowich OH, Scoutt LM: In Norton ME, editor: *Callen's ultrasonography in obstetrics and gynecology*, ed 6, Philadelphia, 2017, Elsevier.

Basile F, Di Cesare C, Quagliozzi L, et al: Spontaneous heterotopic pregnancy, simultaneous ovarian and intrauterine: a case report, *Case Rep Obstet Gynecol* 509:694, 2012.

Bianchi DW, Wilkins-Haug LE, Enders AC, et al: Origin of extraembryonic mesoderm in experimental animals: relevance to chorionic mosaicism in humans, *Am J Med Genet* 46:542, 1993.

Cadmak H, Taylor HS: Implantation failure: treatment and clinical implications, *Hum Reprod Update* 17:242, 2011.

Capmas P, Bouyer J, Fernandez H: Treatment of ectopic pregnancies in 2014: new answers to some old questions, *Fertil Steril* 101:615, 2014.

Cole LA: New discoveries on the biology and detection of human chorionic gonadotropin, *Reprod Biol Endocrinol* 7:8, 2009.

Dickey RP, Gasser R, Olar TT, et al: Relationship of initial chorionic sac diameter to abortion and abortus karyotype based on new growth curves for the 16 to 49 post-ovulation day, *Hum Reprod* 9:559, 1994.

Enders AC, King BF: Formation and differentiation of extraembryonic mesoderm in the rhesus monkey, *Am J Anat* 181:327, 1988.

FitzPatrick DR: Human embryogenesis. In Magowan BA, Owen P, Thomson A, editors: *Clinical obstetrics and gynaecology*, ed 3, Philadelphia, 2014, Saunders.

Galliano D, Pellicer A: MicroRNA and implantation, *Fertil Steril* 101:1531, 2014.

Hertig AT, Rock J: Two human ova of the pre-villous stage, having a development age of about seven and nine days respectively, *Contrib Embryol Carnegie Inst* 31:65, 1945.

Hertig AT, Rock J: Two human ova of the pre-villous stage, having a developmental age of about eight and nine days, respectively, *Contrib Embryol Carnegie Inst* 33:169, 1949.

Hertig AT, Rock J, Adams EC: A description of 34 human ova within the first seventeen days of development, *Am J Anat* 98:435, 1956.

Hertig AT, Rock J, Adams EC, et al: Thirty-four fertilized human ova, good, bad, and indifferent, recovered from 210 women of known fertility, *Pediatrics* 23:202, 1959.

Kirk E, Bottomley C, Bourne T: Diagnosing ectopic pregnancy and current concepts in the management of pregnancy of unknown location, *Hum Reprod Update* 20:250, 2014.

Koot YE, Teklenburg G, Salker MS, et al: Molecular aspects of implantation failure, *Biochim Biophys Acta* 12:1943–2012, 1822.

Levine D: Ectopic pregnancy. In Callen PW, editor: *Ultrasonography in obstetrics and gynecology*, ed 5, Philadelphia, 2008, Saunders.

Lindsay DJ, Lovett IS, Lyons EA, et al: Endovaginal sonography: yolk sac diameter and shape as a predictor of pregnancy outcome in the first trimester, *Radiology* 183:115, 1992.

Luckett WP: Origin and differentiation of the yolk sac and extraembryonic mesoderm in presomite human and rhesus monkey embryos, *Am J Anat* 152:59, 1978.

Monsivais D, Clementi C, Peng J, et al: BMP7 induces uterine receptivity and blastocyst attachment, *Endocrinology* 158:979, 2017.

Nogales FF, editor: *The human yolk sac and yolk sac tumors*, New York, 1993, Springer-Verlag.

Quenby S, Brosens JJ: Human implantation: a tale of mutual maternal and fetal attraction, *Biol Reprod* 88:81, 2013.

Saravelos SH, Regan L: Unexplained recurrent pregnancy loss, *Obstet Gynecol Clin North Am* 41:157, 2014.

Streeter GL: Developmental horizons in human embryos. Description of age group XI, 13 to 20 somites, and age group XII, 21 to 29 somites, *Contrib Embryol Carnegie Inst* 30:211, 1942.

Zorn AM, Wells JM: Vertebrate endoderm development and organ formation, *Annu Rev Cell Dev Biol* 25:221, 2009.

Terceira Semana do Desenvolvimento Humano

O rápido desenvolvimento do embrião a partir do **disco embrionário trilaminar** durante a 3ª semana (ver Figura 4.3H) é caracterizado por:

- Aparecimento da linha primitiva
- Desenvolvimento da notocorda
- Diferenciação das três camadas germinativas.

A 3ª semana do desenvolvimento coincide com a semana seguinte à primeira ausência do período menstrual, isto é, 5 semanas após o primeiro dia do último período menstrual normal. *Frequentemente, a interrupção da menstruação é o primeiro indício de gravidez.* Aproximadamente 5 semanas após o último período menstrual normal, uma gravidez normal pode ser detectada por ultrassonografia (Figura 4.1).

Sintomas da gravidez

Os sintomas frequentes da gravidez são náuseas e vômito, que podem ocorrer no final da 3ª semana; entretanto, o momento do início desses sintomas varia. *O sangramento vaginal no período esperado da menstruação não descarta gravidez*, porque, às vezes, ocorre uma pequena perda de sangue do local de implantação do blastocisto. O **sangramento da implantação** resulta do extravasamento de sangue a partir do tampão para a cavidade uterina proveniente das **redes lacunares** rompidas pelo blastocisto implantado (ver Capítulo 3, Figuras 3.2A e 3.5A). Quando o sangramento é interpretado como menstruação, ocorre um erro na determinação da data provável do parto.

Figura 4.1 Ultrassonografia de um concepto de 3,5 semanas. Observe a vesícula umbilical secundária (*cursores*) e o trofoblasto circundante (1, *anel brilhante de tecido*). (Cortesia de E. A. Lyons, MD, Professor of Radiology and Obstetrics and Gynecology, Health Sciences Centre University of Manitoba, Winnipeg, Manitoba, Canadá.)

Gastrulação: formação de camadas germinativas

A **gastrulação** é o processo pelo qual as três camadas germinativas – precursoras de todos os tecidos embrionários e da orientação axial – se estabelecem nos embriões. Durante a gastrulação, o disco embrionário bilaminar é convertido em um **disco embrionário trilaminar** (ver Figura 4.3H). Grandes mudanças no formato celular, reorganização, movimento e alterações nas propriedades de adesão celulares contribuem para o processo de gastrulação.

A gastrulação é o início da **morfogênese** (desenvolvimento da forma do corpo) e é o evento mais importante da 3ª semana. Durante essa semana, designa-se o embrião como uma **gástrula**. *Proteínas morfogenéticas ósseas e outras moléculas de sinalização como FGFs, Shh (sonic hedgehog), Tgifs e Wnts têm participação crítica na gastrulação.*

Cada uma das três camadas germinativas (ectoderma, mesoderma e endoderma) (Figura 4.2) dá origem a tecidos e órgãos específicos:

- O **ectoderma embrionário** dá origem à epiderme, aos sistemas nervosos central e periférico, aos olhos e orelhas internas, às células da crista neural e a muitos tecidos conjuntivos da cabeça

- O **mesoderma embrionário** dá origem a todos os músculos esqueléticos, às células sanguíneas, ao revestimento dos vasos sanguíneos, à musculatura lisa das vísceras, ao revestimento seroso de todas as cavidades do corpo, aos ductos e órgãos dos sistemas genital e urinário e à maior parte do sistema cardiovascular. No tronco, ele é a fonte de todos os tecidos conjuntivos, incluindo cartilagens, ossos, tendões, ligamentos, derme e estroma (tecido conjuntivo) dos órgãos internos
- O **endoderma embrionário** é a fonte dos revestimentos epiteliais dos sistemas respiratório e digestório, incluindo as glândulas que se abrem no tubo digestório e as células glandulares de órgãos associados ao sistema digestório, como o fígado e o pâncreas.

Linha primitiva

4

O primeiro sinal morfológico da gastrulação é a formação da **linha primitiva** na superfície do **epiblasto** do disco embrionário bilaminar (Figura 4.3A, B e C). No começo da 3ª semana, uma faixa linear espessada do epiblasto aparece caudalmente no plano mediano do aspecto dorsal do disco embrionário (Figura 4.4A e B, ver Figura 4.3C). A linha primitiva resulta da proliferação e do movimento das células do epiblasto para o plano mediano do disco embrionário. Tão logo a linha primitiva aparece, é possível identificar o eixo craniocaudal, as extremidades cranial e caudal e as superfícies dorsal e ventral do embrião. Conforme a linha primitiva se alonga pela adição de células à sua extremidade caudal, sua extremidade cranial prolifera para formar o **nó primitivo** (Figuras 4.3E e F, e 4.4A e B).

Simultaneamente, um sulco estreito, o **sulco primitivo**, se desenvolve na linha primitiva e é contínuo com uma pequena depressão no nó primitivo, a **fosseta primitiva**. O sulco

primitivo e a fosseta primitiva resultam da invaginação (movimento para dentro) das células epiblásticas, como indicado pelas setas na Figura 4.3E.

Pouco tempo depois do aparecimento da linha primitiva, as células migram de sua superfície profunda e formam o **mesênquima**, um tecido conjuntivo embrionário composto de pequenas células fusiformes, frouxamente organizadas em matriz extracelular (substância intercelular de um tecido) de fibras colágenas (reticulares) esparsas (Figura 4.5B). *O mesênquima forma os tecidos de sustentação do embrião*, assim como a maior parte dos tecidos conjuntivos do corpo e o arcabouço de tecido conjuntivo das glândulas. Parte do mesênquima forma o **mesoblasto** (mesoderma indiferenciado), que forma o mesoderma intraembrionário (ver Figura 4.3D).

As células do epiblasto, bem como as do nó primitivo e de outras partes da linha primitiva, deslocam o hipoblasto, formando o **endoderma embrionário** no teto da vesícula umbilical (ver Figura 4.3H). As células remanescentes do epiblasto formam o **ectoderma embrionário.**

Dados de pesquisa sugerem que moléculas de sinalização (fatores nodais) da superfamília do fator transformador de crescimento β induzem a formação do mesoderma. A ação combinada de outras moléculas de sinalização (p. ex., Wnt3a, Wnt5a e FGFs) também participa da especificação dos destinos das camadas de células germinativas. Entretanto, o fator transformador de crescimento β (nodal), um fator de transcrição T-box (veg T) e a via de sinalização Wnt parecem estar envolvidos na especificação do endoderma.

As células mesenquimais derivam da ampla migração da linha primitiva. Essas células pluripotentes se diferenciam em diversos tipos celulares, como os fibroblastos, os condroblastos e os osteoblastos (ver Capítulo 5). Em resumo, as células do epiblasto, por meio do processo de gastrulação, dão origem a todas as três camadas germinativas no embrião, os primórdios de todos os seus tecidos e órgãos.

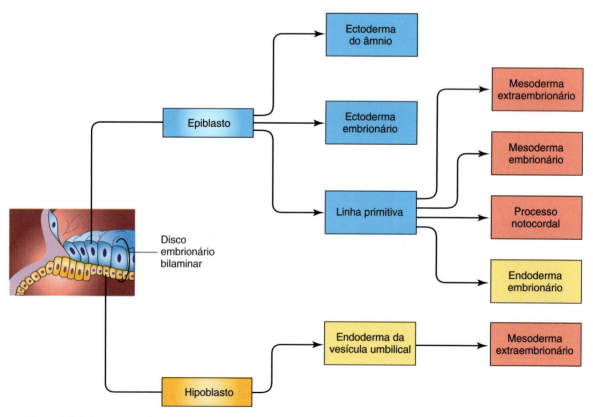

Figura 4.2 Origem dos tecidos embrionários. As cores nos boxes são usadas nos desenhos dos cortes de embriões.

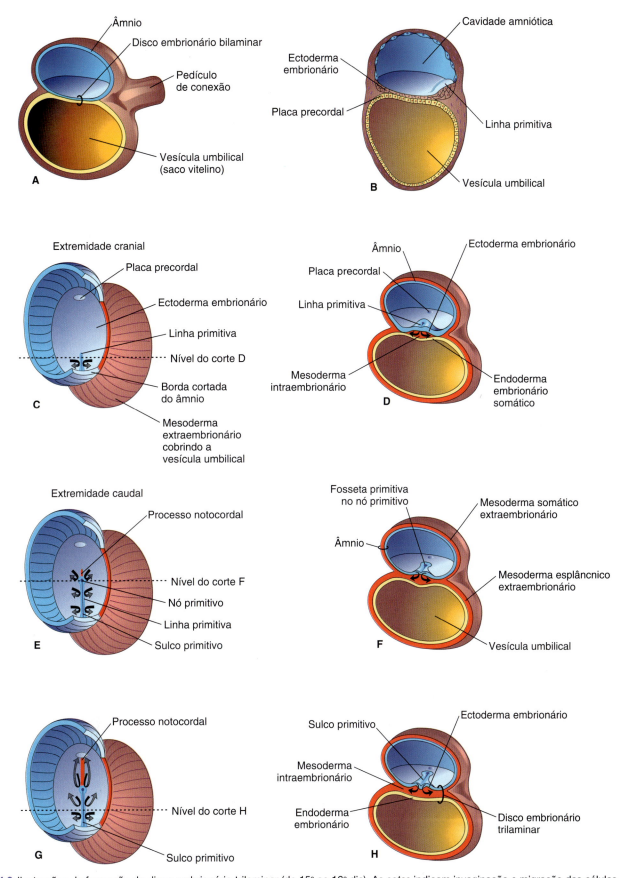

Figura 4.3 Ilustrações da formação do disco embrionário trilaminar (do 15º ao 16º dia). As *setas* indicam invaginação e migração das células mesenquimais da linha primitiva entre o ectoderma e o endoderma. **C, E** e **G.** Vistas dorsais do disco embrionário trilaminar no início da 3ª semana, exposto pela remoção do âmnio. **A, B, D, F** e **H.** Cortes transversais do disco embrionário. Os níveis dos cortes são indicados em **C, E** e **G.** A placa precordal, mostrando a região da cabeça na Figura 4.3C, é indicada por uma região oval azul-clara, porque esse espessamento do endoderma não pode ser observado a partir da superfície dorsal.

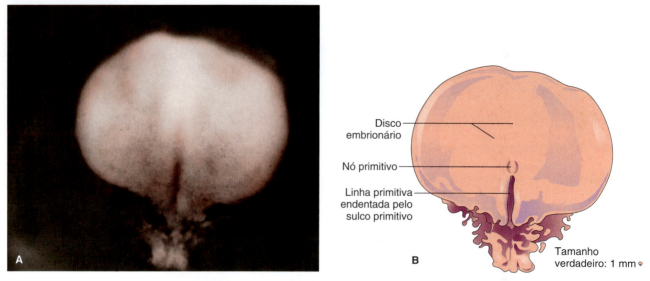

Figura 4.4 A. Vista dorsal de um embrião com aproximadamente 16 dias. **B.** Ilustração das estruturas mostradas em **A.** (**A.** De Moore KL, Persaud TVN, Shiota K. *Color atlas of clinical embryology*, ed 2, Philadelphia, 2000, Saunders.)

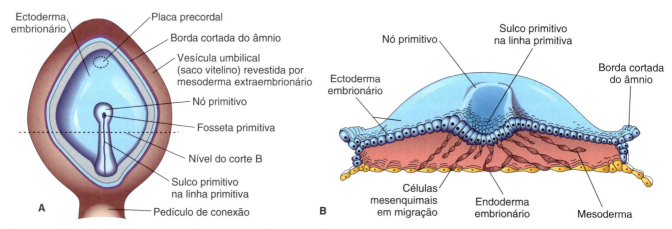

Figura 4.5 A. Ilustração da vista dorsal de um embrião de 16 dias. O âmnio foi removido para expor o nó primitivo, a fosseta primitiva e a linha primitiva. **B.** Metade cranial do disco embrionário. O disco embrionário trilaminar foi seccionado transversalmente para mostrar a migração das células mesenquimais da linha primitiva para formar o mesoblasto, que logo se organiza para formar o mesoderma intraembrionário. Essa ilustração ainda mostra que a maior parte do endoderma embrionário também tem origem no epiblasto. A maioria das células hipoblásticas é deslocada para as regiões extraembrionárias, como a parede da vesícula umbilical.

Destino da linha primitiva

A linha primitiva forma ativamente o mesoderma pelo aporte de células até o início da 4ª semana; depois disso, a produção do mesoderma desacelera. A linha primitiva diminui em tamanho relativo e torna-se uma estrutura insignificante na região sacrococcígea do embrião (Figura 4.6D). Normalmente, a linha primitiva sofre mudanças degenerativas e desaparece no final da 4ª semana.

Processo notocordal e notocorda

4

Algumas células mesenquimais migram através da linha primitiva e, como consequência, incorporam os destinos de célula mesodérmica. Essas células então migram cefalicamente do nó primitivo e da fosseta primitiva, formando um cordão celular mediano, o **processo notocordal**. Esse processo logo adquire um lúmen, o *canal notocordal* (Figura 4.8C a E). O processo notocordal cresce cranialmente entre o ectoderma e o endoderma

até alcançar a **placa precordal** (ver Figura 4.8A e C), uma pequena área circular de células endodérmicas cilíndricas em que o ectoderma e o endoderma se fundem. A **placa precordal** dá origem ao endoderma da **membrana bucofaríngea**, localizada no futuro local da cavidade oral (Figura 4.9C). *A placa precordal funciona como um centro sinalizador (Shh e PAX6) para o controle do desenvolvimento das estruturas cranianas, incluindo o prosencéfalo e os olhos.*

As células mesenquimais da linha primitiva e do processo notocordal migram lateral e cranialmente, misturando-se com outras células mesodérmicas, entre o ectoderma e o endoderma, até alcançarem as margens do disco embrionário. Essas células são contínuas com o mesoderma extraembrionário que reveste o âmnio e a vesícula umbilical (ver Figura 4.3C e D). Algumas células mesenquimais da linha primitiva que têm destinos mesodérmicos migram cranialmente em cada lado do processo notocordal e ao redor da placa precordal (ver Figura 4.5A e C). Elas se encontram cranialmente para formar o mesoderma cardiogênico na **área cardiogênica**, na qual o **primórdio do coração** começa a se desenvolver no fim da 3ª semana (ver Figuras 4.8B e 4.12B).

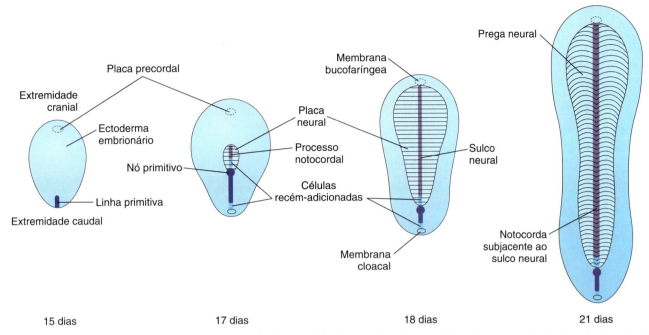

Figura 4.6 Desenhos esquemáticos de vistas dorsais do disco embrionário mostrando como ele se alonga e muda de formato durante a 3ª semana. A linha primitiva se alonga pela adição de células à sua extremidade caudal, e o processo notocordal se alonga pela migração de células do nó primitivo. O processo notocordal e o mesoderma adjacente induzem o ectoderma embrionário sobrejacente a formar a placa neural, o primórdio do sistema nervoso central. Observe que, conforme o processo notocordal se alonga, a linha primitiva se encurta. No fim da 3ª semana, o processo notocordal transforma-se na notocorda.

Teratoma sacrococcígeo

Resquícios da linha primitiva podem dar origem a um **teratoma sacrococcígeo** (Figura 4.7). Um teratoma é um tipo de tumor de células germinativas que pode ser benigno ou maligno. Como derivam de células pluripotentes da linha primitiva, esses tumores contêm tecidos provenientes de todas as três camadas germinativas em estágios variados de diferenciação. Os teratomas sacrococcígeos são os tumores mais comuns em recém-nascidos e têm incidência de aproximadamente 1 em 35.000. A maioria dos recém-nascidos (80%) é do sexo feminino. Os teratomas sacrococcígeos são geralmente diagnosticados na ultrassonografia pré-natal de rotina; a maioria é benigna. Em geral, são extirpados rapidamente por meio de cirurgia, e o prognóstico depende de muitos fatores. Um teratoma pré-sacral pode causar obstrução intestinal ou urinária, e a excisão cirúrgica dessa massa pode provocar sequelas funcionais a longo prazo nesses sistemas.

Caudalmente à linha primitiva existe uma área circular, a **membrana cloacal**, que indica o futuro local do ânus (Figura 4.8E). O disco embrionário permanece bilaminar nessa região e na **membrana bucofaríngea** porque o ectoderma e o endoderma embrionários estão fundidos, impedindo, assim, a migração de células mesenquimais entre si (Figura 4.9C). Na metade da 3ª semana, o mesoderma intraembrionário separa o ectoderma e o endoderma (Figura 4.9D e G) em todos os lugares, exceto:

- Cranialmente, na membrana bucofaríngea (ver Figura 4.9*C*)
- No plano mediano cranialmente ao nó primitivo (ver Figura 4.5A e B), onde o processo notocordal está localizado (ver Figura 4.6)
- Caudalmente, na membrana cloacal (ver Figura 4.8A e E).

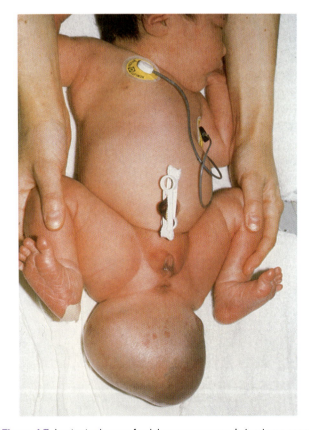

Figura 4.7 Lactente do sexo feminino com um grande teratoma sacrococcígeo que se desenvolveu a partir de resquícios da linha primitiva. O tumor, uma neoplasia constituída por vários tipos diferentes de tecidos, foi removido cirurgicamente. (Cortesia de A. E. Chudley, MD, Section of Genetics and Metabolism, Department of Pediatrics and Child Health, Children's Hospital and University of Manitoba, Winnipeg, Manitoba, Canadá.)

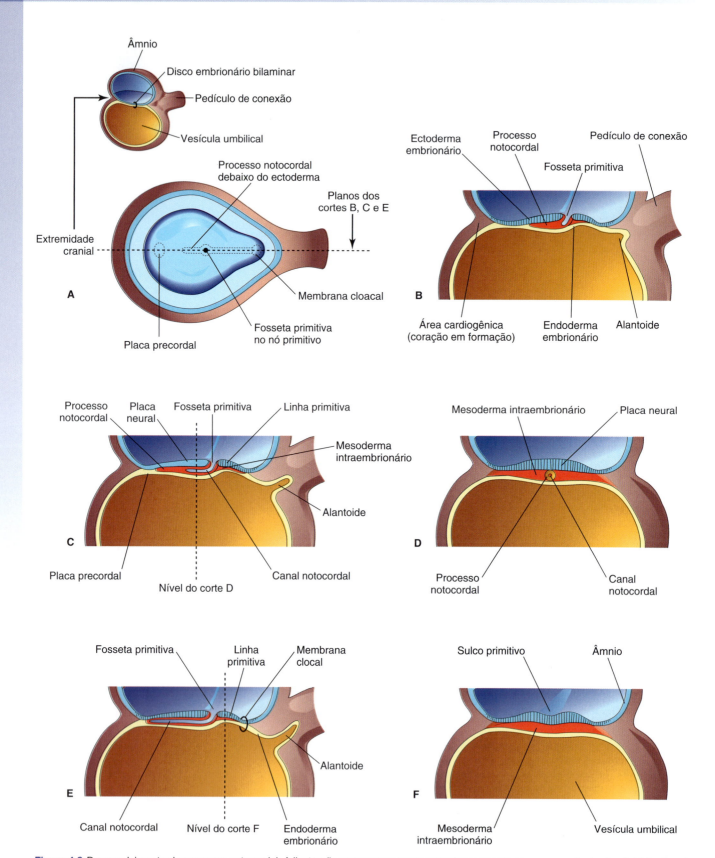

Figura 4.8 Desenvolvimento do processo notocordal. A ilustração pequena no canto superior esquerdo serve para orientação. **A.** Vista dorsal do disco embrionário (aproximadamente 16 dias) exposto pela remoção do âmnio. O processo notocordal é mostrado como se fosse visível através do ectoderma embrionário. **B**, **C** e **E.** Cortes medianos do plano mostrado em **A**, ilustrando os estágios sucessivos no desenvolvimento do processo e canal notocordais. Os estágios mostrados em **C** e **E** ocorrem em aproximadamente 18 dias. **D** e **F.** Cortes transversais do disco embrionário nos níveis mostrados em **C** e **E**.

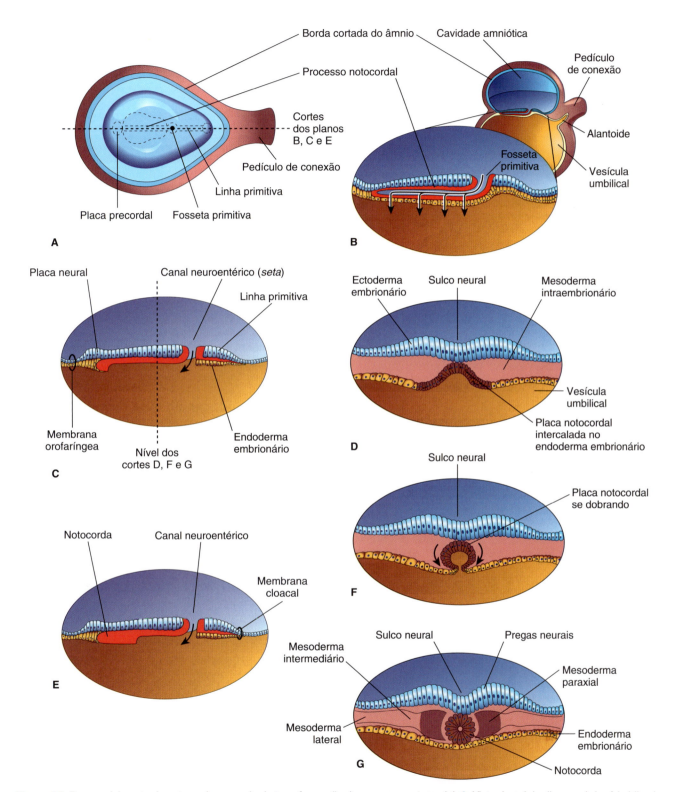

Figura 4.9 Desenvolvimento da notocorda por meio da transformação do processo notocordal. **A.** Vista dorsal do disco embrionário bilaminar com 18 dias, exposto pela remoção do âmnio. **B.** Corte mediano tridimensional do embrião. **C** e **E.** Cortes semelhantes de embriões ligeiramente mais desenvolvidos. **D, F** e **G.** Cortes transversais do disco embrionário trilaminar nos níveis mostrados em **C** e **E.**

Os sinais instrutivos da região da linha primitiva induzem as células precursoras notocordais a formar a **notocorda**, uma estrutura celular semelhante a um bastão (Figura 4.9E). *O mecanismo molecular que induz essas células envolve (pelo menos) a sinalização Shh da placa ventral do tubo neural.*

A **notocorda**:

- Define o eixo longitudinal primordial do embrião e lhe confere alguma rigidez
- Fornece sinais necessários para o desenvolvimento das estruturas musculoesqueléticas axiais e do sistema nervoso central (SNC)
- Contribui para a formação dos discos intervertebrais localizados entre corpos vertebrais adjacentes.

Inicialmente, o **processo notocordal** se alonga por invaginação das células da fosseta primitiva. A fosseta primitiva se estende para o processo notocordal formando o **canal notocordal** (Figura 4.8C). O processo notocordal se torna um tubo celular que se estende cranialmente a partir do nó primitivo até a placa precordal (Figuras 4.6 e 4.8A a D). Em seguida, o assoalho do processo notocordal se funde com o endoderma embrionário subjacente (Figura 4.8E). Essas camadas fusionadas degeneram gradualmente, resultando na formação de aberturas no assoalho do processo notocordal, o que coloca o canal notocordal em comunicação com a vesícula umbilical (Figura 4.9B). Conforme essas aberturas se tornam confluentes, o assoalho do canal notocordal desaparece (Figura 4.9C) e o restante do processo notocordal forma a **placa notocordal** achatada e sulcada (Figura 4.98D). Começando na extremidade cranial do embrião, as células da placa notocordal proliferam e se dobram, formando a **notocorda** (Figura 4.9F e G). A parte proximal do canal notocordal persiste temporariamente como o **canal neuroentérico** (Figura 4.9C e E), formando uma comunicação transitória entre a cavidade amniótica e a vesícula umbilical. Quando o desenvolvimento da notocorda está completo, o *canal neuroentérico normalmente é obliterado.*

A notocorda se destaca do endoderma da vesícula umbilical, que volta a ser uma camada contínua (ver Figura 4.9G).

A notocorda se estende da membrana bucofaríngea até o nó primitivo (ver Figura 4.6B e D). A notocorda degenera conforme os corpos vertebrais se formam, mas pequenas porções persistem como *núcleo pulposo* de cada disco intervertebral (ver Capítulo 14).

A notocorda funciona como o indutor primário (centro de sinalização) no embrião inicial. A notocorda em desenvolvimento induz o ectoderma embrionário sobreposto a se espessar e formar a **placa neural** (ver Figura 4.9C), o primórdio do SNC.

Alantoide

A alantoide aparece aproximadamente no 16º dia como um pequeno divertículo (evaginação) da parede caudal da vesícula umbilical, que se estende para o pedículo de conexão (ver Figuras 4.8B, C e E, e 4.9B). A alantoide permanece muito pequena, mas o mesoderma da alantoide se expande sob o

Resquícios de tecido notocordal

Tanto tumores benignos quanto malignos (**cordomas**) podem se formar a partir de resquícios de tecido notocordal. Aproximadamente um terço dos cordomas ocorre na base do crânio e se estende para a nasofaringe. Os cordomas crescem lentamente e as formas malignas infiltram o osso adjacente.

Cistos alantoicos

Os cistos alantoicos, resquícios da parte extraembrionária da alantoide, são geralmente encontrados entre os vasos umbilicais fetais e podem ser detectados por ultrassonografia. São mais frequentemente detectados na parte proximal do cordão umbilical, próximo à sua inserção na parede anterior do abdome. Os cistos são, geralmente, assintomáticos até a infância ou adolescência, quando podem se tornar infectados e inflamados.

cório e forma os vasos sanguíneos que servirão à placenta. A parte proximal do divertículo da alantoide original persiste durante a maior parte do desenvolvimento como um pedículo, o **úraco**, que se estende da bexiga até a região umbilical (ver Capítulo 12). O úraco é representado nos adultos pelo **ligamento umbilical mediano**. Os vasos sanguíneos da alantoide tornam-se as **artérias umbilicais** (ver Figura 4.13). A parte intraembrionária das veias umbilicais tem origem distinta.

Neurulação: formação do tubo neural

Os processos envolvidos na formação da placa neural e das pregas neurais e no fechamento das pregas para formar o tubo neural constituem a **neurulação**. A neurulação está completa ao final da 4ª semana, quando ocorre o fechamento do **neuróporo caudal** (ver Capítulo 5, Figura 5.9A e B).

Placa neural e tubo neural

À medida que se desenvolve, a notocorda induz o ectoderma embrionário sobrejacente, localizado na linha média ou adjacente a ela, a se espessar e formar uma **placa neural** alongada de células epiteliais espessas (ver Figura 4.8C e D). O neuroectoderma da placa dá origem ao **SNC**, ao encéfalo e à medula espinal. O **neuroectoderma** também origina várias outras estruturas, como a retina. Inicialmente, a placa neural corresponde em comprimento à notocorda subjacente. Ela surge rostralmente ao nó primitivo e dorsalmente à notocorda e ao mesoderma adjacente a ela (ver Figura 4.6B). Conforme a notocorda se alonga, a placa neural se alarga e acaba se estendendo cranialmente até a **membrana bucofaríngea** (ver Figuras 4.6C e 4.9C). Por fim, a placa neural se estende além da notocorda.

Aproximadamente no 18º dia, a placa neural invagina ao longo do seu eixo central para formar o sulco neural mediano longitudinal, com as pregas neurais em ambos os lados (Figura 4.9G). As pregas neurais se tornam particularmente proeminentes na extremidade cranial do embrião e são o primeiro sinal do desenvolvimento do encéfalo. Ao final da 3ª semana, as pregas neurais se movem e fusionam, transformando a placa neural em tubo neural, o primórdio das vesículas encefálicas e da medula espinal (Figuras 4.10 e 4.11). O tubo neural se separa do ectoderma superficial quando as pregas neurais se fundem.

As células da crista neural sofrem uma transição de epiteliais para mesenquimais e migram à medida que as pregas neurais se encontram e as margens livres do ectoderma de superfície (ectoderma não neural) se fundem, de modo que essa camada se torna contínua sobre o tubo neural e no dorso do embrião (ver Figura 4.11E e F). Em seguida, o ectoderma superficial se diferencia na epiderme. *A neurulação se completa durante a 4ª semana.* A formação do tubo neural é um processo celular complexo e multifatorial que envolve uma cascata de mecanismos moleculares e fatores extrínsecos (ver Capítulo 17).

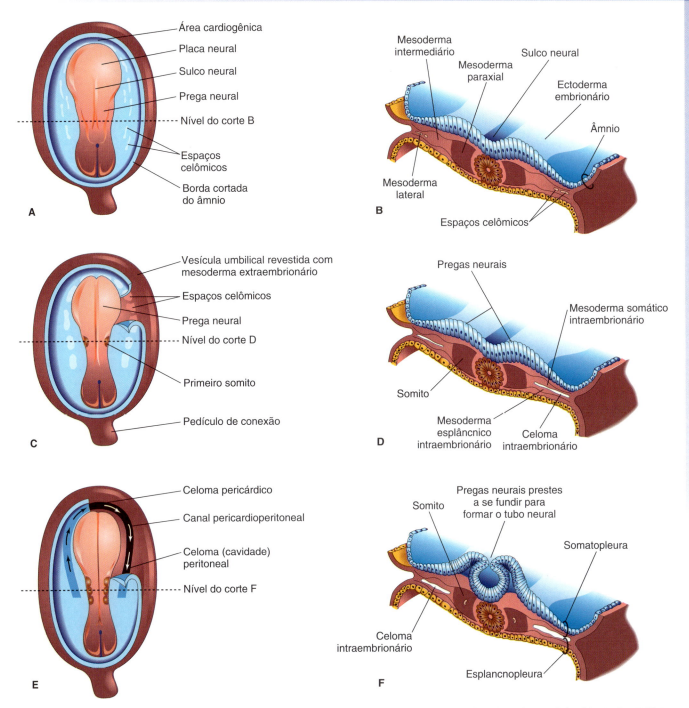

Figura 4.10 Desenhos de embriões de 19 a 21 dias ilustrando o desenvolvimento dos somitos e do celoma intraembrionário. **A, C** e **E.** Vistas dorsais do embrião, exposto pela remoção do âmnio. **B, D** e **F.** Cortes transversais do disco embrionário trilaminar nos níveis mostrados. **A.** Embrião pré-somítico de aproximadamente 18 dias. **C.** Embrião de aproximadamente 20 dias mostrando o primeiro par de somitos. Parte da somatopleura à direita foi removida para mostrar os espaços celômicos no mesoderma lateral. **E.** Embrião com três pares de somitos (aproximadamente 21 dias) mostrando o celoma intraembrionário em forma de ferradura, exposto à direita pela remoção de parte da somatopleura.

Formação da crista neural

À medida que as pregas neurais se fundem para formar o **tubo neural**, algumas células neuroectodérmicas situadas ao longo da margem interna de cada prega neural perdem suas afinidades epiteliais e inserções em células vizinhas (ver Figura 4.11). Conforme o tubo neural se separa do ectoderma superficial, as *células da crista neural* formam massa achatada irregular, a **crista neural**, entre o tubo neural e o ectoderma superficial sobrejacente (ver Figura 4.11E). *A sinalização por Wnt/β-catenina ativa*

o gene homeobox GBX2 *e é fundamental para o desenvolvimento da crista neural.*

A crista neural logo se divide em partes direita e esquerda, e estas se deslocam para as faces dorsolaterais do tubo neural; nesse local dão origem aos gânglios sensoriais dos nervos espinais e cranianos. Em seguida, as células da crista neural se movem tanto para dentro quanto sobre a superfície dos somitos. Embora essas células sejam difíceis de identificar, técnicas de traçadores especiais revelaram que as células da crista neural se disseminam amplamente, mas, em geral, ao longo de vias

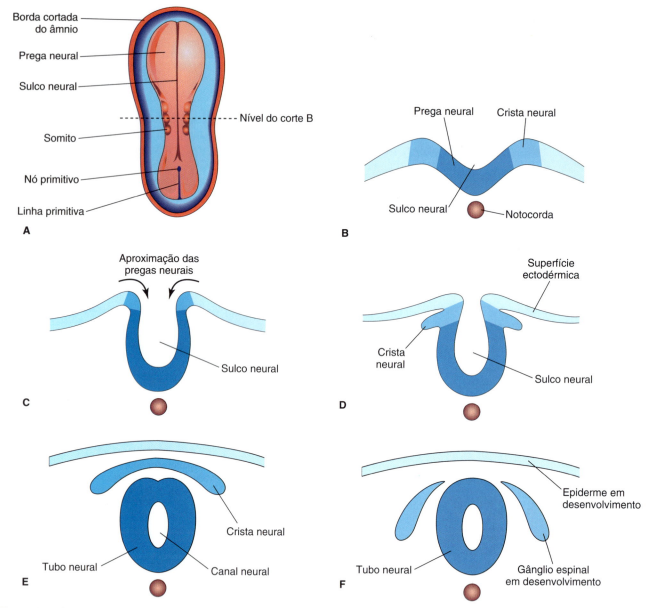

Figura 4.11 A a F. Desenhos esquemáticos de cortes transversais de embriões progressivamente mais desenvolvidos, ilustrando a formação do sulco neural, das pregas neurais, do tubo neural e da crista neural. **A.** Vista dorsal de um embrião de aproximadamente 21 dias.

predefinidas. *A diferenciação e a migração das células da crista neural são reguladas por interações moleculares de genes específicos (p. ex.,* FOXD3, SNAIL2, SOX9 *e* SOX10*), moléculas de sinalização e fatores de transcrição.*

As células da crista neural dão origem aos gânglios espinais (gânglios da raiz dorsal) e aos gânglios do sistema nervoso autônomo. Os gânglios dos nervos cranianos V, VII, IX e X também são parcialmente derivados das células da crista neural. Além de formar as células ganglionares, as células da crista neural formam as bainhas de neurilema dos nervos periféricos e contribuem para a formação das **leptomeninges**, a aracnoide-máter e a pia-máter (ver Capítulo 17, Figura 17.10). As células da crista neural também contribuem para a formação das células pigmentares, da medula da glândula suprarrenal e muitos outros tecidos e órgãos.

Estudos laboratoriais indicam que interações celulares no epitélio de superfície e entre ele e o mesoderma subjacente são necessárias para estabelecer os limites da placa neural e especificar os locais onde ocorrerá a transformação epiteliomesenquimal. *Essas interações são mediadas pelas proteínas morfogenéticas ósseas e pelos sistemas de sinalização Wnt, Notch e FGF. Moléculas como as efrinas também são importantes para orientar*

Defeitos congênitos resultantes de neurulação anormal

Uma vez que a placa neural, o primórdio do SNC, surge durante a 3ª semana e dá origem às pregas neurais e ao início do tubo neural, alterações na neurulação podem resultar em graves defeitos congênitos do encéfalo e da medula espinal (ver Capítulo 17). Os **defeitos do tubo neural** estão entre as anomalias congênitas mais comuns (ver Capítulo 17, Figura 17.12). As evidências disponíveis sugerem que o distúrbio primário (p. ex., uma substância teratogênica; ver Capítulo 20) afeta os destinos celulares, a adesão celular e o mecanismo de fechamento do tubo neural. Isso resulta na falha das pregas neurais em fundir-se e formar tubo neural.

os fluxos específicos da migração das células da crista neural. Muitas doenças humanas resultam de defeitos na migração e/ou diferenciação das células da crista neural.

Desenvolvimento dos somitos

5

Além da notocorda, as células derivadas do nó primitivo formam o **mesoderma paraxial** (ver Figuras 4.10B e 4.11A). Próximo ao nó primitivo, essa população celular aparece como uma coluna de células espessa e longitudinal (ver Figuras 4.9G e 4.10B). Cada coluna é contínua lateralmente com o **mesoderma intermediário**, que gradualmente se estreita em uma camada de mesoderma lateral. O **mesoderma lateral** é contínuo com o mesoderma extraembrionário que reveste a vesícula umbilical e o âmnio. Próximo ao fim da 3ª semana, o mesoderma paraxial se diferencia, condensa e começa a se dividir em corpos cuboides pareados, os **somitos**, que se formam em sequência craniocaudal.

Esses blocos de mesoderma estão localizados em cada lado do tubo neural em desenvolvimento (ver Figura 4.10C a F). Entre aproximadamente o 26º dia e o 32º dia, 38 a 39 pares de somitos se desenvolvem – o *período somítico do desenvolvimento humano.* O tamanho e o formato dos somitos são determinados pelas interações celulares. Ao final da 5ª semana existem 42 a 44 pares de somitos. Os somitos formam elevações bem definidas na superfície do embrião e são um pouco triangulares em cortes transversais (ver Figura 4.11A a F). Como os somitos são muito proeminentes durante a 4ª e a 5ª semanas, eles são utilizados como um dos vários critérios para a determinação da idade do embrião (ver Capítulo 5, Tabela 5.1).

Os somitos surgem primeiro na futura região occipital da cabeça do embrião (ver Figura 4.10C a F). Eles logo se desenvolvem craniocaudalmente e dão origem à maior parte do **esqueleto axial** e à musculatura associada, assim como à derme da pele adjacente. O primeiro par de somitos aparece a uma pequena distância caudal ao local de formação do placoide ótico (ver Figura 4.10C). Os axônios motores da medula espinal inervam as células musculares nos somitos, um processo que exige correta orientação dos axônios da medula espinal para as células-alvo apropriadas.

A formação dos somitos a partir do mesoderma paraxial envolve a expressão dos genes das vias WNT, FGF *e* NOTCH *(via de sinalização Notch), dos genes* HOX *e outros fatores de sinalização. Além disso, a formação dos somitos a partir do mesoderma paraxial é precedida pela expressão de fatores de transcrição* forkhead *FoxC1 e FoxC2, e o padrão segmentar craniocaudal dos somitos é regulado pela via de sinalização Delta-Notch. Um oscilador ou relógio molecular foi proposto como mecanismo responsável pelo sequenciamento ordenado dos somitos. Tbx6, um membro da família do gene T-box, desempenha importante papel na somitogênese.*

Desenvolvimento do celoma intraembrionário

6

O primórdio do celoma intraembrionário (cavidade do corpo do embrião) aparece como **espaços celômicos** isolados no mesoderma intraembrionário lateral e no mesoderma cardiogênico (ver Figura 4.10A e C). Esses espaços logo coalescem para formar uma única cavidade em formato de ferradura, o **celoma intraembrionário** (ver Figura 4.10D e E), que divide o mesoderma lateral em duas camadas:

- Uma camada somática ou parietal de mesoderma lateral localizado abaixo do epitélio ectodérmico, que é contínuo com o mesoderma extraembrionário que reveste o âmnio

- Uma camada esplâncnica ou visceral de mesoderma lateral localizado adjacente ao endoderma, que é contínuo com o mesoderma extraembrionário que recobre a vesícula umbilical.

O **mesoderma somático** e o ectoderma embrionário sobrejacente formam a parede do corpo do embrião, ou **somatopleura** (ver Figura 4.10F), enquanto o **mesoderma esplâncnico** e o endoderma embrionário subjacente formam o intestino embrionário, ou **esplancnopleura**. Durante o segundo mês, o celoma intraembrionário se divide em três cavidades corporais: **cavidade pericárdica**, **cavidades pleurais** e **cavidade peritoneal**. Para uma descrição dessas divisões do celoma intraembrionário, ver Capítulo 8.

Desenvolvimento inicial do sistema cardiovascular

Ao fim da 2ª semana, a nutrição do embrião é obtida do sangue materno pela difusão através do celoma extraembrionário e da vesícula umbilical. No início da 3ª semana, a formação dos vasos sanguíneos começa no mesoderma extraembrionário da vesícula umbilical, do pedículo de conexão e do cório (Figura 4.12). Os **vasos sanguíneos embrionários** começam a se desenvolver aproximadamente 2 dias depois. A formação inicial do sistema cardiovascular está relacionada com a demanda urgente por vasos sanguíneos para trazer oxigênio e nutrientes para o embrião a partir da circulação materna através da placenta. Durante a 3ª semana, desenvolve-se uma circulação uteroplacentária primordial (Figura 4.13).

Vasculogênese e angiogênese

A formação do sistema vascular embrionário envolve dois processos, a vasculogênese e a angiogênese. A **vasculogênese** é a formação de novos canais vasculares pela união de precursores celulares individuais (**angioblastos**). A **angiogênese** é a formação de novos vasos por brotamento e ramificação de vasos preexistentes. A formação de vasos sanguíneos no embrião e nas membranas extraembrionárias, durante a 3ª semana (ver Figura 4.12), começa quando as células mesenquimais se diferenciam em precursores das células endoteliais, ou angioblastos (células formadoras de vasos). Os angioblastos se agregam e formam aglomerados celulares angiogênicos isolados, ou **ilhotas sanguíneas**, que estão associados à vesícula umbilical ou aos cordões endoteliais no embrião. Pequenas cavidades aparecem nas ilhotas sanguíneas e nos **cordões endoteliais** pela confluência de fendas intercelulares.

Os angioblastos se achatam e formam células endoteliais que se organizam ao redor das cavidades nas ilhotas sanguíneas para formar o endotélio. Muitas dessas cavidades revestidas por endotélio se fusionam e formam uma rede de canais endoteliais (vasculogênese). Outros vasos se estendem para áreas adjacentes por meio do brotamento endotelial (angiogênese) e se fundem com outros vasos, formando canais comunicantes. As células mesenquimais que circundam os **vasos sanguíneos endoteliais** primitivos se diferenciam nos elementos dos tecidos muscular e conjuntivo da parede dos vasos sanguíneos. A anastomose destes vasos sanguíneos primordiais é espacialmente regulada por Flt1 (VEGFR1).

As **células sanguíneas** se desenvolvem a partir de células endoteliais especializadas (epitélio hemangiogênico) dos vasos à medida que eles crescem na vesícula umbilical e na alantoide ao fim da 3ª semana (ver Figura 4.12E e F) e depois em locais especializados ao longo da aorta dorsal. Células sanguíneas

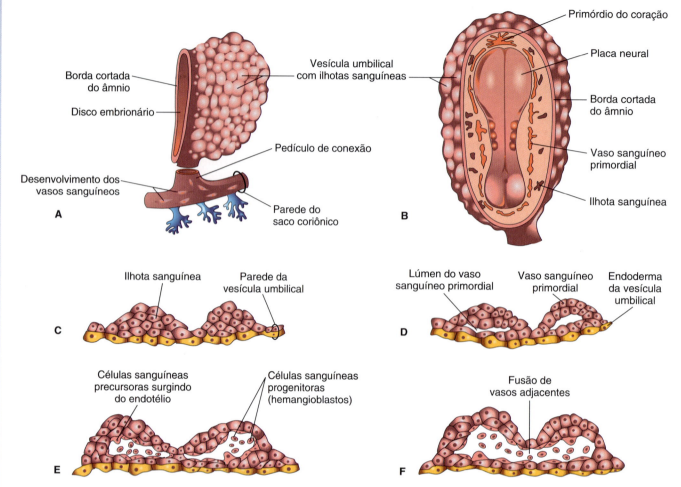

Figura 4.12 Estágios sucessivos no desenvolvimento do sangue e dos vasos sanguíneos. **A.** Vista lateral da vesícula umbilical e de parte do saco coriônico (aproximadamente 18 dias). **B.** Vista dorsal do embrião exposto pela remoção do âmnio (aproximadamente 20 dias). **C** a **F.** Cortes de ilhotas sanguíneas mostrando os estágios progressivos no desenvolvimento do sangue e dos vasos sanguíneos.

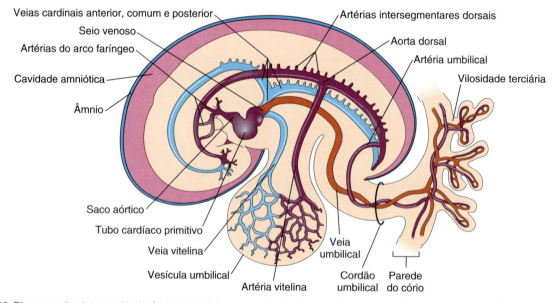

Figura 4.13 Diagrama do sistema circulatório primordial em um embrião de aproximadamente 21 dias, visto do lado esquerdo. Observe o estágio transitório dos pares de vasos simétricos. Cada tubo cardíaco continua, dorsalmente, com uma aorta dorsal que passa caudalmente. Os ramos da aorta são (1) artérias umbilicais que estabelecem conexões com os vasos do cório, (2) artérias vitelinas para a vesícula umbilical, e (3) artérias dorsais intersegmentares para o corpo do embrião. Os vasos na vesícula umbilical formam um plexo vascular que é ligado aos tubos cardíacos pelas veias vitelinas. As veias cardinais retornam o sangue do corpo do embrião. A veia umbilical transporta sangue oxigenado e nutrientes a partir do cório, que fornece os nutrientes para o embrião. As artérias transportam sangue pobre em oxigênio e produtos residuais para as vilosidades coriônicas, que os transferem para o sangue da mãe.

progenitoras também se originam diretamente de células-tronco hematopoéticas. A **hematogênese** (formação do sangue) não começa no embrião até a 5ª semana; ocorre primeiro ao longo da aorta e, depois, em várias regiões do mesênquima embrionário, principalmente no fígado e no baço, na medula óssea e nos linfonodos. As hemácias fetais e adultas são derivadas de **células progenitoras hematopoéticas**.

Sistema circulatório primordial

O coração e os grandes vasos se formam a partir das células mesenquimais na **área cardiogênica** (ver Figuras 4.10A e 4.12B). Os canais longitudinais e pareados revestidos por células endoteliais, ou **tubos cardíacos endocárdicos**, desenvolvem-se durante a 3ª semana e se fundem para formar o **tubo cardíaco primordial** (ver Figura 4.13). O coração tubular se une aos vasos sanguíneos do embrião, do pedículo de conexão e da vesícula umbilical para formar o **sistema cardiovascular primordial**. Ao fim da 3ª semana, o sangue está circulando e *o coração começa a se contrair no 21º ou 22º dia*.

O sistema cardiovascular é o primeiro sistema de órgãos a alcançar um estado funcional. Os batimentos cardíacos embrionários podem ser detectados ao se realizar uma *ultrassonografia com Doppler* durante a 4ª semana, aproximadamente 6 semanas após a última menstruação normal (Figura 4.14).

Desenvolvimento das vilosidades coriônicas

Logo após o aparecimento das **vilosidades coriônicas primárias**, ao final da 2ª semana, elas começam a se ramificar. No início da 3ª semana, o mesênquima cresce para dentro dessas vilosidades primárias, formando um cerne de tecido mesenquimal. Nesse estágio, as vilosidades, agora **vilosidades coriônicas secundárias**, revestem toda a superfície do saco coriônico (Figura 4.15A e B). Algumas células mesenquimais nas vilosidades logo se diferenciam em capilares e células sanguíneas (Figura 4.15C e D). As vilosidades são denominadas **vilosidades coriônicas terciárias** quando vasos sanguíneos são visíveis em seu interior.

Os capilares nas vilosidades coriônicas se fundem para formar **redes arteriocapilares**, que logo se tornam conectadas com o coração do embrião através dos vasos que se diferenciam no mesênquima do cório e do pedículo de conexão (ver Figura 4.13). Ao final da 3ª semana, o sangue do embrião começa a fluir lentamente através dos capilares das vilosidades coriônicas. O oxigênio e os nutrientes do sangue materno presentes no **espaço interviloso** se difundem através das paredes das vilosidades e entram no sangue do embrião (ver Figura 4.15C e D). O dióxido de carbono e as escórias metabólicas se difundem do sangue dos capilares fetais, através da parede das vilosidades coriônicas, para o sangue materno. Simultaneamente, as células citotrofoblásticas das vilosidades coriônicas proliferam e se estendem através do sinciciotrofoblasto, formando uma **capa citotrofoblástica** extravilosa (ver Figura 4.15C) que, gradativamente, envolve o saco coriônico e o fixa ao endométrio.

As vilosidades que se prendem aos tecidos maternos através da capa citotrofoblástica são as **vilosidades de ancoragem**. As vilosidades que crescem das laterais das vilosidades de ancoragem são denominadas **vilosidades coriônicas ramificadas**. É através das paredes das vilosidades ramificadas que ocorre a principal troca de material entre o sangue materno e do embrião. As vilosidades ramificadas (ver Capítulo 7, Figura 7.5) são banhadas por sangue materno do espaço interviloso, que é renovado continuamente (ver Figura 4.15C).

Crescimento anormal do trofoblasto

Algumas vezes, o embrião morre e as vilosidades coriônicas (Figura 4.15A) não completam seu desenvolvimento; isto é, não se tornam vascularizadas para formar as **vilosidades terciárias** (Figura 4.15C). Essas vilosidades em degeneração formam tumefações císticas, **molas hidatiformes**, que são semelhantes a cachos de uva (Figura 4.16). As molas exibem graus variáveis de proliferação trofoblástica e produzem quantidades excessivas de **gonadotrofina coriônica humana**. Algumas molas se desenvolvem após abortos espontâneos, e outras ocorrem após partos normais. Molas se desenvolvem em lesões trofoblásticas malignas, coriocarcinomas, em aproximadamente 3 a 5% dos casos.

Os **coriocarcinomas** invariavelmente metastatizam via corrente sanguínea para vários locais, tais como pulmões, vagina, fígado, ossos, intestino e encéfalo.

Os principais mecanismos para o desenvolvimento das **molas hidatiformes completas** são os seguintes:

- Fecundação de um oócito vazio (pronúcleo ausente ou inativo) por um espermatozoide, seguida pela duplicação (**mola monoespermática**)
- Fecundação de um oócito vazio por dois espermatozoides (**mola diespermática**).

A maioria das **molas hidatiformes completas** é monoespermática e a origem genética do DNA nuclear é paterna.

Uma **mola hidatiforme parcial** geralmente resulta da fecundação de um oócito normal por dois espermatozoides (**dispermia**).

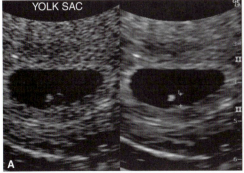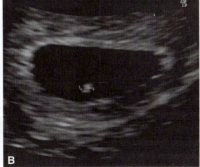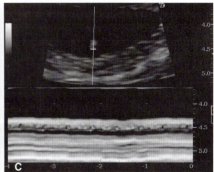

Figura 4.14 Ultrassonografia transvaginal de um embrião de 4 semanas. **A.** Vesícula umbilical secundária (*cursores*, 2 mm). **B.** Embrião brilhante (ecogênico) de 4 semanas (*cursores*, 2,4 mm). **C.** Atividade cardíaca de 116 bpm demonstrada com o modo de movimento. Os cursores foram usados para abranger dois batimentos. (Cortesia de E.A. Lyons, MD, Professor of Radiology, Obstetrics and Gynecology and of Anatomy, Health Sciences Centre University of Manitoba, Winnipeg, Manitoba, Canadá.)

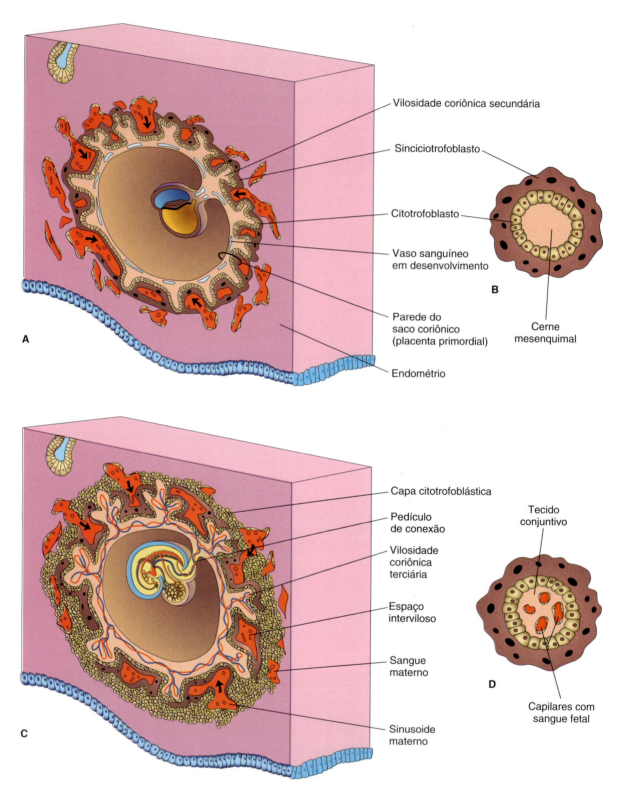

Figura 4.15 Desenvolvimento das vilosidades coriônicas secundárias em vilosidades coriônicas terciárias. A formação inicial da placenta também é mostrada. **A.** Corte sagital de um embrião (aproximadamente 16 dias). **B.** Corte de uma vilosidade coriônica secundária. **C.** Corte de um embrião implantado (aproximadamente 21 dias). **D.** Corte de uma vilosidade coriônica terciária. O sangue fetal nos capilares é separado do sangue materno que circunda as vilosidades pelo endotélio dos capilares, pelo tecido conjuntivo embrionário, pelo citotrofoblasto e pelo sinciciotrofoblasto.

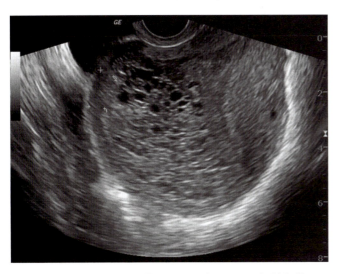

Figura 4.16 Ultrassonografia mostrando uma mola hidatiforme completa. Observe numerosos pequenos espaços císticos. Os aglomerados em "cachos de uvas" são um achado típico da gestação molar. (Cortesia do Dr. Maulik S. Patel e do Dr. Frank Gaillard, Radiopaedia.com.)

Resumo da terceira semana

- O **disco embrionário bilaminar** é convertido em um **disco embrionário trilaminar** durante a **gastrulação**. Essas alterações começam com o aparecimento da **linha primitiva**, que surge no início da 3ª semana como um espessamento do epiblasto na extremidade caudal do disco embrionário
- A **linha primitiva** resulta da migração de células do epiblasto para o plano mediano do disco. A invaginação das células epiblásticas a partir da linha primitiva dá origem às células mesenquimais que migram ventral, lateral e cranialmente entre o **epiblasto** e o **hipoblasto**
- Logo que a linha primitiva começa a produzir células mesenquimais, o epiblasto passa a ser conhecido como **ectoderma embrionário**. Algumas células do epiblasto deslocam o hipoblasto e formam o **endoderma embrionário**. As células mesenquimais produzidas pela linha primitiva logo se organizam em uma terceira camada germinativa, o **mesoderma intraembrionário** (**embrionário**), ocupando a área entre o antigo hipoblasto e as células do epiblasto. As células do mesoderma migram para as bordas do disco embrionário, onde se unem ao **mesoderma extraembrionário** que reveste o âmnio e a vesícula umbilical
- Ao fim da 3ª semana, o embrião é um disco embrionário ovoide achatado (Figura 4.3H). Existe mesoderma entre o ectoderma e o endoderma do disco em toda a sua extensão, exceto na **membrana bucofaríngea**, no plano mediano ocupado pela notocorda, e na **membrana cloacal** (Figura 4.9E)
- No início da 3ª semana, as células mesenquimais da linha primitiva formam o **processo notocordal**, entre o ectoderma e o endoderma embrionários. O processo notocordal se estende do nó primitivo até a **placa precordal**. Formam-se aberturas no assoalho do **canal notocordal**, que logo coalescem, formando a **placa notocordal**. Essa placa se invagina para formar a **notocorda**, o eixo primitivo do embrião ao redor do qual se forma o esqueleto axial (p. ex., a coluna vertebral)
- A **placa neural** aparece como um espessamento do ectoderma embrionário, induzido pela notocorda em desenvolvimento. Um **sulco neural longitudinal** se desenvolve na

placa neural, e é margeado pelas **pregas neurais**. A fusão das pregas neurais forma o **tubo neural**, o primórdio do **SNC** (Figuras 4.10A e 4.11)
- À medida que as pregas neurais se fusionam para formar o tubo neural, as células neuroectodérmicas formam a **crista neural** entre o ectoderma superficial e o tubo neural
- O mesoderma de cada lado da notocorda se condensa para formar colunas longitudinais de mesoderma paraxial, que, até o fim da 3ª semana, dão origem aos **somitos**
- O **celoma** (cavidade) no embrião surge como espaços isolados no mesoderma lateral e no mesoderma cardiogênico. As **vesículas celômicas** em seguida coalescem, formando uma única cavidade, em formato de ferradura, que, posteriormente, dá origem às **cavidades do corpo** (Figura 4.10E)
- Os **vasos sanguíneos** aparecem primeiro na parede da vesícula umbilical, da alantoide e do cório. Eles se desenvolvem no interior do embrião logo em seguida. As hemácias fetais se desenvolvem a partir de precursores hematopoéticos diferentes
- O **coração primordial** é representado pelos **tubos cardíacos endocárdicos pareados**. Ao fim da 3ª semana, os tubos cardíacos se fundiram, formando um **coração tubular**, que está conectado aos vasos sanguíneos no embrião, na vesícula umbilical, no cório e no pedículo de conexão, formando um **sistema circulatório primordial** (Figura 4.13)
- As **vilosidades coriônicas primárias** se tornam **vilosidades coriônicas secundárias** quando adquirem cernes mesenquimais. Antes do fim da 3ª semana, ocorre o desenvolvimento de capilares nas vilosidades coriônicas secundárias, transformando-as em **vilosidades coriônicas terciárias** (Figura 4.15C). As extensões citotrofoblásticas das vilosidades-tronco se unem para formar uma **capa citotrofoblástica** que ancora o saco coriônico no endométrio.

Questões clínicas

Caso 4.1

Uma mulher de 30 anos de idade engravidou 2 meses após interromper a utilização de contraceptivos orais. Aproximadamente 3 semanas depois, ela teve um aborto espontâneo.

- Como os hormônios desses contraceptivos influenciam os ciclos ovariano e menstrual?
- O que poderia ter causado o aborto espontâneo?

Caso 4.2

Uma mulher de 25 anos de idade, com história de ciclos menstruais regulares, relata 5 dias de atraso na menstruação. Uma evacuação do útero foi realizada. O tecido removido foi examinado à procura de evidências de gravidez.

- Um radioimunoensaio de alta sensibilidade detectaria gravidez nesse estágio inicial?
- Que achados clínicos indicariam gravidez em estágio inicial?
- Qual seria a idade do concepto?

Caso 4.3

Uma mulher com amenorreia estava preocupada se uma taça de vinho que ela consumira na semana anterior poderia prejudicar o embrião.

- Que sistemas de órgãos importantes começam a se desenvolver durante a 3ª semana?

- Qual anomalia congênita grave poderia resultar de fatores teratogênicos (ver Capítulo 20) que atuam durante esse período do desenvolvimento?
- Quais informações você poderia discutir com a paciente?

Caso 4.4

Uma recém-nascida apresenta um grande tumor situado entre o ânus e o sacro. O diagnóstico de teratoma sacrococcígeo foi feito, e a massa foi removida cirurgicamente.

- Qual é a provável origem embrionária desse tumor?
- Explique por que esses tumores contêm frequentemente vários tipos de tecidos derivados das três camadas germinativas.

Caso 4.5

Uma mulher com história de abortos precoces espontâneos fez uma ultrassonografia para determinar se o embrião ainda estava implantado.

- A ultrassonografia é útil na avaliação da gravidez durante a 3ª semana? Caso seja, qual técnica ultrassonográfica especial precisa ser usada?
- Que estruturas podem ser reconhecidas?
- Se um teste de gravidez for negativo, é correto presumir que a mulher não está grávida? Explique
- Poderia haver uma gravidez extrauterina?

A discussão dessas questões é apresentada no Apêndice, na parte final deste livro.

Bibliografia e leitura sugerida

Applebaum M, Kalcheim C: Mechanisms of myogenic specification and patterning, *Results Probl Cell Differ* 56:77, 2015.

Betz C, Lenard A, Belting H-G, et al: Cell behaviors and dynamics during angiogenesis, *Development* 143:2249, 2016.

De Val S: Key transcriptional regulators of early vascular development, *Arterioscler Thromb Vasc Biol* 31:1469, 2011.

Dias AS, de Almeida I, Belmonte JM: Somites without a clock, *Science* 343:791, 2014.

Downs KM: The enigmatic primitive streak: prevailing notions and challenges concerning the body axis of mammals, *Bioessays* 31:892, 2009.

Gasser RF: Evidence that some events of mammalian embryogenesis can result from differential growth, making migration unnecessary, *Anat Rec B New Anat* 289B:53, 2006.

Gucciardo L, Uyttebroek A, De Wever I, et al: Prenatal assessment and management of sacrococcygeal teratoma, *Prenat Diagn* 31:678, 2011.

Hall BK: *Bones and cartilage: developmental skeletal biology*, ed 2, Philadelphia, 2015, Elsevier.

Jagannathan-Bogdan M, Zon LI: Hematopoiesis, *Development* 140:2463, 2013.

Kalcheim C: Epithelial-mesenchymal transitions during neural crest and somite development, *J Clin Med* 5(1):E1, 2015.

Liu W, Komiya Y, Mezzacappa C, et al: MIM regulates vertebrate neural tube closure, *Development* 138:2035, 2011.

Mayor R, Theveneau E: The neural crest, *Development* 140:2247, 2013.

Mekonen HK, Hikspoors JP, Mommen G, et al: Development of the ventral body wall in the human embryo, *J Anat* 227:673, 2016.

Nesmith JE, Chappell JC, Cluceru JG, et al: Blood vessel anastomosis is spatially regulated by fit1 during angiogenesis, *Development* 144:889, 2017.

Payumo AY, McQuade LE, Walker WJ, et al: Tbx16 regulates *HOX* gene activation in mesodermal progenitor cells, *Nat Chem Biol* 12:694, 2016.

Piccolo S: Developmental biology: mechanics in the embryo, *Nature* 504:223, 2013.

Ramesh T, Nagula SV, Tardieu GG, et al: Update on the notochord including its embryology, molecular development, and pathology: a primer for the clinician, *Cureus* 9(4):e1137, 2017.

Savage P: Gestational trophoblastic disease. In Magowan BA, Owen P, Thomson A, editors: *Clinical obstetrics and gynaecology*, ed 3, Philadelphia, 2014, Saunders.

Slack JMW: *Essential developmental biology*, ed 3, Oxford, 2012, Blackwell.

Tovar JA: The neural crest in pediatric surgery, *J Pediatr Surg* 42:915, 2007.

Weiss G, Sundl M, Glasner A, et al: The trophoblast plug during early pregnancy: a deeper insight, *Histochem Cell Biol* 146:749, 2016.

Zorn AM, Wells JM: Vertebrate endoderm development and organ formation, *Annu Rev Cell Dev Biol* 25:221, 2009.

Da Quarta à Oitava Semana do Desenvolvimento Humano

Todas as principais estruturas internas e externas são estabelecidas durante a 4ª e a 8ª semanas. Ao final do período embrionário, os principais sistemas de órgãos iniciaram seu desenvolvimento. À medida que os tecidos e órgãos se constituem, a forma do embrião muda e, ao fim deste período, o aspecto do embrião é nitidamente humano. Uma vez que os tecidos e órgãos estão rapidamente se diferenciando, a exposição dos embriões a teratógenos durante esse período pode causar anomalias congênitas importantes. **Teratógenos** são agentes (como alguns medicamentos/drogas e vírus) que provocam ou aumentam a incidência de anomalias congênitas importantes (ver Capítulo 20).

Fases do desenvolvimento embrionário

O desenvolvimento humano é dividido em três fases que, de certa forma, estão inter-relacionadas:

- A primeira fase é a de **crescimento**, que envolve divisão celular e elaboração de produtos celulares
- A segunda fase é a **morfogênese**, desenvolvimento da forma, do tamanho e de outras características de um órgão específico ou de parte de todo o corpo. A morfogênese é um processo molecular complexo, controlado pela expressão e regulação de genes específicos em uma sequência ordenada. Mudanças no destino celular, na forma da célula e no movimento celular permitem que as células interajam umas com as outras durante a formação dos tecidos e dos órgãos
- A terceira fase é a **diferenciação**, durante a qual as células são organizadas em um padrão preciso de tecidos e de órgãos capazes de executar funções especializadas.

▶ Dobramento do embrião

Um evento significativo no estabelecimento da forma do corpo é o dobramento do disco embrionário trilaminar plano em um embrião ligeiramente cilíndrico (Figura 5.1). O dobramento ocorre nos planos mediano e horizontal e resulta do crescimento rápido do embrião. A velocidade do crescimento das laterais do disco embrionário não acompanha o crescimento do eixo maior do embrião, que aumenta rapidamente o seu comprimento. O dobramento das extremidades cranial e caudal e o dobramento lateral ocorrem ao mesmo tempo. Concomitantemente, existe uma constrição relativa na junção do embrião com a vesícula umbilical.

Dobramento do embrião no plano mediano

O dobramento das extremidades do embrião produz as **pregas cefálica e caudal**, que resultam na movimentação das regiões cranial e caudal ventralmente, enquanto o embrião se alonga cranial e caudalmente (ver Figura $5.1A_2$ a D_2).

Prega cefálica

No início da 4ª semana, as pregas neurais na região cranial formam o **primórdio do encéfalo** (ver Figura $5.1A_2$ a B_2). Inicialmente, o encéfalo em desenvolvimento se projeta dorsalmente para a cavidade amniótica, a cavidade cheia de líquido no interior do âmnio (a membrana mais interna ao redor do embrião). A cavidade amniótica contém o líquido amniótico e o embrião. Posteriormente, o prosencéfalo em desenvolvimento cresce cranialmente para além da **membrana bucofaríngea** e sobre o coração em desenvolvimento (Figura 5.2B e C). Ao mesmo tempo, o **septo transverso**, o coração primitivo, o celoma pericárdico e a membrana bucofaríngea se deslocam para a superfície ventral do embrião. Durante o dobramento, parte do endoderma da vesícula umbilical é incorporada ao embrião como o **intestino anterior** (primórdio de faringe, esôfago e sistema respiratório inferior) (Figura 5.2C e ver Capítulo 11). O intestino anterior localiza-se entre o prosencéfalo e o coração primitivo, e a **membrana bucofaríngea** separa o intestino anterior do **estomodeu**, a boca primitiva (Figuras 5.2C e 5.3B).

Após o dobramento da cabeça, o **septo transverso** localiza-se caudal ao coração, onde posteriormente se torna o **tendão central do diafragma**, a separação entre a cavidade abdominal e a torácica (ver Figura 5.3B e Capítulo 8). A prega cefálica também afeta o arranjo do **celoma embrionário** (primórdio da cavidade corporal). Antes do dobramento, o celoma consiste em uma cavidade achatada em formato de ferradura (ver Figura $5.1A_1$).

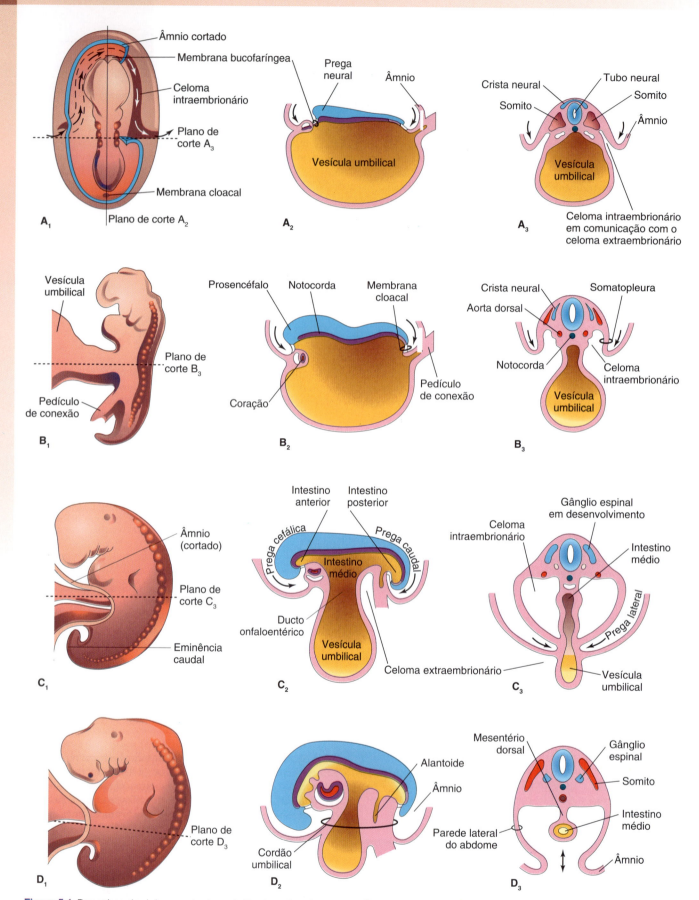

Figura 5.1 Desenhos do dobramento do embrião durante a 4ª semana. **A₁.** Vista dorsal de um embrião no início da 4ª semana. Três pares de somitos são visíveis. A continuidade do celoma intraembrionário com o celoma extraembrionário é ilustrada no lado direito pela remoção de parte do ectoderma e do mesoderma do embrião. **B₁**, **C₁** e **D₁.** Vistas laterais de um embrião com 22, 26 e 28 dias, respectivamente. **A₂** a **D₂.** Cortes sagitais do plano mostrado em **A₁.** **A₃** a **D₃.** Cortes transversais dos níveis indicados em **A₁** a **D₁.**

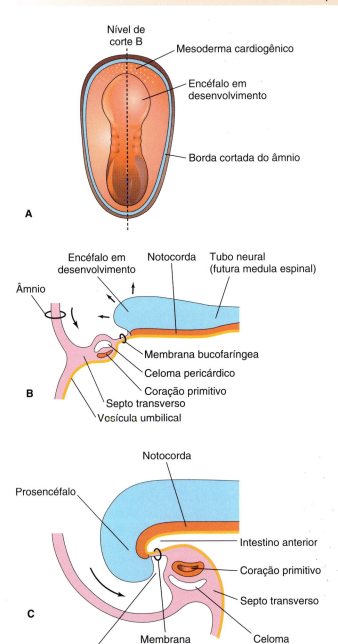

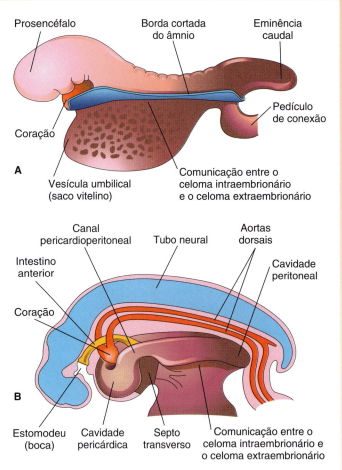

Figura 5.3 Desenhos do efeito da prega cefálica no celoma intraembrionário. **A.** Vista lateral de um embrião (24 a 25 dias) durante o dobramento, mostrando o prosencéfalo grande, a posição ventral do coração e a comunicação entre as partes intra e extraembrionárias do celoma. **B.** Desenho esquemático de um embrião (26 a 27 dias) após o dobramento, mostrando a cavidade pericárdica ventralmente, o canal pericardioperitoneal percorrendo dorsalmente cada lado do intestino anterior e o celoma intraembrionário em comunicação com o celoma extraembrionário.

Figura 5.2 Dobramento da extremidade cranial do embrião. **A.** Vista dorsal do embrião de 21 dias. **B.** Corte sagital da parte cranial do embrião mostrada no plano em **A.** Observe o deslocamento ventral do coração em **B** e **C. C.** Corte sagital de um embrião com 26 dias. Note que o septo transverso, o coração primitivo, o celoma pericárdico e a membrana bucofaríngea se deslocaram para a superfície ventral do embrião. Observe também que parte da vesícula umbilical é incorporada ao embrião, formando o intestino anterior.

Após o dobramento, o **celoma pericárdico** situa-se ventral ao coração e cranial ao septo transverso (ver Figura 5.2B e C). Neste estágio, o **celoma intraembrionário** se comunica amplamente, em ambos os lados, com o **celoma extraembrionário** (ver Figuras 5.1A₃ e 5.3A e B).

Prega caudal

O dobramento da extremidade caudal do embrião resulta principalmente do crescimento da parte distal do tubo neural, o primórdio da medula espinal (Figura 5.4A e B). À medida que o embrião cresce, a **eminência caudal** (região da cauda)

se projeta sobre a **membrana cloacal**, o futuro local do ânus (ver Figuras 5.3A e 5.4B). Durante o dobramento, parte da camada germinativa endodérmica é incorporada ao embrião como o **intestino posterior**, que originará o cólon e o reto (Figura 5.4B).

A parte terminal do intestino posterior logo se dilata levemente para formar a **cloaca**: bexiga urinária e reto rudimentares (ver Figura 5.4B e Capítulos 11 e 12). Antes do dobramento, a linha primitiva situa-se cranial à membrana cloacal (ver Figura 5.4A); após o dobramento, ela se situa caudal a esta (ver Figura 5.4B). O pedículo de conexão (primórdio do cordão umbilical) está agora ligado à superfície ventral do embrião (ver Figura 5.4A), e a alantoide, ou divertículo da vesícula umbilical, é parcialmente incorporada ao embrião (ver Figura 5.4A e B).

Dobramento do embrião no plano horizontal

O dobramento lateral do embrião em desenvolvimento produz as **pregas laterais** direita e esquerda (ver Figura 5.1A₃ a D₃). O dobramento lateral é resultado do rápido crescimento da medula espinal e dos somitos. Os primórdios da parede abdominal ventrolateral dobram-se em direção ao plano mediano, deslocando as bordas do **disco embrionário** ventralmente e

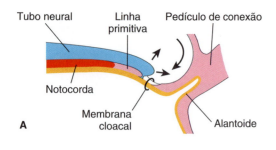

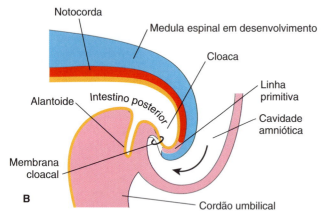

Figura 5.4 Dobramento da extremidade caudal do embrião. **A.** Corte sagital da parte caudal do embrião no início da 4ª semana. **B.** Corte similar, ao fim da 4ª semana. Note que parte da vesícula umbilical é incorporada ao embrião como intestino posterior e que a parte terminal do intestino posterior apresenta-se dilatada, formando a cloaca. Observe também a mudança na posição da linha primitiva, da alantoide, da membrana cloacal e do pedículo de conexão.

formando um embrião grosseiramente cilíndrico (Figura 5.6A). À medida que a **parede abdominal** se forma, parte da camada germinativa endodérmica é incorporada ao embrião como o **intestino médio**, o primórdio do intestino delgado (ver Figura 5.1C₂ e Capítulo 11).

Inicialmente, existe uma ampla comunicação entre o intestino médio e a vesícula umbilical (ver Figura 5.1A₂); entretanto, após o dobramento lateral, a comunicação é reduzida, formando o **ducto onfaloentérico** (ver Figura 5.1C₂). A região de ligação do âmnio à superfície ventral do embrião é também reduzida a uma região umbilical relativamente estreita (ver Figura 5.1D₂ e D₃). Visto que o **cordão umbilical** se forma a partir do pedículo de conexão (ver Figura 5.1B₂ e D₂), a fusão ventral das pregas laterais reduz a região de comunicação entre as cavidades celômicas intraembrionária e extraembrionária (ver Figura 5.1C₂). Com a expansão da cavidade amniótica e obliteração da maior parte do celoma extraembrionário, o âmnio forma o revestimento epitelial do cordão umbilical (ver Figura 5.1D₂).

Derivados das camadas germinativas

As três camadas germinativas (ectoderma, mesoderma e endoderma) formadas durante a gastrulação (Figura 5.5) dão origem aos primórdios de todos os tecidos e órgãos. A especificidade das camadas germinativas, entretanto, não é rigidamente fixa. As células de cada camada germinativa se dividem, migram, se agregam e diferenciam em padrões enquanto formam os diversos sistemas de órgãos. Os principais derivados das camadas germinativas são os seguintes (ver Figura 5.5):

- O **ectoderma** dá origem ao sistema nervoso central; ao sistema nervoso periférico; aos epitélios sensoriais dos olhos, das orelhas e do nariz; à epiderme e seus anexos (cabelos e unhas); às glândulas mamárias; à hipófise; às glândulas subcutâneas e ao esmalte dos dentes. As **células da crista neural**, derivadas do **neuroectoderma**, a região central do ectoderma inicial, originam ou participam da formação de muitos tipos celulares e órgãos, incluindo as células da medula espinal, dos nervos cranianos (V, VII, IX e X) e dos gânglios autônomos; as células mielinizantes do sistema nervoso periférico; as células pigmentares da derme; os músculos, os tecidos conjuntivos e os ossos originados dos arcos faríngeos; a medula das glândulas suprarrenais e as meninges do encéfalo e da medula espinal
- O **mesoderma** dá origem ao tecido conjuntivo, à cartilagem, ao osso, aos músculos liso e estriado, ao coração, ao sangue e aos vasos linfáticos; aos rins; aos ovários; aos testículos; aos ductos genitais; às membranas serosas de revestimento das **cavidades corporais** (pericárdio, pleura e membrana peritoneal); ao baço e ao córtex das glândulas suprarrenais
- O **endoderma** dá origem ao revestimento epitelial dos sistemas digestório e respiratório; ao parênquima (tecido conjuntivo de sustentação) das tonsilas; às glândulas tireoide e paratireoide; ao timo; ao fígado e ao pâncreas; ao epitélio de revestimento da bexiga urinária e da maior parte da uretra e ao epitélio de revestimento da cavidade timpânica, antro do tímpano e tuba auditiva (Figura 5.5).

Controle do desenvolvimento embrionário

O desenvolvimento embrionário resulta dos planos genéticos dos cromossomos. O conhecimento sobre os genes que controlam o desenvolvimento humano tem aumentado (ver Capítulo 21). A maior parte das informações sobre o processo de desenvolvimento provém de estudos com outros organismos, especialmente a *Drosophila* (mosca-da-fruta usada extensivamente em pesquisas genéticas), peixes-zebra, galinhas e camundongos, em decorrência dos problemas éticos associados com a utilização de embriões humanos para estudos laboratoriais.

A maioria dos processos de desenvolvimento depende de uma interação coordenada precisa de fatores genéticos e ambientais. Diversos mecanismos de controle guiam a diferenciação e garantem um desenvolvimento sincronizado, tais como as interações teciduais, a regulação da migração celular e das colônias de células, a proliferação controlada e a morte celular programada (**apoptose**). Cada sistema do corpo possui o seu próprio padrão de desenvolvimento.

O desenvolvimento embrionário é essencialmente um processo de crescimento e aumento na complexidade das estruturas e da função. O crescimento é alcançado por mitoses (reprodução somática das células) junto com a produção de matrizes extracelulares (substância ao redor), enquanto a complexidade é alcançada por meio da morfogênese e da diferenciação. As células que compõem os tecidos de um embrião em estágio bem inicial são pluripotentes (*i. e.*, elas possuem a capacidade de transformar-se em mais de um órgão ou tecido), que em diferentes circunstâncias são capazes de seguir mais de uma via de desenvolvimento. Esse amplo potencial de desenvolvimento torna-se progressivamente restrito à medida que os tecidos adquirem características especializadas necessárias ao aumento de sua sofisticação estrutural e funcional. Tal restrição faz presumir que as escolhas devem ser feitas para que se alcance uma diversificação tecidual.

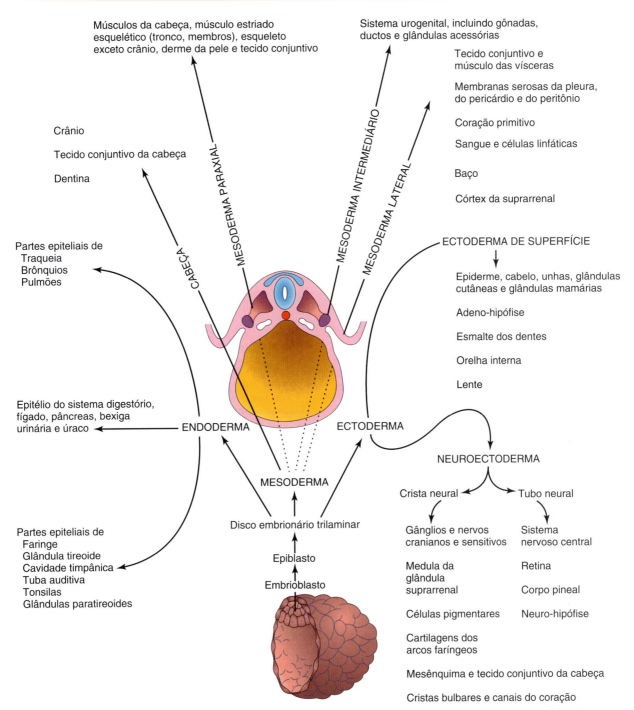

Figura 5.5 Esquema ilustrando os derivados das três camadas germinativas, ectoderma, endoderma e mesoderma. As células dessas camadas contribuem para a formação de diferentes tecidos e órgãos.

A maioria das evidências indica que essas escolhas são determinadas não como consequência da linhagem celular, mas em resposta a estímulos do entorno, incluindo os tecidos adjacentes. Como resultado, a precisão arquitetural e a coordenação, que são frequentemente requeridas para a função normal de um órgão, parecem ser alcançadas pela interação das partes constituintes dos órgãos durante o desenvolvimento.

A interação dos tecidos durante o desenvolvimento é um tema recorrente na embriologia. A interação que conduz a mudança no curso do desenvolvimento de pelo menos um dos integrantes é chamada de **indução**. Numerosas demonstrações de tais interações indutivas podem ser encontradas;

por exemplo, *durante o desenvolvimento dos olhos,* a vesícula óptica induz o desenvolvimento da lente a partir do ectoderma da superfície da cabeça. Quando a vesícula óptica está ausente, os olhos não se desenvolvem. Além disso, se a vesícula óptica for removida e colocada em associação com o ectoderma de superfície que não está normalmente envolvido com o desenvolvimento dos olhos, é possível induzir a formação da lente.

É evidente, portanto, que o desenvolvimento da lente é dependente da associação que o ectoderma adquire com um segundo tecido. Na presença do neuroectoderma da vesícula óptica, o ectoderma de superfície da cabeça adota uma via de desenvolvimento que de outro modo não teria tomado. De modo similar, muitos dos movimentos morfogenéticos dos tecidos que possuem papéis importantes na formação do embrião também provêm das mudanças nas associações teciduais que são fundamentais para as **interações teciduais indutivas**.

O fato de um tecido poder influenciar a via de desenvolvimento adotada por outro tecido presume a passagem de sinal entre os dois interagentes. A análise de defeitos moleculares em cepas mutantes mostra que as interações teciduais anormais ocorrem durante o desenvolvimento embrionário e estudos do desenvolvimento de embriões com mutações em genes-alvo começaram a revelar os mecanismos moleculares de indução. O mecanismo de transferência de sinal parece variar de acordo com os tecidos específicos envolvidos. Em alguns casos, o sinal parece assumir a forma de uma molécula difusível, como a **sonic hedgehog (Shh)**, que passa do tecido indutor para o tecido-alvo. Em outros, a mensagem parece ser mediada pela matriz extracelular não difusível, que é secretada pelo indutor e com a qual o tecido-alvo entra em contato. Ainda em outros casos, o sinal parece requerer que o contato físico ocorra entre os tecidos indutores e os tecidos-alvo. Independentemente do mecanismo de transferência intercelular envolvido, o sinal é traduzido como uma mensagem intracelular que influencia a atividade genética das células-alvo.

O sinal pode ser relativamente inespecífico em algumas interações. O papel de indutor natural em uma variedade de interações tem mostrado ser mimetizado por numerosas fontes de tecidos heterólogos e, em alguns casos, por uma variedade de preparações isentas de células. Estudos sugerem que a especificidade de uma dada indução é propriedade do tecido-alvo em vez do indutor. A indução não deve ser entendida como um fenômeno isolado. Frequentemente, ocorre de modo sequencial que resulta em um desenvolvimento ordenado de uma estrutura complexa; por exemplo, após a indução da lente pela vesícula óptica, a lente induz o desenvolvimento da córnea a partir do ectoderma de superfície e do mesênquima adjacente. Isso garante a formação das partes componentes que são de tamanho e relações apropriadas para a função do órgão. Em outros sistemas, existe evidência de que as relações entre os tecidos são recíprocas. Durante o desenvolvimento dos rins, por exemplo, o broto ureteríco (divertículo metanéfrico) induz a formação dos túbulos no mesoderma metanéfrico (ver Capítulo 12). Esse mesoderma, por sua vez, induz a ramificação do divertículo que resulta no desenvolvimento dos túbulos coletores e dos cálices dos rins.

Para serem competentes em responder aos estímulos indutores, as células do sistema-alvo precisam expressar receptores apropriados para a molécula indutora de sinal específica, os componentes da **via de transdução de sinal intracelular** particular e os **fatores de transcrição** que irão mediar a resposta particular. Evidências experimentais sugerem que a aquisição da competência pelo tecido-alvo é frequentemente dependente de prévias interações com outros tecidos. Por exemplo, na formação da lente a resposta do ectoderma da cabeça ao estímulo dado pela vesícula óptica parece ser dependente de uma associação prévia do ectoderma da cabeça com a placa neural anterior.

A habilidade do sistema-alvo de responder a um estímulo indutor não é ilimitada. A maior parte dos tecidos indutíveis parece passar por um estado fisiológico transitório, porém mais ou menos nitidamente delimitado, no qual eles são competentes a responder a um sinal indutor de um tecido vizinho. Por esse estado de receptividade ser limitado, um atraso no desenvolvimento de um ou mais componentes em um sistema interativo pode levar à falha de uma interação indutiva.

Qualquer que seja o mecanismo de sinal empregado, os sistemas indutivos parecem ter como característica comum a íntima proximidade entre os tecidos que interagem. Evidências experimentais têm demonstrado que as interações podem falhar caso os interagentes estejam amplamente separados. Consequentemente, os processos indutivos parecem ser limitados em espaço, assim como no tempo. Como a indução tecidual desempenha tal papel fundamental em assegurar a formação ordenada de estruturas precisas, pode-se esperar que falhas nas interações levem a consequências drásticas no desenvolvimento (p. ex., anomalias congênitas, como a ausência da lente).

Principais eventos da quarta à oitava semana

As descrições a seguir resumem os principais eventos do desenvolvimento e as mudanças na forma externa do embrião da 4ª à 8ª semana. Os principais critérios para a estimativa dos estágios do desenvolvimento de embriões humanos estão listados na Tabela 5.1.

Quarta semana

As principais mudanças na forma do embrião ocorrem durante a 4ª semana. No início, o embrião é quase reto e possui de 4 a 12 somitos que produzem elevações visíveis na superfície (Figura 5.6A a D). O tubo neural é formado em frente aos somitos, mas é amplamente aberto nos **neuróporos** rostral e caudal (Figura 5.6C e D). Com 24 dias, os primeiros arcos faríngeos estão visíveis. O **primeiro arco faríngeo** (arco mandibular) está nítido (Figura 5.7). A maior parte do primeiro arco origina a mandíbula e a extensão rostral do arco, a **proeminência maxilar**, contribui para a formação da maxila. O embrião está agora levemente curvado por causa das pregas cefálica e caudal. O coração forma uma grande **proeminência cardíaca** ventral e bombeia sangue (ver Figura 5.7). O neuróporo rostral está fechando.

Três pares de **arcos faríngeos** são visíveis com 26 dias (Figura 5.8) e o neuróporo rostral está fechado. O **prosencéfalo** produz uma elevação proeminente na cabeça e o dobramento do embrião lhe causa uma curvatura em forma de C. Os **brotos dos membros superiores** são reconhecíveis no dia 26 ou 27 como uma pequena dilatação na parede ventrolateral do corpo (Figura 5.9). As **fossetas óticas** (primórdios das orelhas internas) também estão visíveis. Espessamentos ectodérmicos (**placoides da lente**), que indicam o primórdio das futuras lentes dos olhos, estão visíveis nas laterais da cabeça (ver a Figura 5.9B). O quarto par de arcos faríngeos e os brotos dos membros inferiores estão visíveis ao final da 4ª semana. Uma longa **eminência caudal**, em formato de cauda, é também uma característica típica dessa fase (Figura 5.10; ver Figuras 5.8 e 5.9). Rudimentos de muitos sistemas de órgãos, especialmente o **sistema cardiovascular**, estão estabelecidos (Figura 5.11). Ao fim da 4ª semana, o neuróporo caudal está normalmente fechado.

Quinta semana

As mudanças na forma do corpo do embrião são pequenas na 5ª semana quando comparadas àquelas ocorridas durante a 4ª semana, mas o crescimento da cabeça excede o de outras regiões (Figuras 5.12 e 5.13). O alargamento da cabeça resulta principalmente do rápido desenvolvimento do encéfalo e das proeminências faciais. A face logo faz contato com a proeminência cardíaca.

Tabela 5.1 Critérios para a estimativa dos estágios de desenvolvimento em embriões humanos.

Idade (dias)	Figura de referência	Estágio Carnegie	Número de somitos	Comprimento (mm)*	Principais características externas[†]
20 a 21		9	1 a 3	1,5 a 3,0	Disco embrionário achatado. Sulco neural profundo e pregas neurais proeminentes. Um a três pares de somitos presentes. Prega cefálica evidente.
22 a 23	5.6	10	4 a 12	1,0 a 3,5	Embrião reto ou ligeiramente curvo. Tubo neural em formação ou já formado próximo aos somitos, mas amplamente aberto nos neuróporos rostral e caudal. O primeiro e o segundo pares de arcos faríngeos estão visíveis.
24 a 25	5.7	11	13 a 20	2,5 a 4,5	O embrião está curvado devido às pregas cefálica e caudal. O neuróporo rostral está fechando. Placoides óticos presentes. Vesículas ópticas formadas.
26 a 27	5.8	12	21 a 29	3,0 a 5,0	Aparecem os brotos dos membros superiores. O neuróporo rostral se fechou. O neuróporo caudal está se fechando. Três pares de arcos faríngeos visíveis. Proeminência cardíaca nítida. Fossetas óticas estão presentes.
28 a 30	5.9 5.11	13	30 a 35	4,0 a 6,0	O embrião apresenta-se curvado em C. Neuróporo caudal se fechou. Quatro pares de arcos faríngeos visíveis. Aparecem os brotos dos membros inferiores. As vesículas óticas estão presentes. Placoides da lente visíveis. Eminência caudal semelhante em forma de cauda está presente.
31 a 32	5.12 5.13	14	‡	5,0 a 7,0	Fossetas da lente e nasais visíveis. Cálices ópticos presentes.
33 a 36		15		7,0 a 9,0	Placas das mãos formadas; raios digitais nítidos. Vesículas da lente presentes. Fossetas nasais proeminentes. Seios cervicais visíveis.
37 a 40		16		8,0 a 11,0	Placas dos pés formadas. Pigmento visível na retina. Saliências auriculares em desenvolvimento.
41 a 43	5.14	17		11,0 a 14,0	Raios digitais claramente visíveis nas placas das mãos. Saliências auriculares delimitam a futura aurícula da orelha externa. O tronco começa a ficar reto. Vesículas encefálicas proeminentes.
44 a 46		18		13,0 a 17,0	Raios digitais claramente visíveis nas placas dos pés. Região do cotovelo visível. Pálpebras se formando. Chanfraduras entre os raios digitais das mãos. Mamilos visíveis.
47 a 48	5.15	19		16,0 a 18,0	Os membros estendem-se ventralmente. Tronco se alongando e ficando reto. Proeminente hérnia do intestino médio.
49 a 51		20		18,0 a 22,0	Membros superiores mais compridos e curvados nos cotovelos. Dedos das mãos nítidos, mas unidos por membrana. Chanfraduras entre os raios digitais dos pés. Aparece o plexo vascular do couro cabeludo.
52 a 53	5.16	21		22,0 a 24,0	Mãos e pés aproximam-se uns dos outros. Dedos das mãos estão livres e mais compridos. Dedos dos pés nítidos, mas unidos por membrana.
54 a 55		22		23,0 a 28,0	Dedos dos pés estão livres e mais compridos. Pálpebras e aurículas da orelha externa mais desenvolvidas.
56		23		27,0 a 31,0	Cabeça mais arredondada, mostrando características humanas. A genitália externa ainda não tem aparência distinta. Protuberância nítida ainda presente no cordão umbilical, causada pela herniação dos intestinos. Eminência caudal (cauda) desapareceu.

*O comprimento do embrião indica a faixa de variação frequente. Nos estágios 9 e 10, a medida é o maior comprimento; nos estágios subsequentes, são dadas as medidas da cabeça-nádegas (ver Figura 5.20).

† Com base em Nishimura *et al.* (1974), O'Rahilly e Müller (1987), Shiota (1991) e no Virtual Human Embryo Project (Líderes do Projeto: Dr. Raymond Gasser e Dr. Jonh Cork. https://www.prenatalorigins.org/virtual-human-embryo/).

‡ Nesse estágio e nos subsequentes, é difícil de determinar o número de somitos e por isso não é um critério útil.

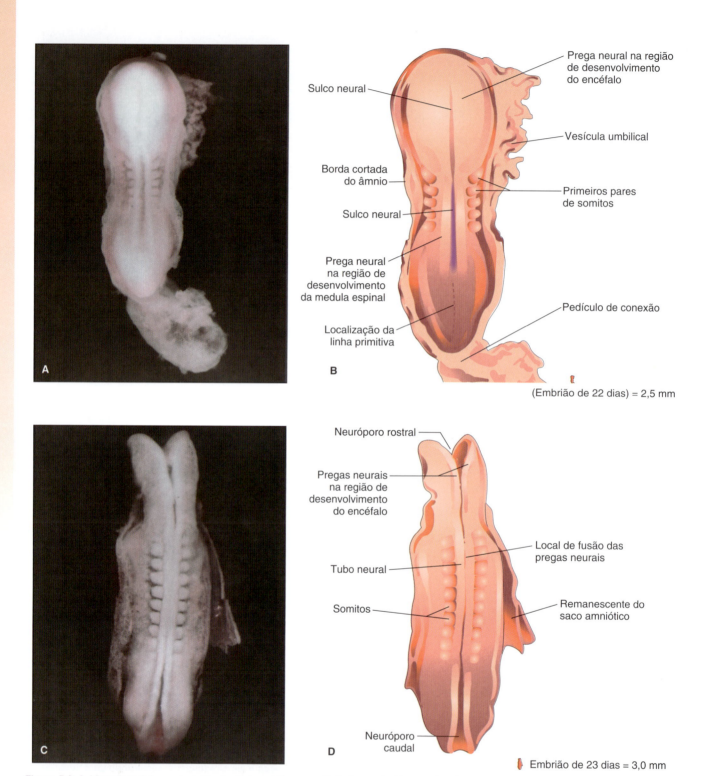

Sulco neural

Prega neural na região de desenvolvimento do encéfalo

Borda cortada do âmnio

Vesícula umbilical

Sulco neural

Primeiros pares de somitos

Prega neural na região de desenvolvimento da medula espinal

Localização da linha primitiva

Pedículo de conexão

B

(Embrião de 22 dias) = 2,5 mm

Neuróporo rostral

Pregas neurais na região de desenvolvimento do encéfalo

Local de fusão das pregas neurais

Tubo neural

Somitos

Remanescente do saco amniótico

Neuróporo caudal

D

Embrião de 23 dias = 3,0 mm

Figura 5.6 A. Vista dorsal de um embrião de cinco somitos no estágio Carnegie 10, aproximadamente com 22 dias. Observe as pregas neurais e um profundo sulco neural. As pregas neurais na região cranial se espessam para formar o primórdio do encéfalo. **B.** Ilustração das estruturas mostradas em **A**. A maior parte do saco amniótico e do saco coriônico foi retirada para expor o embrião. **C.** Vista dorsal de um embrião mais desenvolvido de oito somitos no estágio Carnegie 10. O tubo neural se comunica abertamente com a cavidade amniótica pela extremidade cranial e caudal através dos neuróporos rostral e caudal, respectivamente. **D.** Ilustração das estruturas mostradas em **C**. As pregas neurais se fusionaram próximo aos somitos para formar o tubo neural (primórdio da medula espinal nessa região). (**A** e **C**. De Moore KL, Persaud TVN, Shiota K. *Color atlas of clinical embryology.* ed 2, Philadelphia, 2000, Saunders.)

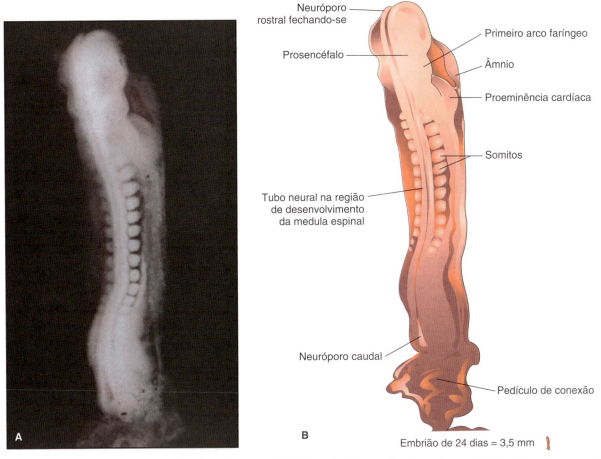

Figura 5.7 A. Vista dorsal de um embrião de 13 somitos no estágio Carnegie 11, aproximadamente com 24 dias. O neuróporo rostral está fechando, mas o neuróporo caudal está amplamente aberto. **B.** Ilustração das estruturas mostradas em **A.** O embrião está ligeiramente curvado por causa do dobramento das extremidades cranial e caudal. (**A.** De Moore KL, Persaud TVN, Shiota K. *Color atlas of clinical embryology.* ed 2, Philadelphia, 2000, Saunders.)

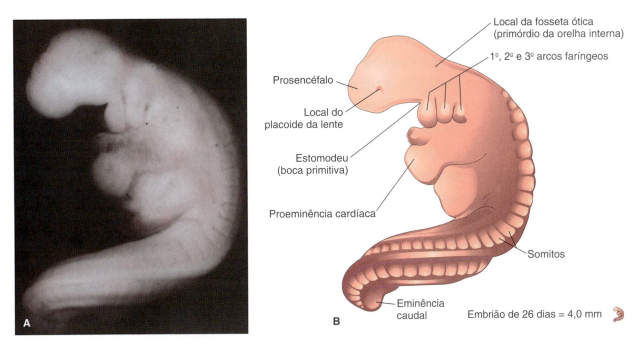

Figura 5.8 A. Vista lateral de um embrião de 27 somitos no estágio Carnegie 12, aproximadamente com 26 dias. O embrião está curvado, especialmente sua eminência caudal, em formato de cauda. Observe o placoide da lente (primórdio da lente) e a fosseta ótica, indicando o desenvolvimento inicial da orelha interna. **B.** Ilustração das estruturas mostradas em **A.** O neuróporo rostral está fechado e três pares de arcos faríngeos estão presentes. (**A.** De Nishimura H, Semba R, Tanimura T, Tanaka O. *Prenatal development of the human with special reference to craniofacial structures: an atlas.* Washington, DC, 1977, National Institutes of Health.)

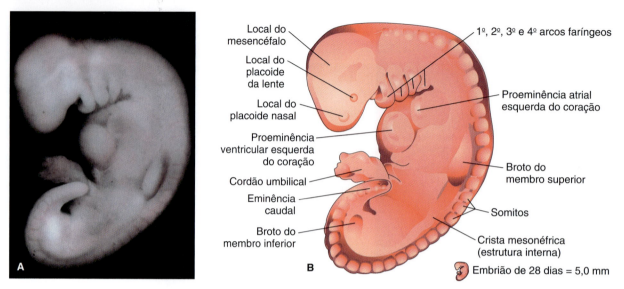

Figura 5.9 A. Vista lateral de um embrião no estágio Carnegie 13, aproximadamente com 28 dias. O coração primitivo é grande e dividido em átrio e ventrículo primitivo. Os neuróporos rostral e caudal estão fechados. **B.** Ilustração indicando as estruturas mostradas em **A**. O embrião possui uma curvatura em C característica, quatro arcos faríngeos e brotos dos membros superiores e inferiores. (**A.** De Nishimura H, Semba R, Tanimura T, Tanaka O. *Prenatal development of the human with special reference to craniofacial structures: an atlas.* Washington, DC, 1977, National Institutes of Health.)

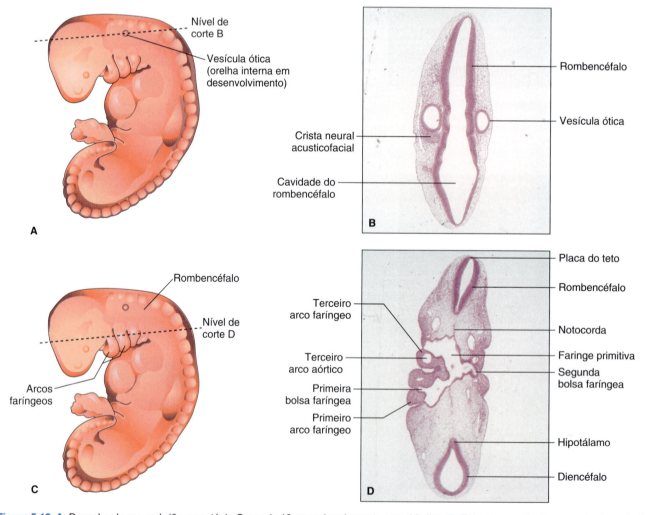

Figura 5.10 A. Desenho de um embrião no estágio Carnegie 13, aproximadamente com 28 dias. **B.** Fotomicrografia de um corte do embrião no nível mostrado em **A**. Observe o rombencéfalo e a vesícula ótica (primórdio da orelha interna). **C.** Desenho do mesmo embrião mostrando o nível do corte em **D**. Observe o primórdio da faringe e dos arcos faríngeos. (**B** e **D.** De Moore KL, Persaud TVN, Shiota K. *Color atlas of clinical embryology.* ed 2, Philadelphia, 2000, Saunders.)

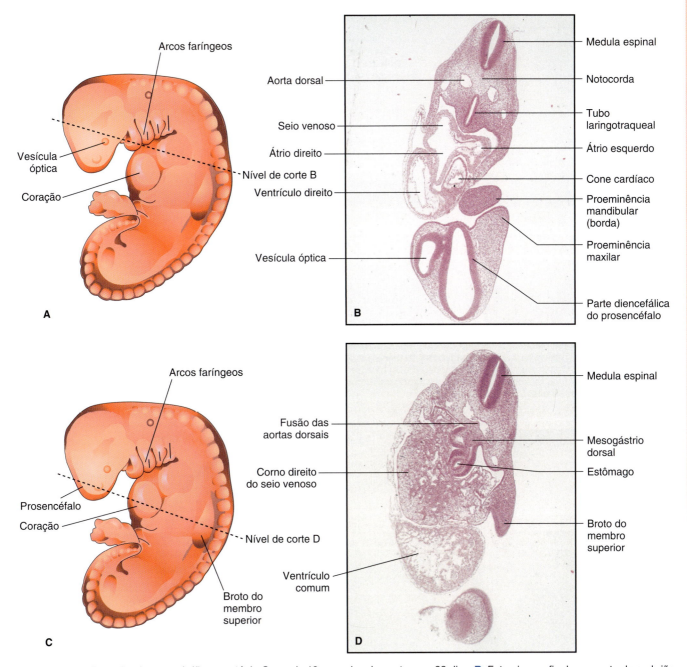

Figura 5.11 A. Desenho de um embrião no estágio Carnegie 13, aproximadamente com 28 dias. **B.** Fotomicrografia de um corte do embrião no nível mostrado em **A.** Observe as partes do coração primitivo. **C.** Desenho do mesmo embrião mostrando o nível do corte em **D.** Observe o primórdio do coração e do estômago. (**B** e **D.** De Moore KL, Persaud TVN, Shiota K. *Color atlas of clinical embryology.* ed 2, Philadelphia, 2000, Saunders.)

O rápido crescimento do segundo arco faríngeo se sobrepõe ao terceiro e quarto arcos, formando uma depressão lateral de cada lado, o **seio cervical**. As cristas mesonéfricas indicam o local do desenvolvimento dos rins mesonéfricos (Figura 5.13B), que em humanos são órgãos excretores provisórios.

Sexta semana

Embriões na 6ª semana mostram **movimentos espontâneos**, como contrações no tronco e nos membros em desenvolvimento. Tem sido relatado que embriões nesse estágio apresentam **respostas reflexas ao toque**. Os membros superiores começam a mostrar uma diferenciação regional,

como o desenvolvimento do cotovelo e das grandes **placas das mãos** (Figura 5.14). Os primórdios dos dígitos (dedos), ou **raios digitais,** iniciam seu desenvolvimento nas placas das mãos.

O desenvolvimento dos membros inferiores ocorre durante a 6ª semana, 4 a 5 dias após o surgimento dos membros superiores. Várias pequenas intumescências, as **saliências auriculares**, se desenvolvem ao redor do *sulco faríngeo*, ou *fenda faríngea*, entre os primeiros dois arcos faríngeos (ver Figuras 5.13 e 5.14B). Esse sulco torna-se o **meato acústico externo** (canal da orelha externa). As saliências auriculares contribuem para a formação da aurícula (pavilhão), a parte em forma de concha da orelha externa. Os olhos são agora

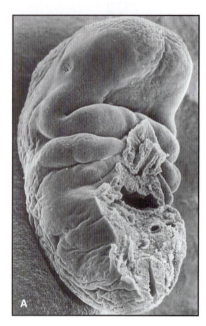
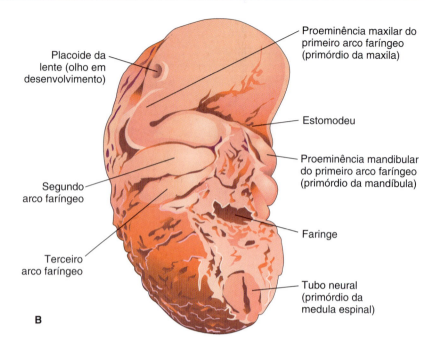

Figura 5.12 **A.** Micrografia eletrônica de varredura da região craniofacial de um embrião humano com aproximadamente 32 dias (estágio Carnegie 14, 6,8 mm). Três pares de arcos faríngeos estão presentes. As proeminências maxilares e mandibulares do primeiro arco estão visivelmente delimitadas. Observe um grande estomodeu (boca) localizado entre as proeminências maxilares e as proeminências mandibulares fusionadas. **B.** Desenho da micrografia eletrônica de varredura ilustrando as estruturas mostradas em **A.** (**A.** Cortesia do falecido professor K. Hinrichsen, Ruhr-Universtität Bochum, Alemanha.)

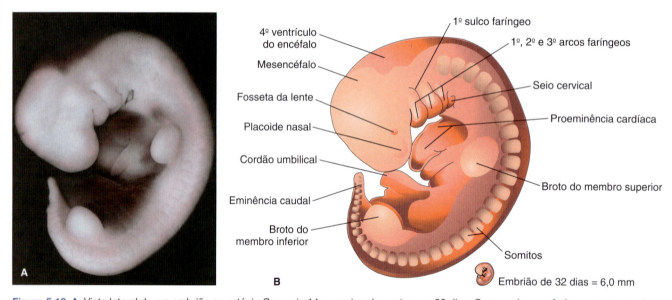

Figura 5.13 **A.** Vista lateral de um embrião no estágio Carnegie 14, aproximadamente com 32 dias. O segundo arco faríngeo cresceu sobre o terceiro arco, formando o **seio cervical**. As cristas mesonéfricas indicam o local do rim mesonéfrico, um rim transitório (ver Capítulo 12). **B.** Ilustração das estruturas mostradas em **A.** (**A.** De Nishimura H, Semba R, Tanimura T, Tanaka O. *Prenatal development of the human with special reference to craniofacial structures: an atlas.* Washington, DC, 1977, National Institutes of Health.)

visíveis, em grande parte pela formação do pigmento da retina (ver Figura 5.14). A cabeça é agora relativamente muito maior do que o tronco e está dobrada sobre a **proeminência cardíaca**. A posição da cabeça resulta da flexão da região cervical (pescoço). O tronco e o pescoço começam a endireitar-se e o intestino penetra no celoma extraembrionário na parte proximal do cordão umbilical (ver Figura 5.18). Essa herniação umbilical é um evento normal. Ocorre porque a cavidade abdominal é muito pequena nesta idade para acomodar o rápido crescimento do intestino.

Sétima semana

Os membros sofrem uma mudança considerável durante a 7ª semana. Chanfraduras aparecem entre os **raios digitais** (sulcos e chanfraduras que separam as áreas das placas das mãos e dos pés), que indicam claramente os **dedos** (Figura 5.15). A comunicação entre o intestino primitivo e a vesícula umbilical está agora reduzida. Nesse momento, o pedículo vitelino torna-se o **ducto onfaloentérico** (ver Figura 5.1C$_2$). Ao final da 7ª semana, a ossificação dos ossos dos membros superiores já se iniciou.

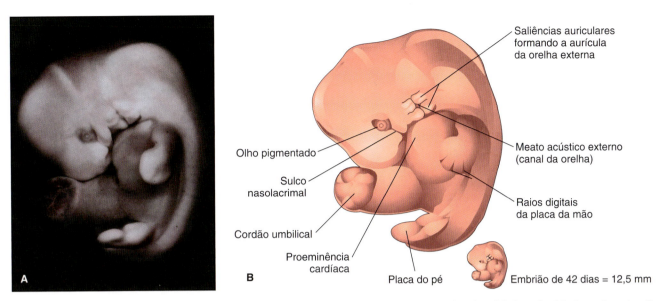

Figura 5.14 A. Vista lateral de um embrião no estágio Carnegie 17, aproximadamente com 42 dias. Os raios digitais estão visíveis na placa da mão, indicando o futuro local dos dedos. **B.** Desenho ilustrando as estruturas mostradas em **A.** Os olhos, as saliências auriculares e o meato acústico externo estão agora evidentes. (**A.** De Moore KL, Persaud TVN, Shiota K. *Color atlas of clinical embryology*. ed 2, Philadelphia, 2000, Saunders.)

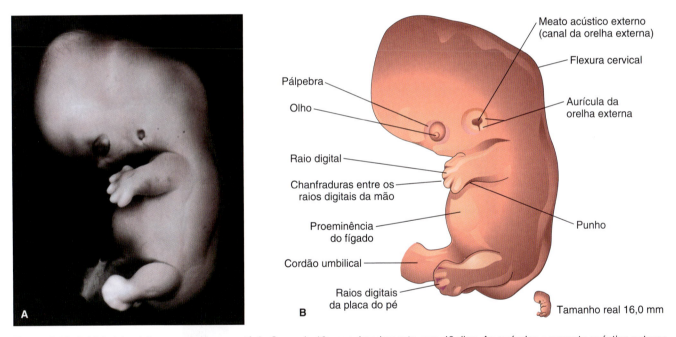

Figura 5.15 A. Vista lateral de um embrião no estágio Carnegie 19, aproximadamente com 48 dias. As aurículas e o meato acústico externo estão agora claramente visíveis. Note a posição relativamente baixa da orelha em desenvolvimento nesse estágio. Os raios digitais estão agora visíveis na placa do pé. A proeminência no abdome é causada principalmente pelo grande tamanho do fígado. **B.** Desenho indicando as estruturas mostradas em **A.** Observe uma grande mão e as chanfraduras entre os raios digitais, que claramente indicam o desenvolvimento dos dedos das mãos. (**A.** De Moore KL, Persaud TVN, Shiota K. *Color atlas of clinical embryology*. ed 2, Philadelphia, 2000, Saunders.)

Oitava semana

No início da última semana do período embrionário, os dedos das mãos estão delimitados porém unidos por uma membrana visível (Figura 5.16A e B). As chanfraduras estão também nitidamente visíveis entre os raios digitais dos pés. A **eminência caudal** ainda está presente mas é curta. O **plexo vascular do couro cabeludo** aparece e forma uma faixa característica ao redor da cabeça. Ao final da 8ª semana, todas as regiões dos membros estão aparentes e os dedos são alongados e completamente separados (Figura 5.17).

Os primeiros movimentos voluntários dos membros ocorrem durante a 8ª semana. A **ossificação primária** inicia-se no **fêmur** (osso longo da coxa). A eminência caudal desapareceu e tanto as mãos como os pés se aproximam uns dos outros ventralmente. Ao fim da 8ª semana, o embrião possui características humanas distintas (Figura 5.18); entretanto, a cabeça é ainda desproporcionalmente grande, constituindo quase a metade do embrião. O pescoço está definido e as pálpebras estão mais evidentes. As pálpebras estão se fechando e, ao término da 8ª semana, elas começam a se unir por fusão epitelial.

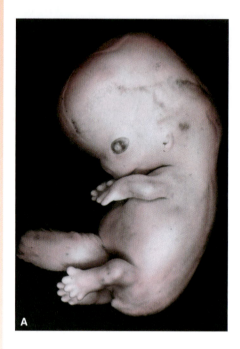

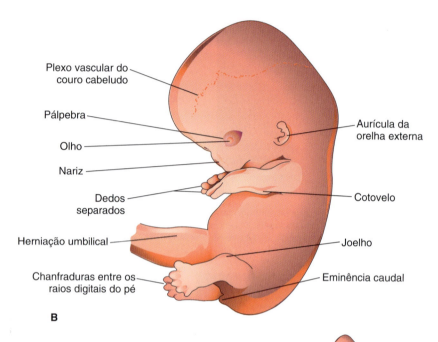

Plexo vascular do
couro cabeludo

Pálpebra

Olho

Nariz

Dedos
separados

Herniação umbilical

Chanfraduras entre os
raios digitais do pé

Aurícula da
orelha externa

Cotovelo

Joelho

Eminência caudal

B

Tamanho real = 23,0 mm

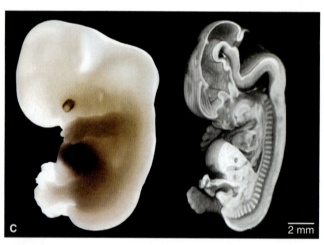

2 mm

Figura 5.16 A. Vista lateral de um embrião no estágio Carnegie 21, aproximadamente com 52 dias. Note que o plexo vascular do couro cabeludo agora forma uma faixa característica em torno da cabeça. O nariz é curto e o olho é fortemente pigmentado. **B.** Ilustração das estruturas mostradas em **A**. Os dedos das mãos estão separados e os dos pés estão começando a se separar. **C.** Embrião humano no estágio de Carnegie 20, com aproximadamente 50 dias após a ovulação, imagem por microscopia óptica (*esquerda*) e microscopia por ressonância magnética (*direita*). Os dados tridimensionais da microscopia por ressonância magnética foram editados para revelar detalhes anatômicos de um plano sagital mediano. (**A.** De Nishimura H, Semba R, Tanimura T, Tanaka O: *Prenatal development of the human with special reference to craniofacial structures: an atlas*, Washington, DC, 1977, National Institutes of Health. **B.** De Moore KL, Persaud TVN, Shiota K. *Color atlas of clinical embryology.* ed 2, Philadelphia, 2000, Saunders. **C.** Cortesia do Dr. Bradley R. Smith, University of Michigan, Ann Arbor, MI.)

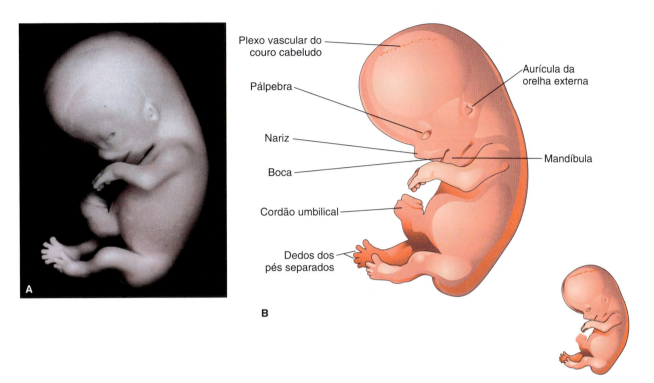

Embrião de 56 dias = 29,0 mm

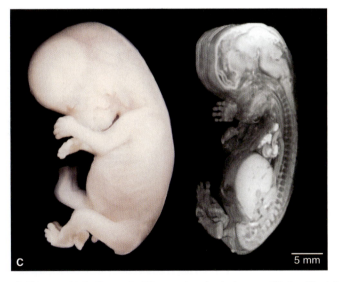

Figura 5.17 A. Vista lateral de um embrião no estágio Carnegie 23, aproximadamente com 56 dias (final do período embrionário). O embrião tem aspecto humano típico. **B.** Ilustração das estruturas mostradas em **A. C.** Embrião em estágio Carnegie 23, aproximadamente 56 dias após a ovulação, imagem com microscópio óptico (*esquerda*) e microscopia por ressonância magnética (*direita*). (**A.** De Nishimura H, Semba R, Tanimura T, Tanaka O. *Prenatal development of the human with special reference to craniofacial structures: an atlas.* Washington, DC, 1977, National Institutes of Health. **B.** De Moore KL, Persaud TVN, Shiota K. *Color atlas of clinical embryology.* ed 2, Philadelphia, 2000, Saunders. **C.** Cortesia do Dr. Bradley R. Smith, University of Michigan, Ann Arbor, MI.)

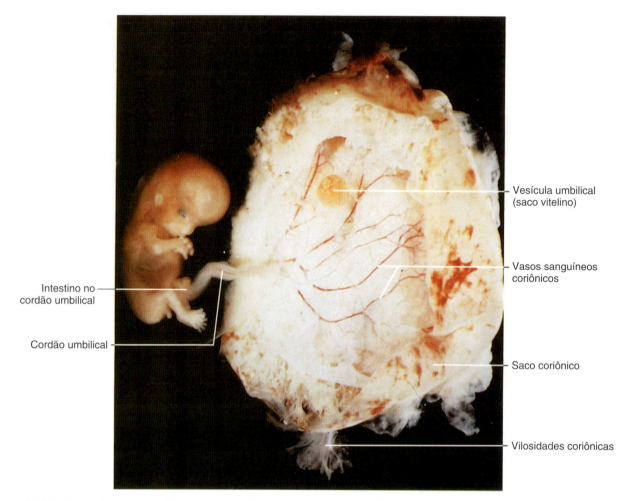

Vesícula umbilical
(saco vitelino)

Vasos sanguíneos
coriônicos

Intestino no
cordão umbilical

Cordão umbilical

Saco coriônico

Vilosidades coriônicas

Figura 5.18 Vista lateral de um embrião e do saco coriônico no estágio Carnegie 23, aproximadamente com 56 dias. Observe a aparência humana do embrião. Apesar de aparentar ser do sexo masculino, a estimativa do sexo não é possível, pois a genitália externa no sexo masculino e no sexo feminino são similares nesse estágio do período embrionário (ver Capítulo 1, Figura 1.1). (De Nishimura H, Semba R, Tanimura T, Tanaka O. *Prenatal development of the human with special reference to craniofacial structures: an atlas.* Washington, DC, 1977, National Institutes of Health.)

Os intestinos ainda estão na porção proximal do cordão umbilical (Figura 5.18). Apesar de existirem diferenças sutis entre os sexos na aparência da genitália externa, elas não são suficientemente distintas para permitir uma identificação sexual precisa.

Estimativa da idade do embrião

A estimativa da idade de embriões *recuperados após aborto espontâneo*, por exemplo, é determinada a partir de suas características externas e pela medida de seu comprimento (Figuras 5.19 e 5.20; ver também Tabela 5.1). *Entretanto, o tamanho, isoladamente, pode ser um critério incerto*, pois em alguns embriões a taxa de crescimento diminuiu progressivamente antes da morte. Os embriões de 3ª semana e início de 4ª semana são retilíneos (Figura 5.20A); portanto, sua medida indica o maior comprimento. O **comprimento cabeça-nádegas** (CCN) é mais frequentemente usado em embriões mais velhos (14 a 18 semanas) (Figura 5.20B). Como não há um marcador anatômico que claramente indique o CCN,

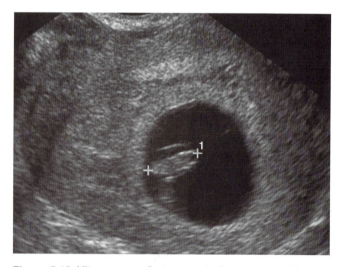

Figura 5.19 Ultrassonografia transvaginal em um embrião com 7 semanas (cursores, comprimento cabeça-nádegas de 10 mm) envolto pela membrana amniótica na cavidade coriônica (*região escura*). (Cortesia do Dr. E. A. Lyons, MD, Professor of Radiology, Obstetrics, and Gynecology and of Anatomy, Health Sciences Centre University of Manitoba, Winnipeg, Manitoba, Canadá.)

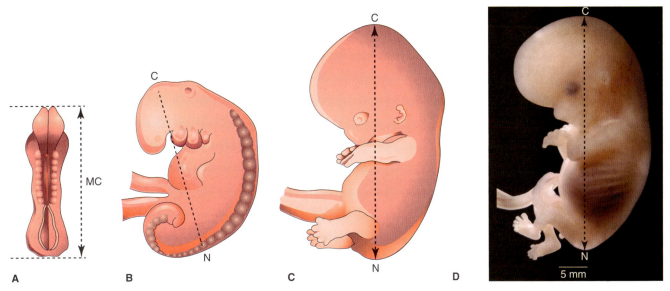

Figura 5.20 Ilustrações dos métodos utilizados para mensurar o comprimento do embrião. **A.** Maior comprimento (MC). **B, C** e **D.** Comprimento cabeça-nádegas (CCN). **D.** Fotografia de um embrião com 8 semanas no estágio Carnegie 23. (**D.** Cortesia do Dr. Bradley R. Smith, University of Michigan, Ann Arbor, MI.)

Estimativa das idades gestacional e do embrião

Por convenção, os obstetras datam a gestação presumidamente a partir do primeiro dia do **último período menstrual normal (UPMN)**. Essa idade gestacional na embriologia é superficial, pois a gestação não se inicia até que ocorra a fecundação de um oócito. A **idade do embrião** *se inicia na fecundação, aproximadamente 2 semanas após o* **UPMN** (ver Capítulo 1, Figura 1.1). A idade da fecundação é usada em pacientes que passaram por uma fertilização *in vitro* ou inseminação artificial (ver Capítulo 2, Figura 2.15).

O conhecimento da idade do embrião é importante, pois afeta os cuidados clínicos, especialmente quando são necessários procedimentos invasivos, como na coleta das vilosidades coriônicas e na amniocentese (ver Capítulo 6). Em algumas mulheres, a estimativa da idade gestacional baseada apenas do seu histórico menstrual pode não ser confiável. A probabilidade de erro no estabelecimento do UPMN é maior em mulheres que engravidam após cessarem o uso de contraceptivos orais, pois o intervalo entre a interrupção dos hormônios e o início da ovulação é altamente variável. Em outras mulheres, um ligeiro sangramento uterino (escape), que algumas vezes ocorre durante a implantação do blastocisto, pode ser erroneamente interpretado pela mulher como uma pequena menstruação.

Outros fatores que contribuem para uma estimativa errônea da UPMN inclui a **oligomenorreia** (menstruação escassa), gestação no período pós-parto (*i. e.*, algumas semanas após o nascimento da criança) e o uso de dispositivos intrauterinos. A despeito de possíveis fontes de erro, o UPMN é um critério confiável na maioria dos casos. A **avaliação ultrassonográfica** do tamanho do embrião e da cavidade coriônica possibilita aos clínicos obterem uma estimativa precisa da data da concepção (ver Figura 5.19).

O dia em que a fecundação ocorre é o ponto de referência mais preciso para a estimativa da idade; é comumente calculado a partir do momento estimado da ovulação, pois o oócito é normalmente fecundado em 12 horas após a ovulação. As informações sobre a idade do embrião devem indicar o ponto de referência usado, isto é, dias após o UPMN ou após o tempo estimado da fecundação.

Exame ultrassonográfico de embriões

A maioria das mulheres que buscam cuidados obstétricos faz ao menos uma vez o exame ultrassonográfico durante a gestação, por uma ou mais razões a seguir:

• Estimativa da idade gestacional para confirmação da estimativa clínica
• Avaliação do crescimento embrionário quando há suspeita de restrição do crescimento intrauterino
• Como guia durante a coleta das vilosidades coriônicas e do fluido amniótico (ver Capítulo 6)
• Exame de massa pélvica detectada clinicamente
• Suspeita de gravidez ectópica (ver Capítulo 3, Figura 3.9)
• Possíveis anomalias uterinas (ver Capítulo 12, Figura 12.44)
• Detecção de anomalias congênitas.

A literatura atual indica que não há efeitos biológicos confirmados pela avaliação diagnóstica da ultrassonografia ou da imagem por ressonância magnética (IRM) em embriões ou fetos (ver Figuras 5.16C, 5.17C e 5.19).

O tamanho de um embrião no útero pode ser estimado usando medidas ultrassonográficas. A **ultrassonografia transvaginal** permite obter medidas mais precoces e precisas do CCN no início da gestação (ver Figura 5.19). No início da 5ª semana, o embrião mede de 4 a 7 mm de comprimento (ver Figura 5.13). Durante a 6ª e a 7ª semanas, discretas estruturas embrionárias podem ser observadas (p. ex., partes dos membros), e as medidas de CCN são preditivas da idade do embrião com uma precisão de 1 a 4 dias. Além disso, após a 6ª semana, as dimensões da cabeça e do tronco podem ser obtidas e usadas para determinar a idade do embrião. Existem, entretanto, consideráveis variações no crescimento e no desenvolvimento embrionário precoce. As diferenças são maiores antes do final das primeiras 4 semanas do desenvolvimento, mas diminuem ao fim do período embrionário.

é considerado que o maior CCN é o mais preciso. A altura em pé, ou comprimento **cabeça-calcanhar**, é algumas vezes medida. *O comprimento do embrião é apenas um dos critérios para o estabelecimento da idade.* O **Sistema Carnegie de Estagiamento do Embrião** é utilizado internacionalmente; o seu estagiamento se baseia no desenvolvimento de estruturas (internas e externas) nas primeiras 9 semanas e o seu uso permite que comparações possam ser feitas entre os achados de vários profissionais (ver Tabela 5.1) ou mesmo entre espécies diferentes.

Resumo da quarta à oitava semana

- No início da 4ª semana, os *dobramentos nos planos mediano e horizontal* convertem o disco embrionário trilaminar achatado em um embrião cilíndrico, em forma de C. A formação da cabeça, da eminência caudal e das pregas laterais é uma sequência contínua de eventos que resultam em uma constrição entre o embrião e a vesícula umbilical
- Com a *cabeça dobrando-se ventralmente*, parte da camada endodérmica é incorporada na região da cabeça do embrião em desenvolvimento, formando o **intestino anterior**. O dobramento da região da cabeça também resulta no deslocamento da membrana bucofaríngea e do coração ventralmente, tornando o encéfalo em desenvolvimento a parte mais cranial do embrião
- Com a *eminência caudal dobrando-se ventralmente*, parte da camada germinativa endodérmica é incorporada à extremidade caudal do embrião, formando o **intestino posterior**. A parte terminal do intestino posterior se expande para formar a **cloaca**. O dobramento da região caudal também resulta no deslocamento da membrana cloacal, da alantoide e do pedículo de conexão para a superfície ventral do embrião
- *O dobramento do embrião no plano horizontal* incorpora parte do endoderma ao embrião, formando o **intestino médio**
- A **vesícula umbilical** permanece unida ao intestino médio pelo estreito **ducto onfaloentérico** (pedículo vitelínico). Durante o dobramento do embrião no plano horizontal, os *primórdios das paredes lateral e ventral do corpo são formados*. À medida que se expande, o **âmnio** envolve o pedículo de conexão, o ducto onfaloentérico e a alantoide, formando, assim, o epitélio de revestimento do cordão umbilical
- *As três camadas germinativas se diferenciam em vários tecidos e órgãos*, de modo que, ao final do período embrionário, *começam a se estabelecer os primórdios dos principais sistemas de órgãos*
- A aparência externa do embrião é extensamente afetada pela formação do encéfalo, do coração, do fígado, dos somitos, dos membros, das orelhas, do nariz e dos olhos
- Como o início da formação das estruturas internas e externas mais essenciais ocorre durante a 4ª e a 5ª semanas, *esse é o período mais crítico do desenvolvimento.* O desenvolvimento de distúrbios durante esse período pode levar a grandes anomalias congênitas
- Estimativas razoáveis da idade dos embriões podem ser determinadas com base na data do início do UPMN, do momento estimado da fecundação, das medidas ultrassonográficas do saco coriônico e do embrião e pelo exame das características externas do embrião.

Questões clínicas

Caso 5.1

Uma mulher de 28 anos de idade, que fuma muito desde a adolescência, foi informada de que está no segundo mês de gestação.

- O que o médico provavelmente dirá a essa paciente sobre seu hábito de fumar e dos possíveis impactos na saúde do embrião e do feto?

Caso 5.2

Uma paciente grávida estava preocupada com o que lera no jornal sobre os efeitos teratogênicos de drogas em animais de laboratório.

- Podem-se predizer os possíveis efeitos lesivos das drogas em embriões humanos baseados em estudos realizados em animais de laboratórios? Explique.

Caso 5.3

Uma mulher de 30 anos de idade não sabe precisar quando ocorreu o seu UPMN. Ela informou que seus períodos menstruais são irregulares.

- Quais técnicas clínicas podem ser utilizadas para a avaliação da idade embrionária nesta gestação?

Caso 5.4

Uma mulher que acabara de engravidar contou ao seu médico que havia tomado uma pílula para dormir dada a ela por um amigo. Ela gostaria de saber se isso pode prejudicar o desenvolvimento dos membros do bebê.

- Poderia uma droga que reconhecidamente causa graves defeitos nos membros provocar esta anomalia congênita caso seja administrada durante a 2ª semana de gestação? E na 6ª semana? E na 8ª semana?

A discussão dessas questões é apresentada no Apêndice, na parte final deste livro.

Bibliografia e leitura sugerida

Barnea ER, Hustin J, Jauniaux E, editors: *The first twelve weeks of gestation*, Berlin, 1992, Springer-Verlag.

Blechschmidt E, Gasser RF: *Biokinetics and biodynamics of human differentiation: principles and applications, reprint edition*, Berkeley, Calif., 2012, North Atlantic Books.

Briscoe J, Small S: Morphogen rules: design principles of gradient-mediated embryo patterning, *Development* 142:3996, 2015.

De Bakker BS, de Jong KH, Hagoort J, et al: An interactive three-dimensional digital atlas and quantitative database of human development, *Science* 354(6315), 2016.

Dickey RP, Gasser RF: Computer analysis of the human embryo growth curve: differences between published ultrasound findings on living embryos in utero and data on fixed specimens, *Anat Rec* 237:400, 1993.

Dickey RP, Gasser RF: Ultrasound evidence for variability in the size and development of normal human embryos before the tenth post-insemination week after assisted reproductive technologies, *Hum Reprod* 8:331, 1993.

Doubilet PM, Benson CB: Ultrasound of the early first trimester. In Norton ME, editor: *Callen's ultrasonography in obstetrics and gynecology*, ed 6, Philadelphia, 2017, Elsevier, pp 82–97.

Gasser RF: *Atlas of human embryos*, Baltimore, Md., 1975, Lippincott Williams & Wilkins.

Gasser RF, Cork RJ, Stillwell BJ, et al: Rebirth of human embryology, *Dev Dyn* 243:621, 2014.

Gilbert SF: *Developmental biology*, ed 10, Sunderland, Mass., 2013, Sinauer.

Iffy L, Shepard TH, Jakobovits A, et al: The rate of growth in young human embryos of Streeter's horizons XIII and XXIII, *Acta Anat (Basel)* 66:178, 1967.

Jirásek JE: *An atlas of human prenatal developmental mechanics: anatomy and staging*, London, 2004, Taylor and Francis.

Moore KL, Persaud TVN, Shiota K: *Color atlas of clinical embryology*, ed 2, Philadelphia, 2000, Saunders.

Nishimura H, Tanimura T, Semba R, et al: Normal development of early human embryos: observation of 90 specimens at carnegie stages 7 to 13, *Teratology* 10:1, 1974.

O'Rahilly R, Müller F: *Developmental stages in human embryos*, Washington, DC, 1987, Carnegie Institute of Washington.

Persaud TVN, Hay JC: Normal embryonic and fetal development. In Reece EA, Hobbins JC, editors: *Clinical obstetrics: the fetus and mother*, ed 3, Oxford, 2006, Blackwell, pp 19–33.

Pooh RK, Shiota K, Kurjak A: Imaging of the human embryo with magnetic resonance imaging microscopy and high-resolution transvaginal 3-dimensional sonography: human embryology in the 21st century, *Am J Obstet Gynecol* 204:77.e1, 2011.

Sagner A, Briscoe J: Morphogen interpretation: concentration, time, competence, and signaling dynamics, *Wiley Interdiscip Rev Dev Biol* 6(4), 2017.

Shiota K: Development and intrauterine fate of normal and abnormal human conceptuses, *Congenital Anomalies (Kyoto, Japan)* 31:67, 1991.

Steding G: *The anatomy of the human embryo: a scanning electron-microscopic atlas*, Basel, Switzerland, 2009, Karger.

Streeter GL: Developmental horizons in human embryos: description of age group XI, 13 to 20 somites, and age group XII, 21 to 29 somites, *Contrib Embryol Carnegie Inst* 30:211, 1942.

Streeter GL: Developmental horizons in human embryos: description of age group XIII, embryos of 4 or 5 millimeters long, and age group XIV, period of identification of the lens vesicle, *Contrib Embryol Carnegie Inst* 31:27, 1945.

Streeter GL: Developmental horizons in human embryos: description of age groups XV, XVI, XVII, and XVIII, *Contrib Embryol Carnegie Inst* 32:133, 1948.

Streeter GL, Heuser CH, Corner GW: Developmental horizons in human embryos: description of age groups XIX, XX, XXI, XXII, and XXIII, *Contrib Embryol Carnegie Inst* 34:165, 1951.

Yamada S, Samtani RR, Lee ES, et al: Developmental atlas of the early first trimester human embryo, *Dev Dyn* 239:1585, 2010.

Período Fetal: Da Nona Semana ao Parto

6

A transformação de um embrião em um feto é gradual, mas a mudança do nome é significativa porque indica que os primórdios de todos os principais sistemas se formaram. O desenvolvimento durante o período fetal é primariamente voltado para o crescimento corporal rápido e para a diferenciação dos tecidos, órgãos e sistemas. Uma notável mudança que ocorre durante o período fetal é a relativa redução da velocidade do crescimento da cabeça em comparação com o restante do corpo. O crescimento corporal durante o período fetal é muito rápido (Tabela 6.1), e o ganho de peso fetal é fenomenal durante as últimas semanas. Os períodos de crescimento contínuo normal se alternam com intervalos prolongados de ausência de crescimento.

Estimativa da idade fetal

As medidas ultrassonográficas do **comprimento cabeça-nádegas (CCN)** do feto (Figura 6.1) podem ser usadas para determinar seu tamanho e idade provável e oferecer uma previsão da *data provável do parto*. As medidas da cabeça fetal e do comprimento do fêmur também são usadas para avaliar a idade. Na prática clínica, a idade gestacional geralmente é contada a partir da **data da última menstruação (DUM)** normal.

Em embriologia, a idade gestacional baseada na DUM normal é supérflua porque a gestação (momento da fecundação) não se inicia até que o oócito seja fecundado, o que

Viabilidade dos fetos

A **viabilidade** é definida como a capacidade de sobrevivência dos fetos no ambiente extrauterino. Fetos com menos de 500 g ao nascer geralmente não sobrevivem. Recentemente há relatos cada vez mais frequentes de sobrevida de fetos com 22 a 23 semanas de idade gestacional, tornando mais nebulosa a linha que delimita a viabilidade. Muitos recém-nascidos a termo com baixo peso resultam de **restrição do crescimento intrauterino (RCIU)**. Consequentemente, se for oferecido cuidado pós-natal especializado, alguns fetos pesando menos de 500 g sobrevivem. A maioria dos fetos pesando entre 750 g e 1.500 g geralmente sobrevive, mas podem ocorrer complicações.

A cada ano, aproximadamente 500.000 recém-nascidos **prematuros** (< 37 semanas) nascem nos EUA. Muitos desses recém-nascidos sofrem de complicações clínicas graves ou **morrem** precocemente. O uso pré-natal de esteroides e a administração pós-natal de surfactante endotraqueal reduziram bastante as taxas de morbidade aguda e a longo prazo. *Prematuridade é uma das causas mais comuns de morbidade e óbito perinatal.*

ocorre por volta da metade do ciclo menstrual. Essa diferença no emprego do termo *idade gestacional* pode provocar confusão; portanto, é importante que o obstetra que solicita o exame ultrassonográfico e o radiologista empreguem a terminologia embriológica (ver Capítulo 1, Figura 1.1).

Tabela 6.1 Critérios para estimativa da época da fertilização durante o período fetal.

Idade (em semanas)	Comprimento cabeça-nádegas* (mm)*	Comprimento do pé (mm)*	Peso fetal (g)†	Características externas principais
Fetos pré-viáveis				
9	50	7	8	*Pálpebras fechando-se ou fechadas.* A cabeça é grande e mais arredondada. A genitália externa não é distinguível como masculina ou feminina. Uma pequena parte do intestino delgado está na parte proximal do cordão umbilical. As orelhas apresentam implantação baixa.
10	61	9	14	*Os intestinos estão no abdome.* Desenvolvimento inicial das unhas dos dedos das mãos.
12	87	14	45	O sexo é distinguível externamente. Pescoço bem definido.
14	120	20	110	*Cabeça ereta.* Olhos voltados para a frente. As orelhas estão próximas à sua posição definitiva. Os membros inferiores estão bem desenvolvidos. Desenvolvimento inicial das unhas dos dedos dos pés.
16	140	27	200	*Orelhas externas destacam-se da cabeça.*
18	160	33	320	Vérnix caseoso cobrindo a pele. Os primeiros movimentos são sentidos pela mãe.
20	190	39	460	*Cabelos e pelos (lanugem) são visíveis.*
Fetos viáveis‡				
22	210	45	630	*Pele enrugada, translúcida, rósea a avermelhada.*
24	230	50	820	*Já existem unhas nos dedos das mãos.* Corpo magro.
26	250	55	1.000	*Pálpebras parcialmente abertas.* Cílios presentes.
28	270	59	1.300	*Olhos abertos.* Algumas vezes há quantidade considerável de cabelo no escalpo. Pele discretamente enrugada.
30	280	63	1.700	*Já há unhas nos dedos dos pés.* O corpo ganha volume. Descida dos testículos.
32	300	68	2.100	*As unhas dos dedos das mãos atingem as pontas dos dedos.* Pele lisa.
36	340	79	2.900	*Corpo geralmente rechonchudo.* Lanugem (pelos) quase ausente. As unhas dos dedos dos pés alcançam as pontas dos dedos. Membros flexionados; mãos firmemente fechadas.
38	350	83	3.400	*Tórax proeminente; as mamas se projetam.* Testículos no escroto ou palpáveis nos canais inguinais. As unhas dos dedos das mãos ultrapassam as pontas dos dedos.

*Essas medidas são médias e, portanto, podem não se aplicar a casos específicos; as variações das dimensões aumentam com a idade.

†Esses pesos se referem a fetos que foram fixados por, aproximadamente, 2 semanas em formalina a 10%. Espécimes frescos geralmente pesam aproximadamente 5% menos.

‡Não existem limites rígidos relativos à idade ou ao peso em que o feto automaticamente se torne viável ou além dos quais a sobrevida esteja assegurada, mas a experiência mostrou que é raro um recém-nascido de peso inferior a 500 g ou idade de fecundação inferior a 22 semanas sobreviver. Mesmo os fetos nascidos entre 26 e 28 semanas têm dificuldade para sobreviver, principalmente porque o sistema respiratório e o sistema nervoso central não estão completamente diferenciados.

O **período intrauterino** pode ser dividido em dias, semanas ou meses (Tabela 6.2), mas a confusão surge quando não se menciona se a idade é calculada com base no início da DUM normal ou no dia estimado da fecundação do oócito. A incerteza em relação à idade gestacional se dá, em especial, quando se adotam meses, sobretudo quando não se define se são utilizados meses do calendário (28 a 31 dias) ou meses lunares (28 dias). **Caso menção em contrário, a idade embriológica ou fetal neste livro é calculada com base no momento estimado da fecundação.**

Trimestres da gestação

Clinicamente, o período gestacional é dividido em três trimestres. Ao fim do primeiro trimestre, um terço da duração da gravidez, os principais sistemas terão se desenvolvido (ver Tabela 6.1). No segundo trimestre, o feto cresce suficientemente em tamanho, de modo que um bom detalhamento anatômico pode ser visualizado durante a **ultrassonografia**. Durante esse período, a maior parte dos principais defeitos congênitos pode ser detectada com o emprego de **ultrassonografia de alta resolução em tempo real**. No início do terceiro trimestre, o feto pode sobreviver se nascer prematuramente. O feto atinge um importante marco do seu desenvolvimento na 35ª semana, pesando aproximadamente 2.500 g, e geralmente sobrevive se nascer prematuramente.

Medidas e características dos fetos

Diversas medidas e características externas são úteis na estimativa da idade fetal (ver Tabela 6.1). O CCN é o método de escolha para a estimativa da idade fetal até o fim do primeiro trimestre porque há muito pouca variabilidade no tamanho fetal durante esse período. No segundo e no terceiro trimestres,

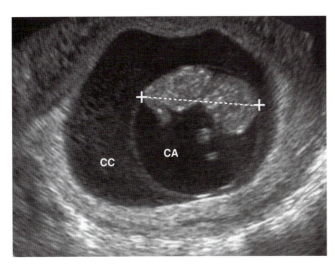

Figura 6.1 Ultrassonografia de um feto de 9 semanas (11 semanas de idade gestacional). Observe o âmnio, a cavidade amniótica (*CA*) e a cavidade coriônica (*CC*). O CCN é de 4,2 cm (*cursores*). (Cortesia do Dr. E. A. Lyons, Professor of Radiology and Obstetrics and Gynecology and of Anatomy, Health Sciences Centre and University of Manitoba, Winnipeg, Manitoba, Canada.)

Tabela 6.2 Comparação entre as unidades de tempo gestacional e a data do parto.*

Ponto de referência	Dias	Semanas	Meses do calendário	Meses lunares
Fertilização	266	38	8,75	9,5
Data da última menstruação normal	280	40	9,25	10

*A regra comum para estimar a DPP (regra de Nägele) é subtrair 3 meses a partir do primeiro dia da data da última menstruação normal e adicionar 1 ano e 7 dias.

várias estruturas podem ser identificadas e medidas por meio de ultrassonografia, mas as medidas mais comuns são o **diâmetro biparietal** (o diâmetro da cabeça entre as duas eminências parietais), a **circunferência da cabeça**, a circunferência abdominal, o comprimento femoral e o comprimento do pé.

O peso é frequentemente um critério útil para a estimativa da idade, mas pode haver uma discrepância entre a idade e o peso, particularmente quando a mãe apresentou distúrbios metabólicos, como diabetes melito, durante a gravidez. Nesses casos, o peso frequentemente excede o valor considerado normal para o CCN correspondente. As dimensões fetais obtidas por meio das mensurações ultrassonográficas se aproximam muito das obtidas de fetos espontaneamente abortados. A determinação do tamanho fetal, especialmente da circunferência da cabeça, é útil para o obstetra no cuidado das suas pacientes.

Principais eventos do período fetal

Não existe um sistema de estagiamento formal para o período fetal; todavia, é útil descrever as alterações que ocorrem em períodos de 4 a 5 semanas.

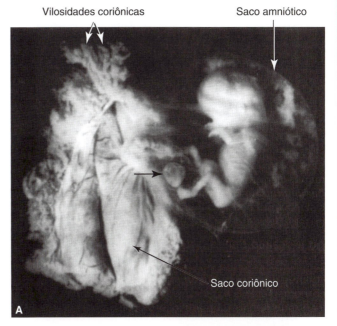

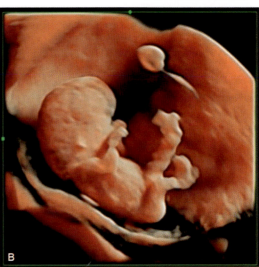

Figura 6.2 Feto de 9 semanas no saco amniótico exposto pela remoção do saco coriônico. **A.** Tamanho real. O restante da vesícula umbilical é indicado por uma *seta*. **B.** Ultrassonografia 3D transabdominal de um feto de 10 semanas + 2 dias. A inserção do cordão umbilical pode ser observada no abdome. A membrana amniótica é vista em torno do feto. O pequeno resquício da vesícula umbilical (saco vitelino) pode ser visto na parte superior da imagem perto da membrana amniótica.

Da nona à décima segunda semana

No início do período fetal (9ª semana), a cabeça constitui aproximadamente a metade da medida do CCN do feto (ver Figuras 6.1 e 6.2A). Subsequentemente, o crescimento no comprimento corporal se acelera rapidamente, de modo que, ao final da 12ª semana, o CCN mais que dobrou (Figura 6.2B e ver Tabela 6.1). Embora a velocidade de crescimento da cabeça diminua bastante nesse período, a cabeça ainda é desproporcionalmente grande em comparação com o restante do corpo (Figura 6.3).

Na 9ª semana, a face é larga, os olhos estão bem separados, as orelhas apresentam implantação baixa e as pálpebras estão fusionadas (ver Figura 6.2B). Ao final da 12ª semana, surgem **centros de ossificação primária** no esqueleto, especialmente no crânio e nos ossos longos. No início da 9ª semana, as pernas

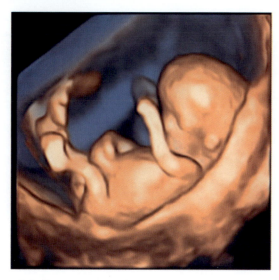

Figura 6.3 Ultrassonografia 3D transvaginal (com renderização de superfície) de um feto de 11 semanas. Note a cabeça relativamente grande. Os membros estão totalmente desenvolvidos. Uma aurícula também pode ser observada na parte lateral esquerda da cabeça.

baço. A formação de urina começa entre a 9ª e a 12ª semana, e esta é eliminada através da uretra para o líquido amniótico na cavidade amniótica. O feto reabsorve algum líquido amniótico após degluti-lo. As escórias metabólicas fetais são transferidas para a circulação materna por meio da passagem através da **membrana placentária** (ver Capítulo 7, Figura 7.7).

Da décima terceira à décima sexta semana

O crescimento é muito rápido durante esse período (Figuras 6.4 e 6.5 e ver Tabela 6.1). Na 16ª semana, a cabeça é relativamente menor do que a cabeça do feto de 12 semanas e os membros inferiores cresceram (Figura 6.6A). Os **movimentos dos membros**, que surgem ao final do período embrionário, tornam-se coordenados na 14ª semana, mas são muito discretos para serem percebidos pela mãe. Todavia, esses movimentos são visíveis durante os exames ultrassonográficos.

A **ossificação do esqueleto fetal** é ativa durante esse período, e os ossos em desenvolvimento são claramente visíveis nas imagens de ultrassonografia no início da 16ª semana. **Movimentos lentos dos olhos** ocorrem na 14ª semana. O padrão do cabelo no escalpo também é determinado durante esse período. Na 16ª semana, os ovários estão diferenciados e contêm **folículos ovarianos primordiais**, que contêm **oogônias**, ou células germinativas primordiais (ver Capítulo 12, Figura 12.31).

A genitália dos fetos masculinos e femininos pode ser identificada na 12ª à 14ª semana. Na 16ª semana, os olhos miram anteriormente em vez de anterolateralmente. Além disso, as orelhas externas estão próximas às suas posições definitivas nos lados da cabeça.

Da décima sétima à vigésima semana

O crescimento desacelera durante esse período, mas o CCN do feto ainda aumenta em aproximadamente 50 mm (ver Figuras 6.4 e 6.6 e Tabela 6.1). Os movimentos fetais (**chutes**) são comumente sentidos pela mãe. A pele agora está coberta por um material gorduroso, semelhante a queijo, o **vérnix caseoso**, que

são curtas e as coxas são relativamente pequenas (ver Figura 6.2). Ao final da 12ª semana, os membros superiores quase atingiram os seus comprimentos relativos finais, mas os membros inferiores ainda não estão bem desenvolvidos e são discretamente mais curtos do que seus comprimentos relativos finais.

As **genitálias externas** masculina e feminina parecem semelhantes até o fim da 9ª semana. A sua forma madura não está estabelecida até a 12ª semana. As alças intestinais são claramente visíveis na extremidade proximal do cordão umbilical até a metade da 10ª semana (ver Figura 6.2B). Na 11ª semana, os intestinos retornaram para o abdome (ver Figura 6.3).

Na 9ª semana, início do período fetal, o fígado é o principal local de **eritropoese** (formação de hemácias). Ao fim da 12ª semana, essa atividade é reduzida no fígado e começa no

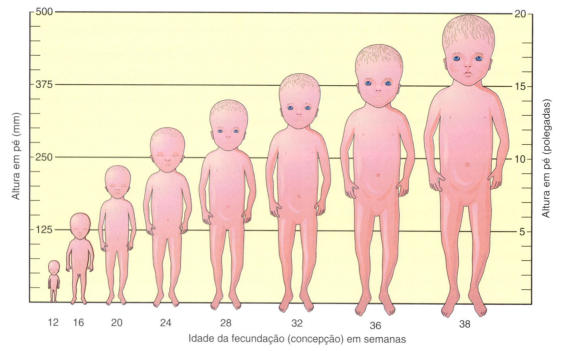

Figura 6.4 Ilustração em escala, mostrando as alterações de tamanho dos fetos humanos.

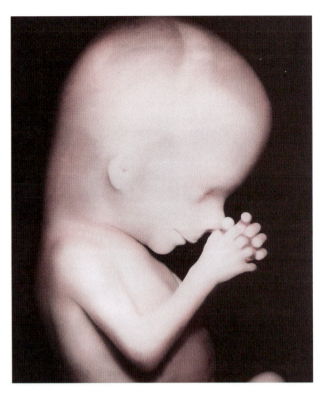

Figura 6.5 Fotografia ampliada da cabeça e parte superior do tronco de um feto de 13 semanas.

consiste em uma mistura de células epiteliais mortas e uma substância gordurosa proveniente das glândulas sebáceas fetais. O vérnix protege a delicada pele fetal de abrasões, fissuras e enrijecimento que resultam da exposição ao líquido amniótico. Os fetos são cobertos por pelos finos, aveludados, a **lanugem**, que ajuda o vérnix a aderir à pele.

As sobrancelhas e o cabelo são visíveis na 20ª semana. A **gordura marrom** se forma durante esse período e é o local de produção de calor. Esse **tecido adiposo** especializado é um tecido conjuntivo que consiste principalmente em adipócitos; é encontrado principalmente na base do pescoço, posterior ao esterno e na área perirrenal. A gordura marrom produz calor por meio de oxidação dos ácidos graxos.

Na 18ª semana, o útero fetal é formado e a canalização da vagina se inicia. Muitos folículos ovarianos primários contendo oogônias também são visíveis. Na 20ª semana, os testículos começam sua descida, mas ainda estão localizados na parede posterior do abdome, assim como os ovários.

Da vigésima primeira à vigésima quinta semana

Um substancial ganho de peso ocorre durante esse período e o feto já está mais bem proporcionado (Figura 6.7). A pele geralmente está enrugada e mais translúcida, particularmente durante a parte inicial desse período. A pele é rósea a avermelhada porque os capilares sanguíneos são visíveis. Na 21ª semana, os movimentos oculares rápidos se iniciam e as **respostas de piscar ao sobressalto** foram descritas na 22ª e na 23ª semana. As células epiteliais secretórias (pneumócitos do tipo II) nas paredes interalveolares do pulmão começam a secretar **surfactante**, um lipídio tensoativo que mantém a perviedade dos alvéolos pulmonares em desenvolvimento (ver Capítulo 10).

As unhas dos dedos das mãos já são observadas na 24ª semana. Embora um feto de 22 a 25 semanas nascido prematuramente possa sobreviver se receber cuidados intensivos (ver Figura 6.7),

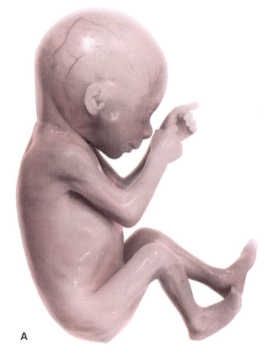

A

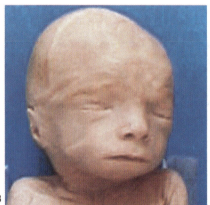

B

Figura 6.6 A. Feto de 17 semanas. Como há pouco tecido subcutâneo e a pele é fina, os vasos sanguíneos do couro cabeludo são visíveis. Os fetos dessa idade não conseguem sobreviver em caso de parto prematuro, principalmente por causa da imaturidade do sistema respiratório. **B.** Vista frontal de um feto de 17 semanas. Observe que os olhos estão fechados nesse estágio. (**A.** De Moore KL, Persaud TVN, Shiota K. *Color atlas of clinical embryology*. ed 2, Philadelphia, 2000, Saunders. **B.** Cortesia do Dr. Robert Jordan, St. George's University Medical School, Grenada.).

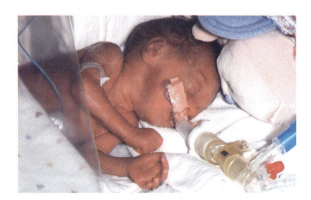

Figura 6.7 Recém-nascida normal com 25 semanas, pesando 725 g. (Cortesia de Dean Barringer e Marnie Dazinger.)

também pode falecer, já que tem o sistema respiratório ainda imaturo. O risco de **comprometimento do neurodesenvolvimento** (p. ex., deficiência mental) é alto nos fetos nascidos antes de 26 semanas.

Da vigésima sexta à vigésima nona semana

Durante esse período, os fetos geralmente sobrevivem se nascerem prematuramente e receberem cuidados intensivos. (Figura 6.8B e C). Os **pulmões e a vasculatura pulmonar** já se desenvolveram o suficiente para proporcionar troca gasosa adequada. Além disso, o sistema nervoso central amadureceu e consegue comandar **movimentos respiratórios** ritmados e controlar a temperatura corporal. A taxa mais alta de mortalidade neonatal ocorre em recém-nascidos classificados como de baixo peso (≤ 2.500 g) e de peso muito baixo (≤ 1.500 g).

As **pálpebras** estão abertas na 26ª semana, e a **lanugem** (pelos finos e macios), assim como o cabelo, estão bem desenvolvidos. As unhas dos pés são visíveis e existe gordura subcutânea considerável sob a pele, suavizando muitas das rugas. Durante esse período, a gordura branca aumenta para, aproximadamente, 3,5% do peso corporal. O baço fetal já se tornou um importante sítio de **eritropoese** (formação de hemácias). Isso termina na 28ª semana, quando a medula óssea se torna o principal local de eritropoese.

Da trigésima à trigésima quarta semana

O **reflexo pupilar** (alteração do diâmetro da pupila em resposta a estímulo luminoso) pode ser evocado na 30ª semana. Geralmente, ao fim desse período, a pele é rosada e lisa e os membros superiores e inferiores têm aspecto rechonchudo. Nessa idade, a gordura branca representa aproximadamente 8% do peso corporal. Fetos com 32 semanas ou mais geralmente sobrevivem se nascidos prematuramente.

Da trigésima quinta à trigésima oitava semana

Os fetos nascidos com 35 semanas apresentam preensão firme e exibem orientação espontânea em relação à luz. À medida que o termo se aproxima, o sistema nervoso está suficientemente maduro para realizar algumas funções integrativas.

A maioria dos fetos durante esse "período final" é rechonchuda. Na 36ª semana, as circunferências da cabeça e do abdome são aproximadamente iguais. Depois, a circunferência do abdome pode ser maior do que a da cabeça. **O comprimento do pé dos fetos** costuma ser ligeiramente maior do que o comprimento do fêmur (osso longo da coxa) na 37ª semana e constitui um parâmetro alternativo para a confirmação da idade fetal (Figura 6.9). Há redução da velocidade do crescimento à medida que o momento do parto se aproxima (Figura 6.10).

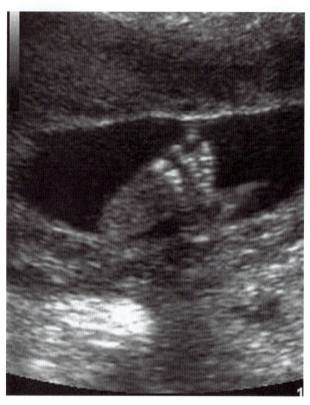

Figura 6.9 Ultrassonografia do pé de um feto de 19 semanas. (Cortesia do Dr. E. A. Lyons, Professor of Radiology and Obstetrics and Gynecology and of Anatomy, Health Sciences Centre and University of Manitoba, Winnipeg, Manitoba, Canadá.)

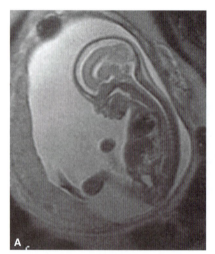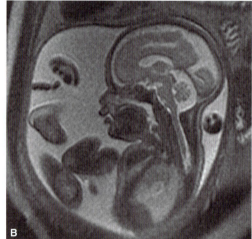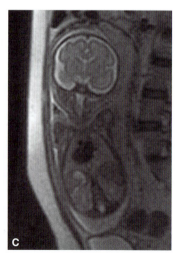

Figura 6.8 Imagens de ressonância magnética de fetos normais. **A.** Com 18 semanas. **B.** Com 26 semanas. **C.** Com 28 semanas. (Cortesia da Dra. Deborah Levine, Director of Obstetric and Gynecologic Ultrasound, Beth Israel Deaconess Medical Center, Boston, MA.)

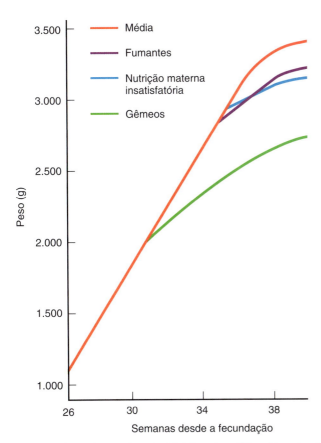

Figura 6.10 Taxa de crescimento fetal durante o último trimestre. A média se refere a recém-nascidos nos EUA. Após 36 semanas, a taxa de crescimento se desvia da linha reta. O declínio, particularmente após o termo (38 semanas) ser atingido, provavelmente reflete nutrição fetal inadequada devido a alterações placentárias. (Adaptada de Gruenwald P. Growth of the human fetus. I. Normal growth and its variation, *Am J Obstet Gynecol* 94:1112, 1966.)

Baixo peso ao nascer

Nem todos os recém-nascidos com baixo peso são prematuros. Aproximadamente um terço daqueles com peso igual ou inferior a 2.500 g são realmente pequenos para a idade gestacional (PIG). Esses recém-nascidos PIG podem estar abaixo do peso devido a **insuficiência placentária** (ver Capítulo 7). As placentas frequentemente são pequenas ou mal fixadas e/ou foram submetidas a alterações degenerativas que progressivamente reduziram o aporte de oxigênio e a nutrição do feto.

É importante distinguir entre **recém-nascidos a termo** de baixo peso ao nascer devido a RCIU e **recém-nascidos pré-termo** que estão abaixo do peso devido a encurtamento da gestação (*i. e.*, prematuros). A RCIU pode ser provocada por **pré-eclâmpsia** (hipertensão arterial), tabagismo ou uso de substâncias psicoativas, gestações múltiplas (p. ex., trigêmeos), doenças infecciosas, defeitos cardiovasculares, nutrição materna inadequada e hormônios maternos e fetais. **Teratógenos** e fatores genéticos também são conhecidos por causarem RCIU (ver Capítulo 20). Os recém-nascidos com formas assimétricas de RCIU apresentam circunferência craniana grande em relação ao peso e ao comprimento e exibem uma característica carência de gordura subcutânea e pele enrugada, sugerindo perda de gordura branca.

Síndrome da pós-maturidade

O *prolongamento da gravidez* por três ou mais semanas além da data esperada do parto ocorre em 5 a 6% das mulheres. Alguns fetos nessas gestações desenvolvem a **síndrome da pós-maturidade**, que pode estar associada à *dismaturidade fetal*: ausência de gordura subcutânea, enrugamento da pele, ou **coloração cutânea por mecônio** (fezes de coloração esverdeada) e, frequentemente, peso excessivo. Os fetos com essa síndrome correm risco aumentado de mortalidade. Geralmente, induz-se o trabalho de parto quando o feto é pós-maduro.

A termo (38 semanas) (Figura 6.11B), a maioria dos fetos geralmente atinge um CCN de 360 mm e pesa aproximadamente 3.400 g. A gordura branca representa, aproximadamente, 16% do peso corporal. Um feto ganha cerca de 14 g de gordura por dia durante essas últimas semanas. O tórax é proeminente e as mamas frequentemente se projetam um pouco em ambos os sexos. Os testículos geralmente estão no escroto no recém-nascido a termo do sexo masculino; os prematuros do sexo masculino comumente apresentam criptorquidia. Embora no recém-nascido a termo a cabeça seja menor em relação ao restante do corpo do que o era anteriormente na vida fetal, ainda é uma das maiores regiões do feto. Em geral, os fetos do sexo masculino são mais compridos e pesam mais ao nascer do que os femininos.

Data provável do parto

A data provável do parto (DPP) de um feto é de 266 dias ou 38 semanas após a fecundação, ou seja, 280 dias ou 40 semanas após a DUM normal (ver Tabela 6.2). Aproximadamente 12% dos fetos nascem 1 ou 2 semanas após a DPP.

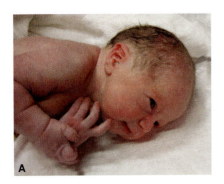
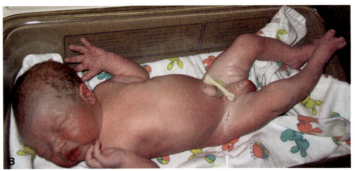

Figura 6.11 Recém-nascidos saudáveis. **A.** Com 34 semanas. **B.** Com 38 semanas. (**A.** Cortesia de Michael e Michele Rice. **B.** Cortesia do Dr. Jon Jackson e da Sra. Margaret Jackson.)

Fatores que influenciam o crescimento fetal

Ao aceitar o abrigo do útero, o feto também se submete ao risco de doença ou desnutrição materna e dos ajustes bioquímico, imunológico e hormonal. *George W. Corner*, renomado embriologista americano, 1888-1981

Os fetos necessitam de substratos (nutrientes) para o crescimento e produção de energia. Os gases e nutrientes passam livremente da mãe para o feto através da membrana placentária (ver Capítulo 7, Figura 7.7). **Glicose** constitui uma fonte primária de energia para o metabolismo e o crescimento fetais; **aminoácidos** também são necessários. Essas substâncias passam do sangue materno para o feto através da membrana placentária. A **insulina**, necessária para o metabolismo da glicose, é secretada pelo pâncreas fetal; quantidades insignificantes de insulina materna alcançam o feto porque a membrana placentária é relativamente impermeável a este hormônio. Acredita-se que a insulina, os fatores de crescimento semelhantes à insulina, o hormônio do crescimento humano e alguns pequenos polipeptídeos (como a somatomedina C) estimulem o crescimento fetal.

Muitos fatores podem afetar o crescimento pré-natal; podem ser fatores maternos, fetais ou ambientais. Alguns fatores que atuam durante toda a gravidez, por exemplo, doença vascular materna, infecção intrauterina, tabagismo e etilismo, tendem a causar fetos com RCIU ou fetos PIG, enquanto fatores que atuam durante o último trimestre, como desnutrição materna, geralmente provocam a ocorrência de recém-nascidos com baixo peso e comprimento e tamanho da cabeça normais. Os termos *RCIU* e *PIG* são relacionados, mas não são sinônimos.

O termo RCIU se refere ao processo que provoca redução do padrão esperado de crescimento, assim como do potencial de crescimento fetal. Recém-nascidos constitucionalmente pequenos para a idade gestacional apresentam peso inferior ao valor de corte predeterminado para certa idade gestacional (< 2 desvios-padrões abaixo da média ou menor do que o terceiro percentil). A **desnutrição materna grave**, resultante de dieta de má qualidade, sabidamente provoca restrição do crescimento fetal (ver Figura 6.10).

O baixo peso ao nascer é comprovadamente um fator de risco para muitas condições na vida adulta, incluindo hipertensão arterial, diabetes melito e doença cardiovascular. Um elevado peso ao nascer devido ao diabetes gestacional está associado a obesidade e diabetes melito na prole.

Tabagismo

O tabagismo é uma causa bem estabelecida de RCIU. A taxa de crescimento para os fetos de mães que fumam cigarros é menor do que o normal durante as últimas 6 a 8 semanas de gestação (ver Figura 6.10). Em média, o peso de recém-nascidos cujas mães fumaram muito durante a gravidez é de 200 g menos do que o normal, e a taxa de **morbidade perinatal** aumenta quando cuidados médicos adequados não estão disponíveis. O efeito do tabagismo materno é maior nos fetos cujas mães também recebem nutrição inadequada. O tabagismo também foi implicado como importante causa de fendas labial e palatina.

Gestação múltipla

Os recém-nascidos de gestações múltiplas geralmente pesam consideravelmente menos do que os nascidos de gravidez única (ver Figura 6.10). É evidente que as demandas metabólicas totais de dois ou mais fetos excedem o aporte nutricional disponibilizado pela placenta durante o terceiro trimestre.

Álcool e substâncias psicoativas

Os recém-nascidos de mulheres etilistas frequentemente apresentam RCIU como parte da **síndrome alcoólica fetal** (ver Capítulo 20, Figura 20.17). De modo semelhante, o uso de maconha e de outras substâncias psicoativas (p. ex., cocaína) pode provocar RCIU e outras complicações obstétricas.

Comprometimento do fluxo sanguíneo uteroplacentário e fetoplacentário

A circulação placentária materna pode ser reduzida por condições que reduzem o fluxo sanguíneo uterino (p. ex., vasos coriônicos pequenos, hipotensão materna grave e doença renal). A redução crônica do fluxo sanguíneo uterino pode provocar inanição fetal, resultando em RCIU. A disfunção placentária (p. ex., infarto; ver Capítulo 7) também pode provocar RCIU.

O efeito final dessas anomalias placentárias é a redução da área total para a troca de nutrientes entre as correntes sanguíneas fetal e materna. É muito difícil separar o efeito dessas alterações placentárias do efeito da redução do fluxo sanguíneo materno para a placenta. Em alguns casos de doença materna crônica, as alterações vasculares maternas no útero são primárias e os defeitos placentários são secundários.

Fatores genéticos e retardo do crescimento

Está bem estabelecido que fatores genéticos podem provocar RCIU. Casos repetidos dessa condição em uma família indicam que genes recessivos podem ser a causa do crescimento anormal. Aberrações cromossômicas estruturais e numéricas também foram associadas a casos de retardo do crescimento fetal. A RCIU é pronunciada em recém-nascidos com síndrome de Down e é muito característica de fetos com síndrome de trissomia do 18 (ver Capítulo 20).

Procedimentos para avaliação do bem-estar fetal

A **perinatologia** é o ramo da medicina que se preocupa com o bem-estar geral do feto e do neonato, geralmente cobrindo o período de, aproximadamente, 26 semanas após a fecundação até 4 semanas após o parto. Essa subespecialidade médica combina aspectos da obstetrícia e da pediatria.

Ultrassonografia

A ultrassonografia é a modalidade primária de imagens na avaliação dos fetos devido a sua ampla disponibilidade, baixo custo, qualidade das imagens e ausência de efeitos adversos conhecidos. O saco coriônico e o seu conteúdo podem ser visualizados pela ultrassonografia durante os períodos embrionário e fetal. As dimensões da placenta e do feto, gestações múltiplas, anomalias do formato placentário e apresentações anormais também podem ser determinadas.

A **ultrassonografia** possibilita mensurações acuradas do diâmetro biparietal do crânio fetal, com base nas quais podem ser feitas estimativas bastante seguras da idade e do comprimento fetais. As Figuras 6.9 e 6.12 ilustram como detalhes do feto podem ser observados nessas imagens. A ultrassonografia também é útil para o diagnóstico de gestações anormais em um estágio muito precoce. Os rápidos avanços da ultrassonografia, inclusive da ultrassonografia tridimensional (3D), tornaram essa técnica uma ferramenta importante para o diagnóstico de

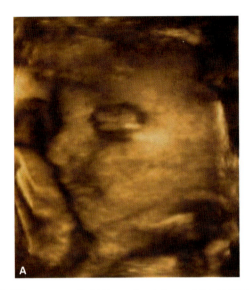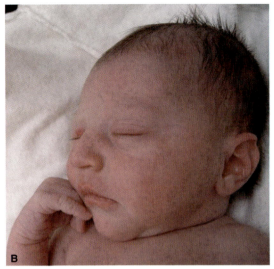

Figura 6.12 A. Ultrassonografia tridimensional de um feto de 28 semanas mostrando a face. As características da superfície são claramente identificáveis. **B.** Fotografia do mesmo neonato, 3 horas após o parto. (Cortesia do Dr. E. A. Lyons, Professor of Radiology and Obstetrics and Gynecology and of Anatomy, Health Sciences Centre and University of Manitoba, Winnipeg, Manitoba, Canadá.)

anomalias fetais (11 a 14 semanas de idade gestacional). A biopsia de tecidos fetais, como pele, fígado, rim e músculo, pode ser realizada sob orientação ultrassonográfica.

Amniocentese diagnóstica

Esse é um procedimento diagnóstico pré-natal invasivo relativamente comum. A amniocentese pode ser realizada a partir de 15 semanas de gestação. O **líquido amniótico** é coletado por inserção de uma agulha de calibre 22 através das paredes abdominal anterior e uterina maternas até a cavidade amniótica com perfuração do cório e do âmnio (Figura 6.13A). Como há relativamente pouco líquido amniótico antes da 14ª semana, a amniocentese é de difícil realização antes desse momento. O volume do líquido amniótico é de aproximadamente 200 mℓ,

Valor diagnóstico da amniocentese

A amniocentese é uma técnica comum para a detecção de distúrbios genéticos (p. ex., síndrome de Down). As indicações comuns para a amniocentese são:

- Idade materna avançada ($\geq$ 38 anos)
- Nascimento prévio de uma criança com trissomia do 21 (ver Capítulo 20, Figura 20.6B)
- Anomalia cromossômica em um dos genitores
- Mulheres portadoras de distúrbios recessivos ligados ao X (p. ex., *hemofilia*)
- História de defeitos do tubo neural na família (p. ex., espinha bífida cística; ver Capítulo 17, Figura 17.15)
- Portadores de erros inatos do metabolismo.

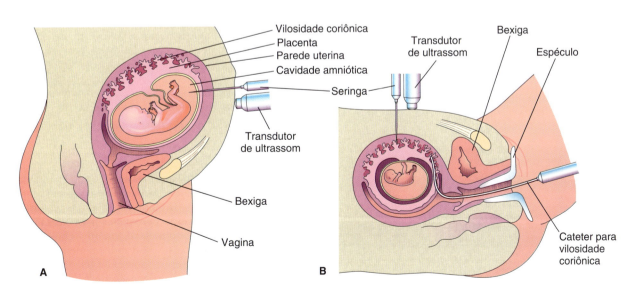

Figura 6.13 A. Ilustração de uma amniocentese. Insere-se uma agulha através da parede abdominal inferior e da parede uterina até a cavidade amniótica. Uma seringa é conectada, e coleta-se líquido amniótico para fins diagnósticos. **B.** Desenho ilustrando coleta de amostra de vilosidade coriônica. Duas abordagens para a coleta estão ilustradas: através da parede abdominal anterior materna com uma agulha e através da vagina e do colo do útero por um cateter flexível. O espéculo é um instrumento para a exposição da vagina.

de modo que 15 a 20 mℓ podem ser retirados com segurança. A amniocentese implica risco relativamente pequeno para o feto (de 0,5 a 1,0% de perda fetal), especialmente quando o procedimento é realizado por um médico experiente usando orientação ultrassonográfica em tempo real para o delineamento da posição do feto e da placenta.

Ensaio para alfafetoproteína

A alfafetoproteína (AFP) é uma glicoproteína sintetizada pelo fígado fetal, pela vesícula umbilical e pelo intestino. A AFP é encontrada em altas concentrações no soro fetal, com os níveis atingindo o máximo em 14 semanas após a DUM normal. Somente pequenas concentrações de AFP normalmente penetram no líquido amniótico.

Alfafetoproteína e anomalias fetais

A concentração da AFP é elevada no líquido amniótico que circunda os fetos com graves defeitos do sistema nervoso central e da parede anterior do abdome. A concentração de AFP no líquido amniótico é medida por imunoensaio; quando a medida é conhecida e procede-se à a ultrassonografia, aproximadamente 99% dos fetos com defeitos graves podem ser diagnosticados no período pré-natal. Quando um feto apresenta um defeito do tubo neural aberto, a concentração de AFP provavelmente também estará mais alta do que o normal no soro materno. A concentração de AFP no soro materno é mais baixa do que o normal quando o feto apresenta síndrome de Down (trissomia do 21), síndrome de Edwards (trissomia do 18) ou outros defeitos cromossômicos.

Estudos espectrofotométricos

O exame do líquido amniótico por estudos espectrofotométricos pode ser usado para a avaliação do grau de **eritroblastose fetal**, também denominada **doença hemolítica do neonato**. Essa doença resulta da destruição das hemácias fetais por anticorpos maternos (ver quadro "Doença hemolítica perinatal" no Capítulo 7). A concentração de bilirrubina (e de outros pigmentos relacionados) se correlaciona com o grau de doença hemolítica.

Amostra de vilosidade coriônica

Biopsias de tecido trofoblástico (5 a 20 mg) podem ser obtidas pela inserção de uma agulha, orientada por ultrassonografia, através das paredes abdominal e uterina da mãe (inserção transabdominal) na cavidade uterina (ver Figura 6.13B). A coleta (amostragem) de vilosidade coriônica (CVC) também pode ser realizada por via transcervical com introdução de

Valor diagnóstico da coleta de amostras de vilosidades coriônicas

Biopsias de vilosidades coriônicas são usadas para detecção de anomalias cromossômicas, erros inatos do metabolismo e de distúrbios ligados ao X. A CVC pode ser realizada entre a 10ª e a 12ª semana de gestação. A taxa de perda fetal é aproximadamente de 0,5 a 1%, comparável à da amniocentese. Os relatos sobre aumento do risco de defeitos nos membros após a CVC são conflitantes. A vantagem da CVC sobre a amniocentese é a de poder ser realizada mais cedo, de modo que os resultados da análise cromossômica estarão disponíveis várias semanas antes.

um cateter de polietileno através do colo do útero sob orientação ultrassonográfica em tempo real. Para a avaliação da condição de um feto em risco, pode-se obter o **cariótipo fetal** (conjunto de características cromossômicas); desse modo, com o emprego da CVC, pode-se estabelecer um diagnóstico semanas antes do que seria possível se fosse realizada amniocentese.

Culturas celulares e análise cromossômica

A prevalência de distúrbios cromossômicos é de aproximadamente 1 em 120 recém-nascidos. O sexo fetal e as aberrações cromossômicas podem ser determinados por meio do estudo dos cromossomos em células fetais cultivadas obtidas durante a amniocentese. Em comparação com as técnicas citogenéticas convencionais, a análise cromossômica por microarranjo tem resolução maior e é muito utilizada na detecção de anormalidades cromossômicas. Se a concepção ocorrer por meio de tecnologias de reprodução assistida, é possível obter células fetais pela realização de uma biopsia do blastocisto em maturação (Figura 6.14A e B). Essas culturas são comumente realizadas quando se suspeita de uma anomalia cromossômica, por exemplo, síndrome de Down. O conhecimento do sexo fetal pode ser útil no diagnóstico de graves doenças hereditárias ligadas ao sexo, como **hemofilia** (distúrbio hereditário da coagulação sanguínea) e **distrofia muscular** (distúrbio hereditário degenerativo progressivo que afeta a musculatura esquelética). Além disso, microdeleções e microduplicações, assim como rearranjos subteloméricos, podem atualmente ser detectadas por hibridização *in situ* fluorescente (Figura 6.14C e D). **Erros inatos do metabolismo nos fetos** também podem ser detectados pelo estudo de culturas celulares. As deficiências enzimáticas podem ser determinadas pela incubação de células coletadas do líquido amniótico e, então, pela detecção da deficiência de enzimas específicas nessas células.

Diagnóstico pré-natal não invasivo

A síndrome de Down (trissomia do 21) é o distúrbio cromossômico conhecido mais comum. As crianças com essa condição apresentam graus variáveis de deficiência intelectual. A triagem não invasiva da trissomia do 21 se baseia no isolamento de células fetais no sangue materno e da detecção de DNA e RNA fetais. Testes e sequenciamentos pré-natais baseados em DNA do plasma materno são confiáveis para a detecção precoce de aneuploidias fetais. Tecnologias recentes, como análise cromossômica de microarranjo e sequenciamento de exoma inteiro, levaram a novas oportunidades no avanço do diagnóstico pré-natal e triagem de anormalidades genéticas.

Transfusão fetal

A **doença hemolítica do recém-nascido** pode ser tratada com transfusões de sangue intrauterinas. O sangue é injetado por uma agulha inserida na cavidade peritoneal fetal. Graças aos recentes avanços na **punção percutânea para coleta de amostras de sangue do cordão umbilical**, sangue e concentrado de hemácias podem ser transfundidos diretamente para a veia umbilical para o tratamento da anemia fetal decorrente de isoimunização. Atualmente, a necessidade de transfusões fetais foi reduzida devido ao tratamento das mães Rh-negativas de fetos Rh-positivos com imunoglobulina anti-Rh, que em muitos casos previne o desenvolvimento dessa doença. A transfusão fetal de plaquetas diretamente na veia do cordão umbilical é

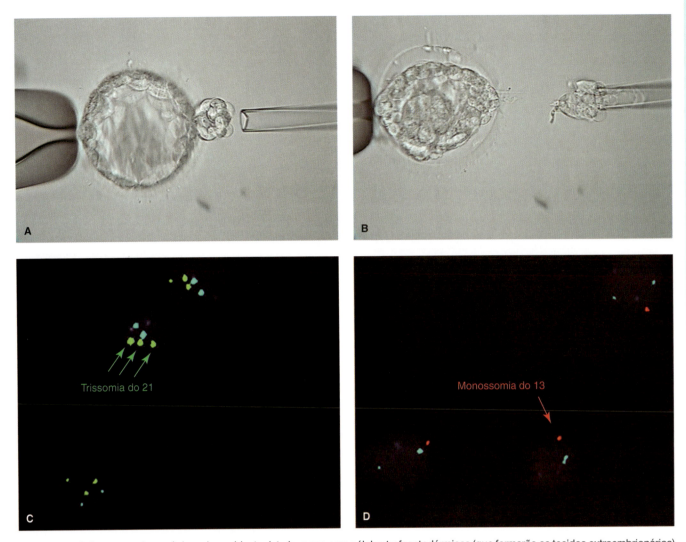

Figura 6.14 A. Imagens microscópicas de um blastocisto humano com células trofoectodérmicas (que formarão os tecidos extraembrionários) começando a se romper. **B.** Células trofoectodérmicas biopsiadas com corte assistido a *laser*. **C** e **D.** Imagens de hibridização *in situ* fluorescente em blastocistos com aneuploidia. **C.** Os três pontos corados em verde em **C** indicam três cromossomos 21 na amostra (46,XX, + 21). **D.** Um único ponto em vermelho em **D** indica a existência de apenas um cromossomo 13 na amostra (45,XX –,13). (De Liang L, Wang CT, Sun X et al.: Identification of chromosomal errors in human preimplantation embryos with oligonucleotide DNA microarray, *PLoS ONE* 8:4, 2013.)

realizada para o tratamento da **trombocitopenia aloimune**. Há também relatos de infusão fetal de fármacos para o tratamento de algumas condições clínicas fetais.

Fetoscopia

Utilizando instrumentos de fibra óptica, as partes externas do corpo fetal podem ser diretamente observadas. O **fetoscópio** geralmente é introduzido através das paredes abdominal e uterina maternas até a cavidade amniótica. A fetoscopia é, habitualmente, realizada entre a 17ª e a 20ª semana de gestação, mas graças às novas abordagens, como a **fetoscopia transabdominal com agulha fina,** é possível detectar determinados defeitos embrionários ou fetais durante o primeiro trimestre. Por causa do alto risco para o feto em comparação com os demais procedimentos diagnósticos fetais, a fetoscopia agora tem menos indicações para o diagnóstico pré-natal de rotina ou para o tratamento fetal. Combinada à coagulação a *laser*, é usada para tratar condições fetais como a **síndrome da transfusão feto-fetal**. A fetoscopia também tem sido usada para liberar bandas amnióticas (ver Capítulo 7, Figura 7.21).

Coleta percutânea de amostras do sangue do cordão umbilical

Amostras de sangue fetal podem ser obtidas diretamente da veia umbilical por coleta de amostras de sangue do cordão, ou cordocentese, para o diagnóstico de várias condições anormais fetais, incluindo aneuploidia, RCIU, infecção fetal e anemia fetal. A coleta percutânea de amostras do cordão umbilical geralmente é realizada após 18 semanas de gestação sob orientação ultrassonográfica direta, que é usada para localizar o cordão umbilical e seus vasos. O risco de perda fetal é de aproximadamente 1,3% em fetos normais, mas o risco aumenta com anomalias fetais ou outras condições. O procedimento também permite o tratamento do feto diretamente, incluindo transfusão de concentrado de hemácias para o manejo da anemia fetal resultante da isoimunização.

Ressonância magnética

As imagens de ressonância magnética (RM) podem ser usadas para o planejamento do tratamento fetal, para proporcionar mais informações sobre um defeito detectado na ultrassonografia.

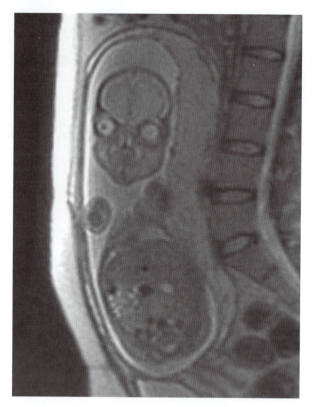

Figura 6.15 Ressonância magnética sagital da pelve de uma gestante, com feto em apresentação pélvica. Observe o encéfalo, os olhos e o fígado. (Cortesia da Dra. Deborah Levine, Director of Obstetric and Gynecologic Ultrasound, Beth Israel Deaconess Medical Center, Boston, MA.)

As vantagens importantes da RM são a não utilização de radiação ionizante e melhores contraste e resolução para os tecidos moles (Figura 6.15).

Monitoramento fetal

O monitoramento contínuo da frequência cardíaca fetal em gestações de alto risco é rotineiro e proporciona informações relativas à oxigenação do feto. Existem diversas causas de **sofrimento fetal** pré-natal, como doenças maternas que reduzem o transporte de oxigênio para o feto (p. ex., cardiopatia cianótica). Sofrimento fetal (p. ex., indicado por frequência ou ritmo cardíaco anormais) sugere que o feto está em risco. Um método não invasivo de monitoramento utiliza transdutores colocados sobre o abdome materno.

Resumo do período fetal

- O período fetal se inicia 8 semanas após a fecundação (10 semanas após a DUM normal) e termina no parto. Esse período se caracteriza por *rápido crescimento corporal e diferenciação dos tecidos e sistemas de órgãos*. Uma alteração óbvia no período fetal é a relativa redução da velocidade do crescimento da cabeça em comparação com o restante do corpo
- No início da *20ª semana*, a **lanugem** (pelos finos e macios) e o cabelo surgem e a pele é coberta pelo **vérnix caseoso (uma substância cérea)**. As pálpebras permanecem fechadas durante a maior parte do período fetal, mas começam a se reabrir por volta de *26ª semana*, aproximadamente. Nesse

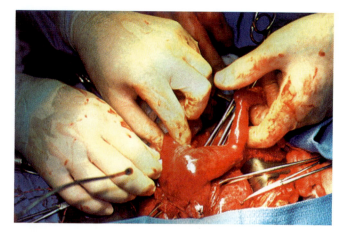

Figura 6.16 Feto na 21ª primeira semana submetido a ureterostomia bilateral, o estabelecimento de aberturas dos ureteres na bexiga. (De Harrison MR, Globus MS, Filly RA (ed.). *The unborn patient: prenatal diagnosis and treatment*. ed 2, Philadelphia, 1994, Saunders.)

momento, o feto geralmente consegue ter **existência extrauterina**, principalmente devido à maturidade do seu sistema respiratório

- Até a *30ª semana*, o feto tem aspecto avermelhado e enrugado devido à fina espessura da pele e à relativa ausência de gordura subcutânea. A gordura geralmente se desenvolve rapidamente entre a 26ª e a 29ª semana, dando ao feto um *aspecto liso e saudável* (ver Figura 6.11)
- O feto é menos vulnerável aos efeitos teratogênicos de fármacos, vírus e radiação, mas esses agentes podem interferir no crescimento e no desenvolvimento funcional normal, especialmente do encéfalo e dos olhos
- O médico pode determinar se um feto apresenta uma doença ou defeito congênito específico pelo emprego de diversas técnicas diagnósticas, como amniocentese, amostragem de vilosidades coriônicas, ultrassonografia e RM
- Em determinados casos, podem-se administrar tratamentos ao feto, como fármacos para corrigir **arritmias cardíacas** ou distúrbios tireoidianos. A correção cirúrgica de alguns defeitos congênitos *in utero* (Figura 6.16) também é possível (p. ex., ureteres que não se abrem na bexiga podem ser cirurgicamente corrigidos).

Questões clínicas

Caso 6.1

Foi agendada uma cesariana para uma mulher na 20ª semana de uma gestação de alto risco. Seu médico deseja estabelecer uma data provável do parto.

- Como a data provável do parto seria estabelecida?
- Quando o trabalho de parto provavelmente seria induzido?
- Como isso poderia ser realizado?

Caso 6.2

Uma gestante de 44 anos está preocupada com a possibilidade de seu feto apresentar importantes defeitos congênitos.

- Como a condição do feto poderia ser determinada?
- Que anomalia cromossômica seria a mais provável?
- Que outras aberrações cromossômicas poderiam ser detectadas?

Caso 6.3

Uma mulher de 19 anos no segundo trimestre de gravidez perguntou ao médico se o seu feto era vulnerável a medicamentos de venda livre e drogas ilícitas. Ela também indagou sobre os efeitos de seu consumo significativo de bebidas alcoólicas e tabagismo sobre o feto.

- O que o médico provavelmente diria a ela?

Caso 6.4

Um exame ultrassonográfico de uma gestante revelou que seu feto apresenta RCIU.

- Que fatores podem provocar RCIU? Discuta como esses fatores poderiam influenciar o crescimento fetal
- Que fatores a mãe pode eliminar? A remoção desses fatores resultaria na reversão da RCIU?

Caso 6.5

Uma mulher no primeiro trimestre de gravidez, que estava para ser submetida a uma amniocentese, expressou preocupações quanto a um possível aborto e à possibilidade de lesão do seu feto.

- Quais são os riscos dessas complicações?
- Que procedimentos são usados para minimizar esses riscos?
- Que outra técnica poderia ser usada para obtenção de células para o estudo cromossômico?

Caso 6.6

Informa-se uma gestante de que será determinada sua concentração de AFP, para determinar se o feto apresenta algum defeito congênito.

- O que é AFP e onde ela pode ser encontrada?
- Que tipos de defeito fetal podem ser detectados pela determinação da concentração de AFP no sangue materno?
- Qual a é a importância de níveis altos e baixos de AFP?

A discussão dessas questões é apresentada no Apêndice, na parte final deste livro.

Bibliografia e leitura sugerida

Benson CB, Doubilet PM: Fetal biometry and growth. Obstetric ultrasound examination. In Norton ME, editor: *Callen's ultrasonography in obstetrics and gynecology,* ed 6, Philadelphia, 2017, Elsevier.

Bloomfield H, Spiroski AM, Harding HE: Fetal growth factors and nutrition, *Semin Fetal Neonatal Med* 18:118, 2013.

Butt K, Lim K: Determination of gestational age by ultrasound, *J Obstet Gynaecol* 36:171, 2014.

Carlson LM, Vora NL: Prenatal diagnosis—screening and diagnostic tools, *Obstet Gynecol Clin N Am* 44:245, 2017.

Chiu RW, Lo YM: Non-invasive prenatal diagnosis by fetal nucleic acid analysis in maternal plasma: the coming of age, *Semin Fetal Neonatal Med* 16:88, 2011.

De Bakker BS, de Jong KH, Hagoort J, et al: An interactive three-dimensional digital atlas and quantitative database of human development, *Science* 354, 2016.

Deprest JA, Devlieger R, Srisupundit K, et al: Fetal surgery is a clinical reality, *Semin Fetal Neonatal Med* 15:58, 2010.

Durkin EF, Shaaban A: Commonly encountered surgical problems in the fetus and neonate, *Pediatr Clin North Am* 56:647, 2009.

Hinrichsen KV, editor: *Humanembryologie,* Berlin, 1990, Springer-Verlag.

Jirásel JE: *An atlas of human prenatal developmental mechanics: anatomy and staging,* London and New York, 2004, Taylor and Francis.

Khambalia AZ, Roberts CL, Nguyen M, et al: Predicting date of birth and examining the best time to date a pregnancy, *Int J Gynaecol Obstet* 123:105, 2013.

Magann EF, Sandin AI: Amniotic fluid volume in fetal health and disease. In Norton ME, editor: *Callen's ultrasonography in obstetrics and gynecology,* ed 6, Philadelphia, 2017, Elsevier.

Moran S, Greene MF, Mello MM: A new era in noninvasive prenatal testing, *N Engl J Med* 369:2164, 2013.

Morgan TA, Feldstein VA, Filly PA: Ultrasound evaluation of normal fetal anatomy. In Norton ME, editor: *Callen's ultrasonography in obstetrics and gynecology,* ed 6, Philadelphia, 2017, Elsevier.

Norton ME, Rink BD: Genetics and prenatal genetic testing. In Norton ME, editor: *Callen's ultrasonography in obstetrics and gynecology,* ed 6, Philadelphia, 2017, Elsevier.

O'Rahilly R, Müller F: *Development stages in human embryos,* Publication 637, Washington, DC, 1987, Carnegie Institution of Washington.

Persaud TVN, Hay JC: Normal embryonic and fetal development. In Reece EA, Hobbins JC, editors: *Clinical obstetrics: the fetus and mother,* ed 3, Malden, Mass., 2006, Blackwell, pp 19–32.

Pooh RK, Shiota K, Kurjak A: Imaging of the human embryo with magnetic resonance imaging microscopy and high-resolution transvaginal 3-dimensional sonography: human embryology in the 21st century, *Am J Obstet Gynecol* 204:77.e1–77.e16, 2011.

Poon LCY, Musci T, Song K: Maternal plasma cell-free fetal and maternal DNA at 11-13 weeks' gestation: relation to fetal and maternal characterists and pregnancy outcomes, *Fetal Diagn Ther* 33:215, 2013.

Rao R, Platt LD: Ultrasound screening: status of markers and efficacy of screening for structural abnormalities, *Semin Perinatal* 40:67, 2016.

Rozance PJ, Brown LP, Thorn SR: Intrauterine growth restriction and the small-for-gestational-age infant. In MacDonald MG, Seshia MMK, editors: *Avery's neonatology: pathophysiology and management of the newborn,* ed 7, Philadelphia, 2016, Lippincott Williams and Wilkins.

Salihu HM, Miranda S, Hill L, et al: Survival of pre-viable preterm infants in the United States: a systematic review and meta-analysis, *Semin Perinatol* 37:389, 2013.

Steding G: *The anatomy of the human embryo: a scanning electron-microscopic atlas,* Basel, Switzerland, 2009, Karger.

Streeter GL: Weight, sitting height, head size, foot length and menstrual age of the human embryo, *Contrib Embryol Carnegie Inst* 11:143, 1920.

Vermeesch JR, Voet T, Devriendt K: Prenatal and pre-implantation genetic diagnosis, *Nat Rev Genet* 17:643, 2016.

Wilson RD, Gagnon A, Audibert F, et al: Prenatal diagnosis procedures and techniques to obtain a diagnostic fetal specimen or tissue: maternal and fetal risks and benefits, *J Obstet Gynaecol Can* 37:656, 2015. (SOGC Clinical Practice Guideline No. 326, Society for Obstetrics and Gynecology of Canada, July 2015.).

Placenta e Membranas Fetais

A placenta e as membranas fetais separam o feto do **endométrio**, a camada interna da parede uterina. Uma troca de substâncias, como nutrientes e oxigênio, ocorre entre as correntes sanguíneas materna e fetal através da placenta. Os vasos no cordão umbilical conectam a circulação placentária à circulação fetal. As **membranas fetais** incluem o **cório**, o **âmnio**, a **vesícula umbilical** e a **alantoide**.

Placenta

A placenta é um **órgão maternofetal** que tem dois componentes (Figura 7.1):

- Uma **parte fetal**, desenvolvida a partir do saco coriônico, a membrana fetal mais externa
- Uma **parte materna**, derivada do endométrio, a camada mais interna da parede uterina.

A placenta e o cordão umbilical formam um sistema de transporte para substâncias que passam entre a mãe e o embrião/feto. Nutrientes e oxigênio passam do sangue materno através da placenta para o sangue embrionário/fetal, e as escórias metabólicas e dióxido de carbono passam do sangue fetal através da placenta para o sangue materno. A placenta e as membranas fetais realizam as seguintes funções e atividades: proteção, nutrição, respiração, excreção de escórias metabólicas e produção de hormônios. Pouco tempo após o nascimento, a placenta e as membranas são expelidas do útero (**secundinas**).

Decídua

A **decídua** é o endométrio do útero em uma gestante; é a camada funcional do endométrio que se separa do restante do útero após o **parto**. As **três regiões da decídua** são chamadas de acordo com as suas relações com o local de implantação (ver Figura 7.1):

- A **decídua basal** é a parte da decídua profunda ao **concepto** (embrião/feto e membranas), que forma a parte materna da placenta
- A **decídua capsular** é a parte superficial da decídua, que recobre o concepto
- A **decídua parietal** representa as partes restantes da decídua.

Em resposta aos níveis crescentes de progesterona no sangue materno, as células do tecido conjuntivo da decídua aumentam de tamanho para formar as **células deciduais**. Essas células aumentam de tamanho devido ao acúmulo de glicogênio e lipídio em seu **citoplasma**.

As mudanças celulares e vasculares que ocorrem no endométrio durante a implantação do blastocisto constituem a **reação decidual**. Muitas células deciduais degeneram próximo ao **saco coriônico** na região do **sinciciotrofoblasto** (camada externa do trofoblasto) e, junto com o sangue materno e com as secreções uterinas, proporcionam uma rica fonte de nutrição ao embrião/feto. Também tem sido sugerido que essas células protegem o tecido materno da invasão descontrolada do sinciciotrofoblasto e podem estar envolvidas na produção hormonal. *As regiões deciduais, claramente reconhecidas durante uma ultrassonografia, são importantes no diagnóstico dos estágios iniciais da gestação* (ver Capítulo 3, Figura 3.7).

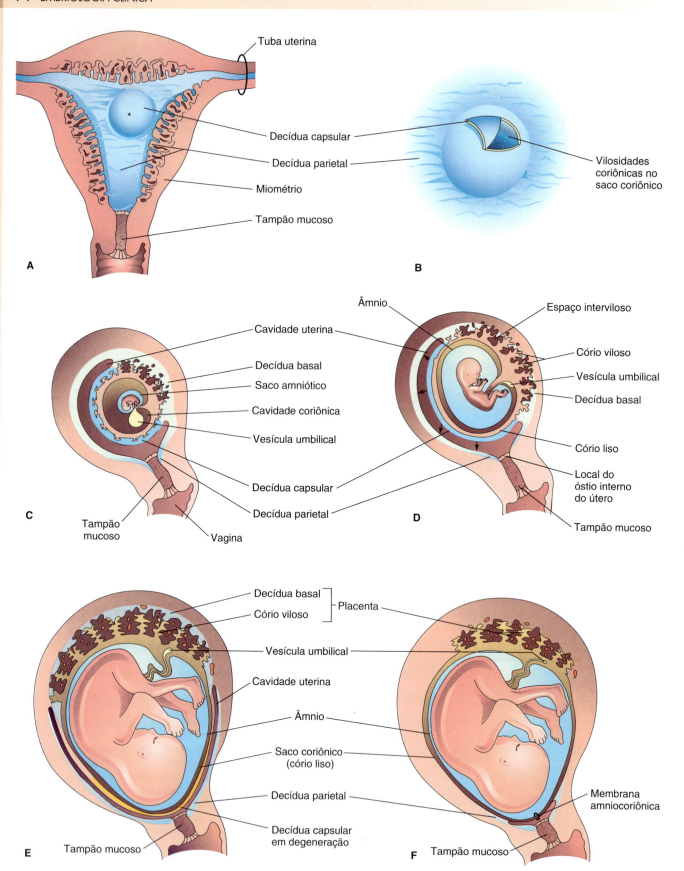

Figura 7.1 Desenvolvimento das membranas placentária e fetal. **A.** Corte frontal do útero mostrando elevação da decídua capsular pelo saco coriônico em expansão de um embrião de 4 semanas implantado no endométrio da parede posterior (*asterisco*). **B.** Representação aumentada do local de implantação. As vilosidades coriônicas foram expostas cortando-se uma abertura na decídua capsular. **C** a **F.** Cortes sagitais do útero gravídico das semanas 5 a 22 mostrando as mudanças nas relações das membranas fetais com a decídua. Em **F**, o âmnio e o cório estão fusionados entre si e com a decídua parietal, obliterando, assim, a cavidade uterina. Observe em **D** a **F** que as vilosidades coriônicas persistem somente onde o cório está associado à decídua basal.

Desenvolvimento da placenta

O desenvolvimento inicial é caracterizado pela rápida proliferação do trofoblasto e pelo desenvolvimento do saco coriônico e das vilosidades coriônicas (ver Capítulos 3 e 4). *Os genes homeobox (HLX, MSX2 e DLX3) expressos no trofoblasto e nos seus vasos sanguíneos regulam o desenvolvimento placentário.* Ao final da 3ª semana, os arranjos anatômicos necessários às trocas fisiológicas entre a mãe e o embrião/feto são estabelecidos.

Uma complexa **rede vascular** se estabelece na placenta ao final da 4ª semana, o que facilita as trocas maternoembrionárias de gases, nutrientes e escórias metabólicas.

As **vilosidades coriônicas** cobrem todo o saco coriônico até o início da 8ª semana (Figuras 7.2 e 7.3; ver Figura 7.1C). Com o crescimento do saco coriônico, as vilosidades associadas à decídua capsular tornam-se comprimidas, de modo que seu suprimento sanguíneo é reduzido; logo, elas degeneram (ver Figuras 7.1D e 7.3B). Isso produz uma área relativamente avascular, o **cório liso**.

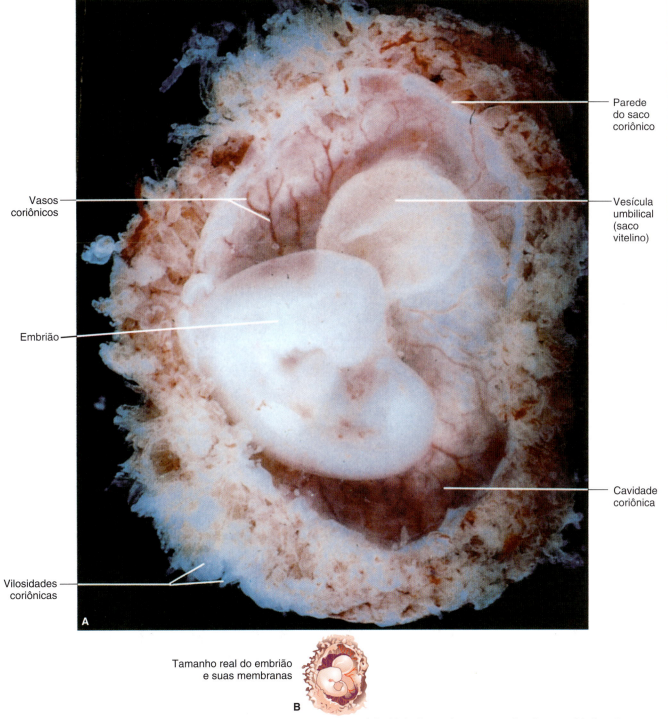

Figura 7.2 A. Vista lateral de um embrião abortado espontaneamente no estágio 14 de Carnegie, com aproximadamente 32 dias. Os sacos coriônico e amniótico foram abertos para mostrar o embrião. Observe o grande tamanho da vesícula umbilical. **B.** O esquema mostra o tamanho real do embrião e de suas membranas (**A.** De Moore KL, Persaud TVN, Shiota K. *Color atlas of clinical embryology*. ed 2, Philadelphia, 2000, Saunders.)

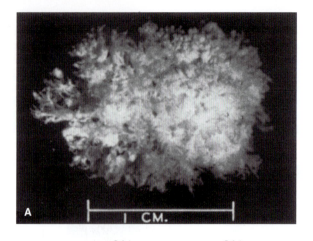

Cório liso   Cório viloso

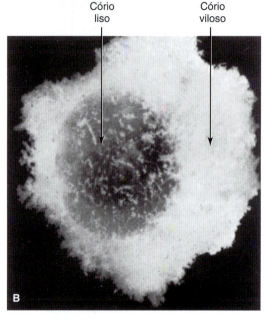

Figura 7.3 Sacos coriônicos humanos de abortos espontâneos. **A.** Aos 21 dias. O saco está recoberto pelas vilosidades coriônicas (4×). **B.** Em 8 semanas. Algumas das vilosidades coriônicas degeneraram, levando à formação do cório liso. (De Potter EL, Craig JM. *Pathology of the fetus and the infant.* ed 3. Copyright 1975 by Year Book Medical Publishers, Chicago.)

Quando as vilosidades desaparecem, aquelas associadas à decídua basal rapidamente aumentam em número, ramificam-se e aumentam em tamanho. Isso forma a área espessa do saco coriônico, o **cório viloso** (cório frondoso).

As dimensões do útero, do saco coriônico e da placenta aumentam conforme o embrião/feto cresce. O crescimento do tamanho e da espessura da placenta continua rapidamente até o feto atingir aproximadamente 18 semanas de idade. A placenta completamente desenvolvida cobre de 15 a 30% da decídua do endométrio do útero e pesa aproximadamente um sexto do feto. Ao termo, a placenta usa, para atender suas demandas metabólicas intrínsecas, de 40 a 60% do oxigênio e da glicose que chegam ao útero.

A placenta tem duas partes (Figura 7.4 e ver Figura 7.1E e F):

- A **parte fetal** é formada pelo **cório viloso**. As vilosidades coriônicas que surgem do cório se projetam para o **espaço interviloso** que contém sangue materno (ver Figura 7.1D)
- A **parte materna** é formada pela **decídua basal**, a parte da decídua relacionada ao componente fetal da placenta

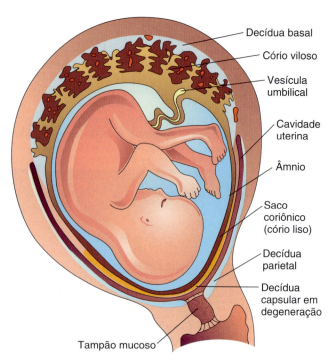

Figura 7.4 Representação de um corte sagital de um útero na 16ª semana de gestação mostrando a relação das membranas fetais entre si, com a decídua e o feto.

Ultrassonografia do saco coriônico

O tamanho do saco coriônico é útil na determinação da idade gestacional do embrião/feto em pacientes com ciclos menstruais irregulares. O crescimento do saco coriônico é extremamente rápido entre as semanas 5 e 10. Aparelhos de ultrassom equipados com transdutores endovaginais permitem aos ultrassonografistas detectarem o saco coriônico quando apresenta um diâmetro mediano de 2 a 3 mm (ver Capítulo 3, Figura 3.7). Os sacos coriônicos com esse diâmetro indicam que a idade gestacional é de 31 a 32 dias, que é aproximadamente 18 dias após a fecundação.

(ver Figura 7.1C a F). Ao final do quarto mês, a decídua basal está quase totalmente substituída pela parte fetal da placenta.

A parte fetal está ligada à parte materna da placenta pela **capa citotrofoblástica**, a camada externa de células trofoblásticas na superfície materna da placenta (Figura 7.5). As vilosidades coriônicas se inserem firmemente na decídua basal através da capa citotrofoblástica, que ancora o saco coriônico à decídua basal. As **artérias e veias endometriais** passam livremente por fendas na capa citotrofoblástica e penetram no espaço interviloso.

O formato da placenta é determinado pela área persistente das vilosidades coriônicas (ver Figura 7.1F). Geralmente é uma área circular, que dá à placenta um formato discoide. Quando as vilosidades coriônicas invadem a decídua basal, o tecido decidual é erodido para aumentar o tamanho do **espaço interviloso** (ver Figura 7.4). Essa erosão produz várias áreas cuneiformes na decídua, os **septos placentários**, que se projetam em direção à **placa coriônica**, a parte da parede coriônica relacionada com a placenta (Figura 7.5). Os septos dividem a parte fetal da placenta em áreas convexas irregulares, ou

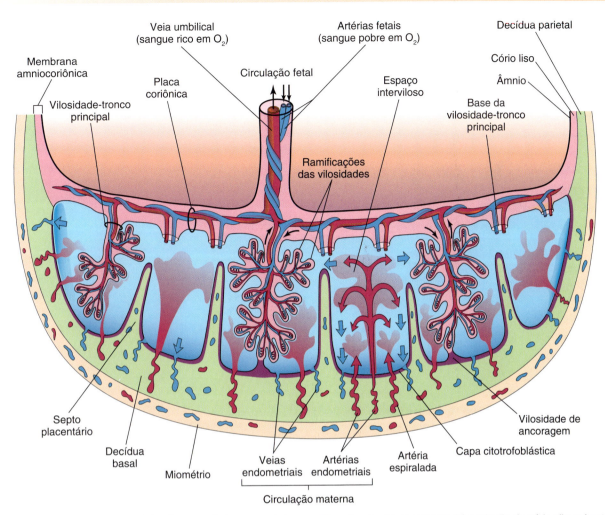

Figura 7.5 Representação esquemática de um corte transversal de uma placenta a termo, mostrando (1) a relação do cório viloso (parte fetal da placenta) com a decídua basal (parte materna da placenta), (2) a circulação placentária fetal e (3) a circulação placentária materna. O sangue materno flui em jatos das artérias espiraladas para os espaços intervilosos. Observe que as artérias umbilicais transportam sangue fetal desoxigenado (mostrado em *azul*) para a placenta e que a veia umbilical transporta sangue oxigenado (mostrado em *vermelho*) para o feto. Observe que os cotilédones estão separados uns dos outros por septos placentários, projeções da decídua basal. Cada cotilédone consiste em duas ou mais vilosidades-tronco principais e várias ramificações das vilosidades. Nessa representação, somente uma vilosidade-tronco é mostrada em cada cotilédone, mas os cotos daquelas que foram removidas estão indicados.

cotilédones. Cada cotilédone consiste em duas ou mais **vilosidades-tronco** e várias **ramificações das vilosidades** (Figura 7.6A e ver Figura 7.5). Ao final do quarto mês, a decídua basal está quase totalmente substituída pelos cotilédones (ver Figura 7.11). *A expressão dos genes quinase (MAP2 K1 e MAP2 K2) e do fator de transcrição Gcm1 (glial cells missing-1) nas células-tronco do trofoblasto regulam o processo de ramificação das vilosidades-tronco para formar a rede vascular na placenta.*

A **decídua capsular**, a camada da decídua sobrejacente ao saco coriônico, forma uma cápsula sobre a superfície externa do saco (ver Figura 7.1A a D). Enquanto o concepto aumenta em tamanho, a decídua capsular se projeta para a cavidade uterina e torna-se bastante atenuada. A decídua capsular acaba entrando em contato com a decídua parietal na parede oposta e com ela se funde, obliterando lentamente a cavidade uterina (ver Figura 7.1E e F). Entre as semanas 22 e 24, o suprimento sanguíneo reduzido para a decídua capsular leva a sua degeneração e desaparecimento.

Após o desaparecimento da decídua capsular, a parte lisa do saco coriônico (cório liso) fusiona-se à decídua parietal (ver Figura 7.1F). Essa fusão pode ser separada e ocorre, geralmente, quando o sangue escapa do espaço interviloso (ver Figura 7.4). A coleção de sangue (**hematoma**) afasta a membrana da decídua parietal, restabelecendo, assim, o espaço potencial da cavidade uterina.

Inicialmente, quando as células trofoblásticas invadem as artérias espirais, essas células criam tampões nas artérias, os quais deixam apenas o plasma materno penetrar no espaço interviloso. Como resultado, é criado um gradiente final negativo de oxigênio; já foi constatado que níveis elevados de oxigênio durante os estágios iniciais de desenvolvimento podem causar complicações. No entanto, da 11ª à 14ª semana, os tampões começam a desintegrar, o sangue total materno começa a fluir, e as concentrações de oxigênio aumentam.

O **espaço interviloso da placenta**, que entre a 11ª e a 14ª semana contém sangue materno, é derivado das **lacunas** que se desenvolvem no sinciciotrofoblasto durante a 2ª semana de desenvolvimento (ver Capítulo 3, Figura 3.2A e B). Esse grande espaço preenchido por sangue resulta da coalescência e do aumento das dimensões das **redes lacunares**. O espaço interviloso é dividido em compartimentos pelos septos placentários; contudo, existe livre comunicação entre os compartimentos porque os septos não alcançam a placa coriônica (ver Figura 7.5).

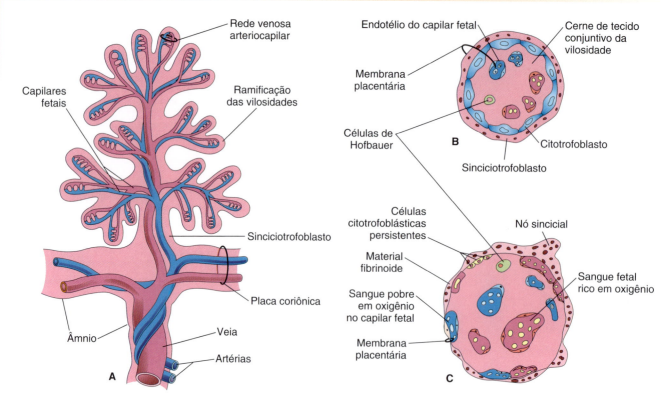

Figura 7.6 A. Representação de uma vilosidade coriônica-tronco mostrando seu sistema arteriocapilar-venoso. As artérias transportam sangue fetal desoxigenado e escórias metabólicas do feto, enquanto as veias transportam sangue oxigenado e nutrientes para o feto. **B** e **C.** Representações de cortes através de uma ramificação das vilosidades na 10ª semana e a termo, respectivamente. A membrana placentária, composta por tecidos extrafetais, separa o sangue materno no espaço interviloso do sangue fetal nos capilares nas vilosidades. Observe que a membrana placentária é muito delgada no feto a termo. Macrófagos fetais (células de Hofbauer) são encontrados nas vilosidades coriônicas desde o início da gestação. Estas células fagocitárias estão envolvidas no desenvolvimento da placenta.

O sangue materno entra no espaço interviloso a partir das **artérias endometriais espiraladas** na decídua basal (ver Figuras 7.4 e 7.5). As artérias espiraladas atravessam fendas na capa citotrofoblástica e ejetam sangue no espaço interviloso. Esse grande espaço é drenado pelas **veias endometriais**, que também penetram na capa citotrofoblástica. Essas veias são encontradas por toda a superfície da decídua basal.

As **numerosas ramificações das vilosidades**, que se originam das **vilosidades-tronco**, são continuamente irrigadas com o sangue materno que circula pelo espaço interviloso (ver Figuras 7.4 e 7.5). Nesse espaço, o sangue transporta oxigênio e nutrientes necessários ao crescimento e desenvolvimento fetais. O sangue materno também contém escórias fetais, dióxido de carbono, sais e produtos do metabolismo proteico.

O saco amniótico aumenta em tamanho mais rápido que o saco coriônico. Como resultado, o âmnio e o cório liso se fundem e formam a **membrana amniocoriônica** (ver Figuras 7.4 e 7.5). Essa membrana composta fusiona-se à decídua capsular e, após o desaparecimento desta, adere à decídua parietal (ver Figuras 7.1F, 7.4 e 7. 5). É a membrana amniocoriônica que se rompe durante o trabalho de parto. *A ruptura pré-termo da membrana (antes de 37 semanas de idade gestacional) é o evento que mais comumente provoca trabalho de parto prematuro.* A ruptura da membrana faz com que o líquido amniótico escorra pela vagina.

Circulação placentária

As vilosidades coriônicas ramificadas da placenta proporcionam uma grande área de superfície onde materiais podem ser trocados através de uma **membrana placentária** muito delgada, interposta entre as circulações materna e fetal (ver Figuras 7.5

e 7.6). É através das ramificações das vilosidades, que se originam das vilosidades-tronco, que ocorre a maior parte da troca de material entre a mãe e o feto. As circulações fetal e materna estão separadas pela membrana placentária, que consiste em tecidos extrafetais (Figura 7.7 e ver Figura 7.6B e C).

Circulação placentária fetal

O sangue desoxigenado flui das **artérias umbilicais** para a placenta. No local de inserção do cordão umbilical na placenta, as artérias se dividem em várias **artérias coriônicas** dispostas radialmente que se ramificam livremente na placa coriônica antes de penetrarem nas vilosidades coriônicas (ver Figuras 7.5 e 7.6). Os vasos sanguíneos formam um extenso **sistema arteriocapilar-venoso** nas vilosidades coriônicas (ver Figura 7.6A), que traz o sangue fetal para extremamente perto do sangue materno (ver Figura 7.7). Esse sistema proporciona uma grande área de superfície para a troca de produtos metabólicos e gasosos entre as correntes sanguíneas materna e fetal.

Normalmente, não existe mistura do sangue fetal com o sangue materno; contudo, quantidades muito pequenas de sangue fetal podem entrar na circulação materna quando defeitos mínimos se desenvolvem na membrana placentária (ver Figura 7.6B e C). O **sangue fetal bem oxigenado** nos capilares fetais passa para veias de paredes delgadas que seguem as artérias coriônicas até o local de ligação do cordão umbilical. Elas convergem nesse local e formam a **veia umbilical** (ver Figuras 7.5 e 7.7). Esse grande vaso transporta sangue rico em oxigênio para o feto.

Circulação placentária materna

O sangue materno no espaço interviloso está temporariamente fora do sistema circulatório materno. Ele entra no espaço

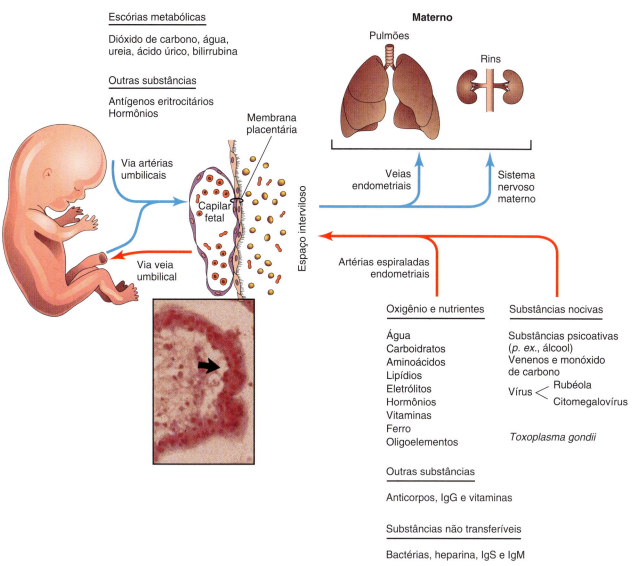

Figura 7.7 Diagrama de transferência através da membrana placentária. Os tecidos extrafetais, através dos quais ocorre o transporte de substâncias entre a mãe e o feto, constituem coletivamente a membrana placentária. *No detalhe*, micrografia óptica da vilosidade coriônica mostrando um capilar fetal e a membrana placentária (*seta*).

interviloso através de 80 a 100 artérias espiraladas endometriais na decídua basal. Essas artérias ejetam sangue no espaço interviloso através de fendas na capa citotrofoblástica (ver Figura 7.5). O fluxo sanguíneo das artérias espiraladas é pulsátil.

O sangue que chega ao espaço interviloso apresenta pressão consideravelmente mais alta que a do espaço interviloso e, consequentemente, o sangue "jorra" para a **placa coriônica**, que forma o "teto" do espaço interviloso. Assim que a pressão se dissipa, o sangue flui lentamente pelas ramificações das vilosidades, possibilitando a troca de produtos metabólicos e gasosos com o sangue fetal. O sangue acaba retornando à circulação materna pelas **veias endometriais**.

O bem-estar do embrião/feto depende mais da irrigação adequada das ramificações das vilosidades com sangue materno que de qualquer outro fator. Reduções da circulação uteroplacentária resultam em **hipoxia fetal** e **restrição do crescimento intrauterino** (**RCIU**). Reduções significativas da circulação podem resultar em morte do embrião/feto. O espaço interviloso da placenta madura contém aproximadamente 150 mℓ de sangue, que é reposto de três a quatro vezes por minuto.

Membrana placentária

A **membrana placentária** é uma estrutura composta que consiste em tecidos extrafetais que separam o sangue materno do sangue fetal. Até aproximadamente 20 semanas, a membrana placentária consiste em quatro camadas (ver Figuras 7.6 e 7.7): **sinciciotrofoblasto**, **citotrofoblasto**, **tecido conjuntivo das vilosidades** e **endotélio dos capilares fetais**. Após a 20ª semana, as trocas celulares ocorrem nas ramificações das vilosidades que formam o citotrofoblasto, que em muitas vilosidades se tornam atenuados.

Células citotrofoblásticas acabam desaparecendo em grandes áreas das vilosidades, deixando somente finas placas de sinciciotrofoblasto. Como resultado, a membrana placentária consiste em três camadas na maioria dos locais (ver Figura 7.6C). Em algumas áreas, a membrana placentária torna-se muito fina e atenuada. Nesses locais, o sinciciotrofoblasto entra em contato direto com o endotélio dos capilares fetais e forma a **membrana placentária vasculossincicial**.

Algumas vezes a membrana placentária é chamada de **barreira placentária**; esse é um termo inapropriado porque existem somente algumas substâncias, endógenas ou exógenas, que não conseguem atravessar a membrana em quantidades detectáveis. A membrana placentária atua como barreira somente quando uma molécula é de determinado tamanho, configuração e carga elétrica, como a **heparina** (um composto formado no fígado e nos pulmões e que inibe a coagulação sanguínea). Alguns metabólitos, toxinas e hormônios, embora presentes na circulação materna, não atravessam a membrana placentária em concentrações suficientes para afetar o embrião/feto. A maioria dos fármacos e outras substâncias do plasma do sangue materno atravessa a membrana placentária e penetra no plasma sanguíneo fetal (ver a Figura 7.7). A superfície livre do sinciciotrofoblasto tem muitas microvilosidades que aumentam a área de superfície para trocas entre as circulações materna e fetal. À medida que a gestação avança, a membrana placentária torna-se progressivamente mais delgada, e o sangue em muitos capilares fetais fica extremamente próximo ao sangue materno no espaço interviloso (ver Figuras 7.6C e 7.7).

Durante o terceiro trimestre, vários núcleos no sinciciotrofoblasto se agregam para formar protrusões multinucleadas, os **nós sinciciais** (ver Figura 7.6C). Esses agregados se desprendem regularmente e são transportados do espaço interviloso para a circulação materna. Alguns nós se depositam nos capilares dos pulmões maternos, onde são rapidamente destruídos por ação de enzimas locais. Ao fim da gestação, um **material fibrinoide** eosinofílico reforça as superfícies das vilosidades (ver Figura 7.6C), o que parece reduzir a transferência placentária.

Funções da placenta

A placenta tem várias funções principais:

- **Metabolismo** (p. ex., síntese de glicogênio)
- **Transporte** de gases e nutrientes
- **Secreção endócrina** (p. ex., gonadotrofina coriônica humana [hCG])
- **Proteção**
- **Excreção** (escórias metabólicas fetais).

Essas atividades abrangentes são essenciais à manutenção da gestação e à promoção do desenvolvimento fetal normal.

Metabolismo placentário

A placenta, particularmente durante os períodos iniciais da gestação, sintetiza glicogênio, colesterol e ácidos graxos, que são fontes de nutrientes e energia para o embrião/feto. Muitas das suas atividades metabólicas são indubitavelmente críticas para outras duas atividades placentárias principais (transporte e secreção endócrina). A placenta possui vários mecanismos que possibilitam a reação a várias situações ambientais (p. ex., hipoxia) passíveis de ocorrer e minimizam o impacto no feto.

Transferência placentária

O transporte bidirecional de substâncias entre o sangue fetal e o sangue materno é facilitado pela grande área de superfície da membrana placentária. Quase todos os materiais são transportados através dessa membrana por um destes quatro principais mecanismos: difusão simples, difusão facilitada, transporte ativo e pinocitose.

O **transporte passivo por difusão simples** é, geralmente, característico de substâncias que se movem de áreas de maior concentração para as de menor concentração até o equilíbrio ser estabelecido. Na **difusão facilitada**, há transporte através de gradientes elétricos. A difusão facilitada demanda um

transportador, mas não exige energia. Tais sistemas podem envolver moléculas carreadoras que temporariamente se combinam com as substâncias a serem transportadas. O **transporte ativo** é a passagem de íons ou moléculas através de uma membrana celular contra um gradiente e demanda energia. A **pinocitose** é uma forma de **endocitose** (leva outras substâncias para as células) na qual o material é engolfado em pequena quantidade de líquido extracelular. Esse método de transporte é, habitualmente, reservado para grandes moléculas. Algumas proteínas são transferidas muito lentamente através da placenta por pinocitose.

Transferência de gases

Oxigênio, dióxido de carbono e monóxido de carbono atravessam a membrana placentária por **difusão simples**. A interrupção do transporte de oxigênio por vários minutos põe em risco a sobrevida do embrião/feto. *A membrana placentária tem eficiência semelhante à dos pulmões para as trocas gasosas.* A quantidade de oxigênio que chega ao feto é primariamente limitada pelo fluxo, em vez de limitada pela difusão; logo, a **hipoxia fetal** (decréscimo dos níveis de oxigênio) resulta primariamente de fatores que diminuem o fluxo sanguíneo uterino ou o fluxo sanguíneo embrionário/fetal. A **insuficiência respiratória materna** (p. ex., por pneumonia) também reduzirá o transporte de oxigênio para o embrião/feto.

Substâncias nutricionais

Os nutrientes constituem a maioria das substâncias transferidas da mãe para o embrião/feto. A água é rapidamente trocada por difusão simples e em quantidades crescentes conforme o avanço da gestação. A **glicose** produzida pela mãe e pela placenta é rapidamente transferida para o embrião/feto por difusão facilitada (ativa) mediada primariamente pelo transportador de glicose 1 (GLUT-1), um carreador de glicose independente de insulina. O colesterol, os triglicerídeos e os fosfolipídios maternos são transferidos. Embora exista transporte de ácidos graxos livres, a quantidade transferida parece ser relativamente pequena, com ácidos graxos poli-insaturados de cadeia longa sendo os ácidos graxos livres transportados em quantidades maiores.

Os **aminoácidos** são ativamente transportados através da membrana placentária e são essenciais para o crescimento fetal. Para a maioria dos aminoácidos, as concentrações plasmáticas no embrião/feto são maiores do que na mãe.

As **vitaminas** atravessam a membrana placentária e são essenciais para o desenvolvimento normal. As vitaminas hidrossolúveis atravessam a membrana placentária mais rapidamente que as vitaminas lipossolúveis.

Hormônios

Hormônios proteicos (p. ex., insulina ou hormônio hipofisário) não alcançam o embrião/feto em quantidades significativas, exceto a tiroxina e a tri-iodotironina, por transferência lenta. Hormônios esteroides não conjugados atravessam a membrana placentária mais livremente. A testosterona e determinadas progestinas sintéticas atravessam a membrana placentária e podem causar masculinização dos fetos do sexo feminino (ver Capítulo 20, Figura 20.41).

Eletrólitos

Os **eletrólitos** são trocados livremente através da membrana placentária em quantidades significativas, e a velocidade de troca varia de um eletrólito para outro. Quando a mãe recebe líquidos intravenosos com eletrólitos, eles também passam para o embrião/feto e afetam seu equilíbrio hidreletrolítico.

Anticorpos maternos e proteínas

O embrião/feto produz somente pequenas quantidades de anticorpos devido ao seu **sistema imunológico imaturo**. Alguma imunidade passiva é conferida ao feto pela transferência placentária de anticorpos maternos. Gamaglobulinas (imunoglobulinas G [IgG]) são prontamente transportadas para o feto por **transcitose**, começando na 16ª semana e alcançando o pico na 26ª semana. No momento do nascimento, as concentrações de IgG fetal são maiores do que as concentrações maternas. *Anticorpos maternos conferem imunidade fetal a algumas doenças como difteria, varíola e sarampo*; contudo, nenhuma imunidade é adquirida para **coqueluche** ou **varicela** (catapora). Uma proteína materna, a **transferrina**, atravessa a membrana placentária e carreia ferro para o embrião/feto. A superfície placentária contém receptores especiais para essa proteína.

Escórias metabólicas

A ureia (formada no fígado) e o ácido úrico atravessam a membrana placentária por difusão simples. A bilirrubina conjugada (que é lipossolúvel) é facilmente transportada pela placenta para rápida depuração.

Fármacos/drogas e metabólitos

As substâncias usadas pela mãe podem afetar o embrião/feto direta ou indiretamente ao interferir no metabolismo materno ou placentário. A quantidade da substância ou de seu metabólito que chega à placenta é controlada pelo nível e pelo fluxo sanguíneo materno através da placenta. A maioria das substâncias e seus metabólitos atravessam a placenta por difusão simples, com exceção daqueles com semelhança estrutural com os aminoácidos, como a metildopa (anti-hipertensivo) e alguns antimetabólitos.

O uso de substâncias como opioides (p. ex., fentanila) tornou-se difundido na América do Norte e gera muita preocupação. A exposição intrauterina a opioides pode resultar em comprometimento do crescimento fetal, parto prematuro, anomalias fetais e síndrome de abstinência neonatal.

A maioria dos fármacos usados no manejo do trabalho de parto atravessa rapidamente a membrana placentária. Dependendo da dose e do momento da administração, essas substâncias podem causar depressão respiratória no neonato. Todos os sedativos e analgésicos afetam o feto em algum grau. **Agentes bloqueadores neuromusculares** dados à mãe durante a operação

Doença hemolítica perinatal

Pequenas quantidades de sangue fetal podem passar para o sangue materno através de rupturas microscópicas na membrana placentária. Se o feto for Rh-positivo e a mãe Rh-negativa, as hemácias fetais podem estimular a formação de anticorpos anti-Rh pelo sistema imunológico da mãe. Esses anticorpos passam para o sangue fetal e levam a destruição das hemácias (hemólise) fetais Rh-positivas, icterícia e anemia no feto.

Alguns fetos com doença hemolítica perinatal, ou **eritroblastose fetal**, não conseguem fazer um ajuste intrauterino satisfatório. Eles podem morrer a não ser que seja feito o parto precoce ou que sejam administradas transfusões intrauterinas, intraperitoneais ou intravenosas de concentrado de hemácias Rh-negativas até depois do nascimento. A doença hemolítica perinatal por incompatibilidade Rh é relativamente incomum atualmente porque a **imunoglobulina Rh(D)** dada à mãe geralmente previne o desenvolvimento da doença no feto. Anemia fetal e a consequente hiperbilirrubinemia por incompatibilidade do grupo sanguíneo ainda ocorrem porque podem ser decorrentes de diferenças em outros grupos sanguíneos antigênicos menores como o grupo Kell ou Duffy.

obstétrica atravessam a placenta em pequenas quantidades. **Anestésicos inalatórios** também conseguem atravessar a membrana placentária e afetar a respiração fetal se forem utilizados durante o parto.

Agentes infecciosos

Citomegalovírus, vírus da rubéola, vírus Coxsackie e vírus associados a varíola, varicela, sarampo, herpes e poliomielite podem atravessar a membrana placentária e causar infecção fetal. Em alguns casos, como na **infecção pelo vírus da rubéola**, graves defeitos congênitos, como **catarata,** podem ser induzidos. **Microrganismos**, como *Treponema pallidum*, que causa **sífilis**, e *Toxoplasma gondii*, que causa **toxoplasmose**, têm efeitos destrutivos no encéfalo e nos olhos. Esses microrganismos atravessam a membrana placentária, frequentemente causando graves defeitos congênitos e/ou morte do embrião/feto.

Síntese e secreção endócrinas placentárias

Utilizando precursores derivados do feto e/ou da mãe, o sinciciotrofoblasto da placenta sintetiza hormônios proteicos e esteroides. *Os hormônios proteicos sintetizados pela placenta são:*

- Gonadotrofina coriônica humana (hCG)
- Somatomamotrofina coriônica humana (lactogênio placentário humano) (hCS)
- Tireotrofina coriônica humana (hCT).

A glicoproteína **hCG**, semelhante ao hormônio luteinizante, é inicialmente secretada pelo sinciciotrofoblasto durante a 2ª semana; a hCG mantém o corpo-lúteo, impedindo o começo dos ciclos menstruais. A concentração de hCG no sangue materno e na urina aumenta até atingir seu máximo na 8ª semana e então declina. **hCS** causa diminuição da utilização de glicose e aumenta os ácidos graxos livres na mãe, e hCT parece funcionar de modo semelhante ao hormônio tireoestimulante.

Os **hormônios esteroides** sintetizados pela placenta são **progesterona** e **estrógenos**. A progesterona pode ser encontrada na placenta em todos os estágios da gestação, indicando que a progesterona é essencial à manutenção da gravidez. A placenta forma a progesterona a partir do colesterol ou de pregnenolona maternos. *Os ovários de uma gestante podem ser removidos após o primeiro trimestre* sem causar aborto porque a placenta assume a produção de progesterona a partir do corpo-lúteo. Os estrógenos também são produzidos em grandes quantidades pelo sinciciotrofoblasto.

A placenta como aloenxerto*

A placenta pode ser considerada um **aloenxerto** (um enxerto transplantado entre indivíduos geneticamente diferentes) em relação à mãe. A parte fetal da placenta é um derivado do concepto, que herda tanto genes paternos quanto maternos. O que protege a placenta da rejeição pelo sistema imunológico da mãe? Essa questão representa um dos principais enigmas biológicos na natureza. O sinciciotrofoblasto das vilosidades coriônicas, embora exposto às células imunológicas maternas nos sinusoides sanguíneos, não possui antígenos do complexo de histocompatibilidade principal (MHC) e, assim, não evoca respostas de rejeição. Contudo, as células trofoblásticas extravilosas (EVT), que invadem a decídua uterina e a sua vasculatura (artérias espiraladas), expressam antígenos MHC de classe I. Esses antígenos incluem HLA-G, que, sendo não polimórfico (classe Ib), é pouco reconhecido pelos linfócitos T como aloantígeno, bem como HLA-C, que, sendo polimórfico (classe Ia), é reconhecido pelos T. Além de evitar os linfócitos T, as células EVT também precisam se proteger do ataque potencial dos linfócitos *natural killer* (células NK) e dos agravos infligidos pela ativação do complemento. Linfócitos maternos na decídua associada à gravidez incluem uma alta proporção (65 a 70%) de células NK e uma baixa proporção (10 a 12%) de linfócitos T. Células NK deciduais ou uterinas (denominadas dNK ou uNK) são distintas das células NK do sangue periférico no fenótipo (CD56 alto, CD94/NKG2 alto) e função e têm baixa citotoxicidade para células EVT.

Múltiplos mecanismos parecem existir para proteger a placenta:

- A expressão do HLA-G está restrita a alguns tecidos, incluindo as células placentárias EVT. Acredita-se que sua localização estratégica na placenta exerça duplo papel imunoprotetor: (1) evasão do reconhecimento por linfócitos T devido à sua natureza não polimórfica e (2) reconhecimento pelos "receptores inibitórios" nas células NK, assim desligando sua função de destruição. A inadequação dessa hipótese é sugerida por várias observações: (1) indivíduos saudáveis mostrando perda bialélica de HLA-G1 já foram identificados, indicando, assim, que HLA-G não é essencial à sobrevida fetoplacentária; (2) essa hipótese não explica por que HLA-C, um antígeno polimórfico, também expresso pelas células EVT, não evoca uma resposta de rejeição *in situ*. Como HLA-G e HLA-C mostraram ter a capacidade singular de resistir à degradação de MHC classe I mediada pelo citomegalovírus humano, especula-se que uma localização seletiva desses dois antígenos na interface maternofetal ajude a resistir ao ataque viral
- A imunoproteção é fornecida localmente por determinadas moléculas imunossupressoras, como prostaglandina E2, fator transformador de crescimento β (TGF-β) e interleucina-10. A prostaglandina E2 derivada da decídua bloqueia a ativação dos linfócitos T maternos, bem como as células NK locais. Na verdade, a função imunorreguladora das células deciduais é consistente com a sua genealogia. Demonstrou-se que as

células estromais endometriais uterinas, que se diferenciam em células deciduais durante a gestação, são derivadas das células progenitoras (células-tronco) que migram de órgãos hematopoéticos como o fígado e a medula óssea fetais durante a ontogenia

- A tolerância transitória do repertório de linfócitos T maternos aos antígenos fetais MHC pode servir como um mecanismo de *backup* para a imunoproteção placentária. Uma tolerância semelhante de linfócitos B também foi relatada
- O trânsito de leucócitos maternos ativados para a placenta ou para o feto é evitado pela deleção dessas células, que é deflagrada por ligantes indutores de apoptose encontrados no trofoblasto
- Com base na manipulação gênica em camundongos, mostrou-se que a presença de proteínas regulatórias do complemento (Crry no camundongo, proteína cofator de membrana ou CD46 no humano), que conseguem bloquear a ativação do terceiro componente do complemento (C3) na cascata do complemento, protegem a placenta da destruição mediada pelo complemento, que poderia acontecer por causa da ativação do C3 residual remanescente após a defesa contra patógenos. Camundongos nocaute com gene Crry morreram *in utero* devido a danos placentários mediados pelo complemento, que poderiam ser evitados por nocaute adicional do gene C3
- Experimentos em camundongos revelaram que a enzima indoleamina 2,3-desidrogenase nas células trofoblásticas foi crítica para a imunoproteção do concepto alogênico. Ela suprime respostas inflamatórias locais impulsionadas por linfócitos T, incluindo a ativação do complemento. O tratamento de fêmeas prenhas de camundongos com um inibidor de indoleamina 2,3-desoxigenase, o 1-metiltriptofano, levou à morte seletiva de conceptos alogênicos (mas não singênicos) devido à deposição maciça de complemento e necrose hemorrágica na placenta
- Numerosas quimiocinas produzidas pelas células estromais sabidamente atraem a imigração de linfócitos T. Nos modelos de gravidez em camundongos, foi demonstrado que a imigração de linfócitos T na decídua foi evitada pelo *silenciamento epigenético* de *importantes genes de quimiocinas inflamatórias atrativas de linfócitos T* em células estromais deciduais. O mecanismo epigenético foi evidenciado pelo acúmulo de promotor de histonas repressivas na decídua murina.

A placenta como estrutura tumoriforme invasiva

A placenta em muitas espécies, incluindo os humanos, é uma **estrutura tumoriforme** extremamente invasiva que penetra o útero para chegar ao seu suprimento sanguíneo e estabelecer uma troca adequada de moléculas cruciais entre a mãe e o embrião/feto. O que protege o útero da superinvasão placentária? Após o desenvolvimento das vilosidades coriônicas, a função invasiva da placenta é proporcionada pelo subconjunto de células citotrofoblásticas (células EVT), que são produzidas por proliferação e diferenciação das células-tronco localizadas na camada citotrofoblástica de determinadas vilosidades coriônicas, as **vilosidades de ancoragem** (ver Figura 7.5). Elas se desprendem das margens das vilosidades e migram como colunas celulares para invadir a decídua na qual se reorganizam como subconjuntos distintos: uma camada celular quase contínua (**capa citotrofoblástica**) que separa a decídua dos sinusoides maternos sanguíneos; células dispersas na decídua (trofoblasto intersticial); células placentárias multinucleadas gigantes produzidas pela fusão das células EVT; e trofoblasto endovascular, que invade e remodela as artérias uteroplacentárias (espiraladas) no endométrio e em parte do miométrio. O remodelamento arterial ótimo (perda

---

*Os autores são gratos ao Dr. Peeyush Lala, Professor Emeritus, Department of Anatomy and Cell Biology, Schulich School of Medicine and Dentistry, Western University, London, Ontario, Canadá, pela preparação destas seções: "A placenta como aloenxerto" e "A placenta como estrutura tumoriforme invasiva".

da túnica média e substituição do endotélio pelas células EVT) as transforma em tubos de baixa resistência e alto fluxo que viabilizam perfusão placentária estável e livre pelo sangue materno graças a moléculas vasoativas. A invasão inadequada de células EVT que resulta na perfusão placentária insatisfatória constitui a patogênese da **pré-eclâmpsia** (um importante distúrbio hipertensivo associado à gravidez) e determinadas formas de RCIU, enquanto a invasão excessiva caracteriza **neoplasias trofoblásticas gestacionais** e **coriocarcinomas**.

Células-tronco trofoblásticas têm sido propagadas com sucesso da placenta de murinos (camundongos), mas não da placenta humana. Contudo, células EVT humanas normais foram propagadas com sucesso a partir de placentas humanas do primeiro trimestre. Usando essas células para ensaios funcionais *in vitro*, mostrou-se que os mecanismos moleculares responsáveis por sua invasividade são idênticos aos das células cancerígenas, enquanto sua proliferação, migração e invasividade são estritamente reguladas *in situ* por várias moléculas produzidas localmente: fatores de crescimento, proteínas ligadoras de fatores de crescimento, proteoglicanos e componentes da matriz extracelular. Numerosos fatores de crescimento, como o fator de crescimento epidérmico, o TGF-α, a anfirregulina, o fator estimulador de colônia 1, o fator de crescimento de endotélio vascular e o fator de crescimento placentário, comprovadamente estimulam a proliferação das células EVT e, em menor grau, sua migração e invasividade, enquanto o fator de crescimento semelhante à insulina II e uma proteína ligadora do fator de crescimento semelhante à insulina (IGFBP-1) estimulam a migração e a invasividade das células EVT sem afetar sua proliferação. Duas moléculas derivadas da decídua, TGF-β e DCN (decorina proteoglicano rica em leucina ligadora de TGF-β), comprovadamente restringem a proliferação, migração e invasividade das células EVT, enquanto as células do câncer trofoblástico (coriocarcinoma) mostraram-se resistentes aos sinais inibitórios de TGF-β e DCN. *Assim, parece que a decídua exerce um papel duplo na homeostase uteroplacentária, fornecendo imunoproteção à placenta e também proteção ao útero da superinvasão placentária.*

A placenta e doenças em adultos

Disfunções placentárias que levam a pré-eclâmpsia (frequentemente resultando em parto prematuro) e restrição do crescimento fetal estão implicadas na origem de várias doenças em adultos.

Pré-eclâmpsia

A pré-eclâmpsia é uma doença grave associada à gestação, e ocorre geralmente após a 20ª semana gestacional. **Hipertensão**, **proteinúria** (quantidades anormais de proteína na urina) e **edema maternos** são características essenciais dessa condição. A pré-eclâmpsia pode levar à **eclâmpsia** (mesmo quadro clínico da pré-eclâmpsia mais crises convulsivas), que resulta em aborto espontâneo e morte materna. A origem da pré-eclâmpsia parece ser multifatorial, com a alteração anatomopatológica primária sendo placenta hipoinvasora e comprometimento da angiogênese. Isso resulta em perfusão placentária insatisfatória e produção de moléculas tóxicas pela placenta que atacam a vasculatura materna, sobretudo os glomérulos renais. Superprodução de várias moléculas antiangiogênicas pela placenta/decídua, como Flt-1 solúvel (receptor de VEGF-1), endoglina e decorina (que também compromete a invasão de células EVT e diferenciação endovascular), foi associada à pré-eclâmpsia; níveis elevados dessas moléculas foram identificados como biomarcadores preditivos de pré-eclâmpsia. MSX2 (Msh Homeobox 2) tem participação crucial na invasão trofoblástica e no desenvolvimento da placenta. Tem sido sugerido que a ruptura na expressão de MSX2 provoca pré-eclâmpsia. Estudos recentes implicaram o **sistema renina-angiotensina** no desenvolvimento de hipertensão arterial e edema. Na eclâmpsia ocorrem infartos placentários extensivos que reduzem a circulação uteroplacentária. Isso pode levar a desnutrição fetal, restrição do crescimento fetal, aborto espontâneo ou morte fetal.

Estudos já mostraram uma forte associação entre baixo peso ao nascer e aumento do risco de doenças cardiovasculares e diabetes melito do tipo 2 (DM2) mais tarde na vida. Baixo peso ao nascimento seguido por rápido ganho de peso durante o primeiro ano de vida comprovadamente aumenta ainda mais o risco dessas doenças. A obesidade infantil em proporções epidêmicas pode ser parcialmente atribuída a disfunção placentária.

Crescimento uterino durante a gestação

O útero de uma mulher não gestante está localizado na pelve (Figura 7.8A). Para acomodar o concepto em crescimento (embrião e membranas), o útero aumenta em tamanho. O peso

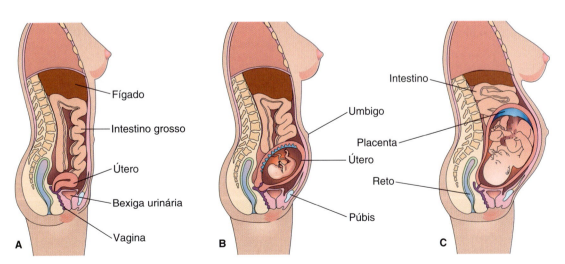

Figura 7.8 Representações de cortes medianos do corpo feminino. **A.** Não gestante. **B.** Gestante com 20 semanas. **C.** Gestante com 30 semanas. Observe que, com o crescimento do concepto, o útero aumenta em tamanho para acomodar o rápido crescimento fetal. Na 20ª semana, o útero e o feto atingem o nível do umbigo, e na 30ª semana alcançam a região epigástrica. As vísceras abdominais da mãe são deslocadas e comprimidas e a pele e a musculatura da sua parede anterior do abdome são distendidas.

do útero também aumenta e suas paredes tornam-se mais finas (ver Figura 7.8B e C). Durante o primeiro trimestre, o útero se expande para fora da pelve, e na 20ª semana, alcança o nível do umbigo. Entre a 28ª e a 30ª semana, o útero alcança a região epigástrica, a área entre o processo xifoide do esterno e do umbigo. O aumento em tamanho do útero resulta em grande parte da **hipertrofia** de fibras musculares lisas preexistentes e parcialmente do desenvolvimento de novas fibras.

Parto

O **parto** é o processo durante o qual o feto, a placenta e as membranas fetais são expelidos do sistema genital da mãe (Figura 7.9A a E). O **trabalho de parto** é a sequência de **contrações uterinas** involuntárias, que resultam na dilatação do colo do útero e na expulsão do feto e da placenta do útero (ver Figura 7.9F a H). Os fatores que deflagram o trabalho de parto não são completamente entendidos; contudo, vários hormônios estão relacionados ao desencadeamento das contrações. **Relaxina** é produzida pelo corpo-lúteo e pela placenta.

O **hipotálamo fetal** secreta **hormônio liberador de corticotrofina**, que estimula a **adeno-hipófise** a produzir **adrenocorticotrofina (ACTH, hormônio adrenocorticotrófico)**. Esse hormônio leva à secreção de **cortisol** pelo córtex da glândula suprarrenal, que está envolvido na síntese dos **estrogênios** formados pelos ovários, pela placenta, pelos testículos e, possivelmente, pelo córtex da glândula suprarrenal.

Os **estrogênios** (hormônios sexuais) também aumentam a atividade contrátil do miométrio e estimulam a liberação de ocitocina e prostaglandinas. Estudos feitos em ovelhas e primatas não humanos mostram que a duração da gestação e o processo de nascimento estão sob controle direto do feto.

As **contrações peristálticas** da musculatura lisa uterina são promovidas pela **ocitocina**, um hormônio liberado pela neuro-hipófise. Esse hormônio é administrado quando é necessária a indução do trabalho de parto. A ocitocina também estimula a liberação de **prostaglandinas** (promotores de contrações uterinas) da decídua, aumentando a contratilidade do miométrio pela sensibilização das células do miométrio à ocitocina.

Estágios do trabalho de parto

O trabalho de parto é um processo contínuo; no entanto, para propósitos clínicos, é geralmente dividido em três estágios:

* A **dilatação** começa com a dilatação progressiva do colo do útero (ver Figura 7.9A e B) e termina quando o colo está completamente dilatado. Durante esse **primeiro estágio**, contrações uterinas dolorosas regulares ocorrem em intervalos inferiores a 10 minutos. A duração média do primeiro estágio é de aproximadamente 12 horas para a primeira gravidez (**primípara**) e de aproximadamente 7 horas para as mulheres que já deram à luz (**multíparas**)
* A **expulsão, segundo estágio do trabalho de parto**, começa quando o colo do útero está completamente dilatado e termina com a expulsão do feto (Figura 7.10 e ver Figura 7.9C a E). Durante o **segundo estágio do trabalho de parto**, o feto desce pelo colo do útero e pela vagina. Quando o feto está fora da mãe, ele é chamado de **neonato**. A duração média do segundo estágio é de 50 minutos para as primíparas e 20 minutos para as multíparas
* O **terceiro estágio**, ou **estágio placentário**, começa assim que o **feto** é expulso e termina com a expulsão da placenta e das membranas. A duração desse **terceiro estágio do trabalho**

de parto é de 15 minutos em aproximadamente 90% das gestações. Uma **placenta retida** é aquela que não é expelida nos primeiros 60 minutos após a expulsão do feto.

A retração uterina reduz a área de inserção placentária (ver Figura 7.9G). Um **hematoma** (massa de sangue extravasado localizada) logo se forma ao fundo da placenta e a separa da parede uterina. A placenta e as membranas fetais são expelidas através do canal vaginal. A placenta se separa na camada esponjosa da decídua basal. Após a expulsão do feto, o útero continua a se contrair (ver Figura 7.9H). As **contrações do miométrio** do útero comprimem as artérias espiraladas que fornecem sangue para o espaço interviloso (ver Figura 7.5). Essas contrações previnem o sangramento excessivo do útero.

Placenta e membranas fetais após o nascimento

A **placenta** geralmente tem formato discoide, com diâmetro de 15 a 20 cm e espessura de 2 a 3 cm (ver Figura 7.11). Ela pesa de 500 a 600 g, que é aproximadamente um sexto do peso médio fetal. As margens da placenta são contínuas com os sacos amniótico e coriônico rompidos.

Quando as vilosidades coriônicas persistem em toda a superfície do saco coriônico (uma ocorrência incomum), uma delgada camada de placenta adere a uma grande área do útero. Esse tipo de placenta é uma **placenta membranosa** (placenta membranácea). Quando as vilosidades persistem em outro lugar, algumas variações ocorrem no formato placentário: **placenta acessória** (Figura 7.12), **placenta bidiscoide** e **placenta em ferradura**. Embora existam variações no tamanho e no formato da placenta, a maioria delas tem pouca importância clínica ou fisiológica.

Superfície materna da placenta

O típico aspecto de calçada de paralelepípedo da superfície materna é produzido por áreas vilosas discretamente protuberantes, ou **cotilédones**, que estão separadas por sulcos que antes eram ocupados por septos placentários (ver Figuras 7.5 e 7.11A). A superfície dos cotilédones é coberta por finas faixas acinzentadas de decídua basal que se separaram da parede uterina quando a placenta é descolada. A maior parte da decídua é temporariamente retida no útero e é perdida com o sangramento uterino após a expulsão do feto.

O exame pré-natal da placenta por ultrassonografia ou ressonância magnética (Figura 7.13), ou após o parto por estudo anatômico e microscópico, pode fornecer informações clínicas sobre as causas de RCIU, disfunção placentária, sofrimento fetal e morte e doenças neonatais. Estudos placentários também podem determinar se a placenta expelida está completa. A retenção de um cotilédone, **placenta acessória**, no útero pode causar hemorragia uterina grave (ver Figura 7.12).

Coriocarcinoma gestacional

A proliferação anormal do trofoblasto resulta em **doença trofoblástica gestacional**, um espectro de lesões que incluem tumores altamente malignos. As células invadem a decídua basal, penetram em seus vasos sanguíneos e linfáticos e podem metastatizar para os pulmões, a medula óssea, o fígado e outros órgãos maternos. *Os coriocarcinomas gestacionais são muito sensíveis à quimioterapia e a cura é geralmente alcançada.*

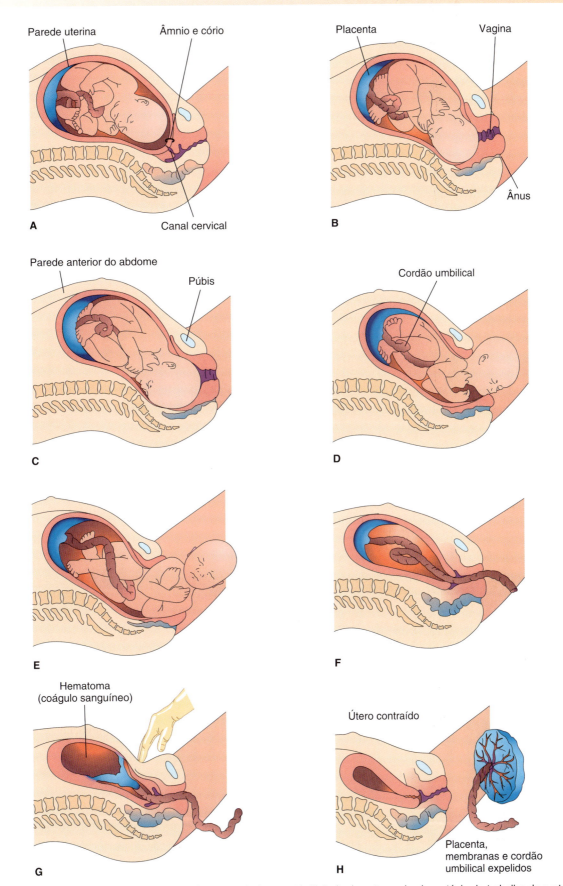

Figura 7.9 Representação ilustrando o parto. **A** e **B.** O colo do útero está dilatado durante o primeiro estágio do trabalho de parto. **C** a **E.** O feto está passando através do colo do útero e da vagina durante o segundo estágio do trabalho de parto. **F** e **G.** Como o útero se contrai durante o terceiro estágio do trabalho de parto, a placenta se dobra e destaca da parede uterina. A separação da placenta resulta em sangramento e formação de um grande hematoma (massa de sangue). A pressão sobre o abdome facilita a separação placentária. **H.** A placenta é expelida e o útero se contrai.

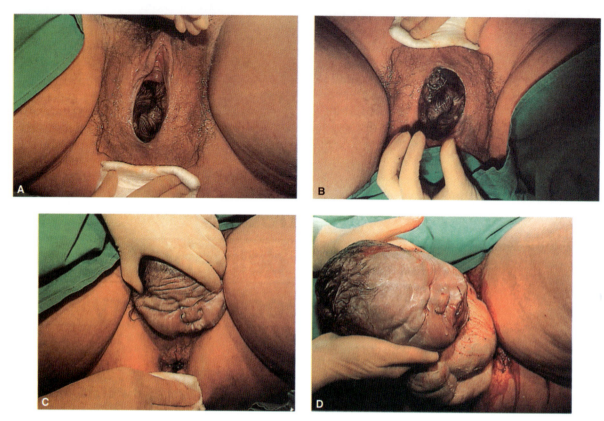

Figura 7.10 Parto vaginal espontâneo. **A.** Segundo estágio do trabalho de parto; o escalpo torna-se visível com as contrações e os esforços expulsivos da mãe. **B.** Coroação da cabeça fetal. **C.** No parto, a cabeça fetal está na posição anteroposterior. **D.** Liberação da cabeça e dos ombros. (De Symonds I, Arulkumaran S. *Essential obstetrics and gynaecology*. ed 5, Edinburgh, 2013, Elsevier, Chapter 12, Figure 12-1, pp 183-198. © 2013 Elsevier Ltd. Todos os direitos reservados.)

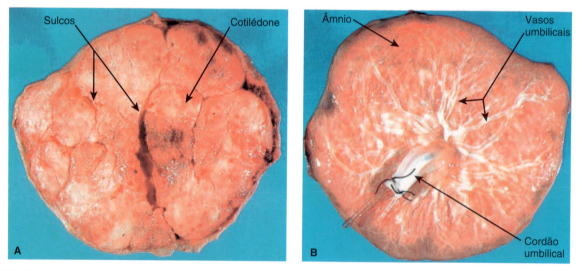

Figura 7.11 Placentas e membranas fetais após o nascimento, aproximadamente um terço do tamanho real. **A.** Superfície materna mostrando os cotilédones e os sulcos ao seu redor. Cada cotilédone convexo consiste em várias vilosidades-tronco principais com suas várias ramificações. Os sulcos eram ocupados pelos septos placentários quando as partes materna e fetal da placenta estavam juntas. **B.** Superfície fetal mostrando vasos sanguíneos percorrendo a placa coriônica profundamente ao âmnio e convergindo para formar os vasos umbilicais no nível da inserção do cordão umbilical.

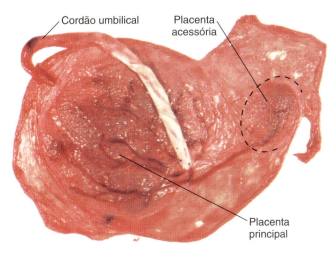

Figura 7.12 Uma placenta a termo e uma placenta acessória. A placenta acessória desenvolveu-se a partir de vilosidades coriônicas que persistiram a uma distância pequena da placenta principal.

Anormalidades placentárias

A aderência anormal das vilosidades coriônicas ao miométrio é chamada **placenta acreta** (Figura 7.14) e ocorre em aproximadamente 0,2% de todas as gestações. Quando as vilosidades coriônicas penetram toda a espessura do **miométrio** (camada muscular do útero) para ou através do perimétrio (cobertura peritoneal), a anormalidade é chamada **placenta percreta**. *O sangramento no terceiro trimestre da gravidez é o sinal inicial comum dessas anormalidades placentárias.* A abordagem terapêutica recomendada consiste em histerectomia durante cesariana pré-termo, deixando a placenta no local para evitar sangramento maciço. Em circunstâncias excepcionais, outras abordagens podem preservar a função reprodutora, mas o risco é significativo.

Quando o blastocisto se implanta próximo ou sobre o óstio interno do útero, a anormalidade é chamada **placenta prévia** (ver Figura 7.14). O sangramento na gestação tardia pode resultar dessa anormalidade placentária. O feto tem que ser removido por cesariana quando a placenta obstrui completamente o óstio uterino interno.

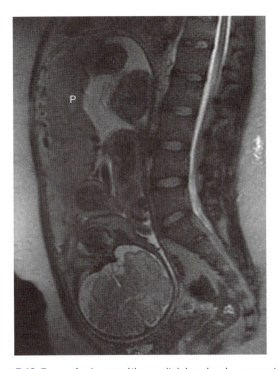

Figura 7.13 Ressonância magnética sagital da pelve de uma gestante. A coluna vertebral e a pelve da mãe são visíveis, assim como o encéfalo fetal, os membros fetais e a placenta (*P*). (Cortesia de Stuart C. Morrison, Pediatric Radiology, The Children's Hospital, Cleveland Clinic, Cleveland, OH.)

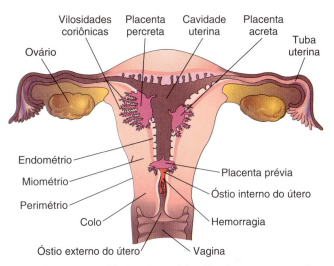

Figura 7.14 Anormalidades placentárias. Na placenta acreta existe aderência anormal da placenta ao miométrio. Na placenta percreta, a placenta penetra toda a espessura do miométrio. Nesse exemplo de placenta prévia, a placenta se sobrepõe ao óstio interno do útero e bloqueia o canal do colo do útero.

Superfície fetal da placenta

O cordão umbilical se insere, habitualmente, na superfície fetal da placenta e seu epitélio é contínuo ao âmnio, aderindo à superfície fetal (ver Figuras 7.5 e 7.11B). A superfície fetal de uma placenta recém-expelida é lisa e brilhante porque é recoberta pelo âmnio. Os vasos coriônicos que irradiam para e do cordão umbilical são claramente visíveis através do âmnio transparente. Os vasos umbilicais ramificam-se na superfície fetal, formando os **vasos coriônicos**, que entram nas vilosidades coriônicas e criam o **sistema venoso arteriocapilar** (ver Figura 7.6A).

O exame ultrassonográfico da placenta é valioso para o diagnóstico clínico das anormalidades placentárias.

Cordão umbilical

A inserção do cordão umbilical na placenta é, geralmente, próxima ao centro da superfície fetal (ver Figura 7.11B), mas a inserção pode ser encontrada em qualquer ponto (p. ex., a inserção do cordão umbilical próxima à margem da placenta produz uma **placenta em formato de raquete**). A inserção do cordão umbilical às membranas fetais é chamada de **inserção velamentosa do cordão** (Figura 7.15).

A **ultrassonografia com Doppler** pode ser usada para diagnóstico pré-natal de anormalidades posicionais e estruturais do cordão umbilical e de seus vasos, bem como do fluxo sanguíneo. O cordão umbilical tem, geralmente, de 1 a 2 cm de diâmetro e de 30 a 90 cm de comprimento (média de 55 cm). *Cordões longos tendem a sofrer prolapso e/ou enrolar-se ao redor do feto* (Figura 7.19B). O reconhecimento imediato do prolapso do cordão umbilical é importante porque este pode ser comprimido entre a apresentação fetal e a pelve óssea da mãe, provocando

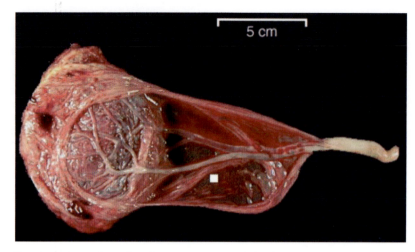

Figura 7.15 Placenta, inserção velamentosa; a inserção velamentosa macroscópica do cordão umbilical ocorre quando os três principais vasos umbilicais se separam dentro das membranas fetais antes de atingir o disco placentário. Tal condição geralmente não tem grande importância *in utero*, mas poderia levar a maior chance de traumatismo raquimedular com ruptura de um dos vasos e sangramento durante o processo de parto. (De Klatt E. *Robbins and Cotran atlas of pathology*. ed 3, Philadelphia, 2015, Elsevier, Chapter 13, Figure 13-126, pp 325-370. © 2015 Elsevier Inc. Todos os direitos reservados.)

hipoxia ou anoxia fetal. Se a deficiência de oxigênio persistir por mais de cinco minutos, o encéfalo do neonato é lesionado. Um cordão umbilical muito curto pode levar a descolamento prematuro da placenta da parede do útero durante o parto.

O cordão umbilical geralmente tem duas artérias e uma grande veia, que são circundadas por tecido conjuntivo mucoide (**geleia de Wharton**). Como os vasos umbilicais são mais compridos que o cordão umbilical, torção e dobradura dos vasos são comuns. Eles frequentemente formam laços, produzindo **nós falsos** que não são importantes; contudo, em aproximadamente 1% das gestações, **nós verdadeiros** se formam no cordão umbilical. Esses nós podem comprometer a circulação sanguínea e levar à morte fetal por anoxia (Figura 7.16). Na maioria dos casos, os nós se formam durante o trabalho de parto como resultado da passagem do feto através de um laço no cordão umbilical. O entrelaçamento simples do cordão ao redor do feto (p. ex., ao redor do tornozelo) ocorre ocasionalmente (Figura 7.19B). Se o entrelaçamento for apertado, a circulação sanguínea é comprometida. Em aproximadamente um quinto dos partos, o cordão umbilical está frouxamente enrolado (circular de cordão) ao redor do pescoço, sem aumento do risco fetal.

Velocimetria por Doppler da artéria umbilical

Enquanto a gestação e a invasão trofoblástica da decídua basal progridem, ocorre aumento correspondente na velocidade do fluxo diastólico nas artérias umbilicais. A velocimetria por Doppler das circulações uteroplacentária e fetoplacentária é usada para investigar complicações da gestação, como RCIU e sofrimento fetal resultantes de hipoxia fetal e asfixia (Figura 7.17). Por exemplo, existe uma associação estatisticamente significativa entre RCIU e a resistência aumentada anormalmente em uma artéria umbilical.

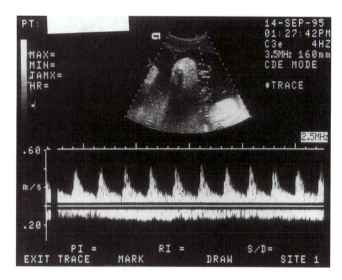

Figura 7.17 Velocimetria sanguínea por Doppler do cordão umbilical. A onda arterial (*na parte de cima*) ilustra o fluxo anterógrado pulsátil, com altos picos e baixa velocidade durante a diástole. Essa combinação sugere alta resistência na placenta ao fluxo sanguíneo placentário. Uma vez que esse índice muda durante a gestação, é importante saber que a gestação em questão era de 18 semanas. Para esse período, o padrão de fluxo é normal. O fluxo não pulsátil no sentido oposto (negativo) representa o retorno venoso da placenta. As duas ondas são normais para essa idade gestacional. (Cortesia do Dr. C. R. Harman, Department of Obstetrics, Gynecology and Reproductive Sciences, University of Maryland, Baltimore, MD.)

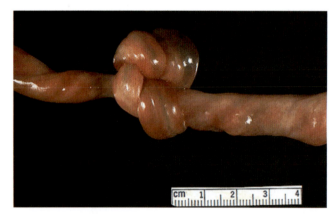

Figura 7.16 Fotografia de um cordão umbilical mostrando um nó verdadeiro. Nós como esse causam anoxia grave (diminuição do oxigênio nos tecidos e órgãos fetais). (Cortesia do Dr. E. C. Klatt, Department of Biomedical Sciences, Mercer University School of Medicine, Savannah, GA.)

Ausência da artéria umbilical

Em aproximadamente 1 em 100 neonatos, há apenas uma artéria umbilical (Figura 7.18), uma condição que pode estar associada a anormalidades cromossômicas e fetais. A ausência de uma artéria umbilical é acompanhada por 15 a 20% de incidência de defeitos cardiovasculares no feto. A ausência de uma artéria resulta de agenesia ou degeneração de uma das duas artérias umbilicais. A **artéria umbilical única** e os defeitos associados a isso podem ser detectados, antes do nascimento, por ultrassonografia.

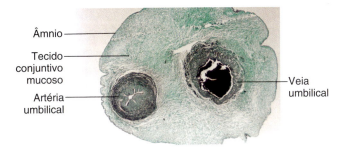

Âmnio

Tecido conjuntivo mucoso

Artéria umbilical

Veia umbilical

Figura 7.18 Corte transversal de um cordão umbilical. Observe que o cordão está recoberto por um epitélio derivado do âmnio que o envolve. Ele tem um cerne de tecido conjuntivo mucoso (geleia de Wharton). Observe também que o cordão tem uma veia e somente uma artéria umbilical em vez de duas artérias normais. (Cortesia do Professor V. Becker, Pathologisches Institut der Universität, Erlangen, Alemanha.)

Âmnio e líquido amniótico

O fino, mas resistente, **âmnio** forma um **saco amniótico** membranoso preenchido por líquido que circunda o embrião e mais tarde o feto. O saco contém **líquido amniótico** (Figuras 7.19 e 7.20). Enquanto o âmnio aumenta em tamanho, ele gradualmente oblitera a cavidade coriônica e forma a cobertura epitelial do cordão umbilical (ver Figuras 7.18 e 7.20C e D).

Líquido amniótico

O líquido amniótico exerce um papel importante no crescimento fetal e no desenvolvimento do embrião/feto. Inicialmente, algum líquido amniótico é secretado pelas células do âmnio. A maior parte do líquido é derivada do tecido materno e do líquido intersticial por difusão através da membrana amniocoriônica da decídua parietal (ver Figura 7.5). Posteriormente, há difusão de líquido através da placa coriônica a partir do sangue no espaço interviloso da placenta.

Antes da ocorrência de **queratinização** (formação da queratina) da pele, a principal via de passagem de água e de solutos do líquido tissular do feto para a cavidade amniótica é através da pele; assim, o líquido amniótico é semelhante ao líquido tecidual fetal. O líquido também é secretado pelos sistemas respiratório e digestório fetais e entra na cavidade amniótica. A contribuição diária de líquido para a cavidade amniótica a partir do sistema respiratório é de 300 a 400 mℓ.

Começando na 11ª semana, *o feto contribui para o líquido amniótico pela excreção de urina para a cavidade amniótica*. Na fase avançada da gestação, aproximadamente 500 mℓ de urina são adicionados diariamente. O volume de líquido amniótico normalmente aumenta lentamente, alcançando cerca de 30 mℓ em 10 semanas, 350 mℓ em 20 semanas e 700 a 1.000 mℓ em 37 semanas. Entre a 19ª e a 20ª semana, a pele fetal se torna queratinizada e não permite mais a difusão.

Circulação do líquido amniótico

O conteúdo de água do líquido amniótico é trocado a cada 3 horas. Grandes volumes de água atravessam a **membrana amniocoriônica** (ver Figura 7.5) para o líquido tecidual materno e penetram nos capilares uterinos. Uma troca de líquido com

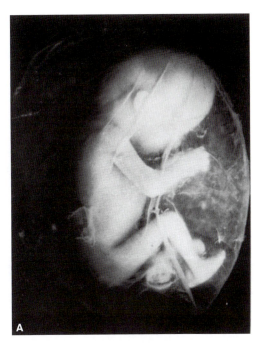

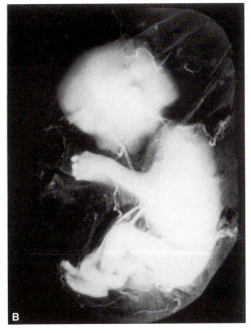

A

B

Figura 7.19 A. Um feto de 12 semanas em seu saco amniótico. O feto e suas membranas foram abortados espontaneamente. Ele foi removido do seu saco coriônico com seu saco amniótico intacto. Tamanho real. **B.** Observe que o cordão umbilical está enrolado ao redor do tornozelo esquerdo do feto. O enrolamento do cordão, em volta de regiões do feto, afeta o seu desenvolvimento porque a circulação sanguínea é comprometida.

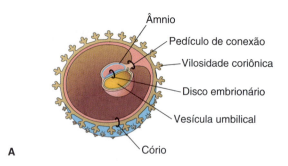

Âmnio
Pedículo de conexão
Vilosidade coriônica
Disco embrionário
Vesícula umbilical
Cório

A

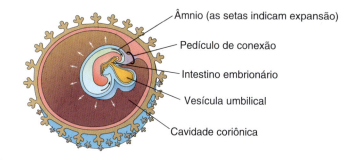

Âmnio (as setas indicam expansão)
Pedículo de conexão
Intestino embrionário
Vesícula umbilical
Cavidade coriônica

B

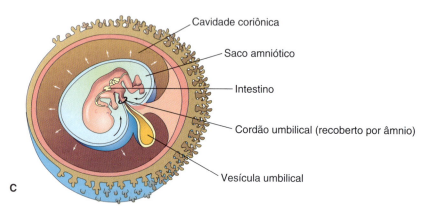

Cavidade coriônica
Saco amniótico
Intestino
Cordão umbilical (recoberto por âmnio)
Vesícula umbilical

C

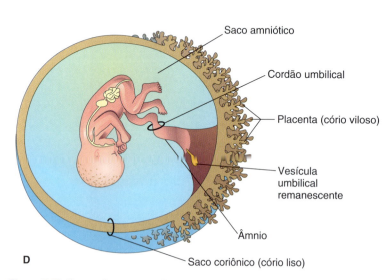

Saco amniótico
Cordão umbilical
Placenta (cório viloso)
Vesícula umbilical remanescente
Âmnio
Saco coriônico (cório liso)

D

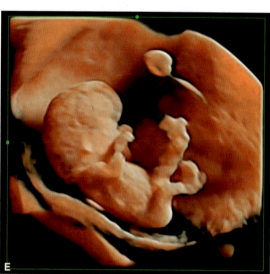

E

Figura 7.20 Ilustrações mostrando como o âmnio aumenta, oblitera a cavidade coriônica e envolve o cordão umbilical. Observe que parte da vesícula umbilical está incorporada ao embrião como intestino primitivo. A formação da parte fetal da placenta e a degeneração das vilosidades coriônicas também são mostradas. **A.** Três semanas. **B.** Quatro semanas. **C.** Dez semanas. **D.** Vinte semanas. **E.** Ultrassonografia 3D de um feto com 10 semanas e 2 dias. A inserção do cordão umbilical pode ser observada no abdome. A vesícula umbilical está no espaço celômico perto da membrana do saco amniótico.

o sangue fetal também ocorre através do cordão umbilical e onde o âmnio adere à placa coriônica na superfície fetal da placenta (ver Figuras 7.5 e 7.11B); assim, o líquido amniótico está em equilíbrio com a circulação fetal.

O líquido amniótico é deglutido pelo feto e absorvido pelos sistemas respiratório e digestório fetais. Estima-se que durante os estágios finais da gestação, o feto deglute até 400 mℓ de líquido amniótico por dia. O líquido passa para a corrente sanguínea fetal, e as escórias metabólicas nele atravessam a membrana placentária e entram no sangue materno no espaço interviloso. O excesso de água no sangue fetal é excretado pelos rins fetais e retorna ao saco amniótico através do sistema urinário fetal.

Composição do líquido amniótico

O líquido amniótico é uma solução aquosa com material não dissolvido (p. ex., células epiteliais fetais descamadas) suspenso. O líquido amniótico contém partes aproximadamente iguais de compostos orgânicos e sais inorgânicos. Metade dos constituintes orgânicos são proteínas; e metade consiste em carboidratos, gorduras, enzimas, hormônios e pigmentos. À medida que a gestação avança, a composição do líquido amniótico é modificada.

Devido à entrada de urina no líquido amniótico, estudos dos sistemas enzimáticos fetais, dos aminoácidos, dos hormônios e de outras substâncias podem ser conduzidos no líquido removido por amniocentese (ver Figura 6.13A). Estudos das células no líquido amniótico possibilitam o diagnóstico de anormalidades cromossômicas como a trissomia do 21 (síndrome de Down). Altos níveis de alfafetoproteína geralmente indicam um grave defeito do tubo neural (DTN). Níveis baixos de alfafetoproteína podem indicar aberrações cromossômicas, como a trissomia do 21.

Importância do líquido amniótico

O embrião, suspenso no líquido amniótico pelo cordão umbilical, flutua livremente. O líquido amniótico tem funções importantes no desenvolvimento normal do feto:

- Possibilita o crescimento externo simétrico do embrião/feto
- Atua como barreira contra infecção
- Possibilita o desenvolvimento normal do pulmão fetal
- Impede a aderência do âmnio ao embrião/feto
- Amortece os agravos contra o embrião/feto ao distribuir os impactos impostos à mãe
- Ajuda o controle da temperatura corporal do embrião/feto pela manutenção de temperatura relativamente constante
- Possibilita os movimentos livres do feto, ajudando, assim, o desenvolvimento muscular (p. ex., pelo movimento dos membros)
- Auxilia a manutenção da homeostase de líquidos e de eletrólitos.

Vesícula umbilical

A vesícula umbilical pode ser observada com ultrassonografia precocemente, já na quinta semana. O desenvolvimento inicial da vesícula umbilical foi descrito nos Capítulos 3 e 5. Aos 32 dias, a vesícula umbilical é grande (ver Figuras 7.1C e 7.2). Na 10ª semana, a vesícula umbilical é reduzida a um resquício piriforme com aproximadamente 5 mm de diâmetro (ver Figura 7.20E) e está conectada ao intestino médio por um estreito **ducto onfaloentérico**

Distúrbios do volume do líquido amniótico

Uma condição na qual o volume de líquido amniótico é pequeno para determinada idade gestacional (**oligoidrâmnio**) resulta em alguns casos de insuficiência placentária com diminuição do fluxo sanguíneo placentário. A ruptura pré-termo da membrana amniocoriônica ocorre em aproximadamente 10% das gestações e é a causa mais comum de oligoidrâmnio.

Quando existe **agenesia renal** (falha na formação do rim), a ausência da contribuição da urina fetal para o líquido amniótico é a principal causa de oligoidrâmnio. Um decréscimo semelhante do líquido amniótico ocorre quando existe uropatia obstrutiva (obstrução do sistema urinário). Complicações do oligoidrâmnio incluem defeitos congênitos fetais (hipoplasia pulmonar e defeitos faciais e de membros) causados pela compressão do feto pela parede uterina. Em casos extremos, como na agenesia renal, a **sequência de Potter** resulta da hipoplasia pulmonar letal secundária a oligoidrâmnio significativo. A compressão do cordão umbilical é também uma complicação potencial de oligoidrâmnio significativo.

A maior parte dos casos (60%) de **polidrâmnio**, ou seja, grande volume de líquido amniótico para determinada idade gestacional, é idiopática (de causa desconhecida), 20% são causados por fatores maternos e 20% são de origem fetal. Polidrâmnio pode estar associado a defeitos substanciais do sistema nervoso central, como **meroencefalia**. Quando existem outros defeitos, como **atresia esofágica**, o líquido amniótico se acumula porque não consegue passar para o estômago e os intestinos fetais para absorção.

A ultrassonografia tornou-se a técnica de escolha para diagnosticar oligoidrâmnio e polidrâmnio. A ruptura prematura da membrana amniocoriônica é o evento que mais comumente resulta em trabalho de parto e parto prematuros e é a mais comum complicação de oligoidrâmnio. A perda do líquido amniótico remove a principal proteção que o feto tem contra infecção.

Síndrome das bandas amnióticas

A **síndrome das bandas amnióticas** (SBA), ou **complexo de ruptura da banda amniótica**, pode resultar em vários defeitos congênitos fetais (Figura 7.21). A incidência de SBA é de aproximadamente 1 em cada 1.200 nascidos vivos. Os defeitos causados pela SBA variam de uma simples constrição digital a defeitos significativos no couro cabeludo, craniofaciais e viscerais. O diagnóstico pré-natal de SBA por ultrassonografia é possível. **Parecem existir duas possíveis causas desses defeitos**: causas exógenas, que resultam da deslaminação do âmnio devido a ruptura ou laceração, levando a uma banda amniótica em círculo (ver Figuras 7.19 e 7.21), e causas endógenas, que resultam de ruptura vascular.

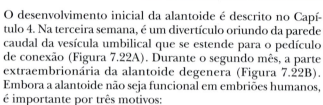

Figura 7.21 Bandas amnióticas constringindo o braço esquerdo (síndrome de banda amniótica) de um feto. (Cortesia do Professor V. Becker, Pathologisches Institut der Universität, Erlangen, Alemanha.)

(pedículo vitelino). Na 20ª semana, a vesícula umbilical é muito pequena (ver Figura 7.20D); consequentemente, não é geralmente visível. A existência do saco amniótico e da vesícula umbilical possibilita o reconhecimento precoce e a mensuração do embrião. A vesícula umbilical é identificável na ultrassonografia até o fim do primeiro trimestre.

Importância da vesícula umbilical

A vesícula umbilical é essencial por vários motivos:

- Participa da **transferência de nutrientes** para o embrião durante a 2ª e a 3ª semana, quando a circulação uteroplacentária está sendo estabelecida
- O **desenvolvimento das células sanguíneas** ocorre primeiro no mesoderma extraembrionário bem vascularizado que recobre a parede da vesícula umbilical, começando na 3ª semana (ver Capítulo 4) e continuando a formação até a atividade hematopoética se iniciar no fígado durante a 6ª semana
- Durante a 4ª semana, o endoderma da vesícula umbilical está incorporado ao embrião como o intestino primitivo (ver Capítulo 5, Figura 5.1C₂). Seu endoderma, derivado do epiblasto, origina o epitélio da traqueia, dos brônquios, dos pulmões e do tubo digestório
- As **células germinativas primordiais** aparecem no revestimento endodérmico da parede da vesícula umbilical na 3ª semana e, depois, migram para as gônadas em desenvolvimento (Capítulo 12, Figura 12.31). As células se diferenciam em espermatogônias nos homens e oogônias nas mulheres.

Destino da vesícula umbilical

Na 10ª semana, a pequena vesícula encontra-se na cavidade coriônica entre os sacos amniótico e coriônico (ver Figura 7.20C); atrofia conforme a gestação avança, tornando-se finalmente muito pequena (Figura 7.20D). Em casos raros, a vesícula umbilical persiste por toda a gestação e aparece sob o âmnio como uma estrutura pequena na superfície fetal da placenta próximo à inserção do cordão umbilical.

A persistência da vesícula umbilical não é importante. O **ducto onfaloentérico** geralmente se separa da alça do intestino médio ao final da 6ª semana. Em aproximadamente 2% dos adultos, a parte proximal intra-abdominal do ducto onfaloentérico persiste como um **divertículo ileal** (**divertículo de Meckel**, ver Capítulo 11, Figura 11.21).

Alantoide

5

O desenvolvimento inicial da alantoide é descrito no Capítulo 4. Na terceira semana, é um divertículo oriundo da parede caudal da vesícula umbilical que se estende para o pedículo de conexão (Figura 7.22A). Durante o segundo mês, a parte extraembrionária da alantoide degenera (Figura 7.22B). Embora a alantoide não seja funcional em embriões humanos, é importante por três motivos:

- A formação das células sanguíneas ocorre em suas paredes entre a 3ª e a 5ª semana
- Seus vasos sanguíneos persistem como a veia e as artérias umbilicais
- A parte intraembrionária da alantoide passa do umbigo para a bexiga urinária, com a qual é contínua. Com o aumento de tamanho da bexiga, a alantoide involui e forma um tubo espesso, o **úraco**. Após o nascimento, o úraco torna-se um cordão fibroso, o **ligamento umbilical mediano**, que se estende do ápice da bexiga urinária até o umbigo (ver Figura 7.22D).

Cistos de alantoide

Massa cística no cordão umbilical pode representar o remanescente da parte extraembrionária da alantoide (Figura 7.23). Esses cistos geralmente se desfazem, mas podem estar associados à **onfalocele**, herniação congênita de vísceras para a parte proximal do cordão umbilical (ver Capítulo 11, Figura 11.23).

Gestações múltiplas

Os riscos de anomalias cromossômicas e morbidade e mortalidade fetais são maiores em gestações múltiplas que em gestações únicas. À medida que aumenta o número de fetos, os riscos são progressivamente maiores. Na maioria dos países, os nascimentos múltiplos são mais comuns atualmente devido ao maior acesso às terapias de fertilidade, que incluem indução da ovulação que ocorre quando gonadotrofinas exógenas são administradas às mulheres com insuficiência ovulatória e àquelas que são tratadas para infertilidade por tecnologias de reprodução assistida. Na América do Norte, gêmeos ocorrem naturalmente uma vez a cada 85 gestações, trigêmeos aproximadamente uma vez a cada 90² gestações, quadrigêmeos uma vez a cada 90³ gestações e quíntuplos uma vez a cada 90⁴ gestações.

Gêmeos e membranas fetais

Gêmeos que se originam de dois zigotos são gêmeos dizigóticos (DZ), ou gêmeos fraternos (Figura 7.24), enquanto gêmeos que se originam de um zigoto são gêmeos monozigóticos (MZ), ou gêmeos idênticos (Figura 7.25). As membranas fetais e as placentas variam de acordo com a origem dos gêmeos

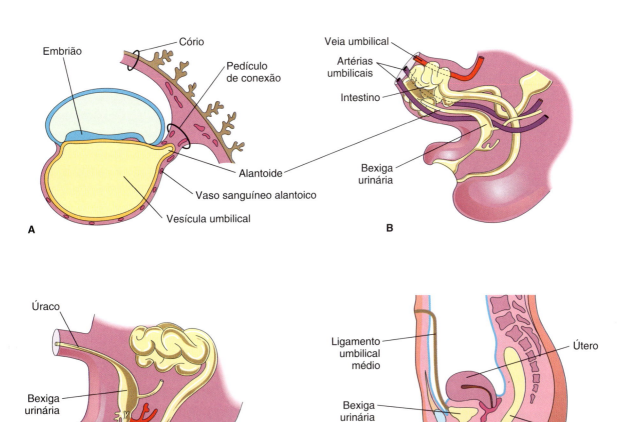

Figura 7.22 Ilustrações do desenvolvimento e do destino habitual da alantoide. **A.** Embrião de 3 semanas. **B.** Feto de 9 semanas. **C.** Feto do sexo masculino de 3 meses. **D.** Mulher adulta. A alantoide não funcional forma o úraco no feto e o ligamento umbilical mediano no adulto.

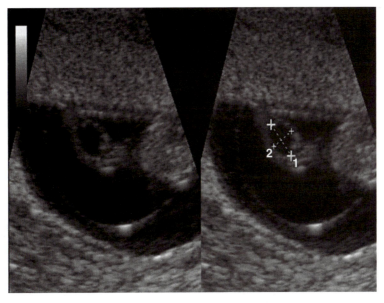

Figura 7.23 Ultrassonografia do cordão umbilical de um embrião de 7 semanas exibindo um cisto de alantoide (*nos cursores*). (Cortesia do Dr. E. A. Lyons, Professor of Radiology and Obstetrics and Gynecology and of Anatomy, Health Sciences Centre and University of Manitoba, Winnipeg, Manitoba, Canadá.)

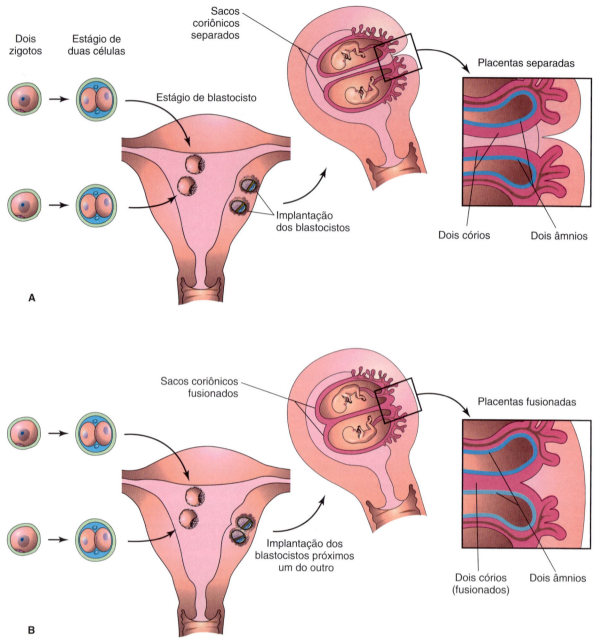

Figura 7.24 Diagramas ilustrando como gêmeos dizigóticos se desenvolvem de dois zigotos. As relações das membranas fetais e das placentas são mostradas nas situações em que os blastocistos se implantam separadamente (**A**) e em que os blastocistos se implantam em locais próximos (**B**). Em ambos os casos, existem dois âmnios e dois córios. As placentas são geralmente fusionadas quando eles se implantam próximos.

(Tabela 7.1). No caso de gêmeos MZ, os tipos de placenta e de membranas formadas dependem de quando ocorreu a formação dos gêmeos. Aproximadamente dois terços dos gêmeos são DZ. A frequência de gêmeos DZ mostra diferenças raciais marcantes, mas a incidência de gêmeos MZ é aproximadamente a mesma em todas as populações. Ademais, a taxa de formação de gêmeos MZ mostra pouca variação com a idade da mãe, enquanto a taxa de gêmeos DZ aumenta com a idade materna.

O estudo dos gêmeos é importante na genética humana porque é útil para comparação dos efeitos dos genes e do meio ambiente sobre o desenvolvimento. Se uma condição anormal não apresentar um padrão genético simples, a comparação da sua incidência em gêmeos MZ e DZ pode revelar que hereditariedade está envolvida. A tendência de recorrência de

gêmeos DZ, mas não de gêmeos MZ, em algumas famílias é evidência da influência hereditária. Estudos em uma população mórmon mostraram que o genótipo da mãe afeta a frequência de gêmeos DZ, mas o genótipo do pai não tem esse efeito. Também já foi observado que, se os primogênitos forem gêmeos, outra gravidez gemelar ou alguma outra forma de gestação múltipla é aproximadamente cinco vezes mais provável do que na população geral.

Gêmeos dizigóticos

Como resultam da fecundação de dois oócitos, gêmeos DZ se desenvolvem de dois zigotos e podem ser do mesmo sexo ou de sexos diferentes (ver Figura 7.24). Pelo mesmo motivo, não

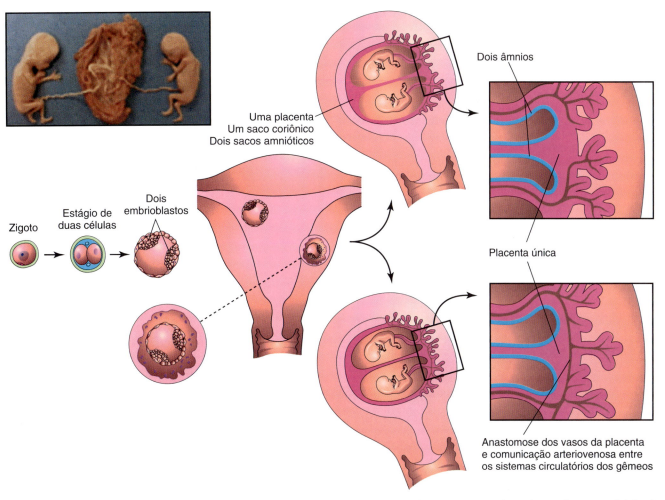

Dois âmnios

Uma placenta
Um saco coriônico
Dois sacos amnióticos

Dois
embrioblastos

Zigoto

Estágio de
duas células

Placenta única

Anastomose dos vasos da placenta
e comunicação arteriovenosa entre
os sistemas circulatórios dos gêmeos

Figura 7.25 Diagramas ilustrando como aproximadamente 65% dos gêmeos monozigóticos se desenvolvem de um zigoto por divisão do embrioblasto do blastocisto. Esses gêmeos sempre têm âmnios separados, um único saco coriônico e uma placenta comum. Se ocorrer anastomose dos vasos da placenta, um gêmeo pode receber a maior parte da nutrição da placenta. *No detalhe*, gêmeos monozigóticos, gestação de 17 semanas. (Cortesia do Dr. Robert Jordan, St. George's University Medical School, Granada.)

Tabela 7.1 Frequência dos tipos de placentas e membranas fetais em gêmeos monozigóticos (MZ) e dizigóticos (DZ).

	Cório único		Dois córios	
Zigosidade	Âmnio único	Dois âmnios	Placentas fusionadas*	Duas placentas
MZ	1%	64%	25%	10%
DZ	–	–	40%	60%

Adaptada de Thompson MW, McInnes RR, Willard HF: *Thompson and Thompson genetics in medicine*, ed 5, Philadelphia, 1991, Saunders.
*Resultados de fusão secundária após implantação.

são mais parecidos geneticamente que irmãos ou irmãs nascidos em tempos diferentes. A única coisa que eles têm em comum é estarem no útero materno ao mesmo tempo. Gêmeos DZ sempre têm dois âmnios e dois córios, mas os córios e as placentas podem ser fusionados. *A ocorrência de gêmeos DZ mostra tendência hereditária.* A recorrência nas famílias é aproximadamente três vezes maior do que na população geral. A incidência de gêmeos DZ mostra considerável variação racial, sendo aproximadamente 1 em 500 nos asiáticos, 1 em 125 nos caucasianos e chega a 1 em 20 em algumas populações africanas.

Anastomose dos vasos sanguíneos placentários

Anastomose entre vasos sanguíneos ou placentas fusionadas de gêmeos DZ pode resultar em **mosaicismo** do eritrócito. Esses gêmeos DZ têm hemácias de dois diferentes grupos sanguíneos porque as hemácias foram trocadas entre as circulações dos gêmeos. Quando um feto é masculino e o outro feminino, não ocorre masculinização do feto do sexo feminino.

Gêmeos monozigóticos

Uma vez que resultam da fecundação de um oócito e se desenvolvem de um zigoto (ver Figura 7.25), os gêmeos MZ são do mesmo sexo, são geneticamente idênticos e muito semelhantes em aparência física. As diferenças físicas entre gêmeos MZ são geradas por muitos fatores (Figura 7.26; ver também, adiante, o quadro intitulado "Estabelecimento da zigosidade dos gêmeos"). A formação de gêmeos MZ geralmente começa no estágio de blastocisto, aproximadamente ao final da 1ª semana, e resulta da divisão do embrioblasto em dois primórdios embrionários. Subsequentemente, dois embriões, cada um em seu próprio saco amniótico, desenvolvem-se dentro do mesmo saco coriônico e compartilham uma placenta, ou seja, é uma placenta gemelar diamniótica e monocoriônica.

Raramente, a separação precoce dos blastômeros embrionários (p. ex., durante os estágios de duas a oito células) resulta em gêmeos MZ com dois âmnios, dois córios e duas placentas que podem ou não estar fusionadas (Figura 7.27). Em tais casos, é impossível determinar apenas pelas membranas se os gêmeos são MZ ou DZ.

Síndrome da transfusão feto-fetal

A **síndrome da transfusão feto-fetal** ocorre em até 10 a 15% dos gêmeos MZ monocoriônicos e diamnióticos. Existe desvio unidirecional de sangue arterial de um gêmeo através de **anastomoses arteriovenosas** para a circulação venosa do outro gêmeo. O gêmeo doador é pequeno, pálido e anêmico (ver Figura 7.26), enquanto o gêmeo receptor é grande e tem **policitemia**, um aumento acima do normal no número de hemácias. A placenta mostra anormalidades semelhantes; a parte da placenta que sustenta o gêmeo anêmico é pálida, enquanto a parte que sustenta o gêmeo policitêmico é vermelho-escura. Em casos letais, a morte resulta de anemia no gêmeo doador e insuficiência cardíaca congestiva no gêmeo receptor. A coagulação fetoscópica a *laser* das anastomoses vasculares placentárias é o método de tratamento estabelecido da forma grave da síndrome de transfusão feto-fetal.

Estabelecimento da zigosidade dos gêmeos

O estabelecimento da zigosidade dos gêmeos é importante no cuidado clínico, bem como no transplante de tecidos e órgãos (p. ex., transplantes de medula óssea). Atualmente, a determinação da zigosidade dos gêmeos é feita por diagnóstico molecular, uma vez que em quaisquer duas pessoas que não sejam gêmeas MZ é praticamente certo que mostrarão diferenças em alguns dos muitos marcadores de DNA que podem ser estudados.

As divisões tardias das células embrionárias iniciais, como a divisão do disco embrionário durante a 2ª semana, resultam em gêmeos MZ que estão em um saco amniótico e em um saco coriônico (Figura 7.28A). Uma placenta de gêmeos monocoriônicos monoamnióticos está associada a taxas de mortalidade fetal superiores a 10%, cuja causa é o entrelaçamento dos cordões umbilicais. Esse entrelaçamento compromete a circulação do sangue pelos vasos umbilicais, levando à morte de um ou de ambos os fetos. A ultrassonografia é importante no diagnóstico e no tratamento das gestações gemelares (Figura 7.29 e Figura 7.26A). A avaliação ultrassonográfica é necessária para identificar várias condições que podem complicar a formação dos gêmeos MZ, como RCIU, sofrimento fetal e trabalho de parto prematuro.

Os gêmeos MZ podem ser discordantes para vários defeitos congênitos e genéticos, apesar de se originarem de um mesmo zigoto. Além das diferenças ambientais e de variações aleatórias, os seguintes fatores têm sido implicados:

- Mecanismos de desenvolvimento embriológico, como anormalidades vasculares, podem provocar discordância para anomalias
- Mudanças pós-zigóticas, como mutação somática, resultando em discordância para câncer ou rearranjo somático de genes de imunoglobulinas ou de receptores de linfócitos T
- Aberrações cromossômicas originadas em um blastocisto após o evento de formação de gêmeos
- Inativação cromossômica desigual do X entre gêmeas MZ, resultando em uma gêmea que expressa preferencialmente o X paterno e outra o X materno.

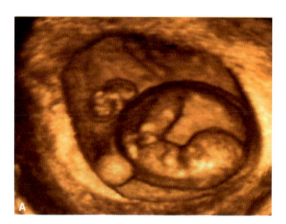
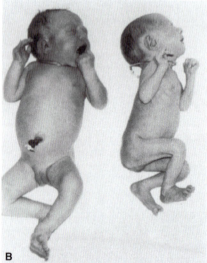

Figura 7.26 A. Ultrassonografia tridimensional de uma gestação de 6 semanas de gêmeos discordantes monocoriônicos e diamnióticos. O gêmeo normal (*direita*) está rodeado pela membrana amniótica e pela vesícula umbilical adjacente. Os braços e as pernas também podem ser observados. O feto menor também está visível (*acima à esquerda*). **B.** Gêmeos monozigóticos monocoriônicos e diamnióticos mostrando grande discrepância em tamanho resultante de anastomose arteriovenosa descompensada dos vasos placentários. O sangue foi desviado do gêmeo menor para o maior, produzindo uma síndrome de transfusão feto-fetal. (Cortesia do Dr. E. A. Lyons, Professor of Radiology and Obstetrics and Gynecology and of Anatomy, Health Sciences Centre and University of Manitoba, Winnipeg, Manitoba, Canadá.)

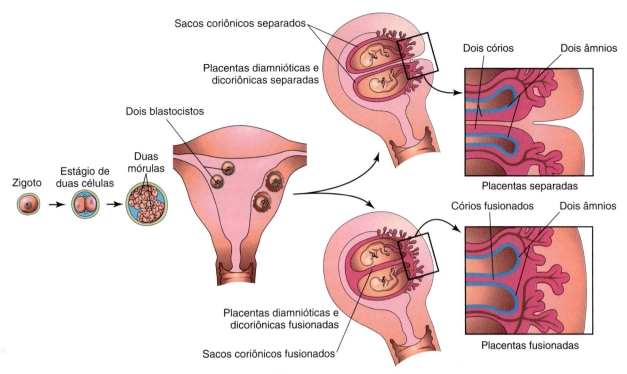

Figura 7.27 Diagramas ilustrando como aproximadamente 35% dos gêmeos monozigóticos se desenvolvem de um zigoto. A separação dos blastômeros pode ocorrer em qualquer lugar desde o estágio de duas células até o estágio de mórula, produzindo dois blastocistos idênticos. Cada embrião, subsequentemente, desenvolve seus próprios sacos amnióticos e coriônicos. As placentas podem estar separadas ou fusionadas. Em 25% dos casos, existe uma única placenta que resulta de fusão secundária, e em 10% dos casos, existem duas placentas. Nos últimos casos, o exame da placenta sugeriria que os gêmeos são dizigóticos. Isso explica por que alguns gêmeos monozigóticos são erroneamente classificados como dizigóticos ao nascimento.

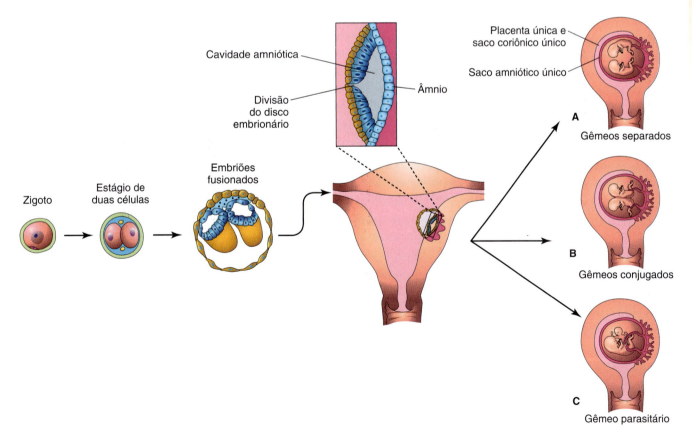

Figura 7.28 Diagramas ilustrando como alguns gêmeos monozigóticos se desenvolvem. Esse método de desenvolvimento é muito incomum. A divisão do disco embrionário resulta em dois embriões dentro de um saco amniótico. **A.** A divisão completa do disco embrionário origina dois gêmeos. Tais gêmeos raramente sobrevivem porque seus cordões umbilicais estão, frequentemente, tão emaranhados que ocorre interrupção do aporte sanguíneo aos fetos. **B** e **C.** A divisão incompleta do disco embrionário resulta em vários tipos de gêmeos conjugados.

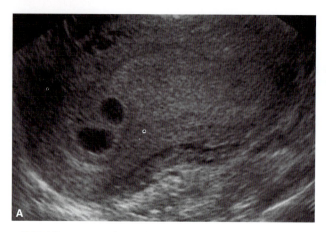
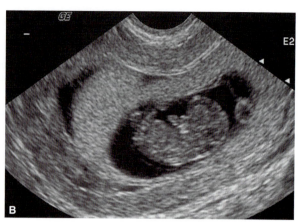

Figura 7.29 Ultrassonografias seriadas de uma gestação dicoriônica. **A.** Três semanas de gestação. **B.** Sete semanas de gestação. (Cortesia do Dr. E. A. Lyons, Professor of Radiology and Obstetrics and Gynecology and of Anatomy, Health Sciences Centre and University of Manitoba, Winnipeg, Manitoba, Canadá.)

Morte prematura de um gêmeo

Como os estudos ultrassonográficos são parte comum dos cuidados pré-natais, sabe-se que a morte prematura e a reabsorção de um membro de um gêmeo do par são comuns. Essa possibilidade precisa ser considerada quando há discrepâncias entre os achados citogenéticos pré-natais e o cariótipo de uma criança. Erros no diagnóstico citogenético pré-natal podem surgir se forem examinados tecidos extra-embrionários (p. ex., parte de uma vilosidade coriônica) do gêmeo absorvido.

Gêmeos monozigóticos conjugados

Se o disco embrionário não se dividir completamente ou se discos embrionários adjacentes se fusionarem, vários tipos de gêmeos MZ conjugados podem se formar (Figuras 7.30, 7.31 e 7.32, e ver Figura 7.28B). O fenótipo do gêmeo é denominado de acordo com as regiões que estão aderidas, por exemplo, **toracópago** indica que existe união anterior das regiões torácicas. Estima-se que a incidência de gêmeos conjugados seja de 1 em 50.000 a 100.000 nascimentos. Em alguns casos, os gêmeos estão conectados somente pela pele ou pelos tecidos cutâneos e outros tecidos. Alguns gêmeos conjugados podem ser separados com sucesso por procedimentos cirúrgicos (ver Figura 7.30B); contudo, as relações anatômicas em muitos gêmeos conjugados não permitem a separação cirúrgica com viabilidade persistente (ver Figura 7.32). Em raras circunstâncias (1:1.000.000), um dos gêmeos conjugados apresenta graves defeitos e se torna dependente do sistema cardiovascular do gêmeo íntegro. Esses gêmeos são denominados heterópagos ou parasitários (ver Figuras 7.31 e 7.28C).

Superfecundação

A **superfecundação** é a fecundação de dois ou mais oócitos em tempos diferentes. Em humanos, a existência de dois fetos no útero causada pela fecundação em momentos diferentes (**superfetação**) é rara. Gêmeos humanos DZ com diferentes pais já foram confirmados por marcadores genéticos.

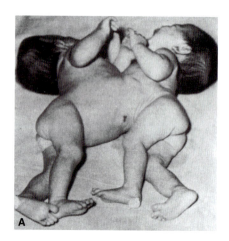
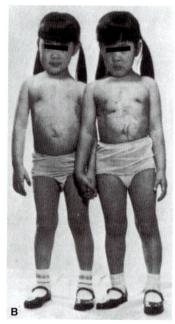

Figura 7.30 A. Gêmeas conjugadas monozigóticas recém-nascidas mostrando união nas regiões torácicas (toracópagas). **B.** As mesmas gêmeas, aproximadamente 4 anos após a separação. (De deVries PA. Case history: the San Francisco twins. In Bergsma D (ed.). *Birth defects original article series: conjoined twins*. New York, 1967, Alan R. Liss for the National Foundation-March of Dimes, pp 141-142, com permissão do detentor dos direitos autorais.)

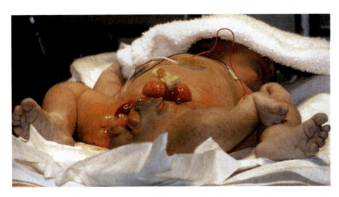

Figura 7.31 Gêmeos parasitas, vista anterior. Observe o tônus muscular e a postura normais do gêmeo hospedeiro totalmente desenvolvido com coloração por mecônio, extrofia da bexiga no gêmeo hospedeiro e no gêmeo parasita, exposição do intestino delgado no gêmeo parasita e membro inferior direito totalmente formado com tônus normal e flexão no gêmeo parasita. (Cortesia da Dra. Linda J. Juretschke, The Ronald McDonald Children's Hospital of Loyola University Medical Center, Maywood, IL.)

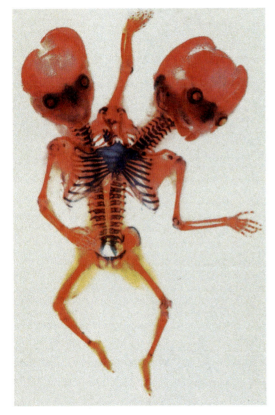

Figura 7.32 Gêmeos conjugados dicefálicos, corados por alizarina, mostrando osso (*vermelho*) e cartilagem (*azul*). Observe as duas clavículas sustentando o membro superior na linha média do corpo, a caixa torácica fusionada e as colunas vertebrais paralelas. (Cortesia do Dr. Joseph R. Siebert, Children's Hospital and Regional Center, Seattle, WA.)

Outros tipos de nascimentos múltiplos

Trigêmeos podem ser derivados de:

- Um zigoto e serem idênticos
- Dois zigotos e consistirem em dois gêmeos idênticos e outro não
- Três zigotos e serem do mesmo sexo ou de sexos diferentes.

No último caso, as crianças não são mais semelhantes que crianças geradas de três gestações distintas. Combinações semelhantes ocorrem nos quadrigêmeos, nos quíntuplos, nos sêxtuplos e nos séptuplos.

Resumo da placenta e das membranas fetais

- A placenta consiste em duas partes: uma parte fetal maior derivada do cório viloso e uma parte materna menor derivada da decídua basal. As duas partes permanecem unidas pelas vilosidades coriônicas-tronco que se inserem na capa citotrofoblástica ao redor do saco coriônico, que conecta o saco à decídua basal
- As principais atividades da placenta são metabolismo (síntese de glicogênio, colesterol e ácidos graxos), trocas gasosas respiratórias (oxigênio, dióxido de carbono e monóxido de carbono), transferência de nutrientes (vitaminas, hormônios e anticorpos), eliminação de escórias metabólicas e secreção endócrina (p. ex., hCG) para a manutenção da gestação
- A circulação fetal está separada da circulação materna por uma delgada camada de tecidos extrafetais, a membrana placentária. Essa membrana permeável permite a passagem de água, oxigênio, nutrientes, hormônios e agentes nocivos da mãe para o embrião/feto. As escórias metabólicas passam pela membrana placentária do feto para a mãe
- As membranas fetais e as placentas em gestações múltiplas variam consideravelmente, dependendo da origem do embrião e de quando ocorre a divisão das células embrionárias. O tipo comum de gêmeos é o DZ, com dois âmnios, dois córios e duas placentas que podem ou não estar fusionadas
- Gêmeos MZ, o tipo menos comum, representam aproximadamente um terço de todos os gêmeos; são derivados de um zigoto. Os gêmeos MZ têm, com frequência, um cório, dois âmnios e uma placenta. Gêmeos com um âmnio, um cório e uma placenta são sempre monozigóticos, e seus cordões umbilicais estão frequentemente emaranhados. Outros tipos de nascimentos múltiplos (p. ex., trigêmeos) podem ser derivados de um ou mais zigotos
- A vesícula umbilical e a alantoide são estruturas vestigiais; no entanto, sua presença é essencial ao desenvolvimento embrionário normal. Ambos são locais iniciais de formação do sangue e estão parcialmente incorporados ao embrião. Células germinativas primordiais também se originam na parede da vesícula umbilical
- O âmnio forma um saco amniótico com o líquido amniótico e fornece uma cobertura para o cordão umbilical. O líquido amniótico tem três funções principais: fornecer proteção (amortecimento de impactos) para o embrião/feto, prover espaço para os movimentos fetais e auxiliar a regulação da temperatura corporal fetal.

Período neonatal

O período neonatal refere-se às primeiras 4 semanas após o nascimento. O **período neonatal inicial** é do nascimento aos 7 dias. O **neonato** (recém-nascido) não é a "miniatura de um adulto", e um prematuro extremo é muito diferente de um recém-nascido a termo. O **período neonatal tardio** é dos 7 aos 28 dias. O cordão umbilical cai de 7 a 8 dias após o nascimento. A cabeça do neonato é grande em relação ao resto do corpo, mas, subsequentemente, a cabeça cresce mais lentamente que o tronco. Geralmente, um neonato perde em torno de 10% do seu peso, 3 a 4 dias após o nascimento, devido à eliminação do excesso de líquido extracelular e de **mecônio**, que são as primeiras evacuações intestinais esverdeadas pelo reto.

Quando se toca a mão de um neonato, ele geralmente agarra o dedo da pessoa. Se alguém segurar um recém-nascido/lactente próximo ao tórax, ele procura a mama (e o mamilo). Da mesma forma, um afago suave na bochecha do recém-nascido/lactente faz com que ele se volte com a boca aberta para o lado afagado. Os neonatos desenvolvem rapidamente a capacidade visual básica, mas esta melhora bastante nos 12 meses seguintes, e eles preferem olhar nos rostos. Em alguns casos, os olhos de um neonato são cruzados (**estrabismo**) porque os músculos do olho não estão totalmente desenvolvidos, mas isso é corrigido espontaneamente em alguns meses.

Questões clínicas

Caso 7.1

Um médico disse a uma gestante que ela apresentava polidrâmnio.

- Se você fosse explicar o significado dessa condição clínica, qual seria a sua resposta?
- Que condições estão frequentemente associadas ao polidrâmnio?
- Explique por que o polidrâmnio ocorre e como é identificado.

Caso 7.2

Uma paciente com uma irmã gêmea dizigótica perguntou a seu médico se gestações gemelares ocorrem em famílias.

- A idade materna é um fator?
- Existe diferença na incidência de gêmeos monozigóticos e de gêmeos dizigóticos?

Caso 7.3

Um patologista observou que um cordão umbilical tinha somente uma artéria umbilical.

- Com que frequência ocorre essa anomalia?
- Que tipos de defeitos ao nascimento poderiam estar associados a essa condição?

Caso 7.4

Um exame ultrassonográfico revelou uma gestação de gêmeos com placenta única. A amostragem de vilosidade coriônica e a análise de cromossomos revelou que os gêmeos eram, provavelmente, do sexo feminino. Ao nascimento, os gêmeos eram de sexos diferentes.

- Como esse erro poderia ter ocorrido?

Caso 7.5

Um exame ultrassonográfico de uma gestante durante o segundo trimestre revelou bandas amnióticas múltiplas associadas ao feto.

- O que produz essas bandas?
- Quais defeitos congênitos podem resultar delas?
- Como a síndrome é chamada?

A discussão dessas questões é apresentada no Apêndice, na parte final deste livro.

Bibliografia e leitura sugerida

Alecsandru D, Garcia-Velasco JA: Immunology and human reproduction, *Curr Opin Obstet Gynecol* 27:231, 2015.
Alexander GR, Wingate MS, Salihu H, et al: Fetal and neonatal mortality risks of multiple births, *Obstet Gynecol Clin North Am* 32:1, 2005.
Banks CL: Labour. In Magowan BA, Owen P, Thomson A, editors: *Clinical obstetrics and gynaecology*, ed 3, Philadelphia, 2014, Saunders.
Barker DJP: The developmental origins of adult disease, *J Am Coll Nutr* 23(Suppl 6):588S, 2004.
Benirschke K, Kaufmann P: *Pathology of the human placenta*, ed 4, New York, 2000, Springer-Verlag.
Chakraborty C, Gleeson LM, McKinnon T, Lala PK: Regulation of human trophoblast migration and invasiveness, *Can J Physiol Pharmacol* 80:116, 2002.
Chauhan SP, Scardo JA, Hayes E, et al: Twins: prevalence, problems, and preterm births, *Am J Obstet Gynecol* 203:305, 2010.
Collins JH: Umbilical cord accidents: human studies, *Semin Perinatol* 26:79, 2002.
D'Antonio F, Bhide A: Ultrasound in placental disorders, *Best Pract Res Clin Obstet Gynaecol* 28(3):429–442, 2014.
Dashe JS, Hoffman BL: Ultrasound evaluation of the placenta, membranes and umbilical cord. Ultrasound evaluation of normal fetal anatomy. In Norton ME, editor: *Callen's ultrasonography in obstetrics and gynecology*, ed 6, Philadelphia, 2017, Elsevier.
Egan JFX, Borgida AF: Ultrasound evaluation of multiple pregnancies. In Callen PW, editor: *Ultrasonography in obstetrics and gynecology*, ed 5, Philadelphia, 2008, Saunders.
Feldstein VA, Harris RD, Machin GA: Ultrasound evaluation of the placenta and umbilical cord. In Callen PW, editor: *Ultrasonography in obstetrics and gynecology*, ed 5, Philadelphia, 2008, Saunders.
Fodor A, Tímár J, Zelena D: Behavioral effects of perinatal opioid exposure, *Life Sci* 104:1, 2014.
Forbes K: IFPA Gabor Than Award lecture: molecular control of placental growth: the emerging role of microRNAs, *Placenta* 34(Suppl):S27–S33, 2013.
Gibson J: Multiple pregnancy. In Magowan BA, Owen P, Thomson A, editors: *Clinical obstetrics and gynaecology*, ed 3, Philadelphia, 2014, Saunders.
Hubinont C, Lewi L, Bernard P, et al: Anomalies of the placenta and umbilical cord in twin gestations, *Am J Obstet Gynecol* S91, 2015.
Jabrane-Ferrat N, Siewiera J: The up side of decidual natural killer cells: new developments in immunology of pregnancy, *Immunology* 141:490, 2014.
James JL, Whitley GS, Cartwright JE: Pre-eclampsia: fitting together the placental, immune and cardiovascular pieces, *J Pathol* 221:363, 2010.
Kazandi M: Conservative and surgical treatment of abnormal placentation: report of five cases and review of the literature, *Clin Exp Obstet Gynecol* 37:310, 2010.
Knöfler M, Pollheimer J: Human placental trophoblast invasion and differentiation: a particular focus on Wnt signaling, *Front Genet* 4:190, 2013.
Laing FC, Frates MC, Benson CB: Ultrasound evaluation during the first trimester. In Callen PW, editor: *Ultrasonography in obstetrics and gynecology*, ed 5, Philadelphia, 2008, Saunders.
Lala N, Girish GV, Cloutier-Bosworth A, et al: Mechanisms in decorin regulation of vascular endothelial growth factor-induced human trophoblast migration and acquisition of endothelial phenotype, *Biol Reprod* 87:59, 2012.
Lala PK, Chatterjee-Hasrouni S, Kearns M, et al: Immunobiology of the feto-maternal interface, *Immunol Rev* 75:87, 1983.
Lala PK, Kearns M, Colavincenzo V: Cells of the fetomaternal interface: their role in the maintenance of viviparous pregnancy, *Am J Anat* 170:501, 1984.
Lala PK, Nandi P: Mechanisms of trophoblast migrations, endometrial angiogenesis in preeclampsia: the role of decorin, *Cell Adh Migr* 10(1–2):111–125, 2016.

Lurain JR: Gestational trophoblastic disease I: epidemiology, pathology, clinical presentation and diagnosis of gestational trophoblastic disease, and management of hydatidiform mole, *Am J Obstet Gynecol* 203:531, 2010.

Magann EF, Sandin AI: Amniotic fluid volume in fetal health and disease. In Norton ME, editor: *Callen's ultrasonography in obstetrics and gynecology*, ed 6, Philadelphia, 2017, Elsevier.

Maltepe E, Fisher SJ: Placenta: the forgotten organ, *Annu Rev Cell Dev Biol* 31:1, 2015.

Manaster I, Mandelbolm O: The unique properties of uterine NK cells, *Am J Reprod Immunol* 63:434, 2010.

Masselli G, Gualdi G: MRI imaging of the placenta: what a radiologist should know, *Abdom Imaging* 38:573, 2013.

Mian A, Gabra NI, Sharma T, et al: Conjoined twins: from conception to separation, a review, *Clin Anat* 30:385, 2017.

Moffett A, Chazara O, Colucci F, et al: Variation of maternal KIR and fetal HLA-C genes in reproductive failure: too early for clinical intervention, *Reprod Biomed Online* 33:763, 2016.

Moore KL, Dalley AD, Agur AMR: *Clinically oriented anatomy*, ed 8, Baltimore, Md., 2017, Williams and Wilkins.

Silasi M, Cohen B, Karumanchi SA, et al: Abnormal placentation, angiogenic factors, and the pathogenesis of preeclampsia, *Obstet Gynecol Clin North Am* 37:239, 2010.

Simpson LL: Ultrasound evaluation in multiple gestations. In Norton ME, editor: *Callen's ultrasonography in obstetrics and gynecology*, ed 6, Philadelphia, 2017, Elsevier.

Cavidades Corporais, Mesentérios e Diafragma

8

No início da 4ª semana de desenvolvimento, o **celoma intraembrionário** aparece como uma cavidade em formato de ferradura (Figura 8.1A). A flexura da cavidade na extremidade cranial do embrião representa a futura **cavidade pericárdica**, e suas extensões laterais indicam as futuras **cavidades pleurais** e **peritoneal**. A parte distal de cada extensão lateral do celoma intraembrionário é contínua com o **celoma extraembrionário** nas bordas laterais do disco embrionário (ver Figura 8.1B). O celoma intraembrionário fornece espaço para os órgãos se desenvolverem e moverem. Por exemplo, ele possibilita a herniação normal do intestino médio para dentro do cordão umbilical (Figura 8.2E; ver Capítulo 11, Figura 11.14). Durante o dobramento embrionário no plano horizontal, as extensões do celoma se encontram na face anterior do embrião (ver Figura 8.2C). O mesentério ventral degenera na região da futura **cavidade peritoneal** (ver Figura 8.2F), resultando em uma grande cavidade peritoneal embrionária que se estende do coração à região pélvica.

Cavidade corporal do embrião

O celoma intraembrionário torna-se a cavidade corporal do embrião, que é dividida em três cavidades bem definidas durante a 4ª semana (Figura 8.3; ver Figuras 8.1A e 8.2):

- Uma cavidade pericárdica
- Dois canais pericardioperitoneais
- Uma cavidade peritoneal.

Essas cavidades têm uma parede parietal, revestida por mesotélio (futura camada parietal do peritônio), que é derivado do mesoderma somático, e uma parede visceral, também coberta por mesotélio (futura camada visceral do peritônio), que é derivado do mesoderma esplâncnico (ver Figura 8.3E). A cavidade peritoneal é conectada com o celoma extraembrionário no umbigo (Figura 8.4A e D). A cavidade perde sua conexão com o celoma extraembrionário durante a 11ª semana de gestação, quando os intestinos no cordão umbilical retornam ao abdome (ver Capítulo 11, Figura 11.13C). Os estudos de linhagem genética sugerem que o epitélio celômico é uma camada única e altamente ativa de células mesenquimais que

contribui para o desenvolvimento de órgãos e sistemas principais, incluindo coração, pulmões e sistema digestório.

Durante a formação da prega cefálica, o **coração** e a **cavidade pericárdica** são realocados ventralmente, ficando anteriores ao intestino anterior (ver Figura 8.2B). Como resultado, a cavidade pericárdica abre-se nos **canais pericardioperitoneais**, que passam dorsalmente ao intestino anterior (ver Figura 8.4B e D). Depois do dobramento embrionário, as partes caudais do intestino anterior, do intestino médio e do intestino posterior ficam suspensas na cavidade peritoneal a partir da parede abdominal dorsal pelo **mesentério dorsal** (ver Figuras 8.2F e 8.3B, D e E).

Mesentérios

Um **mesentério** é uma camada dupla de peritônio, que começa como uma extensão do peritônio visceral que reveste um órgão. O mesentério liga o órgão à parede do corpo e transmite vasos e nervos a ele. Transitoriamente, os **mesentérios dorsal e ventral** dividem a cavidade peritoneal em metades direita e esquerda (ver Figura 8.3C). O mesentério ventral logo desaparece (ver Figura 8.3E), exceto onde está ligado à parte caudal do intestino anterior (primórdio do estômago e parte proximal do duodeno). A cavidade peritoneal, em seguida, transforma-se em um espaço contínuo (ver Figura 8.4D). As artérias que irrigam o intestino primitivo – tronco arterial celíaco (intestino anterior), a artéria mesentérica superior (intestino médio) e a artéria mesentérica inferior (intestino posterior) – passam entre as camadas do mesentério dorsal (ver Figura 8.3C).

Divisão da cavidade corporal do embrião

Cada canal pericardioperitoneal encontra-se lateralmente à parte proximal do intestino anterior (futuro esôfago) e dorsal ao **septo transverso** – uma placa de tecido mesodérmico que ocupa o espaço entre a cavidade torácica e o ducto onfaloentérico (ver Figura 8.4A e B).

O septo transverso é o primórdio do centro tendíneo do diafragma. Formam-se divisórias em cada canal pericardioperitoneal separando a cavidade pericárdica das cavidades pleurais e as cavidades pleurais da cavidade peritoneal.

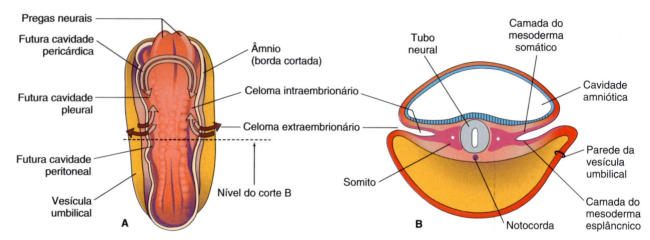

Figura 8.1 A. Desenho de vista dorsal de um embrião de 22 dias mostrando o contorno do celoma intraembrionário em formato de ferradura. O âmnio foi removido e o celoma é mostrado como se o embrião fosse translúcido. A continuidade do celoma e a comunicação de suas extensões laterais direita e esquerda com o celoma extraembrionário são indicadas pelas *setas*. **B.** Corte transversal do embrião no nível mostrado em **A**.

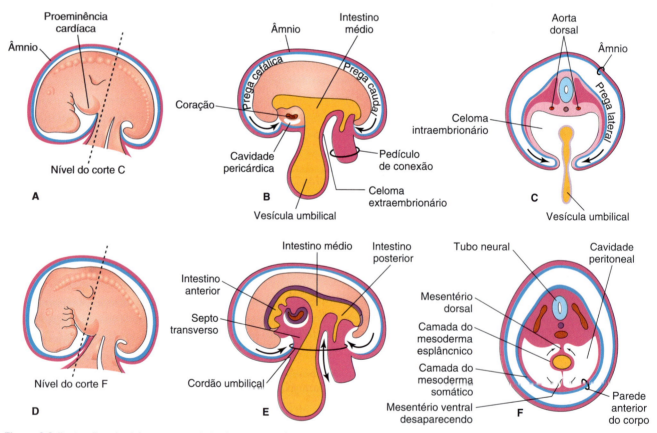

Figura 8.2 Ilustrações do dobramento embrionário e seus efeitos no celoma intraembrionário e em outras estruturas. **A.** Vista lateral de um embrião (aproximadamente 26 dias). **B.** Corte sagital esquemático do mesmo embrião mostrando as pregas cefálica e caudal. **C.** Corte transversal no nível mostrado em **A** indicando como a fusão das pregas laterais dá ao embrião uma forma cilíndrica. **D.** Vista lateral de um embrião (com aproximadamente 28 dias). **E.** Corte sagital esquemático do mesmo embrião mostrando a comunicação reduzida entre os celomas intraembrionário e extraembrionário (*seta dupla*). **F.** Corte transversal no nível mostrado em **D** ilustrando a formação da parede ventral do corpo e o desaparecimento do mesentério ventral. As *setas* indicam a junção das camadas somáticas e esplâncnicas do mesoderma. O mesoderma somático formará o peritônio parietal que reveste a parede abdominal e o mesoderma esplâncnico irá formar o peritônio visceral que cobre os órgãos (p. ex., o estômago).

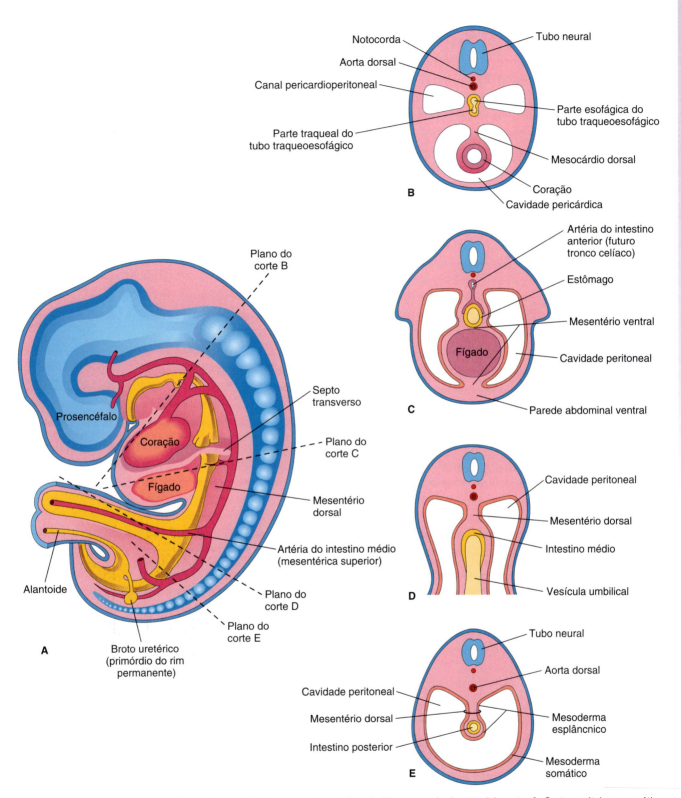

Figura 8.3 Ilustrações dos mesentérios e das cavidades corporais no início da 5ª semana de desenvolvimento. **A.** Corte sagital esquemático. Observe que o mesentério dorsal serve como via de passagem para as artérias que suprem o intestino médio em desenvolvimento. Os nervos e os vasos linfáticos também passam entre as camadas desse mesentério. **B** a **E.** Cortes transversais através do embrião nos níveis indicados em **A**. O mesentério ventral desaparece, exceto na região terminal do esôfago, no estômago e na primeira parte do duodeno. Note que as partes direita e esquerda da cavidade peritoneal se separam em **C**, mas são contínuas em **E**.

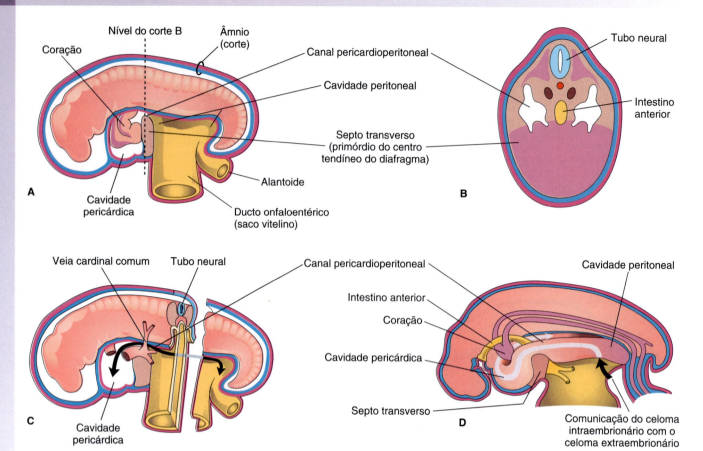

Figura 8.4 Desenhos esquemáticos de um embrião (aproximadamente 24 dias). **A.** A parede lateral da cavidade pericárdica foi removida para expor o coração primordial. **B.** Corte transversal do embrião ilustra a relação dos canais pericardioperitoneais com o septo transverso (primórdio do centro tendíneo do diafragma) e o intestino anterior. **C.** Vista lateral do embrião com o coração retirado. O embrião também foi seccionado transversalmente para mostrar a continuidade dos celomas intraembrionário e extraembrionário (*seta*). **D.** O desenho mostra os canais pericardioperitoneais originando-se da parte posterior da cavidade pericárdica e avançando de cada lado do intestino anterior para se reunirem na cavidade peritoneal. A *seta* indica a comunicação do celoma extraembrionário com o celoma intraembrionário e a continuidade do celoma intraembrionário desse estágio.

Devido ao crescimento dos **brotos brônquicos** (primórdios dos brônquios e dos pulmões) para dentro dos **canais pericardioperitoneais**, um par de cristas membranosas é produzido na parede lateral de cada canal (Figura 8.5A e B):

- As cristas craniais – *pregas pleuropericárdicas* – estão localizadas superiormente aos pulmões em desenvolvimento
- As cristas caudais – *pregas pleuroperitoneais* – estão localizadas inferiormente aos pulmões.

Membranas pleuropericárdicas

À medida que aumentam, as pregas pleuropericárdicas formam divisórias que separam a cavidade pericárdica das cavidades pleurais. Essas partições são as **membranas pleuropericárdicas**

Defeito pericárdico congênito

A formação defeituosa e/ou a fusão das membranas pleuropericárdicas que separam as cavidades pleurais e pericárdica é incomum. Essa anomalia resulta em um defeito congênito do pericárdio, geralmente assintomático e, mais frequentemente, no lado esquerdo. Consequentemente, a cavidade pericárdica comunica-se com a cavidade pleural. Em casos muito incomuns, parte do átrio esquerdo do coração se projeta (hernia-se) para dentro da cavidade pleural a cada contração cardíaca.

– contêm as veias cardinais comuns (ver Figuras 8.4C e 8.5A), que drenam o sistema venoso para o seio venoso do coração. Inicialmente, os **brotos brônquicos** são pequenos em relação ao coração e à cavidade pericárdica (ver Figura 8.5A). Eles logo crescem lateralmente a partir da extremidade caudal da traqueia para dentro dos **canais pericardioperitoneais** (futuros canais pleurais). À medida que as cavidades pleurais primordiais se expandem ventralmente em torno do coração, elas se estendem para a parede do corpo, dividindo o mesênquima em:

- Uma camada externa que se torna a parede torácica
- Uma camada interna que se torna o pericárdio fibroso, a camada externa do saco pericárdico que envolve o coração (ver Figura 8.5C e D).

As membranas pleuropericárdicas projetam-se para as extremidades craniais dos canais pericardioperitoneais (ver Figura 8.5B). Com o crescimento subsequente das veias cardinais comuns, o deslocamento posicional do coração e a expansão das cavidades pleurais, as membranas tornam-se pregas parecidas com mesentério que se estendem a partir da parede torácica lateral. Na 7ª semana, as membranas fundem-se com o mesênquima ventral ao esôfago, que separa a cavidade pericárdica das cavidades pleurais (ver Figura 8.5C). Esse **mediastino primordial** consiste em massa de mesênquima que se estende desde o esterno até a coluna vertebral, separando os pulmões em desenvolvimento (ver Figura 8.5D).

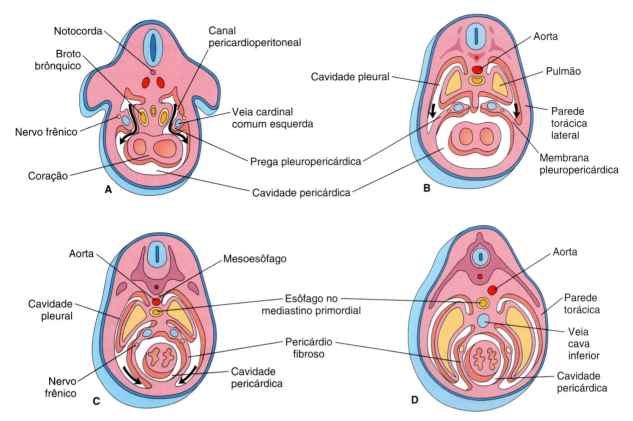

Figura 8.5 Desenhos de cortes transversais de embriões craniais ao septo transverso ilustram estágios sucessivos na separação das cavidades pleurais da cavidade pericárdica. O crescimento e o desenvolvimento dos pulmões, a expansão das cavidades pleurais e a formação do pericárdio fibroso também são mostrados. **A.** Com 5 semanas. As *setas* indicam as comunicações entre os canais pericardioperitoneais e a cavidade pericárdica. **B.** Com 6 semanas. As *setas* indicam o desenvolvimento das cavidades pleurais à medida que se expandem dentro da parede do corpo. **C.** Com 7 semanas. Mostra-se a expansão das cavidades pleurais anteriormente em torno do coração. As membranas pleuropericárdicas estão agora fundidas no plano mediano e com o mesoderma anteriormente ao esôfago. **D.** Com 8 semanas. Ilustra-se a continuação da expansão dos pulmões e das cavidades pleurais e a formação do pericárdio fibroso e da parede torácica.

A abertura pleuropericárdica direita fecha-se um pouco mais cedo do que a esquerda e produz membrana pleuropericárdica maior.

Membranas pleuroperitoneais

Conforme as pregas pleuroperitoneais aumentam, elas projetam-se para os canais pericardioperitoneais. Gradualmente, as pregas tornam-se membranosas, formando as membranas pleuroperitoneais (Figuras 8.6 e 8.7). Essas membranas acabam separando as cavidades pleurais da cavidade peritoneal. As membranas pleuroperitoneais são produzidas quando os pulmões em desenvolvimento e as cavidades pleurais se expandem e invadem a parede do corpo. Elas estão inseridas dorsolateralmente na parede abdominal e, inicialmente, suas bordas livres em forma de crescente projetam-se para as extremidades caudais dos canais pericardioperitoneais.

Durante a 6ª semana de gestação, as membranas pleuroperitoneais estendem-se ventromedialmente até suas bordas livres se fundirem com o mesentério dorsal do esôfago e do septo transverso (ver Figura 8.7C). Este separa as cavidades pleurais da cavidade peritoneal. O fechamento das aberturas pleuroperitoneais é completado pela migração de **mioblastos** (células musculares primordiais) para as membranas pleuroperitoneais (ver Figura 8.7E). A abertura pleuroperitoneal no lado direito fecha-se um pouco antes que a esquerda. A razão para isso é incerta, mas pode estar relacionada com o tamanho relativamente grande do lobo direito do fígado nessa fase de desenvolvimento.

Desenvolvimento do diafragma

6

O diafragma é uma partição musculotendinosa em forma de cúpula que separa as cavidades torácica e abdominal. É uma estrutura composta que se desenvolve a partir de quatro componentes embrionários (ver Figura 8.7):

- Septo transverso
- Membranas pleuroperitoneais
- Mesentério dorsal do esôfago
- Invaginação muscular a partir das paredes laterais do corpo.

Vários genes candidatos, no braço longo do cromossomo 15 (15q), são cruciais para o desenvolvimento do diafragma.

Septo transverso

O septo transverso cresce posteriormente a partir da parede anterolateral do corpo e forma uma projeção semicircular que separa o coração do fígado (ver Figura 8.6A). O septo, que é composto por tecido mesodérmico, forma o **centro tendíneo do diafragma** (ver Figura 8.7D e E). Após a cabeça dobrar ventralmente durante a 4ª semana, o septo forma uma partição espessa e incompleta de tecido conjuntivo entre as cavidades abdominal e pericárdica (ver Figura 8.4). O septo não separa completamente as cavidades torácica e abdominal.

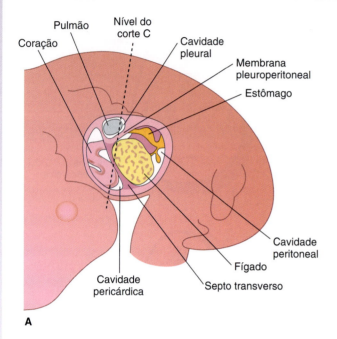

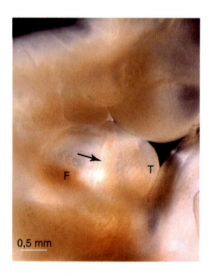

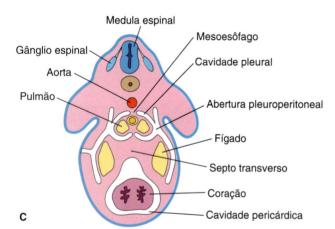

Figura 8.6 A. As cavidades corporais primordiais são vistas do lado esquerdo após a remoção da parede lateral do corpo. **B.** Fotografia de um embrião de 5 semanas de idade mostra o desenvolvimento do septo transverso (*seta*), tubo cardíaco (*T*) e fígado (*F*). **C.** Corte transversal de um embrião no nível mostrado em **A.** (**B.** Cortesia do Dr. Bradley R. Smith, University of Michigan, Ann Arbor, MI.)

Durante o desenvolvimento inicial, uma grande parte do fígado está incorporada ao septo transverso. Existem grandes aberturas, os **canais pericardioperitoneais**, ao longo dos lados do esôfago (ver Figura 8.7B). O septo se expande e funde com o mesentério dorsal do esôfago e com as membranas pleuroperitoneais (ver Figura 8.7C).

Membranas pleuroperitoneais

As membranas pleuroperitoneais fundem-se com o mesentério dorsal do esôfago e do septo transverso (ver Figura 8.7C). Isso completa a partição entre as cavidades torácica e abdominal e forma o **diafragma primordial**. Apesar de as membranas pleuroperitoneais formarem grandes porções do diafragma fetal precoce, representam porções relativamente pequenas do diafragma do neonato (ver Figura 8.7E).

Mesentério dorsal do esôfago

O septo transverso e as membranas pleuroperitoneais fundem-se com o mesentério dorsal do esôfago. Esse mesentério constitui a porção mediana do diafragma. Os **pilares do diafragma**, um par de feixes musculares divergentes que que se cruzam no plano mediano anteriormente à aorta (ver Figura 8.7E), desenvolvem-se a partir de mioblastos que crescem no mesentério dorsal do esôfago.

Invaginação muscular das paredes laterais do corpo

Da 9ª à 12ª semana, os pulmões e as cavidades pleurais aumentam, alojando-se nas paredes laterais do corpo (ver Figura 8.5). Durante esse processo, o tecido da parede do corpo é dividido em duas camadas:

- Uma camada externa que se torna parte da parede abdominal definitiva
- Uma camada interna que contribui para as partes periféricas do diafragma, externas às partes derivadas das membranas pleuroperitoneais (ver Figura 8.7D e E).

A extensão adicional das **cavidades pleurais** em desenvolvimento para as paredes laterais do corpo formam os **recessos costodiafragmáticos** (Figura 8.8A e B), estabelecendo a configuração em forma de cúpula característica do diafragma. Após o nascimento, os recessos costodiafragmáticos tornam-se alternadamente menores e maiores, conforme os pulmões se movem para dentro e para fora durante a inspiração e a expiração.

Alterações posicionais e inervação do diafragma

Durante a 4ª semana de gestação, o septo transverso, antes do reposicionamento do coração, encontra-se localizado à frente do 3º ao 5º somitos cervicais. Ao longo da 5ª semana, os mioblastos dos somitos migram para o diafragma em desenvolvimento, levando suas fibras nervosas consigo. Consequentemente, os **nervos frênicos** que fornecem inervação motora para o diafragma surgem dos ramos primários ventrais do 3º, 4º e 5º nervos espinais cervicais (ver Figura 8.5A e C). Os três ramos de cada lado se juntam para formar um nervo frênico. Os nervos frênicos também fornecem fibras sensoriais às superfícies superiores e inferiores das cúpulas direita e esquerda do diafragma.

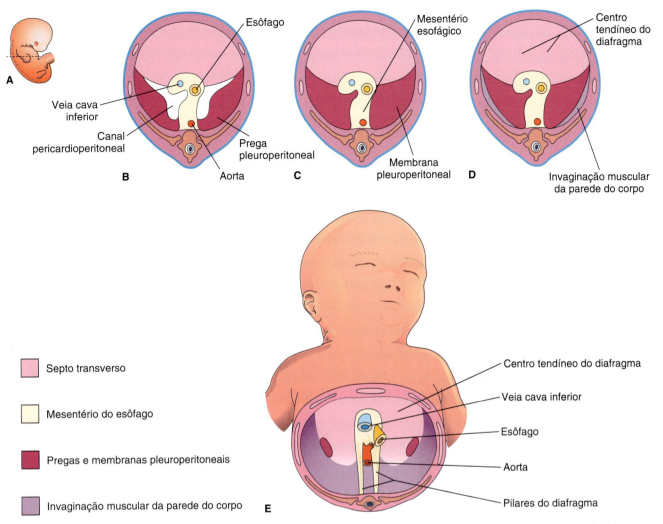

Figura 8.7 Desenvolvimento do diafragma. **A.** Vista lateral de um embrião ao fim da 5ª semana (tamanho real), indicando o nível dos cortes **B** a **D.** **B.** Corte transversal mostra as membranas pleuroperitoneais não fundidas. **C.** Corte semelhante no fim da 6ª semana após a fusão das membranas pleuroperitoneais com os outros dois componentes do diafragma. **D.** Corte transversal de um feto de 12 semanas depois da invaginação do quarto componente do diafragma proveniente da parede do corpo. **E.** Vista inferior do diafragma de um neonato indicando a origem embriológica de seus componentes.

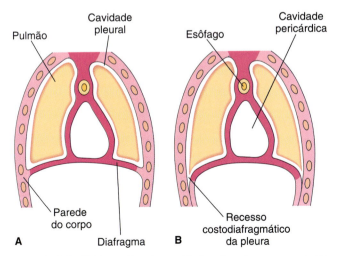

Figura 8.8 **A** e **B.** Extensões das cavidades pleurais para as paredes do corpo a partir das partes periféricas do diafragma e dos recessos costodiafragmáticos e o estabelecimento da configuração em forma de cúpula característica do diafragma. Observe que o tecido da parede do corpo é adicionado perifericamente ao diafragma conforme os pulmões e cavidades pleurais aumentam.

O crescimento rápido da parte dorsal do corpo do embrião resulta em uma aparente descida do diafragma. Na 6ª semana, o diafragma está no nível dos somitos torácicos. Os nervos frênicos agora exibem trajeto descendente. À medida que o diafragma aparece relativamente mais caudalmente no corpo, os nervos correspondentemente se alongam. No início da 8ª semana, a parte dorsal do diafragma encontra-se no nível da primeira vértebra lombar. Por causa da origem cervical dos nervos frênicos, eles têm aproximadamente 30 cm de comprimento nos adultos.

Os nervos frênicos no embrião penetram o diafragma através das membranas pleuropericárdicas. Isto explica por que os nervos frênicos posteriormente se localizam sobre o pericárdio fibroso, o derivado adulto das membranas pleuropericárdicas (ver Figura 8.5C e D).

Conforme as quatro partes do diafragma se fundem (ver Figura 8.7), o mesênquima do septo transverso se estende para as outras três partes. Ele forma mioblastos que se diferenciam no músculo esquelético do diafragma. A borda costal recebe fibras sensoriais dos nervos intercostais inferiores devido à origem da parte periférica do diafragma a partir das paredes laterais do corpo (ver Figura 8.7D e E).

Defeito posterolateral do diafragma

A **hérnia diafragmática congênita (HDC)** é um defeito do diafragma que pode levar à herniação do conteúdo abdominal (estômago e intestino) para o tórax. A HDC é classificada de acordo com sua localização no diafragma. O defeito de desenvolvimento mais comum do diafragma é o defeito posterolateral (Figuras 8.9A e B e 8.10), que ocorre em cerca de 1 a cada 2.200 recém-nascidos.

Dificuldade respiratória potencialmente fatal pode estar associada com a HDC devido à inibição do desenvolvimento e da insuflação dos pulmões (Figura 8.11). Além disso, a maturação pulmonar fetal pode ser retardada. O **polidrâmnio** (excesso de líquido amniótico) pode também estar presente. *A HDC é a causa mais comum de hipoplasia pulmonar. A região do gene candidato para a HDC é uma mutação do gene do cromossomo 15q26, que inclui a formação de dedo de zinco (GATA6) e também os fatores de transcrição GATA4, ZFPM2, NR2F2 e WT1.* Deleções nas regiões dos genes 8p23.1 e 4p16.3 também foram implicadas. A HDC, geralmente unilateral, resulta de formação e/ou fusão defeituosa das membranas pleuroperitoneais com as outras três partes do diafragma (ver Figura 8.7). Isso resulta em uma grande abertura na região posterolateral do diafragma. As cavidades peritoneal e pleurais se tornam contínuas ao longo do triângulo lombocostal na parede posterior do corpo. Esse defeito congênito (por vezes referido como *forame de Bochdalek*) ocorre no lado esquerdo em 85 a 90% dos casos. A preponderância dos defeitos no lado esquerdo pode estar relacionada ao fechamento precoce da abertura pleuroperitoneal direita. O diagnóstico pré-natal da HDC depende do achado de órgãos abdominais no tórax na ultrassonografia e na ressonância magnética.

As membranas pleuroperitoneais normalmente se fundem com os outros três componentes do diafragma até o final da 6ª semana de gestação (ver Figura 8.7C). Se um canal pleuroperitoneal permanecer aberto quando os intestinos retornarem ao abdome (da hérnia fisiológica do cordão umbilical) na 10ª semana, parte dos intestinos e outras vísceras poderão passar para dentro do tórax. As vísceras abdominais no tórax empurram os pulmões e o coração anteriormente e comprimem os pulmões. Muitas vezes, há herniação do estômago, do baço e da maior parte dos intestinos (ver Figura 8.11). As mortes de recém-nascidos com HDC não resultam de um defeito no diafragma ou das vísceras abdominais no tórax, mas da hipoplasia pulmonar devido à compressão durante o desenvolvimento.

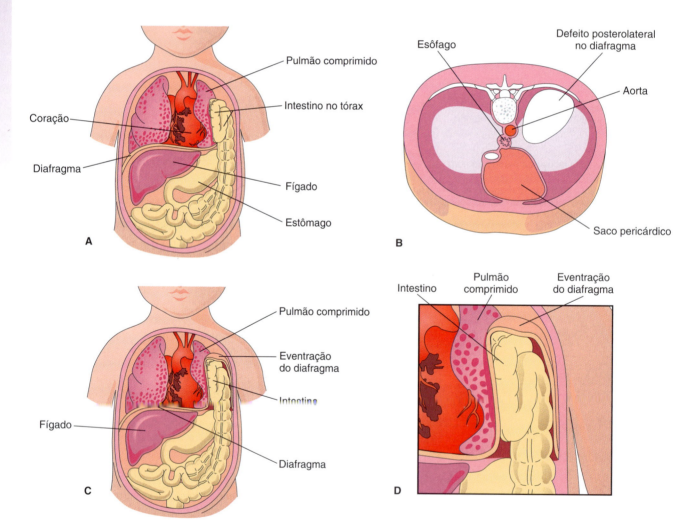

Figura 8.9 A. O diagrama mostra a herniação do intestino para dentro do tórax através de um defeito posterolateral no lado esquerdo do diafragma. Observe que o pulmão esquerdo está comprimido e hipoplásico. **B.** Desenho de um diafragma com um grande defeito posterolateral no lado esquerdo, devido a formação anormal e/ou fusão anormal da membrana pleuroperitoneal no lado esquerdo com o mesoesôfago e o septo transverso. **C** e **D.** Eventração do diafragma, resultante do desenvolvimento muscular defeituoso do diafragma. As vísceras abdominais são deslocadas para o tórax dentro de uma bolsa de tecido diafragmático.

Defeito posterolateral do diafragma (Continuação)

A gravidade das anormalidades do desenvolvimento pulmonar depende de quando as vísceras abdominais se herniam para dentro do tórax (i. e., o momento e o grau de compressão dos pulmões do feto). O efeito sobre o pulmão ipsilateral (do mesmo lado) é maior, mas o pulmão contralateral também mostra alterações morfológicas. Se as vísceras abdominais estiverem na cavidade torácica ao nascimento, o início da respiração pode ser prejudicado. Os intestinos dilatam, o que compromete o funcionamento do coração e dos pulmões. Uma vez que os órgãos abdominais estão, na maioria das vezes, no hemitórax esquerdo, o coração e o mediastino geralmente estão deslocados para a direita.

Os pulmões de recém-nascidos com HDC são, com frequência, hipoplásicos. O retardo de crescimento dos pulmões resulta da falta de espaço para que se desenvolvam normalmente. Para complicar ainda mais a evolução neonatal, a hérnia está associada à hipertensão pulmonar resultante da diminuição da área transversal vascular. A hipoxia também pode desencadear vasoconstrição pulmonar, que, em alguns casos, é reversível com inalação de óxido nítrico, um vasodilatador pulmonar potente. Os pulmões tornam-se frequentemente aerados e atingem seu tamanho normal após a redução (reposicionamento) das vísceras herniadas e o reparo do defeito no diafragma. A detecção pré-natal de HDC ocorre em cerca de 50% dos casos. Atualmente a maioria dos recém-nascidos com HDC sobrevive graças aos avanços do suporte ventilatório.

Eventração do diafragma

Na eventração do diafragma, uma condição rara, metade do diafragma apresenta musculatura defeituosa e se projeta para dentro da cavidade torácica como uma lâmina aponeurótica (membranosa), formando uma **bolsa diafragmática** (ver Figura 8.9C e D). As vísceras abdominais são deslocadas superiormente para dentro dessa evaginação sacular do diafragma. Esse defeito resulta principalmente da falha do tecido muscular da parede do corpo de se estender para a membrana pleuroperitoneal no lado afetado. Alguns casos de eventração do diafragma são adquiridos.

A eventração do diafragma não é uma hérnia diafragmática verdadeira; é um deslocamento superior de vísceras para uma parte sacular do diafragma. No entanto, as manifestações clínicas da eventração diafragmática podem simular a HDC.

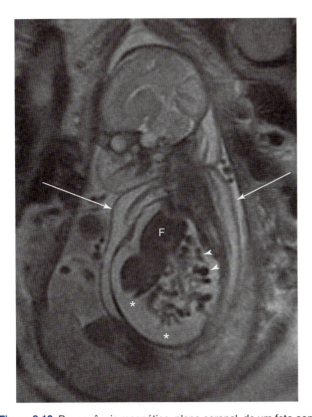

Figura 8.10 Ressonância magnética, plano coronal, de um feto com hérnia diafragmática congênita do lado direito. Observe o fígado (*F*) e as alças do intestino delgado (*pontas de seta*) na cavidade torácica. Há ascite (*asteriscos*), com acúmulo de líquido seroso na cavidade peritoneal e que se estende para a cavidade torácica. As *setas* indicam espessamento anormal da pele. (Cortesia de Deborah Levine, MD, Director of Obstetric and Gynecologic Ultrasound, Beth Israel Deaconess Medical Center, Boston, MA.)

Gastrósquise e hérnia epigástrica congênita

Gastrósquise é uma fissura congênita na parede anterior do abdome que ocorre em cerca de 1 a cada 3.000 neonatos. Geralmente, há protrusão de vísceras. O defeito abdominal ocorre mais para a direita do cordão umbilical do que na linha mediana do corpo. Esse defeito difere de uma hérnia umbilical (ver Capítulo 11) na qual o intestino fica descoberto e flutuando no líquido amniótico. Embora não seja uma cobertura verdadeira, uma película inflamatória pode se formar secundariamente à exposição do intestino ao líquido amniótico. Se essa película existir, o intestino parece, ao nascimento, estar coberto por uma membrana e as alças individuais não são facilmente visíveis. Esse defeito geralmente é detectado no período pré-natal durante uma ultrassonografia de rotina.

A hérnia epigástrica congênita, por outro lado, é encontrada na linha mediana do corpo como um abaulamento da parede do abdome, entre o processo xifoide e o umbigo. O intestino não fica exposto ao líquido amniótico, porque permanece coberto pela pele e pelos tecidos subcutâneos.

Gastrósquise e hérnias epigástricas resultam de falha na fusão completa das pregas laterais do corpo com a parede anterior do abdome durante a 4ª semana de gestação (ver Figura 8.2C e F).

Hérnia de hiato congênita

A herniação de parte do estômago fetal pode ocorrer através de um **hiato esofágico** excessivamente largo – a abertura no diafragma através da qual o esôfago e os nervos vagos passam. Uma **hérnia hiatal** é geralmente adquirida durante a vida adulta; um hiato esofágico congenitamente aumentado pode ser o fator predisponente em alguns casos.

Hérnia retroesternal (paraesternal)

Herniações podem ocorrer através do **hiato esternocostal** (também chamado forame de Morgagni) – a abertura para os vasos epigástricos superiores na área retroesternal. No entanto, são incomuns. Esse hiato está localizado entre as partes esternal e costal do diafragma. A herniação do intestino para dentro do saco pericárdico pode ocorrer ou parte do coração pode descer para a cavidade peritoneal na região epigástrica. Grandes defeitos são comumente associados aos defeitos de parede corporal na região umbilical. Radiologistas e patologistas observam muitas vezes herniações de gordura através do hiato esternocostal; no entanto, geralmente não têm importância clínica.

Diafragma acessório

Mais de 30 casos dessa anomalia rara conhecida como diafragma acessório foram relatados. Ela é mais frequente no lado direito e está associada a hipoplasia pulmonar e outras complicações respiratórias. Um diafragma acessório pode ser diagnosticado por ressonância magnética ou tomografia computadorizada. O tratamento consiste em excisão cirúrgica.

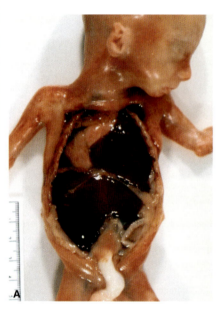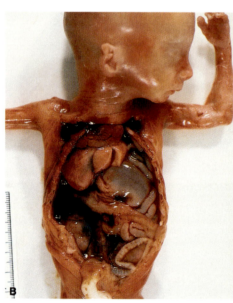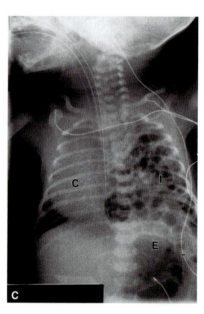

Figura 8.11 Hérnia diafragmática no lado esquerdo de um feto do sexo feminino (19 a 20 semanas) com herniação do fígado (**A**), do estômago e do intestino (**B**), por baixo do fígado para dentro da cavidade torácica esquerda. Observe a hipoplasia pulmonar visível após a remoção do fígado. **C.** Hérnia diafragmática (defeito posterolateral). A radiografia do tórax de um neonato mostra herniação de alças intestinais (*I*) para o hemitórax esquerdo. Note-se que o coração (*C*) está deslocado para o hemitórax direito e que o estômago (*E*) está no lado esquerdo da cavidade abdominal superior. (**A** e **B.** Cortesia do Dr. D. K. Kalousek, Department of Pathology, University of British Columbia, Children's Hospital, Vancouver, British Columbia, Canadá. **C**, Cortesia do Dr. Prem S. Sahni, anteriormente do Department of Radiology, Children's Hospital, Winnipeg, Manitoba, Canadá.)

Resumo do desenvolvimento das cavidades corporais, dos mesentérios e do diafragma

- O **celoma intraembrionário** começa a desenvolver-se perto do final da 3ª semana. Na 4ª semana, é uma cavidade em formato de ferradura no mesoderma cardiogênico e lateral. A flexura na cavidade representa a futura cavidade pericárdica e suas extensões laterais representam as futuras cavidades pleurais e peritoneal
- Durante o dobramento do disco embrionário na 4ª semana (ver Capítulo 5, Figura 5.1B), as partes laterais do celoma intraembrionário se movem juntas na face anterior do embrião. Quando a parte caudal do mesentério ventral desaparece, as partes direita e esquerda do celoma intraembrionário se fundem e formam a **cavidade peritoneal**

- Conforme as partes peritoneais do celoma intraembrionário se reúnem, a camada esplâncnica do mesoderma envolve o intestino primitivo e o suspende a partir da parede posterior do corpo por uma membrana peritoneal com duas camadas, o **mesentério dorsal**
- As partes da camada parietal do mesoderma que revestem as cavidades peritoneal, pleural e pericárdica tornam-se o peritônio parietal, a pleura parietal e o pericárdio seroso, respectivamente
- Na 7ª semana, a cavidade pericárdica embrionária comunica-se com a cavidade peritoneal através de **canais pericardioperitoneais** pareados. Durante a 5ª e a 6ª semanas, pregas (que mais tarde se tornarão membranas) formam-se perto das extremidades cranial e caudal dos canais
- A fusão das membranas pleuropericárdicas craniais com o mesoderma ventral ao esôfago separa a **cavidade pericárdica** das **cavidades pleurais**. A fusão das membranas

pleuroperitoneais caudais durante a formação do diafragma separa as cavidades pleurais da cavidade peritoneal

- O diafragma se desenvolve a partir do septo transverso, do mesentério do esôfago, das pregas e membranas pleuroperitoneais e de invaginação muscular da parede do corpo
- O diafragma divide a cavidade do corpo em cavidades torácica e peritoneal
- A hérnia diafragmática congênita (HDC) é um defeito do desenvolvimento no diafragma. É classificada de acordo com a sua localização
- Um defeito congênito (abertura) na membrana pleuroperitoneal no lado esquerdo pode causar herniação do conteúdo abdominal (estômago e intestino) para o tórax.

Questões clínicas

Caso 8.1

Um recém-nascido teve insuficiência respiratória grave. O abdome está incomumente plano e movimentos peristálticos intestinais foram auscultados no hemitórax esquerdo.

- De qual defeito congênito você suspeitaria?
- Explique a base dos sinais descritos
- Como o diagnóstico provável seria estabelecido?

Caso 8.2

A ultrassonografia de tórax de um recém-nascido revelou intestino no saco pericárdico.

- Qual defeito congênito poderia resultar em herniação do intestino na cavidade pericárdica?
- Qual é a base embriológica desse defeito?

Caso 8.3

Hérnia diafragmática congênita (HDC) foi diagnosticada durante uma ultrassonografia pré-natal.

- Quão comum é o defeito posterolateral do diafragma?
- Como você acha que um recém-nascido com essa suspeita diagnóstica deve ser posicionado?

- Por que este tratamento posicional seria adotado?
- Descreva brevemente o reparo cirúrgico de HDC.

Caso 8.4

Um recém-nascido apresentava uma hérnia no plano mediano, entre o processo xifoide e o umbigo.

- Como é chamado esse tipo de hérnia?
- É comum?
- Qual é a base embriológica desse defeito congênito?

A discussão dessas questões é apresentada no Apêndice, na parte final deste livro.

Bibliografia e leitura sugerida

Ariza L, Carmona R, Cañete A, et al: Coelomic epithelium-derived cells in visceral morphogenesis, *Dev Dyn* 245:307, 2016.

Badillo A, Gingalewski C: Congenital diaphragmatic hernia: treatment and outcome, *Semin Perinatol* 38:92, 2014.

Donahoe PK, Longoni M, High FA: Polygenic causes of congenital diaphragmatic hernia produce common lung pathologies, *Am J Pathol* 186:2532, 2016.

Groth SS, Andrade RS: Diaphragmatic eventration, *Thorac Surg Clin* 19:511, 2009.

Hedrick HL: Management of prenatally diagnosed congenital diaphragmatic hernia, *Semin Pediatr Surg* 22:37, 2013.

Kim W, Courtier J, Morin C, et al: Postnatal MRI for CDH: a pictorial review of late-presenting and recurrent diaphragmatic defects, *Clin Imaging* 43:1582017, 2017.

Mayer S, Metzger R, Kluth D: The embryology of the diaphragm, *Semin Pediatr Surg* 20:161, 2011.

Moore KL, Dalley AF, Agur AMR: *Clinically oriented anatomy*, ed 8, Baltimore, Md., 2017, Williams & Wilkins.

Oh T, Chan S, Kieffer S: Fetal outcomes of prenatally diagnosed congenital diaphragmatic hernia: nine years of clinical experience in a Canadian tertiary hospital, *J Obstet Gynaecol Can* 38:17, 2016.

Slavotinek AM: The genetics of common disorders—congenital diaphragmatic hernia, *Eur J Med Genet* 57:418, 2014.

Wells LJ: Development of the human diaphragm and pleural sacs, *Contrib Embryol* 35:107, 1954.

Yu L, Bennett JT, Wynn J, et al: Whole exome sequencing identifies de novo mutations in GATA6 associated with congenital diaphragmatic hernia, *J Med Genet* 51:197, 2014.

Aparelho Faríngeo, Face e Pescoço

O **aparelho faríngeo** é formado por arcos, bolsas, sulcos e membranas (Figura 9.1). Essas estruturas embrionárias iniciais contribuem para a formação da face e do pescoço.

Arcos faríngeos

Os **arcos faríngeos** começam a se desenvolver no início da 4ª semana, quando as **células da crista neural** migram para as futuras regiões da cabeça e do pescoço (ver Capítulo 5, Figura 5.5). O primeiro par de arcos, as mandíbulas primordiais, aparece como elevações superficiais laterais à faringe em desenvolvimento (ver Figura 9.1A e B). Outros arcos logo aparecem como cristas em cada lado das futuras regiões da cabeça e pescoço (ver Figura 9.1C e D). Ao final da 4ª semana, quatro pares de arcos são visíveis externamente (ver Figura 9.1D). O quinto e o sexto arcos são rudimentares e não são visíveis na superfície do embrião. *A sinalização Sonic hedgehog (Shh) e gene* Dlx2 *homeobox desempenha um papel importante na formação e na padronização* (anteroposterior e dorsoventral) *dos primeiros arcos faríngeos.*

Os arcos faríngeos são separados pelos **sulcos faríngeos**. Como os arcos, os sulcos são numerados em uma sequência craniocaudal (ver Figura 9.1D). O **primeiro arco** divide-se nas proeminências maxilar e mandibular (Figura 9.2; ver Figura 9.1E). A **proeminência maxilar** forma a maxila, o osso zigomático e parte do osso vômer. A **proeminência mandibular** forma a mandíbula e a parte escamosa do osso temporal. Juntamente com o terceiro arco, o **segundo arco** (arco hióideo) contribui para a formação do osso hioide.

Os arcos sustentam as paredes laterais da **faringe primitiva**, que derivam da parte cranial do intestino anterior. O **estomodeu** (boca primitiva) inicialmente aparece como uma ligeira depressão do ectoderma superficial (ver Figura 9.1D e G). Está separado da cavidade da faringe primitiva por uma membrana bilaminar, a **membrana bucofaríngea**, que é composta externamente por ectoderma e internamente por endoderma (ver Figura 9.1E e F). Essa membrana rompe-se

com aproximadamente 26 dias, fazendo com que a faringe e o intestino anterior se comuniquem com a cavidade amniótica. A persistência da membrana bucofaríngea resulta em defeitos bucofaciais. O revestimento ectodérmico do primeiro arco forma o epitélio oral.

Componentes dos arcos faríngeos

Cada arco consiste em um centro de **mesênquima** (tecido conjuntivo embrionário) e é recoberto externamente por ectoderma e internamente por endoderma (ver Figura 9.1H e I). Originalmente, o mesênquima é derivado do mesoderma, durante a 3ª semana; durante a 4ª semana, a maior parte do mesênquima é derivada das **células da crista neural**, que migram para os arcos. A migração das células da crista neural para os arcos e sua diferenciação em mesênquima produz as **proeminências maxilar** e **mandibular** (ver Figura 9.2), além de todo o tecido conjuntivo, incluindo a derme (camada da pele) e o músculo liso.

Coincidindo com a imigração das células da crista neural, o **mesoderma miogênico** das regiões paraxiais move-se para cada arco, formando um cerne de **primórdio do músculo**. As células endoteliais nos arcos são derivadas do mesoderma lateral e de **angioblastos** invasivos (células que se diferenciam em endotélio dos vasos sanguíneos) que se movem para os arcos. O **endoderma faríngeo** é fundamental na regulação do desenvolvimento dos arcos.

Um arco faríngeo típico contém diversas estruturas:

- Uma **artéria** que se origina do **tronco arterioso** do coração primitivo (Figura 9.3B) e contorna a faringe primitiva para entrar na aorta dorsal
- Uma **haste cartilaginosa** que forma o esqueleto do arco
- Um **componente muscular** que se diferencia nos músculos da cabeça e do pescoço
- **Nervos sensoriais e motores** que suprem a túnica mucosa (tecido de revestimento) e os músculos derivados de cada arco. Os nervos que crescem para os arcos são derivados do neuroectoderma do encéfalo primitivo.

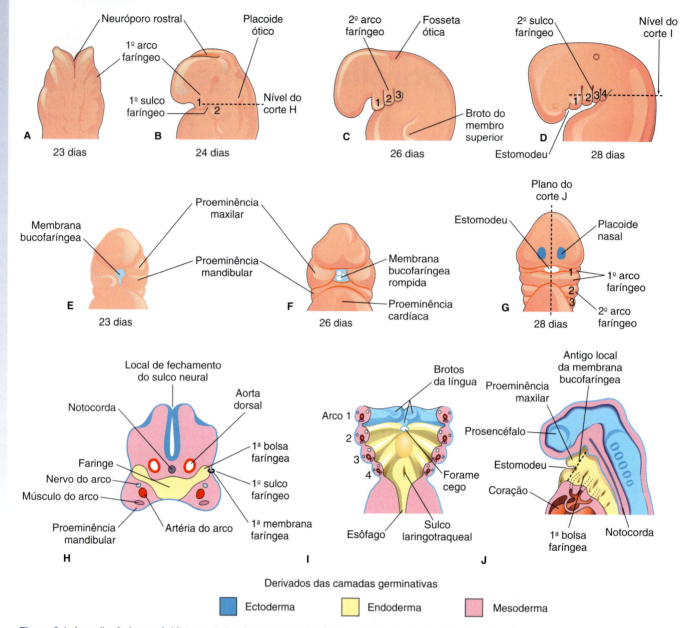

Figura 9.1 Aparelho faríngeo. **A.** Vista posterior da parte superior de um embrião de 23 dias. **B** a **D.** Vistas laterais mostram o desenvolvimento posterior dos arcos faríngeos. **E** a **G.** Vistas anteriores ou faciais mostram a relação entre o primeiro arco e o estomodeu. **H.** Corte horizontal através da região cranial de um embrião. **I.** Corte semelhante mostra os componentes do arco e do assoalho da faringe primitiva. **J.** Corte sagital da região cranial de um embrião mostra as aberturas das bolsas na parede lateral da faringe primitiva.

Destino dos arcos faríngeos

Os arcos faríngeos contribuem de modo significativo para a formação da face, das cavidades nasais, da boca, da laringe, da faringe e do pescoço (Figura 9.3, ver Figura 9.25). Durante a 5ª semana, o segundo arco aumenta e recobre o terceiro e o quarto arcos, formando uma depressão ectodérmica, o **seio cervical** (ver Figuras 9.2 e 9.7). Ao final da 7ª semana, o segundo até o quarto sulcos faríngeos e o seio cervical desaparecem, dando ao pescoço um contorno liso.

Derivados das cartilagens dos arcos faríngeos

A extremidade dorsal (posterior) da **cartilagem do primeiro arco** (cartilagem de Meckel) está intimamente relacionada com a orelha em processo de desenvolvimento. No início do desenvolvimento, pequenos nódulos soltam-se da parte proximal da cartilagem e formam dois dos ossos da orelha

média, o **martelo** e a **bigorna** (Figura 9.4 e Tabela 9.1). A parte média da cartilagem regride, mas seu **pericôndrio** (tecido conjuntivo em torno da cartilagem) forma o **ligamento anterior do martelo** e o **ligamento esfenomandibular**.

As partes ventrais (anteriores) das cartilagens do primeiro arco formam o primórdio da mandíbula em forma de ferradura, e acompanhando seu crescimento, elas guiam sua **morfogênese** inicial. Cada metade da mandíbula forma-se lateralmente em estreita associação com sua cartilagem. A cartilagem desaparece à medida que a mandíbula se desenvolve em torno dela por **ossificação intramembranosa** (ver Figura 9.4B). *Múltiplas vias de sinalização envolvendo expressão de genes homeobox (BMP, PRRX1 e PRRX2) e fatores de crescimento de fibroblasto regulam a morfogênese da mandíbula.*

Uma cartilagem primitiva independente, próxima à extremidade dorsal da **cartilagem do segundo arco** (cartilagem de Reichert), participa do desenvolvimento da orelha. Ela contribui

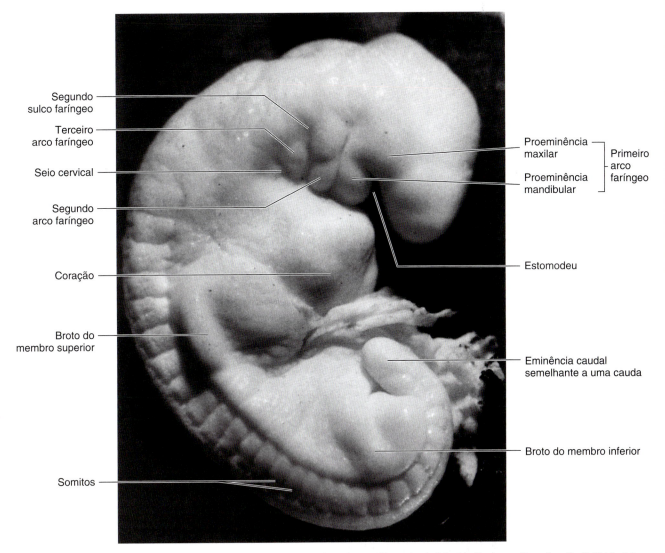

Figura 9.2 Fotografia de um embrião humano no estágio 13, com 4,5 semanas. (Cortesia do falecido Professor Emeritus Dr. K. V. Hinrichsen, Medizinische Fakultät, Institut für Anatomie, Ruhr-Universität Bochum, Bochum, Alemanha.)

para a formação do **estribo** da orelha média e o **processo estiloide do osso temporal** (ver Figura 9.4B). A cartilagem entre o processo estiloide e o osso hioide regride; seu pericôndrio forma o ligamento **estilo-hióideo**. A extremidade anterior da cartilagem do segundo arco ossifica-se e forma o **corno menor** do osso hioide (ver Figura 9.4B).

A **cartilagem do terceiro arco**, localizada na parte ventral (anterior) do arco, ossifica-se e forma o **corno maior** do osso hioide. O **corpo do osso hioide** é formado pela eminência hipobranquial (ver Figura 9.23).

As **cartilagens do quarto e do sexto arcos** fundem-se para formar as cartilagens da laringe (ver Figura 9.4B e Tabela 9.1), exceto a epiglote. A cartilagem epiglótica desenvolve-se a partir do mesênquima na **eminência hipofaríngea** (ver Figura 9.23A), uma proeminência no assoalho da faringe embrionária que é derivada do terceiro e do quarto arcos. O **quinto arco**, se existente, é rudimentar e não tem derivados.

Derivados dos músculos dos arcos faríngeos

Os componentes musculares dos arcos derivam do mesoderma paraxial não segmentado, e a **placa precordal** forma vários músculos da cabeça e do pescoço. A musculatura do primeiro arco forma os **músculos da mastigação** e outros músculos

(Figura 9.5; ver Tabela 9.1). A musculatura do segundo arco forma o **músculo estapédio**, o músculo estilo-hióideo, o ventre posterior do músculo digástrico, o músculo auricular e os **músculos da expressão facial**. A musculatura do terceiro arco forma o **músculo estilofaríngeo**. A musculatura do quarto arco forma o **músculo cricotireóideo**, o **músculo levantador do véu palatino** e os **músculos constritores da faringe**. A musculatura do sexto arco forma os músculos intrínsecos da laringe.

Derivados dos nervos dos arcos faríngeos

Cada arco é suprido por seu próprio **nervo craniano** (NC). Os componentes eferentes viscerais especiais (branquiais) desses nervos suprem os músculos derivados dos arcos (Figura 9.6, ver Tabela 9.1). Como o mesênquima dos arcos contribui para a formação da derme e das mucosas da cabeça e do pescoço, essas áreas são supridas por nervos aferentes viscerais especiais.

A **pele facial** é suprida pelo **nervo trigêmeo** (NC V); entretanto, apenas seus dois ramos caudais (maxilar a mandibular) suprem derivados do primeiro arco (ver Figura 9.6B). O NC V é o principal nervo sensorial da cabeça e do pescoço e é o nervo motor para os músculos da mastigação (Tabela 9.1). Seus ramos sensoriais inervam a face, os dentes e as mucosas das cavidades nasais, do palato, da boca e da língua (ver Figura 9.6C).

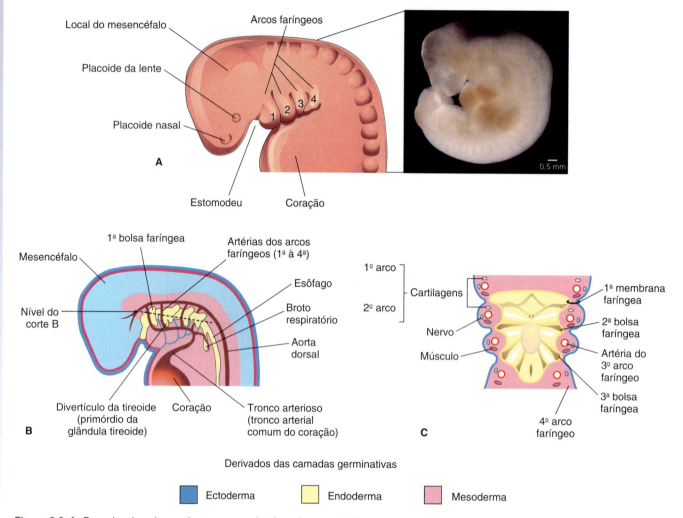

Derivados das camadas germinativas

■ Ectoderma   ■ Endoderma   ■ Mesoderma

Figura 9.3 A. Desenho da cabeça, do pescoço e do tórax de um embrião com aproximadamente 28 dias de gestação mostra o aparelho faríngeo. *Em detalhe*, fotografia de um embrião com aproximadamente a mesma idade do mostrado em **A. B.** Desenho esquemático mostra as bolsas e as artérias dos arcos. **C.** Corte horizontal através do embrião mostra o assoalho da faringe primitiva e a camada germinativa de origem dos componentes dos arcos. (*Detalhe*, cortesia do Dr. Bradley R. Smith, University of Michigan, Ann Arbor, MI.)

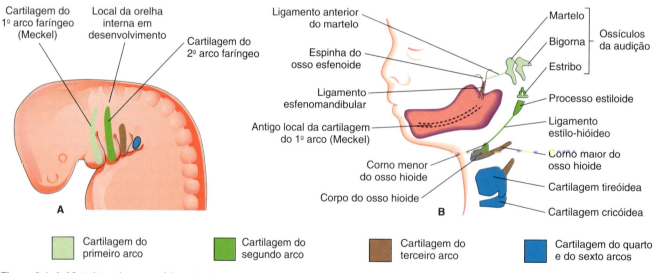

■ Cartilagem do primeiro arco   ■ Cartilagem do segundo arco   ■ Cartilagem do terceiro arco   ■ Cartilagem do quarto e do sexto arcos

Figura 9.4 A. Vista lateral esquemática da cabeça, do pescoço e do tórax de um embrião com 4 semanas mostra a localização das cartilagens nos arcos faríngeos. **B.** Vista semelhante de um feto com 24 semanas mostra os derivados das cartilagens dos arcos. A mandíbula é formada pela ossificação intramembranosa do tecido mesenquimal ao redor da cartilagem do primeiro arco. A cartilagem atua como um molde para o desenvolvimento da mandíbula, mas não contribui diretamente para sua formação. Ocasionalmente, a ossificação da cartilagem do segundo arco pode se estender do processo estiloide ao longo do ligamento estilo-hióideo. Quando isso ocorre, pode causar dor na região da tonsila palatina.

Tabela 9.1 Estruturas derivadas dos componentes do arco faríngeo.

Arcos*	Nervos cranianos	Músculos	Estruturas esqueléticas	Ligamentos
Primeiro (mandibular)	Trigêmeo (NC V)[†]	Mm. da mastigação[‡] M. milo-hióideo e ventre anterior do M. digástrico M. tensor do tímpano M. tensor do véu palatino	Martelo Bigorna	Ligamento anterior do martelo Ligamento esfenomandibular
Segundo (hioide)	Facial (NC VII)	Mm. da expressão facial[§] M. estapédio M. estilo-hióideo Ventre posterior do M. digástrico	Estribo Processo estiloide Parte superior do corpo e corno menor do osso hioide	Ligamento estilo-hióideo
Terceiro	Glossofaríngeo (NC IX)	M. estilofaríngeo	Parte inferior do corpo e corno maior do osso hioide Corno superior da cartilagem tireóidea	
Quarto e sexto[¶]	Ramo laríngeo superior do vago (NC X) Ramo laríngeo recorrente do vago (NC X)	M. cricotireóideo M. levantador do véu palatino Mm. constritores da faringe Mm. intrínsecos da laringe Mm. estriados do esôfago	Cartilagem tireóidea Cartilagem cricóidea Cartilagem aritenóidea Cartilagem corniculada Cartilagem cuneiforme Corpo do osso hioide	

*Os derivados das artérias dos arcos faríngeos estão descritos na Figura 13.38 no Capítulo 13. [†]A divisão oftálmica do quinto nervo craniano (NC V) não supre os componentes dos arcos faríngeos. [‡]Músculos temporal, masseter e pterigóideos medial e lateral. [§]Músculos bucinador, auricular, frontal, platisma, orbicular da boca e orbicular dos olhos. [¶]O quinto arco faríngeo com frequência está ausente. Quando presente, é rudimentar e geralmente não apresenta barra cartilaginosa reconhecível. Os componentes cartilaginosos do quarto e sexto arcos se fundem para formar as cartilagens da laringe.

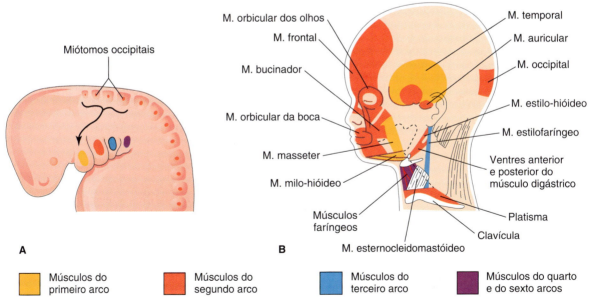

Figura 9.5 A. Vista lateral da cabeça, do pescoço e do tórax de um embrião com 4 semanas mostra os músculos derivados dos arcos faríngeos. A *seta* mostra o trajeto feito pelos mioblastos a partir dos miótomos occipitais para formar a musculatura da língua. **B.** Esboço das regiões da cabeça e do pescoço dissecados de um feto de 20 semanas mostra os músculos derivados dos arcos. Partes dos músculos platisma e esternocleidomastóideo foram removidas para mostrar os músculos mais profundos. Os mioblastos do segundo arco migram do pescoço para a cabeça, onde originam os músculos da expressão facial. Esses músculos são supridos pelo nervo facial (NC VII), que é o nervo do segundo arco.

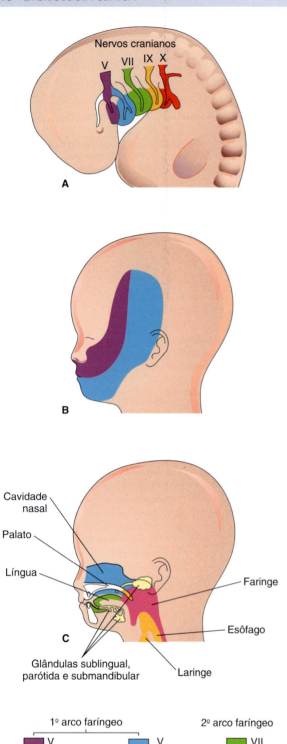

A

B

Cavidade nasal

Palato

Língua

Faringe

C

Esôfago

Glândulas sublingual, parótida e submandibular

Laringe

1º arco faríngeo

■ V₂ Divisão maxilar do n. trigêmeo	■ V₃ Divisão mandibular do n. trigêmeo

2º arco faríngeo

■ VII N. facial

3º arco faríngeo

■ IX N. glossofaríngeo

4º arco faríngeo

■ X N. vago

Figura 9.6 A. Vista lateral da cabeça, pescoço e tórax de um embrião de 4 semanas mostra os nervos cranianos que suprem os arcos faríngeos. **B.** Esboço das regiões da cabeça e do pescoço de um feto de 20 semanas mostra a distribuição superficial dos dois ramos caudais do nervo do primeiro arco (nervo craniano V). **C.** Corte sagital da cabeça e do pescoço fetais mostra a distribuição profunda das fibras sensoriais dos nervos para os dentes e da mucosa da língua, faringe, cavidade nasal, palato e laringe.

O **nervo facial** (NC VII), o **nervo glossofaríngeo** (NC IX) e o **nervo vago** (NC X) suprem o segundo, o terceiro e do quarto ao sexto arcos (caudais), respectivamente. O quarto arco é inervado pelo ramo laríngeo superior do NC X e pelo seu ramo laríngeo recorrente. Os nervos do segundo ao sexto arcos apresentam pouca distribuição cutânea (ver Figura 9.6C), mas eles inervam as mucosas da língua, da faringe e da laringe.

Bolsas faríngeas

A **faringe primitiva**, que é derivada do intestino anterior, alarga-se cranialmente conforme se une ao **estomodeu** (ver Figuras 9.3A e B e 9.4B) e estreita-se à medida que se une ao esôfago. O endoderma da faringe reveste as superfícies internas dos arcos e das **bolsas faríngeas** (ver Figuras 9.1H a J e 9.3B e C). As bolsas desenvolvem-se como evaginações do endoderma em uma sequência craniocaudal entre os arcos. O primeiro par de bolsas, por exemplo, encontra-se entre o primeiro e o segundo arcos. Quatro pares de bolsas são bem definidos; o quinto par (se existente) é rudimentar. O endoderma das bolsas entra em contato com o ectoderma dos sulcos faríngeos, e formam a dupla camada de **membranas faríngeas**, que separa as bolsas dos sulcos (ver Figuras 9.1H e 9.3C). *Ácido retinoico, Wnt e fator de crescimento de fibroblastos são cruciais para a formação e a diferenciação das bolsas faríngeas.*

Derivados das bolsas faríngeas

O revestimento epitelial endodérmico das bolsas forma importantes órgãos na cabeça e no pescoço.

Primeira bolsa faríngea

A primeira bolsa expande-se em um alongado **recesso tubotimpânico** (Figura 9.7B). A parte distal expandida desse recesso entra em contato com o primeiro sulco, onde mais tarde contribui para a formação da **membrana timpânica** (tímpano). A cavidade do recesso tubotimpânico torna-se a **cavidade timpânica** e o **antro mastóideo**. A conexão do recesso tubotimpânico com a faringe alonga-se gradualmente para formar a **tuba timpânica.**

Segunda bolsa faríngea

Embora a segunda bolsa seja em grande parte obliterada conforme a tonsila palatina se desenvolve, parte da cavidade dessa bolsa permanece como o **seio tonsilar** (fossa), a depressão entre os **arcos palatoglosso** e o **palatofaríngeo** (Figura 9.8; ver Figura 9.7C). O endoderma da segunda bolsa prolifera e cresce penetrando no mesênquima subjacente. As partes centrais desses brotos se rompem, formando as **criptas tonsilares**. O endoderma da bolsa forma o epitélio superficial e o revestimento das criptas tonsilares. Com aproximadamente 20 semanas, o mesênquima em torno das criptas diferencia-se em **tecido linfoide**, que logo se organiza em **nódulos linfáticos** da tonsila palatina (ver Figura 9.7C). A infiltração inicial de células linfoides ocorre aproximadamente no sétimo mês, com centros germinativos formando-se no período neonatal e centros germinativos ativos no primeiro ano de vida.

Terceira bolsa faríngea

A terceira bolsa expande-se e forma uma parte bulbar, posterior e sólida, e uma parte anterior, oca e alongada (ver Figura 9.7B). Sua conexão com a faringe é reduzida a um ducto estreito que logo degenera. Na 6ª semana, o epitélio de cada *parte bulbar posterior da bolsa* começa a se diferenciar em uma **glândula paratireoide inferior**. O epitélio das *partes anteriores alongadas da bolsa* prolifera, obliterando suas cavidades. Essas partes se unem no

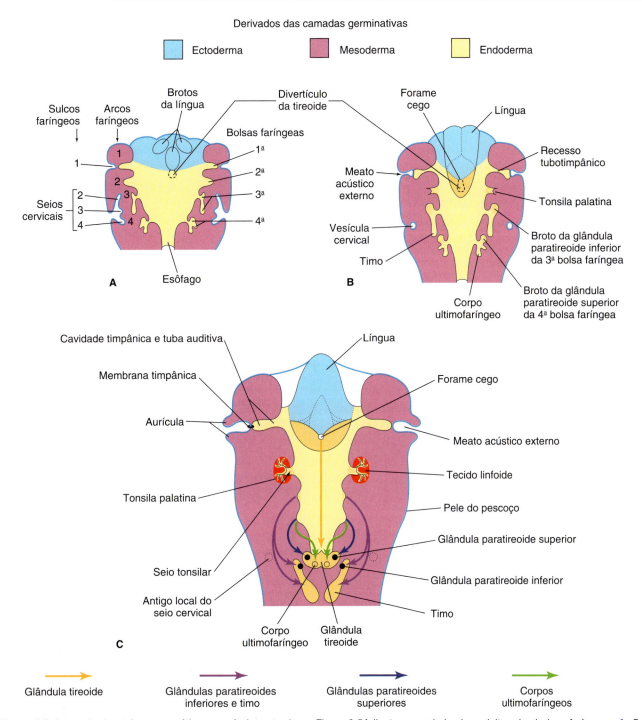

Figura 9.7 Cortes horizontais esquemáticos no nível mostrado na Figura 9.5A ilustram os derivados adultos das bolsas faríngeas. **A.** Com 5 semanas, o segundo arco cresce sobre o terceiro e o quarto arcos, "soterrando" o segundo ao quarto sulcos no seio cervical. **B.** Desenvolvimento com 6 semanas. **C.** Com 7 semanas, o timo, as glândulas paratireoides e tireoide em desenvolvimento migram para o pescoço (*setas*).

plano mediano para formar o **timo**, que é um órgão linfoide primário (ver Figura 9.7C). A estrutura bilobada desse órgão linfático permanece por toda a vida, bem encapsulada.

Cada lobo tem irrigação sanguínea, drenagem linfática e inervação próprias. O **timo** e as **glândulas paratireoides inferiores** em desenvolvimento perdem suas conexões com a faringe quando o encéfalo e as estruturas associadas expandem-se rostralmente, e a faringe e as estruturas cardíacas expandem-se caudalmente. Os derivados da segunda à quarta bolsas tornam-se deslocados caudalmente. Mais tarde, as **glândulas paratireoides** separam-se do timo e vão se situar na superfície posterior da

glândula tireoide (ver Figuras 9.7C e 9.8). *As vias de sinalização do fator de crescimento do fibroblasto, atuando via substrato 2 do receptor do fator de crescimento do fibroblasto (FRS2), estão envolvidas no desenvolvimento do timo e das glândulas paratireoides.*

Histogênese do timo

O timo é um órgão linfoide primário que se desenvolve a partir de células epiteliais derivadas do endoderma do terceiro par de bolsas e do mesênquima para o qual crescem tubos de células epiteliais. Os tubos logo se tornam cordões sólidos que proliferam e formam ramificações laterais. Cada ramo lateral torna-se

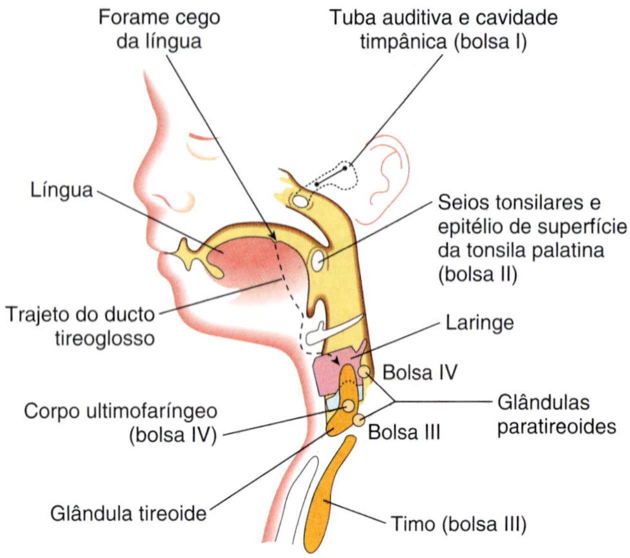

Figura 9.8 Corte sagital esquemático de cabeça, pescoço e parte superior do tórax de um feto de 20 semanas mostra os derivados adultos das bolsas faríngeas e a descida da glândula tireoide para o pescoço (*linha tracejada*).

o cerne de um lóbulo do timo. Algumas células dos cordões epiteliais se arranjam em torno de um ponto central, formando pequenos grupos de células denominados **corpúsculos tímicos** (corpúsculos de Hassall). Outras células dos cordões epiteliais se afastam, mas mantêm ligações umas com as outras e formam um retículo epitelial. O mesênquima entre os cordões epiteliais forma septos finos incompletos entre os lóbulos.

Os **linfócitos** logo aparecem e preenchem o interstício entre as células epiteliais. Os linfócitos são derivados das **células-tronco hematopoéticas**. O primórdio do timo é circundado por uma fina camada de mesênquima que é fundamental para seu desenvolvimento. As células da crista neural também contribuem para a organogênese do timo.

O crescimento e o desenvolvimento do timo não estão completos no nascimento. O timo é um órgão relativamente grande durante o período perinatal e pode se estender através da abertura superior do tórax na base do pescoço. Conforme a puberdade é atingida, o timo começa a diminuir de tamanho relativo porque involui. Na idade adulta, é muitas vezes irreconhecível por causa de infiltração gordurosa do seu córtex; entretanto, ainda é funcional e importante para a manutenção da saúde. Além da secreção de hormônios tímicos, o timo dá origem a **timócitos** (precursores dos linfócitos T), antes de sua liberação para a periferia.

Quarta bolsa faríngea

A quarta bolsa expande-se em uma parte bulbar posterior e uma anterior alongada (ver Figuras 9.7 e 9.8). Sua conexão com a faringe é reduzida a um ducto estreito que logo degenera. Na 6ª semana, cada parte posterior se torna uma **glândula paratireoide superior**, que se localiza na superfície posterior da glândula tireoide. Como as glândulas paratireoides derivadas das terceiras bolsas acompanham o timo, elas estão em posição mais inferior que as glândulas paratireoides derivadas das quartas bolsas (ver Figura 9.8).

Histogênese das glândulas paratireoides e tireoide

O epitélio das partes posteriores da terceira e da quarta bolsas prolifera durante a 5ª semana e forma pequenos nódulos na face posterior de cada bolsa. O mesênquima vascular logo

cresce nesses nódulos, formando uma rede capilar. As **células principais** diferenciam-se durante o período embrionário e, acredita-se, tornam-se funcionalmente ativas na regulação do metabolismo do cálcio fetal. As **células oxifílicas** da glândula paratireoide diferenciam-se dos 5 aos 7 anos após o nascimento.

A parte endodérmica anterior alongada de cada uma das quartas bolsas se torna um **corpo ultimofaríngeo**, que se funde com a glândula tireoide (ver Figura 9.8). Suas células se disseminam na glândula tireoide e formam as **células parafoliculares**. Essas células, também chamadas de células C, produzem **calcitonina**, um hormônio que reduz os níveis de cálcio no sangue. As **células C** diferenciam-se a partir de células da crista neural que migram dos arcos para o quarto par de bolsas. *O fator de transcrição MASH1 da família hélice-alça-hélice (bHLH) regula a diferenciação das células C.*

Sulcos faríngeos

As regiões da cabeça e do pescoço do embrião exibem quatro sulcos (fendas branquiais), em cada lado, durante a 4ª e a 5ª semanas (ver Figuras 9.1B a D e 9.2). Esses sulcos separam os arcos externamente. Apenas um par de sulcos contribui para estruturas pós-natais; o primeiro par persiste como o **meato acústico externo** (ver Figura 9.7C). Os outros sulcos situam-se em uma depressão estreita e reta (**seios cervicais**) e são normalmente obliterados juntamente com o seio conforme o pescoço se desenvolve (ver Figura 9.4A, D e F). Anomalias congênitas do segundo sulco são relativamente comuns.

Membranas faríngeas

As membranas faríngeas aparecem nos assoalhos dos sulcos faríngeos (ver Figuras 9.1H e 9.3C). Essas membranas se formam onde os epitélios dos sulcos e das bolsas se aproximam. O endoderma das bolsas e o ectoderma dos sulcos são logo infiltrados e separados pelo mesênquima. Apenas um par de membranas contribui para a formação de estruturas adultas; a primeira membrana torna-se a **membrana timpânica** (ver Figura 9.7C).

Seios cervicais (branquiais)

Os **seios cervicais externos** são raros, e muitos resultam da falha na obliteração do segundo sulco e do seio cervical (Figuras 9.9D e 9.10A e B). Tipicamente, o seio abre-se ao longo da margem anterior do músculo esternocleidomastóideo no terço inferior do pescoço. As anomalias de outros sulcos faríngeos ocorrem em aproximadamente 5% dos neonatos. Seios externos são geralmente detectados durante o primeiro ano de vida em consequência da eliminação de muco a partir deles (ver Figura 9.10A). Os seios cervicais externos são bilaterais em aproximadamente 10% dos neonatos afetados e, com frequência, estão associados a seios auriculares.

Os **seios cervicais internos** se abrem nos seios tonsilares ou próximo ao arco palatofaríngeo (ver Figura 9.9D e F). Esses seios são raros. A maioria resulta da persistência da parte proximal da segunda bolsa. Essa bolsa geralmente desaparece conforme a tonsila palatina se desenvolve; seu remanescente normal é o seio tonsilar.

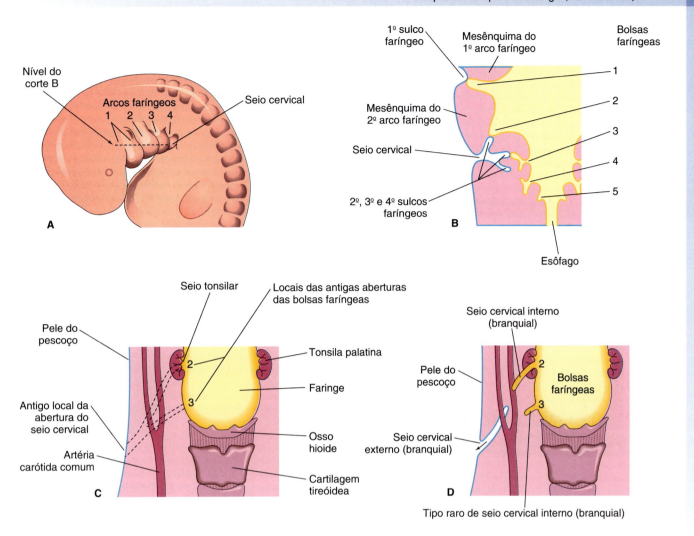

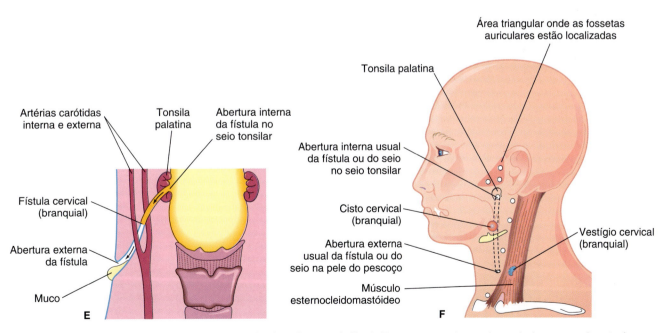

Figura 9.9 A. Vista lateral da cabeça, do pescoço e do tórax de um embrião de 5 semanas mostra o seio cervical que normalmente é encontrado nesse estágio. **B.** Corte horizontal do embrião no nível mostrado em **A** ilustra a relação entre o seio cervical e os arcos e bolsas faríngeos. **C.** Esboço esquemático das regiões da faringe e do pescoço adultos mostra os antigos locais das aberturas dos seios cervicais e das bolsas faríngeas. As *linhas tracejadas* indicam os possíveis trajetos das fístulas cervicais. **D.** Esboço semelhante mostra a base embriológica de vários tipos de seios cervicais. **E.** Desenho mostra uma fístula cervical resultante da persistência de partes do segundo sulco e da segunda bolsa. **F.** Esboço mostra possíveis locais de cistos cervicais, a abertura dos seios e fístulas cervicais e um vestígio branquial (ver Figura 9.13).

Fístula cervical (branquial)

Uma fístula cervical é um canal anormal que tipicamente se abre internamente no **seio tonsilar** e externamente na região lateral do pescoço. O canal resulta da persistência de partes do segundo sulco e da segunda bolsa (ver Figuras 9.9E e F e 9.10B). A fístula ascende desde sua abertura no pescoço através do tecido subcutâneo e do músculo platisma para alcançar a **bainha da artéria carótida**. A fístula, em seguida, passa entre as artérias carótidas interna e externa e se abre no seio tonsilar.

Fístula do seio piriforme

Acredita-se que a fístula do seio piriforme resulte da persistência de remanescentes do corpo ultimofaríngeo ao longo de seu trajeto para a glândula tireoide (ver Figuras 9.7C e 9.8).

Cistos cervicais (branquiais)

Remanescentes de partes do seio cervical e/ou do segundo sulco podem persistir e formar um cisto esférico ou alongado (ver Figura 9.9F). Embora possam estar associados aos seios cervicais e drenar através deles, os cistos frequentemente se situam livres no pescoço, imediatamente inferiores ao ângulo da mandíbula. Entretanto, eles podem se desenvolver em qualquer lugar ao longo da margem anterior do músculo esternocleidomastóideo ou da região periauricular. Os **cistos cervicais**, geralmente, só se tornam evidentes na segunda infância ou no início da idade adulta, quando produzem uma tumefação de crescimento lento e indolor no pescoço (Figura 9.11). Os cistos aumentam devido ao acúmulo de líquido e *debris* celulares derivados da descamação de seus revestimentos epiteliais (Figura 9.12).

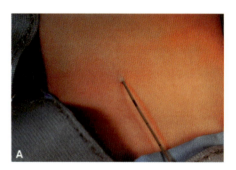

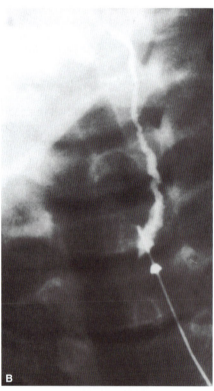

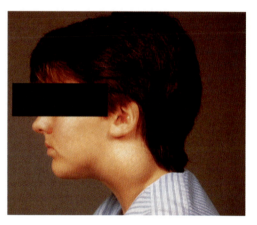

Figura 9.11 A massa no pescoço de um menino é um cisto cervical. Frequentemente esses grandes cistos situam-se livremente no pescoço, logo abaixo do ângulo da mandíbula, mas podem se desenvolver em qualquer lugar ao longo da margem anterior do músculo esternocleidomastóideo, como neste caso. (Cortesia do Dr. Pierre Soucy, Division of Paediatric Surgery, Children's Hospital of Eastern Ontario, Ottawa, Ontario, Canadá.)

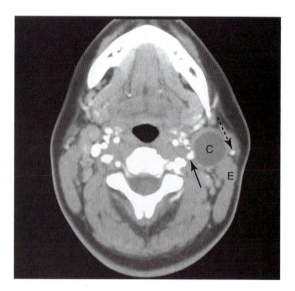

Figura 9.10 A. Um cateter é inserido na abertura externa de um seio cervical no pescoço de uma criança. O cateter possibilita a definição do comprimento do trajeto, facilitando a excisão cirúrgica. **B.** Após a injeção do material de contraste, o fistulograma mostra o trajeto completo de uma fístula cérvical através do pescoço. (Cortesia do Dr. Pierre Soucy, Division of Paediatric Surgery, Children's Hospital of Eastern Ontario, Ottawa, Ontario, Canadá.)

Figura 9.12 Tomografia computadorizada da região cervical de uma mulher de 24 anos de idade com história de 2 meses de um nódulo no pescoço mostra um cisto cervical de baixa densidade (*C*) que é anterior ao músculo esternocleidomastóideo (*E*). Observe a artéria carótida externa (*seta*) e a veia jugular externa (*seta tracejada*). (Cortesia do Dr. Gerald S. Smyser, Altru Health System, Grand Forks, ND.)

Vestígios cervicais (branquiais)

As cartilagens faríngeas normalmente desaparecem, exceto as partes que formam ligamentos ou ossos. Entretanto, em casos raros, remanescentes cartilaginosos ou ósseos das cartilagens dos arcos faríngeos aparecem sob a pele na lateral do pescoço (Figura 9.13). São geralmente encontrados em posição anterior no terço inferior do músculo esternocleido-mastóideo (ver Figura 9.9F).

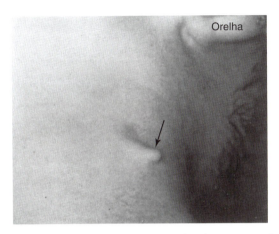

Figura 9.13 Vestígio branquial cartilaginoso (*seta*) no pescoço de uma criança (ver Figura 9.9F). (De Raffensperger JG. *Swenson's pediatric surgery*. ed 5, New York, 1990, Appleton-Century-Crofts.)

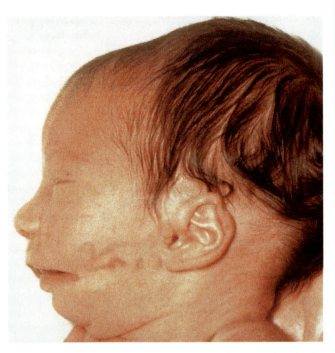

Figura 9.14 Esse recém-nascido apresenta a síndrome do primeiro arco, um padrão de defeitos congênitos que resulta da migração insuficiente das células da crista neural para o primeiro arco faríngeo. Observe a aurícula deformada da orelha externa, o apêndice pré-auricular, defeito na bochecha entre a aurícula e a boca, hipoplasia (subdesenvolvimento) da mandíbula e macrostomia (boca grande).

Síndrome do primeiro arco faríngeo

O desenvolvimento anormal dos componentes do primeiro arco resulta em várias anomalias congênitas dos olhos, das orelhas, da mandíbula e do palato, que juntos constituem a síndrome do primeiro arco (Figura 9.14). Acredita-se que esse defeito congênito resulte de migração insuficiente de células da crista neural para o primeiro arco durante a 4ª semana. Existem duas manifestações principais da síndrome do primeiro arco: síndrome de Treacher Collins e sequência de Pierre Robin.

A **síndrome de Treacher Collins** (disostose mandibulofacial) é um distúrbio autossômico dominante caracterizado por **hipoplasia malar** (subdesenvolvimento dos ossos zigomáticos da face) com **fissuras palpebrais** com inclinação para baixo, defeitos das pálpebras inferiores, orelhas externas deformadas e, às vezes, defeitos das orelhas média e interna.

O gene 1 da síndrome de Treacher Collins-Franceschetti (TCOF1) é responsável pela produção de uma proteína chamada treacle. *Essa proteína está envolvida na biogênese do RNA ribossômico que contribui para o desenvolvimento dos ossos e das cartilagens da face. A mutação no gene TCOF1 está associada à síndrome de Treacher Collins.*

A **sequência de Pierre Robin** ocorre, tipicamente, *de novo* na maioria dos pacientes e está associada a **hipoplasia** (subdesenvolvimento) da mandíbula, fenda palatina e defeito dos olhos e das orelhas. Raramente, é herdada em um padrão dominante autossômico. No complexo morfogenético de Robin, o defeito inicial é uma mandíbula pequena (micrognatia), que resulta em deslocamento posterior da língua e obstrução ao fechamento total dos processos palatinos, resultando em **fenda palatina bilateral** (ver Figuras 9.39 e 9.40).

Síndrome de DiGeorge

Recém-nascidos com síndrome de DiGeorge (também conhecida como síndrome de deleção 22q11.2) não têm timo nem glândulas paratireoides e apresentam defeitos nas vias de saída do coração. Em alguns casos, tecido glandular ectópico é encontrado (Figura 9.15). A doença é caracterizada por **hipoparatireoidismo congênito**, suscetibilidade aumentada às infecções (consequente a imunodeficiência, especificamente função defeituosa dos linfócitos T), defeitos congênitos da boca (filtro do lábio superior encurtado), orelhas chanfradas e com implantação baixa, fendas nasais, hipoplasia da tireoide e anormalidades cardíacas (defeitos do arco da aorta e do coração). As características dessa síndrome variam muito, mas a maioria dos recém-nascidos apresenta algumas das características clássicas anteriormente descritas. Apenas 1,5% dos recém-nascidos apresentam a forma completa de deficiência de linfócitos T, e aproximadamente 30% apresentam apenas deficiência parcial.

A síndrome de DiGeorge ocorre porque a terceira e a quarta bolsas faríngeas não se diferenciam em timo e glândulas paratireoides. Isso é o resultado de comprometimento da sinalização entre o endoderma faríngeo e as células da crista neural adjacente. As anormalidades faciais resultam, principalmente, do desenvolvimento anormal dos componentes do primeiro arco, porque as células da crista neural são rompidas, e as anomalias cardíacas surgem em locais normalmente ocupados pelas células da crista neural. *A microdeleção na região q11.2 do cromossomo 22 inativa os genes TBX1, HIRA e UFDIL. O comprometimento da sinalização CXCR4 também influencia as células da crista neural e resulta em anormalidades semelhantes.*

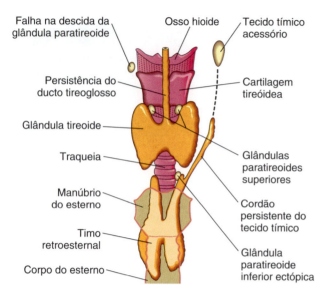

Figura 9.15 Vista anterior da glândula tireoide, do timo e das glândulas paratireoides ilustrando diversos defeitos congênitos que podem ocorrer.

Tecido tímico acessório

Massa isolada de tecido tímico pode persistir no pescoço e frequentemente encontra-se perto de uma glândula paratireoide inferior (ver Figura 9.15). Esse tecido liberta-se do timo em desenvolvimento quando este se desloca caudalmente no pescoço.

Glândulas paratireoides ectópicas

Glândulas paratireoides ectópicas podem ser encontradas em qualquer lugar perto ou dentro da glândula tireoide ou do timo. As glândulas superiores são mais constantes em relação à posição do que as inferiores. Ocasionalmente, uma glândula paratireoide inferior permanece perto da bifurcação da artéria carótida comum. Em outros casos, ela pode estar no tórax.

Número anormal de glândulas paratireoides

Raramente, existem mais do que quatro glândulas paratireoides. As **glândulas paratireoides supranumerárias** provavelmente resultam da divisão dos primórdios das glândulas originais. A ausência de uma glândula resulta da falha de um dos primórdios em se diferenciar ou da atrofia de uma glândula no início de seu desenvolvimento.

▶ Desenvolvimento da glândula tireoide

A glândula tireoide é a primeira glândula endócrina a se desenvolver no embrião. *Sob a influência de vias de sinalização Notch e Hedgehog*, ela começa a se formar aproximadamente 24 dias após a fecundação a partir de um espessamento endodérmico mediano no assoalho da faringe primitiva. Esse espessamento rapidamente forma uma pequena evaginação, o **primórdio da tireoide** (Figura 9.16A).

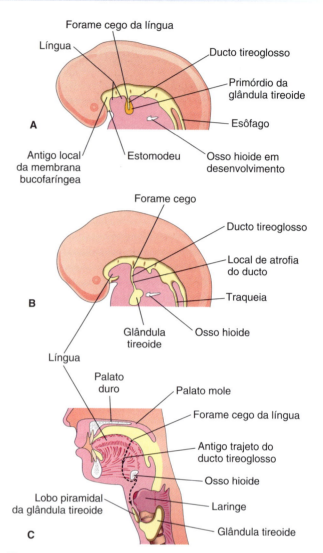

Figura 9.16 Desenvolvimento da glândula tireoide. **A** e **B.** Cortes sagitais esquemáticos das regiões da cabeça e cervical de embriões de 5 e 6 semanas, respectivamente, ilustram estágios sucessivos do desenvolvimento da glândula. **C.** Corte semelhante de cabeça e pescoço de um adulto mostra o trajeto feito pela glândula durante a descida embrionária (indicada pelo trajeto prévio do ducto tireoglosso).

Dois primórdios laterais se formam a partir da quarta bolsa (corpo ultimofaríngeo) e se fundem com o primórdio na linha mediana. Os componentes laterais fornecem primariamente a população de células parafoliculares, enquanto o componente da linha mediana fornece a maioria das células foliculares.

À medida que o embrião e a língua crescem, a glândula tireoide em desenvolvimento desce pelo pescoço, passando anteriormente ao osso hioide e às cartilagens da laringe em desenvolvimento. Por um curto tempo, a glândula está ligada à língua por um tubo estreito, o **ducto tireoglosso** (ver Figura 9.16A e B). A princípio, o primórdio da glândula tireoide é oco, mas logo se torna massa sólida de células. Ele se divide em lobos, direito e esquerdo, que são ligados pelo **istmo da glândula tireoide** (Figura 9.17), que se encontra anterior ao segundo e terceiro anéis traqueais em desenvolvimento.

Na 7ª semana, a glândula tireoide adquiriu seu formato definitivo e geralmente está situada em seu local final no pescoço (ver Figura 9.16C). Nessa altura, o **ducto tireoglosso** normalmente já degenerou e desapareceu. A abertura proximal do ducto persiste como uma pequena fosseta no dorso (superfície posterossuperior) da língua, o **forame cego** (ver Figura 9.16D).

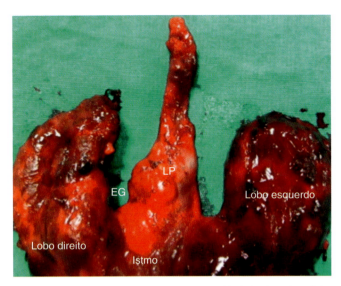

Figura 9.17 A superfície anterior de uma glândula tireoide adulta dissecada. Observe o lobo piramidal *(LP)* ascendendo a partir da margem superior do istmo da glândula. Ele representa uma porção persistente da extremidade inferior do ducto tireoglosso *(EG)* que formou tecido tireóideo. (De Gurleyik E, Gurleyik G, Dogan S *et al*. Pyramidal lobe of the thyroid gland: surgical anatomy in patients undergoing total thyroidectomy, *Anat Res Int* 2015.)

Um **lobo piramidal** da glândula tireoide estende-se superiormente, a partir do istmo, em aproximadamente 50% das pessoas (ver Figura 9.17). Esse lobo pode estar anexado ao osso hioide por tecido fibroso, músculo liso ou ambos.

Histogênese da glândula tireoide

O primórdio da tireoide consiste em massa sólida de células endodérmicas. Esse agregado celular posteriormente se rompe em uma rede de cordões epiteliais conforme é invadido por mesênquima vascular circundante. Na 10ª semana, os cordões dividem-se em pequenos grupos celulares. Um lúmen rapidamente se forma em cada aglomerado celular, e essas células ficam dispostas em uma única camada em torno dos **folículos**

Hipotireoidismo congênito

Hipotireoidismo congênito é o *distúrbio metabólico mais comum em neonatos*. É um **distúrbio heterogêneo** para o qual diversos genes candidatos, incluindo aqueles para o receptor do hormônio tireoestimulante (TSH) e os fatores de transcrição da tireoide (*TTF1, TTF2* e *PAX8*), foram identificados. O hipotireoidismo congênito pode resultar em distúrbios do neurodesenvolvimento e infertilidade, se não for tratado. Um aumento na incidência de defeitos do sistema urinário foi relatado em recém-nascidos com hipotireoidismo congênito.

Cistos e seios do ducto tireoglosso

Os cistos podem formar-se em qualquer lugar ao longo do trajeto do **ducto tireoglosso** (Figura 9.18). Normalmente, o ducto atrofia e desaparece, mas pode persistir e formar um cisto na língua ou na parte anterior do pescoço, em geral imediatamente inferior ao osso hioide (Figura 9.19). A maioria dos cistos é observada na idade de 5 anos. A menos que a lesão se torne infectada, a maioria delas é assintomática. O inchaço produzido pelo **cisto do ducto tireoglosso** geralmente se desenvolve como massa indolor, de crescimento progressivo e móvel (Figura 9.20; ver Figuras 9.18 e 9.19A e B). O cisto pode conter algum tecido tireoidiano. Quando ocorre infecção de um cisto, uma perfuração da pele pode se desenvolver, formando um **seio do ducto tireoglosso**, que habitualmente se abre no plano mediano do pescoço, anterior às cartilagens da laringe.

tireoidianos. Durante a 11ª semana, o coloide (material semifluido nos folículos) começa a aparecer; depois disso, a concentração de iodo e a síntese de hormônios da tireoide podem ser demonstradas. Na 20ª semana, os níveis do **hormônio tireoestimulante (TSH)** e da **tiroxina** começam a aumentar, alcançando níveis adultos com 35 semanas. A placenta e o pâncreas fetal produzem TSH antes da produção pelo hipotálamo. *Os genes identificados no desenvolvimento da tireoide incluem* TITF1, FOXE1, PAX8, TSHR *e* DUOX2. *Parece também que o NIS, um simporte sódio/iodo, desempenha um papel fundamental no aparecimento da tireoide funcional.*

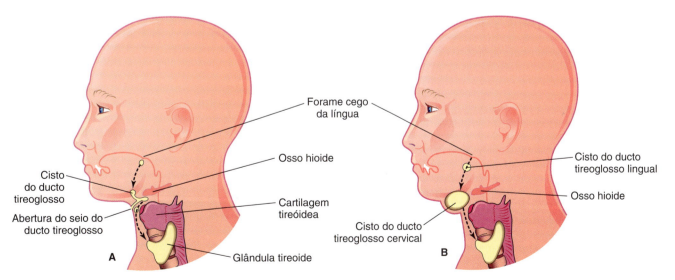

Figura 9.18 A. Esquema de cabeça e pescoço mostra as possíveis localizações de cistos do ducto tireoglosso e de um seio do ducto. A *linha tracejada* indica o trajeto tomado pelo ducto durante a descida da glândula tireoide em desenvolvimento desde o forame cego até sua posição final na parte anterior do pescoço. **B.** Esquema semelhante ilustra cistos do ducto tireoglosso lingual e cervical. A maioria dos cistos está localizada logo abaixo do osso hioide.

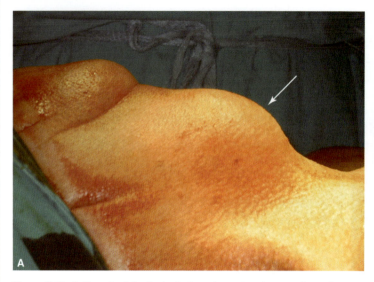
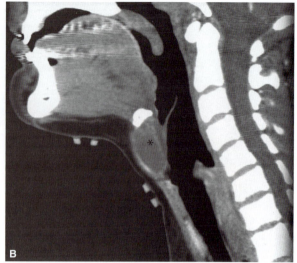

Figura 9.19 A. Grande cisto do ducto tireoglosso (*seta*) em paciente do sexo masculino. **B.** Tomografia computadorizada de um cisto do ducto tireoglosso (*asterisco*) em uma criança mostra que ele está localizado no pescoço, anterior à cartilagem tireóidea. (**A.** Cortesia do Dr. Srinivasa Ramachandra. **B.** Cortesia do Dr. Frank Gaillard, Radiopaedia.)

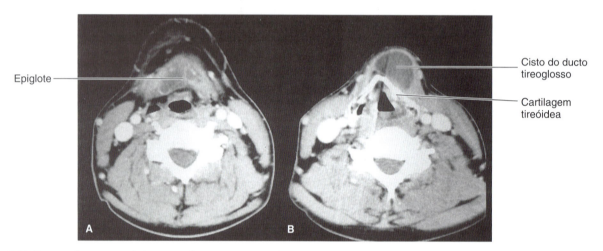

Figura 9.20 Tomografia computadorizada no nível da membrana tíreo-hióidea e da base da epiglote (**A**) e no nível da cartilagem tireóidea calcificada (**B**). O cisto do ducto tireoglosso estende-se cranialmente para a margem do osso hioide. (Cortesia do Dr. Gerald S. Smyser, Altru Health System, Grand Forks, ND.)

Glândula tireoide ectópica

Uma **glândula tireoide ectópica** é um defeito congênito raro e, habitualmente, está localizada ao longo do trajeto do ducto tireoglosso (ver Figura 9.16C). O **tecido tireoidiano lingual** é o tecido tireoidiano ectópico mais comum. **Massas tireoidianas intralinguais** são encontradas em até 10% das necropsias, embora sejam relevantes clinicamente em apenas 1 em cada 4.000 pessoas com doença da tireoide.

O movimento incompleto da tireoide resulta no aparecimento de **tireoide sublingual** que surge na parte superior do pescoço ou logo abaixo do osso hioide (Figuras 9.21 e 9.22). Em 70% dos casos, a tireoide sublingual ectópica é o único tecido tireoidiano existente. É *clinicamente importante* diferenciar uma tireoide ectópica de um cisto do ducto tireoglosso ou de um tecido tireoidiano acessório para prevenir a remoção cirúrgica inadvertida da tireoide. Se isso não for feito, a pessoa torna-se permanentemente dependente de medicação tireoidiana. A ultrassonografia é comumente realizada para investigar existência de tireoide sublingual ectópica.

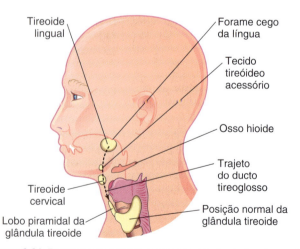

Figura 9.21 Esquema de cabeça e pescoço mostra os locais usuais de tecido tireoidiano ectópico. A *linha tracejada* indica o trajeto seguido pela glândula tireoide durante sua descida e o trajeto anterior do ducto tireoglosso.

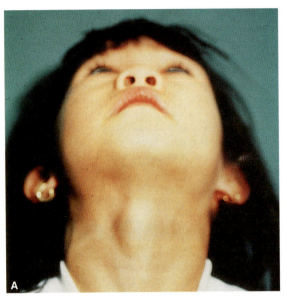
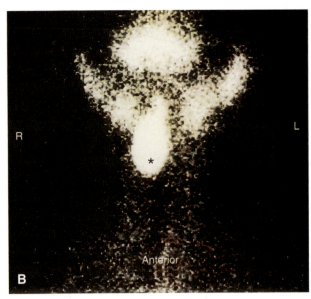

Figura 9.22 A. Massa tireoidiana sublingual em uma menina de 5 anos de idade. **B.** Cintigrafia com pertecnetato de tecnécio-99m mostra uma glândula tireoide sublingual (*asterisco*) sem evidências de tecido tireoidiano funcionante na parte anterior do pescoço. (De Leung AK, Wong AL, Robson WL. Ectopic thyroid gland simulating a thyroglossal duct cyst, *Can J Surg* 38:87, 1995.)

Agenesia da glândula tireoide

A ausência da glândula tireoide ou de um de seus lobos é uma anomalia rara. Em **hemiagenesia da tireoide** (falha da formação unilateral), o lobo esquerdo é o mais comumente ausente. As mutações no receptor para hormônio tireoestimulante (TSH) estão, provavelmente, envolvidas em alguns casos.

Desenvolvimento da língua

Próximo ao final da 4ª semana, uma elevação triangular mediana aparece no assoalho da **faringe primitiva**, imediatamente rostral ao forame cego (Figura 9.23A). Essa **tumefação lingual mediana** (broto da língua) é a primeira indicação do desenvolvimento da língua. Logo depois, **duas tumefações linguais laterais** ovais (brotos linguais distais) desenvolvem-se em cada lado da tumefação lingual mediana. As três tumefações resultam da proliferação do mesênquima nas partes ventromediais do primeiro par de arcos faríngeos. As tumefações linguais laterais rapidamente aumentam em tamanho, fundem-se uma com a outra, e crescem sobre a tumefação lingual mediana.

As tumefações linguais laterais fundidas formam os dois terços anteriores da língua (**parte oral**) (ver Figura 9.23C). O local de fusão das tumefações é indicado pelo **sulco da linha média** e internamente pelo **septo lingual** fibroso. A tumefação lingual mediana não forma uma porção reconhecível da língua adulta. A formação do terço posterior da língua (parte faríngea) é indicada no feto por duas elevações que se desenvolvem caudalmente ao **forame cego** (ver Figura 9.23A). A **cópula** forma-se pela fusão das partes ventromediais do segundo par dos arcos faríngeos. A **eminência hipofaríngea** desenvolve-se caudalmente à cópula a partir do mesênquima nas partes ventromediais do terceiro e quarto pares de arcos faríngeos.

Durante o desenvolvimento da língua, a cópula é gradativamente coberta pela eminência hipofaríngea e desaparece (ver Figura 9.23B e C). Como resultado, o terço posterior da língua se desenvolve a partir da parte rostral da eminência hipofaríngea. A linha de fusão das partes anterior e posterior da língua é grosseiramente indicada por um sulco em forma de V, o **sulco terminal** (ver Figura 9.23C). As células da crista neural craniais migram para a língua em desenvolvimento e dão origem ao seu tecido conjuntivo e vasculatura.

A maior parte dos músculos da língua é derivada dos **mioblastos** (células musculares primordiais) que migram do segundo ao quinto miótomos occipitais (ver Figura 9.5A). O **nervo hipoglosso** (NC XII) acompanha os mioblastos (precursores miogênicos) durante sua migração e inerva os músculos da língua à medida que estes se desenvolvem. As partes anterior e posterior da língua estão localizadas dentro da cavidade oral no nascimento; o terço posterior da língua desce para a **parte oral da faringe** (orofaringe) por volta dos 4 anos de idade. *Os mecanismos moleculares envolvidos no desenvolvimento da língua incluem fatores miogênicos de regulação, a via de sinalização Wnt/Notch e genes box pareados* PAX3 *e* PAX7.

Papilas e corpúsculos gustativos da língua

As **papilas linguais** aparecem no final da 8ª semana. As *papilas circunvaladas e foliáceas* aparecem primeiro e se situam próximo aos ramos terminais do nervo glossofaríngeo (NC IX). As *papilas fungiformes* aparecem posteriormente próximo às terminações do ramo corda do tímpano do nervo facial (NC VII). As papilas longas e numerosas são chamadas **papilas filiformes**, devido à sua forma semelhante a um fio. Elas se desenvolvem durante o período fetal inicial (10 a 11 semanas). Contêm terminações nervosas aferentes que são sensíveis ao toque.

Os **corpúsculos (botões) gustativos** (nichos de células nas papilas) desenvolvem-se durante a 11ª e a 13ª semana por interação indutiva entre as células epiteliais da língua e a invasão de células nervosas gustativas (relacionadas ao paladar) a partir dos nervos corda do tímpano, glossofaríngeo e vago. A maioria dos corpúsculos gustativos forma-se na superfície dorsal da língua, e alguns se desenvolvem nos arcos palatoglossos (palato e língua), no palato, na superfície posterior da epiglote e na parede posterior da bucofaringe. As **respostas faciais fetais** podem ser induzidas por substâncias de gosto amargo, com 26 a 28 semanas, indicando que já estão estabelecidas vias reflexas entre os corpúsculos gustativos e os músculos faciais.

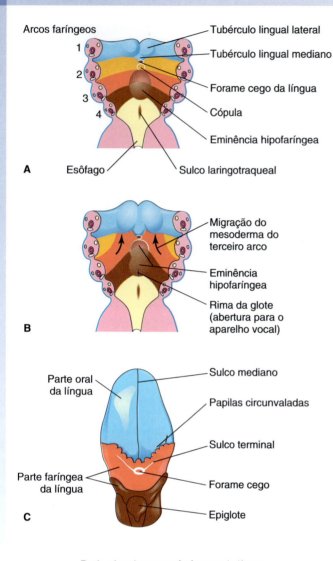

Arcos faríngeos

1

2

3

4

A   Esôfago

Tubérculo lingual lateral

Tubérculo lingual mediano

Forame cego da língua

Cópula

Eminência hipofaríngea

Sulco laringotraqueal

B

Migração do mesoderma do terceiro arco

Eminência hipofaríngea

Rima da glote (abertura para o aparelho vocal)

Parte oral da língua

Parte faríngea da língua

C

Sulco mediano

Papilas circunvaladas

Sulco terminal

Forame cego

Epiglote

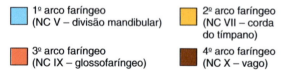

Derivados dos arcos faríngeos da língua

- 1º arco faríngeo (NC V – divisão mandibular)
- 2º arco faríngeo (NC VII – corda do tímpano)
- 3º arco faríngeo (NC IX – glossofaríngeo)
- 4º arco faríngeo (NC X – vago)

Figura 9.23 A e **B.** Cortes horizontais esquemáticos da faringe no nível mostrado na Figura 9.5A ilustram estágios sucessivos do desenvolvimento da língua durante a 4ª e a 5ª semana. **C.** Desenho da língua adulta mostra que a inervação de sua mucosa deriva dos arcos faríngeos. *NC*, nervo craniano.

Inervação da língua

O desenvolvimento da língua explica sua inervação (ver Figura 9.23). O suprimento sensorial da mucosa de quase dois terços da língua é fornecido pelo ramo lingual da divisão mandibular do **nervo trigêmeo** (NC V), o nervo do primeiro arco faríngeo. Esse arco forma as tumefações mediana e laterais da língua. Embora o **nervo facial** (NC VII) seja o nervo do segundo arco faríngeo, seu **ramo corda do tímpano** inerva os corpúsculos gustativos nos dois terços anteriores da língua, exceto pelas papilas circunvaladas. Como o componente do segundo arco faríngeo, a **cópula**, é recoberto pelo terceiro arco, o NC VII não supre a mucosa da língua, exceto os corpúsculos gustativos na parte anterior da língua. As papilas

circunvaladas na parte anterior da língua são supridas pelo **nervo glossofaríngeo** (NC IX) do terceiro arco (ver Figura 9.23C). A explicação usual é que a mucosa do terço posterior da língua é tracionada ligeiramente para a frente à medida que a língua se desenvolve.

O terço posterior da língua é suprido principalmente pelo nervo glossofaríngeo (NC IX) do terceiro arco. O ramo laríngeo superior do **nervo vago** (NC X) do quarto arco supre uma pequena área da língua anterior à epiglote (ver Figura 9.23C). Todos os músculos da língua são inervados pelo nervo hipoglosso (NC XII), exceto o músculo palatoglosso, que é suprido, a partir do plexo faríngeo, por fibras que se originam do nervo vago (NC X).

Anomalias congênitas da língua

As anormalidades da língua são raras, exceto a fissura da língua e a **hipertrofia** das papilas linguais que são características de crianças com síndrome de Down (ver Capítulo 20, Figura 20.6D).

Cistos e fístulas linguais congênitos

Os **cistos** na língua são remanescentes do ducto tireoglosso (ver Figura 9.16). Podem aumentar de tamanho e provocar desconforto faríngeo ou **disfagia** (dificuldade de deglutição), ou ambos. As **fístulas** são também derivadas de partes linguais persistentes do ducto tireoglosso. Elas se abrem no forame cego para a cavidade oral.

Anquiloglossia

O **frênulo lingual** normalmente conecta a superfície inferior da língua ao assoalho da boca. Algumas vezes, o frênulo é curto e estende-se até a ponta da língua (Figura 9.24). Isso interfere na protrusão livre da língua e pode dificultar a amamentação. A anquiloglossia ocorre em aproximadamente 1 em cada 300 neonatos norte-americanos, mas isso geralmente não tem importância funcional permanente. Um frênulo curto geralmente se alonga com o tempo, tornando desnecessária a correção cirúrgica do defeito.

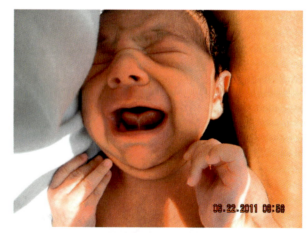

Figura 9.24 Lactente com anquiloglossia ("língua presa"). Observe o curto frênulo da língua, uma prega de mucosa que se estende do assoalho da boca até a superfície inferior da língua. (Cortesia da Dra. Evelyn Jain, Lakeview Breastfeeding Clinic, Calgary, Alberta, Canadá.)

Macroglossia

Uma língua extremamente grande é rara. É causada pela hipertrofia generalizada da língua em desenvolvimento, geralmente resultante de **linfangioma** (tumor linfoide) ou hipertrofia muscular. A macroglossia é frequentemente observada em crianças com síndrome de Down ou de Beckwith-Wiedemann.

Microglossia

Uma língua anormalmente pequena é rara. Está, habitualmente, associada à **micrognatia** (subdesenvolvimento da mandíbula e retrognatismo) e defeitos dos membros (**síndrome de Hanhart**).

Língua bífida ou fendida (glossósquise)

A fusão incompleta das **tumefações linguais laterais** (ver Figura 9.23A) resulta em um profundo **sulco na linha média** da língua (ver Figura 9.23A e C). Esse sulco geralmente não se estende até a ponta da língua. Às vezes ocorre divisão na extremidade, com consequente língua bífida.

Desenvolvimento das glândulas salivares

Durante a 6ª e a 7ª semana, as glândulas salivares, sob a influência *da via de sinalização Notch*, desenvolvem-se como uma estrutura altamente ramificada pela morfogênese de ramificação a partir de brotos epiteliais maciços da cavidade oral primitiva (ver Figura 9.6C). As extremidades arredondadas desses brotos crescem no mesênquima subjacente. O tecido conjuntivo das glândulas é derivado de células da crista neural. Todo o tecido do parênquima (secretor) surge pela proliferação do epitélio oral.

As **glândulas parótidas** são as primeiras a se desenvolverem e aparecem no início da 6ª semana (ver Figura 9.6C). Elas se desenvolvem a partir de brotos que surgem do revestimento ectodérmico oral próximo aos ângulos do estomodeu. O alongamento das mandíbulas causa estiramento do **ducto parotídeo**, com a glândula remanescente próxima ao seu local de origem. Posteriormente os brotos se canalizam (desenvolvem um lúmen) e se tornam ductos por volta da 10ª semana. As extremidades arredondadas dos cordões diferenciam-se em **ácinos** (estruturas em forma de uva). A atividade secretora começa com 18 semanas. A cápsula e o tecido conjuntivo desenvolvem-se a partir do mesênquima circundante.

As **glândulas submandibulares** aparecem no final da 6ª semana. Elas se desenvolvem de brotos endodérmicos no assoalho do estomodeu. Processos celulares sólidos crescem lateral e posteriormente à língua em desenvolvimento. Mais tarde, elas se ramificam e se diferenciam. Os ácinos começam a se formar com 12 semanas, e a atividade secretora inicia-se com 16 semanas. O crescimento das glândulas continua após o nascimento com a formação de ácinos mucosos. Lateralmente à língua em desenvolvimento, forma-se um sulco linear que logo se fecha para formar o **ducto submandibular**.

As **glândulas sublinguais** aparecem durante a 8ª semana, aproximadamente 2 semanas mais tarde do que outras glândulas (ver Figura 9.6C). Elas se desenvolvem a partir de múltiplos brotos epiteliais endodérmicos que se ramificam e canalizam para formar entre 10 e 12 ductos, que se abrem independentemente no assoalho da boca.

Desenvolvimento da face

Os **primórdios da face** aparecem no início da 4ª semana em torno do estomodeu (primórdio da boca; Figura 9.25A e B). O desenvolvimento da face depende da influência indutiva do prosencéfalo (por meio de gradientes morfogênicos *sonic hedgehog*), da zona ectodérmica frontonasal e do desenvolvimento dos olhos. Os **cinco primórdios faciais** aparecem como proeminências em torno do estomodeu (ver Figura 9.25A):

- Uma proeminência frontonasal
- Um par de proeminências maxilares
- Um par de proeminências mandibulares.

As proeminências maxilares e mandibulares são derivadas do primeiro par de arcos faríngeos. As proeminências são produzidas principalmente pela expansão de **populações da crista neural** que se originam das pregas neurais *Hox-negativas* do mesencéfalo e do rombencéfalo rostral durante a 4ª semana. Essas células são a principal fonte de componentes de tecido conjuntivo, incluindo cartilagens, osso e ligamentos nas regiões facial e bucal.

A **proeminência frontonasal** circunda a parte ventrolateral do prosencéfalo, que dá origem às **vesículas ópticas** que formam os olhos (ver Figura 9.25C). A parte frontal da proeminência frontonasal forma a fronte (testa); a parte nasal forma o limite rostral do estomodeu e do nariz. As **proeminências maxilares** formam os limites laterais do estomodeu, e as **proeminências mandibulares** constituem o limite caudal do estomodeu (Figura 9.26). As proeminências faciais são **centros ativos de crescimento** no mesênquima subjacente. Esse tecido conjuntivo embrionário é contínuo de uma proeminência para outra.

O desenvolvimento facial ocorre principalmente entre a 4ª e a 8ª semana (ver Figura 9.25A a G). Ao final do período embrionário, a face apresenta, inquestionavelmente, uma aparência humana. As proporções faciais desenvolvem-se durante o período fetal (ver Figura 9.25H e I). A mandíbula e o lábio inferior são as primeiras partes da face a se formar. Resultam da fusão das extremidades mediais das proeminências mandibulares no plano mediano. A covinha comum do mento (queixo) resulta da fusão incompleta das proeminências.

No final da 4ª semana, espessamentos ovalados bilaterais do ectoderma superficial (**placoides nasais**, primórdios do *epitélio nasal*) desenvolveram-se nas partes inferolaterais da proeminência frontonasal (Figura 9.27 e Figura 9.28A e B). Inicialmente, esses placoides são convexos, porém mais tarde são estirados para produzir uma depressão plana em cada **placoide**. O mesênquima nas margens dos placoides prolifera, produzindo elevações em forma de ferradura, as **proeminências nasais mediais e laterais**. Como resultado, os placoides nasais situam-se nessas depressões, as **fossetas nasais** (ver Figura 9.28C e D). Essas fossetas são os primórdios das **narinas** anteriores e das **cavidades nasais** (ver Figura 9.28E), e as proeminências nasais laterais formam as asas (lados) do nariz.

A proliferação do mesênquima nas proeminências maxilares faz com que elas aumentem de tamanho e cresçam medialmente em direção uma à outra e às proeminências nasais (ver Figuras 9.25D a G, 9.26 e 9.27). Essa expansão impulsionada pela proliferação resulta em movimento das proeminências nasais mediais em direção ao plano mediano e uma em direção à outra, processo regulado pela sinalização do *receptor α-polipeptídeo do fator de crescimento derivado de plaqueta* (PDGFRA). Cada proeminência nasal lateral é separada da proeminência maxilar por uma fenda, o **sulco lacrimonasal** (ver Figura 9.25C e D).

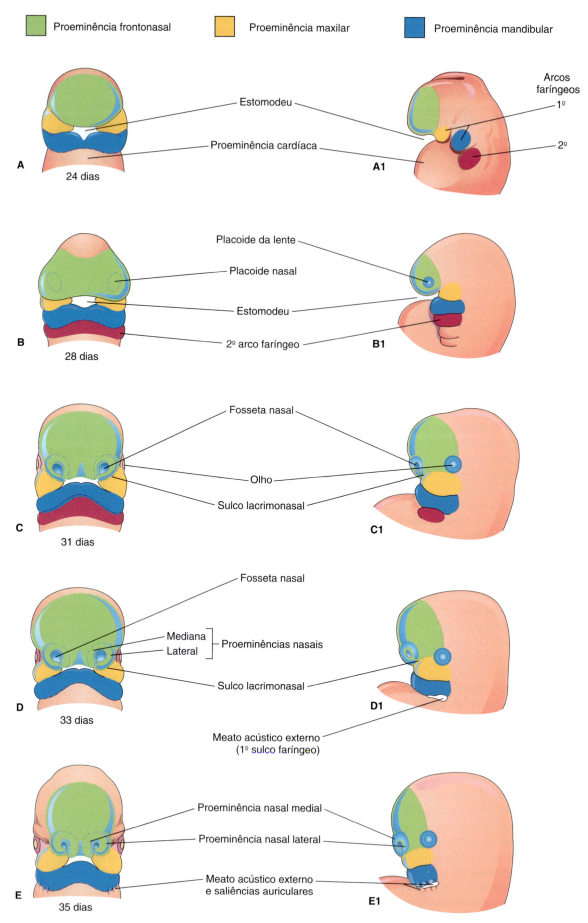

Proeminência frontonasal   Proeminência maxilar   Proeminência mandibular

Figura 9.25 A a I. Vistas frontais e laterais ilustrando os estágios progressivos do desenvolvimento da face.

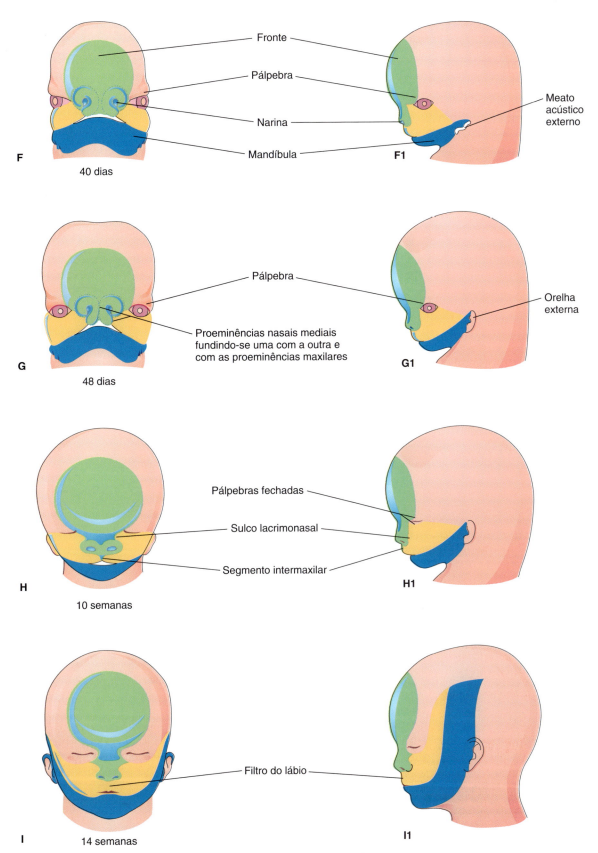

Figura 9.25 (*Continuação*).

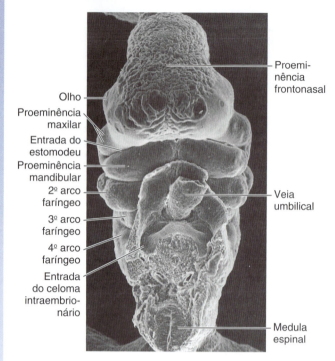

Olho
Proeminência maxilar
Entrada do estomodeu
Proeminência mandibular
2º arco faríngeo
3º arco faríngeo
4º arco faríngeo
Entrada do celoma intraembrionário

Proeminência frontonasal
Veia umbilical
Medula espinal

Figura 9.26 Micrografia eletrônica de varredura mostra a vista anterior de um embrião no estágio 14 de Carnegie (30 a 32 dias). (Cortesia do falecido Professor Emeritus Dr. K. V. Hinrichsen, Medizinische Fakultät, Institut für Anatomie, Ruhr-Universität Bochum, Bochum, Alemanha.)

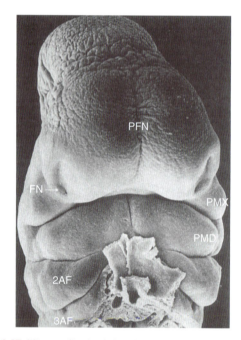

Figura 9.27 Micrografia eletrônica de varredura mostra a vista anterior de um embrião no estágio 15 de Carnegie com aproximadamente 33 dias e comprimento cabeça-nádegas de 8 mm. Observe o processo frontonasal (*PFN*) proeminente circundando o telencéfalo (prosencéfalo) e as fossetas nasais (*FN*) localizadas nas regiões ventrolaterais do PFN. As proeminências nasais mediais e laterais circundam essas fossetas. As proeminências maxilares (*PMX*) formam os limites laterais do estomodeu. As proeminências mandibulares fundidas (*PMD*) estão localizadas imediatamente caudais ao estomodeu. O segundo arco faríngeo (*2AF*) mostra margens pendentes (opérculos), e o terceiro arco (*3AF*) também é claramente visível. (De Hinrichsen K. The early development of morphology and patterns of the face in the human embryo, *Adv Anat Embryol Cell Biol* 98:1, 1985).

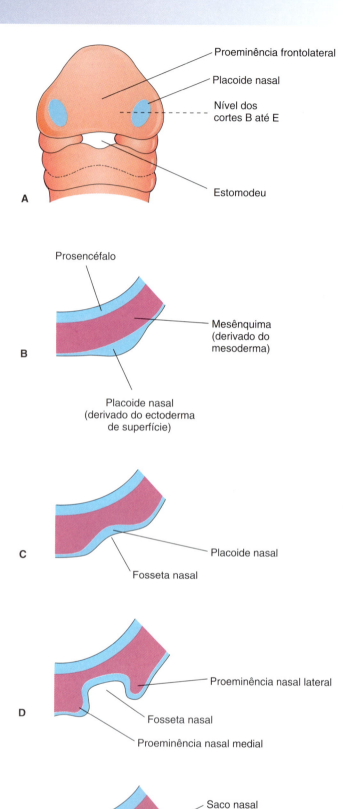

Proeminência frontolateral
Placoide nasal
Nível dos cortes B até E
Estomodeu

A

Prosencéfalo
Mesênquima (derivado do mesoderma)

B

Placoide nasal (derivado do ectoderma de superfície)

Placoide nasal
Fosseta nasal

C

Proeminência nasal lateral
Fosseta nasal
Proeminência nasal medial

D

Saco nasal (primórdio da cavidade nasal)
Proeminência nasal lateral
Nariz (narina)

E

Figura 9.28 Estágios progressivos do desenvolvimento do saco nasal (primórdio da cavidade nasal). **A.** Vista anterior de um embrião com aproximadamente 28 dias. **B** a **E.** Cortes transversais através do lado esquerdo do saco nasal em desenvolvimento.

Ao final da 5ª semana, os **primórdios das aurículas** (parte externa das orelhas) começaram a se desenvolver (Figura 9.29; ver Figura 9.25E). **Seis saliências auriculares** (três tumefações mesenquimais em cada lado) formam-se em torno do primeiro sulco faríngeo, o primórdio da aurícula e do **meato acústico externo**, respectivamente. Inicialmente, as orelhas externas estão localizadas na região cervical (Figura 9.30); entretanto, conforme a mandíbula se desenvolve, elas se tornam localizadas no lado da cabeça, no nível dos olhos (ver Figura 9.25H).

Ao final da 6ª semana, cada proeminência maxilar começa a se fundir com a proeminência nasal lateral ao longo da linha do sulco lacrimonasal (Figuras 9.31 e 9.32). Isso estabelece a continuidade entre o lado do nariz, que é formado pela proeminência nasal lateral, e a região da bochecha, formada pela proeminência maxilar.

O **ducto lacrimonasal** desenvolve-se a partir de um revestimento em forma de bastão do ectoderma no assoalho do **sulco lacrimonasal**. Esse espessamento forma um cordão epitelial maciço, que se separa do ectoderma e se aprofunda no mesênquima. Posteriormente, como resultado da apoptose (morte celular programada), o cordão epitelial canaliza-se para formar um ducto. A extremidade superior do ducto expande-se para formar o **saco lacrimal**. No final do período fetal, o ducto lacrimonasal escoa para o meato inferior na parede lateral da cavidade nasal. O ducto torna-se completamente evidente após o nascimento.

Entre a 7ª e a 10ª semana, as proeminências nasais mediais fundem-se com as proeminências maxilares e nasais laterais

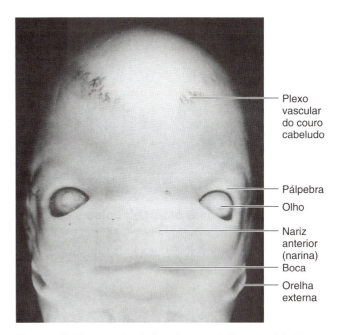

Figura 9.30 Vista anterior da face de um embrião no estágio 22, com aproximadamente 54 dias. Os olhos estão muito separados neste estágio, e existe implantação baixa das orelhas. (De Nishimura H, Semba R, Tanimura T, Tanaka O. *Prenatal development of the human with special reference to craniofacial structures: an atlas.* Bethesda, Md., 1977, U.S. Department of Health, Education, and Welfare, National Institutes of Health.)

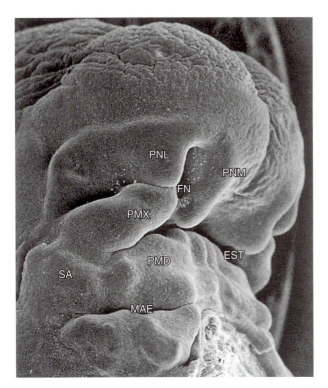

Figura 9.29 Micrografia eletrônica de varredura mostra a vista oblíqua da região craniofacial de um embrião no estágio 16 de aproximadamente 41 dias com comprimento cabeça-nádegas de 10,8 mm. A proeminência maxilar (*PMX*) parece intumescida lateralmente e encravada entre as proeminências nasais lateral (*PNL*) e medial (*PNM*) em torno da fosseta nasal (*FN*). As saliências auriculares (*SA*) estão presentes em ambos os lados do sulco faríngeo, entre o primeiro e o segundo arcos, que formarão o meato acústico externo (*MAE*). *PMD*, proeminência mandibular; *EST*, estomodeu. (De Hinrichsen K. The early development of morphology and patterns of the face in the human embryo, *Adv Anat Embryol Cell Biol* 98:1, 1985.)

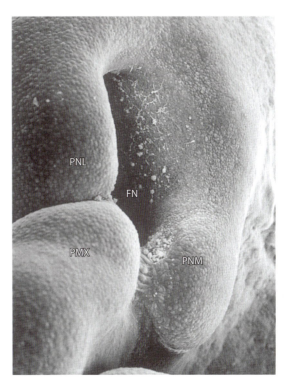

Figura 9.31 Micrografia eletrônica de varredura da região nasal direita de um embrião no estágio 17 de aproximadamente 41 dias, com comprimento cabeça-nádegas de 10,8 mm, mostra a proeminência maxilar (*PMX*) fundindo-se com a proeminência nasal medial (*PNM*). Pontes epiteliais podem ser observadas entre essas proeminências. A depressão representando o sulco lacrimonasal encontra-se entre a PMX e a proeminência nasal lateral (*PNL*). Observe a grande fosseta nasal (*FN*). (De Hinrichsen K. The early development of morphology and patterns of the face in the human embryo, *Adv Anat Embryol Cell Biol* 98:1, 1985).

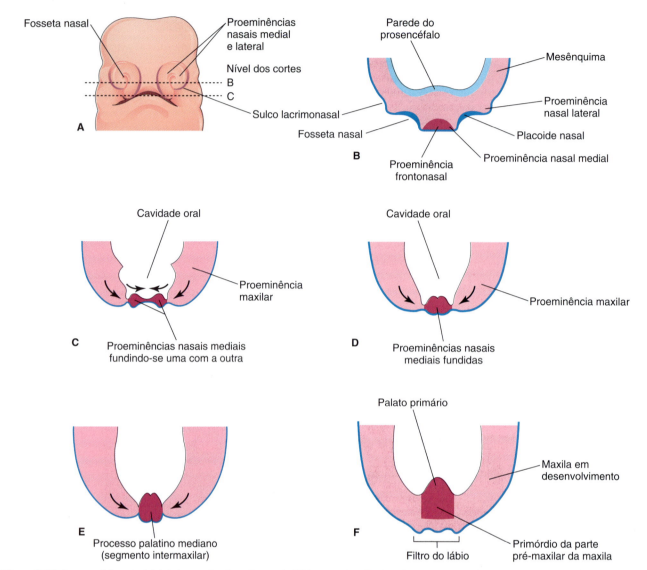

Figura 9.32 Desenvolvimento inicial da maxila, do palato e do lábio superior. **A.** Vista facial de um embrião de 5 semanas. **B** e **C.** Esquemas de cortes horizontais nos níveis mostrados em **A**. As *setas* indicam o crescimento subsequente das proeminências maxilares e nasais mediais em direção ao plano mediano e a fusão dessas proeminências uma com as outras. **D** a **F.** Cortes semelhantes de embriões mais desenvolvidos ilustram a fusão das proeminências nasais mediais entre si e com as proeminências maxilares para formar o lábio superior. Estudos sugerem que o lábio superior é formado inteiramente a partir das proeminências maxilares.

(ver Figura 9.25G e H). A fusão das proeminências requer a desintegração de seus epitélios de superfície que estavam em contato, o que resulta no entrelaçamento das células mesenquimais subjacentes. A fusão das proeminências nasal medial e maxilar resulta na continuidade da mandíbula superior e do lábio e na separação das fossetas nasais do estomodeu.

Quando as proeminências nasais mediais se fundem, elas formam um **segmento intermaxilar** (ver Figuras 9.25H e 9.32E e F). Esse segmento forma a parte média (filtro) do lábio superior, a parte pré-maxilar da maxila e suas gengivas associadas e o palato primário.

Estudos clínicos e embriológicos indicam que o lábio superior é formado inteiramente a partir das proeminências maxilares. As partes inferiores das proeminências nasais mediais parecem ter se posicionado profundamente e foram recobertas por extensões mediais das proeminências maxilares para formarem o **filtro** (ver Figura 9.25H e I). Além dos derivados dos tecidos conjuntivo e muscular, vários ossos são derivados do mesênquima nas proeminências faciais.

Até o final da 6ª semana, as mandíbulas primordiais são compostas de massas de tecido mesenquimal. Os lábios e as gengivas começam a se desenvolver quando um espessamento linear do ectoderma, a **lâmina labiogengival**, cresce no mesênquima subjacente (ver Figura 9.36B). Gradualmente, a maior parte da lâmina se degenera, deixando um **sulco labiogengival** entre os lábios e a gengiva (ver Figura 9.36H). Uma pequena área de lâmina labiogengival persiste no plano mediano para formar o frênulo do lábio superior, que liga o lábio à gengiva.

Um desenvolvimento adicional da face ocorre lentamente durante o período fetal e resulta principalmente de mudanças na proporção e nas posições relativas dos componentes faciais. Durante o período fetal inicial, o nariz é plano, e a mandíbula, subdesenvolvida (ver Figura 9.25H). Na 14ª semana, o nariz e a mandíbula apresentam suas formas características quando o desenvolvimento facial está completo (ver Figura 9.25I).

Com o aumento do encéfalo, a **cavidade craniana** (espaço ocupado pelo encéfalo) expande-se bilateralmente. Isso faz com que as órbitas (cavidades ósseas que contêm os bulbos dos olhos), que estavam orientadas lateralmente, assumam uma orientação voltada para a frente. A abertura do **meato acústico externo** (canal auditivo) parece se elevar, mas ele permanece estacionário; o alongamento da mandíbula cria esta falsa impressão. A aparência pequena da face pré-natal resulta de maxila e mandíbula rudimentares, dentes decíduos (dentição primária) não irrompidos e cavidades nasais e seios maxilares pequenos.

O desenvolvimento facial necessita de todos os seguintes componentes:

- A **proeminência nasal frontal** forma a fronte, o dorso e o ápice do nariz (ver Figura 9.25F)
- As **proeminências nasais laterais** formam as asas (lados) do nariz
- As **proeminências nasais mediais** formam o septo nasal, o osso etmoide e a **placa cribriforme** (aberturas para a passagem dos nervos olfatórios)

Atresia do ducto lacrimonasal

Parte do ducto lacrimonasal, ocasionalmente, não se canaliza, resultando em **atresia congênita** (falta de uma abertura) do ducto lacrimonasal. A obstrução desse ducto com sintomas clínicos ocorre em aproximadamente 6% dos recém-nascidos.

Seios e cistos auriculares congênitos

Pequenos seios e cistos auriculares estão normalmente localizados em uma área triangular da pele anteriormente à aurícula da orelha externa (ver Figura 9.9F); no entanto, eles podem ocorrer em outros locais em torno da aurícula ou no lóbulo da orelha. Embora alguns seios e cistos sejam remanescentes do primeiro sulco faríngeo, outros representam pregas ectodérmicas sequestradas durante a formação da aurícula a partir das seis **saliências auriculares** (massas nodulares do mesênquima do primeiro e do segundo arcos que se agrupam para formar a aurícula). Os seios e os cistos são classificados como pequenos defeitos que não apresentam consequências médicas sérias.

- As **proeminências maxilares** formam as regiões das bochechas superiores e o lábio superior
- As **proeminências mandibulares** formam o mento, o lábio inferior e as regiões das bochechas.

Desenvolvimento das cavidades nasais

À medida que se desenvolve a face, os **placoides nasais** tornam-se deprimidos, formando as **fossetas nasais** (ver Figuras 9.27, 9.28 e 9.31). A proliferação do mesênquima circundante forma as **proeminências nasais** mediais e laterais, que resultam no aprofundamento das fossetas nasais e a formação dos **sacos nasais primitivos**. Cada saco cresce dorsalmente e em posição ventral ao prosencéfalo em desenvolvimento. No início, os sacos estão separados da cavidade oral pela **membrana buconasal** (Figura 9.33A). Essa membrana rompe-se no fim da 6ª semana, fazendo com que a cavidades nasal e oral se comuniquem (ver Figura 9.33B e C). Tampões epiteliais temporários são formados nas cavidades nasais a partir da proliferação de células que as revestem. Em meados da 16ª semana, os tampões nasais desaparecem.

As regiões de continuidade entre as cavidades nasal e oral são os **cóanos primitivos** (aberturas da cavidade nasal dentro da faringe nasal). Após o desenvolvimento do **palato secundário**, os cóanos estão localizados na junção da cavidade nasal e da faringe (ver Figuras 9.33D e 9.36). Enquanto essas alterações estão ocorrendo, as **conchas nasais** superior, média e inferior desenvolvem-se como elevações das paredes laterais das cavidades nasais (ver Figura 9.33D). Ao mesmo tempo, o epitélio ectodérmico no teto de cada cavidade nasal torna-se especializado para formar o **epitélio olfatório** (ver Figura 9.33C). Algumas células epiteliais diferenciam-se em **células receptoras olfatórias** (neurônios). Os axônios neuronais constituem os **nervos olfatórios**, que crescem para os **bulbos olfatórios** do encéfalo (ver Figura 9.33C e D).

A maior parte do lábio superior, maxila e palato secundário forma-se a partir das proeminências maxilares (ver Figura 9.25H). Essas proeminências fundem-se lateralmente com as proeminências mandibulares. Os lábios e as bochechas primordiais são invadidos pelo mesênquima do segundo par de arcos faríngeos,

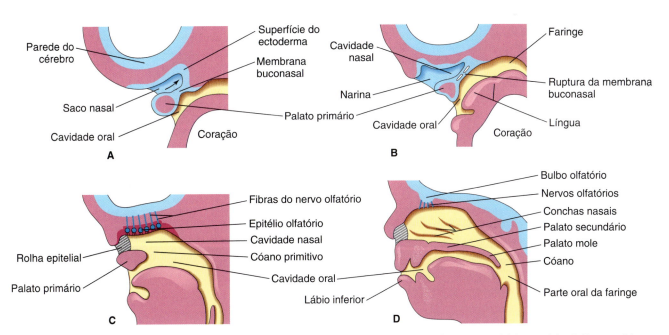

Figura 9.33 Cortes sagitais da cabeça mostram o desenvolvimento das cavidades nasais. O septo nasal foi removido. **A.** Desenvolvimento com 5 semanas. **B.** Com 6 semanas, a membrana buconasal rompe-se. **C.** Com 7 semanas, a cavidade nasal comunica-se com a cavidade oral, e o epitélio olfatório se desenvolve. **D.** Com 12 semanas, o palato e a parede lateral da cavidade nasal se desenvolvem.

que se diferenciam em músculos faciais (ver Figura 9.5 e Tabela 9.1). Os músculos da expressão facial são inervados pelo nervo facial (NC VII), o nervo do segundo arco. O mesênquima do primeiro par de arcos diferencia-se em músculos da mastigação e em alguns outros, todos eles inervados pelos nervos trigêmeos (NC V), que suprem o primeiro par de arcos.

Seios paranasais

Alguns seios paranasais, como os **seios maxilares**, começam a se desenvolver durante o fim da vida fetal; os seios restantes desenvolvem-se após o nascimento. Eles se formam a partir de divertículos (protuberâncias) das paredes das cavidades nasais e se tornam extensões pneumáticas (cheias de ar) das cavidades nasais nos ossos adjacentes, como os seios maxilares na maxila e os **seios frontais** nos ossos frontais. As aberturas originais dos divertículos persistem como orifícios dos seios adultos.

Órgão vomeronasal

A primeira aparência do **primórdio vomeronasal** é sob a forma de espessamentos epiteliais bilaterais sobre o septo nasal. A invaginação posterior do primórdio e a sua separação do epitélio do septo nasal forma um **órgão vomeronasal** (OVN) tubular entre o 37º e o 43º dia (Figura 9.34). Essa estrutura quimiossensorial, que posteriormente termina em um fundo cego, atinge seu maior desenvolvimento entre a 12ª e a 14ª semana. Mais tarde, a população receptora é gradativamente substituída por células ciliadas desiguais. O OVN está consistentemente presente na forma de uma estrutura bilateral do tipo ducto no septo nasal, superior à cartilagem parasseptal (ver Figura 9.34). O OVN tubular humano com suas minúsculas aberturas anteriores é um homólogo verdadeiro do OVN em outros mamíferos, répteis e anfíbios, utilizado como um órgão sensorial olfatório tipicamente auxiliar para detectar feromônios.

Desenvolvimento do palato

O palato desenvolve-se a partir de dois primórdios, os palatos primário e secundário. A **palatogênese** (processo morfogenético regulado) começa na 6ª semana, mas não é completada até a 12ª semana. *Vias moleculares, incluindo WNT e PRICKLE1, estão envolvidas neste processo.* O período crítico da palatogênese é a partir do fim da 6ª semana até o início da 9ª semana. O palato desenvolve-se em dois estágios: primário e secundário.

Palato primário

No início da 6ª semana, o palato primário (**processo mediano**) começa a se desenvolver (ver Figuras 9.32F e 9.33). Formado pela fusão das proeminências nasais mediais, este segmento é inicialmente massa em forma de cunha de mesênquima entre

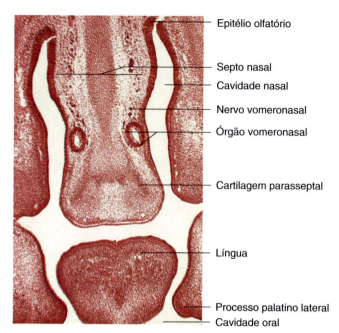

Figura 9.34 Fotomicrografia de um corte frontal das regiões das cavidades oral e nasal em desenvolvimento de um embrião humano de 22 mm, com aproximadamente 54 dias, mostra o órgão vomeronasal tubular bilateral. (Cortesia do Dr. Kunwar Bhatnagar, Department of Anatomical Sciences and Neurobiology, School of Medicine, University of Louisville, Louisville, KY.)

as superfícies internas das proeminências maxilares das maxilas em desenvolvimento. O palato primário forma a face anterior e da linha média da maxila, a parte **pré-maxilar da maxila** (Figura 9.35B). Ele representa apenas uma pequena parte do **palato duro** no adulto (anterior à fossa incisiva).

Palato secundário

O palato secundário (palato definitivo) é o primórdio das partes dura e mole do palato (ver Figuras 9.33D e 9.35). O palato começa a se desenvolver no início da 6ª semana, a partir de duas projeções mesenquimais que se estendem das faces internas das proeminências maxilares. Esses **processos palatinos laterais** (prateleiras palatinas) inicialmente se projetam inferomedialmente em cada lado da língua (Figuras 9.36B e 9.37A e B). Com o alongamento da mandíbula, a língua é puxada de sua raiz, e é trazida em uma posição inferior na boca.

Durante a 7ª e a 8ª semana, os **processos palatinos laterais** assumem uma posição horizontal sobre a língua (ver Figuras 9.36E a H e 9.37C). Essa mudança na orientação ocorre por um processo fluente facilitado, em parte, pela liberação de ácido hialurônico pelo mesênquima dos processos palatinos.

Desenvolvimento pós-natal dos seios paranasais

A maioria dos seios paranasais é rudimentar ou está ausente nos recém-nascidos. Os **seios maxilares** são pequenos ao nascimento. Eles crescem lentamente até a puberdade e não estão totalmente desenvolvidos antes de todos os dentes permanentes irromperem no adulto jovem.

Os **seios frontais ou esfenoidais** não estão presentes ao nascimento. As **células etmoidais (seios)** são pequenas antes dos 2 anos de idade, e só começam a crescer rapidamente entre os 6 e os 8 anos. Com aproximadamente 2 anos, as duas

células etmoidais mais anteriores crescem no osso frontal, formando um **seio frontal** de cada lado. Normalmente, os seios frontais são observados em radiografias por volta do sétimo ano de vida.

As duas células etmoidais mais posteriores crescem no osso esfenoide por volta dos 2 anos de idade, formando dois **seios esfenoidais**. O crescimento dos seios paranasais é importante na alteração do tamanho e da forma da face durante a infância e na adição de ressonância à voz durante a adolescência.

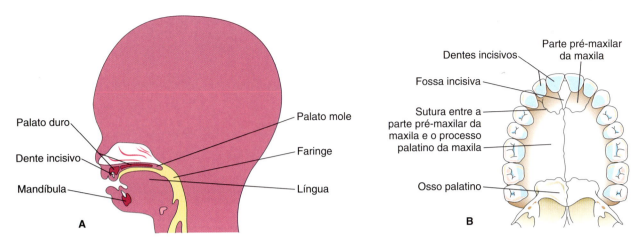

Figura 9.35 A. Corte sagital da cabeça de um feto de 20 semanas mostra a localização do palato. **B.** Palato ósseo e arco alveolar de um adulto jovem. A sutura entre a parte pré-maxilar da maxila e os processos palatinos fundidos das maxilas geralmente é visível no crânio de um adulto jovem. Em crânios secos de adultos mais velhos, a sutura não é visível.

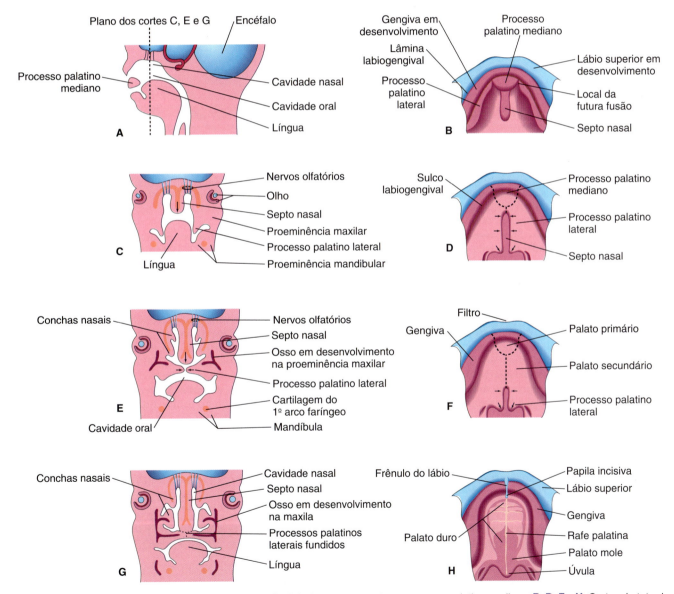

Figura 9.36 A. Corte sagital da cabeça embrionária no final da 6ª semana mostra o processo palatino mediano. **B, D, F** e **H.** Cortes do teto da boca da 6ª à 12ª semana mostram o desenvolvimento do palato. As *linhas tracejadas* em **D** e **F** indicam a fusão dos processos palatinos. As *setas* indicam o crescimento medial e posterior dos processos palatinos laterais. **C, E** e **G.** Cortes frontais da cabeça mostram a fusão dos processos palatinos laterais entre si, o septo nasal e a separação das cavidades nasal e oral.

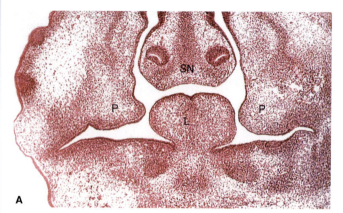
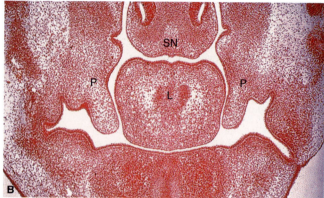
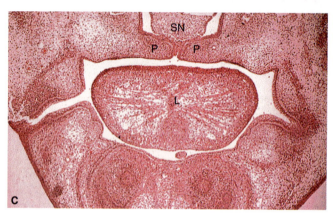

Figura 9.37 Cortes frontais de cabeças embrionárias mostram o desenvolvimento dos processos palatinos laterais (*P*), do septo nasal (*SN*) e da língua (*L*) durante a 8ª semana. **A.** Corte de um embrião com comprimento cabeça-nádegas (*CCN*) de 24 mm mostra o desenvolvimento inicial dos processos palatinos. **B.** Corte de um embrião com um CCN de 27 mm mostra o palato imediatamente antes da elevação do processo palatino. **C.** Em um embrião com um CCN de 29 mm (próximo do final da 8ª semana), os processos palatinos estão elevados e fundidos. (De Sandham A. Embryonic facial vertical dimension and its relationship to palatal shelf elevation, *Early Hum Dev* 12:241, 1985.)

Gradativamente, os ossos desenvolvem-se no palato primário, formando a parte **pré-maxilar da maxila**, que aloja os dentes incisivos (ver Figura 9.35B). Ao mesmo tempo, os ossos estendem-se a partir das maxilas e dos ossos palatinos dentro dos processos palatinos laterais para formar o **palato duro** (ver Figura 9.36E e G). As partes posteriores desses processos não se ossificam. Elas estendem-se posteriormente para além do septo nasal e se fundem para formar o **palato mole**, incluindo sua projeção cônica mole, a **úvula** (ver Figura 9.36D, F e H). A rafe palatina indica a linha de fusão dos processos palatinos (ver Figura 9.36H).

Um pequeno **canal nasopalatino** persiste no plano mediano do palato entre a parte anterior da maxila e os processos palatinos das maxilas. Esse canal é representado no palato duro do adulto pela **fossa incisiva** (ver Figura 9.35B), que é a abertura comum para os pequenos canais incisivos direito e esquerdo. Uma sutura irregular corre em cada lado a partir da fossa para o processo alveolar da maxila entre os dentes incisivo lateral e o canino, em cada lado (ver Figura 9.35B). Ela é visível na região anterior dos palatos em pessoas jovens. Essa sutura indica onde os palatos embrionários primário e secundário se fundiram.

O **septo nasal** desenvolve-se como um crescimento para baixo a partir das partes internas das proeminências nasais mediais fundidas (ver Figuras 9.36 e 9.37). A fusão entre o septo nasal e os processos palatinos começa anteriormente, durante a 9ª semana, e termina posteriormente, na 12ª semana, superior ao primórdio do palato duro (ver Figura 9.36D a H).

Fenda labial e fenda palatina

As fendas do lábio superior e do palato são as anomalias congênitas craniofaciais mais comuns. Um relato de 2014 do U.S. Department of Health and Human Services indicou que aproximadamente 7.000 recém-nascidos apresentaram fendas bucofaciais a cada ano nos EUA. No início do segundo trimestre (ver Figura 9.25), características da face fetal podem ser identificadas usando a sonografia. Essa técnica de imagem (Figura 9.38) permite a detecção de defeitos faciais, como o lábio leporino.

Os defeitos são normalmente classificados de acordo com critérios de desenvolvimento, com a fossa incisiva utilizada como um marco de referência (ver Figura 9.35B). Essas fendas são especialmente conspícuas, pois resultam em uma aparência facial anormal e fala defeituosa. Existem **dois grupos principais de fendas labiais e palatinas** (Figuras 9.39, 9.40 e 9.41):

- **Defeitos na fenda anterior** incluem fenda labial com ou sem uma fenda da parte alveolar da maxila. Em um defeito na fenda anterior completa, a fenda estende-se através do lábio superior e parte alveolar da maxila para a fossa incisiva, separando as partes anterior e posterior do palato (ver Figura 9.40E e F). Defeitos na fenda anterior resultam de uma deficiência do mesênquima nas proeminências maxilares e do processo palatino mediano (ver Figura 9.32E)

Fenda labial e fenda palatina (*Continuação*)

- **Defeitos na fenda posterior** incluem fendas do palato secundário que se estendem através das regiões dos palatos mole e duro até a fossa incisiva, separando as partes anterior e posterior do palato (Figura 9.40G e H). Os defeitos das fendas posteriores resultam de um desenvolvimento defeituoso do palato secundário e distorções de crescimento dos processos palatinos laterais que impedem sua fusão. Outros fatores, como a largura do estomodeu, a mobilidade dos **processos palatinos** laterais (prateleira palatina) e os locais de degeneração focal alterada do epitélio palatino, podem contribuir para esses defeitos de nascimento.

Uma fenda labial com ou sem uma fenda palatina ocorre em aproximadamente 1 em cada 1.000 nascimentos, mas a frequência varia amplamente entre os grupos étnicos. Entre 60 e 80% dos recém-nascidos afetados são do sexo masculino. As fendas variam de fenda labial incompleta para aquelas que se estendem para o nariz e através da parte alveolar da maxila (ver Figuras 9.39 e 9.41A e B). As fendas labiais podem ser unilaterais ou bilaterais.

Uma **fenda labial unilateral** (ver Figuras 9.39, 9.40E e F e 9.41A) resulta de uma falha da proeminência maxilar no lado afetado em unir-se com as proeminências nasais mediais. A falha das massas mesenquimais em fundir-se e do mesênquima em proliferar e suavizar o epitélio sobrejacente resulta em um sulco labial persistente (Figura 9.42D). O epitélio no sulco labial torna-se esticado, e o tecido no assoalho do sulco se rompe, resultando em um lábio dividido em partes medial e lateral (ver Figura 9.42G e H). Uma ponte de tecido, chamada faixa de Simonart, algumas vezes, junta as partes da fenda labial unilateral incompleta.

Uma **fenda labial bilateral** resulta de uma falha das massas mesenquimais de ambas as proeminências maxilares em se encontrar e fundir com as proeminências nasais mediais (Figura 9.43C e D; ver Figura 9.41B). O epitélio em ambos os sulcos labiais torna-se esticado e se rompe (ver Figura 9.42H). Nos casos bilaterais, os defeitos podem ser diferentes, com vários graus de alteração em cada lado. Quando ocorrer uma **fenda bilateral** completa **do lábio e da parte alveolar da maxila**, o processo palatino mediano fica com uma borda livre e se projeta anteriormente (ver Figura 9.41B). Esses defeitos são especialmente deformantes em consequência da perda de continuidade do **músculo orbicular dos lábios** (ver Figura 9.5B), que fecha a boca e aperta os lábios.

Uma **fenda labial mediana** é um defeito raro que resulta de uma deficiência mesenquimal. Esse defeito causa falha parcial ou completa das proeminências nasais mediais em se fundir e formar os processos palatinos medianos. Uma fenda labial mediana é um aspecto característico da **síndrome de Mohr**, que é transmitida como um traço autossômico recessivo. Uma fenda mediana do lábio inferior é também rara e resulta da falha de massas mesenquimais nas proeminências mandibulares em se fundirem completamente e assim suavizar a fenda embrionária entre si (ver Figura 9.25A).

Uma **fenda palatina** com ou sem fenda labial ocorre aproximadamente em 1 em cada 2.500 nascimentos, e é mais comum em meninas do que em meninos. A fenda pode envolver apenas a úvula (uma **úvula fendida** tem a aparência de uma cauda de peixe; ver Figura 9.40B) ou pode se estender através das regiões dos palatos mole e duro (ver Figuras 9.40C e D e 9.43). Em casos graves, quando associados à fenda labial, a fenda no palato estende-se através da parte alveolar da maxila e dos lábios em ambos os lados (ver Figuras 9.40G e H e 9.41B).

Uma **fenda palatina completa** indica o grau máximo de fenda de qualquer tipo particular. Por exemplo, uma fenda completa do palato posterior é um defeito no qual a fenda se estende através do palato mole e anteriormente à fossa incisiva. O marco para distinguir entre defeitos da fenda anterior e da posterior é a fossa incisiva. Fendas unilaterais e bilaterais do palato são classificadas em três grupos:

- *Fendas do palato anterior* (fendas anteriores à fossa incisiva) resultam da falha de massas mesenquimais dos processos palatinos laterais em se encontrarem e fundirem com o mesênquima no palato primário (ver Figura 9.40E e F)
- *Fendas do palato posterior* (fendas posteriores à fossa incisiva) resultam da falha das massas mesenquimais dos processos palatinos laterais em se encontrarem e fundirem entre si e com o septo nasal (ver Figura 9.40C e D)
- *Fendas das partes secundárias do palato* (fendas dos palatos anterior e posterior) resultam da falha das massas mesenquimais dos processos palatinos laterais em se encontrarem e fundirem com o mesênquima no palato primário entre si e com o septo nasal (ver Figura 9.40G e H).

A maioria das fendas do lábio superior e do palato resulta de múltiplos fatores genéticos e não genéticos (**herança multifatorial**; ver Capítulo 20, Figura 20.1), com cada um causando um pequeno distúrbio do desenvolvimento. *Diversos estudos mostram que o gene do fator regulatório da interferona-6 (IRF6) está envolvido na formação das fendas isoladas.*

Algumas fendas do lábio e/ou do palato aparecem como parte de síndromes determinadas por genes mutantes únicos. Outras fendas são partes de síndromes cromossômicas, especialmente a **trissomia do 13** (ver Capítulo 20, Figura 20.8). Uns poucos casos de fendas labiais e/ou do palato parecem ser causados por **agentes teratogênicos** (p. ex., medicamentos anticonvulsivantes). Estudos em gêmeos indicam que os fatores genéticos são mais importantes em casos de fenda labial com ou sem fenda palatina do que uma fenda palatina isolada.

Um irmão de uma criança com fenda palatina tem risco elevado de apresentar fenda palatina, mas não tem um aumento no risco de fenda labial. Uma fenda do lábio e do processo alveolar da maxila que continua através do palato é normalmente transmitida por meio de um gene ligado ao sexo masculino. Quando nenhum dos pais é afetado, o risco de recorrência em irmãos subsequentes é de aproximadamente 4%.

Outros defeitos faciais

A **microstomia congênita** (boca pequena) resulta da fusão excessiva das massas mesenquimais nas proeminências maxilares e mandibulares do primeiro arco faríngeo. Em casos graves, o defeito pode estar associado ao subdesenvolvimento (hipoplasia) da mandíbula. Uma **narina única** resulta quando apenas um placoide nasal se forma. Um **nariz bífido** resulta quando as proeminências nasais mediais não se fundem completamente; as narinas são amplamente separadas e a ponte nasal é bífida. Em formas mais leves, existe um sulco na ponta do nariz.

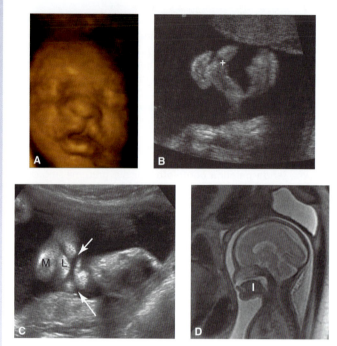

Figura 9.38 A. Ultrassonografia tridimensional com renderização de superfície de um feto com fenda labial unilateral. **B.** Ultrassonografia coronal mostra a boca de um feto com fenda labial estendendo-se para a narina esquerda (+). **C.** Ultrassonografia coronal mostra um feto com fenda labial bilateral (*setas*), lábio inferior (*L*) e mento (*M*). **D.** Ressonância magnética, plano sagital, de um feto mostra a ausência da parte média do palato duro. Observe o líquido acima da língua (*l*) sem palato interveniente. (**A** e **B.** Cortesia do Dr. G. J. Reid, Department of Obstetrics, Gynecology and Reproductive Sciences, University of Manitoba, Women's Hospital, Winnipeg, Manitoba, Canada. **C** e **D.** Cortesia de Deborah Levine, MD, Director of Obstetric and Gynecologic Ultrasound, Beth Israel Deaconess Medical Center, Boston, MA.)

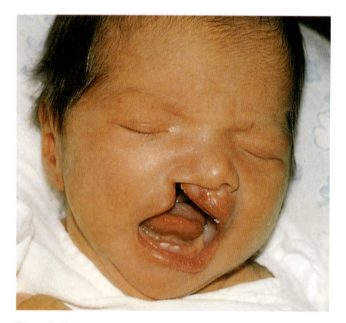

Figura 9.39 Lactente com fendas labial e palatina unilaterais. Fendas labiais, com ou sem fenda palatina, ocorrem em aproximadamente 1 em cada 1.000 nascimentos, e a maioria dos recém-nascidos afetados é do sexo masculino. (Cortesia do Dr. A. E. Chudley, Section of Genetics and Metabolism, Department of Pediatrics and Child Health, Children's Hospital, Winnipeg, Mantitoba, Canadá.)

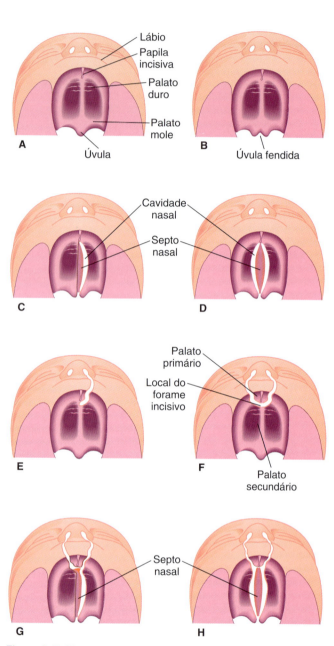

Figura 9.40 Tipos de fenda labial e fenda palatina. **A.** Lábio e palato normais. **B.** Úvula fendida. **C.** Fenda unilateral do palato secundário (posterior). **D.** Fenda bilateral da parte posterior do palato. **E.** Fenda unilateral completa do lábio e do processo alveolar da maxila com fenda unilateral do palato primário (anterior). **F.** Fenda bilateral completa do lábio e dos processos alveolares das maxilas com fenda bilateral da parte anterior do palato. **G.** Fenda bilateral completa do lábio e dos processos alveolares dos maxilares com fenda bilateral da parte anterior do palato e fenda unilateral da parte posterior do palato. **H.** Fenda bilateral completa do lábio e dos processos alveolares das maxilas com fenda bilateral completa dos palatos anterior e posterior.

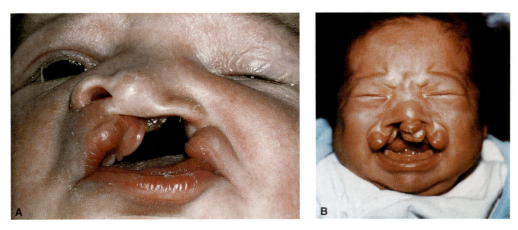

Figura 9.41 Anomalias congênitas do lábio e do palato. **A.** Lactente com fenda labial unilateral esquerda e fenda palatina. **B.** Lactente com fenda labial bilateral e fenda palatina. (Cortesia do Dr. Barry H. Grayson e do Dr. Bruno L. Vendittelli, New York University Medical Center, Institute of Reconstructive Plastic Surgery, New York, NY.)

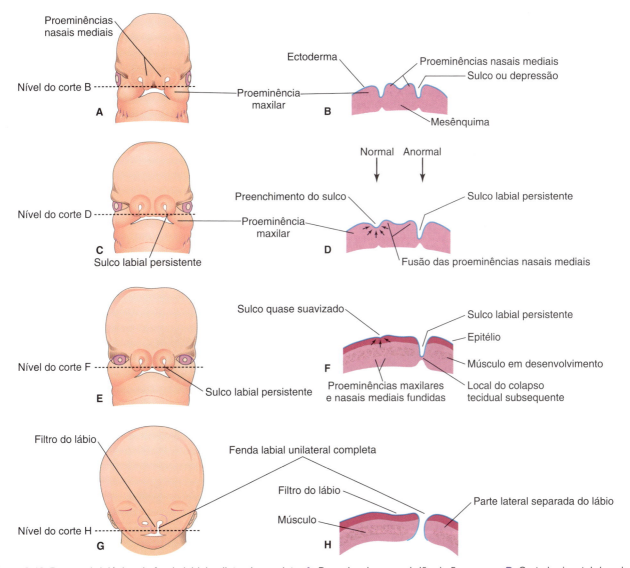

Figura 9.42 Base embriológica da fenda labial unilateral completa. **A.** Desenho de um embrião de 5 semanas. **B.** Corte horizontal da cabeça mostra os sulcos entre as proeminências maxilares e a fusão das proeminências nasais mediais. **C.** Desenho de um embrião de 6 semanas mostra a persistência do sulco labial no lado esquerdo. **D.** Corte horizontal da cabeça mostra o sulco gradativamente sendo preenchido no lado direito após a proliferação do mesênquima (setas). **E.** Desenho de um embrião de 7 semanas. **F.** Corte horizontal da cabeça mostra que o epitélio à direita foi quase totalmente deslocado para fora do sulco entre as proeminências maxilar e nasal medial. **G.** Desenho de um feto de 10 semanas com fenda labial unilateral completa. **H.** Corte horizontal da cabeça após o estiramento do epitélio e ruptura dos tecidos no assoalho do sulco labial persistente no lado esquerdo mostra a formação da fenda labial unilateral completa.

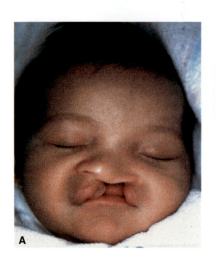
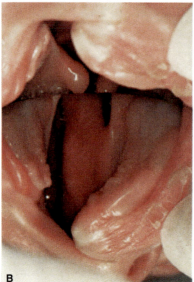
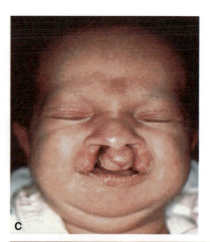
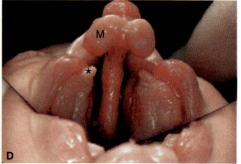

Figura 9.43 Anomalias congênitas do lábio e do palato. **A.** Recém-nascido com fenda labial e fenda palatina unilaterais completas. **B.** Fotografia intraoral (tirada com espelho) mostra fenda completa unilateral esquerda das partes primária e secundária do palato. **C.** Recém-nascida com fenda labial e fenda palatina completas bilaterais. **D.** Fotografia intraoral (tirada com espelho) mostra fenda palatina completa bilateral. Observe a protrusão maxilar (*M*) e os dentes natais (*) (presentes no nascimento) no ápice gengival em cada segmento menor. (Cortesia do Dr. John B. Mulliken, Children's Hospital Boston, Harvard Medical School, Boston, MA.)

Fendas faciais

Diversos tipos de fendas faciais ocorrem, mas todas são raras. Fendas graves normalmente estão associadas a defeitos grosseiros da cabeça. **Fendas faciais oblíquas** são frequentemente bilaterais e se estendem do lábio superior até a margem medial da **órbita** (cavidade óssea contendo o bulbo do olho). Quando isso ocorre, os ductos lacrimonasais são sulcos abertos (sulcos lacrimonasais persistentes; Figura 9.44). As fendas faciais oblíquas associadas à fenda labial resultam da falha das massas mesenquimais nas proeminências maxilares em se fundirem com as proeminências nasais lateral e medial. As **fendas faciais laterais ou transversais** correm da boca em direção à orelha. As **fendas bilaterais** resultam em uma boca muito grande (**macrostomia**). Em casos graves, as fendas nas bochechas estendem-se quase para as orelhas.

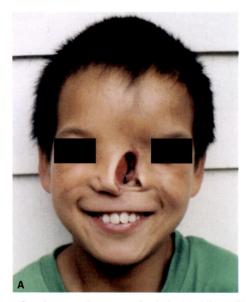
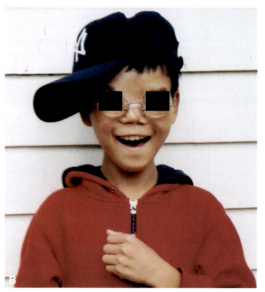

Figura 9.44 Fotografias de uma criança com fenda facial oblíqua. Observe a fenda lacrimonasal persistente. **A.** Antes da correção cirúrgica. **B.** Após a correção cirúrgica. (Cortesia do Dr. J. A. Ascherman, Department of Surgery, Division of Plastic Surgery, Columbia University Medical Center, New York, NY.)

Resumo do aparelho faríngeo, face e pescoço

- A **faringe primitiva** é limitada lateralmente pelos **arcos faríngeos**. Cada arco consiste em um núcleo de mesênquima coberto externamente pelo ectoderma e internamente pelo endoderma. O mesênquima original de cada arco é derivado do mesoderma. Mais tarde, **células da crista neural** migram para os arcos e são a principal fonte de componentes de tecido conjuntivo, incluindo cartilagem, osso e ligamentos das regiões oral e facial. Cada arco contém uma artéria, uma haste cartilaginosa, nervos e componente muscular
- **Externamente, os arcos faríngeos** são separados pelos sulcos faríngeos. Internamente, os arcos são separados por evaginações da faringe (**bolsas faríngeas**). Onde o ectoderma de um sulco entra em contato com o endoderma de uma bolsa, as **membranas faríngeas** são formadas. Os derivados adultos de vários componentes dos arcos faríngeos são resumidos na Tabela 9.1, e os derivados das bolsas são ilustrados na Figura 9.7
- Os **sulcos faríngeos** desaparecem, exceto para os do primeiro par, que persistem como meato acústico externo. As **membranas faríngeas** também desaparecem, exceto as do primeiro par, que se tornam as membranas timpânicas. A **primeira bolsa faríngea** forma a cavidade timpânica, o antro mastóideo e a tuba auditiva. A **segunda bolsa faríngea** está associada ao desenvolvimento da tonsila palatina
- O **timo** é derivado do **terceiro par de bolsas faríngeas**, e as **glândulas paratireoides** são formadas a partir do **terceiro e do quarto pares de bolsas**
- A **glândula tireoide** desenvolve-se de um crescimento para baixo a partir do assoalho da faringe primitiva na região onde a língua se desenvolve. As células parafoliculares (células C) na glândula tireoide são derivadas de **corpos ultimofaríngeos**, que são derivados principalmente do quarto par de bolsas faríngeas
- Cistos, seios e fístulas cervicais podem desenvolver-se de partes do segundo sulco faríngeo, o **seio cervical**, ou da segunda bolsa faríngea que não é obliterada
- Uma **glândula tireoide ectópica** ocorre quando a glândula não desce completamente de seu local de origem na língua. O **ducto tireoglosso** pode persistir, ou os seus remanescentes podem formar **cistos do ducto tireoglosso** e massas de tecido tireóideo ectópico. Cistos infectados podem perfurar a pele e formar seios do ducto tireoglosso que se abrem anteriormente no plano mediano do pescoço
- **Fenda do lábio superior** é uma anomalia congênita comum. Embora frequentemente associadas à fenda palatina, a fenda labial e a fenda palatina são defeitos etiologicamente distintos, que envolvem diferentes processos do desenvolvimento que ocorrem em momentos distintos. *A fenda do lábio superior resulta da falha da fusão de massas mesenquimais nas proeminências nasais mediais e maxilares, enquanto a fenda palatina resulta da falha de fusão de massas mesenquimais nos processos palatinos.* A maior parte dos casos de fenda labial, com ou sem fenda palatina associada, é causada por uma combinação de fatores genéticos e ambientais (**herança multifatorial**; Capítulo 20).

Questões clínicas

Caso 9.1

A mãe de um menino de 2 anos de idade consultou o pediatra por causa de eliminação intermitente de material mucoide a partir de uma pequena abertura na lateral do pescoço do menino. Havia também rubor e edema substanciais no terço inferior do pescoço da criança imediatamente anterior ao músculo esternocleidomastóideo.

- Qual é o diagnóstico mais provável?
- Qual é a base embriológica provável para essa eliminação mucoide intermitente?
- Discuta a causa dessa anomalia congênita.

Caso 9.2

Durante uma tireoidectomia subtotal, o cirurgião localizou apenas uma glândula paratireoide inferior.

- Onde poderia estar localizada a outra?
- Qual é a base embriológica para a localização ectópica desta glândula?

Caso 9.3

Uma mulher jovem consultou o médico por causa de massa na parte anterior do pescoço, imediatamente inferior ao osso hioide.

- Que tipo de cisto é este?
- Sempre ocorrem no plano mediano?
- Discuta a base embriológica desse cisto
- Qual outra condição poderia ser confundida com essa massa?

Caso 9.4

Um recém-nascido do sexo masculino apresenta uma fenda labial unilateral que se estende para o nariz e através do processo alveolar da maxila.

- Os termos *lábio leporino* e *fenda labial* são sinônimos?
- Qual é a base embriológica desse defeito congênito?
- Nenhum dos genitores apresentava fenda labial ou fenda palatina. É provável o envolvimento de fatores genéticos?
- Estes defeitos são mais comuns no sexo masculino?
- Qual é a chance de o próximo filho apresentar uma fenda labial?

Caso 9.5

Uma mulher com epilepsia que foi tratada com um medicamento anticonvulsivante durante a gravidez deu à luz uma criança com fendas labial e palatina.

- Há evidências indicando que esses medicamentos aumentem a incidência desses defeitos congênitos?
- Discuta as causas desses dois defeitos congênitos.

A discussão dessas questões é apresentada no Apêndice, na parte final deste livro.

Bibliografia e leitura sugerida

Abbott BD: The etiology of cleft palate: a 50-year search for mechanistic and molecular understanding, *Birth Defects Res B Dev Reprod Toxicol* 89:266, 2010.

Allori AC, Cragan JD, Cassell CH, et al: ICD-10- based expanded code set for use in cleft lip/palate research and surveillance, *Birth Defects Research (Part A)* 106:905, 2016.

Bajaj Y, Ifeacho S, Tweedie D, et al: Branchial anomalies in children, *Int J Pediatr Otorhinolaryngol* 75:1020, 2011.

Berkovitz BKB, Holland GR, Moxham B: *Oral anatomy, histology, and embryology*, ed 4, Edinburgh, 2009, Mosby.

Bothe I, Tenin G, Oseni A, et al: Dynamic control of head mesoderm patterning, *Development* 138:2807, 2011.

Burford CM, Mason MJ: Early development of the malleus and incus in humans, *J Anat* 229:857, 2016.

Escot S, Blavet C, Faure E, et al: Disruption of CXCR4 signaling in pharyngeal neural crest cells causes DiGeorge syndrome-like malformations, *Develop* 143:582, 2016.

Frisdal A, Trainor PA: Development and evolution of the pharyngeal apparatus, *Wiley Interdiscip Rev Dev Biol* 6:403, 2014.

Gitton Y, Heude E, Vieux-Rochas M, et al: Evolving maps in craniofacial development, *Semin Cell Develop Biol* 21:301, 2010.

Greene RM, Pisano MM: Palate morphogenesis: current understanding and future directions, *Birth Defects Res C* 90:133, 2010.

Gross E, Sichel JY: Congenital neck lesions, *Surg Clin North Am* 86:383, 2006.

Hennekam R, Allanson J, Krantz I: *Gorlin's syndromes of the head and neck*, ed 5, New York, 2010, Oxford University Press.

Hinrichsen K: The early development of morphology and patterns of the face in the human embryo, *Adv Anat Embryol Cell Biol* 98:1, 1985.

Honkura Y, Yamamoto M, Yoshimoto T, et al: Is the ultimobranchial body a reality or myth: a study using serial sections of human embryos, *Okajimas Folia Anat Jpn* 93:29, 2016.

Houssin NS, Bharathan NK, Turner SD, et al: Role of JNK during buccopharyngeal membrane perforation, the last step of embryonic mouth formation, *Dev Dyn* 246(2):100–115, 2016.

Jirásel JE: *An atlas of human prenatal developmental mechanics. Anatomy and staging*, London, 2004, Taylor & Francis.

Jones KL, Jones MC, Campo MD: *Smith's recognizable patterns of human malformation*, ed 7, Philadelphia, 2013, Saunders.

Lale SM, Lele MS, Anderson VM: The thymus in infancy and childhood, *Chest Surg Clin North Am* 11:233, 2001.

Minoux M, Rijii FM: Molecular mechanisms of cranial neural crest cell migration and patterning in craniofacial development, *Development* 137:2605, 2010.

Moore KL, Dalley AD, Agur AMR: *Clinically oriented anatomy*, ed 8, Baltimore, Md., 2017, Lippincott Williams & Wilkins.

Mueller DT, Callanan VP: Congenital malformations of the oral cavity, *Otolaryngol Clin North Am* 40:141, 2007.

Nanci O: *Ten Cate's oral histology*, ed 9, Philadelphia, 2018, Elsevier.

Nishimura Y: Embryological study of nasal cavity development in human embryos with reference to congenital nostril atresia, *Acta Anat* 147:140, 1993.

Noden DM: Cell movements and control of patterned tissue assembly during craniofacial development, *J Craniofac Genet Dev Biol* 11:192, 1991.

Noden DM: Vertebrate craniofacial development: novel approaches and new dilemmas, *Curr Opin Genet Dev* 2:576, 1992.

Noden DM, Francis-West P: The differentiation and morphogenesis of craniofacial muscles, *Dev Dyn* 235:1194, 2006.

Noden DM, Trainor PA: Relations and interactions between cranial mesoderm and neural crest populations, *J Anat* 207:575, 2005.

Ozolek JA: Selective pathologies of the head and neck in children—a developmental perspective, *Adv Anat Pathol* 16:332, 2009.

Passos-Bueno MR, Ornelas CC, Fanganiello RD: Syndromes of the first and second pharyngeal arches: a review, *Am J Med Genet A* 149A:1853, 2009.

Petit KE, Tran NV, Pretorius DH: Ultrasound evaluation of the fetal face and neck. In Norton ME, editor: *Callen's ultrasonography in obstetrics and gynecology*, ed 6, Philadelphia, 2017, Elsevier.

Rice DPC: Craniofacial anomalies: from development to molecular pathogenesis, *Curr Mol Med* 5:699, 2009.

Rodriguez-Vázquez JF: Development of the stapes and associated structures in human embryos, *J Anat* 207:165, 2005.

Sarnat HB, Flores-Sarnat L: Olfactory development, part 2: neuroanatomic maturation and dysgeneses, *J Child Neurol* 32:579, 2017.

Som PM, Grapin-Botton A: The current embryology of the foregut and its derivatives, *Neurographics* 6:43, 2016.

Sperber GH, Sperber SM, Guttmann GD: *Craniofacial embryogenetics and development*, ed 2, Beijing, 2010, People's Medical Publishing House/PMPH-Global.

Takanashi Y, Honkura Y, Rodriguez-Vazquez JF, et al: Pyramidal lobe of the thyroid gland and the thyroglossal duct remnant: a study using human fetal sections, *Ann Anat* 197:29, 2015.

Thi Thu HN, Haw Tien SF, Loh SL: Tbx2a is required for specification of endodermal pouches during development of the pharyngeal arches, *PLoS ONE* 10:e77171, 2013.

Thompson H, Ohazama A, Sharpe PT, et al: The origin of the stapes and relationship to the otic capsule and oval window, *Dev Dyn* 241:1396, 2012.

Wang X, Chen D, Chen K, et al: Endothelium in the pharyngeal arches 3, 4 and 6 is derived from the second heart field, *Dev Biol* 421:108, 2017.

Xavier GM, Seppala M, Barrell W, et al: Hedgehog receptor function during craniofacial development, *Dev Biol* 415:198, 2016.

Yatzey KE: DiGeorge syndrome, Tbx1, and retinoic acid signaling come full circle, *Circ Res* 106:630, 2010.

Sistema Respiratório

Os órgãos do sistema respiratório inferior (laringe, traqueia, brônquios e pulmões) começam a se formar durante a 4ª semana do desenvolvimento.

Primórdio respiratório

O sistema respiratório começa como uma evaginação na linha mediana, o **sulco laringotraqueal**, que aparece no assoalho da extremidade caudal do intestino anterior (faringe primitiva) (Figura 10.1B e C; ver também Figura 10.4A). Esse primórdio da **árvore traqueobrônquica** se desenvolve caudal ao quarto par de bolsas faríngeas. O revestimento endodérmico do sulco laringotraqueal forma o epitélio pulmonar e as glândulas da laringe, da traqueia e dos brônquios. O tecido conjuntivo, a cartilagem e o músculo liso dessas estruturas se desenvolvem a partir do mesoderma esplâncnico ao redor do intestino anterior (Figura 10.5A).

Ao final da 4ª semana, o sulco laringotraqueal já evaginou (projetou-se) para formar um **divertículo laringotraqueal** (broto pulmonar) saculiforme, que está localizado ventral à parte caudal do intestino anterior (Figura 10.2A; ver também Figura 10.1B). À medida que o divertículo se alonga, ele é envolvido pelo **mesênquima esplâncnico**. Sua extremidade distal se dilata para formar um **broto respiratório** globular, que representa o broto único do qual a árvore respiratória se origina (ver Figura 10.2B). Os brotos pulmonares direito e esquerdo aparecem primeiro como duas bolsas externas laterais do intestino anterior em qualquer um dos lados do primórdio da traqueia.

O divertículo laringotraqueal logo se separa da faringe primitiva; entretanto, ele se mantém em comunicação com esta através do **canal laríngeo primitivo** (ver Figura 10.2C). As **pregas traqueoesofágicas** longitudinais desenvolvem-se no divertículo, aproximam-se uma da outra e se fundem para formar uma divisão, o **septo traqueoesofágico**, ao final da 5ª semana (ver Figura 10.2D e E). Esse septo divide a parte cranial do intestino anterior em uma parte ventral, o **tubo laringotraqueal** (o primórdio da laringe, da traqueia, dos brônquios e dos pulmões) e uma parte dorsal (primórdio da parte oral da faringe e do esôfago) (ver Figura 10.2F). A abertura do tubo laringotraqueal na faringe torna-se o **canal laríngeo primitivo** (ver Figura 10.2C e 10.4B a D). *A separação do intestino anterior tubular único em traqueia e esôfago resulta de um processo complexo e coordenado de múltiplas vias de sinalização e de fatores de transcrição* (Figura 10.3).

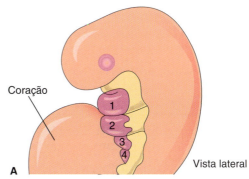

A
Os arcos faríngeos estão indicados.
Coração
Vista lateral

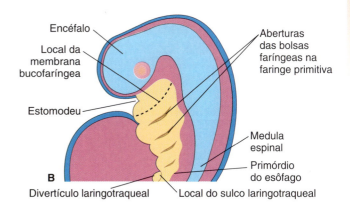

B
Encéfalo
Local da membrana bucofaríngea
Estomodeu
Divertículo laringotraqueal
Aberturas das bolsas faríngeas na faringe primitiva
Medula espinal
Primórdio do esôfago
Local do sulco laringotraqueal

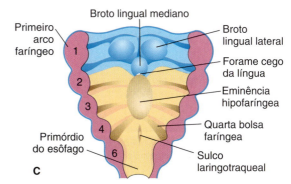

C
Broto lingual mediano
Primeiro arco faríngeo
Primórdio do esôfago
Broto lingual lateral
Forame cego da língua
Eminência hipofaríngea
Quarta bolsa faríngea
Sulco laringotraqueal

Figura 10.1 A. Vista lateral de um embrião de 4 semanas de desenvolvimento ilustrando a relação do aparelho faríngeo com o sistema respiratório em desenvolvimento. **B.** Corte sagital da metade cranial do embrião. **C.** Corte horizontal do embrião ilustrando o assoalho da faringe primitiva e a localização do sulco laringotraqueal.

Endoderma
(mesoderma
removido)

Mesoderma
esplâncnico

Faringe primitiva

Abertura
laringotraqueal

Nível de
corte D

A

Divertículo
laringotraqueal

Esôfago

Broto
respiratório

Canal
laríngeo
primitivo

Tubo
laringotraqueal

Nível de
corte E

B

Nível de
corte F

C

Brotos
brônquicos
primários

Faringe

Prega
traqueoesofágica

D

Sulco

Primórdio
do tubo
laringotraqueal

Pregas fusionadas

E

Septo
traqueoesofágico

Esôfago

F

Tubo
laringotraqueal

Figura 10.2 Estágios sucessivos do desenvolvimento do septo traqueoesofágico durante a 4ª e a 5ª semana. **A a C.** Vistas laterais da parte caudal da faringe primitiva mostrando o divertículo laringotraqueal e a divisão do intestino anterior em esôfago e tubo laringotraqueal. **D a F.** Cortes transversais ilustrando a formação do septo traqueoesofágico e mostrando como este separa o intestino anterior em tubo laringotraqueal e esôfago. As *setas* indicam as mudanças celulares resultantes do crescimento.

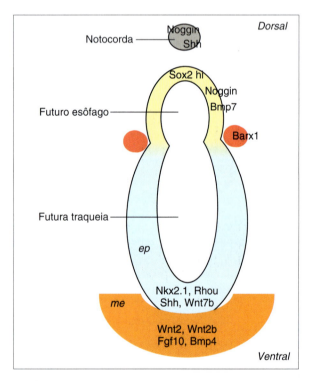

Figura 10.3 Corte esquemático mostrando a padronização dorso-ventral do intestino anterior (camundongo). O intestino anterior tubular não dividido mostra altos níveis de Sox2, Noggin e Bmp7 no epitélio dorsal que originará o esôfago. O epitélio ventral (*ep*), que irá contribuir com a traqueia, expressa altos níveis do fator de transcrição Nkx2.1 e moléculas de sinalização Shh e Wnt7b, junta-mente com Rhou. O gene homeobox *Barx1* é expresso na demar-cação entre a separação do intestino anterior dorsal e ventral. No mesênquima (*me*) ventral os fatores Wnt2, Wnt2b, Fgf10 e Bmp4 auxiliam na expressão dos genes no epitélio. Defeitos nas vias de sinalização do Shh, Wnt ou Bmp ou mutações do Sox2, Nkx2.1 ou Rhou podem resultar em desenvolvimento do intestino anterior anormal, resultando em atresia esofágica associada ou não a fístula traqueoesofágica.

Desenvolvimento da laringe

O epitélio de revestimento da laringe desenvolve-se a partir do endoderma da extremidade cranial do **tubo laringotraqueal** (ver Figura 10.2C). As **cartilagens da laringe** desenvolvem-se do quarto e sexto pares de arcos faríngeos (ver Figura 10.1A e C), a partir do mesênquima que é derivado das **células da crista neural**. O mesênquima da extremidade cranial do tubo laringotraqueal rapidamente prolifera, produzindo um par de **brotos aritenóideos** (Figura 10.4B). Os brotos crescem em direção à língua, convertendo a abertura em forma de fenda, a **glote primitiva**, em um **canal laríngeo** em forma de T e redu-zindo o lúmen da laringe em desenvolvimento a uma estreita fenda (ver Figura 10.4C).

O epitélio da laringe prolifera rapidamente, resultando em uma oclusão temporária do lúmen da laringe. A recanalização, processo em que os **ventrículos da laringe** são formados, normal-mente ocorre na 10ª semana (ver Figura 10.4D). Esses recessos são delimitados por pregas da membrana mucosa que se tornam as **pregas vocais** (cordas) e **pregas vestibulares**.

A **epiglote** desenvolve-se da parte caudal da eminência hipofaríngea, uma proeminência produzida pela proliferação do mesênquima na extremidade ventral do terceiro e quarto arcos faríngeos (ver Figura 10.4B a D). A parte rostral dessa eminência forma o terço posterior ou parte faríngea da língua (ver Figura 10.4C e D).

Como os **músculos da laringe** se desenvolverem dos mioblastos do quarto e sexto pares de arcos faríngeos, eles são inervados pelos ramos laríngeos do **nervo vago** (nervo craniano X) que suprem esses arcos (ver Capítulo 9, Tabela 9.1). A laringe é encontrada em uma posição alta no pescoço de recém-nascidos; esse posicionamento permite que a epiglote entre em contato com o palato mole. Isso proporciona uma separação quase completa dos sistemas respiratório e diges-tório, facilitando a amamentação; entretanto, significa também que, quase obrigatoriamente, os recém-nascidos respiram pelo nariz. A descida estrutural da laringe ocorre em torno dos primeiros 2 anos de vida.

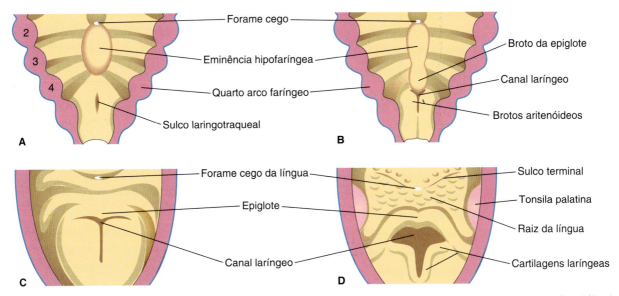

Figura 10.4 Estágios sucessivos do desenvolvimento da laringe. **A.** 4 semanas. **B.** 5 semanas. **C.** 6 semanas. **D.** 10 semanas. O epitélio de revestimento da laringe é de origem endodérmica. As cartilagens e músculos da laringe desenvolvem-se a partir do mesênquima do quarto e do sexto pares de arcos faríngeos. Observe que o canal laríngeo muda sua forma, de uma abertura semelhante a fenda para um canal em forma de T, à medida que o mesênquima ao redor da laringe em desenvolvimento prolifera.

Atresia laríngea

A **atresia laríngea (obstrução)**, uma rara anomalia congênita, resulta da falha da recanalização da laringe, que causa obstrução das vias respiratórias superiores do feto, ou **síndrome de obstrução congênita das vias respiratórias superiores**. Na região distal à atresia ou estenose (estreitamento), as vias respiratórias tornam-se dilatadas e os pulmões, aumentados e preenchidos por líquido. O diafragma está retificado ou invertido, e há um acúmulo de líquido seroso na cavidade peritoneal (**ascite fetal**), nos espaços intracelulares, causando edema grave (**hidropisia**). A síndrome de obstrução congênita das vias respiratórias

altas (CHAOS) é, muito frequentemente, fatal em decorrência de insuficiência cardíaca fetal. Em alguns casos menos graves, a intervenção pós-parto nas vias respiratórias (traqueostomia) pode resultar em sobrevida.

A atresia incompleta, ou rede laríngea, é um defeito no qual o tecido conjuntivo entre as cordas vocais é recoberto por membrana mucosa; isso causa obstrução nas vias respiratórias e choro rouco em neonatos. Esse defeito resulta de recanalização incompleta da laringe durante a 10ª semana. O tratamento é feito por dilatação endoscópica da rede laríngea.

9

▶ Desenvolvimento da traqueia

Durante a separação do intestino anterior, o divertículo laringotraqueal forma a traqueia e duas evaginações laterais, os **brotos brônquicos primários** (ver Figuras 10.2C, 10.8A e 10.9). O revestimento endodérmico do tubo laringotraqueal distal à laringe se diferencia no epitélio e nas

glândulas da traqueia e no epitélio pulmonar. A cartilagem, o tecido conjuntivo e os músculos da traqueia são derivados do mesênquima esplâncnico que envolve o tubo laringotraqueal (Figura 10.5). *O receptor de carga Evi/Wis está envolvido no padrão dorsal-ventral do revestimento endodérmico do tubo laringotraqueal. A proliferação do mesênquima circundante e a formação de cartilagem e músculos são reguladas pelas vias de sinalização Wnt/β-catenina.*

Fístula traqueoesofágica

A **fístula** (passagem anormal) entre a traqueia e o esôfago ocorre em 3.000 a 4.500 recém-nascidos (Figuras 10.6 e 10.7); sendo mais afetados os do sexo masculino. Em mais de 85% dos casos, a **fístula traqueoesofágica** (FTE) está associada a **atresia** esofágica. A FTE resulta da divisão incompleta da parte cranial do intestino anterior nas partes respiratórias e esofágicas durante a 4ª semana. A fusão incompleta das pregas traqueoesofágicas resulta em um septo traqueoesofágico defeituoso e uma FTE entre a traqueia e o esôfago.

A FTE é a anomalia congênita mais frequente do sistema respiratório inferior. Quatro variedades principais de FTE podem se desenvolver (ver Figura 10.6). A anomalia mais frequente ocorre na parte superior do esôfago, que termina em fundo cego (**atresia esofágica**) e na parte inferior, na junção à traqueia próximo à sua

bifurcação (ver Figuras 10.6A e 10.7). Outras variações dessa anomalia estão ilustradas na Figura 10.6B a D.

Os recém-nascidos que apresentam esse tipo frequente de FTE e atresia esofágica não conseguem deglutir, portanto, frequentemente, a saliva escorre da boca e, quando alimentados, ocorre a regurgitação imediata do leite. Os conteúdos gástrico e intestinal também podem refluir do estômago através da fístula para a traqueia e os pulmões. Esse refluxo de ácido e, em alguns casos, de bile, pode provocar **pneumonite** (inflamação dos pulmões), levando a comprometimento respiratório. O **polidrâmnio** está frequentemente associado à atresia esofágica. O excesso do líquido amniótico ocorre porque o líquido não consegue entrar no estômago e nos intestinos para ser absorvido e posteriormente transferido para o sangue materno pela placenta para ser eliminado.

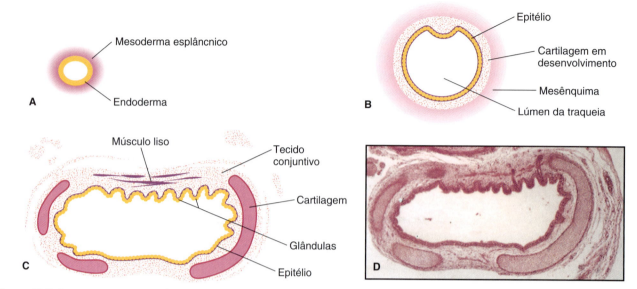

Figura 10.5 Cortes transversais do tubo laringotraqueal ilustrando os estágios sucessivos de desenvolvimento da traqueia. **A.** 4 semanas. **B.** 10 semanas. **C.** 12 semanas (desenho da micrografia em **D**). Observe que o endoderma do tubo origina o epitélio e as glândulas da traqueia e o mesênquima ao redor do tubo forma tecido conjuntivo, músculo e cartilagem. **D.** Fotomicrografia de um corte transversal da traqueia com 12 semanas de desenvolvimento. (**D.** De Moore KL, Persaud TVN, Shiota K. *Color atlas of clinical embryology.* ed 2, Philadelphia, 2000, Saunders.)

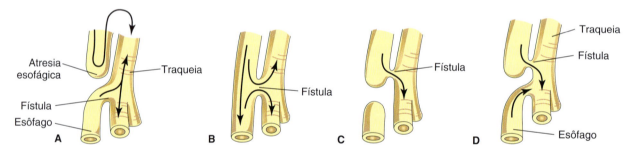

Figura 10.6 Os quatro principais tipos de variação da fístula traqueoesofágica (FTE) mostrados em ordem de frequência. Os possíveis sentidos dos fluxos dos conteúdos estão indicados pelas *setas*. Atresia esofágica, como ilustrada em **A**, está associada a FTE em mais de 85% dos casos. **B.** Fístula entre a traqueia e o esôfago. **C.** O ar não consegue entrar na região distal do esôfago e estômago. **D.** O ar pode entrar na parte distal do esôfago e do estômago, e o conteúdo esofágico e gástrico pode entrar na traqueia e nos pulmões.

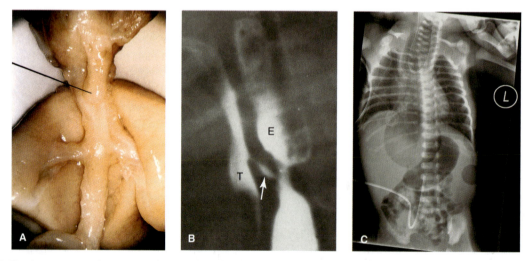

Figura 10.7 A. Fístula traqueoesofágica (FTE) em um feto do sexo masculino de 17 semanas. O segmento esofágico superior termina em fundo cego (apontador). **B.** Radiografia contrastada de neonato com FTE. Observe a comunicação (*seta*) entre o esôfago (*E*) e a traqueia (*T*). **C.** Radiografia de atresia esofágica e fístula traqueoesofágica. O esôfago proximal em fundo cego está claramente visível. Observe que há ar na parte distal do tubo gastrintestinal, indicando uma fístula traqueoesofágica. Um cateter venoso umbilical também pode ser visto. (**A.** De Kalousek DK, Fitch N, Paradice B. *Pathology of the human embryo and previable fetus.* New York, 1990, Springer-Verlag. **B.** Cortesia do Dr. Prem S. Sahni, anteriormente do Department of Radiology, Children's Hospital, Winnipeg, Manitoba, Canadá. **C.** Cortesia do Dr. J. V. Been e do Dr. M. J. Schuurman, Department of Pediatrics, e do Dr. S. G. Robben, Department of Radiology, Maastricht University Medical Centre, Maastricht, Holanda.)

Fenda laringotraqueoesofágica

Em raros casos a laringe e a parte superior da traqueia não se separam completamente do esôfago. Isso resulta em uma conexão persistente de comprimento variável entre essas estruturas normalmente separadas, ou **fenda laringotraqueoesofágica**. Os sintomas dessa anomalia congênita são similares àqueles da FTE por causa da aspiração de líquidos e/ou comida para os pulmões. A **afonia** (incapacidade de falar) é uma característica distintiva.

Estenose e atresia traqueais

A **estenose** (estreitamento) e a atresia da traqueia são anomalias congênitas incomuns, que estão geralmente associadas a uma das variedades de FTE. A estenose e a atresia provavelmente resultam da divisão desigual do intestino anterior em esôfago e traqueia (ver Figura 10.6). Às vezes, forma-se uma rede de tecido que obstrui a passagem do ar (**atresia traqueal incompleta**). Atresia ou **agenesia** (ausência) da traqueia é invariavelmente fatal.

Divertículo traqueal (brônquio traqueal)

O **divertículo** ou **brônquio traqueal** consiste em uma projeção da traqueia, semelhante a um brônquio, em fundo cego. A evaginação pode terminar em tecido pulmonar aparentemente normal, formando um lobo traqueal do pulmão. Esse divertículo pode causar infecções recorrentes e angústia respiratória em recém-nascidos.

▶ Desenvolvimento dos brônquios e dos pulmões

O broto respiratório (broto pulmonar) desenvolve-se na extremidade caudal do divertículo laringotraqueal durante a quarta semana (ver Figura 10.2A e B). O broto logo se divide em duas evaginações, os **brotos brônquicos primários** (Figuras 10.8A e 10.9; ver também Figura 10.2C). Esses brotos crescem lateralmente para dentro dos **canais pericardioperitoneais**, o primórdio das cavidades pleurais (ver Figura 10.8B). **Brotos brônquicos secundários** e **terciários** logo se desenvolvem.

Junto com o mesênquima esplâncnico circundante, os brotos brônquicos se diferenciam em brônquios e suas ramificações nos pulmões. No início da 5ª semana, a conexão de cada broto brônquico com a traqueia aumenta para formar o primórdio dos **brônquios principais** (ver Figura 10.9).

O brônquio principal direito embrionário é ligeiramente maior do que o esquerdo e está orientado mais verticalmente. Essa relação persiste no adulto; consequentemente, um corpo estranho entra com mais facilidade no brônquio principal direito do que no esquerdo.

Os brônquios principais subdividem-se em **brônquios secundários**, que formam os ramos **lobares**; estes se dividem em **segmentares**, que originam os **intrassegmentares** (ver Figura 10.9). No lado direito, o brônquio lobar superior suprirá o lobo superior do pulmão, enquanto o brônquio lobar inferior se subdivide em dois brônquios, o brônquio lobar médio e o brônquio lobar inferior. No lado esquerdo, dois brônquios secundários suprem o lobo superior e o lobo inferior dos pulmões. Cada **brônquio lobar** sofrerá progressivas ramificações.

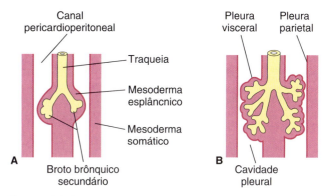

Figura 10.8 Ilustrações do crescimento dos pulmões em desenvolvimento para o mesênquima esplâncnico adjacente às paredes mediais do canal pericardioperitoneal (primórdio da cavidade pleural). O desenvolvimento das camadas da pleura é também mostrado. **A.** 5 semanas. **B.** 6 semanas.

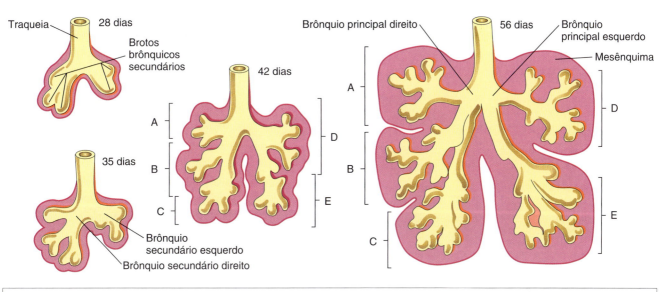

A. Lobo superior direito   B. Lobo médio direito   C. Lobo inferior direito   D. Lobo superior esquerdo   E. Lobo inferior esquerdo

Figura 10.9 Estágios sucessivos do desenvolvimento dos brotos brônquicos, brônquios e pulmões.

Os **brônquios segmentares**, 10 no pulmão direito e 8 ou 9 no pulmão esquerdo, começam a se formar na 7ª semana. Enquanto isso ocorre, o mesênquima circundante também se divide. Os brônquios segmentares, com a massa de mesênquima, formam o primórdio dos **segmentos broncopulmonares**. Na 24ª semana, aproximadamente 17 ordens de segmentos estão formadas e os **bronquíolos respiratórios** já se desenvolveram (Figura 10.10B). Além disso, sete ordens de vias respiratórias se formam após o nascimento.

Conforme os brônquios se desenvolvem, as placas de cartilagem se desenvolvem a partir do mesênquima esplâncnico circundante. O músculo liso e o tecido conjuntivo dos brônquios, o tecido conjuntivo pulmonar e os capilares também são derivados desse mesênquima. Quando os pulmões se desenvolvem, adquirem uma camada de **pleura visceral** derivada do mesênquima esplâncnico (ver Figura 10.8). Com a expansão, os pulmões e a cavidade pleural crescem caudalmente para o mesênquima da parede corporal e logo se aproximam do coração. A parede torácica corporal torna-se revestida por uma camada de **pleura parietal** derivada do mesoderma somático (ver Figura 10.8B). O espaço entre a pleura parietal e a visceral é a **cavidade pleural**.

Maturação dos pulmões

A maturação dos pulmões é dividida em quatro estágios histologicamente superpostos: **pseudoglandular**, **canalicular**, **saco terminal (sacular)** e **alveolar**.

Estágio pseudoglandular (da 5ª à 17ª semana)

Do ponto de vista histológico, durante o **estágio pseudoglandular**, o pulmão tem aparência de glândulas exócrinas (Figura 10.11A; ver também Figura 10.10A). Com 16 semanas, todos os principais componentes dos pulmões estão formados, exceto aqueles envolvidos com as trocas gasosas. A respiração não é possível; portanto, *fetos nascidos durante esse período não conseguem sobreviver.*

Estágio canalicular (da 16ª à 25ª semana)

O **estágio canalicular** sobrepõe-se ao estágio pseudoglandular porque os segmentos craniais dos pulmões amadurecem mais rápido do que os segmentos caudais. Durante o estágio canalicular, os lumens dos brônquios e dos **bronquíolos terminais** tornam-se maiores e o tecido pulmonar torna-se altamente vascularizado (ver Figuras 10.10B e 10.11B). Na 24ª semana, cada bronquíolo terminal forma dois ou mais **bronquíolos respiratórios**, que irão se dividir em três a seis passagens: os **ductos alveolares primitivos**.

A respiração é possível ao final do estágio canalicular (26 semanas), pois alguns **sacos terminais** de parede delgada (alvéolos primitivos) se desenvolvem no fim dos bronquíolos respiratórios e o tecido pulmonar está bem vascularizado. Embora fetos nascidos ao término desse período consigam sobreviver se tiverem cuidados intensivos, recém-nascidos prematuros muitas vezes não sobrevivem, porque o sistema respiratório e os outros sistemas ainda estão relativamente imaturos.

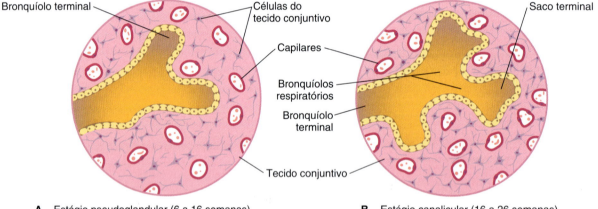

A Estágio pseudoglandular (6 a 16 semanas)

B Estágio canalicular (16 a 26 semanas)

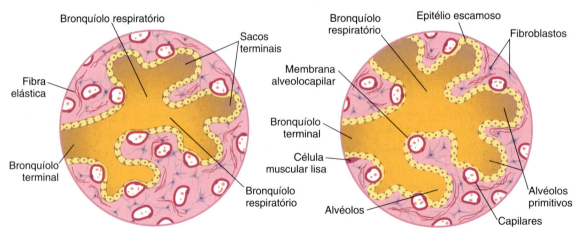

C Estágio de saco terminal (26 semanas ao nascimento)

D Estágio alveolar (32 semanas a 8 anos)

Figura 10.10 Desenhos de cortes histológicos ilustrando os estágios de desenvolvimento do pulmão. **A** e **B.** Estágios iniciais de desenvolvimento pulmonar. **C** e **D.** Observe que a membrana alveolocapilar é delgada e alguns capilares se projetam para os sacos terminais e alvéolos.

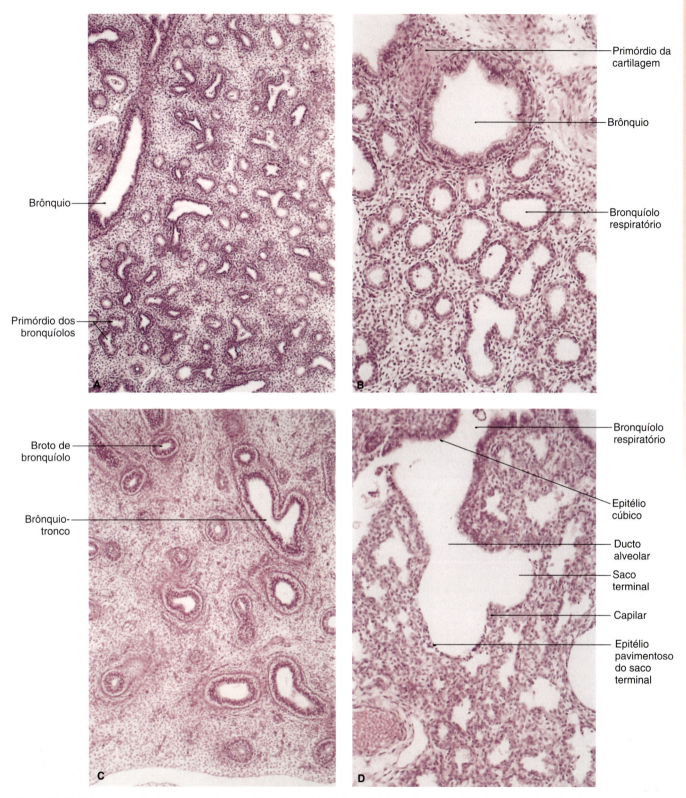

Figura 10.11 Fotomicrografia de cortes do desenvolvimento embrionário e fetal dos pulmões. **A.** Estágio pseudoglandular, 8 semanas. Observe o aspecto "glandular" do pulmão. **B.** Estágio canalicular, 16 semanas. Os lumens dos brônquios e bronquíolos terminais estão dilatados. **C.** Estágio canalicular, 18 semanas. **D.** Estágio de saco terminal, 24 semanas. Observe sacos terminais (alvéolos primitivos) de parede fina que se desenvolveram no fim dos bronquíolos respiratórios. Observe também que o número de capilares aumentou e alguns estão intimamente associados aos alvéolos em desenvolvimento. (De Moore KL, Persaud TVN, Shiota K. *Color atlas of clinical embryology.* ed 2, Philadelphia, 2000, Saunders.)

Estágio de saco terminal (sacular) (da 24ª semana ao final do período fetal)

Durante o **estágio de saco terminal**, muito mais sacos terminais (alvéolos primitivos) se desenvolvem (ver Figuras 10.10C e 10.11D) e seus epitélios tornam-se muito finos. Os capilares começam a se projetar para esses sacos. O íntimo contato entre o epitélio e as células endoteliais estabelece a **barreira hematoaérea**, que permite uma troca adequada de gases, necessária para a sobrevida do feto em caso de nascimento prematuro.

Na 26ª semana, os sacos terminais são revestidos principalmente por células epiteliais pavimentosas de origem endodérmica, os **pneumócitos do tipo I**, através dos quais ocorre a troca gasosa. A rede de capilares prolifera rapidamente no mesênquima ao redor dos alvéolos em desenvolvimento e é concomitante ao desenvolvimento dos capilares linfáticos. Dispersas entre as células epiteliais pavimentosas, estão células epiteliais secretoras arredondadas (de mesma origem endodérmica), os **pneumócitos do tipo II**, *que secretam o surfactante pulmonar*, uma mistura complexa de fosfolipídios e proteínas.

O surfactante se forma como uma película monomolecular na parede interna dos **sacos alveolares**, as unidades funcionais dos pulmões, e neutraliza as forças de tensão superficial na interface ar-alvéolo. Isso facilita a expansão dos sacos terminais, prevenindo a **atelectasia** (colapso dos sacos durante a expiração). A maturação dos pneumócitos do tipo II e a produção do surfactante variam amplamente entre os fetos de diferentes idades gestacionais. A produção do surfactante aumenta durante os estágios terminais da gestação, particularmente durante as últimas 2 semanas.

A produção de surfactante começa entre a 20ª e a 22ª semana, mas o surfactante está presente apenas em pequenas quantidades em recém-nascidos prematuros, não existindo em níveis adequados até o fim do período fetal. Por volta da 26ª à 28ª semana, o feto frequentemente pesa cerca de 1.000 g, e existem sacos alveolares e surfactante suficientes para permitir a sobrevida de recém-nascidos prematuros. Antes disso, os pulmões não conseguem, geralmente, realizar trocas gasosas adequadas, em parte, porque a área de superfície alveolar é insuficiente e a vascularização é pouco desenvolvida.

A presença de sacos terminais delgados ou um epitélio alveolar primitivo não é tão importante para a sobrevida e o desenvolvimento neurológico de recém-nascidos prematuros quanto a adequada vascularização pulmonar e produção de surfactante suficiente.

Fetos nascidos entre a 24ª e a 26ª semana após a fecundação conseguem sobreviver se tiverem cuidados intensivos; entretanto, eles podem sofrer de **angústia respiratória** (desconforto respiratório) pela deficiência de surfactante. A sobrevida desses recém-nascidos tem aumentado pelo uso pré-natal de corticosteroides (esteroides produzidos pelo córtex das glândulas suprarrenais), que induz a produção de surfactante, e também com a terapia pós-natal de reposição de surfactante.

Estágio alveolar (do fim do período fetal aos 8 anos)

A definição do momento exato quando o estágio de saco terminal acaba e se inicia o **estágio alveolar** depende da definição do termo *alvéolos*. Os sacos terminais análogos aos alvéolos já existem na 32ª semana. O epitélio de revestimento desses sacos atenua-se para uma fina camada epitelial pavimentosa. Os pneumócitos do tipo I tornam-se tão delgados que os capilares adjacentes projetam-se para os sacos alveolares (ver Figuras 10.10D e 10.11D). Ao fim do período fetal (38 semanas), os pulmões são capazes de realizar a respiração, pois a **membrana alveolocapilar** (barreira de difusão pulmonar ou membrana respiratória) é delgada o suficiente para realizar as trocas gasosas. Embora os pulmões não comecem a realizar essa função vital até o nascimento, estão bem desenvolvidos e, portanto, capazes de funcionar prontamente após o nascimento.

No início do estágio alveolar (34 semanas), cada bronquíolo respiratório termina em um aglomerado de **sacos alveolares** de paredes delgadas, separados uns dos outros por tecido conjuntivo frouxo. Esses sacos representam os futuros **ductos alveolares** (ver Figuras 10.10D e 10.11D). A transição da troca gasosa dependente da placenta para a troca gasosa autônoma requer as seguintes mudanças adaptativas dos pulmões:

- Produção de surfactante nos sacos alveolares
- Transformação dos pulmões de órgãos secretores para órgãos capazes de realizar as trocas gasosas
- Estabelecimento das circulações sistêmica e pulmonar em paralelo.

Aproximadamente 95% dos alvéolos maduros desenvolvem-se no período pós-natal. Antes do nascimento, os alvéolos primordiais aparecem como pequenas projeções nas paredes dos bronquíolos respiratórios e dos sacos alveolares, dilatações terminais dos ductos alveolares (ver Figura 10.10D). Após o nascimento, os alvéolos primitivos se ampliam conforme a expansão dos pulmões, mas o maior aumento no tamanho dos pulmões resulta do aumento no número de bronquíolos respiratórios e alvéolos primitivos, mais do que do aumento no tamanho dos alvéolos (ver Figuras 10.11B e D).

O desenvolvimento alveolar está, em grande parte, completo aos 3 anos de idade, mas novos alvéolos são acrescentados até aproximadamente 8 anos de idade. Ao contrário dos alvéolos maduros, *os alvéolos imaturos têm o potencial para formar alvéolos primitivos adicionais.* À medida que esses alvéolos aumentam em tamanho, eles se tornam alvéolos maduros. No entanto, o principal mecanismo para o aumento do número de alvéolos é a formação de septos secundários de tecido conjuntivo que subdividem os alvéolos primitivos existentes. Inicialmente, os septos são relativamente espessos, mas eles logo são transformados em septos delgados maduros que são capazes de realizar as trocas gasosas.

O desenvolvimento dos pulmões durante os primeiros meses após o nascimento é caracterizado pelo *aumento exponencial na superfície da barreira hematoaérea* graças à multiplicação dos alvéolos e capilares. Aproximadamente 150 milhões de alvéolos primitivos, metade do número em adultos, estão presentes nos pulmões de um recém-nascido a termo. Na radiografia de tórax, portanto, os pulmões dos recém-nascidos são mais densos que os pulmões dos adultos. Entre o terceiro e o oitavo ano de vida, são alcançados os 300 milhões de alvéolos dos adultos.

Estudos moleculares *indicam que o desenvolvimento dos pulmões é controlado por uma cascata de vias de sinalização que são reguladas por uma expressão temporal e sequencial de genes altamente conservados. O comprometimento e a diferenciação do endoderma das células do intestino anterior para formar as células epiteliais do tipo respiratório estão associados à expressão de diversos fatores de transcrição, incluindo o fator de transcrição tireoidiano 1, o fator nuclear dos hepatócitos 3β e o GATA-6, assim como outros membros da família zinc–finger, receptores do ácido retinoico e genes contendo o domínio homeobox* (Hox). *Os genes Hox especificam o eixo anteroposterior do embrião. O fator de crescimento de fibroblasto 10 e outros sinais do mesênquima esplâncnico provavelmente induzem o desenvolvimento do broto respiratório.*

A ramificação dos brotos (morfogênese ou produção da ramificação) e sua proliferação dependem de interações epiteliais (endoderma do intestino anterior) e mesenquimais (mesoderma). A via de sinalização Wnt é essencial nas interações indutivas entre o epitélio e o mesênquima.

O fator de transcrição SOX17 e a sinalização Wnt7b do epitélio regulam a proliferação mesenquimal e a formação dos vasos sanguíneos nos pulmões. O padrão morfogênico sonic hedgehog (Shh–Gli) modula a expressão do fator de crescimento de fibroblasto 10 (FGF10), que é um regulador essencial da diferenciação do músculo liso e controla a ramificação dos brotos brônquicos. Além disso, o ácido retinoico morfogênico regula Hox a5, b5 e c4 que são expressos no pulmão em desenvolvimento.

Os **movimentos respiratórios fetais** (**MRFs**), que podem ser detectados pela ultrassonografia em tempo real, ocorrem antes do nascimento, exercendo força suficiente para causar a aspiração de algum líquido amniótico para os pulmões. Os MRFs ocorrem de modo intermitente (aproximadamente 30% durante o movimento rápido dos olhos [REM] no sono) e são essenciais ao desenvolvimento normal dos pulmões (Figura 10.12). O padrão do MRF é amplamente utilizado para o acompanhamento do trabalho de parto e na previsão da sobrevida de fetos nascidos prematuros. Ao nascimento, o feto já tem a vantagem de alguns meses de exercícios respiratórios. Os MRFs, que aumentam à medida que o parto se aproxima, provavelmente condicionam os músculos respiratórios. Além disso, esses movimentos estimulam o desenvolvimento do pulmão, possivelmente pela criação de um gradiente de pressão entre os pulmões e o líquido amniótico.

Três fatores são importantes para o desenvolvimento normal do pulmão: espaço torácico adequado para o crescimento pulmonar, MRFs e volume de líquido amniótico adequado (Figura 10.13).

Ao nascimento, os pulmões têm aproximadamente metade de seu volume preenchido com líquido derivado da cavidade amniótica, pulmões e glândulas traqueais. A aeração dos pulmões ao nascimento se deve à rápida substituição do líquido intra-alveolar pelo ar e não à dilatação dos órgãos colapsados vazios.

O líquido dos pulmões é retirado ao nascimento por três vias:

- Através da boca e do nariz por pressão no tórax fetal durante o parto vaginal
- Pelos capilares, artérias e veias pulmonares
- Pelos vasos linfáticos.

No feto próximo ao termo, os vasos linfáticos pulmonares são relativamente maiores e mais numerosos do que em adultos. O fluxo linfático é rápido durante as primeiras horas após o nascimento e em seguida diminui.

Oligoidrâmnio e desenvolvimento pulmonar

Quando o **oligoidrâmnio** (quantidade insuficiente de líquido amniótico) é substancial e crônico por causa do extravasamento ou diminuição na produção do líquido amniótico, o desenvolvimento pulmonar é retardado e pode resultar em **hipoplasia pulmonar grave** com restrição do tórax fetal e dos movimentos respiratórios. O risco de hipoplasia pulmonar aumenta significativamente quando o oligoidrâmnio ocorre antes da 26ª semana. Também já foi demonstrado que o oligoidrâmnio resulta em diminuição da pressão hidráulica nos pulmões, comprometendo os receptores de estiramento, que, por sua vez, afetam a regulação de Ca^{++} e o crescimento pulmonar.

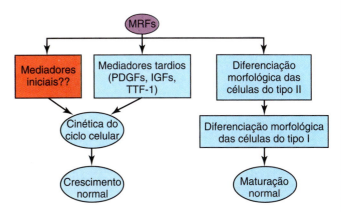

Figura 10.12 Os movimentos respiratórios fetais (*MRFs*) parecem participar no crescimento do pulmão por meio de seus efeitos na cinética do ciclo das células pulmonares ao regularem a expressão dos fatores de crescimento, como os fatores de crescimento derivados das plaquetas (*PDGFs*) e os fatores de crescimento semelhante à insulina (*IGFs*), e estabelecendo o gradiente de expressão do fator de transcrição tireoidiano 1 (*TTF-1*) no estágio tardio da organogênese do pulmão (mediadores tardios). Também se aventa que os MRFs influenciem a expressão de outros fatores de crescimento desconhecidos (mediadores iniciais) que são responsáveis pelas mudanças na cinética do ciclo celular nos estágios iniciais do desenvolvimento pulmonar. Os MRFs também parecem ser necessários para a realização da diferenciação morfológica dos pneumócitos dos tipos I e II. (De Inanlou MR, Baguma-Nibasheka M, Kablar B. The role of fetal breathing-like movements in lung organogenesis, *Histol Histopathol* 20:1261, 2005.)

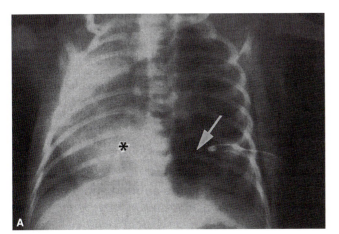
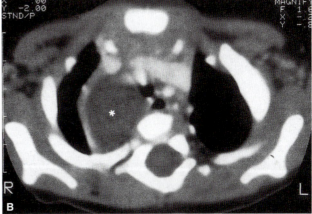

Figura 10.13 Cistos pulmonares congênitos. **A.** Radiografia de tórax (anteroposterior) de um recém-nascido mostrando uma grande malformação congênita adenomatoide cística no lado esquerdo (*seta*). O coração (*asterisco*) foi deslocado para a direita. Observe o tubo torácico no lado esquerdo, que foi colocado por causa do diagnóstico inicial de pneumotórax (ar na cavidade pleural). **B.** Imagem de tomografia computadorizada axial de tórax em um recém-nascido com um grande cisto broncogênico (*asterisco*). (Cortesia do Dr. Prem S. Sahni, anteriormente do Department of Radiology. Children's Hospital, Winnipeg, Manitoba, Canadá.)

Pulmão de recém-nascidos

Os pulmões saudáveis de recém-nascidos sempre contêm algum ar; consequentemente, um tecido pulmonar retirado deles irá flutuar na água. Um pulmão doente, parcialmente preenchido por líquido, pode não flutuar. De significância médico-legal é o fato de que os pulmões de um natimorto têm consistência firme e afundam quando colocados na água, porque contêm líquido, e não ar.

Síndrome da angústia respiratória

A **síndrome da angústia respiratória (SAR)** afeta aproximadamente 2% dos recém-nascidos, sendo aqueles nascidos prematuramente mais suscetíveis. Essas crianças desenvolvem uma respiração rápida e com dificuldade logo após o nascimento. A SAR é também conhecida como **doença da membrana hialina**. Estima-se que 30% de todas as doenças em neonatos resultem da SAR ou de suas complicações.

A *deficiência do surfactante é a principal causa da SAR*. Os pulmões são subinflados, e os alvéolos contêm um líquido com alto conteúdo proteico que lembra uma membrana vítrea ou hialina. Acredita-se que essa membrana seja derivada de uma combinação de substâncias da circulação e do epitélio pulmonar comprometido. Tem sido sugerido que a **asfixia** (comprometimento ou ausência da troca de oxigênio e dióxido de carbono) intrauterina prolongada possa causar mudanças irreversíveis nas **células alveolares tipo II**, tornando-as incapazes de produzir o surfactante. Outros fatores, tais como sepse, aspiração e pneumonia, podem inativar o surfactante, levando a uma ausência ou deficiência de surfactante em recém-nascidos prematuros e a termo.

Ainda não foram identificados todos os fatores de crescimento e hormônios que controlam a produção do surfactante, mas corticosteroides e tiroxina, que estão envolvidos na maturação dos pulmões fetais, são potentes estimuladores da produção de surfactante. O tratamento materno com glicocorticoides durante a gestação acelera o desenvolvimento pulmonar fetal e a produção de surfactante. Esses achados levaram à prescrição rotineira de corticosteroides (betametasona) para prevenção da SAR em trabalho de parto prematuro. Além disso, a administração de surfactante exógeno (**terapia de reposição de surfactante**) reduz a gravidade da SAR e a chance de mortalidade neonatal.

Lobo da veia ázigo

O **lobo da veia ázigo** aparece no pulmão direito em aproximadamente 1% das pessoas. Este se desenvolve quando o brônquio apical cresce superiormente, medial ao arco da veia ázigo, em vez de lateral a ele. Como resultado, a veia fica na base de uma fissura no lobo superior, que produz uma marcação linear na radiografia do pulmão.

Cistos pulmonares congênitos

Acredita-se que os **cistos** (preenchidos por líquido ou ar) sejam formados pela dilatação dos brônquios terminais. Eles provavelmente resultam de um distúrbio do desenvolvimento brônquico no fim da vida fetal. Se houver diversos cistos, os pulmões terão aspecto faveolado nas radiografias. Esses cistos pulmonares estão, geralmente, localizados na periferia do pulmão (ver Figura 10.13).

Agenesia pulmonar

A ausência dos pulmões resulta da ausência de desenvolvimento do broto respiratório. A **agenesia** de um pulmão é mais comum do que a agenesia bilateral, mas as duas condições são raras. A agenesia pulmonar unilateral é compatível com a vida. O coração e outras estruturas do mediastino são deslocadas para o lado afetado, e o pulmão existente é hiperexpandido.

Discinesia ciliar primária

A discinesia ciliar primária (DCP) é uma doença de cílios móveis e tem uma incidência de 1:10 a 20.000 nascimentos. A manifestação mais comum da DCP é o desconforto respiratório do recém-nascido. A DCP é geneticamente heterogênea, com mais de 35 genes atualmente identificados. Além da angústia respiratória grave, os indivíduos com DCP também possuem anormalidades de *situs* (50%; ver discussão de *situs inversus* no Capítulo 13), incluindo uma porcentagem menor com *situs* ambíguo (síndrome heterotáxica; distúrbio na distribuição direita-esquerda de órgãos torácicos e abdominais); infertilidade masculina (> 90%) devida à alteração de mobilidade de espermatozoides; tórax escavado (ver discussão no Capítulo 14); e escoliose.

Hipoplasia pulmonar

Nos recém-nascidos com **hérnia diafragmática congênita** (ver Capítulo 8, Figuras 8.9A e B e 8.10), o pulmão não consegue se desenvolver normalmente, porque é comprimido pelo posicionamento anormal das vísceras abdominais. A **hipoplasia pulmonar** é caracterizada por redução acentuada do volume pulmonar e hipertrofia do músculo liso das artérias pulmonares. A hipertensão pulmonar leva à diminuição no fluxo sanguíneo pelo sistema vascular pulmonar, visto que o sangue continua a desviar-se pelo canal arterial.

Aproximadamente 25% dos recém-nascidos com hérnia diafragmática congênita morrem por insuficiência pulmonar mesmo com cuidados pós-natais ideais, porque seus pulmões são muito hipoplásicos para a troca gasosa e existe muita resistência no fluxo sanguíneo pulmonar para suportar a vida extrauterina.

Pulmão acessório

Um pequeno **pulmão acessório (sequestro pulmonar)** é incomum. Quase sempre se localiza na base do pulmão esquerdo e não é funcional. Ele não se comunica com a árvore traqueobrônquica, e seu suprimento sanguíneo é normalmente sistêmico. Massas maiores devem ser retiradas, porque existe uma tendência ao hiperfluxo do seu suprimento sanguíneo arterial sistêmico.

Resumo do sistema respiratório

- Na 4ª semana, um **divertículo laringotraqueal** se desenvolve no assoalho da faringe primitiva
- O divertículo laringotraqueal torna-se separado do intestino anterior pelas **pregas traqueoesofágicas** que se fusionam para formar o septo traqueoesofágico. Esse septo resulta na formação do esôfago e do tubo laringotraqueal (ver Figura 10.2C e E)

- O endoderma do tubo laringotraqueal origina o epitélio dos órgãos respiratórios inferiores e das glândulas traqueo-brônquicas. O mesênquima esplâncnico ao redor do tubo laringotraqueal forma o tecido conjuntivo, a cartilagem, o músculo, os vasos sanguíneos e os vasos linfáticos desses órgãos
- O mesênquima do arco faríngeo contribui para a formação da epiglote e do tecido conjuntivo da laringe. Os músculos da laringe são derivados do mesênquima dos arcos faríngeos caudais. As cartilagens da laringe são derivadas das células da crista neural
- A extremidade distal do divertículo laringotraqueal forma o **broto respiratório** que se divide em dois **brotos brônquicos**. Cada broto brônquico logo se expande para formar o **brônquio principal** e, em seguida, o brônquio principal subdivide-se para formar os ramos brônquicos lobares, segmentares e subsegmentares (ver Figuras 10.2C e 10.9)
- Cada **broto brônquico terciário** (broto brônquico segmentar), com seu mesênquima ao redor, é o primórdio do **segmento broncopulmonar**. A ramificação continua até *aproximadamente* 17 ordens de ramos serem formadas. Vias respiratórias adicionais são formadas após o nascimento, até haver *aproximadamente* 24 ordens de ramos
- O desenvolvimento dos pulmões é dividido em quatro estágios: **pseudoglandular** (6 a 16 semanas), **canalicular** (16 a 26 semanas), **saco terminal** (26 semanas até o nascimento) e **alveolar** (32 semanas até aproximadamente 8 anos de idade)
- Entre a 20ª e a 22ª semana, o **pneumócito do tipo II** começa a secretar o **surfactante** pulmonar. A deficiência do surfactante resulta na **SAR** ou **doença da membrana hialina**
- A **FTE**, que resulta da divisão defeituosa do intestino anterior em esôfago e traqueia, é geralmente associada à atresia esofágica.

Questões clínicas

Caso 10.1

Engasgo e tosse contínua foram observados em um recém-nascido do sexo masculino. Existia uma quantidade excessiva de secreção mucosa e de saliva em sua boca. Ele também apresentava considerável dificuldade em respirar. O pediatra não conseguiu introduzir o cateter através do esôfago até o estômago.

- De qual anomalia congênita se poderia suspeitar?
- Discuta as bases embriológicas desta anomalia
- Qual tipo de exame ou teste você consideraria para confirmar a hipótese diagnóstica?

Caso 10.2

Um prematuro desenvolveu respiração rápida e superficial após o nascimento. O diagnóstico de SAR foi feito.

- Como você acha que o recém-nascido poderia tentar superar sua inadequada troca de oxigênio e dióxido de carbono?
- O que geralmente causa a SAR?
- Qual tratamento é frequentemente utilizado clinicamente para prevenir a SAR?
- A deficiência de qual substância está associada à SAR?

Caso 10.3

Os pais de um recém-nascido foram informados de que o filho tem uma fístula entre a traqueia e o esôfago.

- Qual o tipo mais frequente de FTE?
- Qual a sua base embriológica?
- Qual defeito no sistema digestório está frequentemente associado a esta anomalia?

Caso 10.4

Um recém-nascido com atresia esofágica apresentou angústia respiratória com cianose logo após o nascimento. Radiografias demonstraram ar no estômago do recém-nascido.

- Como o ar entrou no estômago?
- Qual outro problema pode resultar em um recém-nascido com este tipo bastante comum de defeito congênito?

A discussão dessas questões é apresentada no Apêndice, na parte final deste livro.

Bibliografia e leitura sugerida

Berman DR, Treadwell MC: Ultrasound evaluation of fetal thorax. In Norton ME, editor: *Callen's ultrasonography in obstetrics and gynecology*, ed 6, Philadelphia, 2017, Elsevier.

Brunner HG, van Bokhoven H: Genetic players in esophageal atresia and tracheoesophageal fistula, *Curr Opin Genet Dev* 15:341, 2005.

Herriges M, Morrisey EE: Lung development: orchestrating the generation and regeneration of a complex organ, *Development* 141:502, 2014.

Ioannides AS, Massa V, Ferraro E, et al: Foregut separation and tracheo-esophageal malformations: the role of tracheal outgrowth, dorso-ventral patterning and programmed cell death, *Dev Dyn* 237:351, 2010.

Kallapur SG, Jobe AH: Lung development and maturation. In Martin RJ, Fanaroff AA, Walsh MC, editors: *Fanaroff and Martin's neonatal-perinatal medicine: diseases of the fetus and infant*, ed 10, Philadelphia, 2014, Mosby.

Kays DW: Congenital diaphragmatic hernia and neonatal lung lesions, *Surg Clin North Am* 86:329, 2006.

Knowles MR, Zariwala M, Leigh M: Primary ciliary dyskinesia, *Clin Chest Med* 37:449, 2016.

Lange AW, Haitchi HM, LeCras TD, et al: Sox17 is required for normal pulmonary vascular morphogenesis, *Dev Biol* 387:109, 2014.

Mariani TJ: Update on molecular biology of lung development—transcriptomics, *Clin Perinatol* 42:685, 2015.

Moore KL, Dalley AF, Agur AMR: *Clinically oriented anatomy*, ed 8, Baltimore, Md., 2017, Williams & Wilkins.

Morrisey EE, Cardoso WV, Lane RH, et al: Molecular determinants of lung development, *Ann Am Thorac Soc* 10:S12–S16, 2013.

Morrisey EE, Hogan BL: Preparing for the first breath: genetic and cellular mechanisms in lung development, *Dev Cell* 18:8, 2010.

O'Rahilly R, Boyden E: The timing and sequence of events in the development of the human respiratory system during the embryonic period proper, *Z Anat Entwicklungsgesch* 141:237, 1973.

Rawlins EL: The building blocks of mammalian lung development, *Dev Dyn* 240:463, 2011.

Schittny JC: Development of the lung, *Cell Tissue Res* 367:427, 2017.

Shanks A, Gross G, Shim T, et al: Administration of steroids after 34 weeks of gestation enhances fetal lung maturity profiles, *Am J Obstet Gynecol* 203:47, 2010.

Snowball J, Ambalavanan M, Whitsett J, et al: Endodermal Wnt signaling is required for tracheal cartilage formation, *Dev Biol* 405:56, 2015.

Som PM, Grapin-Botton A: The current embryology of the foregut and its derivatives, *Neurographics* 6:43, 2016.

Warburton D: Overview of lung development in the newborn human, *Neonatology* 111:398, 2017.

Wells LJ, Boyden EA: The development of the bronchopulmonary segments in human embryos of horizons XVII and XIX, *Am J Anat* 95:163, 1954.

Whitsett JA: The molecular era of surfactant biology, *Neonatology* 105:337, 2014.

Sistema Digestório

11

O **sistema digestório** é constituído pelo tubo digestório, desde a boca até o ânus, com todas as suas glândulas e órgãos associados. O **intestino primitivo** forma-se durante a 4ª semana conforme a cabeça, a eminência caudal (cauda) e as pregas laterais incorporam-se à parte dorsal da vesícula umbilical (saco vitelino, ver Capítulo 5, Figura 5.1). O intestino primitivo é fechado, inicialmente, na extremidade cranial pela **membrana bucofaríngea** (ver Capítulo 9, Figura 9.1E) e na extremidade caudal pela **membrana cloacal** (Figura 11.1B). O endoderma do intestino primitivo e o mesoderma esplâncnico adjacente formam a maior parte do intestino, do epitélio e das glândulas. As células mesenquimais derivadas do epitélio celômico (transformação epiteliomesenquimal) contribuem para o mesoderma, que já envolve o intestino primitivo, e, além disso, também estão envolvidas na formação do tecido conjuntivo e dos vasos sanguíneos no intestino. *Fatores mesenquimais, proteínas FoxF, controlam a proliferação do epitélio endodérmico, que secreta as proteínas sonic hedgehog (Shh).* O epitélio das extremidades cranial e caudal do sistema digestório deriva do ectoderma do **estomodeu e da fosseta anal (proctodeu)**, respectivamente (ver Figura 11.1A e B).

Os fatores de crescimento de fibroblastos (FGFs) desempenham um papel importante no padrão axial anteroposterior inicial, e parece que os sinais FGF-4 do ectoderma e do mesoderma adjacentes induzem o endoderma. Outros fatores secretados, como ativinas, membros da superfamília do fator de transformação do crescimento β, contribuem para a formação do endoderma. O endoderma especifica as informações temporais e posicionais, que são essenciais para o desenvolvimento do intestino. O tecido muscular, o tecido conjuntivo e outras camadas da parede do tubo digestório são derivados do mesênquima esplâncnico, que circunda o intestino primitivo.

Para fins descritivos, o intestino primitivo é dividido em três partes: intestino anterior, intestino médio e intestino posterior. *Estudos moleculares indicam que genes Hox e ParaHox, assim como Shh, BMP e sinalização Wnt, regulam a diferenciação regional do intestino primitivo para formar suas três partes.*

Intestino anterior

Os derivados do intestino anterior são os seguintes:

- A faringe primitiva e seus derivados
- O sistema respiratório inferior
- O esôfago e o estômago
- O duodeno, proximal à abertura do ducto biliar
- O fígado, as vias biliares (ductos hepáticos, vesícula biliar e ducto biliar) e o pâncreas.

Esses derivados do intestino anterior, além da faringe, do sistema respiratório inferior e da maior parte do esôfago, são supridos pelo **tronco celíaco**, a artéria do intestino anterior (ver Figura 11.1B).

Desenvolvimento do esôfago

10

O **esôfago** desenvolve-se a partir do intestino anterior imediatamente caudal à faringe (ver Figura 11.1B). A separação da traqueia do esôfago pelo **septo traqueoesofágico** é descrita no Capítulo 10, Figura 10.2E. Inicialmente, o esôfago é curto, mas alonga-se rapidamente, principalmente devido ao crescimento e à realocação do coração e dos pulmões.

O esôfago atinge seu comprimento relativo final na 7ª semana. Seu epitélio e suas glândulas derivam do endoderma, que prolifera e oblitera, em parte ou completamente, o lúmen do esôfago. No entanto, a recanalização do esôfago ocorre, normalmente, no final da 8ª semana. O **músculo estriado** que forma a camada muscular externa do terço superior do esôfago deriva do mesênquima no quarto e no sexto arcos faríngeos. O **músculo liso**, principalmente no terço inferior do esôfago, desenvolve-se a partir do mesênquima esplâncnico circundante.

Estudos recentes indicam a transdiferenciação das células musculares lisas, na parte superior do esôfago, em músculo estriado, que é dependente de fatores reguladores miogênicos. Ambos os tipos de músculo são inervados por ramos do nervo vago (nervo craniano X), que suprem os arcos faríngeos caudais (ver Capítulo 9, Tabela 9.1).

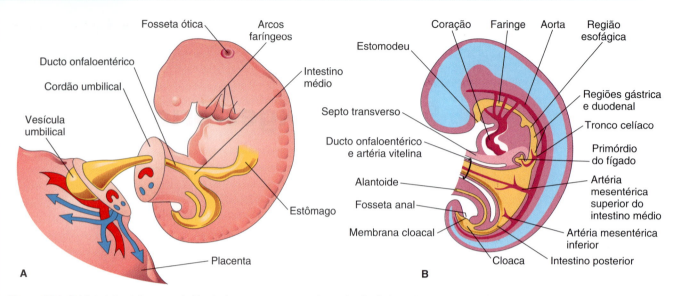

Figura 11.1 A. Vista lateral de um embrião de 4 semanas mostrando a relação do intestino primitivo com o ducto onfaloentérico. **B.** Desenho de corte mediano do embrião mostrando o início do sistema digestório e seu suprimento sanguíneo.

Atresia esofágica

A **atresia (bloqueio)** do lúmen esofágico ocorre com uma incidência de 1 em 3.000 a 4.500 recém-nascidos. Aproximadamente um terço dos fetos com atresia nasce prematuramente. Em mais de 90% dos casos, esse defeito está associado à **fístula traqueoesofágica** (ver Capítulo 10, Figura 10.6). A atresia esofágica resulta do desvio do septo traqueoesofágico no sentido posterior (ver Capítulo 10, Figura 10.7) e da separação incompleta do esôfago do tubo laringotraqueal. A atresia isolada (5 a 7% dos casos) resulta da falha na recanalização do esôfago durante a 8ª semana de desenvolvimento.

Um feto com atresia esofágica não consegue engolir o líquido amniótico, consequentemente, o líquido não consegue passar para o intestino, onde ocorreria a absorção e a transferência através da placenta para o sangue materno e, então, a eliminação. Isso resulta em **polidrâmnio**, o acúmulo de volume excessivo de líquido amniótico. Os recém-nascidos com atresia esofágica geralmente parecem saudáveis inicialmente. Sialorreia é observada logo após o nascimento, e deve-se considerar o diagnóstico de atresia de esôfago se o recém-nascido rejeitar a alimentação oral com regurgitação imediata e tosse.

A impossibilidade de introduzir um cateter no esôfago até o estômago sugere fortemente atresia esofágica. O exame radiográfico demonstra o defeito pela imagem do tubo nasogástrico parado na bolsa esofágica proximal. Nos recém-nascidos com peso superior a 2 kg e sem anomalias cardíacas associadas, a taxa de sobrevida chega a 100%, com o reparo cirúrgico. À medida que o peso ao nascer diminui e as anomalias cardiovasculares tornam-se mais graves, a taxa de sobrevida cai para 1%.

Estenose esofágica

A **estenose (estreitamento)** do lúmen do esôfago pode ocorrer em qualquer lugar ao longo do esôfago, mas geralmente ocorre no terço distal, seja como uma teia ou um segmento longo, com o lúmen filliforme. A estenose resulta da recanalização incompleta do esôfago durante a 8ª semana ou de falha no desenvolvimento dos vasos sanguíneos esofágicos na área afetada.

Desenvolvimento do estômago

Inicialmente, a parte distal do intestino anterior é uma estrutura tubular (ver Figura 11.1B). Durante a 4ª semana, uma discreta dilatação indica o local do estômago primitivo. Essa dilatação aparece primeiro como um aumento fusiforme da parte caudal (distal) do intestino anterior e está, inicialmente, orientada no plano mediano (ver Figuras 11.1 e 11.2B). A parede esquerda do estômago primitivo logo aumenta e se alarga anteroposteriormente. Durante as 2 semanas seguintes, devido à polarização e ao rearranjo radial do epitélio, a margem posterior da parede direita do estômago cresce mais rapidamente do que a anterior, o que demarca o desenvolvimento da **curvatura maior do estômago** (ver Figura 11.2D). *Tal assimetria esquerda-direita e a rotação do intestino são reguladas por forças extrínsecas e pela expressão de genes de padronização esquerda-direita (Foxj1, Nodal e Pitx2).*

Rotação do estômago

As mudanças na posição e na realocação do estômago e do intestino são descritas como rotação passiva. O aumento do mesentério e dos órgãos adjacentes, bem como o crescimento das paredes do estômago, contribuem para a rotação do estômago. À medida que o estômago aumenta e adquire seu formato final, ele gira, lentamente, 90° no sentido horário (visto a partir da extremidade cranial) em torno de seu eixo longitudinal. Os efeitos da rotação no estômago são os seguintes (ver Figuras 11.2 e 11.3):

- A margem anterior (curvatura menor) move-se para a direita e a margem posterior (curvatura maior), para a esquerda (ver Figura 11.2C e F)
- O lado esquerdo original torna-se a superfície anterior e o lado direito original torna-se a superfície posterior
- Antes da rotação, as extremidades cranial e caudal do estômago estão no plano mediano (ver Figura 11.2B). Durante a rotação e o crescimento do estômago, a região cranial move-se para a esquerda e ligeiramente para baixo e a região caudal move-se para a direita e para cima
- Após a rotação, o estômago assume sua posição final, com o eixo longo quase transversal ao eixo longo do corpo (ver Figura 11.2E).

A rotação e o crescimento do estômago explicam por que o **nervo vago esquerdo** supre a parede anterior do estômago do adulto e o **nervo vago direito** inerva a parede posterior.

Mesentérios do estômago

O estômago está suspenso da parede dorsal da cavidade abdominal por um mesentério dorsal, o **mesogástrio dorsal primitivo** (ver Figuras 11.2B e C e 11.3A). Esse mesentério, originalmente no plano mediano, é levado para a esquerda durante a rotação do estômago e a formação da **bolsa omental**

(ver Figura 11.3A a E). O mesentério também contém o baço e a artéria celíaca. O **mesogástrio ventral primitivo** une-se ao estômago; ele também une o duodeno ao fígado e à parede anterior do abdome (ver Figuras 11.2C e 11.3A e B).

Bolsa omental

Fendas isoladas desenvolvem-se no mesênquima, formando o **mesogástrio dorsal** espesso (ver Figura 11.3A e B). As fendas logo se coalescem para formar uma única cavidade, a **bolsa**

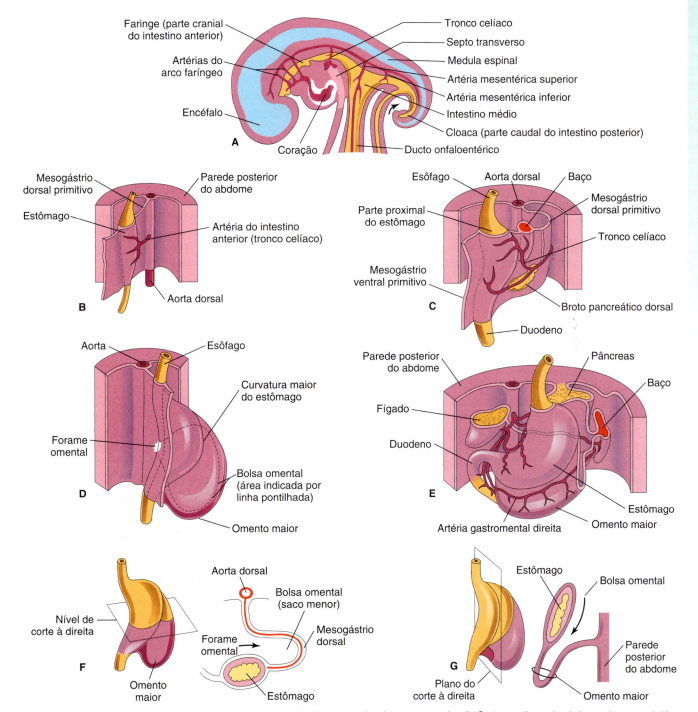

Figura 11.2 Desenvolvimento do estômago e formação da bolsa omental e do omento maior. **A.** Corte mediano do abdome de um embrião de 28 dias. **B.** Vista anterolateral do embrião mostrada em **A**. **C.** Embrião de aproximadamente 35 dias. **D.** Embrião de aproximadamente 40 dias. **E.** Embrião de aproximadamente 48 dias. **F.** Vista lateral do estômago e do omento maior em um embrião de aproximadamente 52 dias. **G.** Corte sagital mostrando a bolsa omental e o omento maior. A *seta* em **F** e em **G** indicam o local do forame omental.

omental ou o saco peritoneal menor (ver Figura 11.3C e D). A rotação do estômago puxa o mesogástrio para a esquerda, aumentando a bolsa, um grande recesso na cavidade peritoneal. A bolsa expande-se transversal e cranialmente e logo fica entre o estômago e a parede posterior do abdome. A bolsa, semelhante a um saco, facilita os movimentos do estômago (ver Figura 11.3 H).

A parte superior da bolsa omental é cortada conforme o desenvolvimento do diafragma, formando um espaço fechado, a **bolsa infracardíaca**. Se o espaço persistir, ele, geralmente, fica medial à base do pulmão direito. A região inferior da parte superior da bolsa persiste como o **recesso superior da bolsa omental** (ver Figura 11.3C).

À medida que o estômago aumenta, a bolsa omental expande e adquire o **recesso inferior da bolsa omental** entre as camadas do mesogástrio dorsal alongado, o **omento maior** (ver Figura 11.3J). Essa membrana pende sobre os intestinos em desenvolvimento. O recesso inferior desaparece à medida que as camadas do omento maior se unem (ver Figura 11.15F). A bolsa omental comunica-se com a cavidade peritoneal por meio de uma abertura, o **forame omental** (ver Figuras 11.2D e F e 11.3C e F).

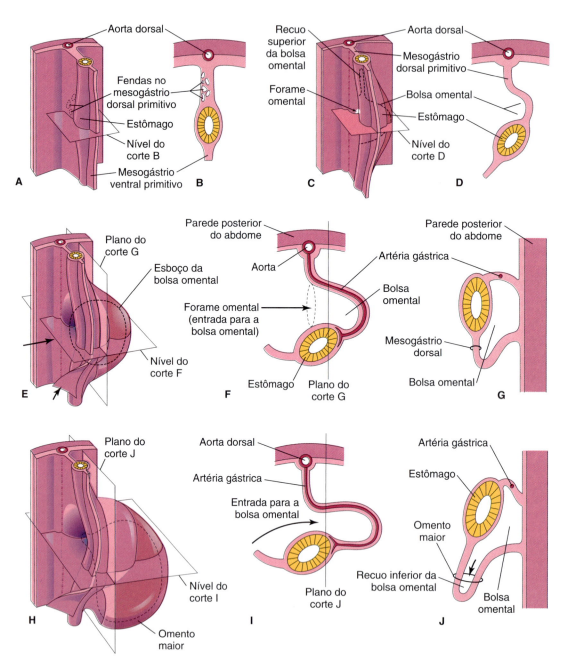

Figura 11.3 Desenvolvimento do estômago e dos mesentérios e formação da bolsa omental. **A.** Embrião de 5 semanas. **B.** Corte transversal que mostra as fendas no mesogástrio dorsal. **C.** Estágio avançado após a coalescência das fendas para formar a bolsa omental. **D.** Corte transversal que mostra a aparência inicial da bolsa omental. **E.** Mesentério dorsal distendido e bolsa omental aumentada. **F** a **G.** Cortes transversal e sagital, respectivamente, mostrando o alongamento do mesogástrio dorsal e a expansão da bolsa omental. **H.** Embrião de 6 semanas mostrando o omento maior e a expansão da bolsa omental. **I** a **J.** Cortes transversal e sagital, respectivamente, mostrando o recuo inferior da bolsa omental e do forame omental. As *setas* em **E, F** e **I** indicam o local do forame omental. Em **J**, a *seta* indica o recuo inferior da bolsa omental.

Estenose pilórica hipertrófica

As anomalias do estômago não são comuns, com exceção da **estenose pilórica hipertrófica**. Esse defeito afeta um em cada 150 homens e uma em cada 750 mulheres. Nos recém-nascidos, há acentuado espessamento muscular do piloro, a região esfincteriana distal do estômago (Figura 11.4A e B). Os músculos circulares e, em menor grau, os músculos longitudinais na região pilórica são hipertrofiados (aumentados no volume). Isso resulta em estenose grave do canal pilórico e obstrução da passagem dos alimentos. Como resultado, o estômago torna-se acentuadamente distendido (ver Figura 11.4C) e o recém-nascido expulsa o conteúdo do estômago com considerável força (vômito em jato).

O tratamento comum é o alívio cirúrgico da obstrução pilórica por **piloromiotomia**, em que se faz uma incisão longitudinal através da parede anterior do canal pilórico. A causa da estenose pilórica congênita é desconhecida, mas a alta taxa de concordância em gêmeos monozigóticos sugere o envolvimento de fatores genéticos.

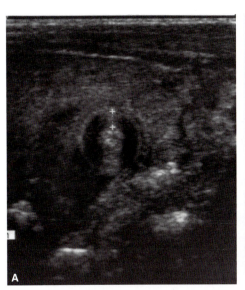 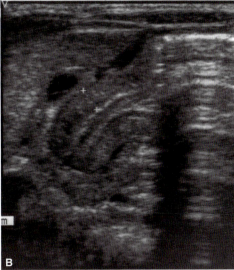 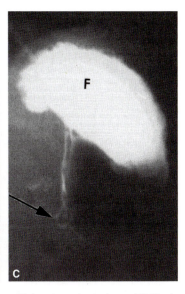

Figura 11.4 A. Ecografia abdominal transversal que demonstra a espessura da parede da musculatura pilórica de mais de 4 mm (*distância entre os cursores*). **B.** Imagem horizontal demonstrando o comprimento do canal pilórico maior que 14 mm em uma criança com estenose pilórica hipertrófica. **C.** Radiografia de contraste do estômago de uma criança de 1 mês de idade com estenose pilórica. Observe a extremidade pilórica estreitada (*seta*) e o fundo distendido (*F*) do estômago, preenchido com o material de contraste. (**A** e **B.** De Wyllie R: Pyloric stenosis and other congenital anomalies. In Behrman RE, Kliegman RM, Arvin AM, editors. *Nelson textbook of pediatrics*. ed 15, Philadelphia, 1996, Saunders. **C.** Cortesia de Dr. Prem S. Sahni, anteriormente do Department of Radiology, Children's Hospital, Winnipeg, Manitoba, Canadá.)

▶ Desenvolvimento do duodeno

No início da 4ª semana começa o desenvolvimento do duodeno a partir da parte caudal do intestino anterior, da parte cranial do intestino médio e do mesênquima esplâncnico associado a essas partes do intestino primitivo (Figura 11.5A). A junção de duas partes do duodeno está distal à origem do ducto biliar (ver Figura 11.5D). O duodeno em desenvolvimento cresce rapidamente, formando uma alça em forma de C que se projeta ventralmente (ver Figura 11.5B a D).

À medida que o estômago gira, a alça duodenal gira para a direita e é pressionada contra a parede posterior da cavidade abdominal, ou para a posição retroperitoneal (externa ao peritônio). Em virtude da sua derivação do intestino anterior e do intestino médio, o duodeno é suprido pelos ramos do tronco celíaco e pelas artérias mesentéricas superiores que suprem essas partes do intestino primitivo (ver Figura 11.1).

Durante a 5ª e a 6ª semana, o lúmen do duodeno torna-se progressivamente menor e é temporariamente obliterado por causa da proliferação de suas células epiteliais. Normalmente, a **vacuolização** ocorre conforme as células epiteliais se degeneram; como resultado, o duodeno torna-se recanalizado no final do período embrionário (Figura 11.6C e D). A essa altura, a maior parte do mesentério ventral do duodeno desapareceu.

Estenose duodenal

A oclusão parcial do lúmen duodenal ou **estenose duodenal** (ver Figura 11.6A), geralmente resulta da recanalização incompleta do duodeno, proveniente da vacuolização defeituosa (ver Figura 11.6E e E₃). A maioria das estenoses envolve as partes horizontal (terceira) e/ou ascendente (quarta) do duodeno. Por causa da estenose, o conteúdo do estômago (geralmente contendo bile) é frequentemente vomitado.

Desenvolvimento do fígado e do aparelho biliar ▶

O fígado, a vesícula biliar e o sistema de ductos biliares surgem como uma projeção endodérmica ventral, o **divertículo hepático**, da parte distal do intestino anterior no início da 4ª semana (Figura 11.8A; ver também Figura 11.5A). *A via de sinalização Wnt/β-catenina é crucial nesse processo, que inclui a proliferação e a diferenciação das células progenitoras hepáticas (hepatoblastos) para formar os hepatócitos e os colangiócitos (células epiteliais dos ductos biliares intra-hepáticos). Tanto o divertículo hepático quanto o broto ventral do pâncreas desenvolvem-se a partir de duas populações de células no endoderma embrionário. Em níveis suficientes, os FGFs, secretados pelo coração em desenvolvimento, interagem com as células bipotenciais e induzem a formação do divertículo hepático.*

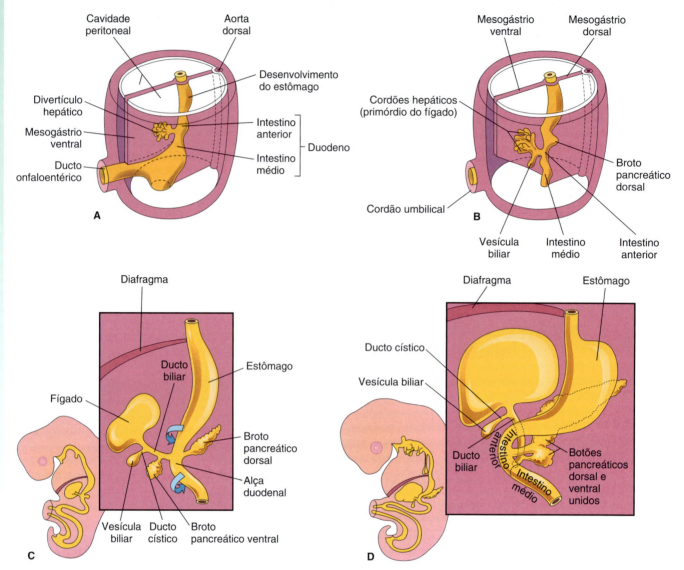

Figura 11.5 Estágios progressivos no desenvolvimento do duodeno, fígado, pâncreas e sistema biliar extra-hepático. **A.** Embrião de 4 semanas. **B** e **C.** Embrião de 5 semanas. **D.** Embrião de 6 semanas. Durante o desenvolvimento embriológico, os botões pancreáticos dorsal e ventral, eventualmente, fundem-se, formando o pâncreas. Observe que a entrada do ducto biliar no duodeno muda gradualmente da posição inicial para a posterior. Isso explica por que o ducto biliar nos adultos passa posteriormente ao duodeno e à cabeça do pâncreas.

Atresia duodenal

A oclusão completa do lúmen duodenal, ou **atresia duodenal** (ver Figura 11.6B), não é comum. Durante o início do desenvolvimento do duodeno, o lúmen está completamente ocluído pelas células epiteliais. Se não ocorrer a recanalização completa do lúmen (ver Figura 11.6D₃), haverá oclusão de um segmento curto do duodeno (ver Figura 11.6F₃). O bloqueio geralmente ocorre na junção do ducto biliar com o ducto pancreático, ou **ampola hepatopancreática**, uma área dilatada dentro da papila maior do duodeno, que recebe o ducto biliar e o ducto principal pancreático; ocasionalmente, o bloqueio envolve a parte horizontal (terceira) do duodeno. Pesquisas de famílias com **atresia duodenal familiar** sugerem um padrão de herança autossômica recessiva.

Nos recém-nascidos com atresia duodenal, o vômito começa algumas horas após o nascimento. O vômito quase sempre contém bile, muitas vezes há distensão do epigástrio, a área central superior do abdome, resultante do enchimento excessivo do estômago e da parte superior do duodeno. A atresia está associada à êmese biliosa (vômito de bile) porque o bloqueio ocorre distal à abertura do ducto biliar. A atresia pode ocorrer como defeito congênito isolado, mas outros defeitos frequentemente estão associados a ela, como o pâncreas anular (ver Figura 11.11C), defeitos cardiovasculares, defeitos anorretais e a má rotação do intestino (ver Figura 11.20). A presença de êmese não biliosa não exclui a atresia duodenal como diagnóstico, porque algumas crianças terão obstrução proximal à ampola. É importante ressaltar que aproximadamente um terço dos recém-nascidos afetados tem síndrome de Down e outros 20% são prematuros.

Também ocorre **polidrâmnio** porque a atresia duodenal impede a absorção intestinal normal do líquido amniótico deglutido. O diagnóstico de atresia duodenal é sugerido pela presença do sinal de "bolha dupla" nas radiografias simples e ultrassonografias (ver Figura 11.7). Essa aparência é causada pela distensão do estômago, cheio de gás, e do duodeno proximal.

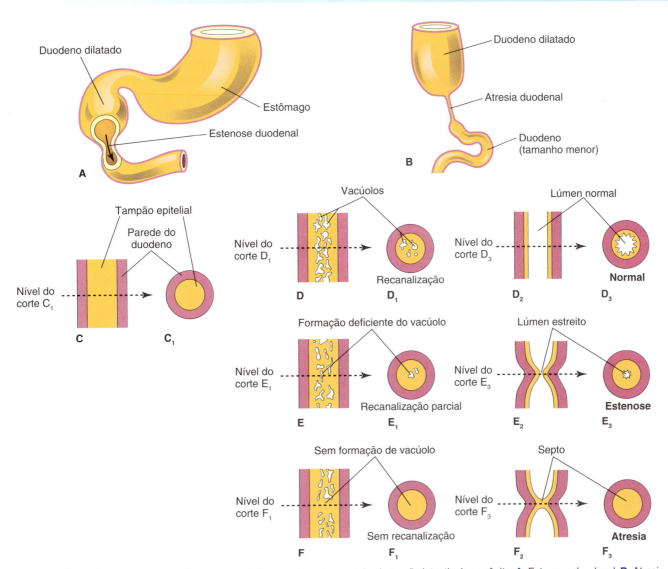

Figura 11.6 Desenhos que mostram a base embriológica dos tipos comuns de obstrução intestinal congênita. **A.** Estenose duodenal. **B.** Atresia duodenal. **C** a **F.** Cortes longitudinal e transversal esquemáticos do duodeno mostrando (1) recanalização normal (**D** a **D₃**), (2) estenose (**E** a **E₃**) e (3) atresia (**F** a **F₃**).

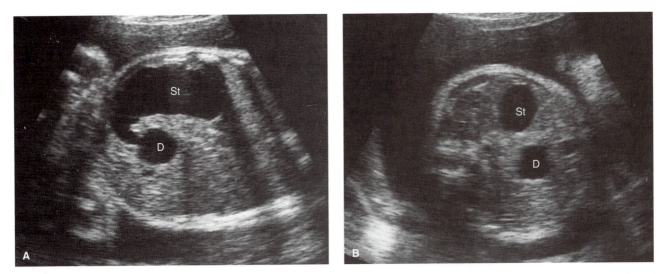

Figura 11.7 Ultrassonografia de um feto de 33 semanas mostrando atresia duodenal. **A.** Vista oblíqua mostra o estômago dilatado e cheio de líquido (*St*) entrando no duodeno proximal (*D*), que também está aumentado por causa da atresia (bloqueio) distal a ele. **B.** Vista transversal que ilustra a aparência característica de "bolha dupla" do estômago e do duodeno quando há atresia duodenal. (Cortesia do Dr. Lyndon M. Hill, Magee-Women's Hospital, Pittsburgh, PA.)

O divertículo invade o **septo transverso**, a massa do mesoderma esplâncnico que separa as cavidades pericárdica e peritoneal. O septo forma o mesogástrio ventral nessa região. O divertículo hepático aumenta rapidamente e se divide em duas partes à medida que cresce entre as camadas do **mesogástrio ventral** ou do mesentério da porção dilatada do intestino anterior e do futuro estômago (Figura 11.5A).

A parte cranial maior do **divertículo hepático** é o primórdio do fígado (Figuras 11.8A e C e 11.10A e B), a parte caudal menor torna-se o primórdio da **vesícula biliar**. As células endodérmicas em proliferação formam cordões entrelaçados de hepatócitos e dão origem ao revestimento epitelial da parte intra-hepática do sistema biliar. Os **cordões hepáticos** anastomosam-se ao redor dos espaços revestidos de endotélio, os primórdios dos **sinusoides hepáticos**. *A sinalização do fator de crescimento endotelial vascular Flk-1 parece ser importante para o início da morfogênese dos sinusoides hepáticos (sistema vascular primitivo).* Os tecidos fibrosos e hematopoéticos derivam do mesênquima no septo transverso, enquanto as células de Kupffer do fígado originam-se dos precursores da vesícula umbilical. *O desenvolvimento do sistema biliar intra-hepático depende da sinalização Notch.*

O fígado cresce rapidamente da 5ª à 10ª semana e preenche grande parte da cavidade abdominal superior (Figura 11.8C e D). A quantidade de sangue oxigenado que flui da veia umbilical para o fígado determina o desenvolvimento e a segmentação funcional do fígado. Inicialmente, os lobos direito e esquerdo são aproximadamente do mesmo tamanho, mas o lobo direito logo se torna maior.

A **hematopoese** (formação e desenvolvimento de vários tipos de células sanguíneas) começa no fígado durante a 6ª semana, com a migração das células-tronco hematopoéticas da aorta dorsal para o fígado. A formação de sangue dá ao fígado uma aparência avermelhada e brilhante. Na 9ª semana, o fígado é responsável por aproximadamente 10% do peso total do feto. A formação de bile pelas células hepáticas começa durante a 12ª semana.

A pequena parte caudal do divertículo hepático torna-se a **vesícula biliar**, e o pedúnculo do divertículo forma o **ducto cístico** (ver Figura 11.5C). Inicialmente, o **sistema biliar extra-hepático** está ocluído com células epiteliais, mas é canalizado posteriormente por causa da vacuolização resultante da degeneração dessas células. Os colangiócitos (células epiteliais) dos ductos extra-hepáticos derivam do endoderma.

A conexão do pedúnculo do divertículo com os ductos hepático e cístico ao duodeno torna-se o **ducto biliar**. Inicialmente, esse ducto se liga ao aspecto ventral da alça duodenal, entretanto, à medida que o duodeno cresce e gira, a entrada do ducto biliar é levada para o lado dorsal do duodeno (Figura 11.5C e D). A bile, que entra no duodeno através do ducto biliar após a 13ª semana, dá ao **mecônio** (eliminação intestinal do feto) uma cor verde-escura.

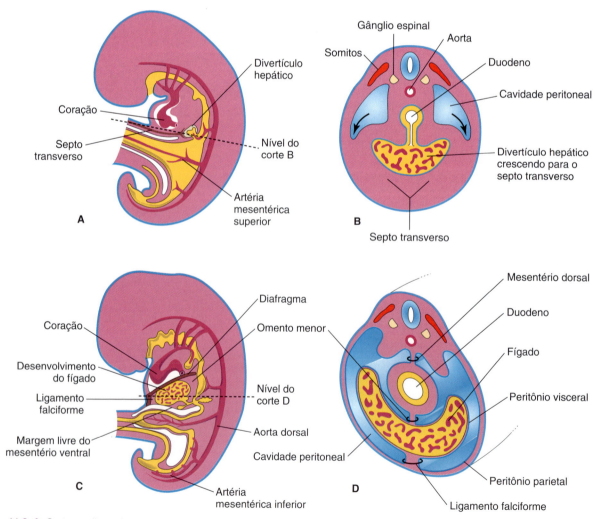

Figura 11.8 A. Corte mediano de um embrião de 4 semanas. **B.** Corte transversal do embrião mostrando a expansão da cavidade peritoneal (*setas*). **C.** Corte sagital de um embrião de 5 semanas. **D.** Corte transversal do embrião após a formação dos mesentérios dorsal e ventral.

Mesentério ventral

O **mesentério ventral**, uma membrana fina, de camada dupla (ver Figura 11.8C e D), dá origem:

- Ao **omento menor**, que passa do fígado para a curvatura menor do estômago (**ligamento hepatogástrico**) e do fígado para o duodeno (**ligamento hepatoduodenal**)
- Ao **ligamento falciforme**, que se estende do fígado à parede anterior do abdome.

A **veia umbilical** passa pela margem livre do **ligamento falciforme** no seu caminho do cordão umbilical para o fígado. O mesentério ventral, derivado do mesogástrio, também forma o peritônio visceral do fígado. Este é coberto pelo peritônio, exceto na **área nua**, que está em contato direto com o diafragma (Figura 11.9).

▶ Desenvolvimento do pâncreas

10 O pâncreas desenvolve-se entre as camadas do mesentério, a partir dos **brotos pancreáticos** dorsal e ventral das células endodérmicas, que surgem da parte caudal do intestino anterior (Figura 11.10A e B; ver também Figura 11.9). A maior parte do pâncreas deriva do **broto pancreático dorsal** maior, que aparece primeiro e se desenvolve a uma ligeira distância cranial do broto ventral.

O **broto pancreático ventral** menor desenvolve-se próximo à entrada do ducto biliar no duodeno e cresce entre as camadas do mesentério ventral. Conforme o duodeno gira para a direita e adquire forma de C, o broto é transportado dorsalmente com o ducto biliar (ver Figura 11.10C a G). Logo ele fica posterior ao broto pancreático dorsal e depois se funde a ele. O broto pancreático ventral forma o **processo uncinado** e parte da **cabeça do pâncreas**.

À medida que o estômago, o duodeno e o mesentério ventral giram, o pâncreas fica ao longo da parede posterior do abdome (em posição retroperitoneal). Conforme os botões pancreáticos se unem, seus ductos se anastomosam ou se abrem um

---

Anomalias do fígado

Pequenas variações na lobulação hepática são comuns; no entanto, os defeitos congênitos do fígado são raros. As variações dos ductos hepáticos, do ducto biliar e do ducto cístico são comuns e clinicamente significativas. Os **ductos hepáticos acessórios** estão presentes em aproximadamente 5% da população, e o conhecimento da sua possível presença é importante na cirurgia (p. ex., transplante de fígado). Os ductos acessórios são canais estreitos que percorrem o lóbulo direito do fígado em direção à superfície anterior do corpo da vesícula biliar. Em alguns casos, o **ducto cístico** abre no ducto acessório hepático e não no ducto hepático comum.

Atresia biliar extra-hepática

A atresia biliar extra-hepática é o defeito mais grave do sistema biliar extra-hepático, ocorrendo em 1 em cada 5.000 a 20.000 nascidos vivos. A forma mais comum de atresia biliar extra-hepática (presente em 85% dos casos) é a **obliteração dos ductos biliares** na ou superior à **porta do fígado**, uma profunda fissura transversa na superfície visceral do fígado.

As especulações anteriores de que haveria uma falha nos ductos biliares em canalizar podem não ser verdadeiras. A atresia biliar (ausência de abertura normal) dos principais ductos biliares pode resultar da falha no processo de remodelação no hilo hepático por infecções virais, reações imunológicas ou defeitos da circulação, durante o desenvolvimento fetal tardio.

Ocorre icterícia logo após o nascimento, as fezes são acólicas (cor esbranquiçada), e a urina é de cor escura. Na maioria dos pacientes, a atresia biliar pode ser atenuada cirurgicamente, mas, em mais de 70% dos pacientes tratados, a doença continua progredindo.

Raramente, ocorre a agenesia da vesícula biliar e geralmente está associada à ausência do ducto cístico.

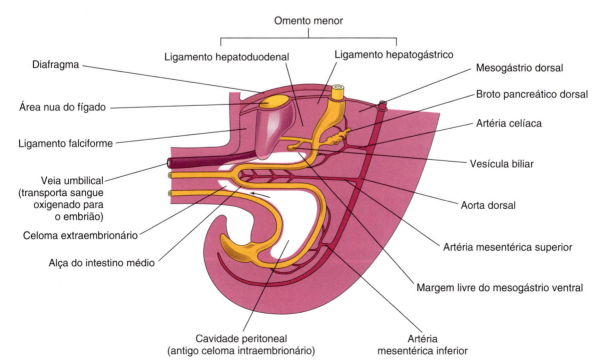

Figura 11.9 Corte mediano da metade caudal de um embrião ao fim da 5ª semana, mostrando o fígado e os ligamentos associados. A *seta* indica a comunicação da cavidade peritoneal com o celoma extraembrionário.

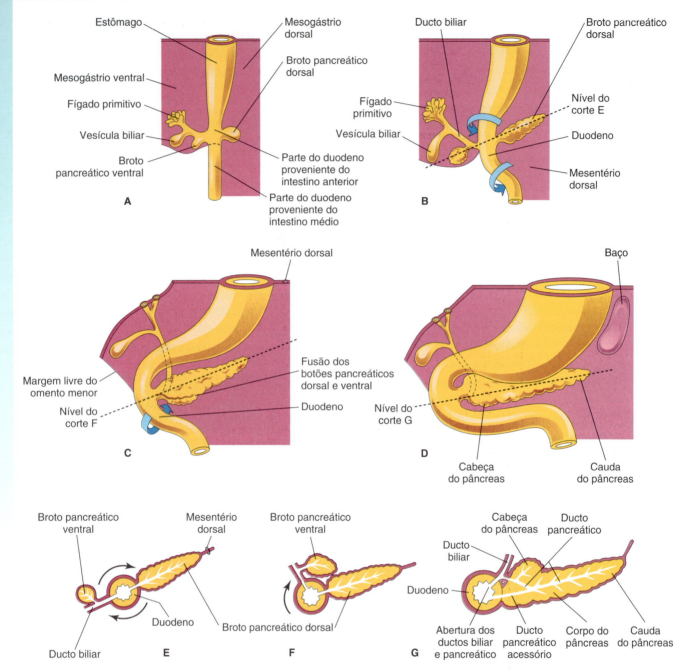

Figura 11.10 A a **D.** Estágios sucessivos do desenvolvimento do pâncreas a partir da 5ª à 8ª semana. **E** a **G.** Cortes transversais esquemáticos do duodeno e o desenvolvimento do pâncreas. O crescimento e a rotação (*setas*) do duodeno levam o broto pancreático ventral em direção ao broto dorsal, e os dois botões então se fundem.

no outro (Figura 11.10C). A formação do **ducto pancreático** se dá a partir do ducto do broto ventral e da parte distal do ducto do broto dorsal (Figura 11.10 G). A parte proximal do ducto do broto dorsal frequentemente persiste como um **ducto pancreático acessório**, que se abre na **papila menor do duodeno**, localizada aproximadamente 2 cm cranial ao ducto principal (ver Figura 11.10G). Os dois ductos geralmente se comunicam um com o outro. Em aproximadamente 9% das pessoas, os ductos pancreáticos não se fundem, resultando em dois ductos.

Estudos moleculares mostram que o pâncreas ventral se desenvolve a partir de uma população de células bipotenciais na região ventral do duodeno, onde há a expressão do fator de transcrição PDX1. Um mecanismo predefinido envolvendo o FGF-2, que é secretado pelo coração em desenvolvimento, parece desempenhar um papel. A formação do broto pancreático dorsal depende da notocorda secretora de ativina e da FGF-2, que bloqueiam a expressão da Shh no endoderma associado, e do fator de transcrição Myte, que é expresso nas células progenitoras endócrinas do pâncreas.

Histogênese do pâncreas

O **parênquima** (tecido celular básico) do pâncreas é derivado do endoderma dos brotos pancreáticos, que formam uma rede de túbulos. No início do período fetal, os **ácinos pancreáticos** (porções secretoras de uma glândula acinosa) começam a se desenvolver a partir de aglomerados de células ao redor das extremidades desses túbulos (**ductos pancreáticos primitivos**). As **ilhotas pancreáticas** desenvolvem-se a partir de grupos de células que se separam dos túbulos e ficam entre os ácinos.

Estudos recentes mostram que o fator 1 derivado da célula estromal (SDF-1), quimiocina, expresso no mesênquima, controla a formação e a ramificação dos túbulos. A expressão do fator de transcrição neurogenina-3 é necessária para a diferenciação das células endócrinas das ilhotas pancreáticas.

A **secreção de insulina** começa durante o início do período fetal (na 10ª semana). As células que contêm glucagon e somatostatina desenvolvem-se antes da diferenciação das **células beta que secretam insulina**. O glucagon tem sido detectado no plasma fetal na 15ª semana.

A bainha de tecido conjuntivo e os septos interlobulares do pâncreas desenvolvem-se a partir do mesênquima esplâncnico adjacente. Quando há **diabetes melito materno**, as células beta, que secretam insulina no pâncreas fetal, são cronicamente expostas a altos níveis de glicose. Como resultado, essas células hipertrofiam para aumentar a taxa de secreção de insulina.

Desenvolvimento do baço

O **baço** deriva de massa de células mesenquimais localizadas entre as camadas do **mesogástrio posterior** (Figura 11.12A e B). O baço, um órgão linfático vascular, começa a desenvolver-se durante a 5ª semana, mas não adquire seu formato característico até o início do período fetal.

Experimentos com mutação ou ruptura de um locus *específico de um gene mostram que capsulina, um fator de transcrição hélice-alça básico e genes homeobox NKx2-5, Hox11 e Bapx1 regulam o desenvolvimento do baço.*

O baço fetal é lobulado, mas os lóbulos normalmente desaparecem antes do nascimento. Os entalhes na margem superior do baço adulto são remanescentes dos sulcos que separavam os lóbulos fetais. À medida que o estômago gira, a superfície esquerda do mesogástrio se funde com o peritônio sobre o rim esquerdo. Essa fusão explica por que o **ligamento esplenorrenal** tem uma inserção posterior e a **artéria esplênica** adulta, o maior ramo do **tronco celíaco**, tem um trajeto tortuoso posterior à bolsa omental e anterior ao rim esquerdo (ver Figura 11.12C).

As células mesenquimais no primórdio esplênico diferenciam-se para formar a cápsula, a estrutura de tecido conjuntivo e o parênquima do baço. O baço funciona como um **centro hematopoético** até a vida fetal tardia; no entanto, ele mantém o seu potencial para a formação de células sanguíneas, mesmo na vida adulta.

Pâncreas ectópico

O tecido pancreático **ectópico** localiza-se separadamente do pâncreas. Os locais para o tecido são a túnica mucosa do estômago, a parte proximal do duodeno, o jejuno, o antro pilórico e o divertículo ileal (de Meckel). Esse defeito geralmente é assintomático e é descoberto incidentalmente (p. ex., por tomografia computadorizada), no entanto, pode provocar sinais/sintomas gastrintestinais, obstrução, sangramento ou até câncer.

Pâncreas anular

Embora o **pâncreas anular** seja raro, o defeito merece ser descrito porque pode causar obstrução duodenal (Figura 11.11C). A parte anular do pâncreas consiste em uma faixa de tecido pancreático fina e plana, envolvendo a parte descendente (segunda parte) do duodeno, o que pode causar obstrução. Os recém-nascidos apresentam sinais/sintomas de obstrução intestinal, completa ou parcial.

O bloqueio do duodeno ocorre se houver inflamação (**pancreatite**) no pâncreas anular. O defeito pode estar associado a síndrome de Down, má rotação intestinal e defeitos cardíacos. As mulheres são afetadas com mais frequência do que os homens. O pâncreas anular provavelmente resulta do crescimento de um broto pancreático anterior bífido ao redor do duodeno (ver Figura 11.11A a C). As partes do broto anterior bífido unem-se ao broto posterior, formando um anel pancreático. Pode ser necessária intervenção cirúrgica para o manejo dessa condição.

Baços acessórios

Uma ou mais pequenas massas esplênicas (cerca de 1 cm de diâmetro) de tecido esplênico totalmente funcional podem existir além do corpo principal do baço. Normalmente, encontramos os baços acessórios em uma das dobras peritoneais, perto do hilo esplênico, na cauda do pâncreas ou dentro do ligamento gastresplênico (ver Figura 11.10D). Um baço acessório ocorre em aproximadamente 10% das pessoas. Na **poliesplenia**, múltiplos baços acessórios pequenos estão presentes, mas *sem* o corpo principal do baço, em uma criança. Embora os múltiplos baços sejam tecidos funcionais, a função imunológica da criança ainda pode estar comprometida, resultando em maior suscetibilidade à infecção (asplenia funcional).

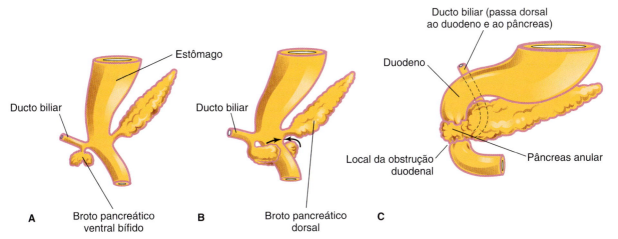

Figura 11.11 A e **B.** Provável base de um pâncreas anular. **C.** Pâncreas anular que circunda o duodeno. Esse defeito congênito provoca obstrução completa (atresia) ou parcial (estenose) do duodeno.

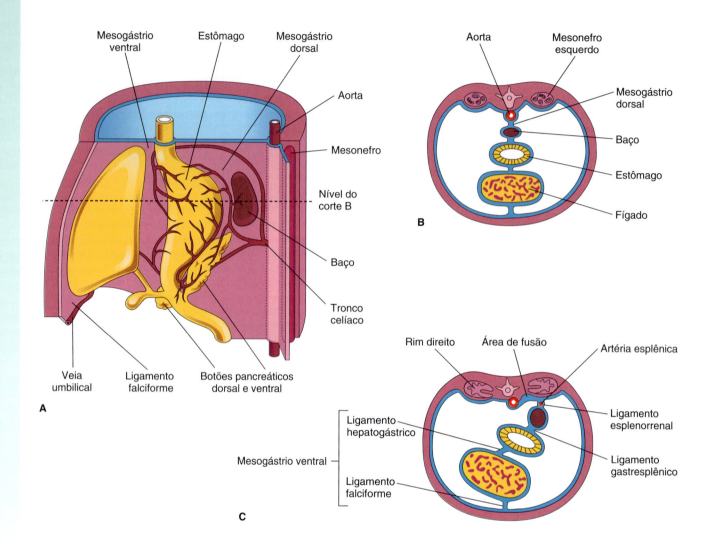

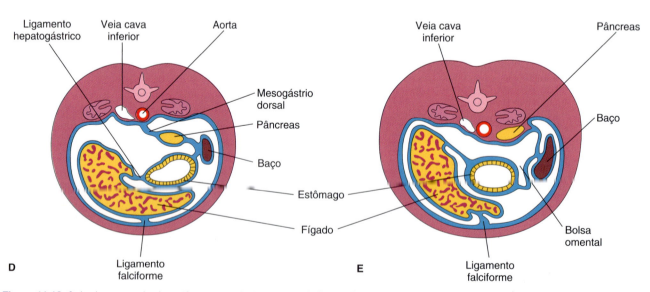

Figura 11.12 A. Lado esquerdo do estômago e estruturas associadas no final da 5ª semana. Observe que o pâncreas, o baço e o tronco celíaco estão entre as camadas do mesogástrio dorsal. **B.** Corte transversal de fígado, estômago e baço no nível mostrado em **A** ilustra a relação dessas estruturas com os mesentérios dorsal e ventral. **C.** Corte transversal de um feto que mostra a fusão do mesogástrio dorsal com o peritônio na parede posterior do abdome. **D** a **E.** Cortes similares que mostram o movimento do fígado à direita e a rotação do estômago. Observe a fusão dó mesogástrio dorsal com a parede posterior do abdome. Em consequência, o pâncreas torna-se localizado em uma posição retroperitoneal.

Intestino médio

Os derivados do intestino médio são os seguintes:

- Intestino delgado, incluindo o duodeno distal à abertura do ducto biliar
- Ceco, apêndice, cólon ascendente e metade a dois terços direitos do cólon transverso.

Esses derivados são supridos pela **artéria mesentérica superior** (ver Figuras 11.1 e 11.9).

Herniação da alça do intestino médio

À medida que o intestino médio se alonga, ele forma a **alça** ventral do **intestino médio**, em forma de U, que se projeta nos restos do **celoma extraembrionário**, na parte proximal do cordão umbilical (Figura 11.13A). A alça é uma **herniação umbilical fisiológica**, que ocorre no começo da 6ª semana (Figura 11.14A; ver também Figura 11.13A e B). A alça comunica-se com a **vesícula umbilical** pelo estreito **ducto onfaloentérico** até a 10ª semana.

A herniação ocorre porque não há espaço suficiente na cavidade abdominal para o rápido crescimento do intestino

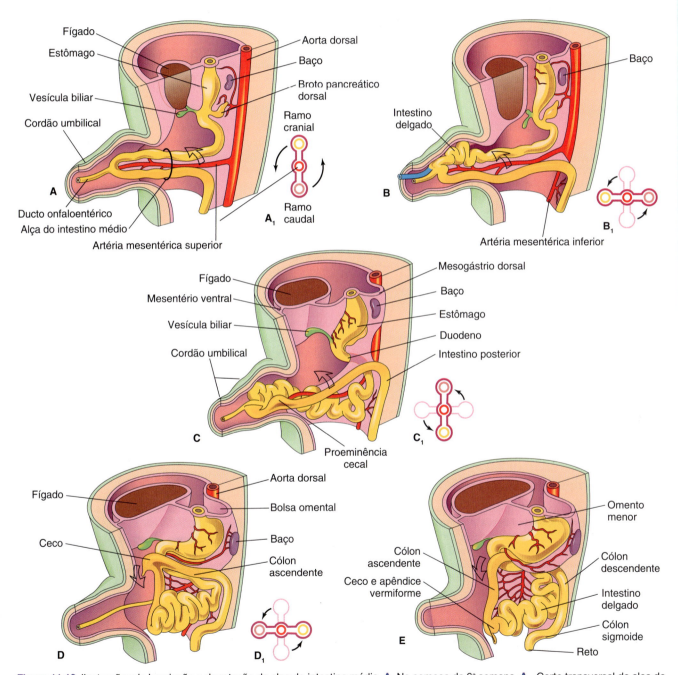

Figura 11.13 Ilustrações da herniação e da rotação da alça do intestino médio. **A.** No começo da 6ª semana. **A₁.** Corte transversal da alça do intestino médio, ilustrando a relação inicial dos ramos da alça com a artéria mesentérica superior. Observe que a alça do intestino médio está na parte proximal do cordão umbilical. **B.** Estágio posterior que mostra o começo da rotação do intestino médio. **B₁.** Ilustração da rotação de 90°, no sentido anti-horário, que leva o ramo cranial do intestino médio para a direita. **C.** Aproximadamente na 10ª semana, mostrando o intestino retornando ao abdome. **C₁.** Ilustração de rotação adicional de 90°. **D.** Aproximadamente na 11ª semana, mostrando a localização das vísceras após a retração do intestino. **D₁.** Ilustração de rotação adicional de 90° da víscera, para um total de 270°. **E.** Mais tarde no período fetal, mostrando o giro do ceco para a sua posição normal no quadrante inferior direito do abdome.

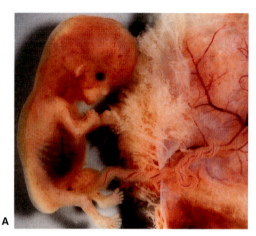
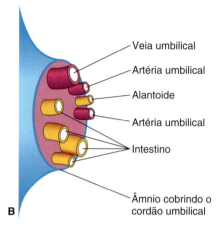

Veia umbilical

Artéria umbilical

Alantoide

Artéria umbilical

Intestino

Âmnio cobrindo o
cordão umbilical

Figura 11.14 A. Hérnia fisiológica em um feto de aproximadamente 58 dias (conectado à sua placenta). Observe o intestino herniado (*seta*) na parte proximal do cordão umbilical. **B.** Desenho esquemático mostrando as estruturas na parte distal do cordão umbilical. (**A.** Cortesia do Dr. D. K. Kalousek, Department of Pathology, University of British Columbia, Children's Hospital, Vancouver, British Columbia, Canadá.)

médio. A escassez de espaço é causada, principalmente, pelo fígado e rins relativamente grandes. A alça do intestino primitivo médio tem um ramo cranial (proximal) e um ramo caudal (distal) e é suspensa da parede posterior do abdome pelo mesentério alongado, o **mesogástrio dorsal** (Figura 11.13A).

O **ducto onfaloentérico** está unido ao ápice da alça do intestino médio, onde os dois ramos se juntam (ver Figura 11.13A). O ramo cranial cresce rapidamente e forma as **alças do intestino delgado** (ver Figura 11.13B), mas o ramo caudal sofre pouquíssima alteração, exceto pelo desenvolvimento da **proeminência cecal** (divertículo), do primórdio do ceco e do apêndice vermiforme (ver Figura 11.13C).

Rotação da alça do intestino médio

Enquanto a alça do intestino médio está no cordão umbilical, os componentes da alça giram 90° no sentido anti-horário, em torno do eixo da **artéria mesentérica superior** (ver Figura 11.13B e C). Isso leva o **ramo cranial** (intestino delgado) da alça para a direita e o **ramo caudal** (intestino grosso) para a esquerda. Durante a rotação, o ramo cranial alonga-se e forma as **alças intestinais** (p. ex., os primórdios do jejuno e do íleo). A rotação da alça do intestino médio resulta, aparentemente, do crescimento diferencial dos vários componentes; a rotação é um processo passivo.

Retração das alças intestinais

10 Durante a 10ª semana, os intestinos retornam ao abdome; ocorre, então, a **redução da hérnia do intestino médio** (ver Figura 11.13C e D). Não se sabe o que causa o retorno do intestino, no entanto, o aumento da cavidade abdominal e a relativa diminuição no tamanho do fígado e dos rins são fatores importantes. O intestino delgado (formado a partir do ramo cranial) retorna primeiro, passando por trás da artéria mesentérica superior, e ocupa a parte central do abdome.

À medida que o intestino grosso retorna, ele sofre mais uma rotação de 180° no sentido anti-horário (ver Figura 11.13C₁ e D₁). O cólon descendente e o cólon sigmoide movem-se para o lado direito do abdome. O cólon ascendente torna-se reconhecível com o alongamento da parede posterior do abdome (ver Figura 11.13E).

Fixação dos intestinos

A rotação do estômago e do duodeno levam o duodeno e o pâncreas para a direita. O cólon aumentado de tamanho pressiona o duodeno e o pâncreas contra a parede posterior do abdome. Como resultado, a maior parte do **mesentério duodenal** é absorvida (Figura 11.15C, D e F). Consequentemente, o duodeno, exceto a primeira parte (derivada do intestino anterior), não tem mesentério e se localiza retroperitonealmente. Da mesma forma, a cabeça do pâncreas torna-se retroperitoneal.

A inserção do mesentério dorsal à parede posterior do abdome modifica-se muito depois que os intestinos retornam à cavidade abdominal. A princípio, o mesentério dorsal está no plano mediano. À medida que os intestinos aumentam, alongam-se e adotam suas posições finais, seus mesentérios são pressionados contra a parede posterior do abdome. O mesentério do cólon ascendente funde-se ao peritônio parietal nessa parede e desaparece; consequentemente, o cólon ascendente também se torna retroperitoneal (ver Figura 11.15B e E).

Outros derivados da alça do intestino médio (p. ex., jejuno e íleo) retêm seus mesentérios. O mesentério está, inicialmente, ligado ao plano mediano da parede posterior do abdome (ver Figura 11.13B e C). Depois que o mesentério do cólon ascendente desaparece, o mesentério do intestino delgado, de formato triangular, adquire uma nova linha de fixação, que passa da junção duodenojejunal, inferolateralmente, para a junção ileocecal.

Ceco e apêndice vermiforme

O primórdio do ceco e do apêndice vermiforme, a **dilatação cecal**, aparece na 6ª semana como uma elevação na margem antimesentérica do ramo caudal da alça do intestino médio (Figura 11.16A a C; ver também Figura 11.13C e E). O ápice da dilatação cecal não cresce tão rapidamente quanto o resto; portanto, o **apêndice vermiforme**, inicialmente, é uma pequena bolsa ou saco aberto a partir do ceco (ver Figura 11.16B). O apêndice aumenta rapidamente em comprimento; portanto, ao nascimento, ele é um tubo, relativamente longo, resultante da extremidade distal do ceco (ver Figura 11.16D e E). Após o nascimento, a parede do ceco cresce de forma desigual; consequentemente, o apêndice vermiforme entra no seu lado medial.

Existem variações da posição do apêndice vermiforme. À medida que o cólon ascendente alonga, o apêndice vermiforme pode passar posterior ao ceco (**apêndice retrocecal**) ou ao cólon (**apêndice retrocólico**). Ele pode também descer sobre a abertura superior da pelve (**apêndice pélvico**). Em aproximadamente 64% das pessoas, o apêndice vermiforme está localizado **retrocecalmente** (ver Figura 11.16E).

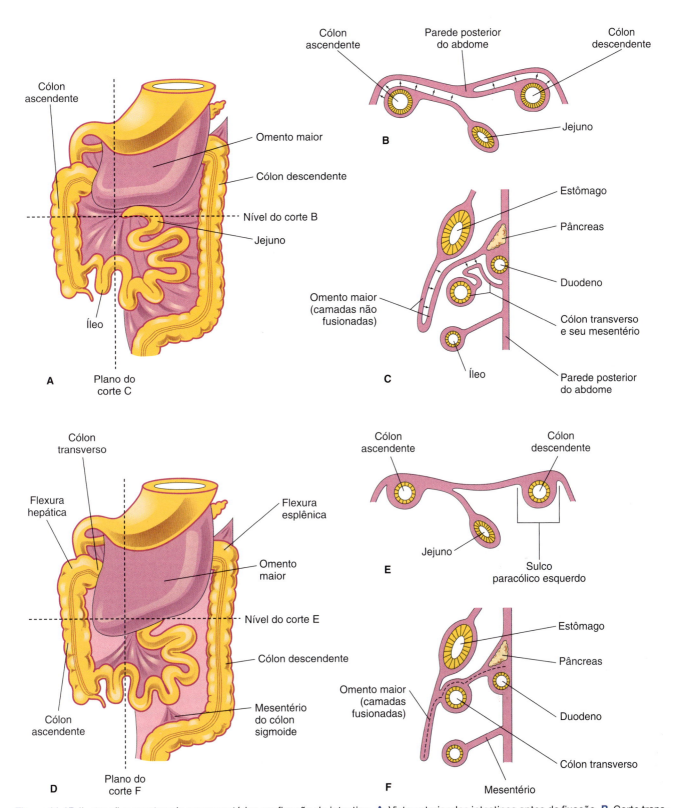

Figura 11.15 Ilustrações mostrando os mesentérios e a fixação do intestino. **A.** Vista anterior dos intestinos antes da fixação. **B.** Corte transversal no nível mostrado em **A.** As *setas* indicam as áreas de fusão subsequentes. **C.** Corte sagital no plano mostrado em **A**, ilustrando o omento maior que pende sobre o cólon transverso. As *setas* indicam as áreas de fusão subsequentes. **D.** Vista anterior do intestino após a fixação. **E.** Corte transversal no nível mostrado em **D**, após o desaparecimento do mesentério do cólon ascendente e do cólon descendente. **F.** Corte sagital no plano mostrado em **D**, ilustrando a fusão do omento maior com o mesentério do cólon transverso e a fusão das camadas do omento maior.

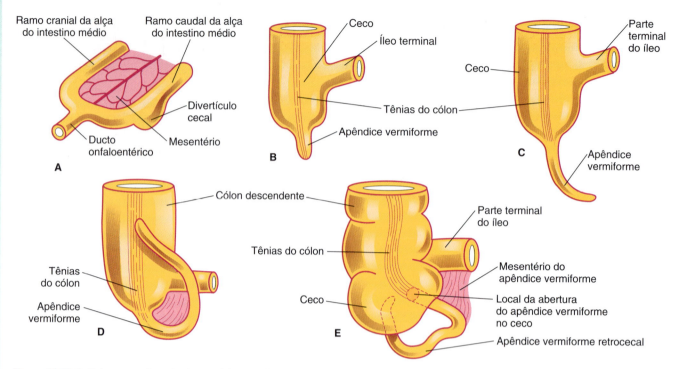

Figura 11.16 Estágios sucessivos do desenvolvimento do ceco e do apêndice vermiforme. **A.** Embrião de 6 semanas. **B.** Embrião de 8 semanas. **C.** Feto de 12 semanas. **D.** Feto ao nascimento. Observe que o apêndice vermiforme é relativamente longo e é contínuo com o ápice do ceco. **E.** Criança. Observe que a abertura do apêndice vermiforme se encontra no lado medial do ceco. Em aproximadamente 64% das pessoas, o apêndice vermiforme está localizado posteriormente ao ceco (retrocecal). As tênias do cólon são faixas espessas de músculo longitudinal na parede do cólon.

Onfalocele congênita

A **onfalocele congênita** é um defeito congênito de herniação persistente do conteúdo abdominal para a parte proximal do cordão umbilical (Figuras 11.17 e 11.18). A herniação do intestino para o cordão umbilical ocorre em aproximadamente 1 em 5.000 nascimentos, e a herniação do fígado e do intestino ocorre em aproximadamente 1 em 10.000 nascimentos. Até 50% dos casos estão associados a anormalidades cromossômicas. Quando existe onfalocele, a cavidade abdominal é proporcionalmente pequena porque não há estímulo para o crescimento dela.

O reparo cirúrgico das onfaloceles é necessário. Pequenas onfaloceles podem ser tratadas por fechamento primário. A redução gradual é frequentemente planejada se a desproporção víscero-abdominal for grande. Os recém-nascidos com onfalocele muito grande também podem sofrer de hipoplasia (subdesenvolvimento) pulmonar e torácica.

A cobertura do saco herniário é o peritônio e o âmnio. A onfalocele resulta do comprometimento no crescimento dos componentes mesodérmico (músculo) e ectodérmico (pele) da parede do abdome. Como a formação do compartimento abdominal ocorre durante a gastrulação, uma falha fundamental do crescimento nesse momento está, frequentemente, associada a outros defeitos congênitos dos sistemas cardiovascular e urogenital.

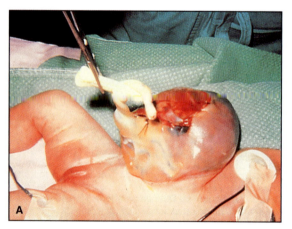
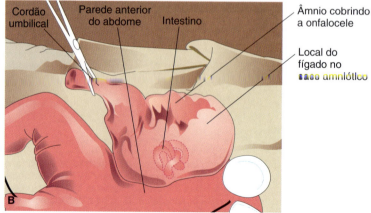

Figura 11.17 A. Recém-nascida com onfalocele volumosa. **B.** Desenho de recém-nascida com onfalocele resultante de defeito mediano dos músculos, da fáscia e da pele do abdome perto do umbigo. Esse defeito resultou na herniação das estruturas intra-abdominais (fígado e intestino) para a extremidade proximal do cordão umbilical. A onfalocele está coberta por uma membrana composta por peritônio e âmnio. (**A.** Cortesia do Dr. N. E. Wiseman, cirurgião pediátrico do Children's Hospital, Winnipeg, Manitoba, Canadá.)

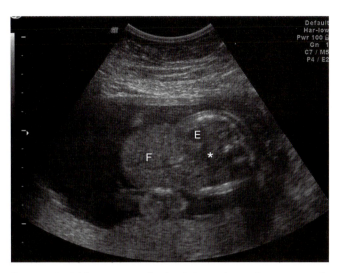

Figura 11.18 Ultrassonografia do abdome de um feto mostrando onfalocele volumosa. Observe que o fígado (*F*) está se projetando (herniando) do abdome (*asterisco*). Observe também o estômago (*E*). (Cortesia do Dr. G.J Reid, Department of Obstetrics, Gynecology and Reproductive Sciences, University of Manitoba, Women's Hospital, Winnipeg, Manitoba, Canadá.)

Hérnia umbilical

Quando os intestinos retornam à cavidade abdominal durante a 10ª semana e depois voltam a herniar através do umbigo imperfeitamente fechado, forma-se a **hérnia umbilical**. Esse tipo comum de hérnia é diferente de uma onfalocele. Na hérnia umbilical, a massa protuberante (geralmente o omento maior e parte do intestino delgado) é coberta por tela subcutânea e pele.

Geralmente a hérnia não atinge seu tamanho máximo até o fim do período neonatal (28 dias). Habitualmente o diâmetro da hérnia varia de 1 a 5 cm. O defeito através do qual ocorre a hérnia está na linha alba (faixa fibrosa na linha mediana da parede anterior do abdome, entre os músculos retos do abdome). A hérnia projeta-se durante o choro, o esforço para defecar ou a tosse e pode ser facilmente reduzida através do anel fibroso no umbigo. A cirurgia geralmente não é realizada, a menos que a hérnia persista até a idade de 3 a 5 anos.

Gastrósquise

Gastrósquise, um defeito congênito da parede do abdome (prevalência 1 em 2.000, Figura 11.19), resulta de um defeito lateral ao plano mediano da parede anterior do abdome. O defeito linear possibilita a extrusão das vísceras abdominais sem envolver o cordão umbilical. As vísceras projetam-se para a cavidade amniótica e são banhadas pelo líquido amniótico. O termo *gastrósquise*, que significa literalmente "estômago dividido ou aberto", é incorreto, porque é a parede anterior do abdome que está dividida, e não o estômago.

Esse defeito geralmente ocorre no lado direito, lateral ao umbigo, e é mais comum nos homens do que nas mulheres. A causa exata da gastrósquise é incerta, mas várias sugestões têm sido propostas, como lesão isquêmica da parede anterior do abdome, ausência da artéria onfalomesentérica direita, ruptura da parede do abdome, fraqueza da parede causada por involução anormal da veia umbilical direita e, talvez, ruptura de uma onfalocele (herniação de vísceras na base do cordão umbilical) antes que os lados da parede anterior do abdome tenham fechado.

Anomalias do intestino médio

Os defeitos congênitos do intestino são comuns; a maioria deles é a **má rotação do intestino**, que resulta de rotação e/ou fixação incompleta do intestino. A **não rotação do intestino médio** ocorre quando o intestino não gira ao retornar para o abdome. Como resultado, o ramo caudal da alça do intestino médio retorna primeiro ao abdome, o intestino delgado fica do lado direito do abdome e todo o intestino grosso fica do lado esquerdo (Figura 11.20A). A habitual rotação de 270° no sentido anti-horário não é completada e o ceco e o apêndice vermiforme ficam em posição inferior ao piloro do estômago, uma condição conhecida como **ceco e apêndice vermiforme sub-hepáticos** (ver Figura 11.20D). O ceco é fixado à parede posterolateral do abdome por faixas peritoneais que passam sobre o duodeno (ver Figura 11.20B). As faixas peritoneais e o vólvulo (torção) do intestino causam **atresia intestinal** (obstrução duodenal). Esse tipo de má rotação resulta da falha da alça do intestino médio em completar os 90° finais da rotação (ver Figura 11.13D). Apenas duas partes do intestino estão ligadas à parede posterior do abdome, o duodeno e o cólon proximal. Esse intestino indevidamente posicionado e incompletamente fixado pode levar à torção do intestino médio primitivo ou do **vólvulo do intestino médio** (ver Figura 11.20F). O intestino delgado fica pendente por um pedúnculo estreito que contém a artéria e a veia mesentéricas superiores.

Quando ocorre vólvulo do intestino médio, a artéria mesentérica superior pode ficar obstruída, resultando em **infarto** e **gangrena** do intestino suprido por ela (ver Figura 11.20A e B). Os recém-nascidos com má rotação intestinal são propensos a vólvulos e apresentam **êmese biliosa**. Uma radiografia contrastada consegue determinar a existência de anomalias rotacionais.

Reversão da rotação

Em raros casos a alça do intestino médio gira no sentido horário em vez de anti-horário (ver Figura 11.20C). Como resultado, o duodeno fica anterior à artéria mesentérica superior e não posterior a ela e o cólon transverso fica posterior em vez de anterior a ela. Nesses recém-nascidos, o cólon transverso pode ser obstruído pela pressão da artéria mesentérica superior. Em casos mais incomuns, o intestino delgado encontra-se no lado esquerdo do abdome e o intestino grosso, no lado direito, com o ceco no centro. Essa situação incomum resulta da má rotação do intestino médio, seguida por falha na fixação dos intestinos.

Ceco e apêndice vermiforme sub-hepáticos

Se o ceco aderir à superfície inferior do fígado quando retornar ao abdome, ele será puxado para cima à medida que o fígado diminui de tamanho; como resultado, o ceco e o apêndice vermiforme permanecem em suas posições fetais (ver Figura 11.20D). O **ceco e o apêndice vermiforme sub-hepáticos** são mais comuns no sexo masculino e ocorrem em aproximadamente 6% dos fetos. O ceco sub-hepático e o apêndice vermiforme em posição alta no abdome podem ser vistos em adultos. Quando isso ocorre, pode dificultar o diagnóstico de apendicite e a remoção cirúrgica do apêndice (**apendicectomia**).

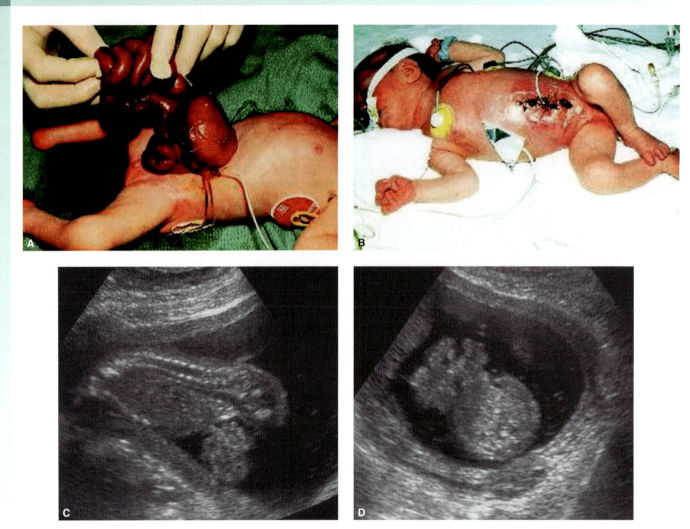

Figura 11.19 A. Fotografia de recém-nascida com vísceras projetando-se de um defeito congênito na parede anterior do abdome (gastrósquise). O defeito tinha 2 a 4 cm de comprimento e envolvia todas as camadas da parede do abdome. **B.** Fotografia da recém-nascida depois que as vísceras foram devolvidas ao abdome e o defeito foi fechado cirurgicamente. **C.** Ultrassonografia sagital de um feto de 18 semanas com gastrósquise. **D.** Ultrassonografia axial do mesmo feto. Alças do intestino podem ser vistas no líquido amniótico anterior ao feto. (**A** e **B.** Cortesia de A. E. Chudley, MD, Section of Genetics and Metabolism, Department of Pediatrics and Child Health, Children's Hospital, Winnipeg, Manitoba, Canadá. **C** e **D.** Cortesia do Dr. E. A. Lyons, Departments of Radiology, Obstetrics and Gynecology, and Anatomy, Health Sciences Centre and University of Manitoba, Winnipeg, Manitoba, Canadá.)

Ceco móvel

Em aproximadamente 10% das pessoas, o ceco apresenta mobilidade anormal. Em casos muito incomuns, ele hernia para o canal inguinal direito. O **ceco móvel** resulta da fixação incompleta do cólon ascendente (ver Figura 11.20F). Essa condição é clinicamente significativa por causa das possíveis variações na posição do apêndice e porque pode ocorrer a torção, ou **vólvulo**, do ceco (ver Figura 11.20B).

Hérnia interna

Na **hérnia interna**, um raro defeito congênito, o intestino delgado penetra o mesentério da alça do intestino médio durante seu retorno ao abdome (ver Figura 11.20E). Como resultado, forma-se uma estrutura sacular semelhante a uma hérnia. Isso geralmente não provoca sintomas e frequentemente é detectado apenas em necropsias.

Estenose e atresia do intestino

A oclusão parcial e a oclusão completa (**atresia**) do lúmen intestinal representam aproximadamente um terço dos casos de **obstrução intestinal** (ver Figura 11.6). A lesão obstrutiva ocorre mais frequentemente no duodeno (25%) e no íleo (50%). O comprimento da área afetada varia. Esses defeitos congênitos resultam da falha da formação de um número adequado de vacúolos durante a recanalização (**restauração do lúmen**) do intestino. Em alguns casos, forma-se um septo ou teia transversal, provocando bloqueio (ver Figura 11.6F₂).

Outra causa possível de estenose e de atresia é a interrupção do suprimento sanguíneo para uma alça do intestino fetal, resultante de **acidente vascular fetal** causado por comprometimento da microcirculação associada a *sofrimento fetal*, *exposição a fármacos/drogas* ou *vólvulo*. A perda de suprimento sanguíneo leva à **necrose** do intestino e ao desenvolvimento de um cordão fibroso conectando as extremidades proximal e distal do intestino normal. A má fixação do intestino mais provavelmente ocorre durante a 10ª semana e predispõe o intestino a vólvulo, estrangulamento e comprometimento de seu suprimento sanguíneo.

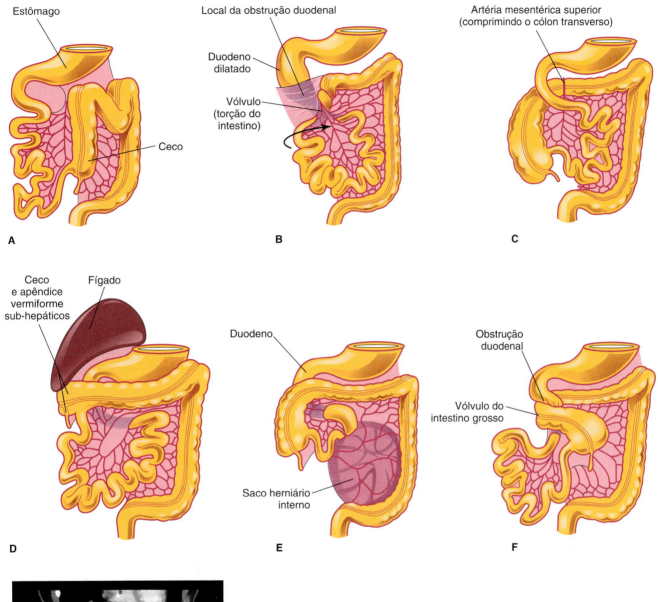

Estômago

Ceco

A

Local da obstrução duodenal

Duodeno dilatado

Vólvulo (torção do intestino)

B

Artéria mesentérica superior (comprimindo o cólon transverso)

C

Ceco e apêndice vermiforme sub-hepáticos

Fígado

D

Duodeno

Saco herniário interno

E

Obstrução duodenal

Vólvulo do intestino grosso

F

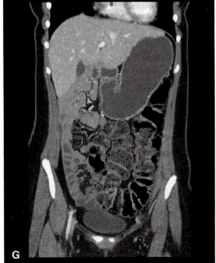

G

Figura 11.20 Defeitos congênitos da rotação do intestino médio. **A.** Não rotação. **B.** Rotação mista e vólvulo (torção); a *seta* indica a torção do intestino. **C.** Rotação inversa. **D.** Ceco e apêndice vermiforme sub-hepáticos (abaixo do fígado). **E.** Hérnia interna. **F.** Vólvulo do intestino médio. **G.** Imagem de enterografia por tomografia computadorizada da não rotação em paciente adolescente com dor abdominal crônica. O intestino grosso (cheio de fezes) está localizado completamente no lado esquerdo do abdome. O intestino delgado (cheio de líquido) é visto à direita. (**G.** Cortesia do Dr. S. Morrison, Children's Hospital, the Cleveland Clinic, Cleveland, OH.)

Divertículo ileal e vestígios onfaloentéricos

A evaginação de parte do íleo é um defeito comum do tubo digestório (ver Figuras 11.21 e 11.22A). O **divertículo ileal congênito** (**divertículo de Meckel**) ocorre em 2 a 4% das pessoas e é três a cinco vezes mais prevalente nos homens do que nas mulheres. *O divertículo ileal tem importância clínica* porque pode inflamar e causar sinais/sintomas que simulam apendicite.

A parede do divertículo contém todas as camadas do íleo e pode conter pequenos fragmentos de tecidos gástrico e pancreático. A mucosa gástrica ectópica frequentemente secreta ácido, provocando ulceração e sangramento (ver Figura 11.22A). O divertículo ileal é o remanescente da parte proximal do ducto onfaloentérico, que, tipicamente, aparece como uma bolsa digitiforme de fundo cego, com aproximadamente 3 a 6 cm de comprimento, que surge da margem anti-mesentérica do íleo (ver Figura 11.21), a 40 a 50 cm da junção ileocecal. O divertículo ileal pode estar conectado ao umbigo por um cordão fibroso, o que pode predispor a pessoa à obstrução intestinal porque o intestino pode se enrolar nesse cordão fibroso ou pode formar uma **fístula onfaloentérica** (Figura 11.23, ver também Figura 11.22B e C). Da mesma forma, cistos podem se formar em um remanescente do ducto e ser encontrados na cavidade abdominal ou na parede anterior do abdome (ver Figuras 11.22D e 11.23); outros remanescentes possíveis do ducto onfaloentérico estão ilustrados na Figura 11.22E e F.

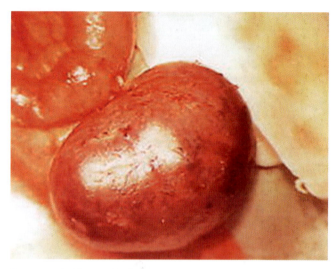

Figura 11.21 Fotografia de um divertículo ileal grande (divertículo de Meckel). Somente uma pequena porcentagem desses divertículos provoca sinais/sintomas. Os divertículos ileais são alguns dos defeitos congênitos mais comuns do tubo digestório. (Cortesia do Dr. M. N. Golarz De Bourne, St. George's University Medical School, Granada.)

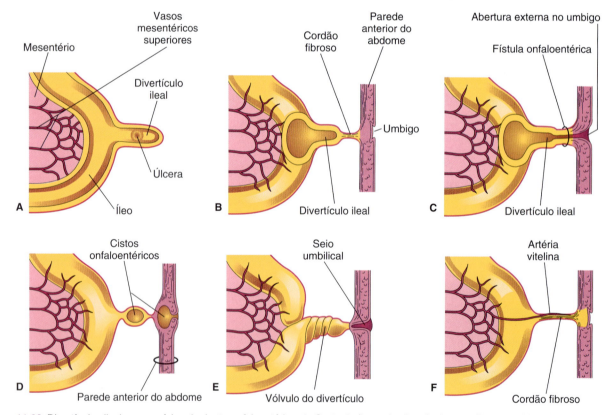

Figura 11.22 Divertículos ileais e resquícios do ducto onfaloentérico. **A.** Corte do íleo e do divertículo com úlcera. **B.** Divertículo conectado ao umbigo por resquício fibroso do ducto onfaloentérico. **C.** Fístula onfaloentérica resultante da persistência da parte intra-abdominal do ducto onfaloentérico. **D.** Cistos onfaloentéricos no umbigo e no resquício fibroso do ducto onfaloentérico. **E.** Vólvulo (torção) do divertículo ileal e seio umbilical, resultante da persistência do ducto onfaloentérico no umbigo. **F.** O ducto onfaloentérico persistiu como um cordão fibroso, que conecta o íleo ao umbigo. A artéria vitelina persistente estende-se ao longo do cordão fibroso ao umbigo. Essa artéria levava sangue para a vesícula umbilical a partir da parede anterior do embrião.

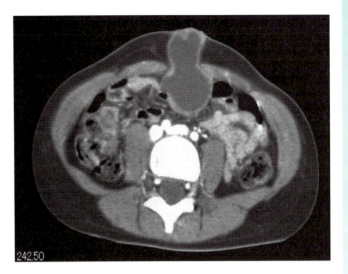

Figura 11.23 A tomografia computadorizada contrastada do abdome de uma menina com 6 anos de idade mostra cisto no resquício do ducto onfaloentérico localizado logo abaixo do nível do umbigo. Uma porção da parede do cisto continha tecido gástrico ectópico com componentes glandulares evidentes. (De Iwasaki M, Taira K, Kobayashi H *et al.*: Umbilical cyst containing ectopic gastric mucosa originating from an omphalomesenteric duct remnant, *J Pediatr Surg* 44:2399, 2009.)

Duplicação do intestino

A maioria das duplicações intestinais é cística ou tubular. As **duplicações císticas** são mais comuns do que as **duplicações tubulares** (Figura 11.24A a D). As duplicações tubulares geralmente se comunicam com o lúmen intestinal (ver Figura 11.24C). Quase todas as duplicações são causadas pela falha da recanalização normal do intestino delgado, como resultado, dois lumens se formam (ver Figura 11.24H e I). O segmento duplicado fica no lado mesentérico do intestino. Frequentemente, a duplicação contém **mucosa gástrica ectópica**, que pode resultar em ulceração péptica local e sangramento gastrintestinal.

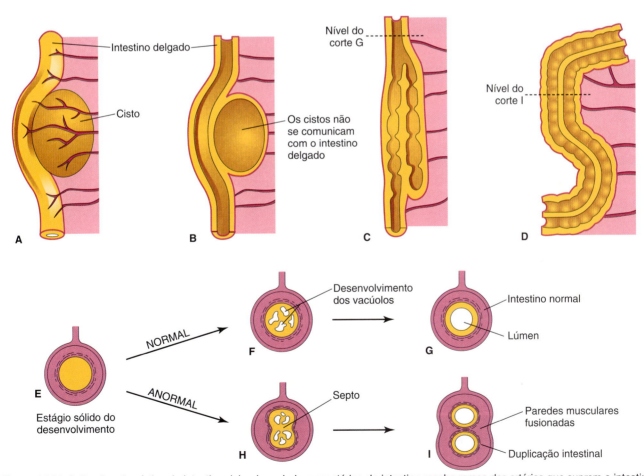

Figura 11.24 A. Duplicação cística do intestino delgado no lado mesentérico do intestino recebe ramos das artérias que suprem o intestino. **B.** Corte longitudinal da duplicação mostrada em **A**; sua musculatura é contínua com a parede intestinal. **C.** Duplicação tubular curta. **D.** Duplicação longa mostrando partição que consiste nas paredes musculares fusionadas. **E.** Corte transversal do intestino durante o estágio sólido. **F.** Formação normal do vacúolo. **G.** Coalescência dos vacúolos e reforma do lúmen. **H.** Formação de dois grupos de vacúolos. **I.** A coalescência dos vacúolos, ilustrada em **H**, resultou na duplicação intestinal.

Intestino posterior

Os derivados do intestino posterior são os seguintes:

- De um terço a metade do cólon transverso esquerdo, cólon descendente, cólon sigmoide, reto e parte superior do canal anal
- Epitélio da bexiga urinária e maior parte da uretra.

Todos os derivados do intestino posterior são supridos pela **artéria mesentérica inferior**. A junção do segmento do cólon transverso, derivado do intestino médio, com aquele originado do intestino posterior é indicada pela mudança no suprimento sanguíneo do ramo da artéria mesentérica superior para o ramo da artéria mesentérica inferior.

O cólon descendente torna-se retroperitoneal quando seu mesentério se une ao peritônio parietal na parede posterior esquerda do abdome, e depois desaparece (ver Figura 11.15B e E). O mesentério do cólon sigmoide fetal é retido, mas é menor do que no embrião (ver Figura 11.15D).

Cloaca

No início da vida embrionária, a **cloaca** é uma câmara na qual o intestino posterior e a alantoide se esvaziam. A cloaca, a parte terminal expandida do intestino posterior, é uma câmara revestida por endoderma em contato com o ectoderma superficial na **membrana cloacal** (Figura 11.25A e B). Essa membrana é composta por endoderma da cloaca e ectoderma da fosseta anal (ver Figura 11.25D). A cloaca recebe a **alantoide** anteriormente, que é um divertículo digitiforme (ver Figura 11.25A).

Segmentação da cloaca

A cloaca é dividida em partes dorsal e ventral por uma cunha de mesênquima, o **septo urorretal**, que se desenvolve no ângulo entre a alantoide e o intestino posterior. *A sinalização endodérmica da β-catenina é necessária para a formação do septo urorretal.* À medida que o septo cresce em direção à membrana cloacal, ele desenvolve extensões semelhantes a forquilhas que produzem dobramentos das paredes laterais da cloaca (ver Figura 11.25B). Essas dobras crescem uma em direção à outra

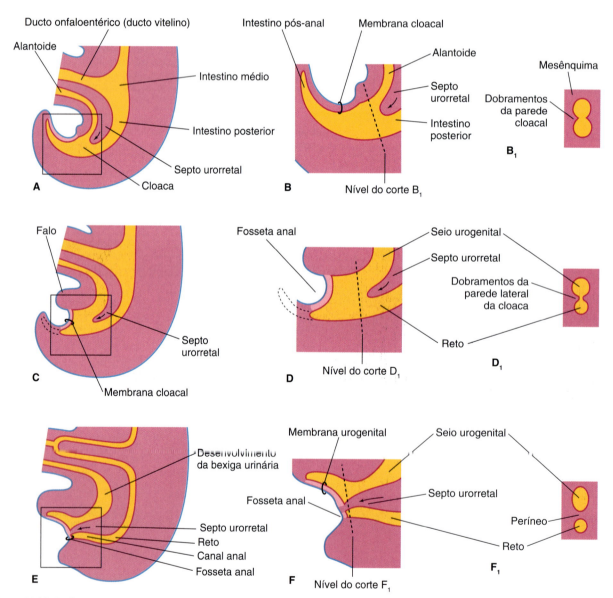

Figura 11.25 Estágios sucessivos na divisão da cloaca em reto e seio urogenital pelo septo urorretal. **A, C e E.** Vistas a partir do lado esquerdo na 4ª, na 6ª e na 7ª semana, respectivamente. **B, D e F.** Ampliações da região cloacal. **B₁ e D₁.** Cortes transversais da cloaca nos níveis mostrados em **B** e **D.** Observe que a porção pós-anal (mostrada em **B**) degenera e desaparece à medida que o reto é formado.

e se unem, formando a divisória que separa a cloaca em três partes: o **reto**, a parte cranial do canal anal e o **seio urogenital** (Figura 11.25D e E).

A cloaca é crucial no desenvolvimento anorretal. Novas informações indicam que o septo urorretal não se funde à membrana cloacal; portanto, a membrana anal não existe. Após a ruptura da membrana cloacal por **apoptose** (morte celular programada), o **lúmen anorretal** fica temporariamente fechado pelo **tampão epitelial** (que pode ter sido interpretado erroneamente como a membrana anal). As proliferações mesenquimais produzem elevações do ectoderma superficial em torno do tampão anal epitelial. A recanalização do canal anorretal ocorre por morte celular apoptótica do tampão anal epitelial, que forma a **fosseta anal** (proctodeu, ver Figura 11.25E).

▶ Canal anal

10 Os dois terços superiores do canal anal adulto derivam do **intestino posterior**; o terço inferior desenvolve-se a partir da **fosseta anal** (Figura 11.26). A junção do epitélio derivado do ectoderma da fosseta anal e o endoderma do intestino posterior é macroscopicamente indicada pela irregular **linha pectinada**, localizada no limite inferior das válvulas anais. Aproximadamente 2 cm superior ao ânus está a **linha anocutânea**, onde a composição do epitélio anal muda de células colunares para células escamosas estratificadas. No ânus, o epitélio é **queratinizado** e contínuo com a pele ao redor dele. As outras camadas da parede do canal anal derivam do mesênquima esplâncnico. *A formação do esfíncter anal parece estar sob controle genético do* Hox D.

Devido à sua origem no intestino posterior, os dois terços superiores do canal anal são irrigados principalmente pela **artéria retal superior**, uma continuação da artéria mesentérica inferior (artéria do intestino posterior). A drenagem venosa dessa parte superior ocorre principalmente pela **veia retal superior**, um ramo da veia mesentérica inferior. A drenagem linfática da parte superior é realizada para os **linfonodos mesentéricos inferiores**. Seus nervos são provenientes da **divisão autônoma do sistema nervoso**.

Por causa de sua origem na fosseta anal, o terço inferior do canal anal é suprido principalmente pelas **artérias retais inferiores**, ramos da artéria pudenda interna. A drenagem venosa ocorre pela **veia retal inferior**, um ramo da veia pudenda interna, que drena para a veia ilíaca interna. A drenagem linfática da parte inferior do canal anal é realizada para os **linfonodos inguinais superficiais**. A inervação provém do **nervo retal inferior**; consequentemente, é sensível à dor, à temperatura, ao toque e à pressão.

As diferenças na irrigação sanguínea, na inervação e nas drenagens venosa e linfática do canal anal são importantes clinicamente, como quando se pode considerar a **metástase** (disseminação) das células cancerígenas. As características de um **carcinoma** (câncer que surge no tecido epitelial) nas duas partes também são diferentes. Os tumores na parte superior são indolores e surgem do epitélio colunar, enquanto os tumores na parte inferior são dolorosos e surgem do epitélio escamoso estratificado.

Megacólon congênito

O **megacólon congênito aganglionar (doença de Hirschsprung, HSCR)** é uma alteração multigênica dominantemente hereditária, com penetrância incompleta e expressividade variável. Dos genes até agora identificados, o proto-oncogene RET é o principal gene de suscetibilidade e responde pela maioria dos casos. Essa alteração afeta 1 em 5.000 recém-nascidos e é definida como ausência de células ganglionares (**aganglionose**) em um comprimento variável do intestino distal, embora segmentos mais proximais e mais longos também possam estar envolvidos.

Os recém-nascidos com HSCR não têm células ganglionares autônomas no plexo mioentérico distal ao segmento dilatado do cólon (Figura 11.27). O cólon aumentado, ou o megacólon, tem o número normal de células ganglionares. A dilatação resulta da falha do relaxamento do segmento aganglionar, que impede o movimento do conteúdo intestinal, resultando em dilatação. Na maioria dos casos, apenas o reto e o cólon sigmoide estão envolvidos; ocasionalmente, os gânglios também estão ausentes nas partes mais proximais do cólon.

A HSCR é a causa mais comum de obstrução neonatal do cólon e representa 33% de todas as obstruções neonatais; o sexo masculino é mais afetado que o feminino (4:1). A HSCR resulta da falha na migração das células da crista neural para a parede do cólon no período da 5ª até a 7ª semana. Isso causa falha no desenvolvimento de células ganglionares parassimpáticas nos plexos de Auerbach e Meissner.

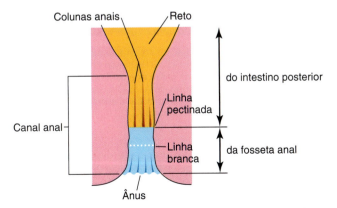

Figura 11.26 Esboço do reto e do canal anal que mostra a origem do seu desenvolvimento. Observe que os dois terços superiores do canal anal são derivados do intestino posterior, enquanto o terço inferior do canal é derivado da fosseta anal. Por causa de suas origens embriológicas diferentes, as partes superior e inferior do canal anal são supridas por artérias e nervos diferentes e têm drenagens venosa e linfática distintas.

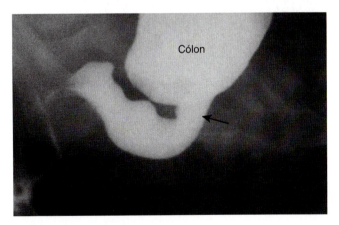

Figura 11.27 Radiografia do cólon após enema de bário em um lactente com 1 mês de idade que apresenta megacólon congênito (doença de Hirschsprung). O segmento distal aganglionar (reto e cólon sigmoide distal) é estreito, com distensão do intestino ganglionar normal, cheio de material fecal, proximal a ele. Observe a zona da transição (*seta*). (Cortesia do Dr. Martin H. Reed, Department of Radiology, University of Manitoba and Children's Hospital, Winnipeg, Manitoba, Canadá.)

Anomalias anorretais

A maioria das anomalias anorretais é consequência do desenvolvimento anormal do septo urorretal, resultando na separação incompleta da cloaca nas partes urogenital e anorretal (ver Figura 11.29A). *Shh e FGF-10, assim como a interrupção da sinalização da β-catenina, têm sido implicados nos defeitos congênitos do intestino posterior*. Normalmente, existe comunicação temporária entre o reto e o canal anal posteriormente a partir da bexiga e anteriormente da uretra (ver Figura 11.25C). As lesões são classificadas como baixas ou altas, dependendo de o reto terminar superior ou inferior ao músculo puborretal, que mantém a continência fecal e relaxa para possibilitar a defecação.

Defeitos congênitos da região anorretal baixa

- O **ânus imperfurado** ocorre em 1 de cada 5.000 recém-nascidos e é mais comum nos meninos do que nas meninas (Figuras 11.28 e 11.29C). O canal anal pode ter fundo cego ou pode ser um ânus ectópico ou uma **fístula anoperineal** (**comunicação anormal**) que abre no períneo (ver Figura 11.29D e E). No entanto, o canal anormal pode abrir para a vagina, nas mulheres, ou na uretra, nos homens (ver Figura 11.29F e G). Mais de 90% dos defeitos anorretais baixos estão associados a **fístula** (p. ex., uma comunicação entre o reto e a uretra)
- Na **estenose anal**, o ânus está na posição normal, mas ele e o canal anal são estreitos (ver Figura 11.29B). Esse defeito provavelmente é causado por discreto desvio posterior do septo urorretal à medida que ele cresce caudalmente

- Na **atresia membranosa**, o ânus está na posição normal, mas uma fina camada de tecido separa o canal anal do exterior (ver Figuras 11.28 e 11.29C). O resquício do tampão anal epitelial é fino o suficiente para projetar-se com o esforço para defecar e parece azul por causa do **mecônio** (fezes do recém-nascido) acima dele. Esse defeito ocorre porque o tampão epitelial não é perfurado ao final da 8ª semana.

Defeitos congênitos da região anorretal alta

Na **agenesia anorretal**, uma anomalia da região anorretal alta, o reto termina superior ao músculo puborretal. *Esse é o tipo mais comum de defeito anorretal congênito*. Embora o reto tenha fundo cego, geralmente há uma **fístula** (**comunicação anormal**) para a bexiga (**fístula retovesical**), para a uretra (**fístula retouretral**), nos homens, ou para a vagina (**fístula retovaginal**) ou para o vestíbulo da vagina (**fístula retovestibular**), nas mulheres (ver Figura 11.29F e G).

A **agenesia anorretal com fístula** é o resultado da separação incompleta da cloaca do seio urogenital pelo septo urorretal (ver Figura 11.25C a E). Nos recém-nascidos do sexo masculino com essa condição, podemos observar mecônio na urina, enquanto no sexo feminino, as fístulas resultam em mecônio no vestíbulo da vagina.

Na **atresia retal**, existem canal anal e reto, mas estão separados (ver Figura 11.29H e I). Às vezes, os dois segmentos do intestino estão conectados por um cordão fibroso, resquício de uma porção atrésica do reto. A causa da atresia retal pode ser a recanalização anormal do cólon ou, mais provavelmente, defeito no suprimento sanguíneo.

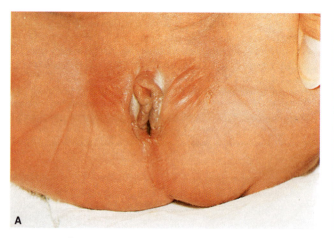
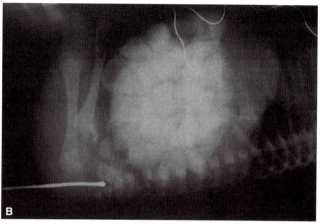

Figura 11.28 Ânus imperfurado. **A.** Recém-nascida com atresia anal (ânus imperfurado). Na maioria dos casos, uma fina camada de tecido separa o canal anal do exterior. Alguma forma de ânus imperfurado ocorre em aproximadamente 1 em cada 5.000 neonatos; é mais comum nos homens. **B.** Radiografia de recém-nascido com ânus imperfurado. A extremidade dilatada da sonda radiopaca está no fundo da fosseta anal com fundo cego. O intestino grosso está distendido com fezes e material de contraste. (**A.** Cortesia de A. E. Chudley, MD, Section of Genetics and Metabolism, Department of Pediatrics and Child Health, Children's Hospital, Winnipeg, Manitoba, Canadá. **B.** Cortesia do Dr. Prem S. Sahni, anteriormente do Department of Radiology, Children's Hospital, Winnipeg, Manitoba, Canadá.)

Sistema nervoso entérico

O sistema digestório tem inúmeras funções, incluindo transporte, secreção, digestão e proteção. Todas controladas pelo sistema nervoso entérico (SNE), o sistema intrínseco do intestino, que consegue manter as funções de forma autônoma, sem a contribuição do encéfalo ou da medula espinal. O SNE é composto por plexos ganglionares e neurônios entéricos e é altamente complexo, com mais de 15 subtipos diferentes de neurônios. As células da crista neural migram para o intestino anterior durante o seu desenvolvimento e, uma vez alcançado esse local, elas seguem ao longo da duração do desenvolvimento do intestino, preenchendo e se diferenciando em neurônios, células da glia, e assim por diante. O intestino anterior é preenchido por células da crista neural na 3ª semana e a parte mais distal do intestino recebe células na 7ª semana. *Aparentemente, as vias de sinalização RET e EDNRB são importantes para o desenvolvimento do SNE*. Os defeitos na formação dos gânglios associados podem levar à doença de Hirschsprung (ver Figura 11.27).

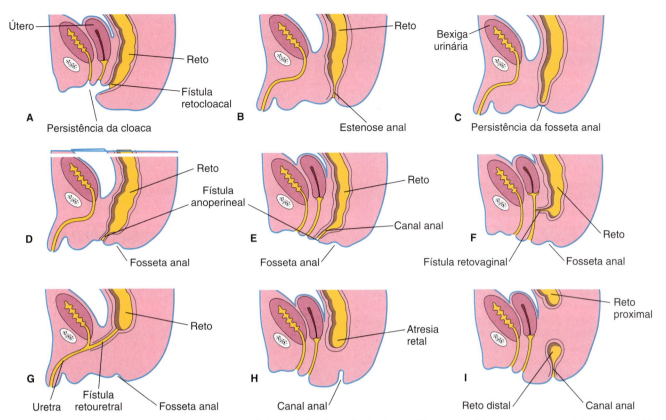

Figura 11.29 Vários tipos de defeitos anorretais congênitos. **A.** Persistência da cloaca. Observe a saída comum para os sistemas digestório, urinário e genital. **B.** Estenose anal. **C.** Atresia anal. **D** e **E.** Agenesia anal, com fístula perineal. **F.** Agenesia anorretal, com fístula retovaginal. **G.** Agenesia anorretal, com fístula retouretral. **H** e **I.** Atresia retal.

Resumo do sistema digestório

- O **intestino primitivo** forma-se a partir da parte posterior da vesícula umbilical, que é incorporada ao embrião. O endoderma do intestino primitivo dá origem ao revestimento epitelial do tubo digestório, com exceção das partes cranial e caudal, que derivam do ectoderma do estomodeu e da membrana cloacal, respectivamente. Os tecidos musculares e conjuntivo que compõem o tubo digestório derivam do mesênquima esplâncnico adjacente ao intestino primitivo

- O **intestino anterior** dá origem a faringe, sistema respiratório inferior, esôfago, estômago, parte proximal do duodeno, fígado, pâncreas e sistema biliar. Como a traqueia e o esôfago têm origem comum no intestino anterior, a divisão incompleta pelo septo traqueoesofágico resulta em estenoses ou em atresias, com ou sem fístulas entre elas

- O **divertículo hepático**, o primórdio do fígado, da vesícula biliar e do sistema de ductos biliares, é a extensão do revestimento epitelial endodérmico do intestino anterior. Os cordões epiteliais do fígado desenvolvem-se a partir do divertículo hepático e crescem no **septo transverso**. Entre as camadas do mesentério ventral, derivadas do septo transverso, as células primitivas diferenciam-se em tecidos hepáticos e nos revestimentos dos ductos do sistema biliar

- A **atresia duodenal congênita** resulta de falha no processo de vacuolização e recanalização após o estágio de desenvolvimento sólido normal do duodeno. Habitualmente, as células epiteliais degeneram e o lúmen do duodeno é restaurado. A obstrução do duodeno também pode ser causada pelo **pâncreas anular** ou por estenose pilórica

- O **pâncreas** desenvolve-se a partir dos brotos pancreáticos, que se formam do revestimento endodérmico do intestino anterior. Quando o duodeno gira para a direita, o **broto pancreático ventral** é deslocado posteriormente e se funde ao broto pancreático dorsal. O broto pancreático ventral forma a maior parte da cabeça do pâncreas, incluindo o processo uncinado. O **broto pancreático dorsal** forma o restante do pâncreas. Em alguns fetos, os sistemas de ductos dos dois brotos não se fundem e formam o ducto pancreático acessório

- O **intestino médio** dá origem a duodeno (a parte distal à abertura do ducto biliar), jejuno, íleo, ceco, apêndice, cólon ascendente e metade a dois terços da parte direita do cólon transverso. O intestino médio forma uma **alça intestinal** em forma de U, que se hernia para o cordão umbilical durante a 6ª semana porque não há espaço para ela no abdome. Enquanto está no cordão umbilical, a alça do intestino médio gira 90° no sentido anti-horário. Durante a 10ª semana, o intestino retorna ao abdome, girando mais 180°

- As **onfaloceles**, as **más rotações** e a **fixação anormal do intestino** resultam da falha no retorno ou na rotação anormal do intestino. Como o intestino, normalmente, está ocluído durante a 5ª e a 6ª semana, a estenose (obstrução parcial), a atresia (obstrução completa) e as duplicações resultam de falha da recanalização ou anormalidade desse processo. Resquícios do ducto onfaloentérico podem persistir. Os **divertículos ileais** são comuns; no entanto, pouquíssimos inflamam e provocam dor

- O **intestino posterior** origina um terço a metade da parte esquerda do cólon transverso, o cólon descendente e o cólon sigmoide, o reto e a parte superior do canal anal. A parte inferior do canal anal se desenvolve a partir da fosseta anal. A parte caudal do intestino posterior divide a **cloaca** no seio urogenital e no reto. O seio urogenital dá origem à bexiga urinária e à uretra. O reto e a parte superior do canal anal são separados do exterior pelo tampão epitelial. Essa massa de células epiteliais se decompõe no final da 8ª semana

- A **maioria dos defeitos anorretais** resulta da divisão anormal da cloaca no reto e no canal anal, posteriormente, e na bexiga urinária e na uretra, anteriormente. O crescimento interrompido e/ou o desvio do septo urorretal causa a maioria dos defeitos anorretais, como a atresia retal e as fístulas entre o reto e a uretra, a bexiga urinária ou a vagina.

Questões clínicas

Caso 11.1

Uma recém-nascida prematura (32 semanas de idade gestacional) é filha de uma mulher de 39 anos de idade cuja gravidez foi complicada por polidrâmnio. A amniocentese na 16ª semana revelou trissomia do 21. A recém-nascida começou a vomitar algumas horas após o parto. Foi observada acentuada dilatação do epigástrio. As radiografias do abdome mostraram gás apenas no estômago e na parte superior do duodeno, sem gás em outros pontos do intestino. Foi feito diagnóstico de atresia duodenal.

- Onde, geralmente, ocorre a obstrução do duodeno?
- Qual é a base embriológica desse defeito congênito?
- O que causou a distensão do epigástrio da recém-nascida?
- A atresia duodenal está comumente associada a outros defeitos, como a síndrome de Down?
- Qual é a base embriológica do polidrâmnio nesse caso?

Caso 11.2

O umbigo de um recém-nascido não cicatrizou normalmente. Ele estava edemaciado e havia secreção persistente do coto umbilical. Durante fluoroscopia com meio de contraste, foi identificado o trajeto fistuloso, que foi ressecado no nono dia após o nascimento e constatou-se que sua extremidade distal terminava em um divertículo do íleo.

- Qual é a base embriológica do trajeto fistuloso?
- Qual é o nome clínico dado habitualmente a esse tipo de divertículo ileal?
- Esse defeito congênito é comum?

Caso 11.3

Uma recém-nascida apresentava uma pequena depressão no local onde deveria estar o ânus. O exame da vagina revelou mecônio e a abertura de uma fístula na parede posterior da vagina. O exame radiográfico usando meio de contraste injetado por um cateter minúsculo inserido na abertura revelou uma conexão fistulosa.

- Com qual parte do intestino inferior a fístula provavelmente estaria conectada?
- Nomeie este defeito congênito.
- Qual é a base embriológica dessa condição?

Caso 11.4

Um recém-nascido apresentava massa de coloração cinza-clara, brilhante, com o tamanho de uma laranja que se projetava da região umbilical. A massa estava coberta por uma fina membrana transparente.

- Como é chamado esse defeito congênito?
- Qual é a origem da membrana que recobre a massa?
- Qual seria a composição da massa?
- Qual é a base embriológica dessa protrusão?

Caso 11.5

Um recém-nascido parecia normal por ocasião do parto; no entanto, apresentou vômito excessivo e distensão abdominal após algumas horas. O vômito continha bile e um pouco de mecônio foi eliminado. O exame radiográfico mostrou o estômago cheio de gás e dilatado, e as alças do intestino delgado preenchidas com gás, mas não havia ar no intestino grosso. Isso indicava obstrução congênita do intestino delgado.

- Qual parte do intestino delgado, provavelmente, estava obstruída?
- Como seria chamada essa condição?
- Por que o recém-nascido eliminou somente um pouco de mecônio?
- O que provavelmente seria observado na operação?
- Qual foi a provável base embriológica da condição?

A discussão dessas questões é apresentada no Apêndice, na parte final deste livro.

Bibliografia e leitura sugerida

Bastidas-Ponce A, Scheibner K, Lickert L: Cellular and molecular mechanisms coordinating pancreas development, *Development* 144:2873, 2017.

Baxter KJ, Bhatia AM: Hirschsprung's disease in the preterm infant: implications for diagnosis and outcome, *Am Surg* 79:734, 2013.

Belo J1, Krishnamurthy M, Oakie A, et al: The role of SOX9 transcription factor in pancreatic and duodenal development, *Stem Cells Dev* 22:2935, 2013.

Bishop WP, Ebach DR: The digestive system. In Marcdante KJ, Kliegman KJ, editors: *Nelson essentials of pediatrics*, ed 7, Philadelphia, 2015, Saunders.

De La Forest A, Duncan SA: Basic science of liver development. In Gumucio DL, Samuelson LC, Spence JR, editors: *Translational research and discovery in gastroenterology: organogenesis to disease*, Hoboken, NJ, 2014, John Wiley & Sons.

Gordillo M, Evans T, Gouon-Evans V: Orchestrating liver development, *Development* 142:2094, 2015.

Heath JK: Transcriptional networks and signaling pathway that govern vertebrate intestinal development, *Curr Top Dev Biol* 90:159, 2010.

Illig RL, Fritsch H, Schwarzer C: Spatio-temporal expression of *Hox* genes in human hindgut development, *Dev Dyn* 242:53, 2013.

Keplinger KM, Bloomston M: Anatomy and embryology of the biliary tract, *Surg Clin North Am* 94:203, 2014.

Kluth D, Fiegel HC, Metzger R: Embryology of the hindgut, *Semin Pediatr Surg* 20:152, 2011.

Lade AG, Monga SPS: Beta-catenin signaling in hepatic development and progenitors: which way does WNT blow?, *Dev Dyn* 240:486, 2011.

Lau ST, Caty MG: Hindgut abnormalities, *Surg Clin North Am* 86:285, 2006.

Ledbetter DJ: Gastroschisis and omphalocele, *Surg Clin North Am* 86:249, 2006.

Levitt MA, Pena A: Cloacal malformations: lessons learned from 490 cases, *Semin Pediatr Surg* 9:118, 2010.

Metzger R, Metzger U, Fiegel HC, et al: Embryology of the midgut, *Semin Pediatr Surg* 20:145, 2011.

Metzger R, Wachowiak R, Kluth DL: Embryology of the early foregut, *Semin Pediatr Surg* 20:136, 2011.

Miyagawa S, Harada M, Matsumaru D: Disruption of the temporally regulated cloaca endodermal β-catenin signaling causes anorectal malformations, *Cell Death Differ* 2014.

Monga SPS: Role and regulation of β-catenin signaling during physiological liver growth, *Gene Expr* 16:51, 2014.

Müller CM, Haase MG, Kemnitz I, et al: Genetic mosaicism of a frameshift mutation in the RET gene in a family with Hirschsprung disease, *Gene* 541:51, 2014.

Mundt E, Bates MD: Genetics of Hirschsprung disease and anorectal malformations, *Semin Pediatr Surg* 19:107, 2010.

Nadel A: The fetal gastrointestinal tract and abdominal wall. In Norton ME, Scoutt LM, Feldstein VA, editors: *Callen's ultrasonography in obstetrics and gynecology*, ed 6, Philadelphia, 2017, Elsevier.

Nagy N, Goldstein AM: Enteric nervous system development: a crest cell's journey from neural tube to colon, *Semin Cell Dev Biol* 66:94, 2017.

Naik-Mathuria B, Olutoye OO: Foregut abnormalities, *Surg Clin North Am* 86:261, 2006.

Vakili K, Pomfret EA: Biliary anatomy and embryology, *Surg Clin North Am* 88:1159, 2008.

Van der Putte SCJ: The development of the human anorectum, *Anat Rec* 292:952, 2009.

Zangen D, Kaufman Y, Banne E, et al: Testicular differentiation factor SF-1 is required for human spleen development, *J Clin Invest* 124:2071, 2014.

Sistema Urogenital

O **sistema urogenital** é dividido funcionalmente em duas partes de componentes embriologicamente diferentes: o **sistema urinário** e o **sistema genital**. O sistema urogenital inclui todos os órgãos envolvidos na reprodução e na formação e eliminação da urina. Embriologicamente, os sistemas estão intimamente associados, sobretudo durante os primeiros estágios de desenvolvimento. O sistema urogenital desenvolve-se a partir do **mesênquima intermediário** (tecido conjuntivo embrionário primitivo constituído por células mesenquimais), derivado da parede dorsal do corpo do embrião (Figura 12.1A e B). O mesênquima é principalmente responsável pela formação dos rins e da genitália interna e seus ductos.

Durante o desdobramento do embrião no plano horizontal, o mesênquima é transportado ventralmente e perde sua conexão com os **somitos** (Figura 12.1B a D). Uma elevação longitudinal do mesoderma, a **crista urogenital**, forma-se em cada lado da aorta dorsal (Figura 12.1D e F). A parte da crista que dá origem ao sistema urinário é o **cordão nefrogênico** (ver Figura 12.1D a F) e a parte da crista que dá origem ao sistema genital é a **crista gonadal** (ver Figura 12.29C).

É necessária a expressão dos seguintes genes para a formação da crista urogenital: supressor do tumor de Wilms (WT1), fator esteroidogênico 1 e DAX1.

▶ Desenvolvimento do sistema urinário

O sistema urinário começa a se desenvolver antes do sistema genital e consistem:

- **Rins**, que produzem e excretam a urina
- **Ureteres**, que transferem a urina dos rins para a bexiga urinária
- **Bexiga urinária**, que armazena a urina temporariamente
- **Uretra**, que libera a urina da bexiga para o exterior.

Desenvolvimento dos rins e ureteres

Três conjuntos consecutivos de rins desenvolvem-se nos embriões. O primeiro conjunto, os **pronefros**, é rudimentar. O segundo conjunto, os **mesonefros**, funciona brevemente durante o início do período fetal. O terceiro conjunto, os **metanefros**, forma os rins permanentes.

Pronefros

Os pronefros são estruturas transitórias, bilaterais, que aparecem no início da 4ª semana. São representados por alguns agrupamentos celulares e estruturas tubulares na região do pescoço em desenvolvimento (Figura 12.2A). Os ductos pronéfricos seguem caudalmente e abrem-se na **cloaca**, a câmara na qual o intestino primitivo posterior e a alantoide esvaziavam-se (Figura 12.2B). Os pronefros logo degeneram-se; no entanto, as partes maiores dos ductos persistem e são usadas pelo segundo grupo de rins.

Mesonefros

Os **mesonefros**, órgãos excretores grandes e alongados, aparecem no final da 4ª semana, caudais aos pronefros (Figura 12.2). Eles funcionam como rins provisórios por aproximadamente 4 semanas até o desenvolvimento e funcionamento dos rins permanentes (Figura 12.3). Os **rins mesonéfricos** consistem em **glomérulos** (10 a 50 por rim) e em **túbulos mesonéfricos** (Figuras 12.4 e 12.5; ver Figura 12.3). Os túbulos abrem-se nos **ductos mesonéfricos** bilaterais, que originalmente eram os ductos pronéfricos. Os ductos mesonéfricos abrem-se na **cloaca** (ver Figura 12.2B e Capítulo 11, Figura 11.25A). Os mesonefros degeneram-se ao final da 12ª semana; no entanto, os túbulos metanéfricos tornam-se os dúctulos eferentes dos **testículos**. Os ductos mesonéfricos têm vários derivados adultos nos homens (Tabela 12.1).

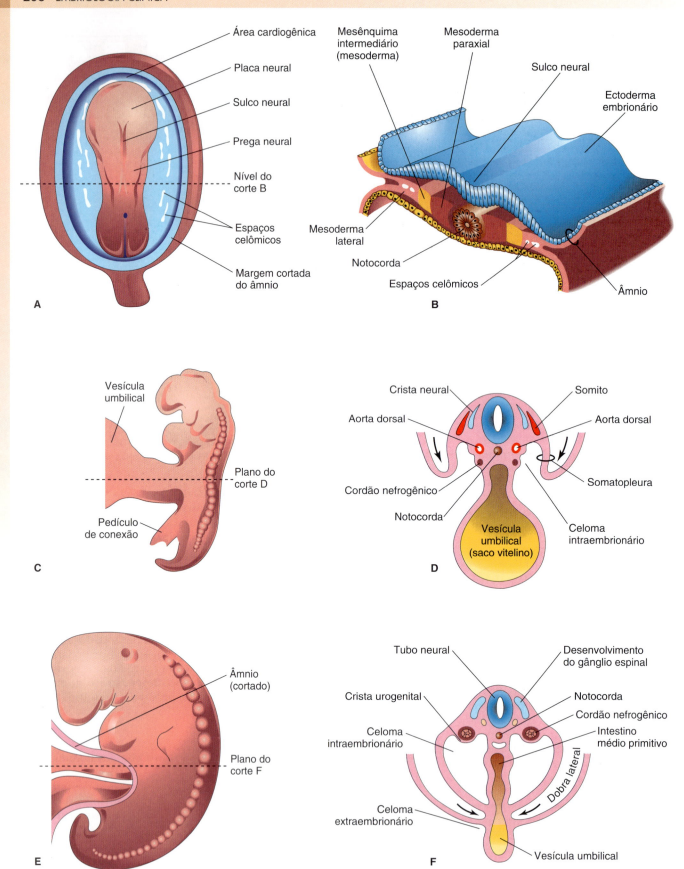

Figura 12.1 A. Vista dorsal de um embrião durante a 3ª semana (aproximadamente 18 dias). **B.** Corte transversal do embrião mostrando a posição do mesênquima intermediário antes de ocorrer o desdobramento lateral. **C.** Vista lateral de um embrião durante a 4ª semana (aproximadamente 24 dias). **D.** Corte transversal do embrião após o início do desdobramento mostrando os cordões nefrogênicos. **E.** Vista lateral de um embrião no final da 4ª semana (aproximadamente 26 dias). **F.** Corte transversal do embrião mostrando as dobras laterais encontrando-se anteriormente uma com a outra.

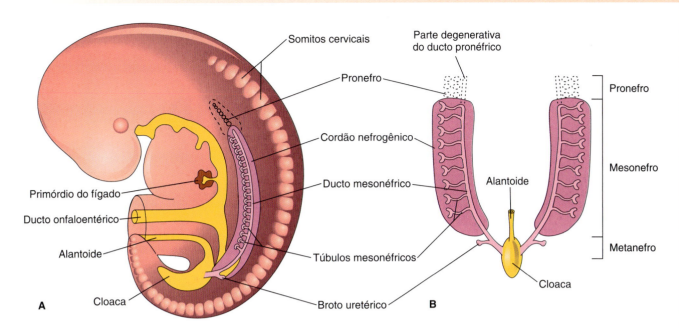

Figura 12.2 Ilustrações dos três conjuntos de sistemas renais em um embrião durante a 5ª semana. **A.** Vista lateral. **B.** Vista ventral. Os túbulos mesonéfricos são puxados lateralmente; sua posição normal é mostrada em **A.**

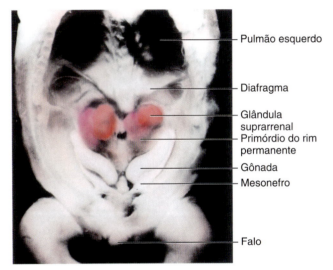

Figura 12.3 Dissecção do tórax, abdome e pelve de um embrião de aproximadamente 54 dias, durante o estágio indiferenciado de desenvolvimento. Observe as grandes glândulas suprarrenais e o alongamento dos mesonefros (rins provisórios). Observe também as gônadas (testículos ou ovários) e o falo, o primórdio do pênis ou do clitóris, que se desenvolve do tubérculo genital (ver Figura 12.37A e B). (De Nishimura H, editor. *Atlas of human prenatal histology.* Tokyo, 1983, Igaku-Shoin.)

Figura 12.4 Fotomicrografia de corte transversal de um embrião de aproximadamente 42 dias mostrando o mesonefro e as glândulas suprarrenais em desenvolvimento. (De Moore KL, Persaud TVN, Shiota K. *Color atlas of clinical embryology.* ed 2, Philadelphia, 2000, Saunders.)

Metanefros

Os **metanefros**, ou os **primórdios dos rins permanentes**, começam a se desenvolver na 5ª semana (Figura 12.6) e tornam-se funcionais aproximadamente 4 semanas depois. A formação da urina continua durante toda a vida fetal; a urina é excretada dentro da cavidade amniótica, formando um dos componentes do líquido amniótico. Os rins desenvolvem-se a partir de duas fontes (Figura 12.6):

- O **broto uretérico** (divertículo metanéfrico)
- O **blastema metanefrogênico** (massa metanéfrica de mesênquima).

O **broto uretérico** é um divertículo (protuberância) do ducto mesonéfrico próximo à entrada deste na cloaca (Figura 12.6A e B). O **blastema metanefrogênico** deriva da parte caudal do cordão nefrogênico. À medida que o broto uretérico se alonga, ele penetra o blastema.

O pedúnculo do broto uretérico torna-se o **ureter** (ver Figura 12.6B). A parte cranial do broto sofre ramificações repetitivas, resultando na diferenciação do broto nos **túbulos coletores** (Figura 12.7A e B; ver Figura 12.6E). As quatro primeiras gerações de túbulos aumentam e tornam-se confluentes para formar os **cálices maiores** (ver Figura 12.6C e D). As quatro segundas gerações coalescem para formar os **cálices menores**.

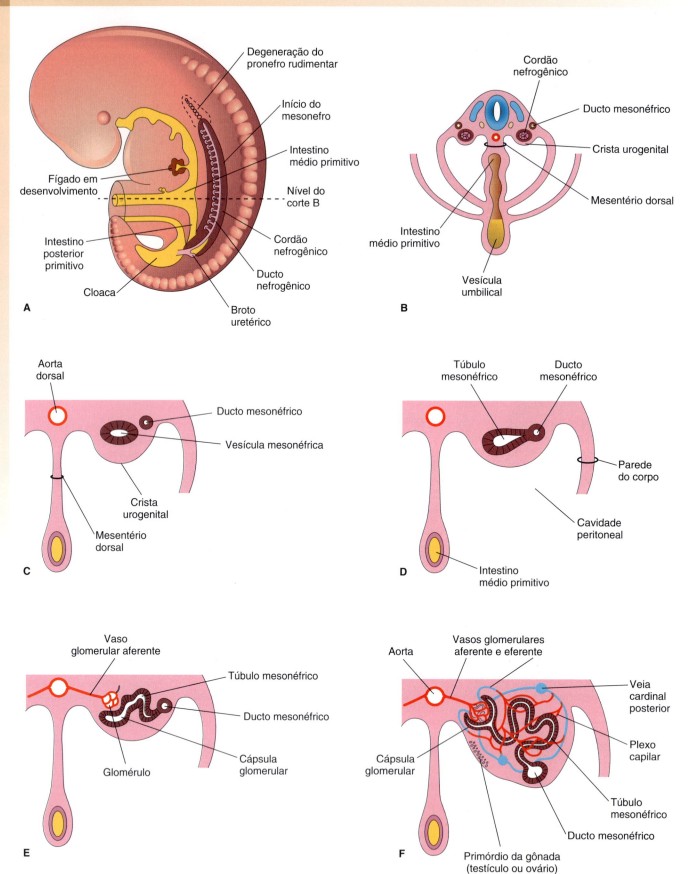

Figura 12.5 Desenhos esquemáticos que ilustram o desenvolvimento dos rins. **A.** Vista lateral de um embrião de 5 semanas mostrando a extensão do início do mesonefro e do broto uretérico, o primórdio do metanefro (primórdio do rim permanente). **B.** Corte transversal do embrião mostrando os cordões nefrogênicos, dos quais se desenvolvem os túbulos mesonéfricos. **C** a **F.** Etapas sucessivas no desenvolvimento dos túbulos mesonéfricos entre a 5ª e a 11ª semana. A extremidade medial expandida do túbulo mesonéfrico é invaginada pelos vasos sanguíneos para formar a cápsula glomerular.

Tabela 12.1 Derivados e resquícios das estruturas urogenitais embrionárias.*

Estrutura embrionária	Mulher	Homem
Gônada indiferenciada	*Ovário*	*Testículo*
Córtex	*Folículos ovarianos*	*Túbulos seminíferos*
Medula	*Rete ovarii*	Rede do testículo
Gubernáculo	*Ligamento próprio do ovário*	Gubernáculo dos testículos
	Ligamento redondo do útero	
Túbulos mesonéfricos	Epoóforo	*Dúctulos eferentes do testículo*
	Paroóforo	Paradídimo
Ducto mesonéfrico	Apêndice vesiculoso	Apêndice do epidídimo
	Ducto do epoóforo	*Ducto do epidídimo*
	Ducto longitudinal do epoóforo (ducto de Gartner)	*Ductos deferentes*
		Ducto ejaculatório e glândula seminal
Pedículo do broto uretérico	*Ureter, pelve, cálices e túbulos coletores*	*Ureter, pelve, cálices e túbulos coletores*
Ducto paramesonéfrico	*Apêndices vesiculosos (hidátide de Morgagni)*	Apêndice dos testículos
	Tuba uterina	
	Útero, colo do útero	
Seio urogenital	*Bexiga urinária*	*Bexiga urinária*
	Uretra	*Uretra (exceto fossa navicular)*
	Vagina	*Utrículo prostático*
	Glândulas uretral e parauretral	*Próstata*
	Glândulas vestibulares maiores	*Glândulas bulbouretrais*
Tubérculo sinusal	Hímen	Colículo seminal
Falo primitivo	*Clitóris*	*Pênis*
	Glande do clitóris	*Glande*
	Corpo cavernoso do clitóris	*Corpo cavernoso do pênis*
	Bulbo do vestíbulo	*Corpo esponjoso do pênis*
Pregas urogenitais	*Pequenos lábios*	*Face ventral do pênis*
Protuberâncias labioescrotais	*Grandes lábios*	*Escroto*

*Os derivados funcionais estão em itálico.

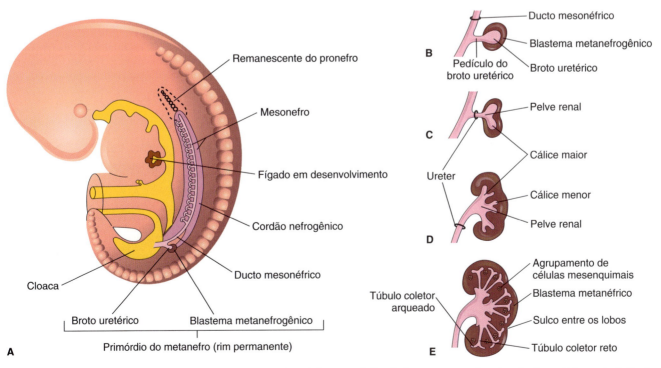

Figura 12.6 Desenvolvimento do rim permanente. **A.** Vista lateral de um embrião de 5 semanas mostrando o broto uretérico, primórdio do metanefro. **B** a **E.** Estágios sucessivos do desenvolvimento do broto uretérico (da 5ª à 8ª semana). Observe o desenvolvimento do rim: ureter, pelve renal, cálice e túbulos coletores.

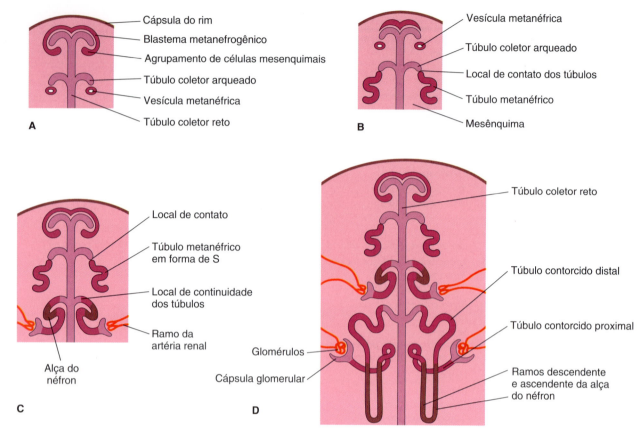

Figura 12.7 Desenvolvimento dos néfrons. **A.** A nefrogênese começa em torno do começo da 8ª semana. **B** e **C.** Observe que os túbulos metanéfricos, os primórdios dos néfrons, conectam-se aos túbulos coletores para formarem os túbulos uriníferos. **D.** Observe que os néfrons derivam do blastema metanefrogênico e os túbulos coletores derivam do broto ureterico.

O final de cada túbulo coletor arqueado induz aglomerados de células mesenquimais, no blastema metanefrogênico, a formarem pequenas **vesículas metanéfricas** (ver Figura 12.7A e B). Essas vesículas alongam-se e tornam-se os **túbulos metanéfricos** (ver Figura 12.7B e C).

Como ocorre ramificação, algumas das células do mesênquima metanéfrico condensam-se e formam as **células da capa de mesênquima**, que passam pela transição mesenquimal para epitelial e desenvolvem-se na maior parte do epitélio do néfron. As extremidades proximais dos túbulos são invaginadas pelos **glomérulos**. Os túbulos diferenciam-se nos túbulos contorcidos proximal e distal; a **alça do néfron** (**alça de Henle**), junto com os **glomérulos** e a **cápsula glomerular**, constituem o **néfron** (ver Figura 12.7D).

A proliferação das células progenitoras do néfron e a formação dos néfrons são dependentes dos sinais do BMP7 e mediados por Wnt (sinalização [Notch]/β-catenina). Cada túbulo distal contorcido contata um túbulo coletor arqueado e o conjunto torna-se confluente. O **túbulo urinífero** consiste em duas partes embriologicamente diferentes (ver Figuras 12.6 e 12.7):

• O **néfron** derivado do blastema metanefrogênico
• O **túbulo coletor** derivado do broto ureterico.

Entre a 10ª e a 18ª semanas, o número de **glomérulos** aumenta gradualmente e continua aumentando rapidamente até a 36ª semana, quando atinge o limite máximo. A formação de néfrons está completa ao nascimento, e cada rim contém entre 200 mil e 2 milhões de néfrons. Os néfrons devem durar para sempre, porque não há formação de novas unidades após esse tempo, e o número limitado deles pode resultar em consequências significativas para a saúde da criança e do adulto.

Em alguns grupos populacionais específicos (p. ex., os aborígines australianos) com número menor de néfrons desenvolvidos no útero, há também incidência maior de insuficiência renal crônica nos adultos.

Os **rins fetais são subdivididos em lobos** (Figura 12.8). A lobulação geralmente desaparece no final do 1º ano de vida, à medida que os néfrons se desenvolvem e crescem. O aumento do tamanho do rim, após o nascimento, resulta, principalmente,

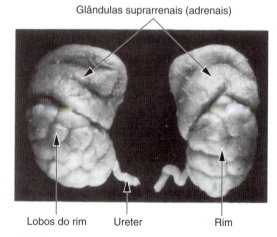

Figura 12.8 Rins e glândulas suprarrenais de um feto de 28 semanas (×2). Os rins são subdivididos em lobos; essa lobulação geralmente desaparece no final do primeiro ano de vida. Observe que as glândulas suprarrenais são grandes comparadas aos rins; elas tornar-se-ão menores rapidamente durante o primeiro ano da infância (ver Figura 12.27).

do alongamento dos túbulos proximais contorcidos, bem como do aumento do tecido intersticial (ver Figura 12.7D). A formação dos néfrons está completa ao nascimento, exceto nos recém-nascidos prematuros. Embora a filtração glomerular comece aproximadamente na 9ª semana fetal, a maturação funcional dos rins e as taxas crescentes de filtração ocorrem após o nascimento.

A ramificação do broto uretérico depende da indução pelo mesênquima metanéfrico. A diferenciação dos néfrons depende da indução pelos túbulos coletores. O broto uretérico e o blastema metanefrogênico interagem e induzem um ao outro, um processo conhecido como **indução recíproca**, para formar os rins permanentes.

*Estudos moleculares, especialmente as análises transgênicas e de inativação em camundongos, mostram que esse processo envolve dois principais sistemas de sinalização que usam vias moleculares preservadas. Pesquisa recente permitiu discernir os complexos eventos moleculares inter-relacionados, que regulam o desenvolvimento dos rins (Figura 12.9). Antes da indução, o fator de transcrição, WT1, é expresso no blastema metanefrogênico, que sustenta a sobrevida do mesênquima ainda não induzido. A expressão de Pax2, Eya1 e Sall1 é necessária para a expressão do fator neurotrópico derivado da glia (GDNF) no mesênquima metanéfrico. Os fatores de transcrição vHNF1 (HNF1β), Wnt1b e GDNF desempenham um papel essencial na indução e ramificação do broto uretérico (**morfogênese da ramificação**). O receptor para GDNF, c-ret, é expresso primeiro no ducto mesonéfrico, mas posteriormente torna-se localizado na ponta do broto uretérico. A*

*ramificação subsequente é controlada pelos fatores de transcrição, incluindo Emx2 e Pax2, e sinais do fator de crescimento das famílias Wnt, FGF e BMP. A transformação do mesênquima metanéfrico em células epiteliais do néfron, **transição mesenquimal-epitelial**, é regulada pelos fatores do mesênquima, especialmente Wnt4. Estudos recentes revelam que a mutação do gene receptor tipo 2 da angiotensina pode ser responsável por anormalidades renais e do sistema urinário.*

Mudanças posicionais dos rins

Inicialmente, os primórdios dos rins permanentes estão próximos na pelve, ventrais ao sacro (Figura 12.10A). À medida que o abdome e a pelve crescem, os rins deslocam-se gradualmente para o abdome e se distanciam (ver Figura 12.10B e C) e adquirem a posição adulta durante o início do período fetal (ver Figura 12.10D). Essa "subida" resulta principalmente do crescimento do corpo do embrião, caudal aos rins. Com efeito, a parte caudal do embrião cresce para longe dos rins, de modo que eles, progressivamente, ocupam a posição normal de cada lado da coluna vertebral.

A princípio, o **hilo** de cada rim (depressão na margem medial), onde os vasos sanguíneos, o ureter e os nervos entram e saem, está ventralmente; no entanto, conforme os rins se deslocam, o hilo gira medialmente quase 90°. Na 9ª semana, os hilos são direcionados anteromedialmente (ver Figura 12.10C e D). Por fim, os rins tornam-se estruturas retroperitoneais (externos ao peritônio) na parede abdominal posterior. Nesse período, os rins estão em contato com as glândulas suprarrenais (ver Figura 12.10D).

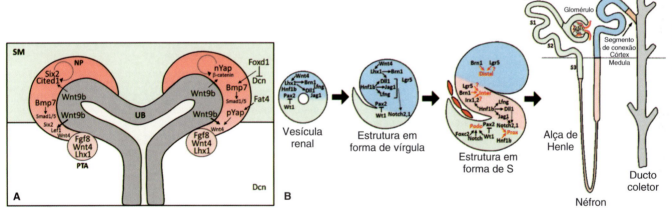

Figura 12.9 Controle molecular do desenvolvimento renal. **A.** Regulação da indução do progenitor dos néfrons. Os progenitores autorrenováveis dos néfrons são demarcados pela expressão do Six2 e do Cited1. O Six2 promove a autorrenovação, além dos sinais do Wnt9b do broto uretérico, que promovem diretamente a expressão dos genes progenitores como o Cited1. A sinalização do nYap pode também cooperar com a β-catenina induzida a partir dos sinais do Wnt9b canônico para promover a autorrenovação do progenitor. A sinalização Bmp7-SMAD promove a conversão dos progenitores dos néfrons para o estado Six2+Cited1, em que eles podem ser induzidos pelo Wnt9b e ativar os marcadores de diferenciação Lef1 e Wnt4. Estas células formam o agregado pré-tubular destacado pela expressão dos fatores importantes de diferenciação: Fgf8, Wnt4 e Lhx1. As células estromais Foxd1+ promovem a sinalização Bmp7-SMAD nos progenitores dos néfrons reprimindo o Dcn, um antagonista da atividade do Bmp7. O Fat4 estromal regula o processo indutor pela indução da exportação nuclear e da fosforilação do Yap, o que permite que os sinais indutivos do Wnt9b promovam a diferenciação dos progenitores dos néfrons. *NP*, progenitores dos néfrons; *PTA*, agregado pré-tubular; *SM*, mesênquima estromal; *UB*, broto uretérico; *seta pontilhada*, promoção da autorrenovação. **B.** Regulação da padronização dos néfrons. A polaridade proximal/distal é estabelecida na vesícula renal e demarcada pela expressão de vários genes, incluindo três ligantes Notch: *Dll1*, *Lfng* e *Jag1*. A via Notch estabelece a polaridade proximal, realizada através dos estágios da estrutura em forma de vírgula e em forma de S e integral para o desenvolvimento do túbulo proximal e do podócito. Wt1 também promove o destino proximal, especificamente o destino do podócito, antagonizando o Pax2 e cooperando com os componentes da via Notch e com o Foxc2, para regular os genes necessários ao desenvolvimento do podócito. As células endoteliais são recrutadas pelos sinais dos podócitos da estrutura em forma de S em desenvolvimento. O Hnf1b promove o destino proximal e intermediário/medial por meio da regulação da expressão do ligante Notch e de outros fatores, como o Irx1/2, que podem desempenhar um papel na diferenciação do segmento medial. Os destinos intermediário e distal são regulados pelo Brn1, que estabelece a polaridade distal a partir do estágio da vesícula renal. O Lgr5 é expresso no segmento distal da estrutura em forma de vírgula, e os segmentos distal e intermediário, na estrutura em forma de S; no entanto, o papel direto no estabelecimento ou na manutenção desses segmentos ainda não foi mostrado. A polaridade proximal estabelece os glomérulos e os segmentos S1-S3 do túbulo proximal. Os segmentos intermediários originam a alça de Henle. Os segmentos distais estabelecem o túbulo distal, que se conecta ao ducto coletor por meio de um segmento de conexão. *Inter*, intermediário; *Podo*, podócito; *Prox*, proximal; *?*, papel direto não estabelecido; *seta pontilhada*, envolvimento receptor-ligante. (De O'Brien LL, McMahon AP: Induction and patterning of the metanephric nephron, *Semin Cell Devel Biol* 36: 31-38, 2014.)

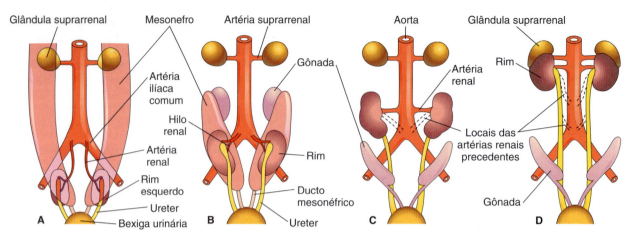

Figura 12.10 A a **D.** Visualizações ventrais diagramáticas da região abdominopélvica de embriões e fetos (da 6ª à 9ª semana) mostrando a rotação medial e o deslocamento dos rins da pelve para o abdome. **C** e **D.** Note que, à medida que os rins se deslocam (sobem), eles são supridos pelas artérias em níveis sucessivamente mais altos e os hilos renais, onde os nervos e vasos entram, são direcionados anteromedialmente.

Mudanças no suprimento sanguíneo dos rins

Durante as mudanças na posição dos rins, eles recebem o suprimento de sangue dos vasos próximos. Inicialmente, as **artérias renais** são ramos das **artérias ilíacas comuns** (ver Figura 12.10A e B). Posteriormente, os rins recebem suprimento sanguíneo da extremidade distal da **parte abdominal da aorta** (aorta abdominal) (ver Figura 12.10B). Quando os rins estão localizados em nível mais elevado, eles recebem novos ramos da aorta (ver Figura 12.10C e D). Normalmente, os ramos caudais dos vasos renais sofrem involução e desaparecem.

A posição dos rins torna-se fixa quando entram em contato com as glândulas suprarrenais na 9ª semana. Os rins recebem seus ramos arteriais mais craniais da **parte abdominal da aorta**; esses ramos tornam-se as **artérias renais** permanentes. A artéria renal direita é mais longa e, frequentemente, está em posição mais superior do que a artéria renal esquerda.

Artérias renais acessórias

As variações comuns no suprimento sanguíneo para os rins refletem a maneira pela qual o suprimento sanguíneo muda continuamente durante a vida embrionária e o início da fetal (ver Figura 12.10). Aproximadamente 25% dos rins adultos têm duas a quatro artérias renais. As **artérias renais acessórias (supranumerárias)** geralmente derivam da aorta, superior ou inferiormente à artéria renal principal, e seguem-na para o hilo renal (Figura 12.11A, C e D). As artérias acessórias também podem entrar diretamente nos rins, geralmente pelo polo superior ou inferior (ver Figura 12.11B). A artéria acessória para o polo inferior (artéria renal polar) pode cruzar, anterior ao ureter, e obstruí-lo, causando **hidronefrose**, ou distensão da pelve renal e dos cálices, com a urina. Se a artéria entrar no polo inferior do rim direito, ela geralmente cruza anterior à veia cava inferior e ao ureter.

As **artérias renais acessórias** são artérias terminais; consequentemente, se uma artéria acessória estiver danificada ou ligada, a parte do rim suprida por ela tornar-se-á isquêmica. As artérias acessórias são aproximadamente duas vezes mais comuns do que as veias acessórias.

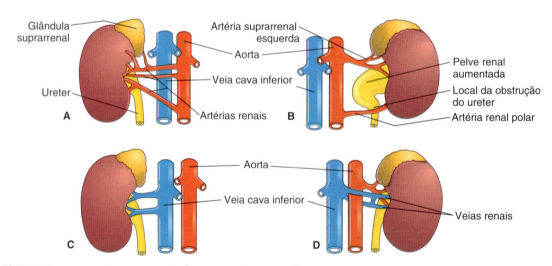

Figura 12.11 Variações comuns dos vasos renais. **A.** Várias artérias renais. **B.** Note o vaso acessório entrando no polo inferior do rim, obstruindo o ureter e produzindo o aumento da pelve renal. **C** e **D.** Veias renais supranumerárias.

Anomalias congênitas dos rins e ureteres

Algum tipo de defeito dos rins e dos ureteres ocorre em 3 a 4% dos neonatos. Os defeitos na forma e na posição são mais comuns. Muitos dos defeitos no sistema urinário fetal podem ser detectados antes do nascimento pela ultrassonografia.

Agenesia renal

A **agenesia (ausência) renal unilateral** ocorre aproximadamente em 1 em cada 1 mil recém-nascidos. Os homens são mais afetados do que as mulheres, e o rim esquerdo é geralmente o que está ausente (Figuras 12.12A e B e 12.13A). A agenesia renal unilateral comumente não causa sintomas e, em geral, não é descoberta durante a infância, porque o outro rim em geral sofre hipertrofia compensatória e desempenha a função do rim ausente. Deve-se suspeitar da agenesia renal unilateral nas crianças com *apenas uma artéria umbilical* (ver Capítulo 7, Figura 7.18).

A **agenesia renal bilateral** (ver Figura 12.12C) está associada ao **oligoidrâmnio**, condição que se desenvolve porque pouca ou nenhuma urina é excretada na cavidade amniótica. Essa condição ocorre aproximadamente em 1 em cada 3 mil nascimentos e é incompatível com a vida pós-natal. Cerca de 20% dos casos de **síndrome de Potter** são causados por agenesia renal bilateral. Esses lactentes têm uma aparência facial característica: os olhos são amplamente separados e possuem dobras palpebronasais (pregas epicânticas), as orelhas são baixas, o nariz é largo e achatado, o mento (queixo) está recuado e há anomalias dos membros e respiratórias. Os lactentes com agenesia renal bilateral geralmente morrem logo após o nascimento devido à hipoplasia pulmonar, que leva à insuficiência respiratória.

A agenesia renal resulta quando os brotos uretéricos não se desenvolvem ou os primórdios (os pedículos dos botões) dos ureteres degeneram. Quando os brotos não penetram o **blastema metanefrogênico**, ocorre falha no desenvolvimento dos rins porque os néfrons são induzidos a se desenvolver pelos túbulos coletores a partir do blastema. A agenesia renal provavelmente tem causa multifatorial. Há evidências clínicas de que a involução completa dos **rins policísticos** (muitos cistos) no útero pode levar à agenesia renal, com o ureter com fim cego do mesmo lado.

Má rotação do rim

Se o rim não conseguir girar, o hilo ficará voltado anteriormente; isto é, o rim fetal manterá a posição embrionária (ver Figuras 12.10A e 12.13C). Se o hilo ficasse voltado posteriormente, a rotação do rim prosseguiria; se ele ficar voltado lateralmente, ocorre a rotação lateral em vez de medial. A rotação anormal dos rins (**má rotação**) frequentemente está associada aos rins ectópicos.

Rins ectópicos

Um ou ambos os rins podem estar em posição anormal (ver Figura 12.13B, E e F). A maioria dos **rins ectópicos** está localizada na pelve (Figura 12.14), mas alguns ficam na parte inferior do abdome. Os rins pélvicos e outras formas de mal posicionamento resultam da falha na ascensão dos rins. Os **rins pélvicos** estão próximos um do outro e geralmente se unem para formar o rim discoide (panqueca) (ver Figura 12.13E). Os rins ectópicos recebem o suprimento sanguíneo dos vasos sanguíneos próximos (artéria ilíaca interna ou externa e/ou parte abdominal da aorta). Eles frequentemente são supridos por vários vasos. Às vezes, um rim cruza para o outro lado, resultando em **ectopia renal cruzada**, e 90% desses rins estão unidos (Figura 12.15). Um tipo incomum de rim anormal é o **rim fusionado unilateral**. Nesses casos, os rins em desenvolvimento unem-se após deixarem a pelve; um deles alcança a posição normal, levando consigo o outro rim (ver Figura 12.13D).

Rim em ferradura

O rim em ferradura é o defeito de fusão renal mais comum. Em 0,2% da população, os polos dos rins estão fusionados; geralmente são os polos inferiores que se unem. O rim grande, **em forma de U**, geralmente fica na região púbica, anterior às vértebras lombares inferiores (Figura 12.16A). Em 60% dos casos, o rim em ferradura é encontrado abaixo do nível da artéria mesentérica inferior ou na pelve (Figura 12.16B).

O rim em ferradura geralmente não produz sintomas porque seu sistema coletor se desenvolve normalmente e os ureteres entram na bexiga. Se o fluxo urinário for impedido, podem aparecer sinais e sintomas de obstrução (cálculos urinários, hidronefrose) e/ou infecção. Aproximadamente 7% das pessoas com **síndrome de Turner** têm rins em ferradura (ver Figuras 20.3 e 20.4).

Duplicações do sistema urinário

As **duplicações** da parte abdominal do ureter e da pelve renal são comuns (ver Figura 12.13F). Esses defeitos resultam da divisão anormal do broto uretérico. A divisão incompleta resulta no rim dividido com **ureter bífido** (ver Figura 12.13B). A divisão completa resulta no rim duplo com um ureter bífido (ver Figura 12.13C) ou ureteres separados (Figura 12.17). O **rim supranumerário** com o seu próprio ureter, o que é raro, resulta provavelmente da formação de dois brotos uretéricos (ver Figura 12.13F).

Ureter ectópico

O ureter ectópico não entra na bexiga urinária. Nos homens, o ureter ectópico abrirá no colo da bexiga ou na parte prostática da uretra. O ureter também pode entrar no ducto deferente, no utrículo prostático ou na glândula seminal. Nas mulheres, o ureter ectópico também pode abrir no colo da bexiga ou na uretra, na vagina ou no vestíbulo da vagina (Figura 12.18). A incontinência é a queixa comum resultante do ureter ectópico porque a urina que flui do óstio do ureter não entra na bexiga; em vez disso, ela escorre continuamente da uretra, nos homens, e da uretra e/ou da vagina, nas mulheres.

O ureter ectópico resulta quando o ureter não é incorporado ao **trígono** entre as aberturas dos ureteres na parte posterior da bexiga urinária. Em vez disso, ele é levado caudalmente com o ducto mesonéfrico e é incorporado na parte média da porção pélvica da parte vesical do seio urogenital. Como essa parte do seio torna-se a parte prostática da uretra nos homens e a uretra nas mulheres, a localização dos óstios dos ureteres ectópicos é compreensível. Quando há a formação de dois ureteres de um lado (ver Figura 12.17), eles geralmente se abrem na bexiga urinária (ver Figura 12.13F).

Doenças renais císticas

A **doença renal policística autossômica dominante** (DRPAD) é a mais comum de todas as doenças renais císticas hereditárias (1:500). Mais comumente, as mutações PKD-1 e PKD-2 são as responsáveis; elas codificam para a policistina 1 e 2, respectivamente. Essas duas moléculas são mecanorreceptoras localizadas nos cílios primários do rim – elas detectam o fluxo de urina nos túbulos. Os principais achados clínicos na DRPAD são os cistos envolvendo < 5% dos néfrons. Esses cistos podem aumentar e reduzir a função renal normal.

Na **doença renal policística autossômica recessiva** (1 em 20 mil nascidos vivos), diagnosticada ao nascimento ou no útero por ultrassonografia, ambos os rins contêm vários pequenos cistos (Figura 12.19A), que resultam em **insuficiência renal**. A morte do lactente pode ocorrer logo após o nascimento, com 25% dos casos associados à hipoplasia pulmonar; no entanto, mais de 80% desses lactentes sobrevivem além de 1 ano por causa de diálise pós-natal e transplante renal. A maioria dos casos tem uma mutação do gene *PKHD1*, que resulta em rim policístico e fibrose hepática congênita.

A **doença renal displásica multicística** resulta de dismorfologia, desenvolvimento anormal do sistema renal (ver Figura 12.19B). O desfecho para a maioria das crianças com essa doença geralmente é bom porque a doença é unilateral em 75% dos casos. Nessa doença renal, observamos menos cistos do que na doença renal policística autossômica recessiva, e eles variam em tamanho, de alguns milímetros a muitos centímetros, no mesmo rim. Pensou-se que os cistos fossem o resultado da falha do broto uretérico derivado ao unir-se aos túbulos derivados do blastema metanefrogênico. Acredita-se, atualmente, que as estruturas císticas são dilatações amplas de partes dos néfrons, que eram para ser contínuas, particularmente as **alças dos néfrons** (de Henle).

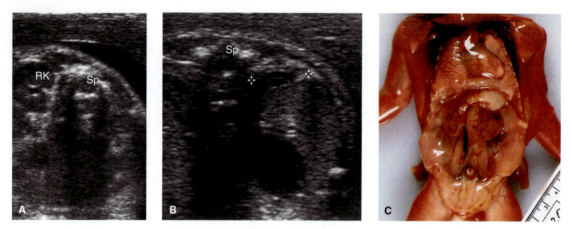

Figura 12.12 Ecografias de um feto com agenesia renal unilateral. **A.** Imagem transversal no nível da região lombar da coluna vertebral (*Sp*) mostrando o rim direito (*RK*), mas não o rim esquerdo. **B.** Imagem transversal no nível ligeiramente superior mostrando a glândula suprarrenal esquerda (*entre os cursores*) dentro da fossa renal esquerda. **C.** Dissecção de um feto masculino com 19,5 semanas, com agenesia renal bilateral. (**A** e **B.** De Mahony BS: Ultrasound evaluation of the fetal genitourinary system. In Callen PW, editor. *Ultrasonography in obstetrics and gynecology*. ed 3, Philadelphia, 1994, Saunders. **C.** Cortesia do Dr. D. K. Kalousek, Department of Pathology, University of British Columbia, Children's Hospital, Vancouver, British Columbia, Canadá.)

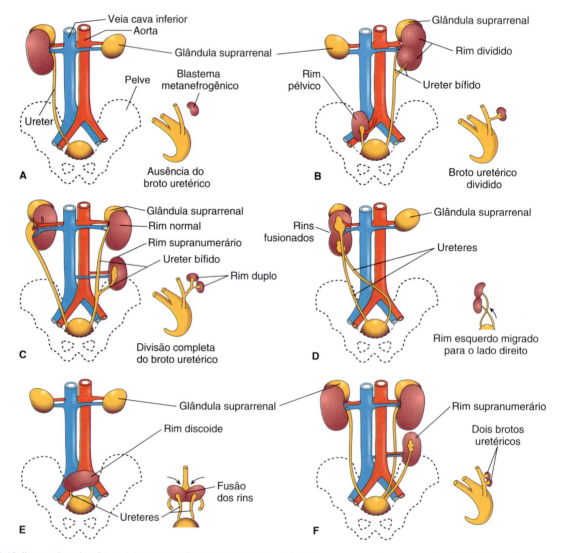

Figura 12.13 Ilustrações de vários defeitos congênitos do sistema urinário. O pequeno esboço na parte inferior à direita de cada desenho ilustra a provável base embriológica do defeito. **A.** Agenesia renal unilateral. **B.** *Lado direito*, rim pélvico; *lado esquerdo*, rim dividido, com ureter bífido. **C.** *Lado direito*, má rotação do rim; o hilo está voltado lateralmente. *Lado esquerdo*, ureter bífido e rim supranumerário. **D.** Ectopia renal cruzada. O rim esquerdo cruzou para o lado direito e uniu-se ao rim direito. **E.** Rim pélvico (rim discoide) resultante da fusão dos rins enquanto estavam na pelve. **F.** Rim esquerdo supranumerário resultante do desenvolvimento de dois brotos uretéricos.

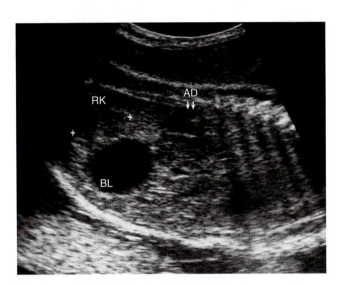

Figura 12.14 Ecografia da pelve de um feto de 29 semanas. Observe a posição inferior do rim direito (*RK*) perto da bexiga urinária (*BL*). Esse rim pélvico resultou de sua falha em subir durante o período entre a 6ª e a 9ª semana. Observe a localização normal da glândula suprarrenal direita (*AD*), que se desenvolveu separadamente do rim. (Cortesia do Dr. Lyndon M. Hill, Director of Ultrasound, Magee-Women's Hospital, Pittsburgh, PA.)

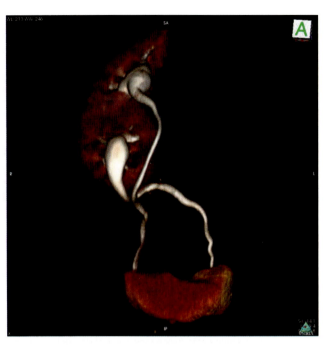

Figura 12.15 Imagem por tomografia computadorizada mostrando a malformação renal congênita em uma mulher de 69 anos de idade. A ectopia renal cruzada fusionada é uma anomalia em que os rins estão unidos e localizados no mesmo lado da linha média. (De Di Muzzio B: Crossed fused renal ectopia. Radiopaedia.org. Acesso em 8 de outubro de 2014.)

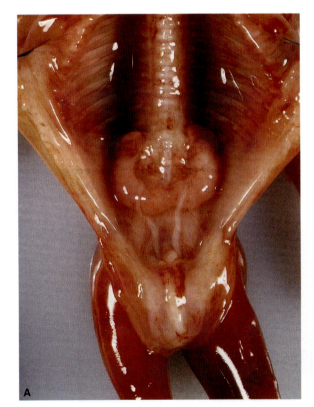

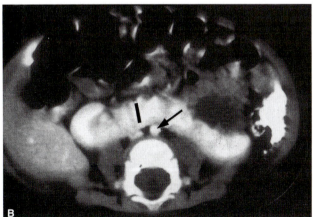

Figura 12.16 A. Rim em ferradura no abdome inferior de um feto feminino de 13 semanas. **B.** Imagem por tomografia computadorizada realçada por contraste do abdome de uma criança com um rim em ferradura. Note o istmo (vascular) do tecido renal (*linha vertical espessa*) que conecta os rins direito e esquerdo, anteriores à aorta (*seta*) e à veia cava inferior. (**A.** Cortesia do Dr. D. K. Kalousek, Department of Pathology, University of British Columbia, Children's Hospital, Vancouver, British Columbia, Canadá. **B.** Cortesia do Dr. Prem S. Sahni, anteriormente do Department of Radiology, Children's Hospital, Winnipeg, Manitoba, Canadá.)

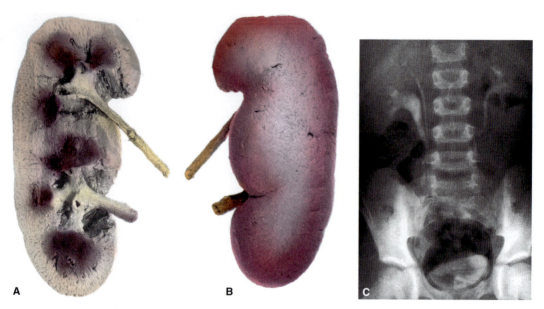

Figura 12.17 Rim duplo com dois ureteres e pelves renais. **A.** Corte longitudinal do rim mostrando duas pelves renais e cálices. **B.** Superfície anterior do rim. **C.** Urografia intravenosa que mostra a duplicação do rim e do ureter direitos, em menino de 10 anos de idade. As extremidades distais do ureter direito estão fusionadas no nível da primeira vértebra sacral. (Cortesia do Dr. Prem S. Sahni, anteriormente do Department of Radiology, Children's Hospital, Winnipeg, Manitoba, Canadá.)

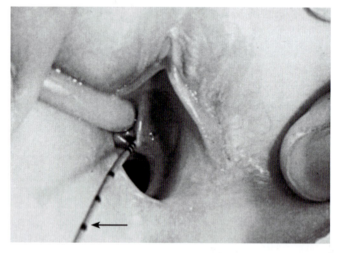

Figura 12.18 Ureter ectópico em uma menina. O ureter entra no vestíbulo da vagina perto do óstio externo da uretra. Foi introduzido um cateter ureteral fino (*seta*), com marcas transversais, pelo óstio do ureter, no ureter ectópico. Essa menina tinha padrão de micção normal e gotejamento urinário constante. (De Behrman RE, Kliegman RM, Arvin AM, editors. *Nelson textbook of pediatrics*. ed 15, Philadelphia, 1996, Saunders.)

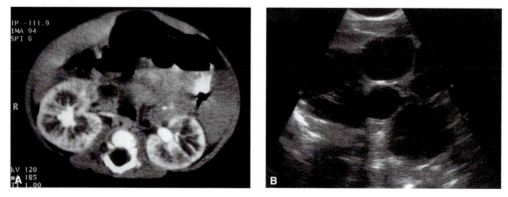

Figura 12.19 Doença renal cística. **A.** Imagem por tomografia computadorizada (com realce por contraste) do abdome de um lactente do sexo masculino com 5 meses de idade portador de doença renal policística autossômica recessiva. Observe a ectasia linear (cistos) dos túbulos coletores. **B.** Imagem por ultrassonografia do rim esquerdo de um lactente do sexo masculino com 15 dias de vida mostrando múltiplos cistos não comunicantes, sem tecido renal (rim displásico multicístico unilateral). (Cortesia do Dr. Prem S. Sahni, anteriormente do Department of Radiology, Children's Hospital, Winnipeg, Manitoba, Canadá.)

Desenvolvimento da bexiga urinária

Para fins descritivos, o **seio urogenital** é dividido em três partes (Figura 12.20C):

- A **parte vesical**, que forma a maior parte da bexiga urinária e é contínua à alantoide
- A **parte pélvica**, que se torna a uretra no colo da bexiga; a parte prostática da uretra nos homens e toda a uretra nas mulheres
- A **parte fálica**, que cresce em direção ao tubérculo genital (primórdio do pênis ou do clitóris; ver Figuras 12.20C e 12.37)

A bexiga desenvolve-se principalmente da parte vesical do seio urogenital (ver Figura 12.20C). Todo o epitélio da bexiga deriva do endoderma da parte vesical do **seio urogenital**, ou da parte ventral da cloaca (ver Figura 12.20C). As outras camadas de sua parede desenvolvem-se do mesênquima esplâncnico adjacente.

Inicialmente, a bexiga é contínua à **alantoide**, membrana fetal desenvolvida a partir do intestino primitivo posterior (ver Figura 12.20C). A alantoide logo se contrai e torna-se um cordão fibroso espesso, o **úraco**. Ele se estende do ápice da bexiga até o **umbigo** (Figura 12.21 e ver Figura 12.20G e H). Nos adultos, o úraco é representado pelo **ligamento umbilical mediano**.

À medida que a bexiga aumenta, as partes distais dos **ductos mesonéfricos** são incorporadas à sua parede dorsal (ver Figura 12.20B a H). Esses ductos contribuem para a formação do tecido conjuntivo no **trígono da bexiga**. Como esses ductos são absorvidos, os ureteres abrem-se separadamente na bexiga urinária (ver Figura 12.20C a H). Em parte por causa da tração exercida pelos rins à medida que sobem, os óstios dos ureteres movem-se superolateralmente e entram obliquamente pela base da bexiga (ver Figura 12.20F). Nos homens, os óstios dos ductos movem-se juntos e entram na parte prostática da uretra à medida que as extremidades caudais dos ductos se desenvolvem nos **ductos ejaculatórios** (ver Figura 12.33A). Nas mulheres, as extremidades distais dos ductos mesonéfricos degeneram-se (ver Figura 12.33B).

Nos lactentes e crianças, a bexiga urinária, mesmo quando vazia, está no abdome. Ela começa a entrar na pelve maior aproximadamente aos 6 anos de idade; no entanto, a bexiga não entra na pelve menor e torna-se um órgão pélvico até depois da puberdade. Nos adultos, o **ápice da bexiga** é contínuo ao **ligamento umbilical mediano**, que se estende posteriormente ao longo da superfície posterior da parede anterior do abdome.

Defeitos congênitos do úraco

Nos lactentes, o remanescente do lúmen do úraco pode persistir na parte inferior do úraco. Em aproximadamente 50% dos casos, o lúmen é contínuo à cavidade da bexiga. O remanescente do revestimento epitelial do úraco pode dar origem a **cistos uracais** (Figura 12.22A), que geralmente não são detectados, a menos que os cistos se tornem infectados e maiores. A extremidade inferior patente do úraco pode dilatar-se para formar o seio uracal que se abre na bexiga. O lúmen na parte superior do úraco também pode permanecer patente e formar o **seio uracal**, que se abre no umbigo (ver Figura 12.22B). Muito raramente, todo o úraco permanece patente e forma a **fístula uracal**, que permite que a urina escape do óstio umbilical (Figura 12.22C).

Megacisto congênito

A **megacistite (megalocistite)**, bexiga urinária patologicamente grande, pode resultar de distúrbio congênito do broto uretérico, que, por sua vez, pode dilatar a pelve renal. A bexiga ampla também pode resultar das válvulas uretrais posteriores (Figura 12.23). Muitos lactentes com megacistite sofrem de insuficiência renal no início da infância.

Extrofia da bexiga

A extrofia da bexiga, um grave defeito congênito, ocorre aproximadamente em 1 em cada 30 mil a 50 mil nascimentos. A **extrofia (eversão) da bexiga** geralmente ocorre nos homens (Figura 12.24). A exposição e a protrusão da superfície da mucosa da parede posterior da bexiga caracterizam esse defeito. O trígono da bexiga e os óstios dos ureteres são expostos e a urina escoa intermitentemente da bexiga exteriorizada.

A extrofia da bexiga, uma deficiência da parede abdominal anterior, é causada pelo fechamento mediano incompleto da parte inferior da parede (Figura 12.25). O defeito envolve tanto a parede abdominal quanto a parede anterior da bexiga urinária. O defeito resulta da falha na migração do mesoderma entre o ectoderma e o endoderma da parede abdominal (ver Figura 12.25B e C). Como resultado, não existe a parte inferior dos músculos retos e os músculos oblíquo externo e interno e transverso do abdome são deficientes.

Nenhum músculo ou tecido conjuntivo se forma na parede abdominal anterior sobre a bexiga urinária. A **ruptura da membrana cloacal** resulta em ampla comunicação entre o exterior e a túnica mucosa da bexiga. A ruptura da membrana cloacal antes da conexão do septo urogenital resulta na **extrofia da cloaca**, levando à exposição da parede posterior da bexiga (Figura 12.25F) e do intestino primitivo posterior.

Desenvolvimento da uretra

O epitélio da maior parte da uretra masculina e de toda a uretra feminina deriva do endoderma do **seio urogenital** (Figura 12.26; ver Figuras 12.20E a H). A parte distal da uretra na **glande do pênis** deriva de um cordão sólido de células ectodérmicas, que cresce interiormente a partir da ponta da glande e junta-se ao restante da parte esponjosa da uretra (Figura 12.26A a C). Consequentemente, o epitélio da parte terminal da uretra deriva do ectoderma superficial. O tecido conjuntivo e o músculo liso da uretra em ambos os sexos derivam do mesênquima esplâncnico.

Desenvolvimento das glândulas suprarrenais

11

O córtex e a medula das **glândulas suprarrenais** (glândulas adrenais) têm origem diferente (Figura 12.27). O **córtex** desenvolve-se a partir do mesênquima da crista urogenital, e a **medula** desenvolve-se a partir das células da crista neural. Durante a 6ª semana, o córtex começa como um agregado de células mesenquimais em cada lado do embrião entre a raiz do mesentério dorsal e a gônada em desenvolvimento (ver Figura 12.28C). As células que formam a medula derivam do gânglio simpático adjacente, que deriva das células da crista neural.

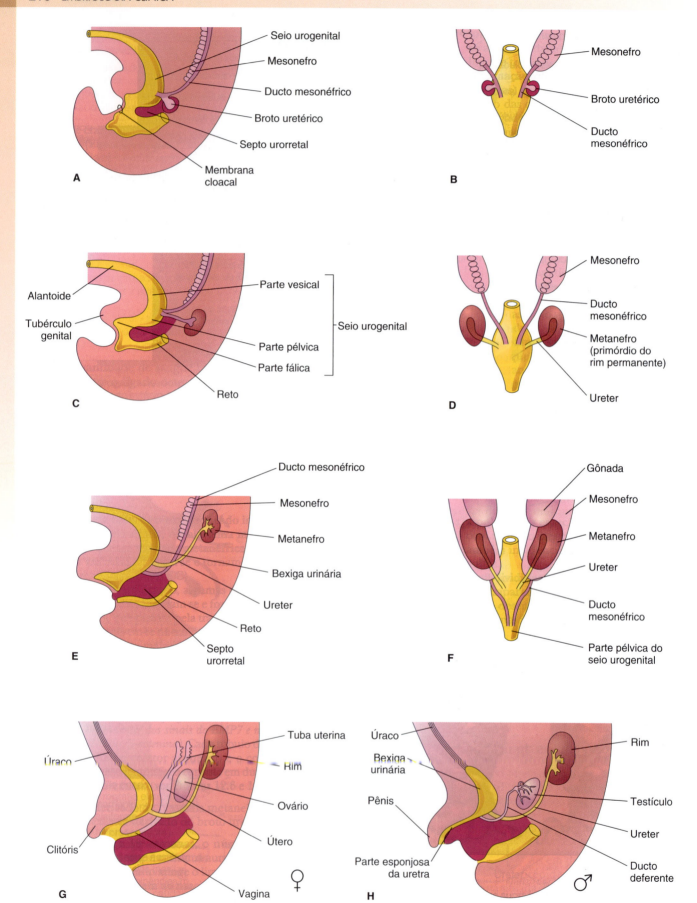

Figura 12.20 A. Vista lateral de um embrião de 5 semanas mostrando a divisão da cloaca pelo septo urorretal no seio urogenital e no reto. **B, D e F.** Vistas dorsais mostrando o desenvolvimento dos rins e da bexiga e as alterações na localização dos rins. **C, E, G e H.** Vistas laterais. Os estágios mostrados em **G** e **H** são atingidos na 12ª semana.

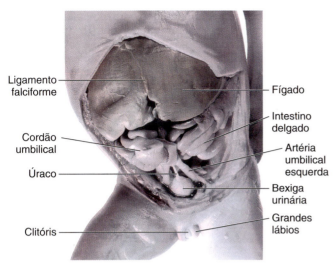

Figura 12.21 Dissecção do abdome e da pelve de um feto feminino de 18 semanas mostrando a relação do úraco com a bexiga urinária e as artérias umbilicais.

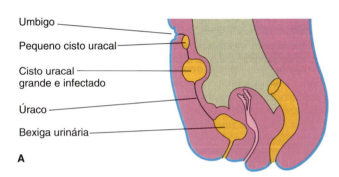

A

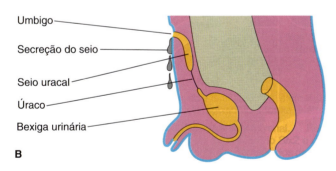

B

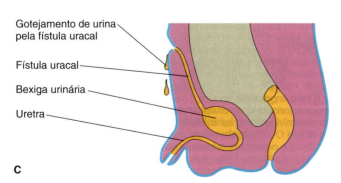

C

Figura 12.22 Anomalias uracais. **A.** Cistos uracais; o local comum para eles é a extremidade superior do úraco, logo abaixo do umbigo. **B.** Dois tipos de seio uracal: um abre na bexiga, e o outro no umbigo. **C.** A fístula uracal conecta a bexiga ao umbigo.

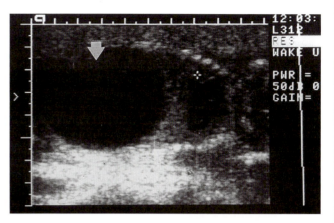

Figura 12.23 Ecografia de um feto masculino de 18 semanas com megacistite (aumento da bexiga) causado pelas válvulas da uretra posterior. A *cruz* está colocada no quarto espaço intercostal, o nível no qual o diafragma foi elevado por essa grande bexiga fetal (*seta*; preto = urina). Neste caso, o feto sobreviveu devido à colocação intrauterina de um cateter dentro da bexiga fetal, permitindo a drenagem da urina para a cavidade amniótica. (Cortesia do Dr. C. R. Harman, Department of Obstetrics e Gynecology and Reproductive Health, University of Maryland Medical Center, Baltimore, MD.)

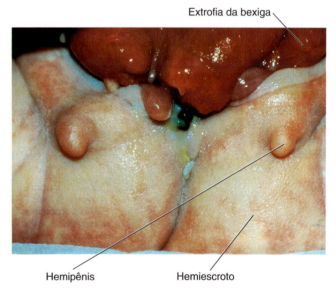

Figura 12.24 Extrofia (eversão) da bexiga e pênis bífido em recém-nascido do sexo masculino. A mucosa vermelha da bexiga é visível, e as metades do pênis e do escroto estão amplamente separadas. (Cortesia de A. E. Chudley, MD, Section of Genetics and Metabolism, Department of Pediatrics and Child Health, Children's Hospital and University of Manitoba, Winnipeg, Manitoba, Canadá.)

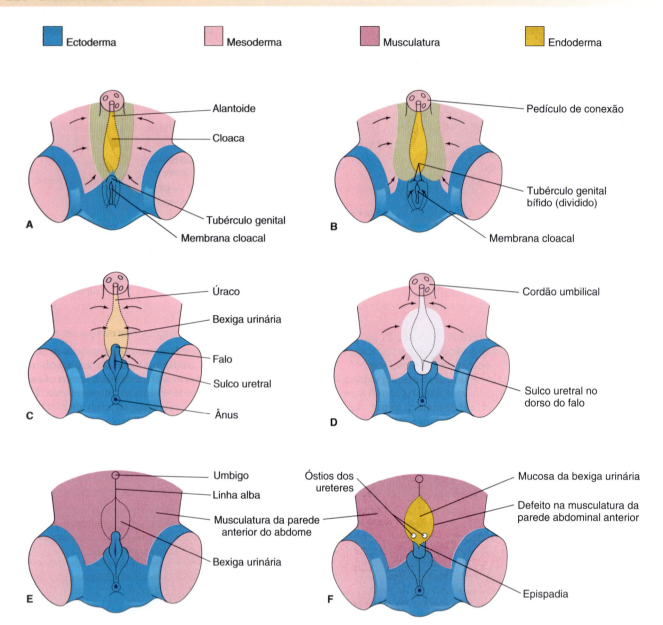

| ■ Ectoderma | ■ Mesoderma | ■ Musculatura | ■ Endoderma |

Figura 12.25 **A**, **C** e **E**. Estágios normais do desenvolvimento da parede abdominal infraumbilical e do pênis durante o período entre a 4ª e a 8ª semanas. **B**, **D** e **F**. Estágios prováveis no desenvolvimento de epispadia e extrofia da bexiga. **B** e **D**. Observe que o mesoderma não se estende na parede anterior do abdome, antecedente à bexiga urinária. Observe também que o tubérculo genital está localizado em uma posição mais caudal do que o habitual, e houve formação do sulco uretral na superfície dorsal do pênis. **F**. O ectoderma da superfície e a parede anterior da bexiga romperam, resultando na exposição da parede posterior da bexiga. Observe que a musculatura da parede anterior do abdome está presente em cada lado do defeito. (Adaptada de Patten BM, Barry A. The genesis of exstrophy of the bladder and epispadias, *Am J Anat* 90:35, 1952.)

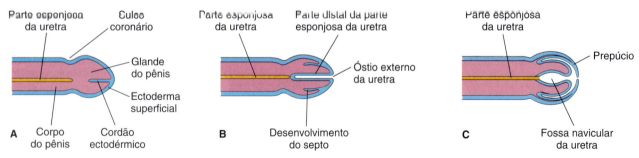

Figura 12.26 Cortes longitudinais esquemáticos do desenvolvimento do pênis ilustrando o desenvolvimento do prepúcio e da parte distal da parte esponjosa da uretra. **A.** Na 11ª semana. **B.** Na 12ª semana. **C.** Na 14ª semana. O epitélio da parte esponjosa da uretra tem origem dupla; a maior parte se origina do endoderma da parte fálica do seio urogenital; a parte distal da uretra que reveste a fossa navicular deriva do ectoderma superficial.

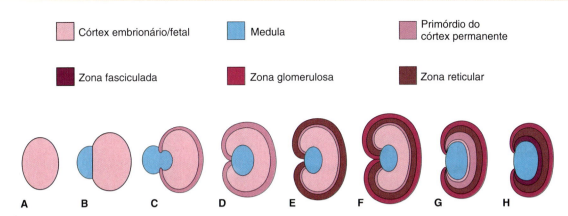

Figura 12.27 Desenhos esquemáticos que ilustram o desenvolvimento das glândulas suprarrenais. **A.** Na 6ª semana, primórdio mesodérmico do córtex embrionário/fetal. **B.** Na 7ª semana, adição de células da crista neural (medula). **C.** Na 8ª semana, córtex fetal e início do córtex permanente começando a encapsular a medula. **D** e **E.** Estágios posteriores do encapsulamento da medula pelo córtex. **F.** Glândula de um neonato mostrando o córtex fetal e duas zonas do córtex permanente. **G.** No 1º ano de vida, o córtex fetal quase desapareceu. **H.** Aos 4 anos de idade, padrão adulto das zonas corticais. Note que o córtex fetal desapareceu e a glândula é muito menor do que era ao nascimento (**F**).

Inicialmente, as células da crista neural formam massa no lado medial do córtex embrionário (ver Figura 12.27B). Como elas estão cercadas pelo córtex, as células diferenciam-se nas células secretoras da medula suprarrenal. Mais tarde, mais células mesenquimais surgem do mesotélio (camada de células achatadas) e envolvem o córtex. Essas células originam o córtex permanente da glândula suprarrenal (ver Figura 12.27C). *Os fatores Sf1, DAX1 e Pbx1 têm papéis importantes no desenvolvimento do córtex suprarrenal.*

Estudos imuno-histoquímicos identificam uma "zona de transição" localizada entre o córtex permanente e o córtex fetal. Foi sugerido que a **zona fasciculada** é derivada dessa terceira camada. A **zona glomerulosa** e a zona fasciculada estão presentes no nascimento, mas a **zona reticular** não é reconhecível até o final do 3º ano de vida (ver Figura 12.27H).

Em relação ao peso corporal, as **glândulas suprarrenais** do feto são de 10 a 20 vezes maiores do que as glândulas adultas e são grandes em comparação aos rins (ver Figuras 12.3 e 12.8). Essas glândulas grandes resultam do extenso tamanho do córtex fetal, que produz os **precursores esteroides** usados pela placenta para a **síntese de estrogênio**. A medula suprarrenal permanece relativamente pequena até depois do nascimento.

As glândulas suprarrenais tornam-se rapidamente menores à medida que o córtex fetal regride durante o primeiro ano de vida (ver Figura 12.27H). As glândulas perdem aproximadamente um terço do seu peso durante as 2 a 3 semanas do período neonatal e não recuperam o peso original até o final do 2º ano de vida.

▶ Desenvolvimento do sistema genital

12

O sexo de um embrião é determinado na fertilização pelo tipo de espermatozoide (X ou Y) que fertiliza o oócito. As características morfológicas masculinas e femininas não começam a desenvolver-se até a 7ª semana. Os primeiros sistemas genitais nos dois sexos são semelhantes; portanto, o período inicial do desenvolvimento genital é um *estágio indiferenciado do desenvolvimento sexual.*

▶ Desenvolvimento das gônadas

12

As **gônadas (testículos ou ovários)** são os órgãos que produzem as células sexuais (espermatozoides ou oócitos). As gônadas derivam de três fontes (Figura 12.28):

- **Mesotélio** (epitélio mesodérmico), que reveste a parede posterior do abdome
- **Mesênquima subjacente** (tecido conjuntivo embrionário)
- **Células germinativas primitivas** (primeiras células sexuais indiferenciadas).

Gônadas indiferenciadas (bipotenciais)

Os estágios iniciais do desenvolvimento gonadal ocorrem durante a 5ª semana, quando uma área espessa de mesotélio desenvolve-se no lado medial ao **mesonefro**, o primórdio do rim permanente (ver Figura 12.28A). A proliferação desse epitélio e do mesênquima subjacente produz uma protuberância no lado medial do mesonefro, a **crista gonadal** (Figura 12.29). Os **cordões gonadais**, cordões epiteliais semelhantes a dedos, logo se transformam no mesênquima subjacente (ver Figura 12.28D). Nesse momento, as **gônadas indiferenciadas** (órgãos primitivos antes da diferenciação) consistem no córtex externo e medula interna. *Parece que FOG2, WT1 e NR5A1 são necessários para o desenvolvimento das gônadas bipotenciais.*

Nos embriões com o **complexo cromossômico sexual XX**, o córtex da gônada indiferenciada diferencia-se no ovário, e a medula regride. Nos embriões com o **complexo cromossômico sexual XY**, a medula diferencia-se nos testículos e o córtex regride.

Células germinativas primitivas

As **células germinativas primitivas** são grandes e esféricos progenitores das células sexuais identificadas 24 dias após a fertilização entre as células endodérmicas da **vesícula umbilical**, perto da origem da alantoide (ver Figuras 12.28A e 12.29). Durante o dobramento do embrião (ver Capítulo 5, Figura 5.1), a parte dorsal da vesícula umbilical é incorporada ao embrião. Quando isso ocorre, as células germinativas primitivas migram ao longo do mesentério dorsal do intestino primitivo posterior para as cristas gonadais (ver Figura 12.28C). Durante a 6ª semana, as células germinativas primitivas entram no mesênquima subjacente e são incorporadas aos **cordões gonadais** (ver Figura 12.28D). *A migração das células germinativas primitivas é regulada pelos genes stella, fragilis e BMP-4.*

Determinação do sexo

A determinação do sexo cromossômico depende da fertilização do oócito portador de X pelo espermatozoide portador de X ou pelo portador de Y. Antes da 7ª semana, as gônadas dos dois sexos são idênticas em aparência e são chamadas de **gônadas indiferenciadas** (ver Figuras 12.28E e 12.29).

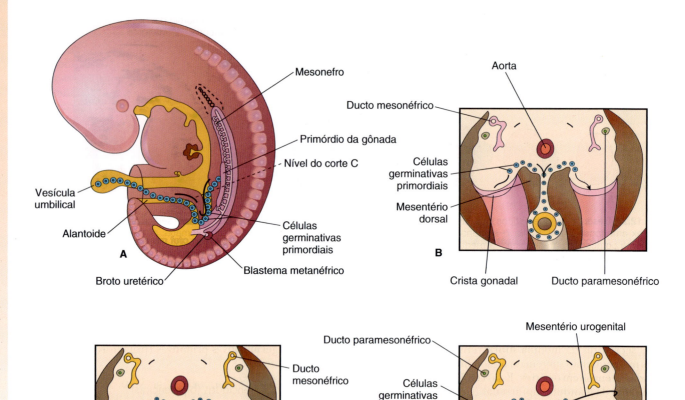

Figura 12.28 A. Esboço de um embrião de 5 semanas ilustrando a migração das células germinativas primordiais da vesícula umbilical para o embrião. B. Corte transversal mostrando o primórdio das glândulas suprarrenais, as cristas gonadais e a migração das células germinativas primordiais nas gônadas em desenvolvimento. C. Corte transversal de um embrião de 6 semanas mostrando os cordões gonadais. D. Corte semelhante no estágio posterior mostrando as gônadas indiferenciadas e os ductos paramesonéfricos.

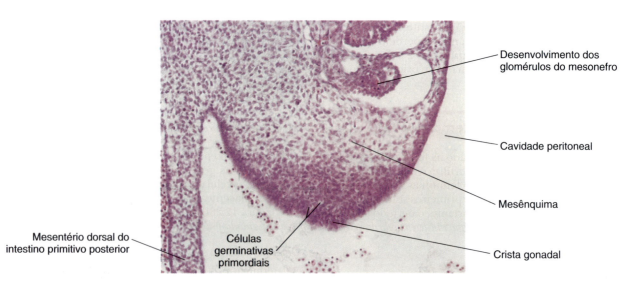

Figura 12.29 Fotomicrografia de corte transversal do abdome de um embrião de aproximadamente 40 dias mostrando a crista gonadal, que se tornará um testículo ou um ovário, dependendo do cromossomo sexual. A maior parte da gônada em desenvolvimento é composta do mesênquima derivado do epitélio celômico da crista gonadal. As grandes células redondas na gônada são as células germinativas primordiais. (De Moore KL, Persaud TVN, Shiota K. *Color atlas of clinical embryology*. ed 2, Philadelphia, 2000, Saunders.)

O desenvolvimento do fenótipo masculino (características do indivíduo) requer o cromossomo Y funcional. **O gene *SRY* (região determinante do sexo no cromossomo Y)** para o fator determinante dos testículos foi localizado na região do braço curto do cromossomo Y. É o fator determinante de testículo regulado pelo cromossomo Y que determina a **diferenciação testicular** (Figura 12.30). Sob a influência desse fator organizador, os **cordões gonadais** diferenciam-se nos cordões seminíferos (primórdios dos **túbulos seminíferos**). O SRY ativa o intensificador específico do testículo Sox9. Duas redes regulatórias de gene impedem o desenvolvimento ovariano (Wnt4, Foxl2, Fst e Rspo1) enquanto aumentam o desenvolvimento testicular (Fgf9, Amh e Dhh). A ausência do cromossomo Y resulta na formação do ovário.

O **desenvolvimento do fenótipo feminino** requer dois cromossomos X. Inúmeros genes e regiões do cromossomo X têm papéis especiais na determinação do sexo. Consequentemente, o tipo do conjunto cromossômico sexual estabelecido durante a fertilização do oócito determina o tipo de gônada que se diferencia da gônada indiferenciada. O tipo de gônada determina o tipo de diferenciação sexual que ocorre nos ductos genitais e na genitália externa.

A **testosterona**, produzida pelos testículos fetais, a **di-hidrotestosterona** (um metabólito da testosterona) e o **hormônio antimülleriano (HAM)** determinam a diferenciação sexual masculina normal, que começa durante a 7ª semana. O **desenvolvimento dos ovários** começa na 12ª semana e requer a presença das células germinativas. *A formação dos ovários também requer DAX-1, codificado pelo cromossomo X. Outros fatores considerados importantes incluem FOXL2, WNT e Iroquois-3.* A principal diferenciação sexual feminina não depende de hormônios; ocorre mesmo que os ovários estejam ausentes.

Desenvolvimento dos testículos

O fator determinante dos testículos induz os **cordões seminíferos** a condensarem-se e estenderem-se na medula da **gônada indiferenciada**, onde se ramificam e anastomosam para formar a **rede do testículo** (ver Figura 12.30). A conexão dos **cordões seminíferos** com o epitélio superficial é perdida quando se desenvolve a **túnica albugínea**, uma cápsula fibrosa e espessa. O desenvolvimento da túnica albugínea densa é o traço característico do desenvolvimento testicular. Gradualmente, os testículos aumentados separam-se do mesonefro em degeneração e são suspensos pelo próprio mesentério, o **mesórquio**.

Os cordões seminíferos desenvolvem-se nos túbulos seminíferos, **túbulos retos** e rede do testículo (ver Figura 12.30). Os **túbulos seminíferos** são separados pelo mesênquima, que origina as **células intersticiais** (células de Leydig). Na 8ª semana, essas células começam a secretar hormônios androgênicos, **testosterona** e **androstenediona**, que induzem a diferenciação masculina dos ductos mesonéfricos e da genitália externa.

A produção de testosterona é estimulada pela **gonadotropina coriônica humana**, que atinge valores máximos durante o período entre a 8ª a 12ª semanas. Além da testosterona, os testículos fetais produzem uma glicoproteína, o **HAM**, ou substância antimülleriana (MIS), a partir da 8ª semana. O HAM é produzido pelas **células sustentaculares** (células de Sertoli); a produção continua até a puberdade, e depois os níveis do hormônio diminuem. O HAM suprime o desenvolvimento dos ductos paramesonéfricos, que formam o útero e as tubas uterinas.

Os túbulos seminíferos não têm lúmen até a puberdade. As paredes dos túbulos seminíferos são compostas por dois tipos de células (ver Figura 12.30):

- As **células de Sertoli** promovem a espermiogênese; derivam do epitélio superficial do testículo
- As **espermatogônias**, células espermatozoides primitivas, derivam das células germinativas primitivas.

As células de Sertoli constituem a maior parte do epitélio seminífero no testículo fetal (Figura 12.31A; ver também Figura 12.30). Durante o desenvolvimento fetal tardio, o epitélio superficial do testículo achata-se para formar o **mesotélio (uma camada de células)** na superfície externa dos testículos. A **rede do testículo** torna-se contínua com 15 a 20 **túbulos mesonéfricos,** que se tornam os **dúctulos eferentes.** Esses dúctulos estão conectados ao ducto mesonéfrico, que se torna o **ducto do epidídimo** (Figura 12.32A; ver também Figura 12.30).

Desenvolvimento dos ovários

Nos embriões femininos o desenvolvimento gonadal ocorre lentamente (ver Figura 12.31). O ovário não é identificado histologicamente até aproximadamente a 10ª semana. Os **cordões gonadais** não são proeminentes no ovário em desenvolvimento, mas se estendem na medula e formam uma *rete ovarii* rudimentar (ver Figura 12.30). Essa rede de canais e os cordões gonadais normalmente degeneram e desaparecem (ver Figura 12.30).

Os **cordões corticais** estendem-se do epitélio superficial do ovário em desenvolvimento no mesênquima subjacente durante o início do período fetal. Esse epitélio deriva do mesotélio do peritônio. À medida que os cordões corticais aumentam de tamanho, eles incorporam as **células germinativas primitivas** (ver Figura 12.30). Com aproximadamente 16 semanas, esses cordões começam a separar-se em aglomerados celulares isolados, ou **folículos primitivos**, cada qual contendo um **oogônio (célula germinativa primordial)**. Os folículos são circundados por uma única camada de **células foliculares** achatadas derivadas do epitélio superficial (ver Figura 12.30). A mitose ativa dos oogônios ocorre durante a vida fetal, produzindo os folículos primitivos (ver Figura 12.31B).

Não há formação de oogônios após o nascimento. Embora muitos oogônios se degenerem antes do nascimento, os quase 2 milhões que permanecem aumentam para tornarem-se os **oócitos primários**. Após o nascimento, o epitélio superficial do ovário achata-se em uma camada de células contínuas ao mesotélio do peritônio no **hilo do ovário**, onde os vasos e nervos entram ou saem. O epitélio superficial separa-se dos folículos no córtex por uma fina cápsula fibrosa, a **túnica albugínea**. Como os ovários se separam do mesonefro em regressão, eles são suspensos pelo mesentério, o **mesovário** (ver Figura 12.30).

Desenvolvimento dos ductos genitais

Durante a 5ª e a 6ª semanas, o sistema genital está em estado indiferenciado, e dois pares de ductos genitais estão presentes. Os **ductos mesonéfricos** (ductos de Wolff) desempenham uma parte importante no desenvolvimento do sistema genital masculino (ver Figura 12.32A). Os **ductos paramesonéfricos** (ductos müllerianos) têm papel preponderante no desenvolvimento do sistema genital feminino.

Os ductos paramesonéfricos desenvolvem-se laterais às gônadas e aos ductos mesonéfricos (ver Figura 12.30) de cada lado das invaginações longitudinais do mesotélio, nas faces laterais dos mesonefros (rins primitivos). As margens desses sulcos aproximam-se e unem para formar os ductos paramesonéfricos (Figura 12.33A; ver também Figura 12.28C e E). As extremidades cranianas desses ductos abrem-se na cavidade peritoneal (ver Figura 12.32B e C). Caudalmente, os ductos paramesonéfricos seguem paralelos aos ductos mesonéfricos

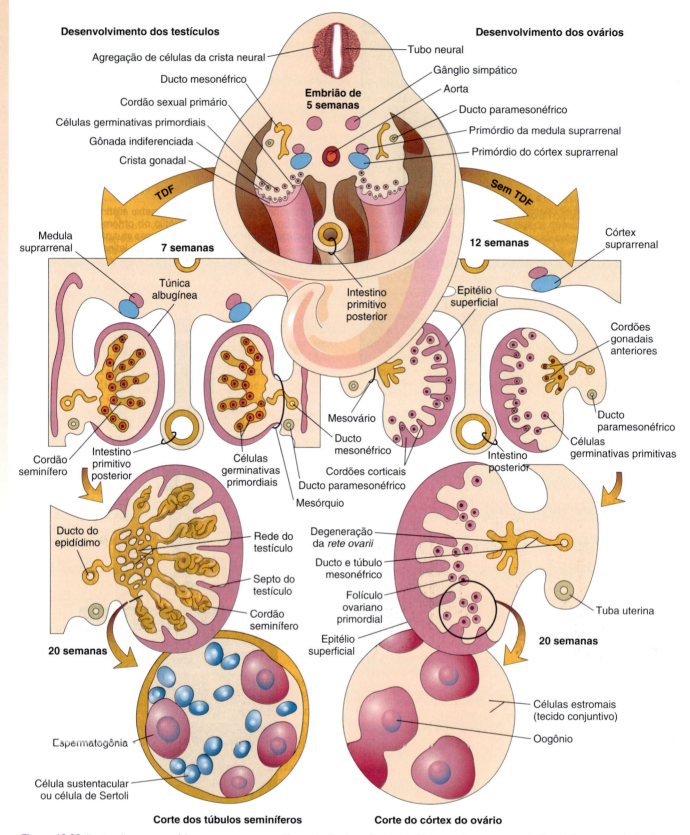

Figura 12.30 Ilustrações esquemáticas que mostram a diferenciação das gônadas indiferenciadas em um embrião de 5 semanas (*acima*) nos ovários ou nos testículos. O lado esquerdo do desenho mostra o desenvolvimento dos testículos, resultante dos efeitos do fator determinante do testículo (*TDF*), localizado no cromossomo Y. Note que os cordões gonadais transformam-se nos cordões seminíferos, o primórdio dos túbulos seminíferos. As partes dos cordões gonadais que entram na medula dos testículos formam a rede do testículo. No corte do testículo, na parte inferior esquerda, observe que existem dois tipos de células: as espermatogônias, derivadas das células germinativas primitivas, e as células sustentaculares ou de Sertoli, derivadas do mesênquima. O lado direito do desenho mostra o desenvolvimento dos ovários na ausência do TDF. Os cordões corticais estenderam-se do epitélio superficial da gônada e as células germinativas primitivas entraram neles. Eles são os primórdios dos oogônios. As células foliculares derivam do epitélio superficial do ovário.

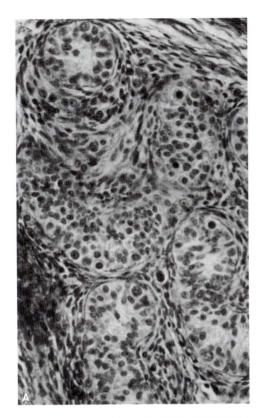

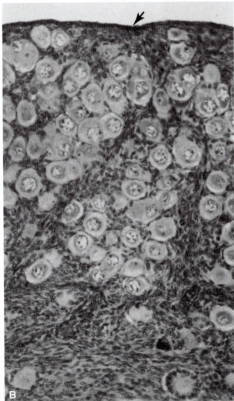

Figura 12.31 Cortes transversais de gônadas de fetos humanos. **A.** Corte do testículo de um feto masculino prematuro (21ª semana) mostrando os túbulos seminíferos. **B.** Corte do ovário de recém-nascida com 14 dias de vida que morreu. Observe os numerosos folículos primitivos no córtex, cada um com um oócito primário. A *seta* indica o epitélio superficial relativamente fino do ovário (×275). (De van Wagenen G, Simpson ME. *Embryology of the ovary and testis:* Homo sapiens *and* Macaca mulatta. New Haven, Conn., 1965, Yale University Press. Copyright © Yale University Press.)

Seio urogenital | Ducto mesonéfrico | Ducto paramesonéfrico

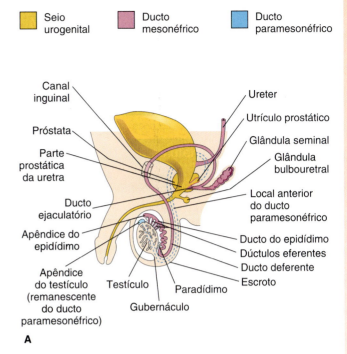

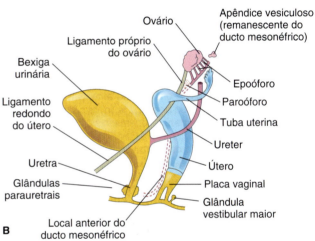

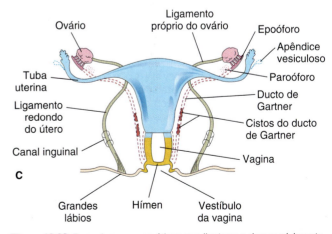

Figura 12.32 Desenhos esquemáticos que ilustram o desenvolvimento dos sistemas genitais masculino e feminino a partir dos ductos genitais e do seio urogenital. As estruturas vestigiais também são mostradas. **A.** Sistema genital em um recém-nascido masculino. **B.** Sistema genital feminino em um feto de 12 semanas. **C.** Sistema genital em uma recém-nascida.

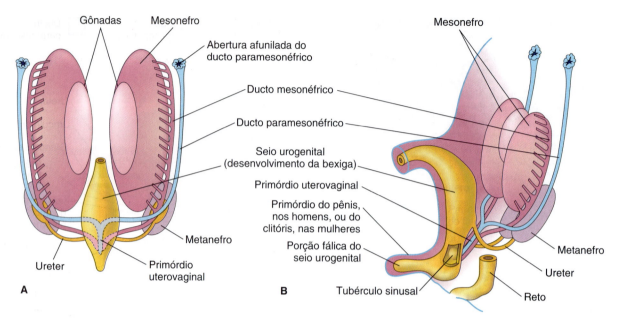

Figura 12.33 A. Diagrama da vista anterior da parede posterior do abdome de um embrião de 7 semanas mostrando os dois pares de ductos genitais presentes durante o estágio indiferenciado do desenvolvimento sexual. **B.** Vista lateral de um feto de 9 semanas mostrando o tubérculo sinusal na parede posterior do seio urogenital. O tubérculo torna-se o hímen, nas mulheres (ver Figura 12.32C) e o colículo seminal, nos homens. O colículo é uma parte elevada da crista uretral na parede posterior da parte prostática da uretra (Figura 12.32A).

até atingirem a futura região pélvica do embrião. Nesse local eles cruzam ventralmente os ductos mesonéfricos, aproximam-se um do outro, no plano mediano, e se unem para formar o **primórdio uterovaginal**, em forma de Y (ver Figura 12.33B). Essa estrutura tubular projeta-se na parede dorsal do seio urogenital e produz uma elevação, o **tubérculo sinusal**.

Desenvolvimento dos ductos e das glândulas genitais masculinas

Os testículos fetais produzem **hormônios masculinizantes** (p. ex., a testosterona) e o **HAM**. As células de Sertoli produzem o HAM da 6ª à 7ª semana. As células intersticiais começam a produzir testosterona na 8ª semana. *A testosterona estimula os ductos mesonéfricos a formarem os ductos genitais masculinos*, enquanto o HAM causa a regressão dos ductos paramesonéfricos. Sob a influência da testosterona, produzida pelos testículos fetais na 8ª semana, a parte proximal de cada ducto mesonéfrico torna-se altamente retorcida para formar o **epidídimo** (ver Figura 12.32A). À medida que o mesonefro degenera, alguns túbulos mesonéfricos persistem e são transformados nos **dúctulos eferentes**. Esses canais abrem-se no **ducto do epidídimo**. Distal ao epidídimo, o ducto mesonéfrico adquire revestimento espesso de músculo liso e torna-se o **ducto deferente** (ver Figura 12.32A).

Glândulas seminais

As protuberâncias laterais da extremidade caudal de cada ducto mesonéfrico tornam-se as **glândulas seminais** (vesículas); estas produzem uma secreção que constitui a maior parte do líquido do **sêmen** (ejaculação) e nutre os espermatozoides (ver Figura 12.32A). A parte do ducto mesonéfrico entre o ducto dessa glândula e a uretra torna-se o **ducto ejaculatório**.

Próstata

Múltiplas protuberâncias endodérmicas surgem da parte prostática da uretra e crescem no mesênquima circundante (Figura 12.34A a C; ver também Figura 12.32A). O epitélio glandular da próstata diferencia-se dessas células endodérmicas,

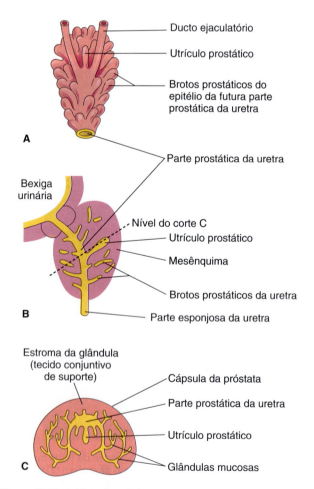

Figura 12.34 A. Vista dorsal do desenvolvimento da próstata em um feto de 11 semanas. **B.** Esboço do corte mediano do desenvolvimento da uretra e da próstata que mostra os inúmeros brotos endodérmicos a partir da parte prostática da uretra. O utrículo prostático vestigial também é mostrado. **C.** Corte da próstata (16 semanas) no nível mostrado em **B**.

e o mesênquima associado diferencia-se em um **estroma** denso (estrutura de tecido conjuntivo) e no músculo liso da próstata. *Os genes* Hox *controlam o desenvolvimento da próstata e das glândulas seminais.* As secreções da próstata contribuem para o sêmen.

Glândulas bulbouretrais

Essas glândulas do tamanho de ervilhas desenvolvem-se de protuberâncias pareadas derivadas da parte esponjosa da uretra (ver Figura 12.32A). As fibras musculares lisas e o estroma diferenciam-se do mesênquima adjacente. As secreções dessas glândulas também contribuem para o sêmen.

Desenvolvimento dos ductos e das glândulas genitais femininas

Os **ductos mesonéfricos** dos embriões femininos regridem por causa da ausência de testosterona; apenas alguns resquícios não funcionais persistem (ver Figura 12.32B e C e Tabela 12.1). Os **ductos paramesonéfricos** desenvolvem-se devido à ausência do HAM. Mais tarde, **estrogênios** produzidos pelos ovários maternos e pela placenta estimulam o desenvolvimento da tuba uterina, do útero e da parte superior da vagina.

Os ductos paramesonéfricos formam a maior parte do sistema genital feminino. As tubas uterinas desenvolvem-se a partir das partes cranianas não fusionadas desses ductos (ver Figuras 12.32B e C e 12.33). As partes caudais fusionadas dos ductos paramesonéfricos formam o **primórdio uterovaginal**, que origina o **útero** e a parte superior da **vagina** (ver Figura 12.33).

O estroma endometrial e o miométrio derivam do mesênquima esplâncnico. *O desenvolvimento uterino é regulado pelo gene homeobox* HOXA10.

A fusão dos ductos paramesonéfricos também forma uma prega peritoneal que se transforma no **ligamento largo** e forma dois compartimentos peritoneais, a **escavação retouterina** e a **escavação vesicouterina** (Figura 12.35A a D). Ao longo dos lados do útero, entre as camadas do ligamento largo, o mesênquima prolifera e se diferencia em tecido celular, ou **parâmetrio**, que é composto por tecido conjuntivo frouxo e músculo liso.

Glândulas genitais auxiliares femininas

As protuberâncias da uretra no mesênquima adjacente formam as **glândulas uretrais** secretoras de muco bilaterais e as **glândulas parauretrais** bilaterais (ver Figura 12.32B). As protuberâncias do **seio urogenital** formam as **glândulas vestibulares maiores** no terço inferior dos grandes lábios (ver Figura 12.33B). Essas glândulas tubuloalveolares também secretam muco e são homólogas às glândulas bulbouretrais nos homens (ver Tabela 12.1).

Desenvolvimento da vagina

A parede fibromuscular da vagina desenvolve-se a partir do mesênquima adjacente. O contato do **primórdio uterovaginal** com o seio urogenital, que forma o **tubérculo sinusal** (ver Figura 12.33B), induz a formação da protuberância endodérmica pareada, os **bulbos sinovaginais** (ver Figura 12.35A). Eles

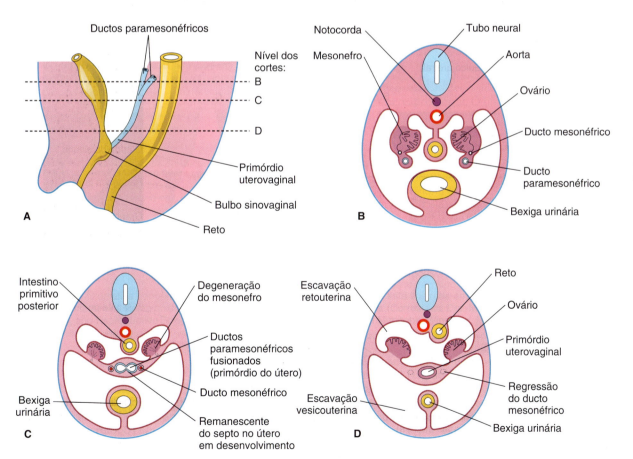

Figura 12.35 Início do desenvolvimento dos ovários e do útero. **A.** Desenho esquemático de corte sagital da região caudal de um embrião feminino de 8 semanas. **B.** Corte transversal mostrando os ductos paramesonéfricos aproximando-se um do outro. **C.** Corte semelhante em nível mais caudal, que ilustra a fusão dos ductos paramesonéfricos. Mostra-se o remanescente do septo no desenvolvimento do útero, que separa os ductos paramesonéfricos. **D.** Corte semelhante que mostra o primórdio uterovaginal, o ligamento amplo e as escavações na cavidade pélvica. Note que os ductos mesonéfricos regrediram.

se estendem do seio urogenital à extremidade caudal do primórdio uterovaginal. Os bulbos sinovaginais unem-se para formar a **placa vaginal** (ver Figura 12.32B). Mais tarde, as células centrais dessa placa rompem-se, formando o **lúmen da vagina**. O epitélio da vagina deriva das células periféricas da placa vaginal (ver Figura 12.32C).

Até o fim da vida fetal, o lúmen da vagina é separado da cavidade do seio urogenital por uma membrana, o **hímen** (Figura 12.36H; ver Figura 12.32C). A membrana é formada pela invaginação da parede posterior do seio urogenital,

resultante da expansão da extremidade caudal da vagina. O hímen geralmente se rompe, deixando uma pequena abertura durante o período perinatal e permanece como uma dobra delgada da **mucosa** dentro do óstio da vagina (ver Figura 12.36H).

Resquícios dos ductos genitais embrionários

Durante a conversão dos ductos mesonéfricos e paramesonéfricos em estruturas adultas, algumas partes dos ductos permanecem como **estruturas vestigiais** (ver Figura 12.32 e Tabela 12.1). Esses resquícios são raramente vistos, a menos

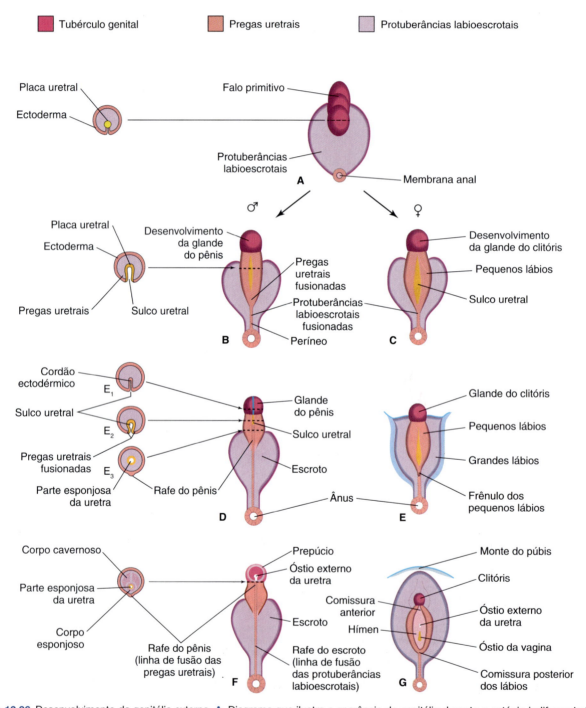

Figura 12.36 Desenvolvimento da genitália externa. **A.** Diagrama que ilustra a aparência da genitália durante o estágio indiferenciado (bipotencial) (da 4ª à 7ª semana). **B, D** e **F.** Estágios no desenvolvimento da genitália externa masculina na 9ª, na 11ª e na 12ª semanas, respectivamente. À esquerda estão os cortes transversais esquemáticos do desenvolvimento do pênis ilustrando a formação da parte esponjosa da uretra. **C, E** e **G.** Estágios no desenvolvimento da genitália externa feminina na 9ª, na 11ª e na 12ª semanas, respectivamente. O monte do púbis é uma camada de tecido adiposo sobre a sínfise púbica.

que alterações patológicas se desenvolvam neles (p. ex., cistos do ducto longitudinal do epoóforo [de Gartner], que surgem de resquícios dos ductos mesonéfricos; ver Figura 12.32C).

Nos homens, a extremidade cranial do ducto mesonéfrico pode persistir como um **apêndice do epidídimo**, que geralmente está ligado à cabeça do epidídimo (ver Figura 12.32A). Caudal aos dúctulos eferentes, alguns túbulos mesonéfricos podem persistir como um pequeno corpo, o **paradídimo**. Nas mulheres, a extremidade cranial do ducto mesonéfrico pode persistir como o **apêndice vesiculoso** (ver Figura 12.32B). Alguns túbulos cegos e um ducto, ou epoóforo, podem persistir no mesovário entre o ovário e as tubas uterinas (ver Figura 12.32B e C). Mais perto do útero, alguns túbulos rudimentares podem persistir como o paroóforo (ver Figura 12.32B). Partes do ducto mesonéfrico, correspondentes ao ducto deferente e ao ducto ejaculatório nos homens, podem persistir como **cistos do ducto longitudinal do epoóforo (de Gartner)** entre as camadas do ligamento largo ao longo da parede lateral do útero e na parede da vagina (ver Figura 12.32C).

Nos homens, a extremidade cranial do ducto paramesonéfrico pode persistir como um apêndice vesiculoso do testículo, que está unido ao polo superior do testículo (ver Figura 12.32A). O utrículo prostático, uma pequena estrutura em forma de saco que surge do ducto paramesonéfrico, abre-se na parte prostática da uretra. O revestimento do utrículo prostático deriva do epitélio do seio urogenital. Dentro de seu epitélio, detectaram-se células endócrinas contendo enolase específica de neurônios e serotonina. O colículo seminal, uma pequena elevação na parede posterior da parte prostática da uretra, é o derivado adulto do tubérculo sinusal (ver Figura 12.33B). Nas mulheres, parte da extremidade cranial do ducto paramesonéfrico, que não contribui para o infundíbulo das tubas uterinas, pode persistir como um apêndice vesiculoso ou epoóforo (Figura 12.32C), antes chamado hidátide de Morgagni.

Desenvolvimento da genitália externa

Até a 7ª semana, a genitália externa é semelhante em ambos os sexos (ver Figura 12.36A e B). Características sexuais distintas começam a aparecer durante a 9ª semana, mas a genitália externa não está totalmente diferenciada até a 12ª semana. No início da 4ª semana, o mesênquima em proliferação produz o **tubérculo genital** (primórdio do pênis ou do clitóris) em ambos os sexos, na extremidade cranial da **membrana cloacal** (ver Figura 12.36A). *Acredita-se que o ectoderma cloacal seja a fonte do sinal de iniciação genital que envolve a expressão de Fgf8.*

As **protuberâncias labioescrotais** e as **pregas urogenitais** logo se desenvolvem em cada lado da membrana cloacal. O tubérculo genital alonga-se para formar o **falo primitivo** (pênis ou clitóris). Nos fetos femininos, a uretra e a vagina abrem-se em uma cavidade comum, o **vestíbulo da vagina** (ver Figura 12.36H).

Desenvolvimento da genitália externa masculina

A masculinização da genitália externa indiferenciada é induzida pela **testosterona** produzida pelas células intersticiais dos testículos fetais (ver Figura 12.36C, E e G). O **falo primitivo** aumenta e alonga-se para formar o pênis. Uma **placa uretral** forma-se no lado ventral do falo primitivo. A placa uretral canaliza-se, na direção proximal para distal, e abre para formar o **sulco uretral**. Esse sulco é delimitado pelas **pregas uretrais**, que formam as paredes laterais (Figura 12.37A e B; ver também Figura 12.36C). Esse sulco é revestido pela proliferação de células endodérmicas da placa uretral (ver Figura 12.36C), que se estende da porção fálica do seio urogenital. Sob a influência dos andrógenos, as **pregas uretrais** unem-se umas às

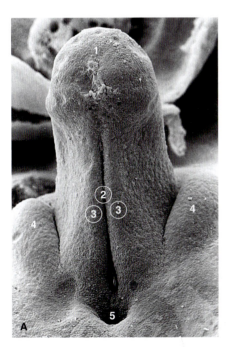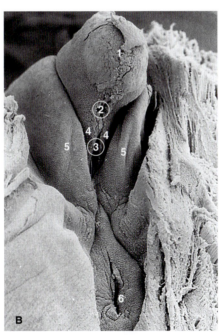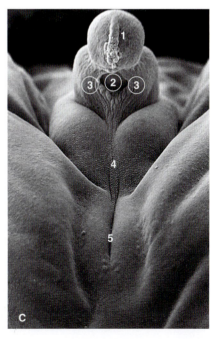

Figura 12.37 Micrografias eletrônicas do desenvolvimento da genitália externa. **A.** O períneo, durante o estágio indiferenciado, de um embrião de 17 mm, na 7ª semana (×100). *1*, desenvolvimento da glande do pênis com o cordão ectodérmico; *2*, sulco uretral contínuo ao seio urogenital; *3*, pregas uretrais; *4*, protuberâncias labioescrotais; *5*, ânus. **B.** A genitália externa de um feto feminino de 7,2 cm na 10ª semana (×45). *1*, glande do clitóris; *2*, óstio externo da uretra; *3*, abertura no seio urogenital; *4*, prega uretral (primórdio dos pequenos lábios); *5*, protuberância labioescrotal (grandes lábios); *6*, ânus. **C.** A genitália externa de um feto masculino de 5,5 cm na 10ª semana (×40). *1*, glande com o cordão ectodérmico; *2*, remanescente do sulco uretral; *3*, pregas uretrais no processo de fechamento; *4*, fusão das protuberâncias labioescrotais para formar a rafe do escroto; *5*, ânus. (De Hinrichsen KV: Embryologische Grundlagen. In Sohn C, Holzgreve W, editores: *Ultraschall in Gynäkologie und Geburtshilfe*, New York, 1995, Georg Thieme Verlag.)

outras, na direção proximal para distal, ao longo da superfície ventral do pênis para formar a **parte esponjosa da uretra** (ver Figuras 12.36E e G e 12.37C₁ e C₃). Essa fusão ocorre em três camadas: o epitélio das dobras, formando a uretra; o estroma, formando a parte esponjosa; e o ectoderma superficial, formando a rafe do pênis e envolvendo a parte esponjosa da uretra dentro do pênis (ver Figura 12.36G).

Na ponta da **glande**, o crescimento ectodérmico interno forma o **cordão ectodérmico** celular, que cresce em direção à raiz do pênis para encontrar a parte esponjosa da uretra (ver Figuras 12.26A e 12.37C). Conforme esse cordão se canaliza, seu lúmen une-se à parte esponjosa previamente formada. Essa junção completa a parte terminal da uretra e move o **óstio externo da uretra** para a ponta da glande (ver Figuras 12.26B e C e 12.36G). *Os genes Hox, FGF e Shh regulam o desenvolvimento do pênis.*

Durante a 12ª semana, ocorre o crescimento circular interno do ectoderma na periferia da glande (ver Figura 12.26B). Quando esse crescimento interno se rompe, ele forma o **prepúcio**, uma dobra de cobertura de pele (ver Figura 12.26C). O **corpo cavernoso do pênis** (uma de duas colunas de tecido erétil) e o **corpo esponjoso do pênis** (coluna mediana de tecido erétil entre os dois corpos cavernosos) desenvolvem-se a partir do mesênquima no falo. As duas **protuberâncias labioescrotais** crescem uma em direção à outra e unem-se para formar o **escroto** (bolsa escrotal) (ver Figuras 12.36A, E e G). A linha de fusão dessas dobras é claramente visível como a **rafe do escroto** (ver Figuras 12.36G e 12.37C).

Desenvolvimento da genitália externa feminina

O **falo primitivo** no feto feminino torna-se gradualmente o clitóris (ver Figuras 12.20G, 12.36B a D, F e H e 12.37B). O clitóris ainda é relativamente grande na 18ª semana (ver Figura 12.21). As **pregas uretrais** não se unem, exceto posteriormente, onde se juntam para formar o **frênulo dos lábios do pudendo** (ver Figura 12.36F). As partes não fusionadas das dobras urogenitais formam os **lábios menores do pudendo** (pequenos lábios). As dobras labioescrotais unem-se posteriormente para formar a **comissura posterior dos lábios** e anteriormente para formar a **comissura anterior dos lábios** e o **monte do púbis** (Figura 12.36H). A maior parte das **pregas labioescrotais** permanece sem unir-se, mas desenvolve-se em duas grandes dobras de pele, os **lábios maiores do pudendo** (grandes lábios).

Distúrbios do cromossomo sexual no desenvolvimento sexual

Nos embriões com **conjuntos anormais de cromossomos sexuais**, como XXX ou XXY (ver Figura 20.9), o número de cromossomos X parece não ter importância na determinação do sexo. Se um cromossomo Y normal estiver presente, o embrião se desenvolve como um indivíduo masculino. Se nenhum cromossomo Y estiver presente ou a região determinante do testículo do cromossomo Y estiver ausente, ocorrerá o desenvolvimento feminino. A perda de um cromossomo X não parece interferir na migração das células germinativas primitivas para as cristas gonadais porque se observaram algumas células germinativas nas gônadas de fetos femininos 45,XO com **síndrome de Turner** (ver Figuras 20.3 e 20.4). No entanto, dois cromossomos X são necessários para proporcionar o desenvolvimento ovariano normal.

Determinação do sexo fetal

A visualização da genitália externa durante a ultrassonografia é clinicamente importante por várias razões, incluindo a detecção de fetos em risco de graves distúrbios ligados ao X (Figura 12.38). O exame cuidadoso do períneo pode detectar **genitália ambígua** (Figura 12.39B). A confirmação ultrassonográfica dos testículos no escroto fornece a única determinação 100% de gênero, o que não é possível no útero até o período entre a 22ª a 36ª semanas. Em 30% dos fetos, a posição fetal impede boa visualização do **períneo** (área entre as coxas).

Quando há diferenciação sexual normal, a aparência da genitália externa e interna é consistente com o **complemento do cromossomo sexual**. Erros na determinação e na diferenciação do sexo resultam em vários graus de sexo intermediário. Avanços na genética molecular levaram a melhor compreensão do desenvolvimento sexual anormal e da **genitália ambígua**.

O termo **distúrbios do desenvolvimento sexual (DDSs)** implica a discrepância entre a morfologia das gônadas (testículos ou ovários) e a aparência da genitália externa. Os DDSs podem ser classificados da seguinte forma:

- **DDS por causa do cromossomo sexual**, incluindo a síndrome de Turner e a síndrome de Klinefelter
- **Disgenesia gonadal**, incluindo DDS ovotesticular, DDS testicular XX e a disgenesia gonadal XY
- **Virilização da hiperplasia adrenal congênita (HAC)**
- **Distúrbios da ação andrógena.**

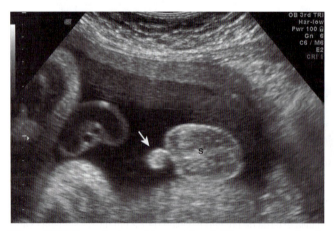

Figura 12.38 Ecografia de um feto masculino de 33 semanas, mostrando a genitália externa normal. Observe o pênis (*seta*) e o escroto (*S*). Observe também os testículos na bolsa escrotal. (Cortesia do Dr. G. J. Reid, Department of Obstetrics, Gynecology and Reproductive Sciences, University of Manitoba, Women's Hospital, Winnipeg, Manitoba, Canadá.)

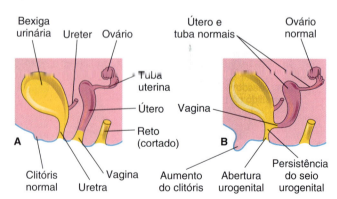

Figura 12.39 Vistas laterais esquemáticas do sistema urogenital feminino. **A.** Normal. **B.** Mulher 46,XX com distúrbio do desenvolvimento sexual causado por hiperplasia adrenal congênita. Observe o aumento do clitóris e a persistência do seio urogenital que foram induzidos pelos andrógenos produzidos pelas glândulas suprarrenais hiperplásicas.

Disgenesia gonadal

DDS ovotesticular

As pessoas com **DDS ovotesticular**, uma condição intersexual rara, geralmente têm **núcleos positivos para cromatina** (cromatina sexual em células observadas em esfregaço bucal). Aproximadamente 70% dessas pessoas apresentam constituição do cromossomo 46,XX; aproximadamente 20% têm **mosaicismo** 46,XX/46,XY (presença de duas ou mais linhagens de células) e cerca de 10% têm constituição cromossômica 46,XY. As causas do DDS ovotesticular ainda são pouco compreendidas.

Pessoas com essa condição podem ter tecido testicular e ovariano dentro de uma gônada (um **ovotestículo**) ou em lados opostos. Esses tecidos geralmente não são funcionais. Um ovotestículo forma-se caso a medula e o córtex de gônadas indiferenciadas se desenvolvam. O DDS ovotesticular resulta de erro na determinação do sexo. O fenótipo pode ser masculino ou feminino, mas a genitália externa é sempre ambígua.

DDS testicular XX

Pessoas com **DDS testicular XX** têm núcleos positivos para cromatina e constituição cromossômica 46,XX. Essa anomalia ocorre quando o gene *SRY* é transportado para o cromossomo X, resultando na aparência masculina da genitália externa, embora alguns indivíduos possam ter genitália de aparência ambígua. Os testículos geralmente são pequenos, e o indivíduo também pode apresentar hipospadia (ver boxe Hipospadia, adiante).

Disgenesia gonadal XY

Pessoas com essa condição intersexual têm **núcleos negativos para cromatina** (sem cromatina sexual) e constituição cromossômica 46,XY. A genitália externa é de desenvolvimento variável, assim como o desenvolvimento da genitália interna, devido a diferentes graus de desenvolvimento dos ductos paramesonéfricos.

Essas anomalias são causadas pela produção inadequada de testosterona e do HAM pelos testículos fetais. Na disgenesia gonadal XY completa, os indivíduos apresentam estruturas internas e externas que parecem gônadas femininas e subdesenvolvidas (traços), e não desenvolvem as características sexuais secundárias na puberdade.

Virilização da hiperplasia adrenal congênita

HAC refere-se a condições clínicas que resultam de defeitos autossômicos na síntese de esteroides suprarrenais. Em mais de 90% dos casos, o defeito é devido à deficiência da 21-hidroxilase; aproximadamente 5% dos casos resultam da deficiência de 11β-hidroxilase, sendo o restante causado por outra disfunção de esteroide suprarrenal. Nos casos da deficiência da 21-hidroxilase, há redução geral na produção de mineralocorticoides e de glicocorticoides (insuficiência suprarrenal). A hipófise reage a essa insuficiência aumentando a produção de ACTH, o que causa a superprodução dos andrógenos pela glândula suprarrenal.

Nas mulheres, isso geralmente causa masculinização da genitália externa (Figura 12.40). Comumente, há **hipertrofia do clitóris**, fusão parcial dos grandes lábios e persistência do seio urogenital (Figura 12.40)

Em casos raros, a masculinização pode ser tão intensa que resulta na uretra clitoridiana. Os lactentes masculinos afetados têm genitália externa normal e a síndrome pode passar despercebida no início da infância. Mais tarde, ainda na infância, em ambos os sexos, o excesso de andrógenos leva ao rápido crescimento e à maturação esquelética acelerada.

A **síndrome adrenogenital**, associada à HAC, manifesta-se de várias formas, que podem estar correlacionadas à deficiência enzimática da **biossíntese do cortisol**. Porém, em alguns lactentes do sexo masculino a primeira apresentação pode estar relacionada à produção insuficiente de aldosterona, levando a um estado de perda de sal que clinicamente se apresenta como choque da desidratação. *As mutações do DAX1 resultam em hipoplasia adrenal congênita ligada ao X.*

Distúrbios de ação andrógena

Síndrome da insensibilidade a andrógenos

Pessoas com síndrome da insensibilidade a andrógenos, que ocorre em 1 em cada 20 mil nascidos vivos, são **mulheres aparentemente normais**, apesar da presença de testículos e da constituição do cromossomo 46,XY (Figura 12.41). A **genitália externa é feminina**; entretanto, a vagina geralmente termina em fundo cego, e o útero e as tubas uterinas não existem ou são rudimentares. Na puberdade, há desenvolvimento normal das mamas e das características sexuais femininas; no entanto, não ocorre menstruação.

Os testículos geralmente estão no abdome ou nos canais inguinais, mas podem estar dentro dos grandes lábios. A falha da masculinização nessas pessoas resulta da resistência à ação da testosterona em nível celular no tubérculo genital e nas pregas labioescrotais e uretral (ver Figura 12.36A, B, D, F e H).

Pessoas com **síndrome da insensibilidade a andrógenos parcial** exibem alguma masculinização ao nascimento, como genitália externa ambígua, e podem ter o clitóris aumentado. A vagina termina cegamente, e não há presença do útero. Os testículos estão nos canais inguinais ou nos grandes lábios. Geralmente existem mutações pontuais na sequência que codifica o **receptor de andrógeno**. Normalmente, os testículos dessas pessoas são removidos assim que descobertos porque, em aproximadamente um terço desses indivíduos, há desenvolvimento de tumores malignos aos 50 anos de idade. A síndrome da insensibilidade a andrógenos segue a herança recessiva ligada ao cromossomo X, e o gene que codifica o receptor de andrógenos foi localizado.

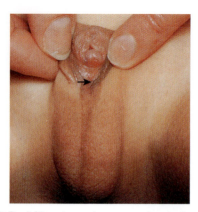

Figura 12.40 Genitália externa de uma menina de 6 anos de idade, que mostra o aumento do clitóris e a fusão dos grandes lábios, formando uma estrutura semelhante ao escroto. A *seta* indica a abertura no seio urogenital. Essa masculinização extrema é o resultado da hiperplasia adrenal congênita. (Cortesia da Dra. Heather Dean, Department of Pediatric and Child Health, University of Manitoba, Winnipeg, Manitoba, Canadá.)

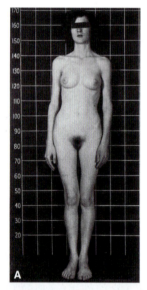

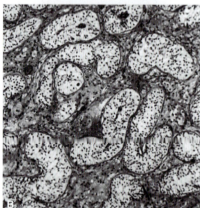

Figura 12.41 A. Fotografia de uma adolescente de 17 anos de idade com síndrome da insensibilidade a andrógenos. A genitália externa é feminina; no entanto, ela tem cariótipo 46,XY e testículos na região inguinal. **B.** Fotomicrografia de um corte através do testículo retirado da região inguinal dessa adolescente mostrando os túbulos seminíferos revestidos por células de Sertoli. Não há células germinativas e as células intersticiais são hipoplásicas. (De Jones HW, Scott WW: Hermaphroditism, genital anomalies and related endocrine disorders, Baltimore, Md., 1958, Williams & Wilkins.)

Hipospadia

A hipospadia é o defeito mais comum do pênis. Existem quatro tipos principais:

- Hipospadia glandular, o tipo mais comum
- Hipospadia peniana
- Hipospadia penoscrotal
- Hipospadia perineal.

Em 1 em cada 125 recém-nascidos do sexo masculino, o **óstio externo da uretra** está na superfície ventral da glande (**hipospadia glandular**) ou na superfície ventral do corpo do pênis (**hipospadia peniana**). Normalmente, o pênis é subdesenvolvido e curvado ventralmente (***chordee***; Figura 12.42).

A hipospadia glandular e a hipospadia peniana constituem aproximadamente 80% de todos os casos de hipospadia. Na **hipospadia penoscrotal**, o óstio da uretra está na junção do pênis com o escroto. Na **hipospadia perineal**, as pregas labioescrotais (protuberâncias) não se unem (ver Figuras 12.36 e 12.37) e o óstio externo da uretra está localizado entre as metades não fusionadas do escroto. Como a genitália externa nesse caso grave de hipospadia é ambígua, as pessoas com hipospadia perineal e criptorquidia (testículos que não desceram) são, às vezes, diagnosticadas erroneamente com disgenesia gonadal XY.

A hipospadia resulta da produção inadequada de andrógenos pelos testículos fetais e/ou dos locais inadequados dos receptores para os hormônios. Mais provavelmente, há o envolvimento de fatores genéticos e ambientais. Tem sido sugerido que a expressão dos genes relacionados à testosterona é afetada. Esses defeitos resultam em falha na canalização do cordão ectodérmico na glande e/ou falha na fusão das pregas uretrais; como consequência, há formação incompleta da parte esponjosa da uretra.

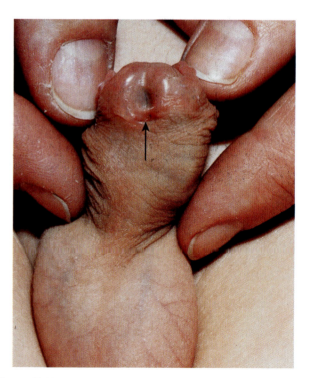

Figura 12.42 Hipospadia glandular em um lactente. O óstio externo da uretra está na superfície anterior da glande (*seta*). (Cortesia de A. E. Chudley, MD, Section of Genetics and Metabolism, Department of Pediatrics and Child Health, University of Manitoba, Children's Hospital, Winnipeg, Manitoba, Canadá.)

Epispadia

Em 1 em cada 30 mil lactentes do sexo masculino, a uretra abre-se na superfície dorsal do pênis; observa-se que quando o pênis está flácido, sua superfície dorsal é direcionada anteriormente. Embora a epispadia possa ocorrer como uma entidade separada, ela frequentemente está associada à **extrofia da bexiga** (ver Figuras 12.24 e 12.25F). A epispadia pode resultar de interações ectodérmicas/mesenquimais inadequadas durante o desenvolvimento do tubérculo genital (ver Figura 12.36A). Como consequência, o tubérculo genital desenvolve-se mais dorsalmente do que nos embriões normais. Consequentemente, quando a **membrana urogenital** se rompe, o seio urogenital se abre na superfície dorsal do pênis (ver Figura 12.36B e C). A urina é expelida na raiz do pênis malformado, localizado na bolsa perineal superficial.

Agenesia da genitália externa

A ausência congênita do pênis ou do clitóris é uma condição extremamente rara (Figura 12.43). A falha no desenvolvimento do **tubérculo genital** (ver Figura 12.36A e B) pode resultar de interações ectodérmicas/mesenquimais inadequadas durante a 7ª semana. A uretra geralmente se abre no períneo, próximo ao ânus.

Pênis bífido e difalia

Esses defeitos são muito raros. O **pênis bífido** geralmente está associado à extrofia da bexiga (ver Figura 12.24). Também pode estar associado às anormalidades do sistema urinário e ao ânus imperfurado. A **difalia** (pênis duplo) resulta quando há o desenvolvimento de dois tubérculos genitais; menos de 100 casos foram relatados em todo o mundo.

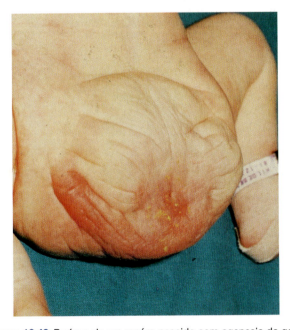

Figura 12.43 Períneo de um recém-nascido com agenesia da genitália externa, ou seja, não há genitália externa. (Cortesia de A. E. Chudley, MD, Section of Genetics and Metabolism, Department of Pediatrics and Child Health, University of Manitoba, Children's Hospital, Winnipeg, Manitoba, Canadá.)

Micropênis

Nessa condição, o pênis é tão pequeno que fica quase oculto pela gordura suprapúbica. O **micropênis** resulta de insuficiência testicular fetal e comumente está associado ao hipopituitarismo (diminuição da atividade do lobo anterior da hipófise).

Anomalias das tubas uterinas, do útero e da vagina

Os defeitos das tubas uterinas são raros; há apenas algumas irregularidades, incluindo os cistos hidáticos, óstios acessórios, ausência completa e segmentar das tubas, duplicação de uma tuba uterina, falta de camada muscular e falha na canalização da tuba. Vários tipos de duplicações uterinas e anomalias vaginais resultam da interrupção do desenvolvimento do primórdio uterovaginal durante a 8ª semana (Figura 12.44) por:

- Desenvolvimento incompleto de um ducto paramesonéfrico
- Falha no desenvolvimento das partes de um ou de ambos os ductos paramesonéfricos
- Fusão incompleta dos ductos paramesonéfricos
- Canalização incompleta da placa vaginal para formar a vagina.

O **útero duplo** (útero didelfo) resulta de falha na fusão das partes inferiores dos ductos paramesonéfricos. Pode estar associado a vagina dupla ou única (ver Figura 12.44B a D). Em alguns casos, o útero parece normal externamente, mas está dividido internamente por um fino septo (ver Figura 12.44F). Se a duplicação envolver apenas a parte superior do corpo do útero, a condição é chamada de **útero bicorno** (Figura 12.45; ver também Figura 12.44D e E).

Se o crescimento de um ducto paramesonéfrico sofrer atraso e o ducto não se unir ao segundo ducto, haverá o desenvolvimento de um **útero bicorno com desenvolvimento de um corno rudimentar** (ver Figura 12.44E). O corno rudimentar pode não se comunicar com a cavidade do útero. O **útero unicorno** desenvolve-se quando um ducto paramesonéfrico não se desenvolve, o que resulta em um útero com apenas uma tuba uterina (ver Figura 12.44G). Em muitos casos, as mulheres são férteis, mas há incidência aumentada de parto prematuro ou perda fetal recorrente.

Ausência de vagina e de útero

Em 1 de aproximadamente 5 mil nascimentos ocorre a ausência de vagina. Isso resulta da falha no desenvolvimento dos **bulbos sinovaginais** da formação da placa vaginal (ver Figuras 12.32B e 12.35A). Quando não existe vagina, geralmente também não há útero, porque o útero em desenvolvimento (primórdio uterovaginal) induz a formação dos bulbos sinovaginais, que se unem para formar a placa vaginal.

Outras anomalias vaginais

A falha na canalização da placa vaginal resulta em **atresia** (bloqueio) da vagina. Ocorre um **septo vaginal** transverso em aproximadamente 1 em 80 mil mulheres. Habitualmente, o septo está localizado na junção do terço médio com o terço superior da vagina. A falha na perfuração da extremidade inferior da placa vaginal resulta no **hímen imperfurado**, a anomalia mais comum do sistema genital feminino que resulta em obstrução. Variações na aparência do hímen são comuns (Figura 12.46). O óstio da vagina varia em diâmetro, desde muito pequeno a grande, e pode haver mais de um óstio.

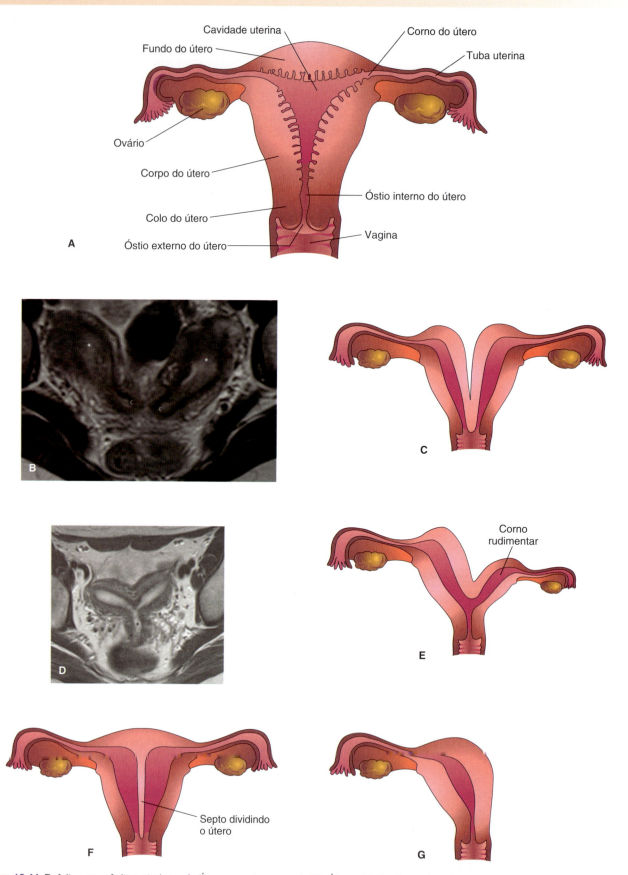

Figura 12.44 Defeitos congênitos uterinos. **A.** Útero e vagina normais. **B.** Útero didelfo (útero duplo); a ressonância magnética (RM) axial, imagem ponderada em T2, mostra dois cornos do útero amplamente divergentes (*). Dois colos do útero separados são (C) igualmente visualizados na imagem. **C.** Útero duplo com vagina única. **D.** Útero bicorno (dois cornos uterinos). RM axial, imagem ponderada em T2, através do nível da vagina proximal em uma paciente com útero bicorno conhecido. Nota-se o septo vaginal proeminente (*). **E.** Útero bicorno com o corno esquerdo rudimentar. **F.** Útero septado; o septo separa o corpo do útero. **G.** Útero unicorno; existe apenas um corno lateral. (**B, D.** De Olpin JD, Moeni A, Willmore RJ, Heilbrun ME: MR imaging of Müllerian fusion anomalies. *Magn Reson Imaging Clin N Am* 25:563, 2017.)

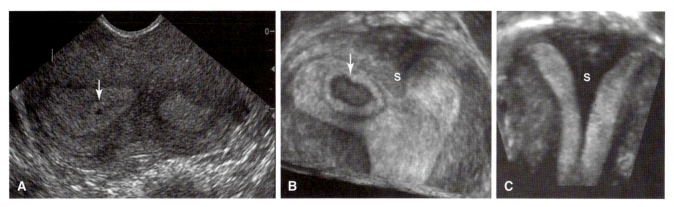

Figura 12.45 Ecografia de útero bicorno. **A.** Ecografia axial do fundo do útero, que mostra dois canais endometriais separados com o saco coriônico (gestacional) de 1 semana (*seta*). **B.** Imagem de ultrassonografia tridimensional da mesma paciente, com o saco coriônico (*seta*) de 4 semanas, à direita do septo uterino (S). **C.** Ultrassonografia coronal de um útero com um grande septo (S) estendendo-se até o colo do útero. (Cortesia do Dr. E. A. Lyons, Department of Radiology, Health Sciences Centre and University of Manitoba, Winnipeg, Manitoba, Canadá.)

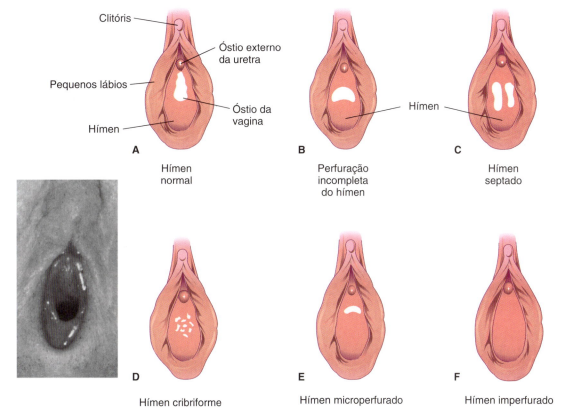

Figura 12.46 A a **F.** Anomalias congênitas do hímen. A aparência normal do hímen está ilustrada em **A** e na fotografia em preto e branco (*esquerda*), que é o hímen na forma crescêntica, normal, em uma criança pré-púbere. (Cortesia da Dra. Margaret Morris, Professor of Obstetrics, Gynaecology, and Reproductive Sciences, Women's Hospital and University of Manitoba, Winnipeg, Manitoba, Canadá.)

▶ Desenvolvimento dos canais inguinais

Os **canais inguinais** formam trajetos para os testículos descerem da parede posterior do abdome, através da parede anterior do abdome, até o escroto. *Os canais inguinais desenvolvem-se em ambos os sexos* devido ao estágio morfologicamente indiferenciado do desenvolvimento sexual. Por meio de uma série de condensações do mesênquima, há o desenvolvimento de uma estrutura de tecido conjuntivo, o **gubernáculo**, de cada lado do abdome a partir do polo caudal da gônada (Figura 12.47A). O gubernáculo passa obliquamente através da parede abdominal anterior em desenvolvimento no local do futuro canal inguinal (Figura 12.47B a D) e está associado cranialmente ao mesênquima do mesonefro.

O **processo vaginal**, uma evaginação do peritônio, desenvolve-se ventral ao gubernáculo (cordão fibroso conectando duas estruturas, por exemplo, os testículos e o escroto) e hernia através da parede do abdome ao longo do trajeto formado por esse cordão (ver Figura 12.47B). O processo vaginal leva extensões das camadas da parede do abdome antes dele, que formam as paredes do canal inguinal. Essas camadas também formam as coberturas do cordão espermático e dos testículos (ver Figura 12.47D a F). A abertura

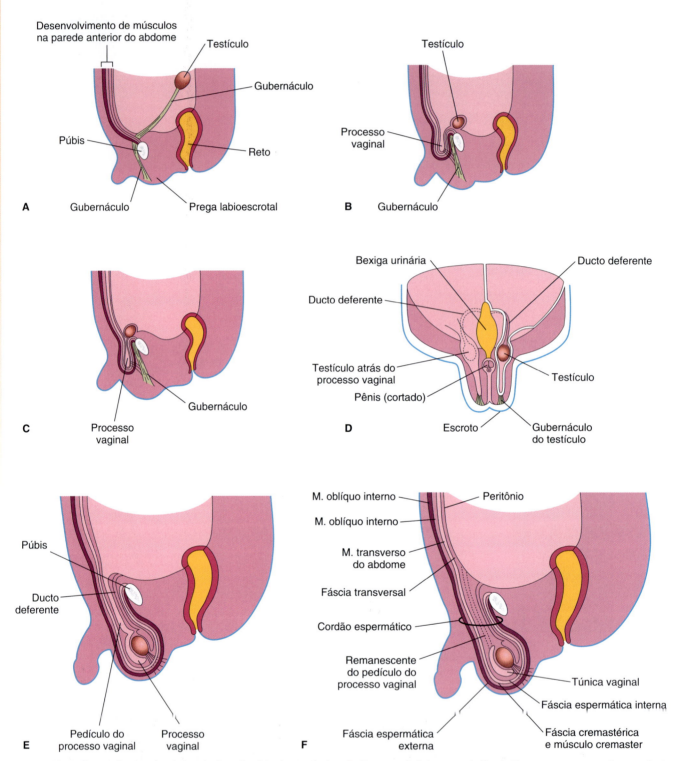

Figura 12.47 Formação dos canais inguinais e descida dos testículos. **A.** Corte sagital de um embrião de 7 semanas mostrando o testículo antes da descida da parede posterior do abdome. **B** e **C.** Cortes semelhantes, aproximadamente na 28ª semana, mostrando o processo vaginal e o testículo começando a atravessar o canal inguinal. Observe que o processo vaginal leva as camadas fasciais da parede do abdome antes dele. **D.** Corte frontal do feto, aproximadamente 3 dias depois, ilustrando a descida do testículo, posterior ao processo vaginal. O processo foi cortado no lado esquerdo para mostrar o testículo e os ductos deferentes. **E.** Corte sagital de um recém-nascido do sexo masculino mostrando o processo vaginal comunicando-se com a cavidade peritoneal por um estreito pedículo. **F.** Corte semelhante de um lactente com 1 mês de idade após obliteração do pedículo do processo vaginal. Observe que as camadas fasciais estendidas da parede do abdome, no momento, formam o revestimento do cordão espermático.

na fáscia transversal produzida pelo processo vaginal torna-se o **anel inguinal profundo**, e a abertura criada na aponeurose oblíqua externa (porção tendinosa ampla e plana do músculo oblíquo externo do abdome) forma o **anel inguinal superficial**.

Deslocamento dos testículos e ovários

12

Descenso testicular

Esse descenso está associado:

- Ao alargamento dos testículos e à atrofia do **mesonefro** (rins mesonéfricos), permitindo o movimento dos testículos caudalmente ao longo da parede posterior do abdome
- À atrofia dos **ductos paramesonéfricos** induzida pela MIS (substância antimülleriana), permitindo que os testículos se movam transabdominalmente para os anéis inguinais profundos
- Ao aumento do **processo vaginal**, orientando o testículo através do canal inguinal para o escroto
- Ao aumento da pressão intra-abdominal.

Por volta da 26ª semana, os testículos geralmente já desceram retroperitonealmente (externamente ao peritônio) desde a região lombar superior até a parede posterior do abdome para os anéis inguinais profundos (ver Figura 12.47B e C). Essa mudança de posição ocorre quando a pelve fetal aumenta e o corpo ou o tronco do embrião se alonga. O **deslocamento transabdominal dos testículos** é, em grande parte, um movimento relativo que resulta do crescimento da parte cranial do abdome para longe da futura região pélvica. A descida dos testículos através dos canais inguinais até o escroto é controlada pelos andrógenos (p. ex., testosterona) produzidos pelos testículos do feto (ver Figura 12.32A). O **gubernáculo** forma um caminho através da parede anterior do abdome para o processo vaginal seguir durante a formação do canal inguinal (ver Figura 12.47B a E). A passagem do testículo pelo canal inguinal também pode ser auxiliada pelo aumento da *pressão intra-abdominal* resultante do crescimento das vísceras abdominais.

A descida dos testículos através dos canais inguinais até o escroto geralmente começa durante a 26ª semana e, em alguns fetos, leva 2 ou 3 dias. Na 32ª semana, ambos os testículos estão presentes no escroto na maioria dos casos. Os testículos passam por fora do peritônio e do processo vaginal. Depois que os testículos entram no escroto, o canal inguinal contrai-se ao redor do cordão espermático. Mais de 97% dos recém-nascidos a termo têm ambos os testículos no escroto. Durante os primeiros 3 meses após o nascimento, a maioria dos testículos não descidos desce para o escroto.

O modo da descida dos testículos explica por que os **ductos deferentes** cruzam anteriormente ao ureter (ver Figura 12.32A); também explica a trajetória dos **vasos testiculares**. Esses vasos formam-se quando os testículos estão localizados acima da parede posterior do abdome. Conforme os testículos descem, eles carregam consigo os ductos deferentes e os vasos, e são revestidos pelas extensões fasciais da parede do abdome (ver Figura 12.47F).

- A extensão da fáscia transversal torna-se a **fáscia espermática interna**
- As extensões do músculo oblíquo interno e da fáscia tornam-se o **músculo cremaster** e a **fáscia cremastérica**
- A extensão do músculo oblíquo externo e a aponeurose tornam-se a **fáscia espermática externa**.

Dentro do escroto, o testículo projeta-se para a extremidade distal do **processo vaginal**. Durante o período perinatal, o pedículo de conexão do processo normalmente oblitera, formando uma membrana serosa, a **túnica vaginal**, que cobre a frente e os lados do testículo (ver Figura 12.47F).

Descenso ovariano

Os ovários também descem da região lombar da parede posterior do abdome e deslocam-se para a parede lateral da pelve; no entanto, não passam da pelve e entram nos canais inguinais. O **gubernáculo** é unido ao útero perto da inserção das tubas uterinas. A parte cranial do gubernáculo torna-se o **ligamento próprio do ovário**, e a parte caudal forma o **ligamento redondo do útero** (ver Figura 12.32C). Os ligamentos redondos passam pelos canais inguinais e terminam nos grandes lábios. O **processo vaginal**, relativamente pequeno na mulher, geralmente oblitera e desaparece muito antes do nascimento. Um processo persistente no feto é conhecido como **processo vaginal do peritônio** (canal de Nuck).

Criptorquidia

A **criptorquidia** (testículos ocultos) é o defeito mais comum nos neonatos; ocorre em cerca de 30% dos meninos prematuros e em 3 a 5% dos meninos a termo. Isso reflete o fato de que os testículos começam a descer para o escroto no final do segundo trimestre. A criptorquidia pode ser unilateral ou bilateral. Na criptorquidia, os testículos podem estar na cavidade abdominal ou em qualquer lugar ao longo do caminho habitual de descida dos testículos, mas geralmente estão no canal inguinal (Figura 12.48A). A causa da maioria dos casos de criptorquidia é desconhecida; no entanto, a deficiência de produção de andrógeno pelos testículos fetais é um fator importante.

Na maioria dos casos, os testículos que não desceram descem até o escroto até o fim do primeiro ano. Se ambos os testículos permanecerem dentro ou bem próximo à saída da cavidade abdominal, eles não amadurecem e é comum a esterilidade.

Se a criptorquidia não for corrigida, esses meninos têm um risco significativamente maior de desenvolverem **tumores de células germinativas**, especialmente nos casos de *criptorquidia abdominal*. Os testículos que não desceram geralmente são histologicamente normais ao nascimento, mas falhas de desenvolvimento e atrofia são detectáveis até o final do primeiro ano.

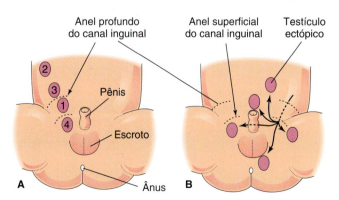

Figura 12.48 Possíveis locais do testículo criptorquídeo e ectópico. **A.** Posições do testículo criptorquídeo, numeradas (de 1 a 4) em ordem de frequência. **B.** Localizações habituais do testículo ectópico.

Testículos ectópicos

À medida que os testículos passam pelo canal inguinal, eles podem desviar do caminho de descida usual e chegar a várias localizações anormais (ver Figura 12.48B):

- Intersticial (externa à aponeurose do músculo oblíquo externo)
- Na parte proximal à parte medial da coxa
- Dorsal ao pênis
- No lado oposto (ectopia cruzada).

Todos os tipos de testículos ectópicos são raros, mas a **ectopia intersticial** ocorre com mais frequência. O testículo ectópico ocorre quando uma parte do gubernáculo passa para uma localização anormal e o testículo o acompanha.

Hérnia inguinal congênita

Se a comunicação entre a túnica vaginal e a cavidade peritoneal não for fechada (Figura 12.49A e B), existe a **persistência do processo vaginal**. Uma alça do intestino pode herniar através dele para o escroto ou o lábio maior do pudendo (ver Figura 12.49B).

Os resquícios embrionários semelhantes ao ducto deferente ou ao epidídimo são frequentemente encontrados nos sacos herniários inguinais. A hérnia inguinal congênita é muito mais comum nos homens, especialmente em casos de criptorquidia. Essas hérnias também são comuns nos testículos ectópicos e na **síndrome da insensibilidade a andrógenos** (ver Figura 12.41).

Hidrocele

Ocasionalmente, a extremidade abdominal do **processo vaginal** permanece aberta; no entanto, a abertura é muito pequena para permitir a herniação do intestino. O líquido peritoneal passa pelo **processo vaginal patente** e forma a **hidrocele escrotal** (ver Figura 12.49D). Se apenas a parte média do processo vaginal permanecer aberta, o líquido pode acumular-se e dar origem à **hidrocele do cordão espermático** (ver Figura 12.49C).

Resumo do sistema urogenital

- O desenvolvimento dos sistemas urinário e genital está intimamente associado
- O sistema urinário desenvolve-se antes do sistema genital
- Desenvolvem-se três sistemas renais sucessivos: **pronefros** (não funcionais), **mesonefros** (órgãos excretores temporários) e **metanefros** (primórdios dos rins permanentes)
- Os **metanefros** desenvolvem-se de duas fontes: os **brotos uretéricos**, que originam o **ureter**, pelve renal, cálices e túbulos coletores e o blastema metanefrogênico, que origina os **néfrons**
- No início, os **rins** estão localizados na pelve; no entanto, gradualmente mudam a posição para o abdome. Essa aparente migração resulta do crescimento desproporcional das regiões lombar e sacral fetal
- Defeitos congênitos dos rins e ureteres são comuns. A divisão incompleta do broto uretérico resulta em **ureter duplo** e

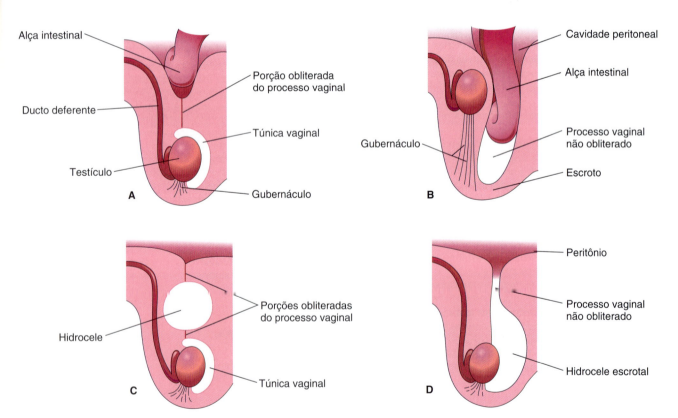

Figura 12.49 Cortes sagitais que ilustram as condições resultantes da falha no fechamento do processo vaginal. **A.** Hérnia inguinal congenital incompleta resultante da persistência da parte proximal do processo vaginal. **B.** Hérnia inguinal congenital completa no escroto resultante da persistência do processo vaginal. Criptorquidia, um defeito comumente associado, também está ilustrado. **C.** Hidrocele grande, que resultou da porção não obliterada do processo vaginal. **D.** Hidrocele do testículo e do cordão espermático resultante do líquido peritoneal, que passa no processo vaginal não obliterado.

em **rim supranumerário**. O rim ectópico, que é anormalmente rotacionado, resulta se o rim em desenvolvimento permanecer em sua posição embrionária, na pelve

- A **bexiga urinária** desenvolve-se do **seio urogenital** e do mesênquima esplâncnico adjacente. A uretra feminina e a maior parte da uretra masculina têm origem semelhante

- A **extrofia da bexiga** resulta de raro defeito da parede corporal ventral através do qual a parede posterior da bexiga urinária projeta-se para a parede do abdome. **Epispadia** é um defeito comum, associado aos homens; a uretra abre no dorso do pênis

- O **sistema genital** desenvolve-se em estreita associação com o sistema urinário. O **cromossomo sexual** é estabelecido na fertilização; no entanto, as gônadas não adquirem características sexuais até a 7ª semana

- As **células germinativas primitivas** formam-se na parede da **vesícula umbilical** durante a 4ª semana e migram para as gônadas em desenvolvimento, onde se diferenciam nas células germinativas (oogônios/espermatogônias)

- A **genitália externa** não adquire características masculinas ou femininas distintas até a 12ª semana. A genitália desenvolve-se de primórdios idênticos em ambos os sexos

- O **sexo gonadal** é determinado pelo **fator determinante de testículos**, localizado no cromossomo Y. O fator determinante de testículos direciona a diferenciação testicular. As **células intersticiais** (células de Leydig) produzem **testosterona**, que estimula o desenvolvimento dos **ductos mesonéfricos** nos ductos genitais masculinos. A testosterona também estimula o desenvolvimento da genitália externa indiferenciada no pênis e no escroto. A **MIS**, produzida pelas células de Sertoli, inibe o desenvolvimento dos **ductos paramesonéfricos** (primórdios dos ductos genitais femininos)

- Na ausência do cromossomo Y e na presença de dois cromossomos X, os ovários se desenvolvem, os **ductos mesonéfricos** regridem e os **ductos paramesonéfricos** se desenvolvem no útero e nas tubas uterinas. A vagina desenvolve-se da **placa vaginal** derivada do **seio urogenital**, e a genitália externa indiferenciada desenvolve-se no clitóris e nos grandes e pequenos lábios

- A maioria dos defeitos do sistema genital feminino, como **útero duplo**, resulta da fusão incompleta dos ductos paramesonéfricos. A **criptorquidia** e os **testículos ectópicos** resultam de anormalidades do descenso testicular

- A **hérnia inguinal congênita** e a **hidrocele** resultam da persistência do **processo vaginal**. A falha na fusão das pregas uretrais nos homens resulta em vários tipos de **hipospadia**.

Questões clínicas

Caso 12.1

Uma menina de 4 anos ainda usava fraldas porque ficava continuamente molhada. O pediatra viu a urina vindo da vagina da criança. Um urograma intravenoso mostrou duas pelves renais e dois ureteres no lado direito. Observou-se claramente que um ureter entrava na bexiga, mas não havia visão clara da terminação do outro. A criança foi examinada por um urologista pediátrico sob anestesia geral, e ele observou uma pequena abertura na parede posterior da vagina. O urologista passou um minúsculo cateter pela abertura e injetou meio de contraste. Esse procedimento mostrou que a abertura na vagina era o óstio do segundo ureter.

- Qual é a base embriológica para as duas pelves renais e os ureteres?
- Descreva a base embriológica do óstio do ureter ectópico

- Qual é a base anatômica do contínuo escoamento de urina na vagina?

Caso 12.2

Um radiologista realizou cateterismo da artéria femoral e aortografia (visualização radiográfica da aorta e seus ramos) em um paciente que não tinha atividade cerebral por ter sido ferido em uma colisão automobilística. A família do paciente concordou em doar os órgãos. O exame mostrou apenas uma grande artéria renal à direita, mas uma artéria renal normal e uma pequena artéria renal à esquerda. Apenas o rim direito foi usado para transplante. O enxerto da pequena artéria renal acessória na aorta seria difícil devido ao seu tamanho, e parte do rim morreria se uma das artérias não fosse enxertada com sucesso.

- As artérias renais acessórias são comuns?
- Qual é a base embriológica das duas artérias renais esquerdas?
- Em quais outras circunstâncias uma artéria renal acessória pode ter significado clínico?

Caso 12.3

Uma mulher de 32 anos de idade com história de cólicas, dor abdominal baixa e sensibilidade foi submetida a laparotomia por suspeita de gravidez ectópica. A operação revelou gravidez em um útero com um corno rudimentar direito.

- Esse tipo de defeito uterino congênito é comum?
- Qual é a base embriológica do corno do útero rudimentar?

Caso 12.4

Durante o exame físico de um recém-nascido do sexo masculino, observou-se que a uretra abria na superfície ventral do pênis, na junção da glande com o corpo do pênis. O pênis era curvado em direção à sua superfície inferior.

- Forneça os termos médicos para os defeitos congênitos descritos
- Qual é a base embriológica do óstio da uretra anormal?
- Essa anomalia é comum? Discuta a base etiológica.

Caso 12.5

Uma mulher já havia sido impedida de competir nas Olimpíadas porque os testes genéticos revelaram um complemento dos cromossomos XY.

- Ela é um homem ou uma mulher?
- Qual é a base provável para os resultados do teste?
- Existe uma base anatômica para não permitir que ela participe das Olimpíadas?

Caso 12.6

Um menino de 10 anos de idade sentiu dor na virilha esquerda enquanto tentava levantar uma caixa pesada. Mais tarde, notou um nódulo na virilha. Quando ele contou à mãe sobre o nódulo, ela marcou uma consulta com o médico da família. Após o exame físico, foi feito o diagnóstico de hérnia inguinal indireta.

- Explique a base embriológica desse tipo de hérnia inguinal
- Com base no seu conhecimento embriológico, liste as camadas do cordão espermático que cobrem o saco herniário.

A discussão dessas questões é apresentada no Apêndice, na parte final deste livro.

Bibliografia e leitura sugerida

Ashley RA, Barthold JS, Kolon TF: Cryptorchidism: pathogenesis, diagnosis and prognosis, *Urol Clin North Am* 37:183, 2010.

Bendon RW: Oligohydramnios, *Front Fetal Health* 2:10, 2000.

Billmire DF: Germ cell tumors, *Surg Clin North Am* 86:489, 2006.

Callen PW, Norton ME: Obstetric ultrasound examination. In Norton ME, editor: *Callen's ultrasonography in obstetrics and gynecology*, ed 6, Philadelphia, 2017, Elsevier.

Faa G, Gerosa C, Fanni D, et al: Morphogenesis and molecular mechanisms involved in human kidney development, *J Cell Physiol* 227:1257, 2012.

Fiegel HC, Rolle U, Metzger R, et al: Embryology of testicular descent, *Semin Pediatr Surg* 20:161, 2011.

Haynes JH: Inguinal and scrotal disorders, *Surg Clin North Am* 86:371, 2006.

Kluth D, Fiegel HC, Geyer C: Embryology of the distal urethra and external genitals, *Semin Pediatr Surg* 20:176, 2011.

Kraft KH, Shukla AR, Canning DA: Hypospadia, *Urol Clin North Am* 37:167, 2010.

Kutney K, Konczal L, Kaminski B, Uli N: Review – challenges in the diagnosis and management of disorders of sex development, *Birth Defects Res C Embryo Today* 108:293, 2016.

Kuure S, Vuolteenaho R, Vainio S: Kidney morphogenesis: cellular and molecular regulation, *Mech Dev* 92:19, 2000.

Lambert SM, Vilain EJ, Kolon TF: A practical approach to ambiguous genitalia in the newborn period, *Urol Clin North Am* 37:195, 2010.

Lancaster MA, Gleeson JG: Cystic kidney disease: the role of Wnt signaling, *Trends Mol Med* 16:349, 2010.

Larney C, Bailey TYL, Koopman P: Switching on sex: transcriptional regulation of the testis-determining gene *Sry*, *Development* 141:2195, 2014.

Lee PA, Houk CP, Ahmed SF, et al: Consensus statement on management of intersex disorders, *Pediatrics* 118:e4888, 2006.

Little M, Georgas K, Pennisi D, et al: Kidney development: two tales of tubulogenesis, *Curr Top Dev Biol* 90:193, 2010.

Meeks J, Schaeffer EM: Genetic regulation of prostate development, *J Androl* 32:210, 2011.

Moore KL, Dalley AF, Agur AMR: *Clinically oriented anatomy*, ed 8, Baltimore, Md., 2017, Williams & Wilkins.

Nebot-Cegarra J, Fàbregas PJ, Sánchez-Pérez I: Cellular proliferation in the urorectal septation complex of the human embryo at Carnegie stages 13–18: a nuclear area-based morphometric analysis, *J Anat* 207:353, 2005.

Nishida H, Miyagawa S, Matsumaru D, et al: Gene expression analyses on embryonic external genitalia: identification of regulatory genes possibly involved in masculinization process, *Congenit Anom (Kyoto)* 48:63, 2008.

Odiba AO, Dick JM: Fetal genitourinary tract. In Norton ME, editor: *Callen's ultrasonography in obstetrics and gynecology*, ed 6, Philadelphia, 2017, Elsevier.

Persaud TVN: Embryology of the female genital tract and gonads. In Copeland LJ, Jarrell J, editors: *Textbook of gynecology*, ed 2, Philadelphia, 2000, Saunders.

Poder L: Ultrasound evaluation of the uterus. In Norton ME, editor: *Callen's ultrasonography in obstetrics and gynecology*, ed 6, Philadelphia, 2017, Elsevier.

Powell DM, Newman KD, Randolph J: A proposed classification of vaginal anomalies and their surgical correction, *J Pediatr Surg* 30:271, 1995.

Sobel V, Zhu Y-S, Imperato-McGinley J: Fetal hormones and sexual differentiation, *Obstet Gynecol Clin North Am* 31:837, 2004.

Stec AA: Embryology and bony and pelvic floor anatomy in the bladder and exstrophy-epispadias complex, *Semin Pediatr Surg* 20:66, 2011.

Telega G, Cronin D, Avner ED: New approaches to the ARKPD patient with dual kidney–liver complications, *Pediatr Transplant* 17:328, 2013.

Witschi E: Migration of the germ cells of human embryos from the yolk sac to the primitive gonadal folds, *Contr Embryol Carnegie Inst* 32:67, 1948.

Yatsenko SA, Witchel SF: Genetic approach to ambiguous genitalia and disorders of sex development: what clinicians need to know, *Semin Perinatol* 41(4):232–243, 2017.

Yiee JH, Baskin LS: Environmental factors in genitourinary development, *J Urol* 184:34, 2010.

Sistema Cardiovascular

O sistema cardiovascular (ou circulatório) é o primeiro sistema a funcionar no embrião. O coração primitivo e o sistema vascular aparecem na metade da 3ª semana (Figura 13.1). Esse desenvolvimento cardíaco precoce ocorre porque, como o embrião cresce rapidamente, ele não consegue mais satisfazer suas necessidades nutricionais e de oxigênio apenas por difusão. Consequentemente, existe a necessidade de um método eficiente de aquisição de oxigênio e nutrientes do sangue materno e eliminação de dióxido de carbono e escórias metabólicas.

Células progenitoras cardíacas multipotentes de várias origens contribuem para a formação do coração. Essas incluem duas populações mesodérmicas distintas de células precursoras cardíacas, o primeiro (primário) campo cardíaco e o segundo campo cardíaco. As células da crista neural também contribuem para o coração. Células mesodérmicas da linha primitiva migram para formar os filamentos bilaterais pareados do *primeiro campo cardíaco*. As células cardíacas progenitoras do mesoderma faríngeo são constituídas como o *segundo campo cardíaco*, que está localizado medialmente ao primeiro campo cardíaco.

Estágios sucessivos no desenvolvimento do sangue e dos vasos sanguíneos (**angiogênese**) são descritos no Capítulo 4, Figura 4.11. Os vasos sanguíneos primitivos não podem ser distinguidos estruturalmente como artérias ou veias; no entanto, são nomeados de acordo com seus futuros destinos e relação com o coração.

Desenvolvimento inicial do coração e dos vasos sanguíneos

No 18º dia, o mesoderma bilateral já apresenta componentes da somatopleura e da esplancnopleura; a última dá origem a quase todos os componentes do coração. Essas primeiras células progenitoras endocárdicas separam-se do mesoderma para criar tubos cardíacos pareados. Conforme ocorre o dobramento embrionário lateral, os **tubos endocárdicos do coração** aproximam-se um do outro e fusionam para formar um único tubo cardíaco (ver Figuras 13.7C e 13.9C). O encurtamento do endoderma desempenha um importante papel mecânico na formação do coração tubular. A fusão dos tubos cardíacos começa na extremidade cranial do coração em desenvolvimento e se estende caudalmente. *O coração embrionário começa a se contrair ("bater") no 22º ao 23º dia* (Figura 13.2). O fluxo sanguíneo começa durante a 4ª semana, e os batimentos cardíacos podem ser visualizados pela ultrassonografia com Doppler (Figura 13.3).

Uma *multiplicidade* de genes e fatores de transcrição está envolvida no desenvolvimento do coração dos mamíferos, o que inclui a determinação da linhagem, a especificação das câmaras cardíacas, o desenvolvimento valvosseptal e a formação do sistema condutor.

A análise da expressão genética e os experimentos de rastreamento de linhagem sugerem que as células progenitoras do mesoderma faríngeo, localizadas anteriormente ao tubo cardíaco

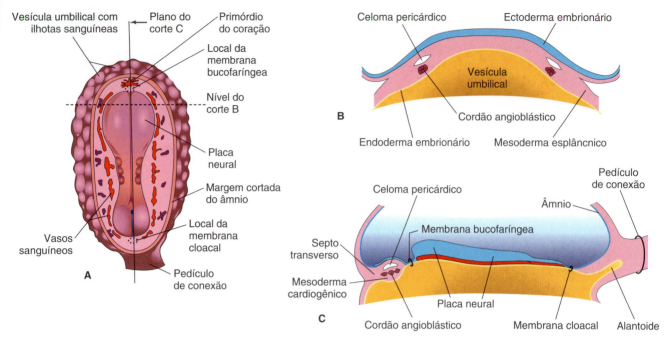

Figura 13.1 Desenvolvimento inicial do coração. **A.** Desenho da vista dorsal de um embrião (aproximadamente 18 dias). **B.** Corte transversal do embrião mostrando os cordões angioblásticos no mesoderma cardiogênico e a relação com o celoma pericárdico. **C.** Corte longitudinal do embrião ilustrando a relação dos cordões angioblásticos com a membrana bucofaríngea, o celoma pericárdico e o septo transverso.

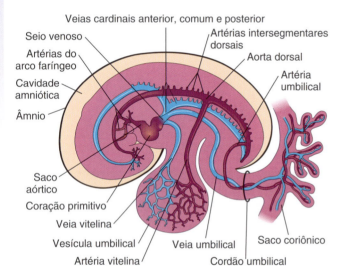

Figura 13.2 Desenho do sistema cardiovascular embrionário (aproximadamente 26 dias), mostrando os vasos no lado esquerdo. A veia umbilical transporta sangue rico em oxigênio e nutrientes do saco coriônico para o embrião. As artérias umbilicais transportam sangue pobre em oxigênio e escórias metabólicas do embrião para o saco coriônico (membrana embrionária mais externa).

Os genes básicos hélice-alça-hélice, dHAND *e* eHAND, *são expressos nos tubos endocárdicos primordiais pareados e nas fases posteriores da morfogênese cardíaca. Os genes* MEF2C *e* Pitx-2, *que são expressos em células cardiogênicas precursoras que emergem da linha primitiva antes da formação dos tubos cardíacos (mediados pelo* Wnt 3ª*), também parecem ser reguladores essenciais no início do desenvolvimento cardíaco.*

Desenvolvimento das veias associadas ao coração embrionário

Três veias pareadas drenam no coração primitivo do embrião de 4 semanas (ver Figura 13.2):

• As **veias vitelinas** retornam o sangue pobre em oxigênio da vesícula umbilical
• As **veias umbilicais** levam sangue rico em oxigênio proveniente do saco coriônico
• As **veias cardinais comuns** retornam sangue pobre em oxigênio do corpo do embrião para o coração.

As **veias vitelinas** seguem o ducto onfaloentérico no embrião. Esse ducto é o tubo estreito que conecta a vesícula umbilical ao intestino primitivo médio (ver Capítulo 11, Figura 11.1). Após atravessar o septo transverso, que fornece um caminho para os vasos sanguíneos, as veias vitelinas entram na extremidade venosa do coração, o **seio venoso** (Figura 13.4A; Figura 13.2). A veia vitelina esquerda involui e a veia vitelina direita forma a maior parte do **sistema porta hepático** (ver Figura 13.5B e C), bem como parte da **veia cava inferior** (**VCI**). À medida que o **primórdio do fígado** cresce em direção ao septo transverso, os **cordões hepáticos** anastomosam em torno dos espaços revestidos por endotélio preexistentes. Esses espaços, os primórdios dos **sinusoides hepáticos**, mais tarde tornam-se ligados às veias vitelinas.

As **veias umbilicais** seguem de cada lado do fígado e transportam sangue rico em oxigênio da placenta para o seio venoso (ver Figura 13.2). Conforme o fígado se desenvolve, as veias umbilicais perdem a conexão com o coração e drenam para

inicial (**campo cardíaco anterior**), dão origem ao miocárdio ventricular e à parede do miocárdio da via de saída. *A expressão do gene Id-1, inibidor da ligação do DNA à proteína HLH, é importante para a especificação dos progenitores cardiogênicos do primeiro campo cardíaco, que formarão os primeiros tubos cardíacos.* Além disso, outro grupo de células progenitoras do mesoderma faríngeo (**segundo campo cardíaco**) também contribui para o rápido crescimento e o alongamento do tubo cardíaco. O miocárdio do ventrículo esquerdo e o polo anterior do tubo cardíaco derivam principalmente do segundo campo. *A expressão do Hes-1 no endoderma faríngeo e no mesoderma (segundo campo cardíaco) desempenha papel essencial no desenvolvimento da via de saída.*

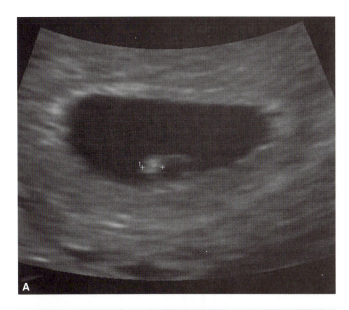

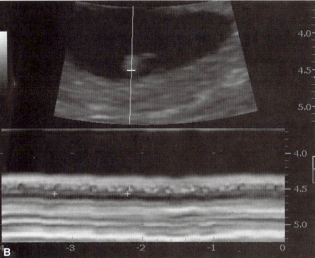

Figura 13.3 Ultrassonografia transvaginal de um embrião de 4 semanas. **A.** Embrião brilhante (ecogênico) de 2,4 mm (*cursores*). **B.** Atividade cardíaca de 116 bpm demonstrada com o modo M. *Cursores* usados para abranger dois batimentos. (Cortesia do Dr. E. A. Lyons, Professor of Radiology, Obstetrics and Gynecology, and Human Anatomy, University of Manitoba and Health Sciences Centre, Winnipeg, Manitoba, Canadá.)

o fígado. A veia umbilical direita desaparece durante a 7ª semana, deixando a veia umbilical esquerda como o único vaso que transporta sangue rico em oxigênio da placenta para o embrião.

A transformação das veias umbilicais pode ser resumida da seguinte forma (Figura 13.5):

- A veia umbilical direita e a parte cranial da veia umbilical esquerda, entre o fígado e o seio venoso, degeneram
- A parte caudal persistente da veia umbilical esquerda transforma-se na **veia umbilical**, que transporta todo o sangue da placenta para o embrião
- Um grande desvio venoso, o **ducto venoso**, desenvolve-se no fígado (ver Figura 13.5B) e conecta a veia umbilical à VCI. O ducto venoso forma um desvio, possibilitando que a maior parte do sangue da placenta passe diretamente para o coração, sem passar pelas redes capilares em desenvolvimento do fígado.

As **veias cardinais** constituem o principal sistema de drenagem venosa do embrião (ver Figuras 13.2 e 13.4A). As **veias cardinais anteriores e posteriores**, as primeiras veias a se desenvolverem, drenam as partes cranial e caudal do embrião, respectivamente. Elas juntam-se às **veias cardinais comuns**, que entram no seio venoso (ver Figura 13.2). Durante a 8ª semana, as **veias cardinais anteriores** conectam-se por **anastomose** (ver Figura 13.5A e B), que desvia o sangue da veia cardinal anterior esquerda para a direita. Esse desvio anastomótico torna-se a **veia braquiocefálica esquerda** quando a parte caudal da veia cardinal anterior esquerda degenera (ver Figuras 13.4D e 13.5C). A **veia cava superior** (**VCS**) forma-se a partir da veia cardinal anterior direita e da veia cardinal comum direita.

As **veias cardinais posteriores** desenvolvem-se principalmente como os vasos dos **mesonefros** (rins provisórios) e desaparecem, em grande parte, com esses rins transitórios (ver Capítulo 12, Figura 12.5F). Os únicos derivados adultos dessas veias são a raiz da veia ázigo e as veias ilíacas comuns (ver Figura 13.4D). As veias subcardinal e supracardinal gradualmente se desenvolvem e substituem e suplementam as veias cardinais posteriores (ver Figura 13.4A a D).

As **veias subcardinais** aparecem primeiro (ver Figura 13.4A). Elas são conectadas entre si pela **anastomose subcardinal** e com as veias cardinais posteriores pelos sinusoides mesonéfricos. As veias subcardinais formam o tronco da veia renal esquerda, as veias suprarrenais, as veias gonadais (testicular e ovariana) e um segmento da VCI (ver Figura 13.4D). As veias supracardinais rompem-se na região dos rins (ver Figura 13.4C). Cranialmente a essa região, elas se unem por anastomose, que é representada no adulto pelas **veias ázigo** e **hemiázigo** (ver Figuras 13.4D e 13.5C). Caudal aos rins, a veia supracardinal esquerda degenera; entretanto, a veia supracardinal direita torna-se a parte inferior da VCI (ver Figura 13.4D).

Desenvolvimento da veia cava inferior

A VCI forma-se durante uma série de mudanças nas veias primitivas do tronco do corpo, que ocorrem quando o sangue, retornando da parte caudal do embrião, é deslocado do lado esquerdo para o direito do corpo. A VCI é composta por quatro segmentos principais (Figura 13.4C):

- O *segmento hepático* derivado da veia hepática (parte proximal da veia vitelina direita) e dos sinusoides hepáticos
- O *segmento pré-renal* derivado da veia subcardinal direita
- O *segmento renal* derivado da anastomose subcardinal-supracardinal
- O *segmento pós-renal* derivado da veia supracardinal direita.

Artérias do arco faríngeo e outros ramos da aorta dorsal

Enquanto os arcos faríngeos são formados entre a 4ª e a 5ª semanas, eles são supridos pelas **artérias do arco faríngeo** que se originam do **saco aórtico** e terminam nas **aortas dorsais** (ver Figura 13.2). As células da crista neural contribuem para a formação da via de saída do coração e para as artérias do arco faríngeo. Inicialmente, as aortas dorsais pareadas percorrem todo o comprimento do embrião. Mais tarde, as partes caudais das aortas unem-se para formarem uma única parte torácica inferior/abdominal da aorta. Dos remanescentes das aortas dorsais pareadas, a direita involui e a esquerda torna-se a aorta primitiva.

Artérias intersegmentares

Cerca de 30 ramos da aorta dorsal, as **artérias intersegmentares**, passam entre e transportam sangue para os somitos e seus derivados (ver Figura 13.2). Essas artérias juntam-se no pescoço para formar uma artéria longitudinal de cada lado, a **artéria vertebral**. A maioria das conexões originais das artérias para a aorta dorsal desaparece.

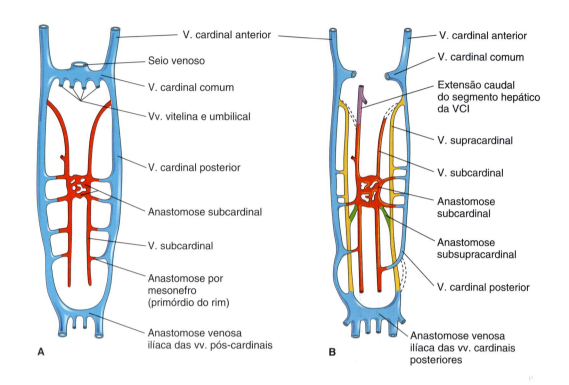

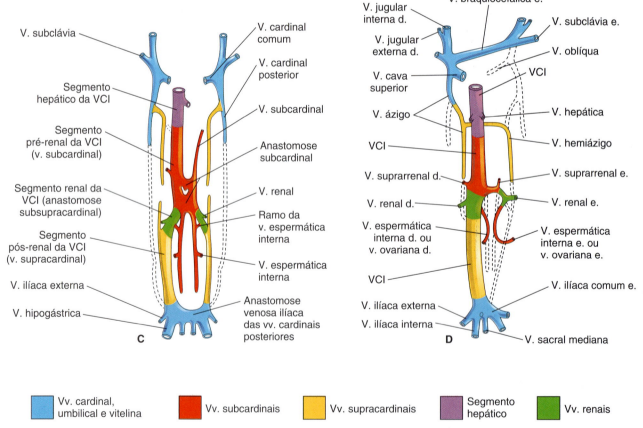

Figura 13.4 Ilustrações das veias primitivas dos corpos (troncos) de embriões (vistas ventrais). Inicialmente, três sistemas de veias estão presentes: as veias umbilicais do córion, as veias vitelinas da vesícula umbilical e as veias cardinais do corpo dos embriões. Em seguida aparecem as veias subcardinais e, finalmente, o desenvolvimento das veias supracardinais. **A.** Na 6ª semana. **B.** Na 7ª semana. **C.** Na 8ª semana. **D.** Adulto. Este desenho ilustra as transformações que produzem o padrão venoso adulto. *VCI*, veia cava inferior; *e.*, esquerda; *d.*, direita; *v.*, veia; *vv.*, veias. (Adaptada de Arey LB. *Development anatomy*, revised ed 7, Philadelphia, 1974, Saunders.)

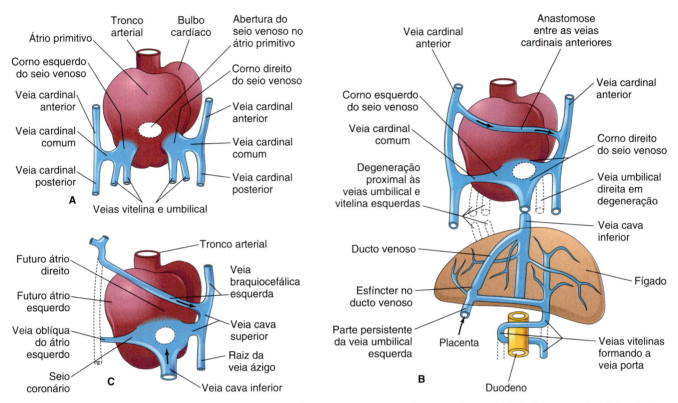

Figura 13.5 Vistas dorsais do coração em desenvolvimento. **A.** Durante a 4ª semana (aproximadamente 24 dias), mostrando o átrio primitivo e o seio venoso e as veias drenando para dentro deles. **B.** Na 7ª semana mostrando o aumento do corno sinusal direito e a circulação venosa através do fígado. Os órgãos não estão desenhados em escala. **C.** Na 8ª semana, indicando os derivados adultos das veias cardinais mostradas em **A** e **B**.

Anomalias das veias cavas

Por causa das muitas transformações que ocorrem durante a formação da VCS e da VCI, podem ocorrer variações em suas formas adultas. A anomalia mais comum da VCI é a interrupção de seu trajeto abdominal; como resultado, o sangue drena dos membros inferiores, do abdome e da pelve para o coração pelo sistema ázigo de veias.

Veias cavas superiores duplas

A persistência da veia cardinal anterior esquerda resulta na **VCS esquerda persistente**; consequentemente, existem duas veias cavas superiores (Figura 13.6). A anastomose que geralmente forma a veia braquiocefálica esquerda é pequena ou inexistente. A VCS esquerda anormal, derivada das veias cardinal anterior esquerda e da cardinal comum, abre no átrio direito via seio coronário.

Veia cava superior esquerda

A veia cardinal anterior esquerda e a veia cardinal comum podem formar a VCS esquerda, e a veia cardinal anterior direita e a veia cardinal comum, que geralmente formam a VCS, degeneram. Como resultado, o sangue do lado direito é transportado pela veia braquiocefálica para a incomum VCS esquerda, que drena para o seio coronário.

Ausência do segmento hepático da veia cava inferior

Ocasionalmente, o segmento hepático da VCI não é formado. Como resultado, o sangue das partes inferiores do corpo drena para o átrio direito por meio das veias ázigo e hemiázigo. Existem aberturas separadas para as veias hepáticas no átrio direito.

Veias cavas inferiores duplas

Em casos incomuns, a VCI, inferior às veias renais, é representada por dois vasos; geralmente, o esquerdo é muito menor. Essa condição provavelmente resulta da falha no desenvolvimento da anastomose entre as veias do tronco (ver Figura 13.4B). Como resultado, a parte inferior da veia supracardinal esquerda persiste como uma segunda VCI.

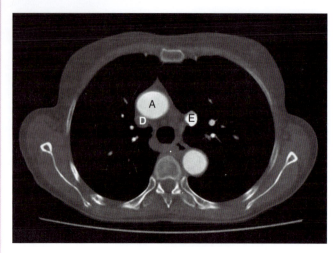

Figura 13.6 Tomografia computadorizada mostrando a veia cava superior duplicada. Observe a aorta (*A*), a veia cava superior direita (*D*, não opacificada) e a veia cava superior esquerda (*E*, com contraste da injeção no braço esquerdo). (Cortesia do Dr. Blair Henderson, Department of Radiology, Health Sciences Centre, University of Manitoba, Winnipeg, Manitoba, Canadá.)

No tórax, as artérias intersegmentares persistem como as **artérias intercostais**. A maioria das artérias intersegmentares no abdome tornam-se as **artérias lombares**; no entanto, o quinto par de artérias intersegmentares lombares permanece como as **artérias ilíacas comuns**. Na região sacral, as artérias intersegmentares formam as **artérias sacrais laterais**.

Destino das artérias vitelinas e umbilicais

Os ramos ventrais não pareados da **aorta dorsal** suprem a vesícula umbilical, a alantoide e o cório (ver Figura 13.2). As **artérias vitelinas** passam para a vesícula umbilical e depois para o intestino primitivo, que se forma a partir da parte incorporada da vesícula umbilical. Apenas três derivados da artéria vitelina permanecem: o tronco arterial celíaco para o intestino primitivo anterior, a artéria mesentérica superior para o intestino primitivo médio e a artéria mesentérica inferior para o intestino primitivo posterior.

As **artérias umbilicais** pareadas passam por meio do *pedículo de conexão* (cordão umbilical primitivo) e tornam-se contínuas aos vasos no **cório**, a parte embrionária da placenta (ver Capítulo 7, Figura 7.5). As artérias umbilicais transportam sangue pobre em oxigênio para a placenta (ver Figura 13.2). As partes proximais dessas artérias tornam-se as **artérias ilíacas internas** e as **artérias vesicais superiores**. As partes distais das artérias umbilicais modificam-se e formam os **ligamentos umbilicais mediais**.

Desenvolvimento posterior do coração

A camada externa do tubo cardíaco embrionário, o **miocárdio primitivo**, é formada a partir do mesoderma esplâncnico, adjacente à cavidade pericárdica (precursores cardíacos do campo cardíaco anterior ou segundo campo cardíaco, Figuras 13.7A e B e 13.8B). Nesta fase, o coração em desenvolvimento é composto por um tubo endotelial fino e separado do miocárdio espesso por matriz gelatinosa de tecido conjuntivo, a geleia cardíaca (ver Figura 13.8C e D).

O **tubo endotelial** torna-se o revestimento endotelial interno do coração, ou **endocárdio**, e o miocárdio primitivo transforma-se na parede muscular do coração, ou **miocárdio**.

O pericárdio visceral, ou epicárdio, deriva das células mesoteliais, que se originam da superfície externa do **seio venoso** e espalham-se sobre o miocárdio (ver Figura 13.7D e F).

Enquanto ocorre o dobramento da região da cabeça, o coração e a cavidade pericárdica tornam-se ventrais ao intestino primitivo anterior e caudais à **membrana bucofaríngea** (Figura 13.9A a C). Concomitantemente, o coração tubular alonga-se e desenvolve dilatações e constrições alternadas (ver Figura 13.7C a E): **bulbo cardíaco** (composto do tronco arterial, cone arterial e o *conus cordis*), ventrículo, átrio e **seio venoso**. O crescimento do tubo cardíaco resulta da adição de células, cardiomiócitos, diferenciando-se do mesoderma na parede dorsal do pericárdio. As células progenitoras adicionadas aos polos frontal e caudal do tubo cardíaco formam um reservatório proliferativo de células mesodérmicas localizado na parede dorsal da cavidade pericárdica e nos arcos faríngeos.

O **tronco arterial** é contínuo cranialmente com o saco aórtico, do qual derivam as artérias do arco faríngeo (Figura 13.10A). As células progenitoras do **segundo campo cardíaco** e as células craniais da crista neural contribuem para a formação das extremidades arterial e venosa do coração em desenvolvimento. O **seio venoso** recebe as veias umbilical, vitelina e cardinal comum do cório, vesícula umbilical e embrião, respectivamente (Figura 13.10B). As extremidades arterial e venosa do coração são fixadas pelos arcos faríngeos e pelo septo transverso, respectivamente. O coração tubular sofre uma volta para a direita aproximadamente entre o 23º e o 28º dias, formando uma alça à direita em forma de U (**alça bulboventricular**) que resulta em um coração com o ápice apontando para a esquerda (ver Figuras 13.7D e E e 13.8E). *Antes da formação do tubo cardíaco, o fator de transcrição homeobox (Pitx2 c) é expresso no campo esquerdo do coração em formação e desempenha papel importante na padronização esquerda-direita do tubo cardíaco durante a formação da alça cardíaca.* À medida que o coração primitivo dobra, o átrio e o seio venoso tornam-se dorsais ao tronco arterial, bulbo cardíaco e ventrículo (ver Figura 13.10B e C). Neste estágio, o seio venoso desenvolveu expansões laterais, os **cornos sinusais** direito e esquerdo (Figura 13.5A). *A(s) molécula(s) de sinalização e os mecanismos celulares responsáveis pela volta cardíaca são complexos e envolvem vias incluindo BMP, Notch, Wnt e SHH, todas necessárias na remodelação do tubo cardíaco.*

À medida que o coração primitivo se alonga e dobra, ele gradualmente invagina para a cavidade pericárdica (ver Figuras 13.7B a D e 13.8C e D). O coração primitivo está inicialmente suspenso da parede dorsal pelo mesentério (dupla camada de **peritônio**), o mesocárdio dorsal. A parte central do mesentério logo degenera, formando uma comunicação, o **seio pericárdico transverso**, entre os lados direito e esquerdo da cavidade pericárdica (ver Figura 13.8E e F). Nesta fase, o coração primitivo está unido apenas nas suas extremidades cranial e caudal.

Circulação através do coração primitivo

As contrações iniciais do coração são de origem miogênica (no ou começando do músculo). As camadas musculares da via de saída do átrio e do ventrículo são contínuas e ocorrem contrações em ondas, semelhantes à peristalse, que começam no seio venoso. A princípio, a circulação através do coração primitivo é do tipo fluxo-refluxo; no entanto, no final da 4ª semana, as contrações coordenadas do coração resultam em fluxo unidirecional. O sangue entra no seio venoso (ver Figura 13.10A e B) a partir:

- Do embrião pelas veias cardinais comuns
- Da placenta em desenvolvimento pelas veias umbilicais
- Da vesícula umbilical pelas veias vitelinas.

O sangue proveniente do seio venoso entra no **átrio primitivo**; o fluxo a partir dele é controlado pelas valvas sinoatriais (SA)

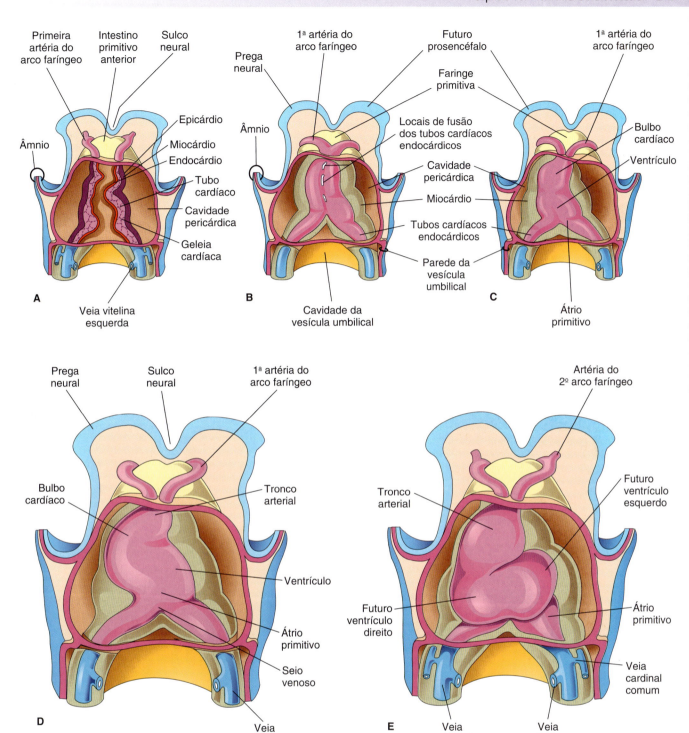

Figura 13.7 Desenhos mostrando a fusão dos tubos do coração e a formação do coração tubular. **A** a **C.** Vistas ventrais do desenvolvimento do coração e da região pericárdica (22 a 35 dias). A parede pericárdica ventral foi removida para mostrar o miocárdio em desenvolvimento e a fusão dos dois tubos cardíacos para formar o coração tubular. O endotélio do tubo cardíaco forma o endocárdio do coração. **D** e **E.** À medida que o coração tubular reto alonga, ele arqueia e forma uma alça, a alça D (D, destro; para a direita) que produz o coração em forma de S.

(Figura 13.11A a D). O sangue passa pelo **canal atrioventricular (AV)** no ventrículo primitivo. Quando o ventrículo se contrai, o sangue é bombeado através do bulbo cardíaco e do tronco arterial no saco aórtico, do qual é distribuído para as artérias do arco faríngeo, nos arcos faríngeos (ver Figura 13.10C). O sangue passa para as aortas dorsais para distribuição ao embrião, vesícula umbilical e placenta (ver Figura 13.2).

Divisão do coração primitivo

A divisão do canal AV, do átrio primitivo, do ventrículo e da via de saída começa durante a metade da 4ª semana. A divisão é essencialmente concluída até o final da 8ª semana. Embora descritos separadamente, esses processos ocorrem simultaneamente.

 13

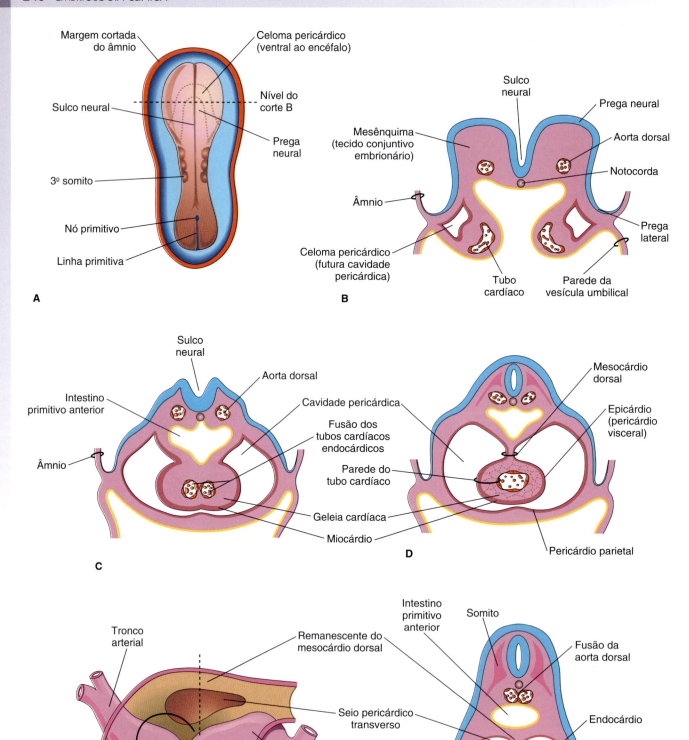

Figura 13.8 A. Vista dorsal de um embrião (aproximadamente 20 dias). **B.** Corte transversal esquemático da região do coração do embrião ilustrado em **A**, mostrando os dois tubos cardíacos e as dobras laterais do corpo. **C.** Corte transversal de um embrião ligeiramente mais velho que mostra a formação da cavidade pericárdica e a fusão dos tubos cardíacos. **D.** Corte semelhante (aproximadamente 22 dias) mostrando o coração tubular suspenso pelo mesocárdio dorsal. **E.** Desenho esquemático do coração (aproximadamente 28 dias) que mostra a degeneração da parte central do mesocárdio dorsal e a formação do seio pericárdico transverso. A *seta* mostra a curvatura do coração primitivo. O coração tubular agora tem uma alça D (D, destro; para a direita). **F.** Corte transversal do embrião no nível visto em **E**, mostrando as camadas da parede do coração.

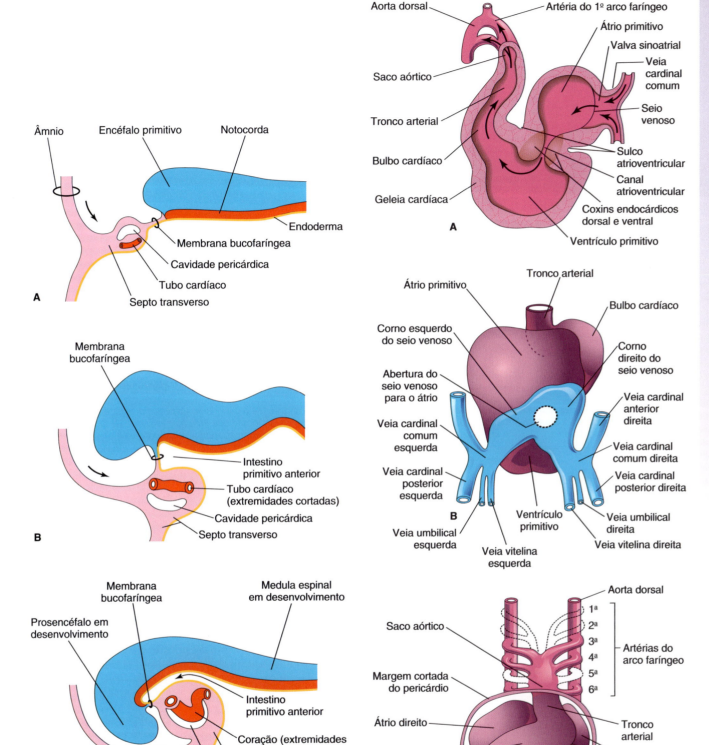

Figura 13.9 Ilustrações de cortes longitudinais através da metade cranial dos embriões durante a 4ª semana, mostrando o efeito da dobra principal (*setas*) na posição do coração e de outras estruturas. **A** e **B.** Conforme a dobra principal se desenvolve, o coração tubular e a cavidade pericárdica movem-se para o intestino primitivo anterior e caudalmente à membrana bucofaríngea. **C.** Note que as posições da cavidade pericárdica e do septo transverso se inverteram uma em relação à outra. O septo transverso encontra-se posterior à cavidade pericárdica, onde formará o tendão central do diafragma.

Figura 13.10 A. Corte sagital do coração primitivo aproximadamente no 24º dia, mostrando o fluxo sanguíneo por ele (*setas*). **B.** Vista dorsal do coração aproximadamente no 26º dia mostrando os cornos do seio venoso e a posição dorsal do átrio primitivo. **C.** Vista ventral do coração e das artérias do arco faríngeo aproximadamente no 35º dia. A parede ventral do saco pericárdico foi removida para mostrar o coração na cavidade pericárdica.

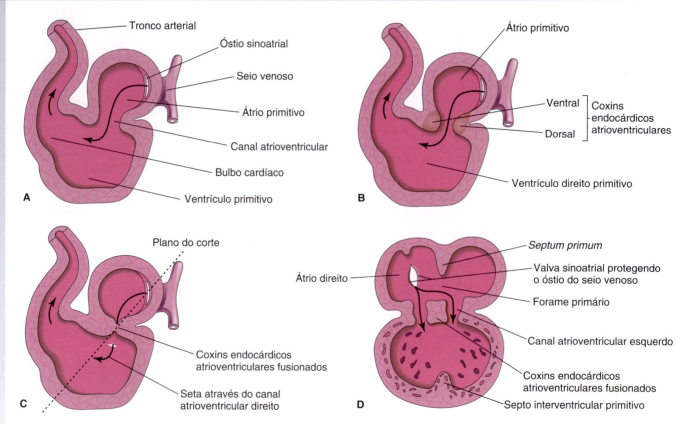

Figura 13.11 A e **B.** Cortes sagitais do coração durante a 4ª e a 5ª semanas, ilustrando o fluxo sanguíneo através do coração e a divisão do canal atrioventricular. As *setas* passam através do óstio sinoatrial. **C.** Fusão dos coxins endocárdicos atrioventriculares. **D.** Corte coronal do coração no plano mostrado em **C.** Note que o *septum primum* e os septos interventriculares começaram a desenvolver-se.

Divisão do canal atrioventricular

Ao final da 4ª semana, ocorre a formação dos **coxins endocárdicos AV** nas paredes dorsal e ventral do canal AV (ver Figura 13.11A e B). Os coxins endocárdicos AV desenvolvem-se a partir de matriz extracelular especializada (**geleia cardíaca**), bem como das células da crista neural (ver Figura 13.8C e D). Como essas massas de tecido são invadidas pelas células mesenquimais durante a 5ª semana, os coxins endocárdicos AV aproximam-se um do outro e unem-se, dividindo o canal AV em **canais direito e esquerdo** (ver Figura 13.11C e D). Esses canais separam parcialmente o átrio primitivo do ventrículo primitivo, e os coxins endocárdicos funcionam como **valvas AV**. As valvas septais derivam dos coxins endocárdicos superior e inferior fusionados. Os folhetos murais (camadas finas e achatadas de parede) são de origem mesenquimal.

Depois que sinais indutivos emanam do miocárdio do canal AV, um segmento de células endocárdicas internas sofre **transformação epiteliomesenquimal** e as células resultantes invadem a matriz extracelular. Os coxins AV transformados contribuem para a formação das valvas e dos septos membranáceos do coração.

Há relatos do envolvimento do fator transformador de crescimento β (TGF-β₁ e TGF-β₂), das proteínas morfogenéticas ósseas (BMP-2A e BMP-4), da proteína dedo de zinco Slug e da quinase semelhante a receptor de ativina (ChALK2) na transformação epiteliomesenquimal e na formação dos coxins endocárdicos.

Divisão do átrio primitivo

A partir do final da 4ª semana, o átrio primitivo é dividido em átrios direito e esquerdo pela formação e subsequente modificação e fusão de dois septos: o *septum primum* e o *septum secundum* (forame secundário) (Figuras 13.12 e 13.13).

O *septum primum*, uma fina membrana em forma de crescente, desenvolve-se em direção aos coxins endocárdicos fusionados do teto do **átrio primitivo**, dividindo parcialmente o átrio comum em metades direita e esquerda. À medida que o *septum primum* muscular, semelhante a uma cortina, cresce, uma grande abertura (**forame primário**) permanece entre sua margem livre em crescente e os coxins endocárdicos (ver Figuras 13.12C e 13.13A a C). Esse forame serve como desvio (*shunt*), permitindo que o sangue rico em oxigênio passe do átrio direito para o átrio esquerdo. O forame torna progressivamente menor e desaparece à medida que a parte superior (mesenquimal) do *septum primum* se une aos coxins endocárdicos AV fusionados para formar o **septo AV primitivo** (ver Figura 13.13D e D₁). *Estudos moleculares revelaram que uma população distinta de células progenitoras extracardíacas do segundo campo cardíaco migra através do mesocárdio dorsal para completar o septo lateral; a sinalização Shh é crucial neste processo.*

Antes de o forame primário desaparecer, surgem perfurações produzidas por **apoptose** na parte central do *septum primum*. Essas perfurações coalescem para formar outra abertura no *septum primum*, o **forame secundário**. Conforme a margem livre do *septum primum* se une ao lado esquerdo dos coxins endocárdicos fusionados, obliterando o forame primário (ver Figuras 13.12D e 13.13D), o forame secundário garante o desvio contínuo de sangue rico em oxigênio do átrio direito para o átrio esquerdo.

O *septum secundum*, uma espessa prega muscular em crescente, desenvolve-se a partir da parede ventrocranial muscular do átrio direito, imediatamente adjacente ao *septum primum* (ver Figura 13.13D₁). Conforme esse septo espesso cresce, entre a 5ª e a 6ª semanas, ele gradualmente sobrepõe o forame secundário no *septum primum* (ver Figura 13.13E).

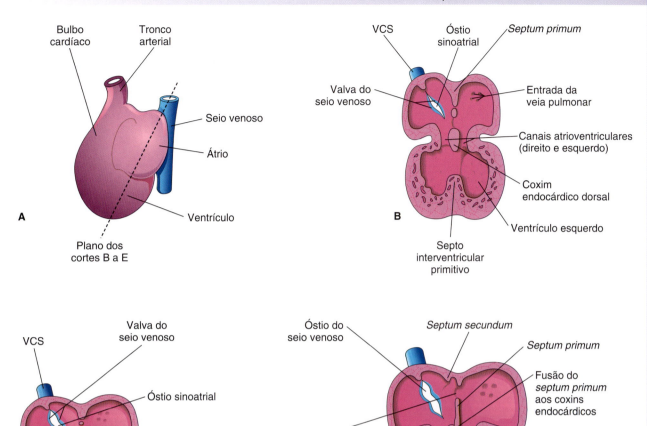

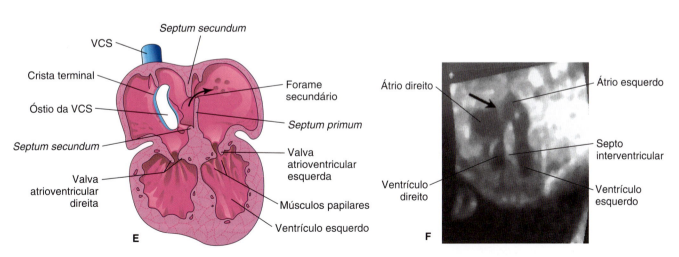

Figura 13.12 Desenhos do coração mostrando a divisão do canal atrioventricular, átrio primitivo e ventrículo. **A.** Esboço mostrando o plano dos cortes **B** a **E**. **B.** Corte frontal do coração durante a 4ª semana (aproximadamente 28 dias) mostrando o aparecimento do *septum primum*, septo interventricular e coxim endocárdico e atrioventricular dorsal. **C.** Corte frontal do coração (aproximadamente 32 dias) mostrando as perfurações na parte dorsal do *septum primum*. **D.** Corte do coração (aproximadamente 35 dias) mostrando o *septum secundum*. **E.** Corte do coração (aproximadamente na 8ª semana) mostrando o coração depois de ser dividido em quatro câmaras. A *seta* indica o fluxo de sangue rico em oxigênio do átrio direito para o átrio esquerdo. **F.** Ultrassonografia de um feto no segundo trimestre mostrando as quatro câmaras do coração. Observe o *septum secundum* (*seta*). *VCS*, veia cava superior (Cortesia do Dr. G. J. Reid, Department of Obstetrics, Gynecology and Reproductive Sciences, University of Manitoba, Women's Hospital, Winnipeg, Manitoba, Canadá.)

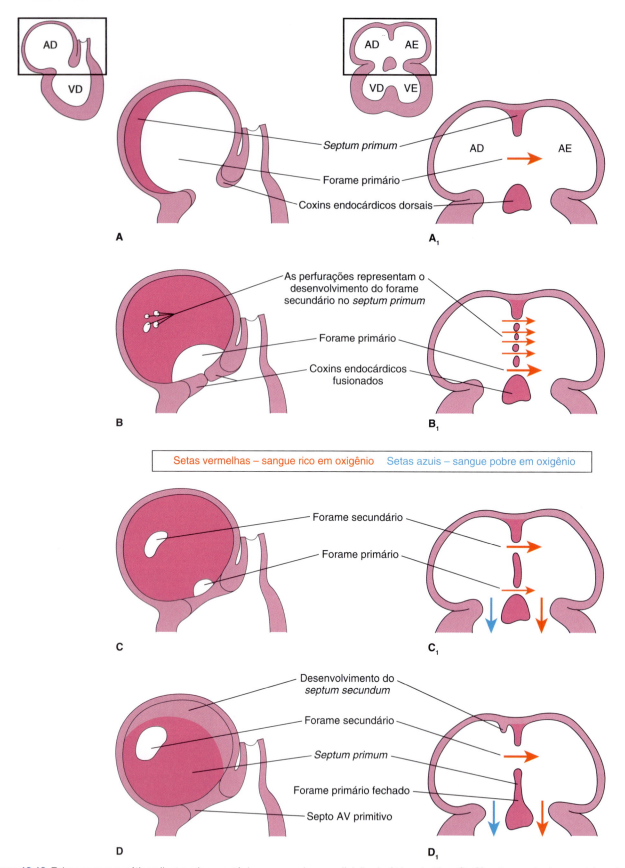

Setas vermelhas – sangue rico em oxigênio   Setas azuis – sangue pobre em oxigênio

Figura 13.13 Esboços esquemáticos ilustrando os estágios progressivos na divisão do átrio primitivo. **A** a **H.** esboços do desenvolvimento do septo interatrial visto do lado direito. **A₁** a **H₁** são cortes coronais do septo interatrial em desenvolvimento. Note que, conforme cresce o *septum secundum*, ele se sobrepõe à abertura do *septum primum*, o forame secundário. Observe a valva do forame oval em **G₁** e em **H₁**. Quando a pressão no átrio direito (*AD*) excede a do átrio esquerdo (*AE*), o sangue passa do lado direito para o lado esquerdo do coração. Quando as pressões são iguais ou mais elevadas no átrio esquerdo, a valva fecha o forame oval (**G₁**). *AV*, atrioventricular; *VE*, ventrículo esquerdo; *VD*, ventrículo direito.

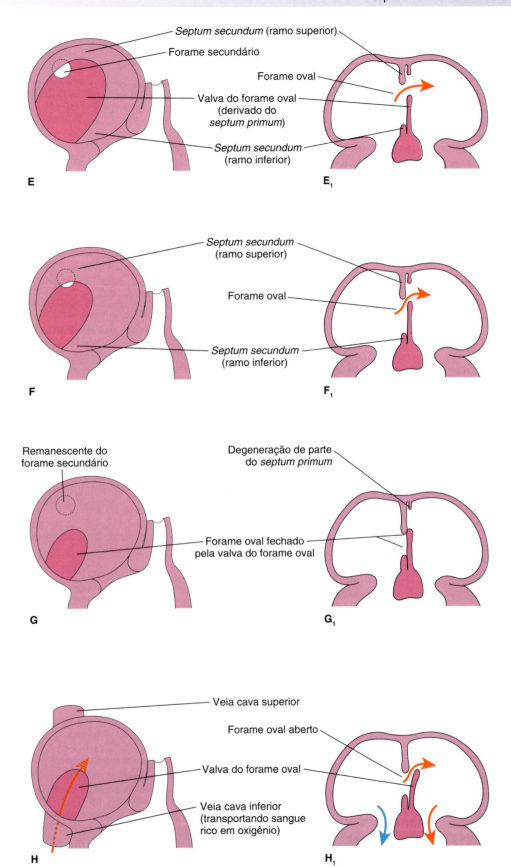

Figura 13.13 (*Continuação*)

O *septum secundum* forma uma divisão incompleta entre os átrios; consequentemente, há a formação do **forame oval**. A parte cranial do *septum primum*, inicialmente ligada ao teto do átrio esquerdo, gradualmente desaparece (ver Figura 13.13 G_1 e H_1). A parte remanescente do septo, unida aos coxins endocárdicos fusionados, forma a valva do forame oval.

Antes do nascimento, o forame oval permite que a maior parte do sangue rico em oxigênio que entra no átrio direito a partir da VCI passe para o átrio esquerdo, desaparecendo gradualmente (ver Figura 13.14A e Figura 13.13H). Ele também impede a passagem de sangue no sentido oposto, porque o *septum primum* se fecha contra o relativamente rígido *septum secundum* (ver Figura 13.14B).

Após o nascimento, o forame oval se fecha funcionalmente porque a pressão no átrio esquerdo é maior do que aquela no átrio direito. Aproximadamente no 3º mês de vida, a valva do forame oval une-se ao *septum secundum*, formando a **fossa oval** (ver Figura 13.14B). Como resultado, o septo interatrial torna-se uma divisão completa entre os átrios.

Alterações no seio venoso

Inicialmente, o seio venoso abre-se para o centro da parede dorsal do **átrio primitivo**, e seus cornos direito e esquerdo são aproximadamente do mesmo tamanho (ver Figura 13.5A). A dilatação progressiva do corno direito resulta de dois **desvios (*shunts*) de sangue da esquerda para a direita**:

- O primeiro desvio resulta da transformação das veias vitelina e umbilical
- O segundo desvio ocorre quando as veias cardinais anteriores são conectadas por anastomose (ver Figura 13.5B e C). Essa comunicação desvia o sangue da veia cardinal anterior esquerda para a direita; esse desvio torna-se a **veia braquiocefálica esquerda**. A veia cardinal anterior direita e a veia cardinal comum direita tornam-se a **VCS** (Figura 13.15C).

No final da 4ª semana, o corno direito do seio venoso está visivelmente maior do que o corno esquerdo (Figura 13.15A). Enquanto isso ocorre, o **óstio SA** é deslocado para a direita e se abre na parte do átrio primitivo que se tornará o átrio direito adulto (ver Figuras 13.11 e 13.15C). À medida que o corno direito do seio cresce, ele recebe todo o sangue da cabeça e do pescoço pela VCS e da placenta e as regiões caudais do corpo pela VCI. Inicialmente, o **seio venoso** é uma câmara separada do coração e abre-se na parede dorsal do átrio direito (ver Figura 13.10A e B). O corno esquerdo torna-se **seio coronário** e o corno direito é incorporado na parede do átrio direito (ver Figura 13.15B e C).

Por derivar do seio venoso, a parte lisa da parede do átrio direito é chamada de *sinus venarum* **do átrio direito** (ver Figura 13.15B e C). O remanescente da superfície interna anterior da parede atrial e a bolsa muscular cônica, a **aurícula direita**, tem aspecto rugoso e trabeculado. Essas duas partes derivam do átrio primitivo. A parte lisa e a parte rugosa são demarcadas internamente no átrio direito por uma crista vertical, a **crista terminal**, e externamente por um sulco raso, o **sulco terminal** (ver Figura 13.15B). A crista terminal representa a parte cranial da valva SA direita (ver Figura 13.15C). A parte caudal da valva SA forma as valvas da VCI e do seio coronário. A valva SA esquerda funde-se ao *septum secundum* e é incorporada com ele ao septo interatrial.

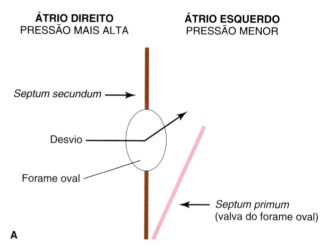

ANTES DO NASCIMENTO

ÁTRIO DIREITO PRESSÃO MAIS ALTA   **ÁTRIO ESQUERDO** PRESSÃO MENOR

Septum secundum

Desvio

Forame oval

Septum primum (valva do forame oval)

A

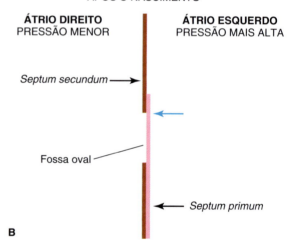

APÓS O NASCIMENTO

ÁTRIO DIREITO PRESSÃO MENOR   **ÁTRIO ESQUERDO** PRESSÃO MAIS ALTA

Septum secundum

Fossa oval

Septum primum

B

Figura 13.14 Diagramas ilustrando a relação do *septum primum* com o forame oval e o *septum secundum*. **A.** Antes do nascimento, o sangue rico em oxigênio é desviado do átrio direito por meio do forame oval para o átrio esquerdo quando a pressão aumenta. Quando a pressão diminui no átrio direito, a valva do forame oval fica pressionada contra o relativamente rígido *septum secundum*. Isso fecha o forame oval. **B.** Após o nascimento, a pressão no átrio esquerdo aumenta conforme o sangue retorna dos pulmões. Por fim, o *septum primum* é pressionado de encontro ao *septum secundum* e adere a ele, fechando permanentemente o forame oval e formando a fossa oval.

Veia pulmonar primitiva e formação do átrio esquerdo

A maior parte da parede do átrio esquerdo é lisa porque é formada pela incorporação da **veia pulmonar primitiva** (Figura 13.16A). Essa veia desenvolve-se como uma protuberância da parede atrial dorsal, logo à esquerda do *septum primum*. À medida que o átrio se expande, a veia pulmonar primitiva e seus ramos principais são incorporados à parede do átrio esquerdo. Como resultado, formam-se quatro veias pulmonares (Figura 13.16C e D).

Estudos moleculares confirmaram que os mioblastos atriais migram para as paredes das veias pulmonares. A importância funcional deste **músculo cardíaco pulmonar** (miocárdio pulmonar) é incerta. A pequena aurícula esquerda deriva do átrio primitivo; sua superfície interna tem aspecto rugoso trabeculado.

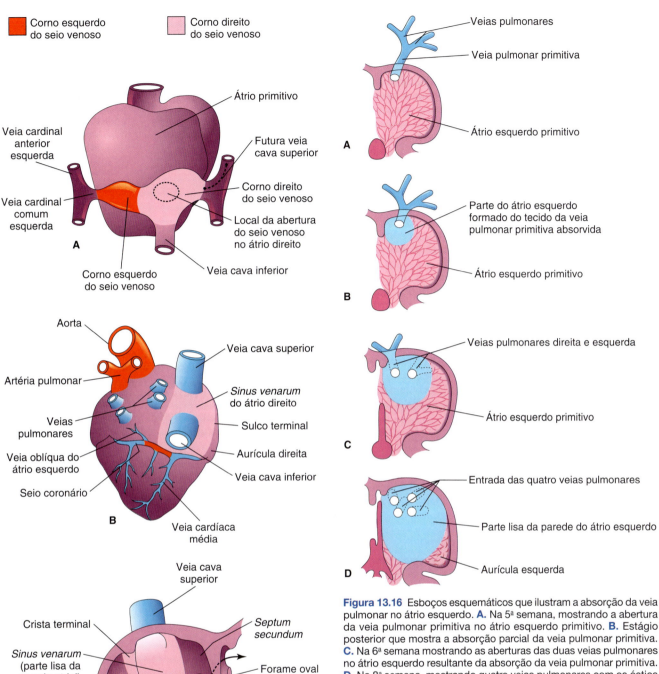

Figura 13.15 Diagramas ilustrando o destino do seio venoso. **A.** Vista dorsal do coração (aproximadamente 26 dias) mostrando o átrio primitivo e o seio venoso. **B.** Vista dorsal na 8ª semana após a incorporação do corno direito do seio venoso ao átrio direito. O corno esquerdo do seio torna-se o seio coronário. **C.** Vista interna do átrio direito fetal mostrando: (1) a parte lisa da parede do átrio direito (*sinus venarum*) derivada do corno direito do seio venoso e (2) a crista terminal e as valvas da veia cava inferior e do seio coronário que são derivadas da valva sinoatrial direita. O átrio direito primitivo torna-se a aurícula direita, uma bolsa muscular cônica. As *setas* indicam o fluxo de sangue.

Figura 13.16 Esboços esquemáticos que ilustram a absorção da veia pulmonar no átrio esquerdo. **A.** Na 5ª semana, mostrando a abertura da veia pulmonar primitiva no átrio esquerdo primitivo. **B.** Estágio posterior que mostra a absorção parcial da veia pulmonar primitiva. **C.** Na 6ª semana mostrando as aberturas das duas veias pulmonares no átrio esquerdo resultante da absorção da veia pulmonar primitiva. **D.** Na 8ª semana, mostrando quatro veias pulmonares com os óstios atriais separados. O átrio esquerdo primitivo transforma-se na aurícula esquerda, um apêndice tubular do átrio. A maior parte do átrio esquerdo é formada pela absorção da veia pulmonar primitiva e seus ramos.

Conexões venosas pulmonares anômalas

Nas conexões pulmonares anômalas totais, nenhuma das veias pulmonares se conecta com o átrio esquerdo. Mais comumente, as veias coalescem na confluência de uma das veias sistêmicas posteriores ao átrio esquerdo e drenam nessa câmara do coração. Menos comumente, as veias descem abaixo do diafragma e escoam no sistema venoso hepático, onde geralmente ficam obstruídas e provocam elevação da pressão, levando a insuficiência cardíaca congestiva significativa. Nas conexões venosas anômalas pulmonares parciais, uma ou mais veias pulmonares têm conexões anômalas semelhantes, mas as outras têm conexões normais.

Divisão do ventrículo primitivo

A divisão do ventrículo é indicada por uma crista mediana, o **septo interventricular** muscular, no assoalho do ventrículo, próximo ao seu ápice (ver Figura 13.12B). Os miócitos (células musculares) dos ventrículos primitivos esquerdo e direito contribuem para a formação da **parte muscular do septo interventricular**. O septo tem uma ponta livre côncava (Figura 13.17A). Inicialmente, ele atinge a maior parte da sua altura a partir da dilatação dos ventrículos de cada lado do septo interventricular muscular (Figura 13.17B). Mais tarde, há proliferação ativa dos mioblastos no septo, o que aumenta o seu tamanho.

Até a 7ª semana, há um **forame interventricular** em forma crescente entre a margem livre do septo interventricular e os coxins endocárdicos fusionados. O forame permite a comunicação entre os ventrículos direito e esquerdo (Figura 13.18B, e ver também Figura 13.17). O forame geralmente se fecha no final da 7ª semana à medida que as **cristas bulbares** unem-se ao coxim endocárdico (Figura 13.18C a E).

O fechamento do forame interventricular e a formação da parte membranácea do septo interventricular resultam da fusão dos tecidos de três fontes: a crista bulbar direita, a crista bulbar esquerda e o coxim endocárdico. A **parte membranácea do septo interventricular** deriva da extensão de tecido do lado direito do coxim endocárdico para a parte muscular do septo, bem como das células da crista neural. Esse tecido une-se ao **septo aorticopulmonar** e à parte muscular espessa do septo interventricular (Figura 13.19C e ver também Figura 13.18E). Após o fechamento do forame interventricular e a formação da parte membranácea do septo interventricular, o tronco pulmonar está em comunicação com o ventrículo direito, e a aorta comunica-se com o ventrículo esquerdo (ver Figura 13.18E).

A cavitação das paredes ventriculares forma massa esponjosa de feixes musculares, as **trabéculas cárneas**. Alguns desses feixes tornam-se os **músculos papilares** e as **cordas tendíneas**. Os cordões seguem dos músculos papilares para as valvas AV (ver Figura 13.19C e D).

Divisão do bulbo cardíaco e do tronco arterial

Durante a 5ª semana, a proliferação ativa das células mesenquimais nas paredes do bulbo cardíaco resulta na formação das **cristas bulbares** (Figura 13.21B e C; ver também Figura 13.18C e D).

Ultrassonografia cardíaca fetal

A avaliação cardíaca com o uso de ultrassonografia de alta resolução em tempo real geralmente é realizada pela primeira vez entre a 18ª e a 22ª semanas de gestação (Figura 13.20), quando o coração já é grande o suficiente para ser examinado. Baseado na convenção internacional, é obtida uma vista das quatro câmaras do coração (ver Figura 13.20) e os grandes vasos também são examinados à procura de anomalias.

Cristas semelhantes contínuas às cristas bulbares formam o **tronco arterial**. As **cristas bulbares** e **truncais** derivam, em grande parte, do mesênquima da crista neural (ver Figura 13.21B e C).

As **células da crista neural** migram pela faringe primitiva e pelos arcos faríngeos para alcançar as cristas. Enquanto isso ocorre, as cristas bulbares e truncais são submetidas a uma espiralização de 180°. A orientação espiralada das cristas, causada em parte pelo fluxo sanguíneo dos ventrículos, resulta na formação do **septo aorticopulmonar** espiral quando as cristas se fundem (ver Figura 13.21D a G). Esse septo divide o bulbo cardíaco e o tronco arterial em dois troncos arteriais, a parte ascendente da aorta (aorta ascendente) e o tronco pulmonar. Por causa da espiralização do septo aorticopulmonar, o **tronco pulmonar** gira em torno da **parte ascendente da aorta** (ver Figura 13.21H).

O **bulbo cardíaco** é incorporado às paredes dos ventrículos definitivos (ver Figura 13.18A e B):

- No ventrículo direito, o bulbo cardíaco é representado pelo **cone arterial** (infundíbulo), que é a origem do tronco pulmonar
- No ventrículo esquerdo, o bulbo cardíaco forma as paredes do **vestíbulo da aorta**, a parte da cavidade ventricular logo abaixo da valva da aorta.

Desenvolvimento das valvas cardíacas

Quando a divisão do tronco arterial está quase completa (ver Figura 13.21A a C), as **valvas semilunares** começam a se desenvolver a partir de três tumefações de tecido subendocárdico ao redor dos óstios da aorta e do tronco pulmonar. As células precursoras cardíacas da crista neural também contribuem para esse tecido.

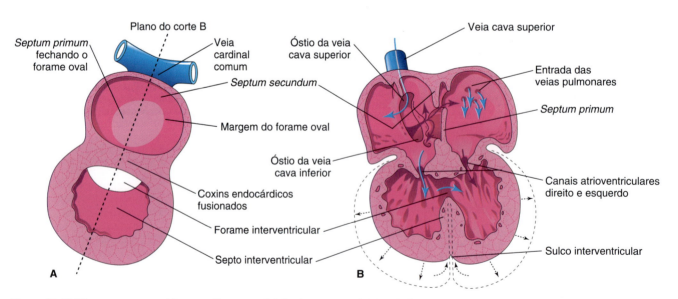

Figura 13.17 Diagramas esquemáticos que ilustram a divisão do coração primitivo. **A.** Corte sagital no final da 5ª semana mostrando os septos e os forames cardíacos. **B.** Corte coronal em um estágio ligeiramente mais avançado ilustrando os sentidos do fluxo sanguíneo através do coração (*setas azuis*) e a expansão dos ventrículos (*setas pretas*).

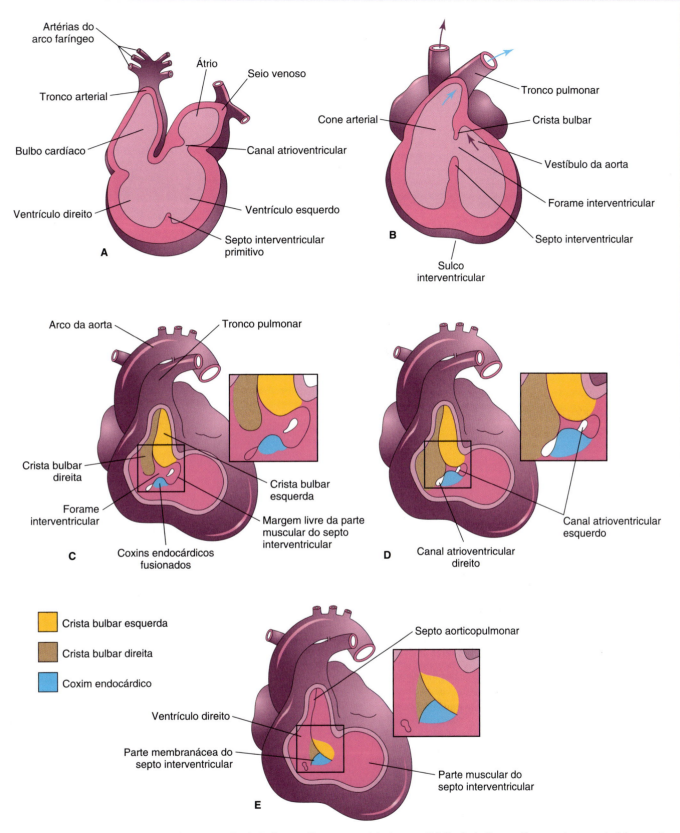

Figura 13.18 Esboços ilustrando a incorporação do bulbo cardíaco aos ventrículos e a divisão do bulbo cardíaco e o tronco arterial na aorta e no tronco pulmonar. **A.** Corte sagital na 5ª semana mostrando o bulbo cardíaco como uma das câmaras do coração primitivo. **B.** Corte coronal esquemático na 6ª semana, após a incorporação do bulbo cardíaco aos ventrículos para tornar-se o cone arterial do ventrículo direito, que é a origem do tronco pulmonar e do vestíbulo da aorta do ventrículo esquerdo. A *seta* indica o fluxo sanguíneo. **C** a **E.** Desenhos esquemáticos ilustrando o fechamento do forame interventricular e a formação da parte membranácea do septo interventricular. As paredes do tronco arterial, bulbo cardíaco e ventrículo direito foram removidas. **C.** Na 5ª semana, mostrando as cristas bulbares e os coxins endocárdicos atrioventriculares fusionados. **D.** Na 6ª semana, mostrando como a proliferação do tecido subendocárdico diminui o forame interventricular. **E.** Na 7ª semana, mostrando as cristas bulbares fusionadas, a parte membranácea do septo interventricular formada pelas extensões de tecido do lado direito dos coxins endocárdicos atrioventriculares e o fechamento do forame interventricular.

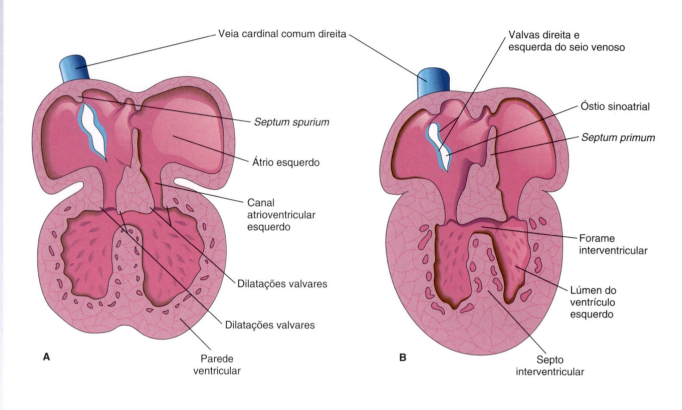

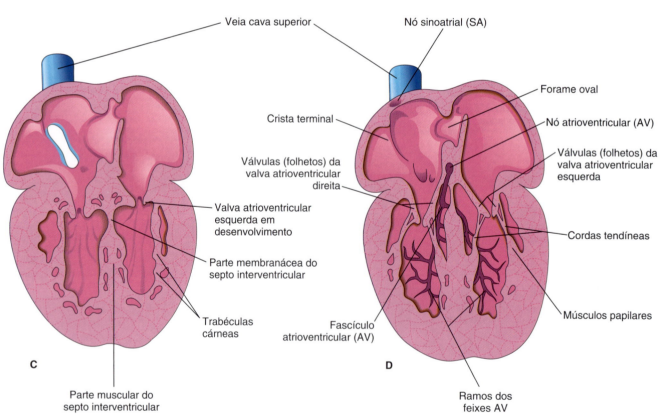

Figura 13.19 Cortes esquemáticos do coração ilustrando as etapas sucessivas no desenvolvimento das valvas atrioventriculares, cordas tendíneas e músculos papilares. **A.** Na 5ª semana. **B.** Na 6ª semana. **C.** Na 7ª semana. **D.** Na 20ª semana, mostrando o sistema condutor do coração.

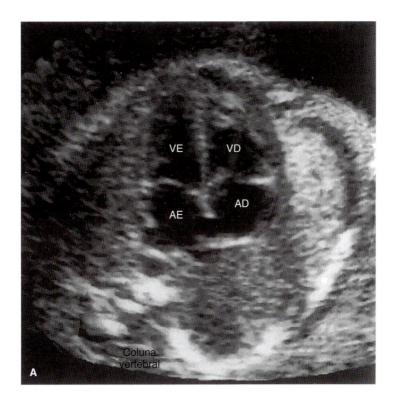

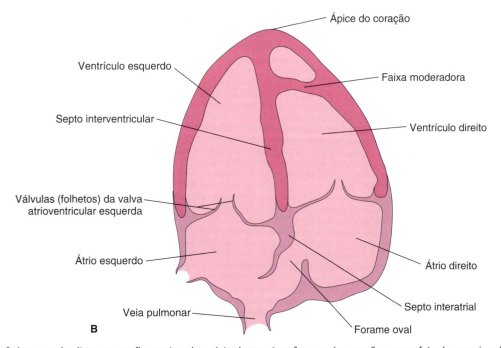

Figura 13.20 A. Imagem de ultrassonografia mostrando a vista das quatro câmaras do coração em um feto de aproximadamente 20 semanas de gestação. **B.** Esboço de orientação (adaptado do American Institute of Ultrasound in Medicine Technical Bulletin, Performance of Basic Fetal Cardiac Ultrasound Examination). A imagem foi obtida transversalmente ao tórax fetal. Os ventrículos e os átrios estão bem formados, e existem duas valvas atrioventriculares. A faixa moderadora é uma das trabéculas cárneas que transporta parte do ramo direito do feixe atrioventricular. *AE*, átrio esquerdo; *VE*, ventrículo esquerdo; *AD*, átrio direito; *VD*, ventrículo direito. (Cortesia do Dr. Wesley Lee, Division of Fetal Imaging, William Beaumont Hospital, Royal Oak, MI.)

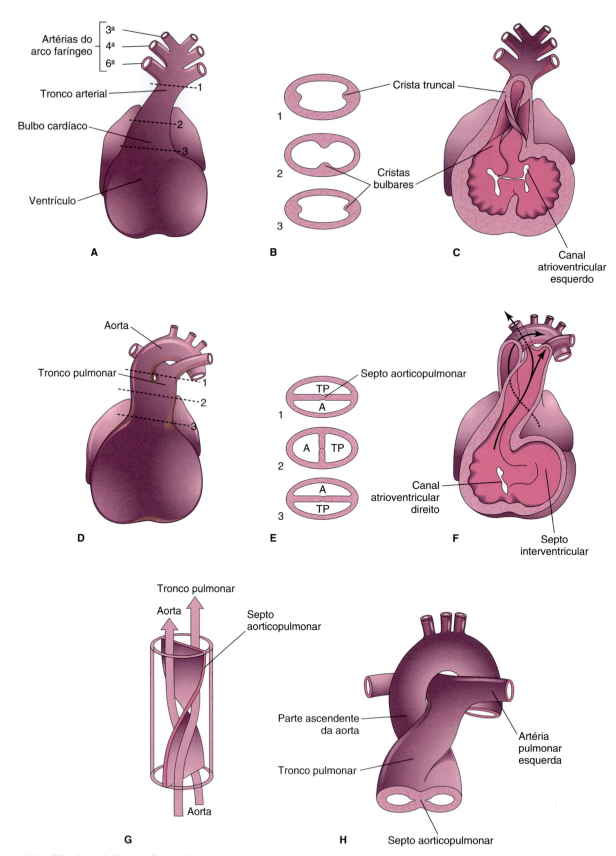

Figura 13.21 Divisão do bulbo cardíaco e do tronco arterial. **A.** Lado ventral do coração na 5ª semana. As *linhas hachuradas* e as *setas* indicam os níveis dos cortes mostrados em **A**. **B.** Cortes transversais do tronco arterial e do bulbo cardíaco, ilustrando as cristas truncal e bulbar. **C.** A parede ventral do coração e o tronco arterial foram removidos para demonstrar as cristas. **D.** Lado ventral do coração após a divisão do tronco arterial. As *linhas hachuradas* e as *setas* indicam os níveis dos cortes mostrados em **E**. **E.** Cortes através da aorta *(A)* recém-formada e do tronco pulmonar *(TP)* mostrando o septo aorticopulmonar. **F.** Na 6ª semana. A parede ventral do coração e o tronco pulmonar foram removidos para mostrar o septo aorticopulmonar. **G.** Diagrama ilustrando a forma espiral do septo aorticopulmonar. **H.** Desenho mostrando as grandes artérias (parte ascendente da aorta e tronco pulmonar) torcendo-se ao redor uma da outra ao saírem do coração.

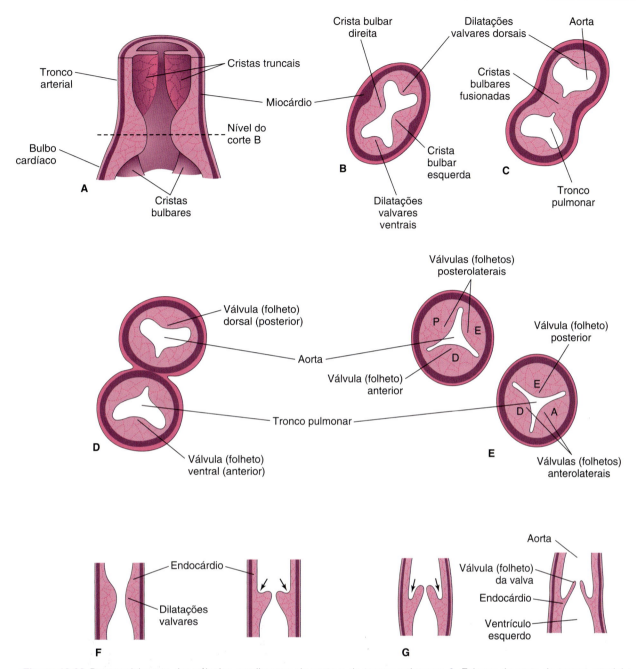

Figura 13.22 Desenvolvimento das válvulas semilunares da aorta e do tronco pulmonar. **A.** Esboço do corte do tronco arterial e do bulbo cardíaco mostrando as dilatações valvares. **B.** Corte transversal do bulbo cardíaco. **C.** Corte semelhante após a fusão das cristas bulbares. **D.** Formação das paredes e das valvas da aorta e do tronco pulmonar. **E.** A rotação dos vasos estabeleceu as relações adultas das valvas. **F** e **G.** Cortes longitudinais da junção aorticoventricular ilustrando os estágios sucessivos em tornar ocas (*setas*) e afinar as dilatações valvares para formar as válvulas (folhetos) da valva. *E*, esquerdo; *P*, posterior; *D*, direito; *A*, anterior.

Essas tumefações são escavadas e remodeladas para formarem três valvas de paredes finas (Figura 13.22 e ver também Figura 13.19C e D). As **valvas AV** (valvas atrioventriculares direita e esquerda) desenvolvem-se de forma semelhante a partir de proliferações de tecido localizadas ao redor dos canais AV.

Sistema condutor do coração

Inicialmente, o músculo no átrio e no ventrículo primitivos é contínuo. À medida que as câmaras do coração se formam, as células que formam o miocárdio conduzem a onda de despolarização mais rápido do que o miocárdio remanescente.

Ao longo do desenvolvimento, essa onda de impulso move-se do polo venoso para o polo arterial do coração. *O átrio atua como o marca-passo provisório do coração*, mas o seio venoso logo assume essa função. O **nó SA** desenvolve-se durante a 5ª semana. Esse nó está localizado na parede direita do seio venoso, mas é incorporado à parede do átrio direito com o seio venoso na junção da VCS (ver Figura 13.19A e D). O nó SA está localizado no alto do átrio direito, próximo à entrada da **VCS**.

Após a incorporação do seio venoso, as células de sua parede esquerda são encontradas na base do septo interatrial, anterior à abertura do seio coronário. Junto com as células da região AV, elas formam o **nó** e o **feixe AV**, que estão localizados logo acima dos coxins endocárdicos. As fibras que surgem do feixe AV passam do átrio para o ventrículo e dividem-se nos **ramos de feixes** direito e esquerdo. Esses ramos são distribuídos por todo o **miocárdio ventricular** (ver Figura 13.19D). As duas câmaras (atrial e ventricular) tornam-se eletricamente isoladas pelo tecido fibroso; somente o nó e o feixe AV são condutores.

O nó SA, o nó AV e o feixe AV são ricamente supridos por nervos; entretanto, o sistema condutor está bem desenvolvido antes de esses nervos entrarem no coração. Esse tecido especializado é normalmente a única via de sinalização dos átrios para os ventrículos. À medida que as quatro câmaras do coração se desenvolvem, uma faixa de tecido conjuntivo cresce a partir do epicárdio (camada visceral do pericárdio seroso), separando subsequentemente o músculo dos átrios daquele dos ventrículos. O tecido conjuntivo forma parte do **esqueleto cardíaco** (esqueleto fibroso do coração). A inervação parassimpática do coração é formada pelas células da crista neural, que também desempenham papel essencial no desenvolvimento do sistema condutor do coração.

Vasos sanguíneos coronarianos

O conhecimento de como os vasos sanguíneos coronarianos se desenvolvem nos humanos é limitado. A maioria dos estudos foi realizada em animais de laboratório, e tem sido sugerido que alguns achados podem ser conservados evolutivos. Observações recentes feitas em embriões humanos do Carnegie Collection em diferentes estágios forneceram algumas percepções sobre a formação dos vasos coronarianos.

No final da 5ª semana de desenvolvimento, as ilhas sanguíneas estão presentes nos sulcos atrioventricular e interventricular e no epicárdio. As células precursoras que formam os vasos coronarianos derivam do proepicárdio e das áreas próximas ao seio venoso. Células mesenquimais profundas ao epicárdio formam canais vasculares (vasculogênese), que se ramificam, formando uma rede de vasos sanguíneos. Aos 44 dias, um plexo vascular de capilares, eritroblastos e células mesenquimais fusiformes, derivadas do epicárdio, penetram no sulco atrioventricular (ver Figura 13.10A) e na raiz aórtica para formar os óstios coronários e o tronco da artéria coronária. Durante o período embrionário tardio e o período fetal inicial, as túnicas média e adventícia, bem como o lúmen dos vasos sanguíneos, amadurecem. A formação de canais venosos (vênulas), evidente na 6ª semana, também é provavelmente derivada do plexo vascular do subepicárdio (para detalhes, ver Tomanek, 2016).

Defeitos congênitos do coração e dos grandes vasos

As cardiopatias congênitas (CCs) são relativamente comuns, com uma frequência de 6 a 8 casos por 1.000 nascidos vivos, e são uma das principais causas de morbidade neonatal. Algumas das CCs são causadas por mecanismos monogênicos ou cromossômicos. Outros defeitos resultam da exposição a teratógenos, como o **vírus da rubéola** (ver Capítulo 20, Tabela 20.6); no entanto, em muitos casos, a causa é desconhecida. Considera-se que a maioria das CCs seja causada por múltiplos fatores genéticos e ambientais (p. ex., **herança multifatorial**), cada um dos quais tem um efeito menor.

Os aspectos moleculares do desenvolvimento cardíaco anormal são pouco compreendidos, e a terapia genética para as crianças com CC é, no momento, uma perspectiva remota. A tecnologia por imagem, como a ecocardiografia bidimensional em tempo real, permite a detecção das CCs fetais a partir da 16ª semana.

A maioria das CCs é bem tolerada durante a vida fetal; no entanto, ao nascimento, quando o feto perde o contato com a circulação materna, o impacto das CCs torna-se aparente. Alguns tipos de CCs causam muito poucas deficiências, outros são incompatíveis com a vida extrauterina. Devido aos avanços recentes na cirurgia cardiovascular, muitos tipos de CCs podem ser atenuados ou corrigidos cirurgicamente, e a cirurgia cardíaca fetal, em breve, poderá ser possível para as CCs complexas.

Dextrocardia

Se o tubo cardíaco embrionário inclina-se para a esquerda em vez de para a direita (Figura 13.23B), o coração é deslocado para a direita e junto com os seus vasos são invertidos da esquerda para a direita, como em uma imagem espelhada de sua configuração normal. *A dextrocardia é o defeito posicional mais frequente do coração.* Na **dextrocardia com situs inversus** (transposição das vísceras abdominais), como pode ocorrer na discinesia ciliar primária, a incidência de defeitos cardíacos concomitantes é baixa. Se não houver outra anormalidade vascular associada, o coração funciona normalmente.

Na **dextrocardia isolada**, a posição anormal do coração não é acompanhada pelo deslocamento de outras vísceras. Esse defeito geralmente é complicado pelos defeitos cardíacos graves (p. ex., presença de um único ventrículo e a transposição dos grandes vasos). *O fator Nodal TGF-β está envolvido na formação do tubo cardíaco, mas seu papel na dextrocardia não é claro.*

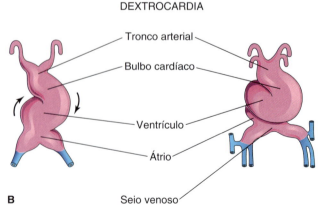

Figura 13.23 O tubo cardíaco embrionário durante a 4ª semana. **A.** Formação normal do coração tubular à direita. **B.** Formação anormal do coração tubular à esquerda.

Ectopia cardíaca

Na **ectopia cardíaca**, uma condição rara, o coração está em uma localização anormal (Figura 13.24). *Na forma torácica da ectopia cardíaca*, o coração está parcial ou completamente exposto sobre a parede torácica. Geralmente, a ectopia cardíaca está associada a metades amplamente separadas do esterno (não fusão) e ao saco pericárdico aberto. A morte ocorre na maioria dos casos durante os primeiros dias após o nascimento, geralmente por infecção, insuficiência cardíaca ou hipoxemia. Se não houver defeitos cardíacos graves, a terapia cirúrgica geralmente consiste em cobrir o coração com a pele. Em alguns casos de ectopia cardíaca, o coração está projetado através do diafragma para o abdome.

O resultado clínico para os pacientes com ectopia cardíaca melhorou, e muitas crianças sobrevivem até a idade adulta. A forma torácica mais comum da ectopia cardíaca resulta do desenvolvimento defeituoso do esterno e do pericárdio devido à falha da fusão completa das dobras laterais na formação da parede torácica durante a 4ª semana (ver Capítulo 5, Figura 5.1).

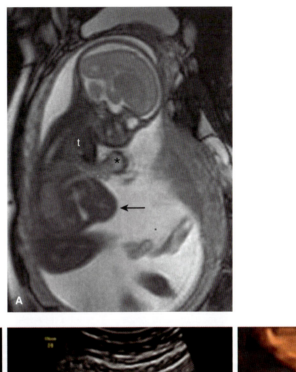

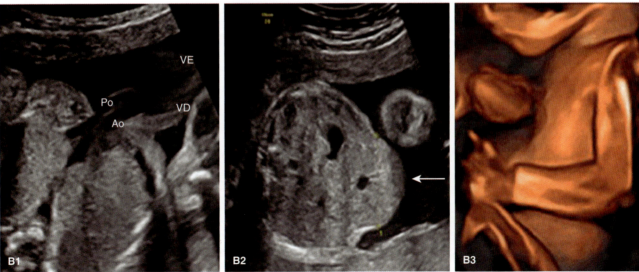

Figura 13.24 A. Imagem de ressonância magnética fetal (eco *turbo spin*) mostra o coração em posição ectópica (*asterisco*) e eventração de parte do fígado na linha média (*seta*). Observe a pequena cavidade torácica (*t*). Nenhuma malformação do sistema nervoso central pode ser vista. **B1.** A ultrassonografia bidimensional mostra a transposição das grandes artérias com via de saída direita hipoplásica e evisceração parcial do fígado (*seta*) através de um defeito na parede supraumbilical do abdome, na linha mediana (**B2**). **B3.** Reconstrução tridimensional mostra a projeção do coração através do esterno. *Ao*, via de saída aórtica; *VE*, ventrículo esquerdo; *Po*, via de saída pulmonar; *VD*, ventrículo direito. (De Leyder M, van Berkel E, Done K et al.: Ultrasound meets magnetic resonance imaging in the diagnosis of pentalogy of Cantrell with complete ectopy of the heart, *Gynecol Obstet (Sunnyvale)* 4:200, 2014.)

Defeitos do septo interatrial

O **defeito do septo interatrial, ou comunicação interatrial (CIA)**, é uma CC comum e ocorre mais frequentemente nas mulheres do que nos homens.

Existem quatro tipos clinicamente significativos de CIA (ver Figuras 13.25B, 13.26 e 13.27): defeito no óstio secundário, defeito no coxim endocárdico com defeito no óstio primário, defeito no seio venoso e no átrio comum. Os dois primeiros tipos de CIA são relativamente comuns.

As **CIAs no óstio secundário** (ver Figuras 13.26A a D e 13.27) localizam-se na área da fossa oval e incluem defeitos do *septum primum* e *septum secundum*. As CIAs no óstio secundário são bem toleradas durante a infância, mas se não forem tratadas, geralmente aparecem manifestações como **hipertensão pulmonar** (p. ex., fibrose pulmonar) aos 30 anos ou mais. O fechamento da CIA tem sido tradicionalmente realizado em cirurgia cardíaca a céu aberto; contudo, mais recentemente, foram realizados fechamentos endovasculares baseados em cateteres. As taxas de mortalidade para qualquer uma das abordagens foram inferiores a 1%. Os defeitos podem ser múltiplos, e nas crianças mais velhas sintomáticas, defeitos de 2 cm ou mais de diâmetro não são incomuns. As mulheres apresentam CIA três vezes mais que os homens (razão 3:1). As CIAs no óstio secundário são um dos tipos mais comuns de CC, mas são as menos graves.

A **persistência do forame oval** geralmente resulta de reabsorção anormal do *septum primum* durante a formação do forame secundário. Se a reabsorção ocorrer em locais anormais, o *septum primum* fica fenestrado ou perfurado (ver Figura 13.26A). Se ocorrer reabsorção excessiva do *septum primum*, o resultante *septum primum* curto não fechará o forame oval (ver Figura 13.26B). Se ocorrer forame oval anormalmente grande por causa de desenvolvimento defeituoso do *septum secundum*, o *septum primum* normal não fechará o forame oval anormal ao nascimento (ver Figura 13.26C).

Um forame oval pequeno, persistente e isolado não tem significância hemodinâmica; entretanto, se houver outros defeitos (p. ex., estenose ou atresia pulmonar) o sangue é desviado através do forame oval para o átrio esquerdo e provoca **cianose** (oxigenação deficiente do sangue). CIAs grandes no óstio secundário podem também ocorrer devido à combinação de reabsorção excessiva do *septum primum* e grande forame oval (ver Figuras 13.26D e 13.27).

Defeitos do coxim endocárdico associados a CIAs no óstio primário são formas menos comuns de CIA (ver Figura 13.26E). Vários defeitos cardíacos são agrupados sob esse título porque resultam do mesmo defeito de desenvolvimento, a deficiência nos coxins endocárdicos e no septo AV. O *septum primum* não se une aos coxins endocárdicos; como resultado, existe **persistência do forame primário – defeito do óstio primário**. Geralmente, há também uma fissura na válvula (folheto) anterior da valva atrioventricular esquerda. No tipo completo menos comum dos defeitos no coxim endocárdico e no septo AV, não ocorre a fusão dos coxins endocárdicos. Como resultado, há um grande defeito no centro do coração, o **defeito no septo AV** (Figura 13.28A). Esse tipo de CIA ocorre em aproximadamente 20% das pessoas com síndrome de Down; caso contrário, é um defeito cardíaco relativamente incomum. Consiste em defeito interatrial e interventricular contínuo às valvas AV acentuadamente anormais.

Todas as **CIAs do seio venoso** (CIAs altas) estão localizadas na parte superior do septo interatrial, perto da entrada da VCS (ver Figura 13.26F). O defeito do seio venoso é um tipo raro de CIA. Resulta da absorção incompleta do seio venoso no átrio direito e/ou do desenvolvimento anormal do *septum secundum*. Esse tipo de CIA está comumente associado a conexões venosas pulmonares anômalas parciais.

O **átrio comum** é um defeito cardíaco raro no qual não existe septo interatrial. Esse defeito é o resultado da falha do desenvolvimento do *septum primum* e do *septum secundum* (combinação de defeitos no óstio secundário, no óstio primário e no seio venoso).

Persistência do forame oval detectada por sonda é encontrada em até 25% das pessoas (ver Figura 13.25B). Nessa circunstância, uma sonda pode ser passada de um átrio para o outro através da parte superior do assoalho da fossa oval. Essa forma de CIA não é clinicamente significativa, mas pode ser aumentada por outros defeitos cardíacos e contribuir para a patologia funcional do coração. A persistência do forame oval detectada por sonda resulta da adesão incompleta entre a valva do forame oval e o *septum secundum*, após o nascimento.

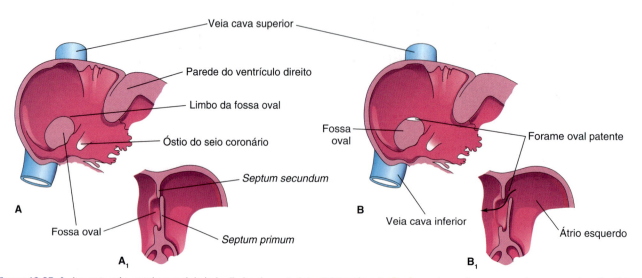

Figura 13.25 A. Aspecto pós-natal normal do lado direito do septo interatrial após adesão do *septum primum* ao *septum secundum*. **A₁.** Esboço de um corte do septo interatrial ilustrando a formação da fossa oval no átrio direito. Note que o assoalho da fossa oval é formado pelo *septum primum*. **B** e **B₁.** Vistas similares de persistência do forame oval resultante da adesão incompleta do *septum primum* ao *septum secundum*. Algum sangue rico em oxigênio consegue penetrar no átrio direito pelo forame oval pérvio; entretanto, se a abertura for pequena, geralmente não tem significância hemodinâmica.

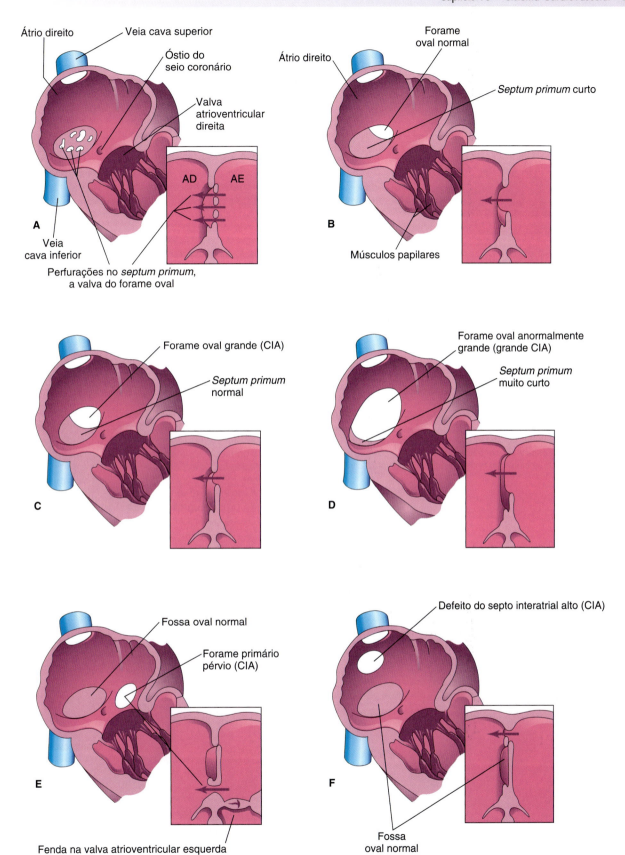

Figura 13.26 Desenhos do lado direito do septo interatrial. Os esboços adjacentes dos cortes dos septos ilustram vários tipos de comunicação interatrial (*CIA*). **A.** Persistência do forame oval resultante da reabsorção do *septum primum* em posições anormais. **B.** Persistência do forame oval causada por reabsorção excessiva do *septum primum* (retalho curto). **C.** Persistência do forame oval resultante de forame oval anormalmente grande. **D.** Persistência do forame oval resultante de forame oval anormalmente grande e reabsorção excessiva do *septum primum*. **E.** Defeito no coxim endocárdico com CIA do tipo *primum*. O corte adjacente mostra a fenda na válvula (folheto) anterior da valva atrioventricular esquerda. **F.** CIA no seio venoso. O defeito septal alto resultou da absorção anormal do seio venoso para o átrio direito. **E** e **F.** Note que a fossa oval foi formada normalmente. As *setas* indicam o sentido do fluxo sanguíneo.

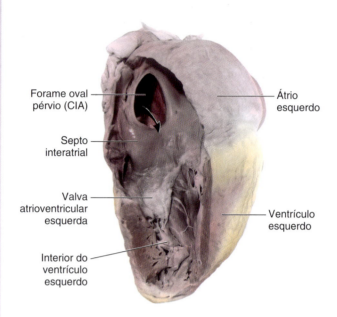

Forame oval
pérvio (CIA)

Septo
interatrial

Valva
atrioventricular
esquerda

Interior do
ventrículo
esquerdo

Átrio
esquerdo

Ventrículo
esquerdo

Figura 13.27 Dissecção de um coração adulto com persistência do forame oval significativa. A *seta* atravessa um defeito do septo interatrial grande (*CIA*), que resultou do forame oval anormalmente grande e de reabsorção excessiva do *septum primum*. Isso é chamado de CIA do tipo *secundum*, e é um dos tipos mais comuns de cardiopatias congênitas.

Defeitos do septo interventricular

Os **defeitos do septo interventricular**, ou **comunicações interventriculares (CIVs)** *são os tipos mais comuns de CC*, responsáveis por aproximadamente 25% dos defeitos cardíacos. As CIVs ocorrem com maior frequência nos homens do que nas mulheres. As CIVs podem ocorrer em qualquer parte do septo interventricular (ver Figura 13.28B), mas as **CIVs membranosas** são o tipo mais comum (Figura 13.29A e ver Figura 13.28B). Frequentemente, durante o primeiro ano, 30 a 50% das CIVs pequenas fecham-se espontaneamente.

O **fechamento incompleto do forame interventricular** resulta de falha no desenvolvimento da parte membranácea do septo interventricular. Isso resulta da falha da extensão do tecido subendocárdico em crescer a partir do lado direito do **coxim endocárdico** e unir-se ao septo aorticopulmonar e à parte muscular do septo interventricular (ver Figura 13.18C a E). CIVs grandes com fluxo sanguíneo pulmonar excessivo (Figura 13.30) e hipertensão pulmonar resultam em **dispneia** (dificuldade respiratória) e insuficiência cardíaca precocemente no primeiro ano de vida.

A **CIA muscular** é o tipo de defeito menos comum e pode aparecer em qualquer parte muscular do septo interventricular. Às vezes existem vários pequenos defeitos, produzindo o que às vezes é chamado de **CIV "em queijo suíço"**. As CIVs musculares provavelmente ocorrem devido à cavitação excessiva do tecido miocárdico durante a formação das paredes ventriculares e da parte muscular do septo interventricular.

A ausência do septo interventricular (**ventrículo único**, ou ventrículo comum), resultante da falha na formação do septo interventricular, é extremamente rara e resulta em um **coração com três câmaras** (*cor triloculare biatriatum*). Quando há apenas um ventrículo, os átrios drenam através de uma valva comum ou de duas valvas AV separadas para uma câmara ventricular. A aorta e o tronco pulmonar surgem do ventrículo. A **transposição das grandes artérias** (**TGA**; ver Figura 13.32) e uma câmara de saída rudimentar são encontradas na maioria dos recém-nascidos com apenas um ventrículo. Alguns pacientes morrem durante o primeiro ano de vida devido a **insuficiência cardíaca congestiva**.

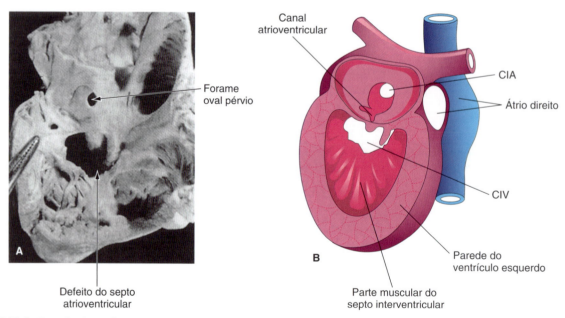

Canal
atrioventricular

Forame
oval pérvio

Defeito do septo
atrioventricular

CIA

Átrio direito

CIV

Parede do
ventrículo esquerdo

Parte muscular do
septo interventricular

Figura 13.28 A. Coração de um lactente seccionado e visto do lado direito mostrando persistência do forame oval e defeito do septo atrioventricular. **B.** Desenho esquemático de um coração ilustrando vários defeitos septais. *CIA*, comunicação interatrial; *CIV*, comunicação interventricular. (**A.** De Lev M. *Autopsy diagnosis of congenitally malformed hearts*. Springfield, Ill., 1953, Charles C. Thomas.)

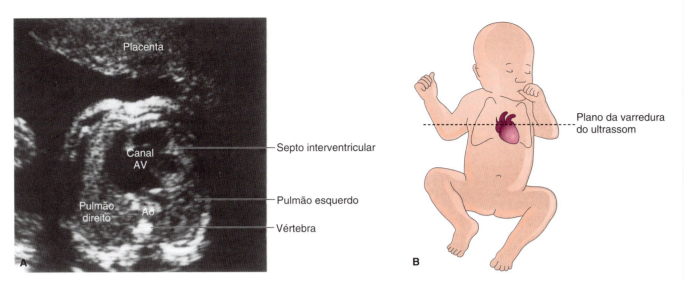

Figura 13.29 A. Imagem de ultrassonografia do coração de um feto no segundo trimestre, com defeito no canal (septo atrioventricular) atrio-ventricular (*AV*). Também há defeito do septo interatrial e do septo interventricular. *Ao*, aorta. **B.** Desenho de orientação. (**A.** Cortesia do Dr. B. Benacerraf, Diagnostic Ultrasound Associates, P.C., Boston, MA.)

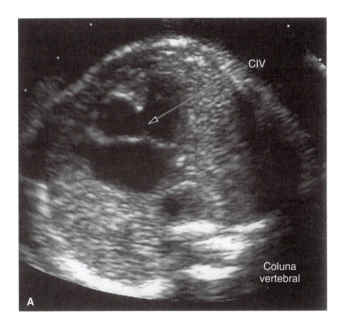

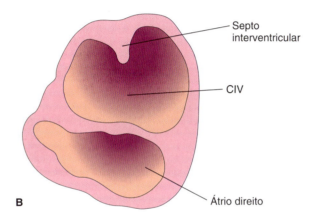

Figura 13.30 A. Imagem de ultrassonografia de um coração fetal na 23ª semana, com defeito do septo atrioventricular e grande defeito do septo interventricular (*CIV*). **B.** Desenho de orientação. (**A.** Cortesia do Dr. Wesley Lee, Division of Fetal Imaging, William Beaumont Hospital, Royal Oak, MI.)

Persistência do tronco arterial

A **persistência do tronco arterial** resulta da falha no desenvolvimento normal das cristas truncais e do septo aorticopulmonar e na divisão do tronco arterial na aorta e no tronco pulmonar (Figura 13.31A e B). Um **único tronco arterial** surge do coração e supre as circulações sistêmica, pulmonar e coronariana. Quase sempre existe uma CIV associada ao defeito no tronco arterial. O tronco arterial "cavalga" a CIV (ver Figura 13.31B).

Estudos recentes indicam que a interrupção no desenvolvimento da via de saída, das **válvulas semilunares** e do saco aórtico no início do embrião (31º a 32º dias) está envolvida na patogênese dos defeitos do tronco arterial. O tipo comum de defeito do tronco arterial é um vaso arterial único que se ramifica para formar o **tronco pulmonar** e a **parte ascendente da aorta** (aorta ascendente) (Figura 13.31A e B). No próximo tipo mais comum de defeito do tronco arterial, as artérias pulmonares direita e esquerda se originam juntas da parede dorsal do tronco arterial (Figura 13.31C). Os tipos menos comuns estão ilustrados na Figura 13.31D e E.

Defeito do septo aorticopulmonar

O **defeito do septo aorticopulmonar** é uma condição rara na qual há uma abertura (**janela aórtica**) entre a aorta e o tronco pulmonar, próximo à valva da aorta. O defeito aorticopulmonar resulta de um defeito localizado na formação do **septo aorticopulmonar**. A existência das valvas pulmonar e da aorta e o septo interventricular intacto diferenciam esse defeito da persistência do tronco arterial.

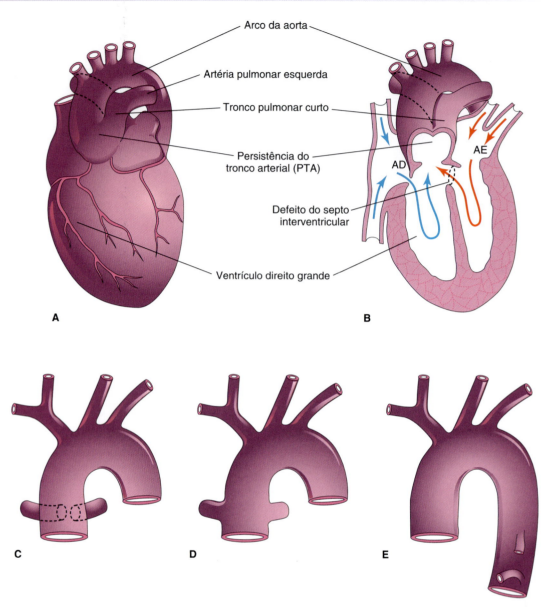

Figura 13.31 Ilustrações de tipos comuns de persistência do tronco arterial. **A.** O tronco comum divide-se na aorta e em um tronco pulmonar curto. **B.** Corte coronal do coração mostrado em **A**. Observe a circulação do sangue nesse coração (*setas*) e o defeito do septo interventricular. *AE*, átrio esquerdo; *AD*, átrio direito. **C.** As artérias pulmonares direita e esquerda emergem juntas, perto do tronco arterial. **D.** As artérias pulmonares emergem independentemente dos lados do tronco arterial. **E.** Não há artérias pulmonares; os pulmões são supridos pelos ramos bronquiais da artéria torácica interna.

Transposição das grandes artérias

A **transposição das grandes artérias (TGA)** é a causa comum da cardiopatia cianótica em recém-nascidos (Figura 13.32). A TGA está frequentemente associada a outros defeitos cardíacos (p. ex., CIA e CIV). Nos casos típicos, a aorta encontra-se anterior e à direita do tronco pulmonar e surge do ventrículo direito morfológico, enquanto o tronco pulmonar surge do ventrículo esquerdo morfológico. As CIAs e CIVs associadas possibilitam alguma troca entre as circulações pulmonar e sistêmica.

Por causa desses defeitos anatômicos, o **sangue venoso sistêmico desoxigenado**, que retorna ao átrio direito, entra no ventrículo direito e depois passa para o corpo pela aorta. O sangue venoso pulmonar rico em oxigênio passa pelo ventrículo esquerdo de volta à circulação pulmonar. Quando existe persistência do forame oval e do ducto arterioso (persistência do canal arterial [PCA]), há alguma mistura de sangue. No entanto, se

não houver persistência do forame oval, uma septoplastia atrial com balão (criação de um óstio entre os átrios) salva vidas porque possibilita o fluxo de sangue da esquerda para a direita enquanto se aguarda a correção cirúrgica definitiva. Sem a correção cirúrgica da TGA, essas crianças, geralmente, morrem em alguns meses.

Muitas tentativas foram feitas para explicar a base da TGA, mas a **hipótese de crescimento do cone** é favorecida pela maioria dos pesquisadores. De acordo com essa explicação, o **septo aorticopulmonar** não consegue seguir um trajeto espiralado durante a divisão do bulbo cardíaco e do tronco arterial. Acredita-se que esse defeito seja decorrente da falha no desenvolvimento normal do **cone arterial** durante a incorporação do bulbo cardíaco aos ventrículos. Migração defeituosa das células da crista neural está envolvida.

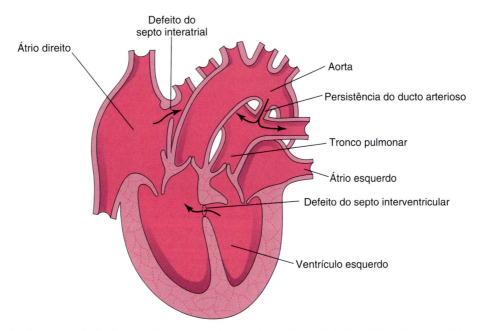

Figura 13.32 Desenho de um coração ilustrando a transposição das grandes artérias (TGA). Os defeitos dos septos interventricular e interatrial possibilitam a mistura do sangue arterial e venoso. A TGA é a causa isolada mais comum de cardiopatia cianótica em recém-nascidos. Esse defeito congênito frequentemente está associado a outros defeitos cardíacos, como mostrado (ou seja, defeito do septo interventricular e defeito do septo interatrial).

Divisão desigual do tronco arterial

A divisão desigual do tronco arterial ocorre quando a divisão do tronco arterial, superior às valvas, é desigual (Figuras 13.33A e 13.34B e C). Uma das grandes artérias é ampla e a outra é pequena. Como resultado, o **septo aorticopulmonar** não está alinhado ao septo interventricular, resultando em CIV; dos dois vasos, aquele com o maior diâmetro geralmente "cavalga" a CIV (ver Figura 13.33B).

Na **estenose da valva pulmonar**, as válvulas (folhetos) da valva pulmonar são fusionadas para formar uma cúpula com uma abertura central estreita (Figura 13.34D).

Na **estenose infundibular**, o cone arterial (infundíbulo) do ventrículo direito é subdesenvolvido. Os dois tipos de estenose pulmonar podem ocorrer. Dependendo do grau de obstrução ao fluxo sanguíneo, existe um grau variável de hipertrofia (maior volume) do ventrículo direito (ver Figura 13.33A e B).

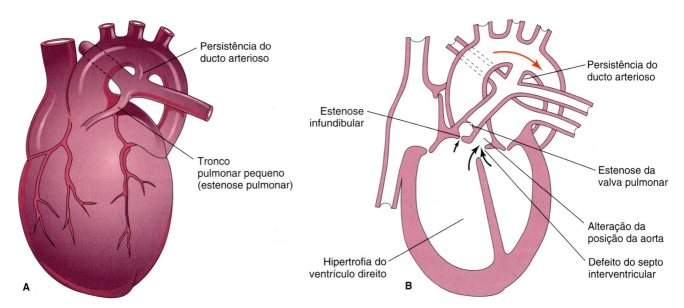

Figura 13.33 A. Desenho do coração de um lactente mostrando pequeno tronco pulmonar (estenose pulmonar) e uma grande aorta resultantes da divisão desigual do tronco arterial. Há também hipertrofia do ventrículo direito e persistência do ducto arterioso. **B.** Corte frontal desse coração ilustrando tetralogia de Fallot. Observe os quatro defeitos cardíacos dessa tetralogia: estenose da valva pulmonar, defeito do septo interventricular, alteração da posição da aorta e hipertrofia do ventrículo direito. As *setas* indicam o fluxo sanguíneo para os grandes vasos (aorta e tronco pulmonar).

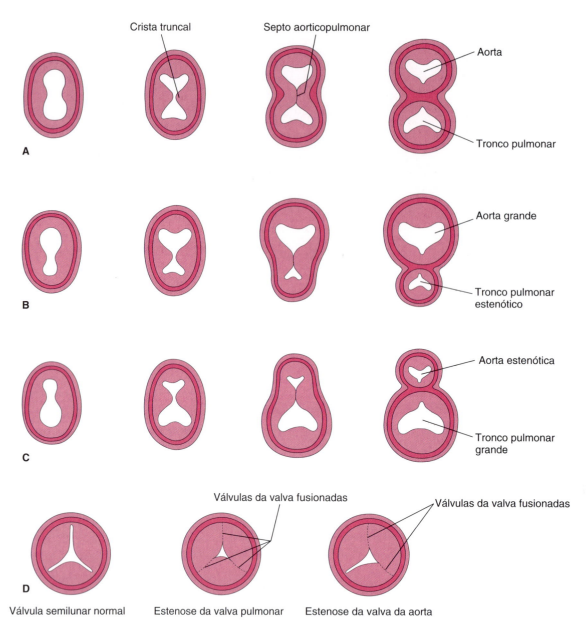

Figura 13.34 Divisão anormal do tronco arterial. **A** a **C.** Esboços dos cortes transversais do tronco arterial, ilustrando a divisão normal e anormal do tronco arterial. **A.** Normal. **B.** Divisão desigual do tronco arterial, resultando em pequeno tronco pulmonar. **C.** Divisão desigual resultando em aorta pequena. **D.** Esboços ilustrando a válvula semilunar normal e as valvas pulmonar e da aorta estenóticas.

Tetralogia de Fallot

A tetralogia de Fallot é um grupo clássico de quatro defeitos cardíacos (Figuras 13.35 e 13.36 e ver Figura 13.33B) e consiste em:

- Estenose da artéria pulmonar (obstrução do escoamento do ventrículo direito)
- Defeito do septo interventricular
- Dextroposição da aorta ("cavalgando" a aorta)
- Hipertrofia do ventrículo direito.

Nesses defeitos, o tronco pulmonar geralmente é pequeno (ver Figura 13.33A) e pode haver vários graus de estenose da artéria pulmonar. A **cianose** (*oxigenação deficiente do sangue*) é um nítido sinal da tetralogia, mas geralmente não existe por ocasião do nascimento e, em alguns casos, o grau de estenose pulmonar é tão leve que o tratamento cirúrgico pode ser adiado por meses, após o nascimento.

A tetralogia ocorre quando a divisão do tronco arterial é desigual, e o tronco pulmonar é estenótico. A **atresia pulmonar associada a CIV** é uma forma extrema da tetralogia de Fallot; todo o débito do ventrículo direito é via aorta. O fluxo sanguíneo pulmonar depende da persistência do ducto arterioso ou dos vasos colaterais brônquicos. O tratamento inicial pode exigir a colocação cirúrgica de um desvio temporário, mas em muitos casos o reparo cirúrgico principal é o tratamento de escolha nos primeiros meses de vida.

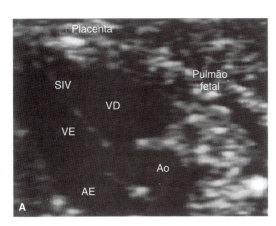

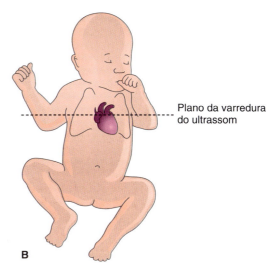

Figura 13.35 A. Imagem da ultrassonografia do coração de um feto de 20 semanas com tetralogia de Fallot. Note que a grande alteração da posição da aorta (*Ao*) amplia o septo interventricular. Como resultado, ele recebe sangue do ventrículo esquerdo (*VE*) e do ventrículo direito (*VD*). *SIV*, septo interventricular; *AE*, átrio esquerdo. **B.** Desenho de orientação. (**A.** Cortesia do Dr. B. Benacerraf, Diagnostic Ultrasound Associates, P.C., Boston, MA.)

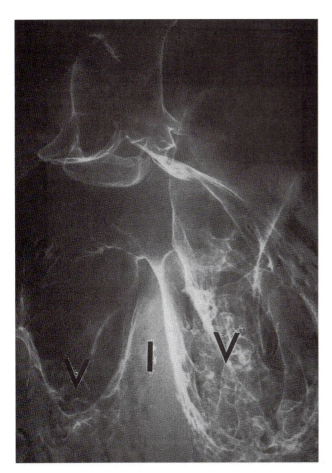

Figura 13.36 Tetralogia de Fallot. Foi injetado no coração pó de bário. Note os dois ventrículos (*V*), o septo interventricular (*I*), o defeito do septo interventricular na margem superior e a origem da aorta acima do ventrículo direito (alteração da posição da aorta). A artéria pulmonar principal não é visualizada. (Cortesia do Dr. Joseph R. Siebert, Children's Hospital and Regional Medical Center, Seattle, WA.)

Estenose aórtica e atresia aórtica

Na **estenose da valva da aorta**, as margens da valva geralmente estão fusionadas para formar uma cúpula com uma estreita abertura (ver Figura 13.34D). Esse defeito pode ser congênito ou pode se desenvolver após o nascimento. A estenose valvar causa trabalho extra para o coração e resulta em **hipertrofia do ventrículo esquerdo** e em **sons cardíacos** anormais **(sopros cardíacos)**.

Na estenose subaórtica, frequentemente há uma faixa de tecido fibroso logo abaixo da valva da aorta. O estreitamento da aorta resulta da persistência do tecido, que normalmente degenera à medida que a valva se forma. Existe **atresia aórtica** quando a obstrução da aorta ou da sua valva é completa.

Síndrome do coração esquerdo hipoplásico

O ventrículo esquerdo é pequeno e não funcional (Figura 13.37); o ventrículo direito mantém tanto a circulação pulmonar quanto a sistêmica. O sangue flui através de uma CIA ou de um forame oval dilatado do lado esquerdo para o lado direito do coração, onde se mistura com o sangue venoso sistêmico.

Além do ventrículo esquerdo subdesenvolvido, há atresia ou estenose das valvas da aorta ou atrioventricular esquerda e hipoplasia da parte ascendente da aorta. É possível a sobrevida a longo prazo por meio de cirurgia paliativa [transplante cardíaco ou cirurgia em três etapas (Norwood para paliação)] e a maioria das crianças sobrevive até a idade adulta. Distúrbios na migração das células da crista neural, na função hemodinâmica, na apoptose e na proliferação da matriz extracelular são, provavelmente, responsáveis pela patogênese de muitas CCs, como essa síndrome. Estudos recentes indicam mutação genética e envolvimento mutagênico complexo em casos esporádicos da síndrome do coração esquerdo hipoplásico.

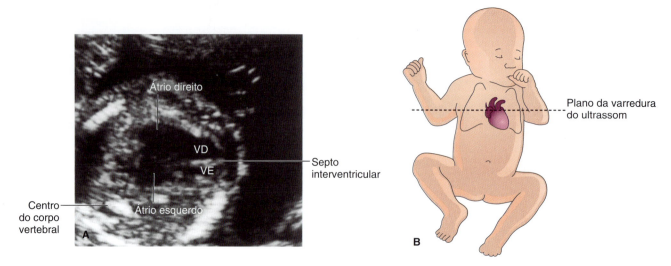

Figura 13.37 A. Imagem de ultrassonografia do coração de um feto no segundo trimestre com um coração esquerdo hipoplásico. Note que o ventrículo esquerdo (*VE*) é muito menor do que o ventrículo direito (*VD*). Essa é uma varredura oblíqua do tórax fetal pelo longo eixo dos ventrículos. **B.** Desenho de orientação. (**A.** Cortesia do Dr. B. Benacerraf, Diagnostic Ultrasound Associates, P.C., Boston, MA.)

Derivados das artérias do arco faríngeo

À medida que os arcos faríngeos se desenvolvem, durante a 4ª semana, eles são supridos pelas artérias do arco faríngeo do **saco aórtico** (Figura 13.38B). As células mesodérmicas migram dos arcos para o saco aórtico, conectando as artérias do arco faríngeo à via de saída. Essas artérias terminam na aorta dorsal ipsilateral. Embora, geralmente, seis pares de artérias do arco se desenvolvam, elas não existem ao mesmo tempo (ver Figura 13.38B e C). Quando o sexto par de artérias do arco se forma, os dois primeiros pares já desapareceram (ver Figura 13.38C). Durante a 8ª semana, o **padrão arterial do arco faríngeo** primitivo é transformado no arranjo arterial fetal final (Figura 13.39C).

Estudos moleculares indicam que o fator de transcrição Tbx1 regula a migração das células da crista neural que contribuem para a formação das artérias do arco faríngeo.

Derivados do primeiro par de artérias do arco faríngeo

A maioria dessas artérias desaparece, mas os remanescentes delas formam parte das **artérias maxilares**, que suprem as orelhas, dentes e músculos dos olhos e da face. Essas artérias também podem contribuir para a formação das **artérias carótidas externas** (ver Figura 13.39B).

Derivados do segundo par de artérias do arco faríngeo

As partes dorsais dessas artérias persistem e formam os troncos das **artérias estapediais**; esses pequenos vasos seguem por meio do anel do estribo, um pequeno osso na orelha média (ver Figura 18.16C).

Derivados do terceiro par de artérias do arco faríngeo

As partes proximais dessas artérias formam as **artérias carótidas comuns**, que suprem as estruturas na cabeça (ver Figura 13.39D). As partes distais dessas artérias unem-se às **aortas** dorsais para formarem as **artérias carótidas internas**, que suprem as orelhas médias, as órbitas, o encéfalo, as meninges e a glândula hipófise.

Derivados do quarto par de artérias do arco faríngeo

A *artéria do quarto arco esquerdo* forma **parte do arco da aorta** (ver Figura 13.39C). A parte proximal da artéria desenvolve-se a partir do **saco aórtico** e a parte distal deriva da **aorta dorsal esquerda**. A *artéria do quarto arco direito* torna-se a **parte proximal da artéria subclávia direita**. A parte distal da artéria subclávia direita forma-se a partir da **aorta dorsal direita** e da **sétima artéria intersegmentar direita**.

A artéria subclávia esquerda não deriva de artéria do arco faríngeo; ela é formada a partir da **sétima artéria intersegmentar esquerda** (ver Figura 13.39A). À medida que o desenvolvimento avança, o crescimento diferencial desloca a origem da artéria subclávia esquerda cranialmente. Consequentemente, ela fica perto da origem da artéria carótida comum esquerda (ver Figura 13.39D).

Destino do quinto par de artérias do arco faríngeo

Em aproximadamente 50% dos casos, o quinto par de artérias consiste em vasos rudimentares que logo degeneram, não deixando derivados vasculares. Nos outros 50% das pessoas, essas artérias não se desenvolvem.

Derivados do sexto par de artérias do arco faríngeo

A **sexta artéria esquerda** desenvolve-se da seguinte maneira (ver Figura 13.39B e C):

- A parte proximal da artéria persiste como a parte proximal da **artéria pulmonar esquerda**
- A parte distal da artéria passa da artéria pulmonar esquerda para a aorta dorsal e forma um desvio pré-natal, o **ducto arterioso**.

A **sexta artéria direita** desenvolve-se da seguinte maneira:

- A parte proximal da artéria persiste como a parte proximal da **artéria pulmonar direita**
- A parte distal da artéria degenera.

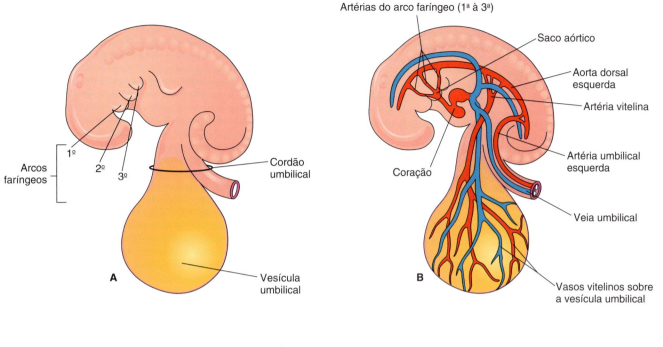

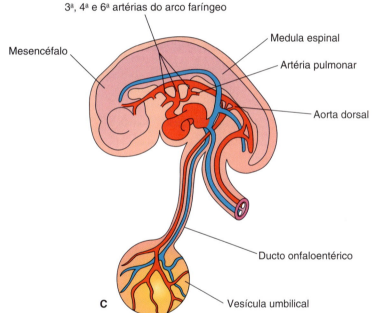

Figura 13.38 Arcos faríngeos e artérias do arco faríngeo. **A.** Lado esquerdo do embrião (aproximadamente 26 dias). **B.** Desenho esquemático desse embrião mostrando as artérias do arco faríngeo esquerdo surgindo do saco aórtico, seguindo pelos arcos faríngeos e terminando na aorta dorsal esquerda. **C.** Embrião (aproximadamente 37 dias) mostrando aorta dorsal única. A maior parte das artérias dos primeiros dois pares do arco faríngeo degenerou.

A transformação do sexto par de artérias explica por que o curso dos **nervos laríngeos recorrentes** difere nos dois lados. Esses nervos suprem o sexto par dos arcos faríngeos e engancham ao redor do sexto par de artérias no caminho da laringe em desenvolvimento (Figura 13.40A).

À direita, como a parte distal da sexta artéria direita degenera, o nervo laríngeo recorrente direito move-se superiormente e engancha em torno da parte proximal da **artéria subclávia direita**, a derivada da quarta artéria (Figura 13.40B). À esquerda, o nervo laríngeo recorrente esquerdo engancha em torno do **ducto arterioso** formado pela parte distal da sexta artéria. Quando esse desvio arterial involui após o

nascimento, o nervo permanece em torno do **ligamento arterial** (remanescente do ducto arterioso) e do arco da aorta (Figura 13.40C).

Defeitos congênitos das artérias do arco faríngeo

Devido às muitas mudanças envolvidas na transformação do sistema arterial do arco faríngeo no padrão arterial adulto, podem ocorrer defeitos congênitos arteriais. A maioria dos defeitos resulta da persistência de partes das artérias do arco faríngeo que geralmente desaparecem ou do desaparecimento de partes que normalmente persistem.

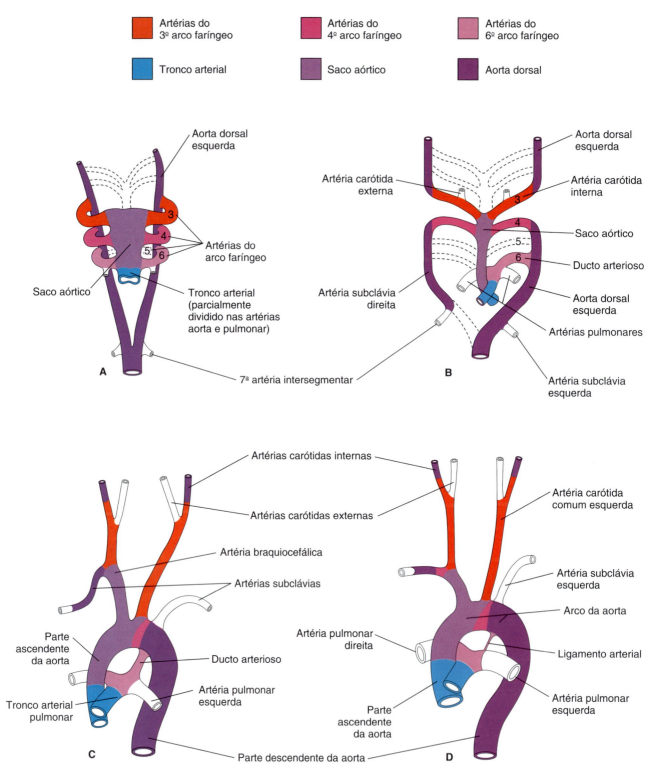

Figura 13.39 Desenhos esquemáticos ilustrando as alterações arteriais que resultam durante a transformação do tronco arterial, saco aórtico, artérias do arco faríngeo e aortas dorsais no padrão arterial adulto. Os vasos que não estão coloridos não são derivados dessas estruturas. **A.** Artérias do arco faríngeo na 6ª semana; nesse estágio, os dois primeiros pares de artérias desapareceram em grande parte. **B.** Artérias do arco faríngeo na 7ª semana; as partes das aortas dorsais e artérias do arco faríngeo, que normalmente desaparecem, estão indicadas por linhas hachuradas. **C.** Arranjo arterial na 8ª semana. **D.** Esboço dos vasos arteriais de uma criança de 6 meses de idade. Observe que a parte ascendente da aorta e as artérias pulmonares são consideravelmente menores em **C** do que em **D**. Isso representa o fluxo relativo através desses vasos nos diferentes estágios de desenvolvimento. Observe o grande tamanho do ducto arterioso em **C** e que é essencialmente uma continuação direta do tronco pulmonar. O ducto arterioso normalmente se fecha funcionalmente nos primeiros dias após o nascimento. Por fim, o ducto arterioso torna-se o ligamento arterial, como mostrado em **D**.

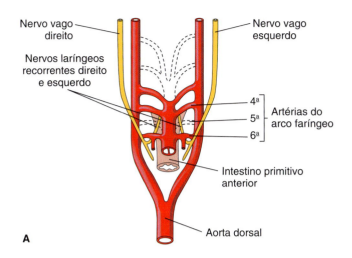

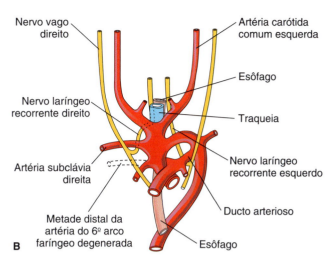

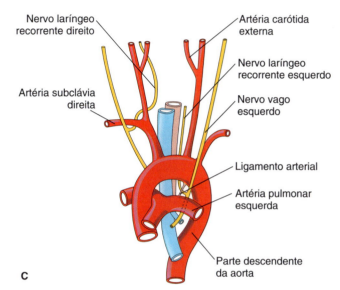

Figura 13.40 Relação dos nervos laríngeos recorrentes com as artérias do arco faríngeo. **A.** Na 6ª semana mostrando os nervos laríngeos recorrentes enganchados em torno do sexto par de artérias do arco faríngeo. **B.** Na 8ª semana mostrando o nervo laríngeo recorrente direito enganchado ao redor da artéria subclávia direita e o nervo laríngeo recorrente esquerdo enganchado ao redor do ducto arterioso e do arco da aorta. **C.** Após o nascimento, mostrando o nervo recorrente esquerdo enganchado ao redor do ligamento arterial e do arco da aorta.

Coarctação da aorta

A coarctação (constrição) da aorta ocorre em aproximadamente 10% das crianças com CC. A coarctação é caracterizada pela constrição aórtica de comprimento variável (Figura 13.41). A maioria das coarctações ocorre distal à origem da artéria subclávia esquerda, na entrada do ducto arterioso (coarctação justaductal).

A classificação em coarctações pré-ductal e pós-ductal é comumente utilizada; no entanto, em 90% dos casos, a coarctação é diretamente oposta ao ducto arterioso. A coarctação ocorre duas vezes mais nos homens do que nas mulheres e está associada à valva atrioventricular esquerda em 70% dos casos (ver Figura 13.12E).

Na **coarctação pós-ductal**, a constrição é bem distal ao ducto arterioso (ver Figura 13.41A e B). Isso permite o desenvolvimento de circulação colateral durante o período fetal (Figura 13.41B), auxiliando a passagem do sangue para as partes inferiores do corpo.

Na **coarctação pré-ductal**, a constrição é proximal ao ducto arterioso (ver Figura 13.41C). O segmento estreitado pode ser extenso (ver Figura 13.41D); antes do nascimento, o sangue flui pelo ducto arterioso até a parte descendente da aorta para distribuição para a parte inferior do corpo.

Na criança com coarctação da aorta grave, o fechamento do ducto arterioso resulta em **hipoperfusão** e rápida deterioração.

Essas crianças geralmente recebem **prostaglandina E$_2$** na tentativa de reabrir o ducto arterioso e estabelecer o fluxo sanguíneo adequado para os membros inferiores. A coarctação da aorta pode ser uma característica da síndrome de Turner (ver Capítulo 20, Figuras 20.3 e 20.4). Essa e outras observações sugerem que fatores genéticos e/ou ambientais causam coarctação.

Existem três visões principais sobre a base embriológica da coarctação da aorta:

- Durante a formação do arco da aorta, o tecido muscular do ducto arterioso pode ser incorporado à parede da aorta; então, quando o ducto arterioso se contrai, ao nascimento, o músculo ductal na aorta também se contrai, formando uma coarctação
- Pode haver involução anormal de um pequeno segmento da aorta dorsal esquerda (ver Figura 13.41F). Mais tarde, esse segmento estenótico (área de coarctação) move-se cranialmente com a artéria subclávia esquerda (ver Figura 13.41G)
- Durante a vida fetal, o segmento do arco da aorta entre a artéria subclávia esquerda e o ducto arterioso é normalmente estreito porque carrega muito pouco sangue. Após o fechamento do ducto arterioso, essa área estreita (istmo) normalmente aumenta até atingir o mesmo diâmetro da aorta. Se o istmo persistir, forma-se uma coarctação.

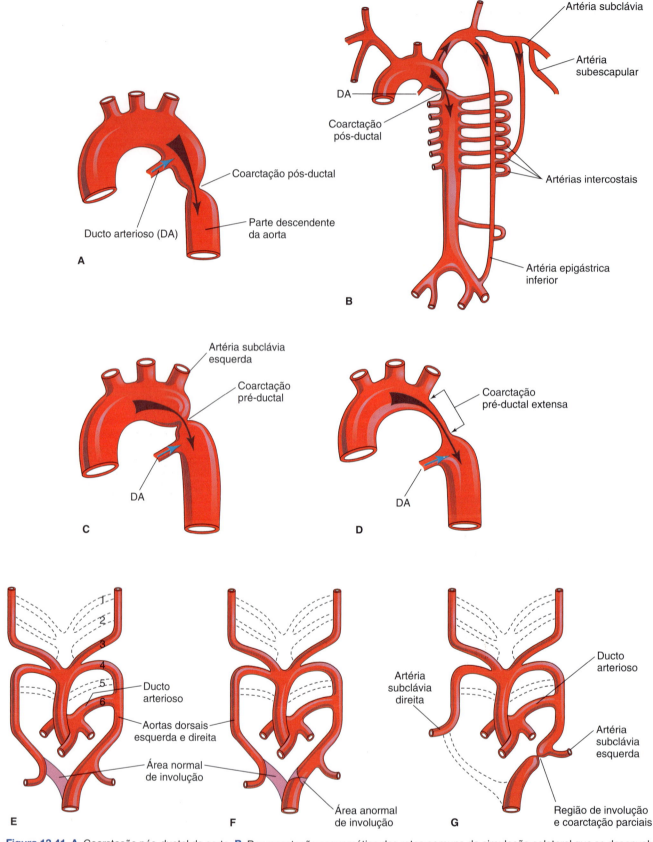

Figura 13.41 A. Coarctação pós-ductal da aorta. **B.** Representação esquemática das rotas comuns da circulação colateral que se desenvolve na associação com a coarctação pós-ductal da aorta. **C** e **D.** Coarctação pré-ductal. **E.** Esboço do padrão arterial do arco faríngeo em um embrião de 7 semanas, mostrando as áreas que normalmente involuem (ver *ramos tracejados das artérias*). Note que o segmento distal da aorta dorsal direita involui normalmente conforme a artéria subclávia direita se desenvolve. **F.** Involução anormal de um pequeno segmento distal da aorta dorsal esquerda. **G.** Estágio posterior mostrando a involução anormal do segmento parecendo como coarctação da aorta. O segmento move-se para a região do ducto arterioso com a artéria subclávia esquerda. Esses desenhos (**E** a **G**) ilustram hipótese sobre a base embriológica da coarctação da aorta.

Dupla artéria do arco faríngeo

A **dupla artéria do arco faríngeo** é uma anomalia rara caracterizada por um anel vascular ao redor da traqueia e do esôfago (Figura 13.42B). Podem ocorrer variados graus de compressão dessas estruturas nas crianças. Se a compressão for significativa, ela causa respiração ofegante que é agravada pelo choro, alimentação e flexão do pescoço. O anel vascular resulta da falha no desaparecimento da parte distal da aorta dorsal direita (Figura 13.42A); como resultado, há a formação dos arcos direito e esquerdo. Geralmente, o arco direito da aorta é maior e passa posterior à traqueia e ao esôfago (ver Figura 13.42B).

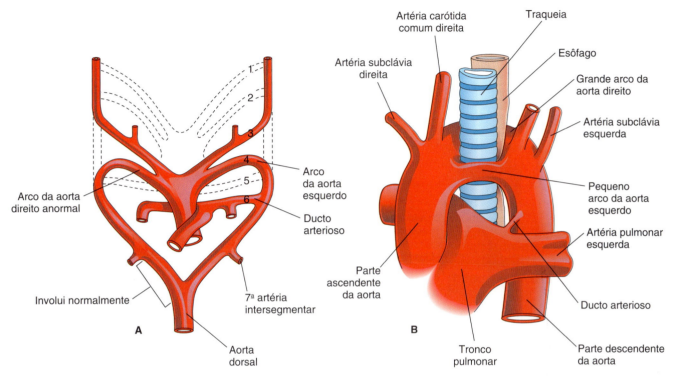

Figura 13.42 A. Desenho das artérias do arco faríngeo embrionário ilustrando a base embriológica dos arcos direito e esquerdo da aorta (arco da aorta duplo). **B.** O arco direito grande da aorta e o arco esquerdo pequeno da aorta surgem da parte ascendente da aorta, formando o anel vascular em torno da traqueia e do esôfago. Observe que há compressão do esôfago e da traqueia. As artérias carótida comum direita e subclávia direita derivam separadamente do grande arco direito da aorta.

Arco direito da aorta

Quando toda a aorta dorsal direita persiste (Figura 13.43A e B) e a parte distal da aorta dorsal esquerda involui, resulta no arco direito da aorta. Existem dois tipos principais:

- **Arco direito da aorta sem o componente retroesofágico** (ver Figura 13.43B). O ducto arterioso ou o ligamento arterial passa da artéria pulmonar direita para o arco da aorta direito. Como não há formação de nenhum anel vascular, essa condição geralmente é assintomática

- **Arco direito da aorta com o componente retroesofágico** (Figura 13.43C). Originalmente, o pequeno arco da aorta esquerdo provavelmente involuiu, deixando o arco direito da aorta posterior ao esôfago. O ducto arterioso (ligamento arterial) une-se à parte distal do arco da aorta e forma um anel, que pode constringir o esôfago e a traqueia.

Artéria subclávia direita anômala

A artéria subclávia direita surge da parte distal do arco da aorta e passa posterior à traqueia e ao esôfago para suprir o membro superior direito (Figuras 13.44 e 13.45). A **artéria subclávia direita retroesofágica** ocorre quando a quarta artéria direita do arco faríngeo e a aorta dorsal direita desaparecem cranialmente à sétima artéria intersegmentar. Como resultado, a artéria subclávia direita forma-se a partir da sétima artéria intersegmentar direita e da parte distal da aorta dorsal direita. À medida que o desenvolvimento avança, o crescimento diferencial desloca a origem da artéria subclávia direita cranialmente até ela ficar perto da origem da artéria subclávia esquerda.

Embora a artéria subclávia direita anômala seja bastante comum e sempre forme um anel vascular, em casos raros ela é clinicamente significativa porque o anel não costuma ser apertado o suficiente para constringir muito o esôfago e a traqueia.

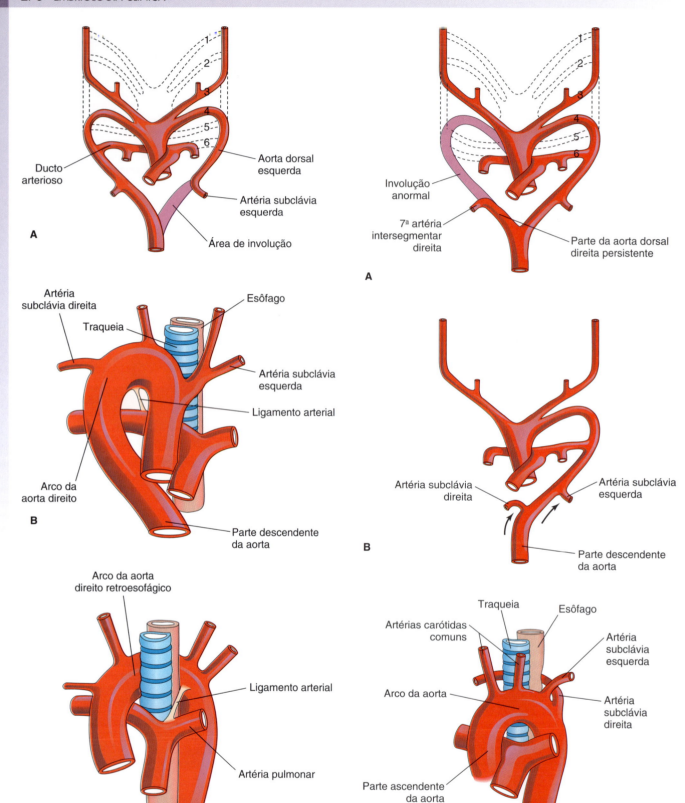

Figura 13.43 A. Esboço das artérias do arco faríngeo mostrando a involução normal da parte distal da aorta dorsal esquerda. Há também a persistência de toda a aorta dorsal direita e da parte distal da artéria do sexto arco faríngeo direito. **B.** Artéria do arco faríngeo direito sem o componente retroesofágico. **C.** Arco direito da aorta com o componente retroesofágico. O arco da aorta direito anormal e o ligamento arterial (remanescente pós-natal do ducto arterioso) formam um anel que comprime o esôfago e a traqueia.

Figura 13.44 Esboços ilustrando a possível base embriológica da origem anormal da artéria subclávia direita. **A.** A artéria do quarto arco faríngeo direito e a parte cranial da aorta dorsal direita involuíram. Como resultado, a artéria subclávia direita forma-se a partir da sétima artéria intersegmentar direita e do segmento distal da aorta dorsal direita. **B.** Conforme o arco da aorta se forma, a artéria subclávia direita é levada cranialmente (*setas*) com a artéria subclávia esquerda. **C.** A artéria subclávia direita anormal deriva da aorta e passa posterior à traqueia e ao esôfago.

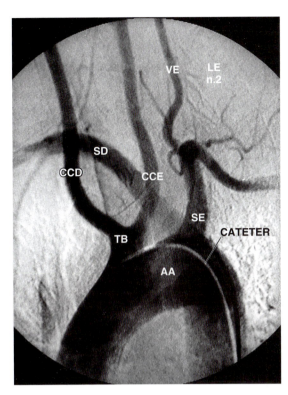

Figura 13.45 Origem anormal da artéria subclávia direita. Essa vista oblíqua anterior esquerda da arteriografia do arco da aorta mostra ambas as artérias carótidas comuns surgindo de um tronco comum *(TB)* do arco da aorta. A origem da artéria subclávia direita *(SD)* é distal à origem separada da artéria subclávia esquerda *(SE)*, mas está superposta nesta vista. A artéria subclávia direita segue cranial e para a direita, posterior ao esôfago e à traqueia. *AA*, arco da aorta; *TB*, tronco braquiocefálico; *CCE*, carótida comum esquerda (artéria); *LE n.2*, lado esquerdo, vista número 2; *VE*, artéria vertebral esquerda; *CCD*, artéria carótida comum direita. (Cortesia do Dr. Gerald S. Smyser, Altru Health System, Grand Forks, ND.)

▶ Circulação fetal e neonatal

14

O **sistema cardiovascular fetal** é projetado para atender às necessidades pré-natais e permitir modificações ao nascimento, que estabelecem o padrão circulatório neonatal (Figuras 13.46 e 13.47). A boa respiração no período neonatal (1 a 28 dias) depende da ocorrência de mudanças circulatórias normais ao nascimento, que resultem na oxigenação do sangue nos pulmões quando cessa o fluxo sanguíneo fetal por meio da placenta. Na vida pré-natal, os pulmões não fornecem troca gasosa e os vasos pulmonares são **vasoconstritos** (estreitos). As três estruturas vasculares mais importantes na circulação transitória são o ducto venoso, o forame oval e o ducto arterioso.

Circulação fetal

O **sangue rico em oxigênio e nutrientes** retorna sob alta pressão da placenta na **veia umbilical** (ver Figura 13.46). Ao aproximar-se do fígado, aproximadamente metade do sangue passa diretamente no **ducto venoso**, um vaso fetal que conecta a veia umbilical à VCI (Figuras 13.48 e 13.49); consequentemente, esse sangue contorna o fígado. A outra metade do sangue na veia umbilical flui para os sinusoides do fígado e entra na veia VCI por meio das **veias hepáticas**.

O fluxo de sangue pelo ducto venoso é regulado por um mecanismo de esfíncter perto da veia umbilical. Quando o esfíncter se contrai, mais sangue é desviado para a veia porta e os sinusoides hepáticos e menos para o ducto venoso (ver Figura 13.49). Embora tenha sido descrito um esfíncter anatômico no ducto venoso, sua presença não é universalmente aceita. No entanto, é reconhecido que existe um esfíncter fisiológico que impede a sobrecarga do coração quando o fluxo venoso na veia umbilical é alto (p. ex., durante as contrações uterinas).

Após um breve curso na VCI, o sangue entra no átrio direito do coração. Como a VCI também contém sangue com pouco oxigênio dos membros inferiores, abdome e pelve, o sangue que entra no átrio direito não é tão rico em oxigênio como na veia umbilical, mas ainda tem alto conteúdo de oxigênio (ver Figura 13.46). A maior quantidade de sangue da VCI é direcionada pela *crista dividens* (margem inferior do *septum secundum*) por meio do forame oval para o átrio esquerdo (Figura 13.50). Neste local ele se mistura com a quantidade relativamente pequena de sangue com pouco oxigênio, que retorna dos pulmões pelas veias pulmonares. Os pulmões do feto usam oxigênio do sangue em vez de reabastecê-lo. Do átrio esquerdo, o sangue passa para o ventrículo esquerdo e sai pela aorta ascendente.

As artérias para coração, pescoço, cabeça e membros superiores recebem sangue rico em oxigênio da parte ascendente da aorta. O fígado também recebe sangue rico em oxigênio da veia umbilical (ver Figuras 13.48 e 13.49). A pequena quantidade de sangue rico em oxigênio da VCI no átrio direito, que não entra no forame oval, mistura-se com sangue com pouco oxigênio da VCS e do seio coronário e passa para o ventrículo direito. Esse sangue, que tem um teor médio de oxigênio, sai por meio do tronco pulmonar.

Cerca de 10% desse fluxo de sangue vai para os pulmões; a maior quantidade de sangue passa por meio do **ducto arterioso** para a parte descendente da aorta do feto e retorna para a placenta pelas artérias umbilicais (ver Figura 13.46). O ducto arterioso protege os pulmões da sobrecarga circulatória e permite que o ventrículo direito se fortaleça em preparo para o funcionamento em plena capacidade ao nascimento. Devido à alta resistência vascular pulmonar na vida fetal, o fluxo de sangue pulmonar é baixo. Aproximadamente 10% do sangue da parte ascendente da aorta entra na parte descendente da aorta, 65% do sangue na parte descendente da aorta passa para as artérias umbilicais e retorna para a placenta para nova oxigenação. Os 35% restantes do sangue na parte descendente da aorta supre as vísceras e a parte inferior do corpo.

Circulação neonatal de transição

Ajustes circulatórios importantes ocorrem ao nascimento, quando cessa a circulação do sangue fetal pela placenta e os pulmões do recém-nascido se expandem e começam a funcionar (ver Figura 13.47). Após o nascimento, o forame oval, o ducto arterioso, o ducto venoso e os vasos umbilicais deixam de ser necessários. O esfíncter no ducto venoso contrai-se para que todo o sangue que entra no fígado passe pelos sinusoides hepáticos. A oclusão da circulação placentária provoca diminuição imediata na pressão sanguínea na VCI e no átrio direito.

A aeração dos pulmões ao nascimento está associada a:

- Diminuição acentuada da resistência vascular pulmonar
- Aumento expressivo do fluxo sanguíneo pulmonar
- Progressivo adelgaçamento das paredes das artérias pulmonares.

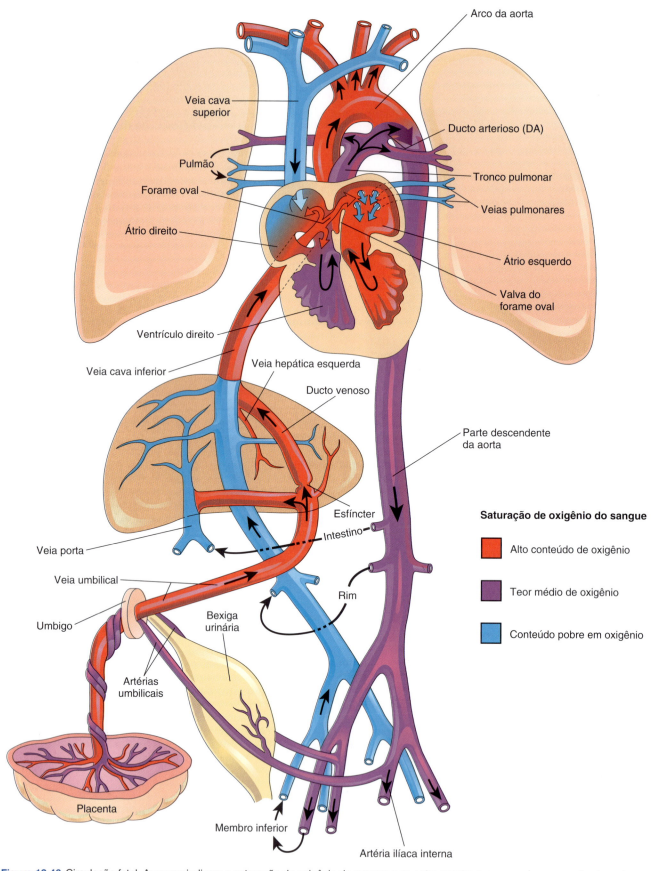

Figura 13.46 Circulação fetal. As *cores* indicam a saturação de oxigênio do sangue e as *setas* mostram o curso do sangue da placenta para o coração. Os órgãos não estão desenhados em escala. Uma pequena quantidade de sangue rico em oxigênio da veia cava inferior permanece no átrio direito e se mistura com o sangue pouco oxigenado da veia cava superior. O sangue com oxigenação média passa então para o ventrículo direito. Observe que três desvios permitem que a maior parte do sangue contorne o fígado e os pulmões: (1) ducto venoso, (2) forame oval e (3) ducto arterioso. O sangue pobre em oxigênio retorna à placenta para oxigenação e nutrição pelas artérias umbilicais.

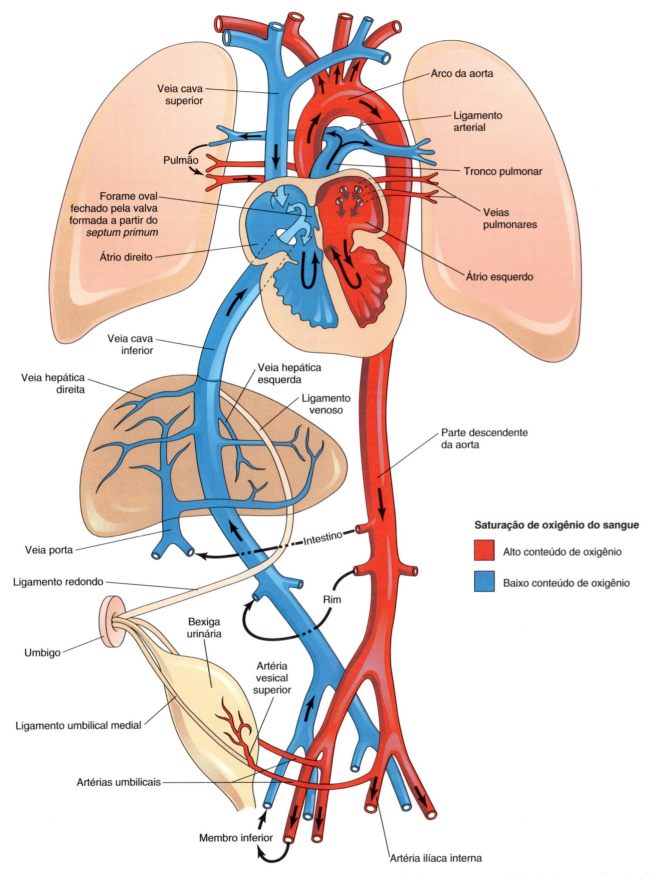

Figura 13.47 Circulação neonatal. Os derivados adultos dos vasos e das estruturas fetais que se tornam não funcionais ao nascimento são mostrados. As *setas* indicam o curso do sangue no recém-nascido. Os órgãos não estão desenhados em escala. Após o nascimento, os três desvios que encurtam o circuito do sangue durante a vida fetal deixam de funcionar e as circulações pulmonar e sistêmica se separam.

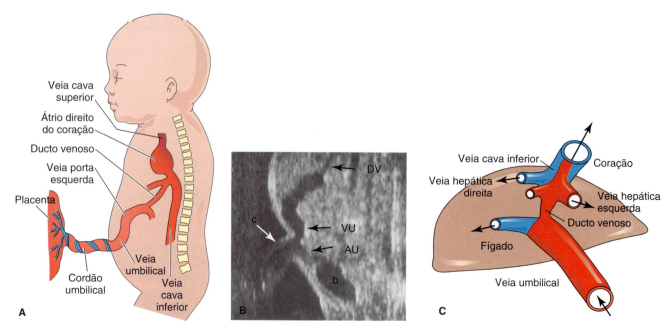

Figura 13.48 A. Ilustração esquemática do trajeto da veia umbilical desde o cordão umbilical até o fígado. **B.** Ultrassonografia mostrando o cordão umbilical e o trajeto de seus vasos no embrião. *b*, bexiga; *c*, cordão umbilical; *DV*, ducto venoso; *AU*, artéria umbilical; *VU*, veia umbilical. **C.** Apresentação esquemática da relação entre o ducto venoso, a veia umbilical, as veias hepáticas e a veia cava inferior. O sangue oxigenado está codificado com *vermelho*. (**B.** De Goldstein RB: Ultrasound evaluation of the fetal abdome. In Callen PW, editor: *Ultrasonography in obstetrics and gynecology*, ed 3, Philadelphia, 1996, Saunders. **C.** De Tekay A, Campbell S: Doppler ultrasonography in obstetrics. In Callen PW, editor. *Ultrasonography in obstetrics and gynecology*. ed 4, Philadelphia, 2000, Saunders.)

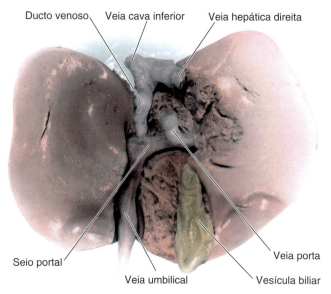

Figura 13.49 Dissecção da superfície visceral do fígado fetal. Aproximadamente 50% do sangue venoso umbilical contorna o fígado e junta-se à veia cava inferior por meio do ducto venoso.

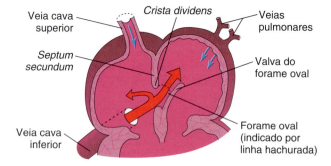

Figura 13.50 Diagrama esquemático do fluxo sanguíneo através dos átrios fetais ilustrando como a *crista dividens* (margem inferior do *septum secundum*) separa o sangue proveniente da veia cava inferior em duas correntes. A corrente maior passa através do forame oval para o átrio esquerdo, onde se mistura com o pequeno volume de sangue pobre em oxigênio proveniente dos pulmões através das veias pulmonares. Uma pequena corrente de sangue da veia cava inferior permanece no átrio direito e se mistura com o sangue pouco oxigenado da veia cava superior e do seio coronário.

O afinamento das paredes arteriais resulta principalmente da distensão dos pulmões ao nascimento.

Devido ao aumento do fluxo sanguíneo pulmonar e à perda de fluxo da veia umbilical, a pressão no átrio esquerdo fica maior do que no átrio direito. O aumento da pressão no átrio esquerdo fecha funcionalmente o **forame oval**, pressionando a valva do forame contra o *septum secundum* (ver Figura 13.47). O volume de sangue do ventrículo direito agora flui para o tronco pulmonar. Como a resistência vascular pulmonar é menor do que a resistência vascular sistêmica, o fluxo sanguíneo no ducto arterioso inverte e passa da parte descendente da aorta para o tronco pulmonar.

Nos fetos e nos recém-nascidos, a parede ventricular direita é mais espessa do que a parede ventricular esquerda porque o ventrículo direito trabalha muito no útero. No final do primeiro mês, a parede ventricular esquerda é mais espessa do que a parede do ventrículo direito porque o ventrículo esquerdo começa a trabalhar mais. A parede do ventrículo direito torna-se mais fina devido à atrofia associada à carga de trabalho mais leve.

O *ducto arterioso contrai-se ao nascimento*, mas um pequeno volume de sangue pode continuar a ser desviado por ele da aorta para o tronco pulmonar por 24 a 48 horas em um recém-nascido a termo normal. No fim dessas 24 horas, 20% dos ductos estão funcionalmente fechados; após as 48 horas, cerca de 80% estão fechados; e depois de 96 horas, 100% estão fechados. Nos recém-nascidos prematuros e naqueles com **hipoxia persistente**, o ducto arterioso pode permanecer aberto por mais tempo.

Nos recém-nascidos a termo, o oxigênio é o fator mais importante no controle do fechamento do ducto arterioso; o oxigênio parece ser mediado pela **bradicinina**, uma substância liberada dos pulmões durante a insuflação inicial. A bradicinina tem efeitos contráteis potentes sobre o músculo liso. A ação dessa substância parece ser dependente do conteúdo elevado de oxigênio do sangue na aorta, resultante da aeração dos pulmões ao nascimento. Quando a PO_2 do sangue passando pelo ducto arterioso atinge cerca de 50 mmHg, a parede do ducto arterioso se contrai. Os mecanismos pelos quais o oxigênio causa a constrição do ducto arterioso não são bem compreendidos.

Os efeitos do oxigênio sobre o músculo liso do ducto podem ser diretos ou mediados pelos efeitos sobre a secreção da prostaglandina E_2. *O TGF-β provavelmente está envolvido no fechamento anatômico do* ducto arterioso *após o nascimento.* Durante a vida fetal, a perviedade do ducto arterioso é controlada pelo baixo conteúdo de oxigênio no sangue que passa por ele e pela produção endógena das **prostaglandinas** que atuam sobre o músculo liso na parede do ducto arterioso. As prostaglandinas causam o relaxamento do ducto arterioso. A hipoxia e outras influências mal definidas causam a produção local de prostaglandina E_2 e prostaciclina I_2, que mantém o ducto arterioso aberto. Inibidores da síntese das prostaglandinas, como a **indometacina**, podem causar constrição do ducto arterioso, pérvio em prematuros.

As *artérias umbilicais contraem-se ao nascimento*, evitando a perda de sangue do recém-nascido. Como o cordão umbilical não é amarrado por um minuto ou um pouco mais, o fluxo de sangue por meio da veia umbilical continua transferindo sangue fetal, rico em oxigênio, da placenta para o recém-nascido. *A mudança do padrão fetal da circulação sanguínea para o adulto não é uma ocorrência súbita.* Algumas mudanças ocorrem com a primeira respiração; outras acontecem durante horas e dias. Durante a fase de transição, pode haver um fluxo da direita para a esquerda através do forame oval. O fechamento dos vasos fetais e do forame oval é, inicialmente, uma alteração funcional. Mais tarde, o fechamento anatômico resulta da proliferação de tecidos fibrosos.

Derivados dos vasos e estruturas fetais

Devido às alterações no sistema cardiovascular ao nascimento, alguns vasos e estruturas não são mais necessários. Durante um período de alguns meses, esses vasos fetais formam ligamentos não funcionais. As estruturas fetais, como o forame oval, persistem como vestígios anatômicos (p. ex., a fossa oval; ver Figura 13.52).

Veia umbilical e ligamento redondo do fígado

A veia umbilical permanece pérvia por um período considerável e pode ser utilizada para exsanguinotransfusão durante o início do período neonatal (primeiras 4 semanas). Essas transfusões são feitas frequentemente para evitar o dano cerebral e morte nos neonatos com anemia (em que o sangue

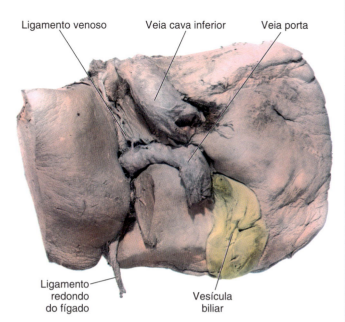

Figura 13.51 Dissecção da superfície visceral do fígado adulto. Observe que a veia umbilical é representada pelo ligamento redondo do fígado e o ducto venoso, pelo ligamento venoso.

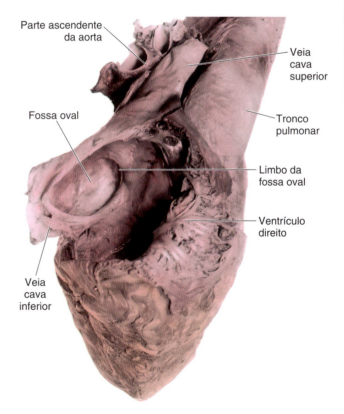

Figura 13.52 Dissecção do lado do átrio direito do septo interatrial de um coração adulto. Observe a fossa oval e o limbo da fossa oval. O assoalho da fossa oval é formado pelo *septum primum*, enquanto o limbo da fossa é formado pela margem livre do *septum secundum*. A aeração dos pulmões ao nascimento está associada a diminuição acentuada da resistência vascular pulmonar e a aumento acentuado do fluxo pulmonar. Devido ao aumento do fluxo sanguíneo pulmonar, a pressão no átrio esquerdo é elevada acima da pressão do átrio direito. A elevação da pressão no átrio esquerdo fecha o forame oval, pressionando a valva do forame contra o *septum secundum*. Isso forma a fossa oval.

é deficiente em células vermelhas) resultante de **eritroblastose fetal** (anemia hemolítica grave). Nas transfusões de troca, a maioria do sangue do recém-nascido é substituída pelo sangue de doador.

A veia umbilical pode também ser canulada, se necessário, para injeção de meio de contraste ou quimioterápicos. A parte intra-abdominal da veia umbilical acaba se tornando o **ligamento redondo do fígado** (ver Figura 13.47), que passa do umbigo para o **hilo hepático (*porta hepatis*)** (fissura na superfície visceral do fígado), onde é ligada ao ramo esquerdo da veia porta (Figura 13.51).

Ducto venoso e ligamento venoso

O ducto venoso torna-se o **ligamento venoso**, que passa pelo fígado vindo do ramo esquerdo da veia porta e une-se à **VCI** (ver Figura 13.51).

Artérias umbilicais e ligamentos abdominais

A maioria das partes intra-abdominais das artérias umbilicais torna-se os **ligamentos umbilicais mediais** (ver Figura 13.47). As partes proximais desses vasos persistem como as **artérias vesicais superiores**, que suprem a bexiga urinária.

Forame oval e fossa oval

O forame oval normalmente fecha funcionalmente ao nascimento. O fechamento anatômico ocorre no 3º mês e resulta da proliferação tecidual e da adesão do *septum primum* à margem esquerda do *septum secundum*. O *septum primum* forma o assoalho da fossa oval (Figura 13.52). A margem inferior do *septum secundum* forma uma dobra arredondada, o limbo da fossa oval (*limbus fossa ovalis*), que marca o limite anterior do forame oval.

Ducto arterioso e ligamento arterial

O fechamento funcional do ducto arterioso nos recém-nascidos a termo saudáveis normalmente é concluído nos primeiros dias após o nascimento (Figura 13.53A). O fechamento anatômico do ducto arterioso e a formação do ligamento arterial normalmente ocorrem na 12ª semana pós-natal (Figura 13.53C). O ligamento arterial, curto e grosso, estende-se da artéria pulmonar esquerda ao arco da aorta.

Desenvolvimento do sistema linfático

O sistema linfático começa a se desenvolver no final da 6ª semana, aproximadamente 2 semanas após o primórdio do sistema cardiovascular ser identificável. Os vasos linfáticos desenvolvem-se de forma semelhante à descrita anteriormente para os vasos sanguíneos (ver Capítulo 4, Figura 4.11) e fazem conexões com o sistema venoso. Os capilares linfáticos iniciais juntam-se uns aos outros para formar a rede linfática (Figura 13.54A). Estudos recentes mostraram que as células endoteliais precursoras dos vasos linfáticos derivam das veias cardinais. *A podoplanina, o LYVE-1 e o VEGFR3 delineiam as células endoteliais progenitoras. A sinalização apelina, Prox1, Sox18 e COUP-TF11 parecem influenciar a migração e a proliferação dessas células linfáticas precursoras.*

Desenvolvimento dos sacos linfáticos e dos ductos linfáticos

Existem seis sacos linfáticos primários presentes no final do período embrionário (ver Figura 13.54A):

* *Dois sacos linfáticos jugulares* perto da junção das veias subclávias com as veias cardinais anteriores (as futuras veias jugulares internas)
* *Dois sacos linfáticos ilíacos* perto da junção das veias ilíacas com as veias cardinais posteriores
* *Um saco linfático retroperitoneal* na raiz do mesentério na parede posterior do abdome
* *A cisterna do quilo* localizada dorsal ao saco linfático retroperitoneal.

Os vasos linfáticos logo se conectam aos sacos linfáticos e comunicam-se com as principais veias da cabeça, do pescoço e dos membros superiores a partir dos sacos linfáticos jugulares; para o tronco inferior a partir dos sacos linfáticos ilíacos; e para o intestino primitivo a partir do saco linfático retroperitoneal e da **cisterna do quilo**. Dois grandes canais (ducto torácico direito e esquerdo) conectam os sacos linfáticos jugulares a essa cisterna. Logo se forma uma grande anastomose entre esses canais (Figura 13.54B).

Desenvolvimento do ducto torácico

O **ducto torácico** é formado pela parte caudal do **ducto torácico direito**, a anastomose entre os ductos torácico esquerdo e direito e a parte cranial do **ducto torácico esquerdo**. Como resultado, há muitas variações em origem, curso e terminação do ducto torácico. O **ducto linfático direito** deriva da parte cranial do ducto torácico direito (Figura 13.54C). O **ducto torácico** e o ducto linfático direito conectam-se ao sistema venoso no **ângulo venoso** entre a veia jugular interna e a veia subclávia (ver Figura 13.54B).

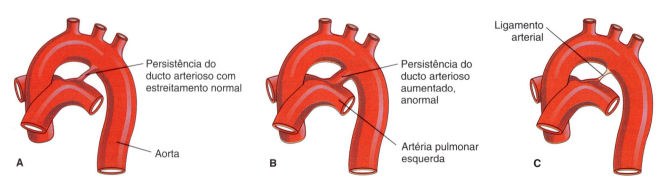

Figura 13.53 Fechamento do ducto arterioso. **A.** Ducto arterioso de um neonato. **B.** Persistência do ducto arterioso anormal em um lactente de 6 meses de idade. **C.** Ligamento arterial em um lactente de 6 meses de idade.

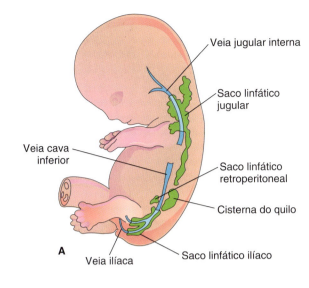

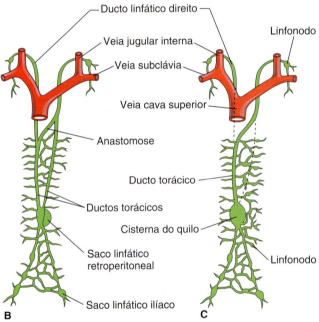

Figura 13.54 Desenvolvimento do sistema linfático. **A.** Lado esquerdo de um embrião de 7,5 semanas que mostra os sacos linfáticos primários. **B.** Vista ventral do sistema linfático na 9ª semana mostrando os ductos torácicos pareados. **C.** Mais tarde no período fetal, ilustrando a formação do ducto torácico e do ducto linfático direito.

Desenvolvimento dos linfonodos

Exceto a parte superior da **cisterna do quilo**, os sacos linfáticos são transformados em grupos de linfonodos durante o início do período fetal. As células mesenquimais invadem cada saco linfático e dispersam a cavidade em uma rede de canais linfáticos, o **primórdio dos seios linfáticos**. Outras células mesenquimais originam a estrutura da cápsula e do tecido conjuntivo dos linfonodos. As placas de Peyer, tecido linfoide encontrado na parede do intestino delgado, começam a se desenvolver aproximadamente na 19ª semana.

Desenvolvimento dos linfócitos

Os linfócitos derivam originalmente das **células-tronco primitivas** no mesênquima da vesícula umbilical e depois do fígado

e do baço. Esses primeiros linfócitos acabam penetrando na medula óssea, onde se dividem para formar os **linfoblastos**. Os linfócitos que aparecem nos linfonodos antes do nascimento derivam do **timo**, um derivado do terceiro par de bolsas faríngeas (ver Capítulo 9, Figura 9.7B e C). Pequenos linfócitos deixam o timo e circulam para outros órgãos linfoides. Mais tarde, algumas células mesenquimais nos linfonodos também se diferenciam em linfócitos. Os nódulos linfáticos não aparecem nos linfonodos até pouco antes e/ou após o nascimento.

Desenvolvimento do baço e das tonsilas

O **baço** desenvolve-se a partir de um agregado de células mesenquimais no mesogástrio dorsal (Capítulo 11). As **tonsilas palatinas** desenvolvem-se do endoderma do segundo par de bolsas faríngeas e proximidades do mesênquima. As **tonsilas tubárias** desenvolvem-se a partir de agregados de nódulos linfáticos ao redor dos óstios faríngeos das tubas auditivas. As **tonsilas faríngeas (adenoides)** desenvolvem-se a partir de um agregado de **nódulos** linfáticos na parede da parte nasal da faringe (nasofaringe). A **tonsila lingual** linfática desenvolve-se de um agregado de nódulos linfáticos na raiz da língua. Os nódulos linfáticos também desenvolvem-se na túnica mucosa dos sistemas respiratório e digestório.

Anomalias do sistema linfático

As anomalias congênitas do sistema linfático são raras. Pode haver um edema difuso de parte do corpo, **linfedema congênito**. Essa condição pode resultar da dilatação dos canais linfáticos primitivos ou da hipoplasia congênita dos vasos linfáticos. Mais raramente, a dilatação cística difusa dos canais linfáticos envolve porções generalizadas do corpo, como no tórax (quilotórax congênito).

No **higroma cístico**, geralmente aparecem grandes edemas na parte inferolateral do pescoço que consistem em grandes cavidades cheias de fluido, únicas ou multiloculares (Figura 13.55). Os higromas podem estar presentes ao nascimento, mas, frequentemente, aumentam e tornam-se evidentes durante a infância, especialmente após infecção ou hemorragia. A maioria dos higromas parece derivar da *transformação anormal dos sacos linfáticos jugulares* (Figura 13.54A). Acredita-se que os **higromas** surjam de partes de um saco linfático jugular apreendidas ou de espaços linfáticos que não conseguem estabelecer ligações com os principais canais linfáticos. Os higromas diagnosticados no útero no primeiro trimestre do desenvolvimento estão associados a anormalidades cromossômicas em cerca de 50% dos casos. O resultado fetal nesses casos é ruim.

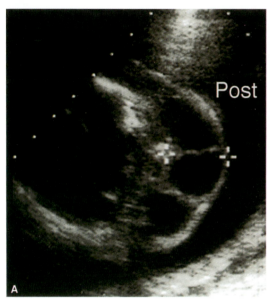
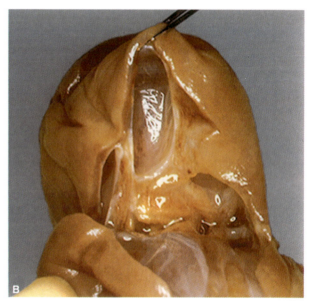

Figura 13.55 Higroma cístico **A.** Ultrassonografia axial transversa do pescoço de um feto com um grande higroma cístico. **B.** Fotografia da dissecção do pescoço. O higroma foi mostrado dessa vista transversal da parte posterior do pescoço de um feto com 18,5 semanas. A lesão estava caracterizada por múltiplas áreas císticas septadas dentro da própria massa como exibido na amostra da patologia. *Post*, posterior (Cortesia do Dr. Wesley Lee, Division of Fetal Imaging, William Beaumont Hospital, Royal Oak, MI.)

Resumo do sistema cardiovascular

- O sistema cardiovascular começa a se desenvolver no final da 3ª semana. *O coração primitivo começa a bater no começo da 4ª semana.* As células mesenquimais, derivadas do mesoderma esplâncnico, proliferam e formam aglomerados celulares isolados, que logo se desenvolvem em dois *tubos cardíacos* que se juntam para formar o **sistema vascular primitivo**. O mesoderma esplâncnico adjacente ao tubo cardíaco forma o miocárdio primitivo
- O **primórdio do coração** consiste em quatro câmaras: o bulbo cardíaco, o ventrículo, o átrio e o seio venoso
- O **tronco arterial** (primórdio da parte ascendente da aorta e do tronco pulmonar) é contínuo caudalmente ao **bulbo cardíaco**, que se torna parte dos ventrículos. À medida que o coração cresce, ele dobra para a direita e logo adquire a aparência externa geral do coração adulto. O coração divide-se em quatro câmaras entre a 4ª e a 7ª semanas
- *Três sistemas de veias pareadas drenam para o coração primitivo:* o sistema vitelino, que se torna o sistema porta; as veias cardinais, que formam o **sistema cava**; e as veias umbilicais, que involuem após o nascimento

- À medida que os **arcos faríngeos** se formam, entre a 4ª e a 5ª semanas, eles são penetrados pelas **artérias faríngeas,** que surgem do saco aórtico. Entre a 6ª e a 8ª semanas, as artérias do arco faríngeo transformam-se no arranjo arterial adulto das artérias carótida, subclávia e pulmonar
- *O período crítico do desenvolvimento do coração é do 20º ao 50º dia após a fertilização.* Inúmeros eventos ocorrem durante o desenvolvimento cardíaco, e o desvio do padrão normal, a qualquer momento, pode produzir uma ou mais CCs. Como a divisão do coração primitivo resulta de processos celulares e moleculares complexos, os defeitos dos septos cardíacos são relativamente comuns, principalmente as **CIVs**. Alguns defeitos congênitos resultam da transformação anormal das artérias do arco faríngeo no padrão arterial adulto
- Como os pulmões não são funcionais durante a vida pré-natal, o sistema cardiovascular fetal é estruturalmente projetado para que o *sangue seja oxigenado na placenta* e a maior parte dele contorne os pulmões. As modificações que estabelecem o padrão circulatório pós-natal não são abruptas, mas ocorrem durante o primeiro ano de vida. Se não ocorrerem essas mudanças no sistema circulatório ao nascimento, surgem duas das anomalias congênitas mais comuns do coração e dos grandes vasos: **persistência do forame oval** e **persistência do ducto arterioso**

- O sistema linfático começa a se desenvolver no final da 6ª semana em estreita associação com o sistema venoso. Seis sacos linfáticos primários desenvolvem-se, que mais tarde se interconectam pelos vasos linfáticos. *Os linfonodos desenvolvem-se ao longo da rede de vasos linfáticos*; os nódulos linfáticos não aparecem até pouco antes ou depois do nascimento.

Questões clínicas

Caso 13.1

Um pediatra detectou um defeito cardíaco congênito em um lactente e explicou à mãe que esse defeito é comum.

- Qual é o tipo mais comum de defeito cardíaco congênito?
- Que porcentagem de doença cardíaca congênita resulta desse defeito?
- Discuta o fluxo de sangue nos lactentes com esse defeito.
- Quais problemas você provavelmente enfrentaria se o defeito cardíaco fosse grande?

Caso 13.2

Após uma gravidez complicada por infecção por vírus da rubéola durante o primeiro trimestre, uma paciente dá à luz uma menina. A criança tinha catarata congênita e doença cardíaca congênita. Uma radiografia do tórax na 3ª semana mostrou aumento cardíaco generalizado com algum aumento da vascularização pulmonar.

- Que defeito cardiovascular congênito é comumente associado à infecção materna pelo vírus da rubéola no início da gravidez?
- O que provavelmente causou o aumento cardíaco?

Caso 13.3

Um recém-nascido do sexo masculino foi encaminhado ao pediatra por causa da cor azul da pele (cianose). Uma ultrassonografia foi solicitada para confirmar o diagnóstico preliminar de tetralogia de Fallot.

- Na tetralogia de Fallot, existem quatro defeitos cardíacos. Quais são eles?
- Qual é um dos sinais clínicos mais óbvios da tetralogia de Fallot?
- Que técnica de imagem poderia ser usada para confirmar um diagnóstico especulativo desse tipo de defeito cardíaco congênito?
- Qual você acha que seria a principal meta terapêutica nesse caso?

Caso 13.4

Um recém-nascido do sexo masculino a termo apresentou cianose significativa generalizada no primeiro dia de vida. A gravidez foi sem intercorrências. Uma radiografia de tórax revelou o coração discretamente aumentado, com base estreita e aumento da vascularização pulmonar. Foi feito diagnóstico clínico de transposição das grandes artérias.

- Que técnica radiográfica seria provavelmente usada para verificar o diagnóstico?
- O que essa técnica revelaria no presente caso?
- Como o recém-nascido conseguiu sobreviver com esse grave defeito cardíaco?

Caso 13.5

Durante a necropsia de um homem de 72 anos de idade que morreu de insuficiência cardíaca crônica, observou-se cardiomegalia substancial e dilatação da artéria pulmonar e de seus ramos principais. A abertura do coração revelou um grande defeito do septo interatrial

- Que tipo de defeito do septo interatrial provavelmente foi encontrado?
- Onde o defeito provavelmente estaria localizado?
- Explique por que a artéria pulmonar e seus principais ramos estavam dilatados
- Por que isso não foi diagnosticado antes?

A discussão dessas questões é apresentada no Apêndice, na parte final deste livro.

Bibliografia e leitura sugerida

Ahmad SM: Conserved signaling mechanisms in *Drosophila* heart development, *Dev Dyn* 12(246):635, 2017.

Akbariasbagh P, Shariat M, Akbariasbagh N, et al: Cardiovascular malformations in infants of diabetic mothers: a retrospective case-control study, *Acta Med Iran* 55:103, 2017.

Anderson RH, Brown NA, Moorman AFM: Development and structures of the venous pole of the heart, *Dev Dyn* 235:2, 2006.

Bajolle F, Zaffran S, Bonnet D: Genetics and embryological mechanisms of congenital heart disease, *Arch Cardiovasc Dis* 102:59, 2009.

Baschat AA: Examination of the fetal cardiovascular system, *Semin Fetal Neonatal Med* 16:2, 2011.

Berman DR, Treadwell MC: Ultrasound evaluation of fetal thorax. In Norton ME, editor: *Callen's ultrasonography in obstetrics and gynecology*, ed 6, Philadelphia, 2017, Elsevier.

Bernstein E: The cardiovascular system. In Behrman RE, Kliegman RM, Jenson HB, editors: *Nelson textbook of pediatrics*, ed 17, Philadelphia, 2004, Saunders.

Camp E, Munsterberg A: Ingression, migration and early differentiation of cardiac progenitors, *Front Biosci* 17:2416, 2011.

Chappell JC, Bautch VL: Vascular development: genetic mechanisms and links to vascular disease, *Curr Top Dev Biol* 90:43, 2010.

Combs MD, Yutzey KE: Heart valve development: regulatory networks in development and disease, *Circ Res* 105:408, 2009.

Conte G, Pellegrini A: On the development of the coronary arteries in human embryos, stages 13–19, *Anat Embryol (Berl)* 169:209, 1984.

Cunningham TJ, Yu MS, McKeithan WL, et al: Id genes are essential for early heart formation, *Genes Dev* 2017.

De Bakker BS, de Jong KH, Hagoort J, et al: An interactive three-dimensional digital atlas and quantitative database of human development, *Science* 354, 2016. aag0053.

Dyer LA, Kirby ML: The role of secondary heart field in cardiac development, *Dev Dyn* 336:137, 2009.

El Robrini N, Etchevers HC, Ryckebüsch L, et al: Cardiac outflow morphogenesis depends on effects of retinoic acid signaling on multiple cell lineages, *Dev Dyn* 245:388, 2016.

Farmer D: Placental stem cells: the promise of curing diseases before birth, *Placenta* 2017.

Gessert S, Kuhl M: The multiple phases and faces of Wnt signaling during cardiac differentiation and development, *Circ Res* 107:186, 2010.

Glovczki P, Duncan A, Kaira M, et al: Vascular malformations: an update, *Perspect Vasc Surg Endovasc Ther* 21:133, 2009.

Harvey RP, Meilhac SM, Buckingham M: Landmarks and lineages in the developing heart, *Circ Res* 104:1235, 2009.

Hildreth V, Anderson RH, Henderson DJH: Autonomic innervations of the developing heart: origins and function, *Clin Anat* 22:36, 2009.

Kamedia Y: Hoxa3 and signaling molecules involved in aortic arch patterning and remodeling, *Cell Tissue Res* 336:165, 2010.

Kodo K, Yamagishi H: A decade of advances in the molecular embryology and genetics underlying congenital heart defects, *Circ J* 75:2296, 2011.

Larsen SH, Olsen M, Emmertsen K: Interventional treatment of patients with congenital heart disease: nationwide Danish experience over 39 years, *J Am Coll Cardiol* 69:2725, 2017.

Liu X, Yagi H, Saeed S, et al: The complex genetics of hypoplastic left heart syndrome, *Nat Genet* 49(7):1152–1159, 2017.

Loukas M, Bilinsky C, Bilinski E, et al: The normal and abnormal anatomy of the coronary arteries, *Clin Anat* 22:114, 2009.

Loukas M, Groat C, Khangura R, et al: Cardiac veins: a review of the literature, *Clin Anat* 22:129, 2009.

Männer J: The anatomy of cardiac looping: a step towards the understanding of the morphogenesis of several forms of congenital cardiac malformations, *Clin Anat* 22:21, 2009.

Martinsen BJ, Lohr JL: Cardiac development. In Iaizzo PA, editor: *Handbook of cardiac anatomy, physiology, and devices*, ed 2, Totowa, NJ, 2009, Humana Press, pp 15–23.

Moore KL, Dalley AF, Agur AMR: *Clinically oriented anatomy*, ed 8, Baltimore, 2017, Williams & Wilkins.

Morris SA, Ayres NA, Espinoza J, et al: Sonographic evaluation of the fetal heart. In Norton ME, editor: *Callen's ultrasonography in obstetrics and gynecology*, ed 6, Philadelphia, 2017, Elsevier.

O'Rahilly R: The timing and sequence of events in human cardiogenesis, *Acta Anat (Basel)* 79:70, 1971.

Ottaviani G, Buja LM: Update on congenital heart disease and sudden infant/perinatal death: from history to future trends, *J Clin Pathol* 70:555, 2017.

Park MK: *Park's pediatric cardiology for practitioners*, ed 6, Philadelphia, 2014, Elsevier.

Penny DJ, Vick GW: Ventricular septal defect, *Lancet* 377:1103, 2011.

Solloway M, Harvey RP: Molecular pathways in myocardial development: a stem cell perspective, *Cardiovasc Res* 58:264, 2006.

Srivastava D: Genetic regulation of cardiogenesis and congenital heart disease, *Annu Rev Pathol* 1:199, 2006.

Sylva M, van den Hoff MJB, Moorman AFM: Development of the human heart, *Am J Med Genet* 164A(6):1347, 2014.

Tomanek RJ: Developmental progression of the coronary vasculature in human embryos and fetuses, *Anat Rec (Hoboken)* 299:25, 2016.

Vanover M, Wang A, Farmer D: Potential clinical applications of placental stem cells for use in fetal therapy of birth defects, *Placenta* 59:107–112, 2017.

Vincent SD, Buckingham ME: How to make a heart: the origin and regulation of cardiac progenitor cells, *Curr Top Dev Biol* 90:1, 2010.

Yokoyama U, Ichikawa Y, Minamisawa S, et al: Pathology and molecular mechanisms of coarctation of the aorta and its association with the ductus arteriosus, *J Physiol Sci* 67:259, 2017.

Watanabe M, Schaefer KS: Cardiac embryology. In Martin RJ, Fanaroff AA, Walsh MC, editors: *Fanaroff and Martin's neonatal–perinatal medicine: diseases of the fetus and infant*, ed 8, Philadelphia, 2006, Mosby.

Zavos PM: Stem cells and cellular therapy: potential treatment for cardiovascular diseases, *Int J Cardiol* 107:1, 2006.

Sistema Esquelético

À medida que ocorre a formação da notocorda e do tubo neural na 3ª semana, o **mesoderma intraembrionário**, lateral a essas estruturas, torna-se mais espesso e forma duas colunas longitudinais de **mesoderma paraxial** (Figura 14.1A e B). No final da 3ª semana, essas colunas dorsolaterais, localizadas no corpo (tronco), segmentam-se em blocos condensados de mesoderma (somitos) (ver Figura 14.1C). Externamente, os somitos parecem elevações semelhantes a grânulos ao longo da superfície dorsolateral do embrião (ver Capítulo 5, Figura 5.6A a D). Cada somito se diferencia em duas partes (ver Figura 14.1D e E):

- A parte ventromedial é o **esclerótomo**. Suas células formam as vértebras e as costelas
- A parte dorsolateral é o **dermomiótomo**. As células da região do miótomo formam os **mioblastos** (células musculares primitivas) e aquelas da região do dermátomo formam a **derme (fibroblastos)**.

Desenvolvimento do osso e da cartilagem

No fim da 4ª semana, as **células do esclerótomo** formam um tecido frouxamente arranjado chamado **mesênquima** (tecido conjuntivo embrionário), que tem capacidade de formação óssea. Os ossos aparecem inicialmente como condensações de células mesenquimais que formam os modelos ósseos. A **condensação** (concentrado denso) marca o início da atividade genética seletiva, que precede a diferenciação celular (Figura 14.2). A maioria dos ossos planos se desenvolve no mesênquima, dentro das bainhas membranosas preexistentes; esse tipo de **osteogênese** é chamado de **formação óssea membranosa (intramembranosa)**. Os modelos mesenquimais da maioria dos ossos dos membros são transformados em modelos ósseos cartilaginosos, que posteriormente se tornam ossificados pela **formação óssea endocondral**.

As proteínas codificadas pelos genes Hox, proteínas ósseas morfogenéticas (BMP5 e BMP7), fator de crescimento GDF5, membros da superfamília do fator de transformação do crescimento β (TGF-β), fator de crescimento vascular endotelial (VEGF) e outras moléculas sinalizadoras são reguladores endógenos da condrogênese e do desenvolvimento esquelético. O comprometimento da linhagem das células precursoras esqueléticas para os condrócitos e os osteoblastos é determinado pelos níveis de β-catenina. A β-catenina na via de sinalização Wnt canônica desempenha um papel crítico na formação de cartilagem e de osso.

Histogênese da cartilagem

A cartilagem se desenvolve a partir do mesênquima durante a 5ª semana. Nas áreas onde está programado o desenvolvimento da cartilagem, o mesênquima se condensa para formar os **centros de condrificação**. As células mesenquimais diferenciam-se em **pré-condrócitos** e depois em **condroblastos**, que secretam fibrilas colágenas e substância fundamental (**matriz extracelular**). Subsequentemente, as fibras colágenas ou elásticas, ou ambas, são depositadas na substância intercelular ou matriz. *Três tipos de cartilagem são distinguidos* de acordo com o tipo de matriz de que é formado:

- **Cartilagem hialina**, o tipo mais amplamente distribuído (p. ex., articulações sinoviais)
- **Fibrocartilagem** (p. ex., discos intervertebrais)
- **Cartilagem elástica** (p. ex., aurículas das orelhas externas).

Histogênese do osso

O osso, primariamente, desenvolve em dois tipos de tecido conjuntivo, o mesênquima e a cartilagem, mas também pode se desenvolver em outros tecidos conjuntivos (p. ex., a patela se desenvolve em um tendão). Como a cartilagem, o osso consiste em células e uma substância intercelular orgânica (**matriz óssea**) composta de fibrilas de colágeno integradas a um componente amorfo. Estudos dos eventos celulares e moleculares durante a formação óssea embrionária sugerem que a **osteogênese** e a **condrogênese** são programadas no início do desenvolvimento e são eventos independentes, sob a influência das alterações vasculares.

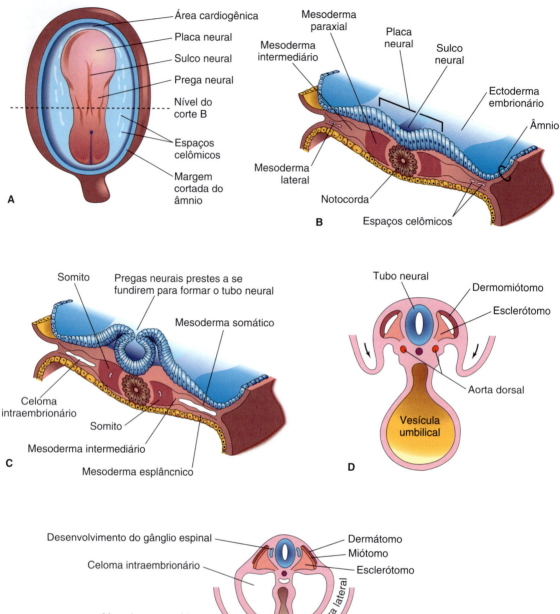

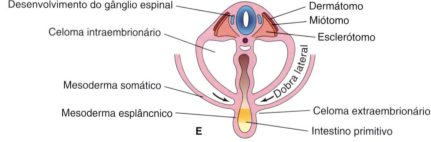

Figura 14.1 Formação e diferenciação inicial dos somitos. **A.** Vista posterior de um embrião de aproximadamente 18 dias. **B.** Corte transversal do embrião mostrado em **A** mostra o mesoderma paraxial, do qual os somitos são derivados. **C.** Corte transversal de um embrião de aproximadamente 22 dias mostra o aparecimento dos somitos. As pregas neurais estão prestes a se fundirem para formar o tubo neural. **D.** Corte transversal de um embrião de aproximadamente 24 dias mostra o dobramento do embrião no plano horizontal (*setas*). A região do dermomiótomo do somito origina o dermátomo e o miótomo. **E.** Corte transversal de um embrião de aproximadamente 26 dias mostra as regiões do dermátomo, miótomo e esclerótomo de um somito.

Ossificação intramembranosa

A ossificação intramembranosa ocorre no mesênquima que formou uma bainha membranosa (Figura 14.3) e produz tecido ósseo sem a prévia formação de cartilagem. O mesênquima condensa e torna-se altamente vascular. As células precursoras diferenciam-se em **osteoblastos** (células formadoras de osso) e começam a depositar matriz não mineralizada, rica em colágeno tipo I (**osteoide**). *A sinalização Wnt é um fator-chave na diferenciação dos osteoblastos.* O fosfato de cálcio

é então depositado no **tecido osteoide** conforme ele é organizado no osso. Os **osteoblastos ósseos** ficam presos na matriz e se tornam os **osteócitos**.

Inicialmente, o novo osso não tem um padrão organizado. Espículas de osso logo se organizam e coalescem em lamelas (camadas). As **lamelas concêntricas** desenvolvem-se em torno dos vasos sanguíneos formando os **ósteons** (sistemas de Havers). Alguns osteoblastos permanecem na periferia do osso em desenvolvimento e continuam a depositar as lamelas, formando placas de osso compacto sobre as superfícies. Entre as placas da

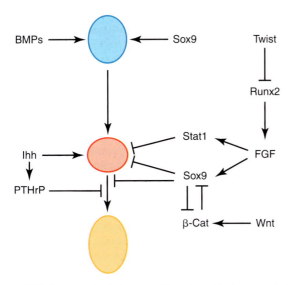

Figura 14.2 Representação esquemática de moléculas secretadas e dos fatores de transcrição que regulam a diferenciação inicial, a proliferação e a diferenciação terminal dos condrócitos. De *cima para baixo*: células mesenquimais (*azuis*), condrócitos em repouso e em proliferação (não hipertróficos) (*vermelhos*) e condrócitos hipertróficos (*amarelos*). As linhas com *pontas de seta* indicam uma ação positiva e as linhas com *barras* indicam inibição. β-*Cat*, β-catenina; *BMPs*, proteínas morfogênicas ósseas; *FGF*, fator de crescimento dos fibroblastos; *PTHrP*, proteína relacionada ao paratormônio. (De Karsenty G, Kronenberg HM, Settembre C: Genetic control of bone formation, *Annu Rev Cell Dev Biol* 25:629, 2009.)

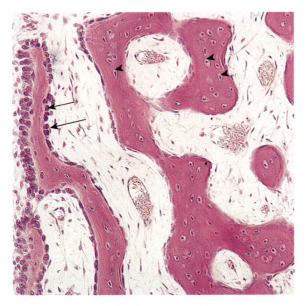

Figura 14.3 Micrografia óptica da ossificação intramembranosa (132×). As trabéculas ósseas estão sendo formadas pelos osteoblastos que revestem as superfícies (*setas*). Os osteócitos estão presos em lacunas (*pontas de setas*) e os ósteons primitivos estão começando a se formar. Os ósteons (canais) contêm capilares sanguíneos. (De Gartner LP, Hiatt JL. *Color textbook of histology*. ed 2, Philadelphia, 2001, Saunders.)

superfície, o osso intermediário permanece espiculado ou esponjoso. Esse ambiente esponjoso é um pouco acentuado pela ação das células dos **osteoclastos**, que reabsorvem o osso. Os osteoclastos são células multinucleadas de origem hematopoética. Nos interstícios do osso esponjoso, o mesênquima diferencia-se na **medula óssea**. Hormônios e citocinas regulam a remodelação óssea pela ação coordenada dos osteoclastos e osteoblastos.

Ossificação endocondral

A ossificação endocondral (formação óssea cartilaginosa) é o tipo de formação óssea que ocorre nos modelos cartilaginosos preexistentes (Figura 14.4). Em um osso longo, por exemplo, o **centro primário de ossificação** aparece na **diáfise** (parte do osso longo entre suas extremidades) que forma o **corpo do osso** (p. ex., o úmero). Nesse centro de ossificação, os condrócitos (células de cartilagem) aumentam de tamanho (hipertrofia) e criam matriz de alta concentração de colágeno X, a matriz torna-se calcificada e as células morrem. Os condrócitos hipertróficos também expressam VEGF, que atua como um fator quimiotático, atraindo células progenitoras hematopoéticas e células endoteliais vasculares.

Concomitantemente, uma fina camada de osso é depositada sob o **pericôndrio** adjacente à diáfise; o pericôndrio, então, torna-se o **periósteo**. A invasão por tecido conjuntivo vascular dos vasos sanguíneos adjacentes ao periósteo também rompe a cartilagem. Os **osteoblastos** atingem o osso em desenvolvimento a partir desses vasos sanguíneos. Esse processo continua em direção às **epífises** (extremidades dos ossos). As espículas de osso são remodeladas pela ação dos osteoclastos e dos osteoblastos. *O fator de transcrição SOX9 e a arginina metil-transferase 1 associada ao coativador (CARM1) regulam a ossificação osteocondral.*

O alongamento dos ossos longos ocorre na **junção diafisário-epifisária** e depende das **placas de cartilagem epifisária** (placas de crescimento), cujos condrócitos proliferam e participam da formação óssea endocondral (ver Figura 14.4E). Em direção à diáfise, as células cartilaginosas hipertrofiam (aumentam de tamanho), e a matriz torna-se calcificada. As espículas do osso são isoladas umas das outras pela invasão vascular da medula ou **cavidade medular** do osso longo (ver Figura 14.4E). O osso é depositado sobre as espículas pelos osteoblastos; a reabsorção do osso mantém as massas ósseas esponjosas relativamente constantes em comprimento e aumenta a cavidade medular.

A **ossificação dos ossos dos membros** começa no final do período embrionário (aproximadamente 56 dias). Depois disso, o processo demanda cálcio e fósforo do suprimento materno. As grávidas são aconselhadas a manter uma ingestão adequada desses elementos para preservarem os ossos e os dentes saudáveis.

Ao nascimento, as diáfises estão em grande parte ossificadas, mas a maioria das epífises ainda é cartilaginosa. Na maioria dos ossos, os **centros de ossificação secundária** aparecem nas epífises durante os primeiros anos após o nascimento. As células da cartilagem epifisária hipertrofiam e há invasão pelo tecido conjuntivo vascular. A ossificação se espalha radialmente, e somente a cartilagem articular e a placa transversal de cartilagem (**placa de cartilagem epifisária**) permanecem cartilaginosas (ver Figura 14.4E). Quando o crescimento se completa, a placa de cartilagem é substituída por osso esponjoso, as epífises e a diáfise são unidas e não ocorre mais alongamento do osso.

Na maioria dos ossos, as epífises se fundem com a diáfise por volta dos 20 anos de idade. O crescimento no diâmetro de um osso resulta do depósito de osso no periósteo (ver Figura 14.4B) e da reabsorção na superfície medular interna. A taxa de depósito e reabsorção é equilibrada para regular a espessura do osso compacto e o tamanho da cavidade medular. A reorganização interna do osso continua ao longo da vida. O desenvolvimento dos ossos irregulares é semelhante ao das epífises dos ossos longos. A ossificação começa centralmente e se espalha em todas as direções.

Cartilagem do modelo ósseo

Cartilagem · Cartilagem calcificada · Osso · Artérias

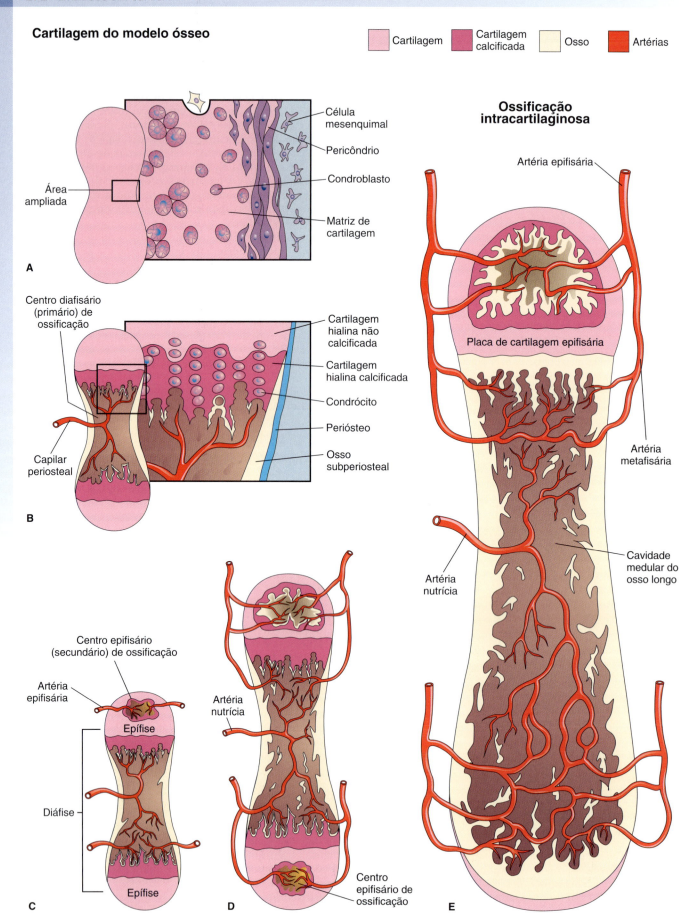

Figura 14.4 A a E. Cortes longitudinais esquemáticos de um embrião de 5 semanas mostram a ossificação endocondral de um osso longo em desenvolvimento.

Raquitismo

O raquitismo é uma doença em crianças atribuída à **deficiência de vitamina D**. Em muitas partes do mundo é uma grande preocupação de saúde pública. A vitamina D é necessária para a absorção de cálcio pelo intestino. A **deficiência de cálcio** e fósforo resultante causa distúrbios de ossificação das **placas da cartilagem epifisária**, porque elas não são adequadamente mineralizadas e há desorientação das células na **metáfise**.

A articulação do punho e as articulações costocondrais geralmente encontram-se aumentadas. Os membros são encurtados e deformados, com grave curvatura dos ossos dos membros. O raquitismo também pode retardar o fechamento dos fontículos (fontanelas) dos ossos cranianos nos bebês (ver Figura 14.9A e B). O raquitismo hereditário resistente à vitamina D resulta de mutações no receptor da vitamina D.

Desenvolvimento das articulações

O desenvolvimento das articulações começa com o surgimento da **interzona** articular dentro do modelo ósseo de cartilagem contínua, durante a 6ª semana. As células na interzona começam a achatar e formam uma separação no local da articulação. Fatores envolvidos na formação inicial da interzona incluem Wnt-14 e Noggin. No final da 8ª semana, as articulações assemelham às estruturas adultas (Figura 14.5). As articulações são classificadas como **articulações fibrosas**, **articulações cartilaginosas** e **articulações sinoviais**. As articulações com pouco ou nenhum movimento são classificadas de acordo com o tipo de material que mantém os ossos juntos; por exemplo, os ossos das articulações fibrosas são unidos por tecido fibroso. *Estudos moleculares mostram que uma coorte distinta de células progenitoras que expressam o receptor 2 TGF-β em locais de articulação prospectiva contribuem para a formação das articulações sinoviais e das cartilagens articulares.*

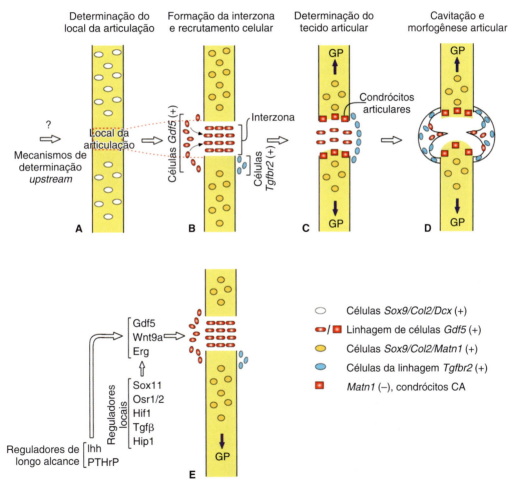

Figura 14.5 Modelo de formação e morfogênese da articulação do membro. **A.** Nos estágios iniciais do desenvolvimento, mecanismos de determinação *upstream*, ainda desconhecidos, identificariam e prescreveriam a localização das articulações ao longo do primórdio com expressão Sox9/Col2/Dcx. **B.** Logo após, a expressão Gdf5 seria ativada juntamente com outros genes específicos da interzona (ver **E**), que definiriam a população mesenquimal da interzona inicial no primórdio cartilaginoso positivo para Sox9/Col2/Matn1. Isso seria acompanhado por imigração celular do flanco e células localizadas posterior e anteriormente ativariam a expressão Tgfbr2. **C.** As células positivas para Gdf5, adjacentes aos seus respectivos primórdios cartilaginosos – com história de Sox9/Col2, mas negativas para a expressão de matrilina-1 – se diferenciariam em condrócitos articulares. **D.** Processos adicionais de diferenciação e mecanismos como movimento do músculo desencadeariam cavitação e gênese de outros tecidos articulares, como ligamentos e outros meniscos, envolvendo progênies positivas e negativas para Gdf5 e Tgfbr2. Note que as etapas temporoespaciais distintas – apresentadas aqui como distintas para propósitos de ilustração – na verdade ocorrem mais próximo e envolvem eventos superpostos. Além disso, o modelo pode não se aplicar inteiramente a outras articulações, inclusive as articulações intervertebral e temporomandibular, que envolvem mecanismos adicionais e/ou diversos. **E.** Resumo esquemático dos reguladores locais e de longo alcance que convergem para regular a expressão do gene da interzona nos estágios iniciais da formação articular. Note que essa lista não é exaustiva. (De Decker RS, Koyama E, Pacifici M. Genesis and morphogenesis of limb synovial joints and articular cartilage, *Matrix Biol* 39:5, 2014.)

Articulações fibrosas

Durante o desenvolvimento das articulações fibrosas, o **mesênquima interzonal** entre os ossos em desenvolvimento diferencia-se em tecido fibroso denso (ver Figura 14.5D). Por exemplo, as suturas do crânio são articulações fibrosas (ver Figura 14.9).

Articulações cartilaginosas

Durante o desenvolvimento das articulações cartilaginosas, o **mesênquima interzonal** entre os ossos em desenvolvimento diferencia-se em **cartilagem hialina** (p. ex., articulações costocondrais) ou **fibrocartilagem** (sínfise púbica; ver Figura 14.5C).

Articulações sinoviais

Durante o desenvolvimento das articulações sinoviais (p. ex., articulação do joelho), o mesênquima interzonal entre os ossos em desenvolvimento diferencia-se da seguinte maneira (ver Figura 14.5B):

- Perifericamente, o mesênquima interzonal forma a **cápsula articular** e outros ligamentos
- Centralmente, o mesênquima sofre cavitação, começando no final da embriogênese até o período pós-natal, e desaparece, e o espaço resultante torna-se a **cavidade articular** preenchida por líquido (cavidade sinovial)

- Quando se alinha à cápsula articular e às superfícies articulares, o mesênquima forma a **membrana sinovial**, que secreta o líquido sinovial e faz parte da cápsula articular (cápsula fibrosa revestida com membrana sinovial).

Provavelmente, como resultado dos movimentos articulares, as células mesenquimais desaparecem subsequentemente das superfícies das cartilagens articulares. Um ambiente intrauterino anormal que restrinja os movimentos embrionários e fetais pode interferir no desenvolvimento do membro e causar fixação articular.

Desenvolvimento do esqueleto axial

O esqueleto axial é composto por crânio, coluna vertebral, costelas e esterno. Durante a 4ª semana, as células nos **esclerótomos** cercam o **tubo neural** (primórdio da medula espinal) e a **notocorda**, a estrutura em torno da qual se desenvolvem os primórdios das vértebras (Figura 14.6A). Essa alteração na posição das células do esclerótomo é causada pelo crescimento diferencial das estruturas circundantes, e não pela migração ativa das células do esclerótomo. *A sinalização das protocaderinas Fat4 e Dchs 1 medeia a polaridade das células planas e controla o início da condrogênese nas vértebras em desenvolvimento. Os genes TBX6, Hox e PAX regulam o padrão e o desenvolvimento regional das vértebras ao longo do eixo anteroposterior.*

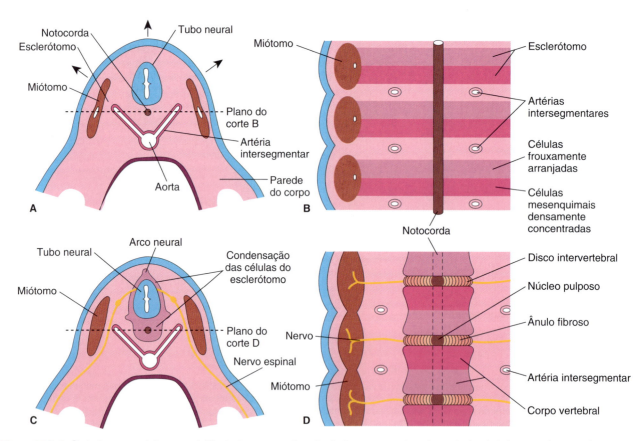

Figura 14.6 A. Corte transversal de um embrião de 4 semanas. As *setas* indicam o crescimento posterior do tubo neural e o movimento posterolateral simultâneo do somito remanescente, saindo atrás do rasto de células do esclerótomo. **B.** Corte frontal esquemático do mesmo embrião em **A** mostra que a condensação das células do esclerótomo em torno da notocorda consiste em uma área cranial de células frouxamente concentradas e uma área caudal de células densamente concentradas. **C.** Corte transversal através de um embrião de 5 semanas mostra a condensação das células do esclerótomo em torno da notocorda e do tubo neural, que forma uma vértebra mesenquimal. **D.** Corte frontal esquemático do mesmo embrião de **C** ilustra a formação do corpo vertebral a partir das metades cranial e caudal de duas massas esclerotomais sucessivas. As artérias intersegmentares cruzam os corpos vertebrais e os nervos espinais encontram-se entre elas. A notocorda está degenerando, exceto na região do disco intervertebral, onde forma o núcleo pulposo.

Desenvolvimento da coluna vertebral

Durante o **estágio pré-cartilaginoso ou mesenquimal**, as células mesenquimais dos esclerótomos são encontradas em três áreas principais (ver Figura 14.6A): ao redor da notocorda, ao redor do tubo neural e na parede do corpo. Em um corte frontal de um embrião de 4 semanas, os esclerótomos aparecem como condensações pareadas de células mesenquimais ao redor da notocorda (ver Figura 14.6B). Cada esclerótomo consiste em células arranjadas cranialmente de modo esparso e células densamente condensadas caudalmente.

Algumas células densamente concentradas se movem no sentido cranial, oposto ao centro do **miótomo** (placa muscular), onde formam o **disco intervertebral** (Figura 14.6C e D). O remanescente das células densamente concentradas une-se às células frouxamente arranjadas do esclerótomo imediatamente caudal para formar o **centro** mesenquimal, o primórdio do corpo vertebral. Assim, cada centro se desenvolve a partir de dois esclerótomos adjacentes e torna-se uma estrutura intersegmentar.

Os nervos estão próximos aos discos intervertebrais, e as **artérias intersegmentares** estão em cada lado dos corpos vertebrais. No tórax, as artérias intersegmentares dorsais tornam-se as **artérias intercostais**.

A notocorda degenera e desaparece e é circundada pelos corpos vertebrais em desenvolvimento. Entre as vértebras, a **notocorda** se expande e forma o centro gelatinoso do disco intervertebral, o **núcleo pulposo** (ver Figura 14.6D). Esse núcleo é posteriormente cercado por fibras dispostas circularmente que formam o **ânulo fibroso**. O núcleo pulposo e o ânulo fibroso formam o **disco intervertebral**. As células mesenquimais que circundam o tubo neural formam o **arco neural**, que é o **primórdio do arco vertebral** (ver Figura 14.6C). As células mesenquimais na parede do corpo formam os **processos costais**, que formam as costelas na região torácica.

Cordoma

Os remanescentes da notocorda podem persistir e formar o **cordoma**, uma neoplasia rara (tumor). Aproximadamente um terço desses tumores malignos de crescimento lento ocorre na base do crânio e se estende até a parte nasal da faringe (nasofaringe). Os cordomas infiltram os ossos e são difíceis de remover. Também se desenvolvem na região lombossacral. A ressecção cirúrgica tem proporcionado sobrevida sem doença a longo prazo para muitos pacientes.

Fase cartilaginosa do desenvolvimento vertebral

Durante a 6ª semana, os **centros de condrificação** aparecem em cada vértebra mesenquimal (Figura 14.7A e B). Os dois centros de condrificação em cada **centro primordial (corpo vertebral)** se fundem no final do período embrionário e formam um centro cartilaginoso. Concomitantemente, os centros nos arcos neurais se fundem entre si e ao centro primordial. Os processos espinhosos e transversos se desenvolvem a partir das extensões dos centros de condrificação no arco neural. A condrificação se propaga até formar a coluna vertebral cartilaginosa.

Fase óssea do desenvolvimento vertebral

A ossificação das vértebras típicas começa durante a 7ª semana e termina no 25º ano. Existem dois **centros primários de ossificação**, anterior e posterior, para cada centro primordial (corpo vertebral) (Figura 14.7C). Esses centros de ossificação logo se fundem. Três centros primários são encontrados na 8ª semana: um no corpo vertebral e um em cada metade do arco neural.

A ossificação torna-se evidente nos **arcos neurais** durante a 8ª semana. Cada vértebra típica consiste em três partes ósseas conectadas por cartilagem: o arco vertebral, o corpo e os processos transversos (ver Figura 14.7D). As metades ósseas do

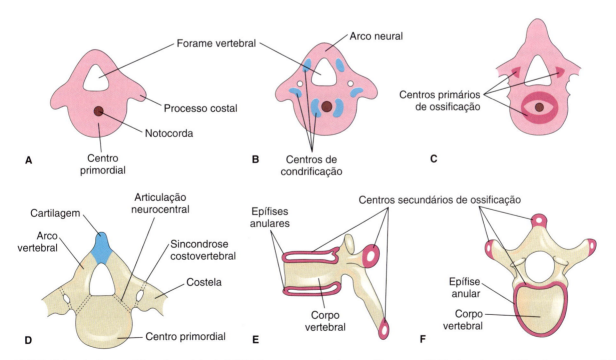

Figura 14.7 Estágios do desenvolvimento vertebral. **A.** Vértebra mesenquimatosa na 5ª semana. **B.** Centros de condrificação em uma vértebra mesenquimal na 6ª semana. O arco neural é o primórdio do arco vertebral. **C.** Centros primários de ossificação em uma vértebra cartilaginosa na 7ª semana. **D.** A vértebra torácica ao nascimento consiste em três partes ósseas: arco vertebral, corpo vertebral e processos transversos. Note a cartilagem entre as metades do arco vertebral e entre o arco e o corpo vertebrais (articulação neurocentral). **E** e **F.** Duas vistas de uma vértebra torácica típica na puberdade mostram as localizações dos centros secundários de ossificação.

arco vertebral geralmente se fundem durante os primeiros 3 a 5 anos. Os arcos unem-se primeiro na região lombar, e a união progride cranialmente. O arco vertebral articula-se com o corpo vertebral nas **articulações neurocentrais** cartilaginosas, possibilitando o crescimento dos arcos vertebrais à medida que a medula espinal aumenta. Essas articulações desaparecem quando o arco vertebral se funde com o corpo vertebral durante o 3º ao 6º ano.

Cinco **centros secundários de ossificação** aparecem nas vértebras após a puberdade:

- Um para a ponta do processo espinhoso
- Um para a ponta de cada processo transverso
- Duas **epífises anulares**, uma na margem superior e outra na margem inferior do corpo vertebral (ver Figura 14.7E e F).

O **corpo vertebral** é um composto das epífises anulares e da massa óssea entre eles. O corpo vertebral inclui o centro primordial, partes do arco vertebral e as facetas das cabeças das costelas. Todos os centros secundários se unem ao resto das vértebras aproximadamente aos 25 anos de idade. Exceções à típica ossificação das vértebras ocorrem no atlas (primeira vértebra cervical), no áxis (segunda vértebra cervical), na sétima vértebra cervical, nas vértebras lombares, no sacro e no cóccix.

As vias de sinalização Notch estão envolvidas na padronização da coluna vertebral. Os defeitos congênitos graves, incluindo a **síndrome VACTERL** (defeitos congênitos vertebrais, anais, cardíacos, traqueais, esofágicos, renais e dos membros) e a **síndrome CHARGE** (coloboma ocular, defeitos cardíacos, incluindo tetralogia de Fallot, persistência do ducto arterioso e defeito do septo interatrial ou interventricular), estão associados a mutação nos genes da via Notch. Pequenos defeitos das vértebras são comuns, mas geralmente têm pouca importância clínica.

Desenvolvimento das costelas

As costelas desenvolvem-se a partir dos **processos costais** mesenquimais das vértebras torácicas (ver Figura 14.7A). Elas se tornam cartilaginosas durante o período embrionário e ossificam durante o período fetal. O local original da união dos processos costais à vértebra é substituído por **articulações sinoviais costovertebrais** (ver Figura 14.7D). Sete pares de costelas (I a VII; **costelas verdadeiras**) se conectam graças às suas próprias cartilagens ao esterno. Três pares de costelas (VIII a X; **costelas falsas**) fixam-se ao esterno por intermédio da cartilagem de outra costela ou costelas. Os dois últimos pares de costelas (XI e XII; **costelas flutuantes**) não se conectam com o esterno.

Desenvolvimento do esterno

Um par de faixas mesenquimais verticais, as **barras esternais**, desenvolve-se anterolateralmente na parede do corpo. **Condrificação** ocorre nessas barras conforme elas se movem medialmente.

Variação no número de vértebras

A maioria das pessoas tem 7 vértebras cervicais, 12 torácicas, 5 lombares e 5 sacrais. Algumas têm uma ou duas vértebras adicionais ou menos uma. Para determinar o número de vértebras, é necessário examinar toda a coluna vertebral porque uma vértebra extra (ou ausente) aparente em um segmento da coluna pode ser compensada por uma vértebra ausente (ou extra) no segmento adjacente, como 11 vértebras torácicas com 6 vértebras lombares.

Na 10ª semana, elas se fundem craniocaudalmente no plano mediano para formar modelos cartilaginosos do manúbrio, estérnebras (segmentos do corpo do esterno) e processo xifoide. O manúbrio se desenvolve a partir do mesênquima entre as clavículas com contribuições das células da crista neural na região de ossificação endocondral. Os centros de ossificação aparecem craniocaudalmente no esterno antes do nascimento, exceto aquele para o **processo xifoide**, que aparece durante a infância. O processo xifoide pode nunca ossificar completamente.

Desenvolvimento do crânio

O crânio se desenvolve a partir do mesênquima ao redor do encéfalo em desenvolvimento. O crescimento do **neurocrânio** (ossos do crânio que envolvem o encéfalo) é iniciado a partir de centros de ossificação no **mesênquima do desmocrânio**, que é o primórdio do crânio. *O TGF-β é crucial no desenvolvimento do crânio porque regula a diferenciação dos osteoblastos.*

O crânio é composto por duas partes:

- O **neurocrânio**, uma caixa óssea que cerca o encéfalo
- O **viscerocrânio**, o esqueleto facial derivado dos arcos faríngeos.

Neurocrânio cartilaginoso

Inicialmente, o neurocrânio cartilaginoso (**condrocrânio**) consiste na base cartilaginosa do crânio em desenvolvimento, que se forma pela fusão de várias cartilagens (Figura 14.8A a D). Mais tarde, a ossificação endocondral do condrocrânio forma os ossos na base do crânio. O padrão de ossificação desses ossos tem uma sequência definida, começando com o osso occipital, o corpo do esfenoide e o osso etmoide.

A **cartilagem paracordal**, ou placa basal, forma-se ao redor da extremidade cranial da notocorda (ver Figura 14.8A) e se funde às cartilagens derivadas das regiões do esclerótomo dos somitos occipitais. Essa massa cartilaginosa contribui para a **base do osso occipital**; mais tarde, as extensões crescem ao redor da extremidade cranial da medula espinal e formam os limites do **forame magno**, que é uma grande abertura na parte basal do osso occipital (ver Figura 14.8C).

A **cartilagem hipofisária** se forma ao redor da **glândula hipófise** em desenvolvimento e se funde para formar o corpo do osso esfenoide. As **trabéculas cranianas** se fundem para formar o corpo do osso etmoide, e a **asa orbital** forma a asa menor do osso esfenoide.

As **cápsulas óticas** desenvolvem-se em torno das **vesículas óticas**, que são os primórdios das orelhas internas (ver Capítulo 18, Figura 18.15) e formam as partes petrosa e mastóidea do osso temporal. As **cápsulas nasais** se desenvolvem ao redor dos sacos nasais e contribuem para a formação do osso etmoide.

Neurocrânio membranoso

A ossificação intramembranosa ocorre no mesênquima da cabeça, nas laterais e no topo do encéfalo, formando a **calvária** (calota craniana). Durante a vida fetal, os ossos planos da calvária estão separados por membranas de tecido conjuntivo denso que formam articulações fibrosas, as **suturas da calvária** (Figura 14.9).

Seis grandes áreas fibrosas (fontículos) são achadas onde várias suturas se encontram. A suavidade dos ossos e suas conexões frouxas nas suturas permitem que a calvária sofra mudanças de forma durante o nascimento. Durante a **modelagem do crânio fetal** (adaptação da cabeça do feto à compressão no canal do parto), os ossos frontais tornam-se planos, o osso

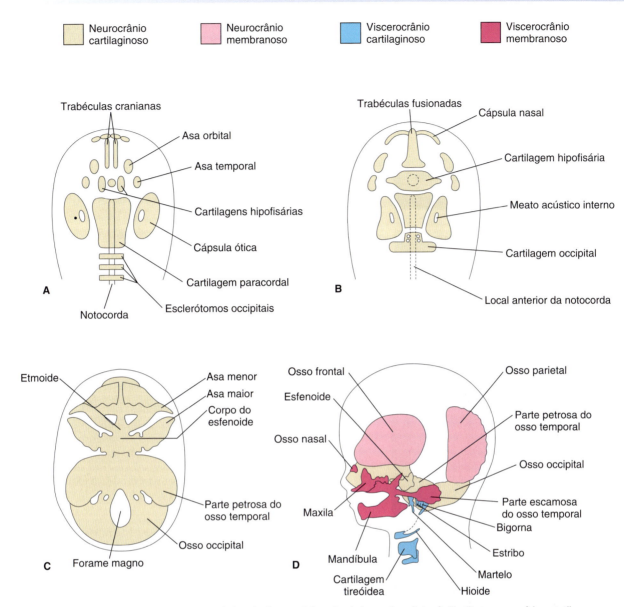

Neurocrânio cartilaginoso

Neurocrânio membranoso

Viscerocrânio cartilaginoso

Viscerocrânio membranoso

Figura 14.8 As vistas superiores mostram os estágios do desenvolvimento da base do crânio. **A.** Na 6ª semana, várias cartilagens começam a fusionar e formar o condrocrânio. **B.** Na 7ª semana, algumas das cartilagens pareadas já estão fundidas. **C.** Na 12ª semana, a base cartilaginosa do crânio é formada pela fusão de várias cartilagens. **D.** A derivação dos ossos do crânio fetal é indicada na 20ª semana.

occipital é alongado e um dos ossos parietais sobrepõe-se discretamente ao outro. Alguns dias após o nascimento, o formato da calvária volta ao normal.

Devido ao crescimento dos ossos adjacentes, os fontículos (fontanelas) posterior e anterolateral desaparecem em 2 a 3 meses após o nascimento, mas permanecem como suturas por vários anos. Os fontículos posterolaterais desaparecem de maneira semelhante até o fim do primeiro ano de vida, e o fontículo anterior desaparece no fim do segundo ano. As metades do osso frontal normalmente começam a se fundir durante o segundo ano de vida, e a sutura frontal geralmente é obliterada até os 8 anos de idade. As outras suturas desaparecem durante a vida adulta, com ampla variação no tempo entre os indivíduos.

Viscerocrânio cartilaginoso

A maior parte do mesênquima na região da cabeça deriva da crista neural. As **células da crista neural** migram para os arcos faríngeos e formam os ossos e o tecido conjuntivo das estruturas craniofaciais. *Os genes homeobox (*Hox*) regulam a migração e a subsequente diferenciação das células da crista neural, que são cruciais para o padrão complexo da cabeça e da face.* Essas partes do crânio fetal derivam do esqueleto cartilaginoso dos primeiros dois pares de **arcos faríngeos** (ver Capítulo 9, Figura 9.5 e Tabela 9.1):

- A extremidade dorsal da cartilagem do primeiro arco forma dois ossos da orelha média, o martelo e a bigorna
- A extremidade posterior da cartilagem do segundo arco forma uma parte do estribo da orelha média e o processo estiloide do osso temporal. Sua extremidade anterior ossifica para formar o **corno menor** do hioide
- As cartilagens do terceiro, do quarto e do sexto arcos formam-se apenas nas partes anteriores dos arcos. As cartilagens do terceiro arco formam os cornos maiores do osso hioide e o corno superior da cartilagem tireóidea
- As cartilagens do quarto arco se fundem para formar as **cartilagens da laringe**, exceto a epiglote (ver Capítulo 9, Tabela 9.1).

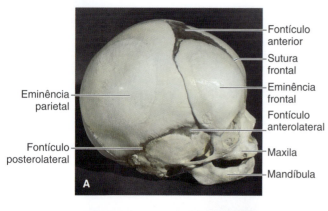

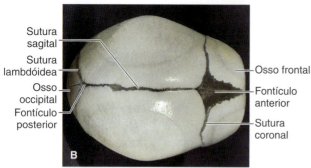

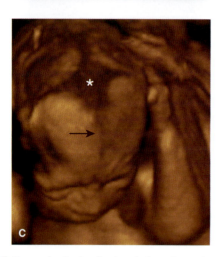

Figura 14.9 Ossos, fontículos (fontanelas) e suturas do crânio fetal. **A.** Vista lateral. **B.** Vista superior. **C.** Nessa ultrassonografia tridimensional com renderização da cabeça fetal na 22ª semana, notar o fontículo anterior (*asterisco*) e a sutura frontal (*seta*). As suturas coronal e sagital também são mostradas. (**C.** Cortesia do Dr. G. J. Reid, Department of Obstetrics, Gynecology and Reproductive Sciences, University of Manitoba, Women's Hospital, Winnipeg, Manitoba, Canadá.)

Viscerocrânio membranoso

A ossificação intramembranosa ocorre na proeminência maxilar do primeiro arco faríngeo (ver Capítulo 9, Figuras 9.4 e 9.5) e subsequentemente forma a parte escamosa do osso temporal, as maxilas e os ossos zigomáticos. A **parte escamosa do osso temporal** torna-se parte do **neurocrânio** (ossos cranianos envolvendo o encéfalo e não o rosto). O mesênquima na **proeminência mandibular** do primeiro arco condensa-se em torno da cartilagem e sofre **ossificação intramembranosa** para formar a mandíbula (ver Capítulo 9, Figura 9.4B). Alguma **ossificação endocondral** (substituição

da cartilagem calcificada por tecido ósseo) ocorre no plano mediano do mento (queixo) e no processo condilar da mandíbula.

Crânio do neonato

Após a recuperação da modelagem durante o parto, o crânio do neonato é redondo e seus ossos são finos. Como o crânio fetal (ver Figura 14.9), ele é grande em proporção ao resto do esqueleto, e a face é relativamente pequena em comparação com a **calvária**. A pequena região facial do crânio resulta do pequeno tamanho da mandíbula, da ausência quase total dos seios paranasais (ar) e do subdesenvolvimento dos ossos da face.

Crescimento pós-natal do crânio

As suturas fibrosas da calvária do neonato possibilitam o aumento do encéfalo durante os primeiros anos de vida. O aumento no tamanho da calvária é maior durante os primeiros 2 anos de vida, o período de crescimento pós-natal mais rápido do encéfalo. A calvária normalmente aumenta em capacidade até aproximadamente os 16 anos. Depois disso, geralmente aumenta pouco durante 3 a 4 anos por causa do espessamento dos ossos.

O crescimento rápido da face e da mandíbula coincide com a erupção dos dentes primários (decíduos). Essas mudanças faciais são mais marcantes após a erupção dos dentes secundários (permanentes) (ver Capítulo 19, Figura 19.14H). O aumento simultâneo das regiões frontal e facial está associado ao aumento do tamanho dos **seios paranasais** (frontal, maxilar, esfenoidal e etmoidal). A maioria dos seios paranasais é rudimentar ou ausente ao nascimento. O crescimento dos seios paranasais modifica o formato do rosto e adiciona ressonância à voz.

Síndrome de Klippel-Feil (pescoço curto)

As principais características da síndrome de Klippel-Feil são pescoço curto, linha de implantação do cabelo baixa, movimentos restritos do pescoço, fusão de um ou mais segmentos do movimento cervical e anormalidades do tronco encefálico e do cerebelo. Na maioria dos casos, o número reduzido de corpos vertebrais cervicais resulta da fusão das vértebras antes do nascimento. Em alguns casos, há falta de segmentação de vários elementos da região cervical da coluna vertebral. O número de raízes nervosas cervicais pode ser normal, mas elas são pequenas, assim como os forames intervertebrais. Indivíduos com essa síndrome podem ter outros defeitos congênitos, incluindo **escoliose** (curvatura anormal lateral e rotacional da coluna vertebral) e distúrbios do sistema urinário. Anomalias vertebrais congênitas têm sido relatadas em associação às variantes do gene *TBX6*.

Hemivértebra

Em circunstâncias normais, os corpos vertebrais em desenvolvimento têm dois centros de condrificação que logo se unem. Uma hemivértebra resulta do *não aparecimento de um dos centros de condrificação* e falha subsequente na formação de metade da vértebra (ver Figura 14.10C). As hemivértebras são a causa mais comum de **escoliose congênita** (curvatura lateral e rotacional) da coluna vertebral (ver Figura 14.10D). As causas menos comuns de escoliose incluem a **escoliose miopática** resultante de fraqueza dos músculos do dorso.

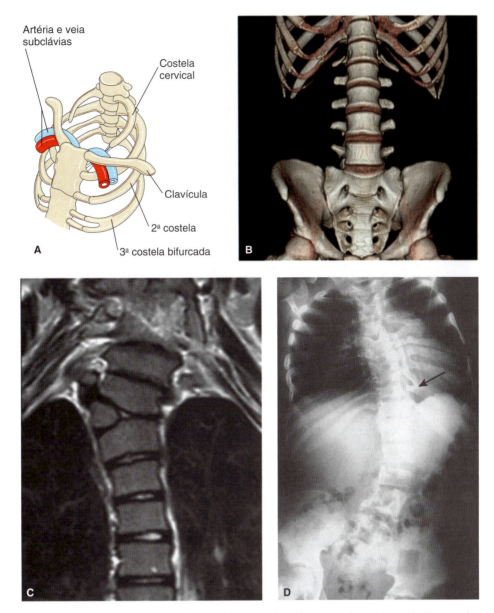

Figura 14.10 Anormalidades vertebrais e das costelas. **A.** Costelas cervicais e bifurcadas. A costela cervical esquerda tem uma faixa fibrosa que passa posteriormente aos vasos subclávios e une-se ao manúbrio do esterno. **B.** Tomografia computadorizada 3D mostra as costelas lombares em L I. **C.** Corte coronal através da coluna vertebral de uma menina de 10 anos de idade com dorsalgia. Note a hemivértebra à esquerda do ápice do pulmão direito. **D.** Radiografia de uma criança com deformidade cifoescolótica na região lombar da coluna vertebral mostra múltiplas anomalias das vértebras e costelas. Note as costelas fusionadas (*seta*). (**B.** De Aly I, Chapman JR, Oskouian RJ et al. Lumbar ribs: a comprehensive review, *Childs Nerv Syst* 32:781, 2016. **C.** De Johal J, Loukas M, Fisahn C et al. Hemivertebrae: a comprehensive review of embryology, imaging, classification, and management, *Childs Nerv Syst* 32:2105, 2016. **D.** Cortesia do Dr. Prem S. Sahni, anteriormente do Department of Radiology, Children's Hospital, Winnipeg, Manitoba, Canadá.)

Espinha bífida

A falha na fusão das metades do arco neural cartilaginoso embrionário resulta em vários tipos de espinha bífida, que são defeitos congênitos importantes (ver Capítulo 17, Figura 17.12). A incidência desses defeitos vertebrais varia de 0,04 a 0,15% e ocorrem com mais frequência nas meninas do que nos meninos. A fortificação da alimentação com ácido fólico e a provisão de ácido fólico adicional durante a gravidez levaram ao declínio da incidência desse defeito. Cerca de 80% dos casos de espinha bífida são abertos e cobertos por uma fina membrana de tecido neural exposto. Os tipos de espinha bífida são descritos no Capítulo 17 (ver Figuras 17.14 a 17.17).

Raquísquise

Raquísquise (fenda na coluna vertebral) refere-se a anormalidades vertebrais em um grupo complexo de defeitos (**disrafismo espinal**) que afetam principalmente as estruturas axiais (Figura 14.11). Nesses lactentes, as pregas neurais não se fusionam devido à indução defeituosa pela notocorda subjacente ou pela ação de agentes teratogênicos nas células neuroepiteliais nas pregas neurais. Os defeitos neurais e vertebrais podem ser extensos ou restritos a uma pequena área.

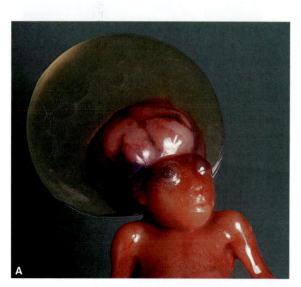
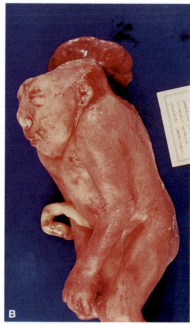

Figura 14.11 A. Feto no segundo trimestre com holocrania (ausência do crânio ou acrania). Uma estrutura semelhante a um cisto envolve o encéfalo fetal intacto. **B.** Vista lateral de um neonato com acrania, meroencefalia (ausência parcial do encéfalo) e raquísquise (fendas extensas nos arcos vertebrais da coluna vertebral), que não está claramente visível. (Cortesia de A. E. Chudley, MD, Section of Genetics and Metabolism, Department of Pediatrics and Child Health, University of Manitoba, Children's Hospital, Winnipeg, Manitoba, Canadá.)

Costelas acessórias

As costelas acessórias, que geralmente são rudimentares, resultam do desenvolvimento dos processos costais das vértebras cervicais ou lombares (Figura 14.10A). Esses processos geralmente formam costelas apenas na região torácica. A costela acessória mais comum (1%) é a **costela lombar** (ver Figura 14.10B), mas geralmente é insignificante do ponto de vista clínico. A **costela cervical** ocorre em 0,5 a 1% das pessoas. Essa costela supranumerária geralmente está conectada ao manúbrio do esterno (ver Figura 14.10A) ou à sétima vértebra cervical e pode estar fusionada à primeira costela. A pressão da costela cervical sobre o plexo braquial de nervos localizados parcialmente no pescoço e na axila ou sobre a artéria subclávia frequentemente provoca sintomas neurovasculares (p. ex., paralisia, anestesia de membro superior). As costelas acessórias podem ser unilaterais ou bilaterais.

Fusão das costelas

A fusão das costelas ocasionalmente ocorre posteriormente quando duas ou mais costelas surgem de uma única vértebra (ver Figura 14.10C). As costelas fusionadas frequentemente estão associadas a uma hemivértebra (um lado da vértebra não se desenvolve).

Defeitos cranianos congênitos

Os defeitos congênitos cranianos variam de grandes, que são incompatíveis com a vida (ver Figura 14.11) a pequenos e insignificantes. Nos grandes defeitos, geralmente há *herniação das meninges e/ou do encéfalo* (ver Capítulo 17, Figuras 17.33 e 17.34).

Anomalias do esterno

A depressão côncava na parte inferior do esterno (**tórax escavado**) representa 90% dos defeitos da parede torácica. Os meninos são mais afetados (1 em 400 a 1.000 nascidos vivos). A anomalia provavelmente é causada pelo crescimento excessivo da cartilagem costal, que desloca a parte inferior do esterno para dentro. *Pequenas fendas esternais* (incisura ou forame no processo xifoide) são comuns e não geram preocupação clínica. Vários tamanhos e formatos do **forame esternal** ocorrem ocasionalmente na junção da terceira e quarta estérnebras (segmentos do esterno primitivo). Esse forame insignificante é o resultado da fusão incompleta das barras esternais cartilaginosas durante o período embrionário.

Acrania

A acrania é a ausência completa ou parcial do neurocrânio, que pode ser acompanhada por defeitos extensos da coluna vertebral (ver Figura 14.11). A **acrania** associada à **meroencefalia** (ausência parcial do encéfalo) ocorre aproximadamente em 1 de 10 mil nascimentos e é incompatível com a vida. A meroencefalia resulta de falha no fechamento da extremidade craniana do tubo neural durante a 4ª semana e compromete a formação do neurocrânio (ver Figura 14.11B).

Craniossinostose

A fusão pré-natal das suturas cranianas resulta em vários defeitos congênitos. A causa da craniossinostose não é clara. *Mutações dos genes homeobox* MSX2, ALX4, FGFR1, FGFR2 *e* TWIST *foram implicadas nos mecanismos moleculares da craniossinostose e de outros defeitos cranianos*. Há relato de uma forte associação entre o uso materno do ácido valproico durante o início da gravidez e a craniossinostose infantil, ligação ao tabagismo materno e doença da tireoide também tem sido sugerida. Esses defeitos congênitos são mais comuns nos meninos do que nas meninas e estão frequentemente associados a outros defeitos esqueléticos com incidência de 1:2.500.

O tipo de deformidade craniana produzida depende de quais suturas fecham prematuramente. O fechamento da sutura impede o crescimento do osso perpendicular a ela, causando o crescimento ósseo paralelo à sutura. Se a sutura sagital fecha cedo, o crânio torna-se longo, estreito e cuneiforme (**escafocefalia**)

(Figura 14.12A e B). Esse tipo de deformidade craniana constitui cerca de metade dos casos de craniossinostose. Outros 30% dos casos envolvem o fechamento prematuro da sutura coronal, o que resulta em um crânio alto, em forma de torre (**braquicefalia**; ver Figura 14.12C). Se a sutura coronal fechar prematuramente apenas de um lado, o crânio fica torcido e assimétrico (**plagiocefalia**). O fechamento prematuro da sutura frontal (metópica) resulta na deformidade dos ossos frontal e orbital, além de outras anomalias (**trigonocefalia**) (ver Figura 14.12D).

A **plagiocefalia posicional** é a deformidade craniana mais comum e ocorre quando o neonato descansa repetidamente a cabeça em uma determinada posição. Como resultado, essa área da cabeça (na maioria das vezes um dos ossos occipitais) pode ficar mais achatada. Geralmente, a variação das posições é tudo o que é necessário.

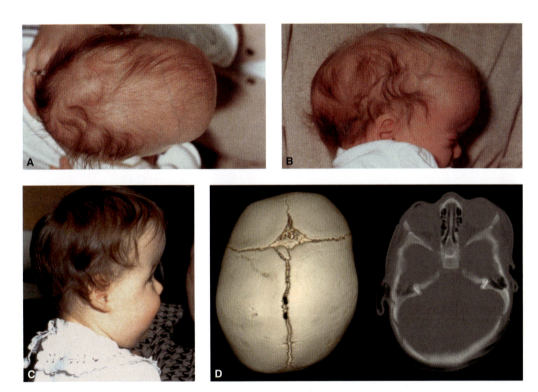

Figura 14.12 Craniossinostose. **A** e **B.** O lactente tem escafocefalia, uma condição que resulta do fechamento prematuro (sinostose) da sutura sagital. O crânio alongado e cuneiforme é visto de cima (**A**) e lateralmente (**B**). **C.** Em um lactente com fechamento prematuro bilateral da sutura coronal (braquicefalia), note a fronte (testa) alta e acentuadamente elevada. **D.** Plagiocefalia posicional. Vista superior (**A**) de uma tomografia computadorizada 3D (feita por outras razões) mostrando o crânio com forma de paralelogramo. Há achatamento posterior direito e deslocamento anterior da parte direita da testa. Tomografia computadorizada axial (**B**) mostrando o deslocamento anterior da orelha ipsilateral ao achatamento posterior. As suturas estão abertas. (**D.** De Governale LS. Craniosynostosis, *Pediatr Neurol* 53:394, 2015.)

Microcefalia

Os neonatos com microcefalia têm calvária de tamanho normal ou levemente pequena. Os **fontículos** (fontanelas) fecham durante os primeiros meses de vida, e as outras suturas se fecham durante o primeiro ano de vida. No entanto, esse defeito não é causado pelo fechamento prematuro das suturas. A **microcefalia** é o resultado do desenvolvimento anormal do sistema nervoso central no qual o encéfalo e o neurocrânio não crescem. Recém-nascidos/lactentes com microcefalia têm cabeça pequena e têm déficit mental (ver Capítulo 17, Figura 17.36).

Anomalias na junção craniovertebral

As anormalidades congênitas na junção craniovertebral ocorrem em aproximadamente 1% dos neonatos, mas podem ser assintomáticas até a vida adulta. Exemplos dessas anomalias são a **invaginação basilar** (deslocamento superior do osso ao redor do forame magno), **assimilação do atlas** (não segmentação na junção do atlas com o osso occipital), **luxação atlantoaxial** (**desalinhamento da articulação atlantoaxial**), **malformação de Chiari** (ver Capítulo 17, Figura 17.42A e B) e o **processo odontoide separado** (falha da fusão dos centros do dente do áxis com o centro primordial do áxis).

Desenvolvimento do esqueleto apendicular

O esqueleto apendicular consiste nas cinturas escapular e pélvica (cíngulos dos membros superiores e inferiores) e os ossos dos membros. Os ossos mesenquimais formam-se durante a 5ª semana, conforme as **condensações do mesênquima** aparecem nos brotos dos membros (Figura 14.13A a C). Durante a 6ª semana, os **modelos ósseos mesenquimais** nos membros sofrem condrificação para formar os **modelos ósseos de cartilagem hialina** (ver Figura 14.13D e E).

A **clavícula,** inicialmente, desenvolve-se por ossificação intramembranosa e posteriormente forma cartilagens de crescimento em ambas as extremidades. Os modelos da cintura escapular e dos ossos dos membros superiores aparecem ligeiramente antes daqueles da cintura pélvica e dos ossos dos membros inferiores. Os modelos ósseos aparecem em sequência proximodistal. *A padronização nos membros em desenvolvimento é regulada pelos genes* Hox.

A ossificação começa nos ossos longos pela 8ª semana e ocorre inicialmente nas diáfises dos ossos, a partir dos centros primários de ossificação (ver Figura 14.4B a D). Na 12ª semana, os **centros primários de ossificação** apareceram na maioria dos ossos dos membros (ver Figura 14.14A).

As clavículas começam a ossificar antes dos outros ossos do corpo. Os **fêmures** são os próximos ossos a mostrar traços de ossificação (ver Figura 14.14B). A primeira indicação do centro primário de ossificação no modelo cartilaginoso de um osso longo é visível perto do centro do seu futuro corpo, a diáfise

(ver Figura 14.4C). Os centros primários aparecem em diferentes momentos, em diferentes ossos, mas a maioria deles aparece entre a 7ª e a 12ª semanas. Praticamente todos os centros primários de ossificação já existem por ocasião do nascimento.

Os **centros secundários de ossificação** dos ossos no joelho são os primeiros a aparecer no útero. Os centros para a extremidade distal do fêmur e a extremidade proximal da tíbia

Idade óssea

A idade óssea é um bom índice de maturação geral. A determinação do número, do tamanho e da fusão dos centros epifisários a partir de **radiografias** é um método comumente usado. O radiologista determina a idade óssea avaliando os centros de ossificação usando dois critérios:

- O momento de aparecimento do material calcificado na diáfise ou na epífise, ou em ambas, é específico para cada diáfise e epífise e para cada osso e sexo
- O desaparecimento da linha escura, que representa a placa de cartilagem epifisária, indica que a epífise se fundiu com a diáfise.

A fusão dos centros diafisário-epifisários, que ocorre em momentos específicos para cada epífise, se dá entre 1 e 2 anos antes nas meninas. Variação individual também ocorre. A ultrassonografia fetal é utilizada para a avaliação e a mensuração dos ossos e para a determinação da idade de fertilização.

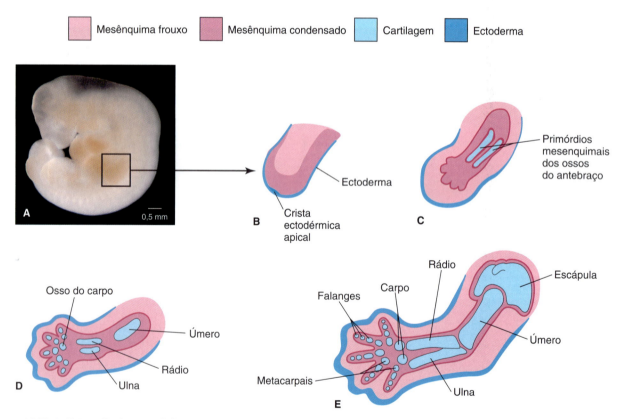

Mesênquima frouxo   Mesênquima condensado   Cartilagem   Ectoderma

Figura 14.13 A. Fotografia de um embrião de aproximadamente 28 dias mostra a aparência inicial dos brotos de um membro. **B.** Corte longitudinal através do broto do membro superior mostra a crista ectodérmica apical, que tem influência indutiva sobre o mesênquima. Essa crista promove o crescimento do mesênquima e confere a capacidade de formar elementos cartilaginosos específicos. **C.** Desenho semelhante de um broto do membro superior, de aproximadamente 33 dias, mostra os primórdios mesenquimais dos ossos do antebraço. Os raios digitais são condensações mesenquimais que sofrem condrificação e ossificação para formar os ossos da mão. **D.** Corte do membro superior na 6ª semana mostra os modelos de cartilagem dos ossos. **E.** No final da 6ª semana, os modelos cartilaginosos dos ossos do membro superior estão completos. (**A.** Cortesia do Dr. Brad Smith, University of Michigan, Ann Arbor, MI.)

geralmente aparecem durante o último mês da vida intrauterina (34 a 38 semanas). Esses centros geralmente já existem por ocasião do nascimento, mas a maioria dos centros secundários aparece após o nascimento. A parte ossificada de um centro secundário é a **epífise** (ver Figura 14.4C). O osso formado a partir do centro primário na **diáfise** não se funde ao osso formado a partir dos centros secundários nas epífises até que o osso atinja seu comprimento adulto. Esse atraso possibilita o alongamento do osso até que o tamanho final seja atingido. Durante o crescimento ósseo, existe uma lâmina de cartilagem (**placa de cartilagem epifisária**) entre a diáfise e a epífise (ver Figura 14.4E). A placa epifisária acaba sendo substituída pelo desenvolvimento ósseo em seus dois lados, *diafisário* e *epifisário*. Quando isso ocorre, o crescimento do osso cessa.

Malformações esqueléticas generalizadas

A **acondroplasia** é a causa mais comum de nanismo (baixa estatura; ver Capítulo 20, Figura 20.13). Esse defeito raro ocorre aproximadamente em 1 de 15 mil nascimentos. Os membros tornam-se curvados e curtos (ver Figura 14.15) devido aos distúrbios na ossificação endocondral durante a vida fetal nas placas da cartilagem epifisária, particularmente dos ossos longos. O tronco do corpo geralmente é curto e a cabeça aumentada, com a testa protuberante e nariz "achatado" (ponte nasal plana).

A acondroplasia é um distúrbio autossômico dominante. Aproximadamente 80% dos casos surgem de novas mutações, e a taxa aumenta com a idade paterna. A maioria dos casos é provocada por uma mutação pontual (G380R) no gene do receptor 3 do fator de crescimento de fibroblastos (*FGFR3*), que amplifica o efeito inibitório normal da ossificação endocondral, especificamente na zona de proliferação dos condrócitos e nos osteoblastos maduros. Isso resulta em ossos encurtados, mas não afeta a largura óssea (crescimento ósseo periosteal).

A **displasia tanatofórica** é o tipo mais comum de displasia esquelética letal, com ossos tubulares, corpos vertebrais achatados e costelas encurtadas. Ocorre aproximadamente em 1 de 20 mil nascimentos. Os recém-nascidos afetados morrem de insuficiência respiratória minutos ou dias após o parto. Essa doença letal está associada a mutações no *FGFR3*.

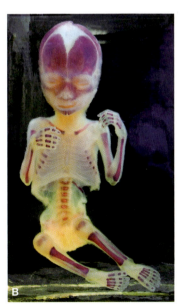
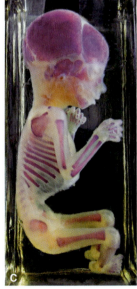

Figura 14.14 Fetos humanos corados com alizarina e clarificados. **A.** Em um feto de 12 semanas, a ossificação progrediu a partir dos centros primários de ossificação e é endocondral nas partes apendicular e axial do esqueleto, exceto pela maioria dos ossos cranianos, que formam o neurocrânio. O carpo e o tarso são totalmente cartilaginosos nessa fase, assim como as epífises de todos os ossos longos. **B** e **C.** Ossificação em um feto de aproximadamente 20 semanas. (**A.** Cortesia do Dr. Gary Geddes, Lake Oswego, OR. **B** e **C.** Cortesia do Dr. David Bolender, Department of Cell Biology, Neurobiology e Anatomy, Medical College of Wisconsin, Milwaukee, WI.)

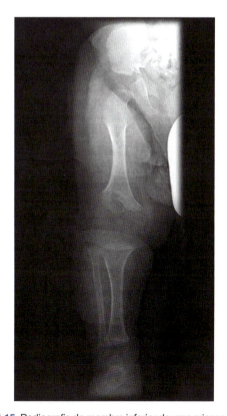

Figura 14.15 Radiografia do membro inferior de uma criança de 2 anos de idade com acondroplasia. Note o fêmur encurtado com dilatação metafisária. (Cortesia do Dr. Prem S. Sahni, anteriormente do Department of Radiology, Children's Hospital, Winnipeg, Manitoba, Canadá.)

Hiperpituitarismo

O *hiperpituitarismo congênito*, que causa o crescimento anormalmente rápido de uma criança, é raro. Pode resultar em **gigantismo** (altura e proporções do corpo excessivas) ou **acromegalia** em um adulto (aumento dos tecidos moles, das vísceras e dos ossos da face, das mãos e dos pés). O gigantismo e a acromegalia resultam da secreção excessiva do hormônio do crescimento.

Hipotireoidismo e cretinismo

O hipotireoidismo está associado ao aumento do risco de resultados maternos e fetais ruins. A incidência de hipotireoidismo é aumentada em prematuros e recém-nascidos de baixo peso. *A grave deficiência na produção fetal do hormônio da tireoide* resulta em **cretinismo**, uma condição caracterizada por retardo do crescimento, deficiência mental, anormalidades esqueléticas e distúrbios auditivos e neurológicos. A idade óssea parece menor do que a idade cronológica porque o desenvolvimento epifisário está atrasado. O cretinismo (déficit mental secundário ao hipotireoidismo congênito) é raro, exceto em áreas onde haja falta de iodo no solo e na água. A **agenesia** (ausência) da glândula tireoide também resulta em cretinismo.

Resumo do sistema esquelético

- O sistema esquelético se desenvolve a partir do mesênquima, que deriva do mesoderma e da crista neural. Na maioria dos ossos, como os ossos longos dos membros, o mesênquima condensado sofre condrificação para formar modelos de cartilagem para a formação óssea. Os centros de ossificação aparecem nos modelos no final do período embrionário (56 dias) e os ossos consolidam-se mais tarde, por ossificação endocondral. Alguns ossos (p. ex., os ossos planos do crânio) se desenvolvem por ossificação intramembranosa
- A coluna vertebral e as costelas desenvolvem-se a partir das células mesenquimais derivadas dos esclerótomos dos somitos. Cada vértebra é formada pela fusão da condensação da metade caudal de um par de esclerótomos com a metade cranial do par subjacente de esclerótomos
- O crânio em desenvolvimento consiste no neurocrânio e no viscerocrânio, cada um dos quais possui componentes membranosos e cartilaginosos. *O neurocrânio forma a calvária, e o viscerocrânio forma o esqueleto da face*
- O esqueleto apendicular desenvolve-se a partir da ossificação endocondral dos modelos ósseos cartilaginosos, que se formam a partir do mesênquima nos membros em desenvolvimento
- As articulações são classificadas como fibrosas, cartilaginosas e sinoviais. Elas se desenvolvem a partir do mesênquima interzonal entre os primórdios dos ossos. Na **articulação fibrosa**, o mesênquima intermediário diferencia-se em tecido conjuntivo fibroso denso. Na **articulação cartilaginosa**, o mesênquima entre os ossos se diferencia em cartilagem. Na **articulação sinovial**, forma-se uma cavidade sinovial no mesênquima interveniente em decorrência de degradação das células. O mesênquima também origina a membrana sinovial, a cápsula e os ligamentos da articulação.

Questões clínicas

Caso 14.1

Um recém-nascido apresentava uma lesão na região lombar, que foi considerada um defeito do arco neural.

- Qual é o defeito congênito mais comum da coluna vertebral?
- Onde o defeito geralmente está localizado?
- Esse defeito congênito geralmente causa sintomas (p. ex., problemas nas costas)?

Caso 14.2

Uma menina apresentava dor no membro superior, que piorava quando ela levantava objetos pesados. Após uma radiografia, o médico disse aos pais que a menina tinha uma costela acessória no pescoço.

- As costelas acessórias são clinicamente importantes?
- Qual é a base embriológica de uma costela acessória?

Caso 14.3

Uma mulher foi informada de que sua filha tinha escoliose.

- Que defeito vertebral pode provocar escoliose?
- Qual é a base embriológica do defeito vertebral?

Caso 14.4

Um menino tinha a cabeça longa e fina. Sua mãe estava preocupada com que isso pudesse ter consequências cognitivas para o filho.

- O que significa o termo *craniossinostose*?
- O que resulta dessa anormalidade no desenvolvimento?
- Dê um exemplo comum de craniossinostose e descreva-o.

Caso 14.5

Uma criança tinha características da síndrome de Klippel-Feil.

- Quais são as principais características dessa condição?
- Quais anomalias vertebrais são geralmente detectadas?

A discussão dessas questões é apresentada no Apêndice, na parte final deste livro.

Bibliografia e leitura sugerida

Alexander PG, Tuan RS: Role of environmental factors in axial skeletal dysmorphogenesis, *Birth Defects Res C Embryo Today* 90:118, 2010.

Aly I, Chapman JR, Oskouian RJ, et al: Lumbar ribs: a comprehensive review, *Child Nerv Syst* 32:781, 2016.

Aulehla A: Oscillatory signals controlling mesoderm patterning in vertebrate embryos, *Mech Dev* 145(Suppl), 2017.

Brewin J, Hill M, Ellis H: The prevalence of cervical ribs in a London population, *Clin Anat* 22:331, 2009.

Buckingham M: Myogenic progenitor cells and skeletal myogenesis in vertebrates, *Curr Opin Genet Dev* 16:525, 2006.

Chen G, Li YP: TGF-β and BMP signaling in osteoblast, skeletal development, and bone formation, homeostasis and disease, *Bone Res* 4:16009, 2016.

Chen W, Liu J, Yuan D, et al: Progress and perspectives of TBX6 gene in congenital vertebral malformations, *Oncotarget* 7:57430, 2016.

Cohen MM Jr: Perspectives on craniosynostosis: sutural biology, some well-known syndromes and some unusual syndromes, *J Craniofac Surg* 20:646, 2009.

Decker RS, Koyama E, Pacifici M: Genesis and morphogenesis of limb synovial joints and articular cartilage, *Matrix Biol* 39:5–10, 2014.

Franz-Odendaal TA, Hall BK, Witten PE: Buried alive: how osteoblasts become osteocytes, *Dev Dyn* 235:176, 2006.

Gartner LP, Hiatt JL: *Color atlas and textbook of histology*, ed 6, Philadelphia, 2014, Lippincott William & Wilkins.

Gibb S, Maroto M, Dale JK: The segmentation clock mechanism moves up a notch, *Trends Cell Biol* 20:593, 2010.

Governale LS: Craniosynostosis, *Pediatr Neurol* 53:394, 2015.

Hall BK: *Bones and cartilage: developmental skeletal biology*, ed 2, Philadelphia, 2015, Elsevier.

Hernandez-Andre E, Yeo L, Goncalves LF: Fetal musculoskeletal system. In Norton ME, editor: *Callen's ultrasonography in obstetrics and gynecology*, ed 6, Philadelphia, 2017, Elsevier.

Hinrichsen KV, Jacob HJ, Jacob M, et al: Principles of ontogenesis of leg and foot in man, *Ann Anat* 176:121, 1994.

Johal J, Loukas M, Fisahn C, et al: Hemivertebrae: a comprehensive review of embryology, imaging, classification, and management, *Childs Nerv Syst* 32:2105, 2016.

Kague E, Roy P, Asselin G: Osterix/Sp7 limits cranial bone initiation sites and is required for formation of sutures, *Develop Biol* 413:160, 2016.

Kang SG, Kang JK: Current and future perspectives in craniosynostosis, *J Korean Neurosurg Soc* 59:247, 2016.

Keller B, Yang T, Munivez E, et al: Interaction of TGF-beta and BMP signaling pathways during chondrogenesis, *PLoS One* 6:e16421, 2011.

Kubota T, Michigami T, Ozono K: Wnt signaling in bone, *Clin Pediatr Endocrinol* 19:49, 2010.

Kuta A, Mao Y, Martin T, et al: Fat4-dchs1 signalling controls cell proliferation in developing vertebrae, *Develop* 143: 2367, 2016.

Lefebvre V, Bhattaram P: Vertebrate skeletogenesis, *Curr Top Dev Biol* 90:291, 2010.

Liu RE: Musculoskeletal disorders in neonates. In Martin RJ, Fanaroff AA, Walsh MC, editors: *Fanaroff and Martin's neonatal-perinatal medicine: diseases of the fetus and infant, current therapy in neonatal-perinatal medicine*, ed 10, Philadelphia, 2015, Saunders Elsevier.

Ma L, Yu X: Arthrogryposis multiplex congenita: classification, diagnosis, perioperative care, and anesthesia, *Front Med* 11:48, 2017.

Mackie EJ, Tatarczuch L, Mirams M: The skeleton: a multi-functional complex organ: the growth plate chondrocyte and endochondral ossification, *J Endocrinol* 211:109, 2011.

Pawlina W: *Histology: a text and atlas: with correlated cell and molecular biology*, ed 7, Philadelphia, 2016, Wolters Kluwer Health.

Rodríguez-Vázquez JF, Verdugo-López S, Garrido JM, et al: Morphogenesis of the manubrium of sternum in human embryos: a new concept, *Anat Rec* 296:279, 2013.

Thornton GK, Woods CG: Primary microcephaly: do all roads lead to rome? *Trends Genet* 25:501, 2009.

Wu M, Chen G, Li YP: TGF-β and BMP signaling in osteoblast, skeletal development, and bone formation, homeostasis and disease, *Bone Res* 4:16009, 2016.

Sistema Muscular

O sistema muscular desenvolve-se a partir do **mesoderma**, com exceção dos músculos da íris do olho, que se desenvolvem a partir do **neuroectoderma (células da crista neural)**, e dos músculos do esôfago, que presumidamente se desenvolvem por transdiferenciação do músculo liso. Os **mioblastos** (células musculares embrionárias) derivam do **mesênquima** (tecido conjuntivo embrionário). Durante o período embrionário há a formação de três tipos de músculos: esquelético, cardíaco e liso.

MYOD, *um membro da família dos fatores reguladores miogênicos, ativa a transcrição dos genes específicos do músculo e é considerado um importante gene regulador para a indução da diferenciação miogênica. A **indução da miogênese** nas células mesenquimais pelo* MYOD *depende do grau de diferenciação da célula mesenquimal.*

A maior parte do mesênquima na cabeça deriva da crista neural (ver Capítulo 4, Figura 4.10), especialmente para os tecidos derivados dos arcos faríngeos (ver Capítulo 9, Figuras 9.1H e I e 9.2). No entanto, o mesênquima original nesses arcos origina a musculatura da face e do pescoço (ver Capítulo 9, Tabela 9.1).

Desenvolvimento do músculo esquelético

Os músculos dos membros e os músculos axiais do tronco e da cabeça se desenvolvem por **transformação epiteliomesenquimal** das células precursoras miogênicas. Estudos mostram que essas células se originam do mesoderma somático e do dermomiótomo ventral dos somitos, em resposta a sinais moleculares de tecidos próximos (Figuras 15.1 e 15.2).

A primeira indicação de **miogênese** (formação muscular) é o alongamento dos núcleos e dos corpos celulares das células mesenquimais à medida que elas se diferenciam em mioblastos. Essas células musculares primitivas logo se fundem e formam os miotubos: estruturas cilíndricas alongadas, multinucleadas.

No nível molecular, esses eventos são precedidos por ativação e expressão dos genes da família MYOD de fatores de transcrição hélice-alça-hélice básicos específicos dos músculos (incluindo MYOD, miogenina [MYOG], MYF5 e o fator miogênico 6 [MYF6], anteriormente chamado fator regulador miogênico 4 [MRF4]) nas células precursoras miogênicas. O ácido retinoico aumenta a miogênese esquelética pelo aumento da expressão dos marcadores mesodérmicos e dos fatores reguladores miogênicos. Tem-se sugerido que as moléculas

sinalizadoras do tubo neural ventral e da notocorda (p. ex., SHH) e outras do tubo neural dorsal (p. ex., WNTs, proteína morfogenética óssea 4 [BMP4]) e do ectoderma sobrejacente (p. ex., WNTs, BMP4) regulam o início da miogênese e a indução do miótomo (Figura 15.3). O crescimento muscular no feto resulta da fusão contínua de mioblastos e miotubos.

Durante ou após a fusão dos mioblastos, ocorre o desenvolvimento dos **miofilamentos** no citoplasma dos miotubos. Também há formação de outras organelas características das células musculares estriadas, como as **miofibrilas**. À medida que os miotubos se desenvolvem, eles são envolvidos por lâminas externas que os separam do tecido conjuntivo adjacente. Os **fibroblastos** produzem as **camadas perimísio** e **epimísio** da bainha fibrosa do músculo; o **endomísio** é formado pela lâmina externa e pelas fibras reticulares.

A maioria dos músculos esqueléticos se desenvolve antes do nascimento, e quase todos os músculos remanescentes são formados até o fim do primeiro ano de vida. O aumento do tamanho de um músculo após o primeiro ano de vida resulta do aumento do diâmetro da fibra a partir da formação de mais miofilamentos. Os músculos aumentam de comprimento e de largura para crescer com o esqueleto. O tamanho final depende da quantidade de exercícios que é realizada. Nem todas as fibras musculares embrionárias persistem; muitas delas não se estabelecem como unidades necessárias do músculo e logo degeneram.

Miótomos

Cada miótomo típico de um somito se separa em **divisão epaxial dorsal** e **divisão hipaxial ventral** (ver Figura 15.1B). Todo nervo espinal em desenvolvimento se divide e envia um ramo para cada divisão do miótomo. O ramo primário dorsal supre a divisão epaxial e o ramo primário ventral supre a divisão hipaxial. Os mioblastos que formam os músculos esqueléticos do tronco derivam do mesênquima nas regiões do miótomo dos somitos (ver Figura 15.1). Alguns músculos, como os músculos intercostais, permanecem segmentados como os somitos, mas a maioria dos mioblastos migra para longe do miótomo e forma músculos não segmentados.

Estudos de genes-alvo em embrião de camundongo mostram que os fatores reguladores miogênicos (MYOD, MYF6, MYF5 e MYOG) são essenciais para o desenvolvimento dos músculos hipaxiais, epaxiais, abdominais e intercostais.

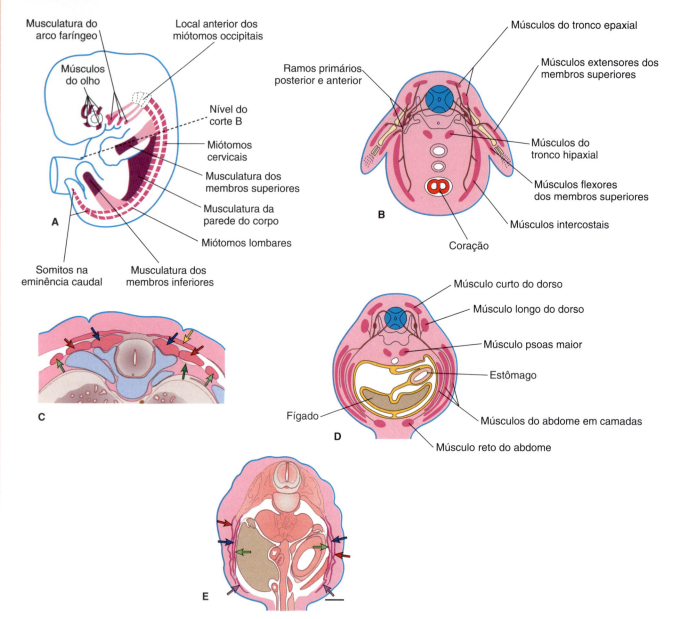

Figura 15.1 A. Esboço de embrião de aproximadamente 41 dias mostra os miótomos e o desenvolvimento do sistema muscular. **B.** Corte transversal do embrião ilustra os derivados epaxiais e hipaxiais de um miótomo. **C.** Corte histológico transversal corado com Azan (aproximadamente no nível do corte em **B**). *Seta amarela*, músculo trapézio; *setas azuis*, músculos paravertebrais; *setas vermelhas*, músculo longuíssimo; *setas verde-claras*, músculo iliocostal; *seta verde-escura*, músculos levantadores do dorso. **D.** Corte semelhante de um embrião de 7 semanas mostra as camadas musculares formadas a partir dos miótomos. **E.** Corte histológico transversal corado com carmim na posição aproximada do corte em **D**. *Setas vermelhas*, músculo oblíquo externo do abdome; *setas azuis*, músculo oblíquo interno do abdome; *setas roxas*, músculo reto do abdome; *setas verdes*, músculo transverso do abdome. (**C.** De Mekonen HK et al. Development of the epaxial muscles in the human embryo, Clin Anat 29:1031, 2016, Figure 8F. **E.** de Mekonen HK et al.: Development of the ventral body wall in the human embryo, J Anat 227:673-685, 2015, Fig. 5F.)

Os mioblastos das divisões epaxiais dos miótomos formam os músculos extensores do pescoço e da coluna vertebral (Figura 15.4). Os músculos extensores embrionários derivados dos miótomos sacral e coccígeo degeneram; seus derivados adultos são os **ligamentos sacrococcígeos** posteriores. Os mioblastos das divisões hipaxiais dos miótomos cervicais formam os músculos escaleno, pré-vertebral, gênio-hióideo e infra-hióideo (ver Figura 15.4). Os **miótomos torácicos** formam os músculos flexores laterais e anteriores da coluna vertebral, e os **miótomos lombares** formam o músculo quadrado do lombo. Os **miótomos sacrococcígeos** formam os músculos do diafragma pélvico e, provavelmente, os músculos estriados do ânus e dos órgãos sexuais.

Músculos do arco faríngeo

Os mioblastos dos arcos faríngeos, que se originam do mesoderma paraxial não segmentado e da **placa precordal**, formam os músculos da mastigação, da expressão facial, da faringe e da laringe, conforme descrito em outra seção (ver Capítulo 9, Figura 9.6 e Tabela 9.1). Esses músculos são supridos pelos nervos do arco faríngeo.

Músculos do olho

A origem dos músculos extrínsecos do bulbo do olho não é clara. Eles podem derivar de células mesenquimais perto da placa

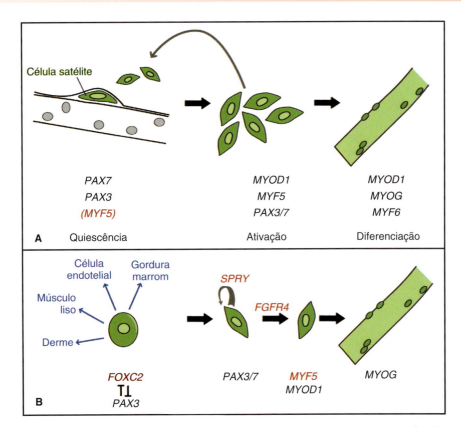

Figura 15.2 Regulação genética da progressão das células progenitoras musculares para a formação de músculo esquelético diferenciado. **A.** As células satélites do músculo adulto progridem para formar nova fibra muscular. O *MYF5* é mostrado no estado quiescente (*vermelho*) para indicar que existem transcritos, mas não a proteína. **B.** Durante a progressão das células somáticas na miogênese, a expressão do *PAX3* ativa os genes-alvo (*vermelho*) que regulam vários estágios desse processo. (De Buckingham M, Rigby PW. Gene regulatory networks and transcriptional mechanism that control myogenesis, *Dev Cell* 28:225, 2014.)

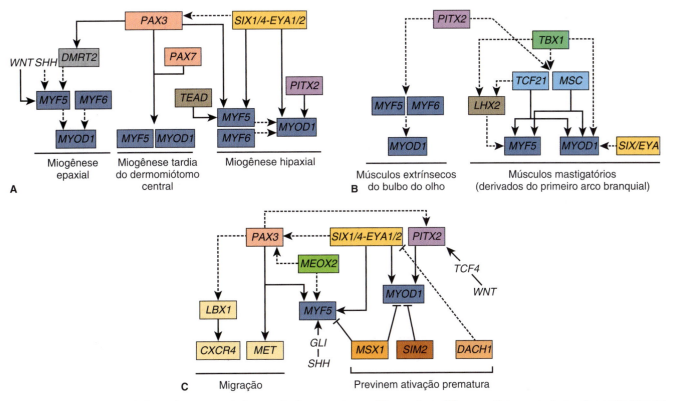

Figura 15.3 As redes reguladoras do gene controlam a miogênese no tronco (**A**), na cabeça (**B**) e nas células que migram do somito hipaxial para o membro anterior (**C**). (De Buckingham M, Rigby PW. Gene regulatory networks and transcriptional mechanism that control myogenesis, *Dev Cell* 28:225, 2014.)

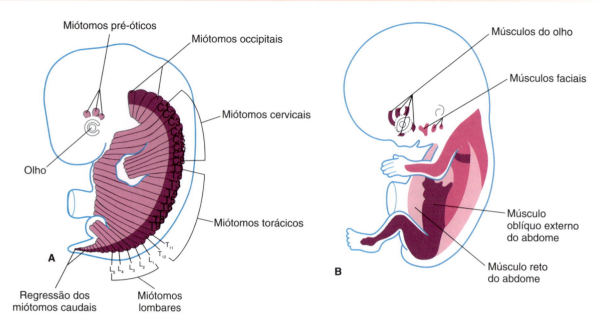

Figura 15.4 Desenvolvimento do sistema muscular. **A.** O desenho de um embrião de 6 semanas mostra as regiões do miótomo dos somitos que originam os músculos esqueléticos. **B.** O desenho de um embrião de 8 semanas mostra o desenvolvimento da musculatura do tronco e dos membros.

precordal (Figuras 15.1 e 15.4). Acredita-se que o mesênquima nessa área origine três miótomos pré-ópticos. Os mioblastos diferenciam-se a partir de células mesenquimais derivadas desses miótomos. Grupos de mioblastos, cada um suprido por seu próprio nervo (nervo craniano [NC] III, NC IV ou NC VI), formam os músculos extrínsecos do bulbo do olho.

Músculos da língua

Inicialmente, existem quatro **miótomos occipitais** (pós-óticos); o primeiro par desaparece. Os mioblastos provenientes dos miótomos remanescentes formam os músculos da língua, que são inervados pelo nervo hipoglosso (NC XII).

Músculos dos membros

A musculatura dos membros se desenvolve a partir dos mioblastos que circundam os ossos em desenvolvimento (ver Figura 15.1). Os mioblastos formam massa de tecido nas faces posterior (extensora) e anterior (flexora) dos membros. Estudos de enxerto e genes-alvo em aves e mamíferos demonstraram que as células precursoras miogênicas nos brotos dos membros se originam dos somitos. Essas células estão primeiramente localizadas na parte ventral do dermomiótomo e são epiteliais por natureza (ver Capítulo 14, Figura 14.1D). As células migram para o primórdio do membro.

Sinais moleculares do tubo neural e da notocorda induzem a expressão do PAX3, MYOD e MYF5 nos somitos. No broto do membro, o PAX3 regula a expressão do MET (um fator de crescimento do peptídio migratório), que regula a migração das células precursoras miogênicas.

Desenvolvimento do músculo liso

As fibras do músculo liso diferenciam-se do **mesênquima esplâncnico** adjacente ao endoderma do intestino primitivo e seus derivados (ver Figura 15.1). O mesoderma somático fornece músculo liso nas paredes de muitos vasos sanguíneos e linfáticos. Acredita-se que os músculos da íris (músculos esfíncter e dilatador da pupila) e as células mioepiteliais nas glândulas mamárias e sudoríparas sejam derivados de células mesenquimais originadas do ectoderma.

O primeiro sinal de diferenciação do músculo liso é o desenvolvimento de núcleos alongados nos mioblastos fusiformes. Durante o desenvolvimento inicial, mioblastos adicionais continuam a se diferenciar das células mesenquimais, mas não se fundem como no músculo esquelético; eles permanecem mononucleados.

Durante o desenvolvimento tardio, a divisão dos mioblastos existentes gradualmente substitui a diferenciação de novos mioblastos na produção de novo tecido muscular liso. À medida que as células do músculo liso se diferenciam, elementos contráteis filamentosos, mas não sarcoméricos, desenvolvem-se no citoplasma dessas células, e a superfície externa de cada célula adquire uma lâmina externa adjacente. Conforme as fibras do músculo liso se desenvolvem em folhas ou feixes, elas recebem inervação autônoma. Células musculares e fibroblastos sintetizam e estabelecem fibras colágenas, elásticas e reticulares.

Desenvolvimento do músculo cardíaco

O músculo cardíaco se desenvolve a partir do mesoderma esplâncnico lateral, que origina o mesênquima, adjacente ao tubo cardíaco em desenvolvimento (ver Capítulo 13, Figuras 13.1B e 13.7C a E). Os **mioblastos cardíacos** se diferenciam do miocárdio primitivo. O músculo cardíaco é reconhecível na 4ª semana. Provavelmente ele se desenvolve por meio da expressão de genes específicos do coração. *Estudos sugerem que as proteínas PBX interagindo com o fator de transcrição HAND2 promovem a diferenciação do músculo cardíaco.* Estudos imuno-histoquímicos revelaram uma distribuição espacial de antígenos específicos do tecido (isoformas de cadeia pesada de miosina) no coração embrionário entre a 4ª e a 8ª semanas.

As **fibras do músculo cardíaco** surgem por diferenciação e crescimento de células individuais, ao contrário das fibras do músculo esquelético estriado, que se desenvolvem por fusão de células. O crescimento das fibras do músculo cardíaco resulta da formação de novos miofilamentos. Os mioblastos aderem um ao outro como no músculo esquelético em desenvolvimento, mas as membranas celulares intermediárias não desintegram. Essas áreas de adesão originam os **discos intercalares** (localizações intercelulares de inserção dos músculos cardíacos). No final do período embrionário, feixes especiais de células musculares se desenvolvem a partir do miocárdio trabeculado original, que possui junções comunicantes de rápida condução com relativamente poucas miofibrilas e diâmetros relativamente maiores do que as típicas fibras do músculo cardíaco. Essas células atípicas do músculo cardíaco (**fibras de Purkinje**) *formam o sistema de condução cardíaca* (ver Capítulo 13, Figuras 13.18E e 13.19C e D).

Anomalias dos músculos

A ausência de um ou mais músculos esqueléticos é mais comum do que geralmente é reconhecido. Exemplos comuns são a cabeça esternocostal do músculo peitoral maior e músculos palmar longo, trapézio, serrátil anterior e quadrado femoral. Geralmente, apenas um músculo está ausente em um lado do corpo ou apenas parte do músculo não se desenvolve. Ocasionalmente, o mesmo músculo ou músculos podem estar ausentes em ambos os lados do corpo.

A ausência do músculo peitoral maior (com frequência sua parte esternal) geralmente está associada à **sindactilia** (fusão dos dedos). Esses defeitos congênitos fazem parte da **síndrome de Poland** (ausência dos músculos peitoral maior e menor, hipoplasia mamária ipsilateral e ausência de duas a quatro costelas, Figura 15.5). A ausência do músculo peitoral maior está ocasionalmente associada à ausência da glândula mamária e/ou hipoplasia da papila mamária (mamilo).

A ausência de músculos da parede anterior do abdome pode estar associada a defeitos gastrintestinais e geniturinários graves, como a **extrofia da bexiga urinária** (ver Capítulo 12, Figura 12.24) ou a síndrome *prune-belly* (abdome em ameixa seca). O desenvolvimento muscular e o reparo muscular dependem da expressão dos genes reguladores musculares.

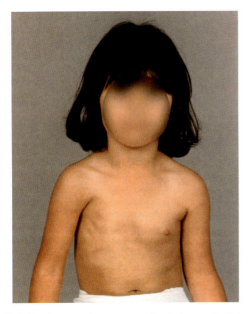

Figura 15.5 Menina com forma grave da síndrome de Poland, com ausência dos músculos peitorais e do mamilo. (De Al-Quattan MM, Kozin SH. Update on embryology of the upper limb, *J Hand Surg Am* 38:1835, 2013.)

Artrogripose

O termo *artrogripose* (artrogripose múltipla congênita) é usado clinicamente para descrever múltiplas **contraturas articulares congênitas** que afetam diferentes partes do corpo (Figura 15.6). A artrogripose ocorre em 1 a cada 3 mil nascidos vivos. Ela inclui mais de 300 distúrbios heterogêneos. As causas da artrogripose não são claras. Em cerca de 30% dos casos existem fatores genéticos. Distúrbios neuropáticos e anormalidades musculares e do tecido conjuntivo restringem o movimento intrauterino e podem levar à **acinesia fetal** (ausência ou perda do movimento voluntário) e contraturas articulares. A ocorrência de contraturas em torno de certas articulações e não outras constitui indício da causa subjacente. Por exemplo, a **amioplasia** inclui tipicamente contraturas bilaterais em flexão do punho, extensão dos joelhos e pé torto, mas poupa outras articulações (ver Capítulo 16, Figura 16.15).

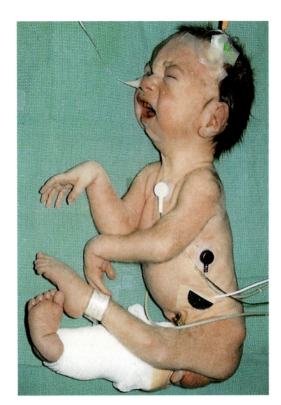

Figura 15.6 Neonato com múltiplas contraturas articulares devidas à artrogripose. As crianças com essa síndrome têm rigidez das articulações associada à hipoplasia dos músculos associados. (Cortesia de Dr. A. E. Chudley, Section of Genetics and Metabolism, Department of Pediatrics and Child Health, Children's Hospital and University of Manitoba, Winnipeg, Manitoba, Canadá.)

Variações nos músculos

Todos os músculos estão sujeitos a uma certa variação; no entanto, alguns são afetados com mais frequência do que outros. Determinados músculos são funcionalmente vestigiais (rudimentares), como os da orelha externa e do escalpo. Alguns músculos existentes em outros primatas aparecem somente em alguns seres humanos (p. ex., o músculo esternal, uma faixa às vezes encontrada paralela ao osso esterno). Variações na forma, na posição e na inserção dos músculos são comuns e geralmente são funcionalmente insignificantes.

Torcicolo congênito

Alguns casos de torcicolo resultam de ruptura de fibras do músculo esternocleidomastóideo (ECM) durante o parto. Ocorre sangramento em uma área localizada do músculo, formando um **hematoma**. Mais tarde, há o desenvolvimento de massa sólida devido a **necrose** e fibrose das fibras musculares. Geralmente ocorre encurtamento do músculo, o que provoca inclinação lateral da cabeça para o lado afetado e discreta rotação da cabeça para longe do lado do músculo curto (Figura 15.7).

Embora o tocotraumatismo possa ser uma causa do torcicolo, a condição foi observada em crianças nascidas por cesariana, sugerindo que haja outras causas, incluindo apinhamento intrauterino e **miopatia primária do ECM**.

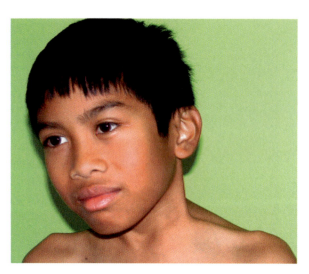

Figura 15.7 Menino de 11 anos de idade com torcicolo muscular congênito esquerdo não tratado, com limitação da flexão lateral para a direita e rotação limitada do pescoço para a direita. (De Graham J. *Smith's recognizable patterns of human deformation*. ed 3, Philadelphia, 2007, Elsevier.)

Síndrome *prune-belly*

A deficiência e a hipotonia dos músculos abdominais são sinais da síndrome *prune-belly* (abdome em ameixa seca). Os neonatos do sexo masculino com essa síndrome têm **criptorquidia** associada (falha na descida de um ou de ambos os testículos), e **megaureteres** (dilatação dos ureteres) são comuns. A parede do abdome geralmente é tão fina que as vísceras (p. ex., intestinos) são visíveis e facilmente palpáveis. A causa dessa síndrome parece estar relacionada à obstrução uretral transitória no embrião ou falha no desenvolvimento dos tecidos mesodérmicos específicos.

Músculos acessórios

Ocasionalmente ocorre o desenvolvimento de músculos acessórios. Por exemplo, o músculo sóleo acessório ocorre em aproximadamente 3% das pessoas. O primórdio do músculo sóleo se divide precocemente e forma um músculo sóleo acessório. Ocasionalmente um músculo flexor acessório do pé (músculo quadrado plantar) se desenvolve. Em alguns casos, os músculos acessórios causam sintomas clinicamente significativos.

Resumo do sistema muscular

- O desenvolvimento muscular ocorre por meio da formação de mioblastos, que proliferam e formam miócitos
- O músculo esquelético deriva dos miótomos dos somitos
- Alguns músculos da cabeça e do pescoço derivam do mesênquima do arco faríngeo
- Os músculos dos membros se desenvolvem a partir das células precursoras miogênicas, adjacentes aos ossos dos membros
- O músculo cardíaco e a maioria dos músculos lisos derivam do mesoderma esplâncnico
- A ausência ou a variação de alguns músculos é comum e geralmente tem pouca repercussão.

Questões clínicas

Caso 15.1

Um lactente com ausência da prega axilar anterior esquerda também apresentava o mamilo esquerdo muito abaixo do nível habitual.

- A ausência de qual músculo provavelmente causou essas observações incomuns?
- De qual síndrome você suspeita?
- Quais características você procuraria?
- Seria provável que esse lactente apresentasse alguma incapacidade se a ausência desse músculo fosse o único defeito congênito?

Caso 15.2

Uma estudante de medicina descobriu que tinha apenas um músculo palmar longo.

- Isso é uma ocorrência comum?
- Qual é a incidência?
- A ausência desse músculo causa alguma incapacidade?

Caso 15.3

Os pais de uma menina de 4 anos de idade observaram que ela sempre mantinha a cabeça ligeiramente inclinada para o lado direito e que um dos músculos do pescoço era mais proeminente do que os outros. A anamnese revelou que seu parto foi pélvico, com a apresentação fetal sendo as nádegas.

- Nomeie o músculo que provavelmente estava proeminente
- Esse músculo puxava a cabeça da criança para o lado direito?
- Qual é a denominação dessa deformidade?
- O que provavelmente causou o encurtamento do músculo que resultou nessa condição?

Caso 15.4

Um neonato tinha um defeito na parede do abdome. A falha no desenvolvimento do músculo estriado no plano mediano da parede anterior do abdome está associada à formação de um defeito congênito grave do sistema urinário.

- Como é chamado esse defeito?
- Qual é a provável base embriológica da falha na formação do músculo nesse neonato?

A discussão dessas questões é apresentada no Apêndice, na parte final deste livro.

Bibliografia e leitura sugerida

Applebaum M, Kalcheim C: Mechanisms of myogenic specification and patterning, *Results Probl Cell Differ* 56:77, 2015.

Aulehla A: Oscillatory signals controlling mesoderm patterning in vertebrate embryos, *Mech Dev* 145(Suppl), 2017.

Bonnet A, Dai F, Brand-Saberi B, et al: Vestigial-like 2 acts downstream of MyoD activation and is associated with skeletal muscle differentiation in chick myogenesis, *Mech Dev* 127:120, 2010.

Bothe I, Tenin G, Oseni A, et al: Dynamic control of head mesoderm patterning, *Development* 138:2807, 2011.

Buckingham M: Myogenic progenitor cells and skeletal myogenesis in vertebrates, *Curr Opin Genet Dev* 16:525, 2006.

Buckingham M, Rigby PW: Gene regulatory networks and transcriptional mechanisms that control myogenesis, *Dev Cell* 28:225, 2014.

Gasser RF: The development of the facial muscle in man, *Am J Anat* 120:357, 1967.

Giacinti C, Giodano A: Cell cycle regulation in myogenesis. In Giordano A, Galderisi U, editors: *Cell cycle regulation and differentiation in cardiovascular and neural systems*, New York, 2010, Springer.

Hernandez-Andre E, Yeo L, Goncalves LF: Fetal musculoskeletal system. In Norton ME, editor: *Callen's ultrasonography in obstetrics and gynecology*, ed 6, Philadelphia, 2017, Elsevier.

Kablar B, Krastel K, Ying C, et al: Myogenic determination occurs independently in somites and limb buds, *Dev Biol* 206:219, 1999.

Kablar B, Tajbakhsh S, Rudnick MA: Transdifferentiation of esophageal smooth muscle is myogenic bHLH factor-dependent, *Development* 127:2000, 1627.

Kalcheim C: Epithelial–mesenchymal transitions during neural crest and somite development, *J Clin Med* 5(1):1, 2015.

Kang SG, Kang JK: Current and future perspectives in craniosynostosis, *J Korean Neurosurg Soc* 59:247, 2016.

Lee JH, Protze SI, Laksman Z, et al: Human pluripotent stem cell-derived atrial and ventricular cardiomyocytes develop from distinct mesoderm populations, *Cell Stem Cell* 21:179, 2017.

Ma L, Yu X: Arthrogryposis multiplex congenita: classification, diagnosis, perioperative care, and anesthesia, *Front Med* 11:48, 2017.

Martin J, Afouda BA, Hoppler S: Wnt/beta-catenin signaling regulates cardiomyogenesis via GATA transcription factors, *J Anat* 216:92, 2010.

Moore KL, Dalley AF, Agur AMR: *Clinically oriented anatomy*, ed 8, Baltimore, 2017, Lippincott Williams & Wilkins.

Nilesh K, Mukherji S: Congenital muscular torticollis, *Ann Maxillofac Surg* 3:198, 2013.

Noden DM: Vertebrate craniofacial development—the relation between ontogenetic process and morphological outcome, *Brain Behav Evol* 38:190, 1991.

Payumo AY, McQuade LE, Walker WJ, et al: Tbx16 regulates *Hox* gene activation in mesodermal progenitor cells, *Nat Chem Biol* 12:694, 2016.

Desenvolvimento dos Membros

Estágios iniciais do desenvolvimento dos membros

Os **brotos dos membros** superiores são visíveis por volta do 24º dia, e os brotos dos membros inferiores aparecem 1 ou 2 dias depois, com a ativação de um grupo de células mesenquimais no mesoderma somático lateral (Figura 16.1A). Genes *Homeobox* (*Hox*) regulam o padrão na formação dos membros. Os brotos dos membros formam-se abaixo de uma faixa espessa de ectoderma, a **crista ectodérmica apical** (**CEA**; Figura 16.2A). Os brotos aparecem primeiro como pequenas protuberâncias na parede anterolateral do corpo (Figura 16.1). Cada broto do membro consiste em um cerne mesenquimal de mesoderma coberto por uma camada de ectoderma.

Os brotos dos membros alongam-se pela proliferação do mesênquima. Os brotos dos membros superiores parecem desproporcionais baixos no tronco do embrião em virtude do desenvolvimento inicial da metade cranial do embrião (Figura 16.1). Os estágios iniciais do desenvolvimento dos membros são semelhantes para os membros superiores e inferiores (ver Figuras 16.1B e 16.4). Mais tarde surgem características distintas em razão das diferenças na forma e na função das mãos e dos pés.

Os **brotos dos membros superiores** desenvolvem-se em oposição aos segmentos cervicais caudais, e os **brotos dos membros inferiores** se formam em oposição aos segmentos lombar e sacral superiores. No ápice de cada broto do membro, o ectoderma engrossa para formar a CEA. Essa crista é uma estrutura epitelial, especializada, com várias camadas (Figura 16.2), que é induzida pelo fator parácrino, fator de crescimento de fibroblastos 10 (FGF10), do mesênquima subjacente. *Os fatores de transcrição codificados pelo gene* BHLHA9 *(membro da família A9 hélice-alça-hélice básico) e a sinalização da proteína morfogenética óssea (BMP) são necessários para a sua formação. A partir de estudos recentes foi atribuído papel crítico aos fatores de transcrição da família de genes T-box no desenvolvimento dos membros.*

*O FGF8, secretado pela CEA, exerce influência indutiva sobre o mesênquima dos membros, que inicia o crescimento e o desenvolvimento dos membros em um eixo proximodistal. O ácido retinoico promove a formação do broto do membro, inibindo a sinalização do FGF. As células mesenquimais se agregam à margem posterior do broto do membro para formar a **zona de atividade de polarização**, um importante centro de sinalização no desenvolvimento dos membros. Os FGFs da CEA ativam a zona de atividade de polarização, que causa a expressão dos genes* Sonic Hedgehog (SHH).

Os fatores de transcrição codificados pelos genes BHLHA9 *e* SHH *regulam o padrão normal dos membros ao longo do eixo anteroposterior. A expressão de* WNT7A *do ectoderma dorsal não CEA do broto do membro e do* homeobox 1 (EN1) *do lado ventral está envolvida na especificação do eixo dorsoventral. A própria CEA é mantida por sinais indutivos do* SHH *e* WNT7. *Tem-se sugerido que a epiprofina, um fator de transcrição dedo de zinco, regule a sinalização* WNT *no broto do membro (ver Figura 16.2B).*

O mesênquima adjacente à CEA consiste em células indiferenciadas, de rápida proliferação, enquanto as células mesenquimais proximais a ele diferenciam-se nos vasos sanguíneos e modelos de cartilagem óssea. As extremidades distais dos brotos dos membros achatam nas placas das mãos e dos pés (Figuras 16.3 e 16.4B e H). Estudos mostraram que o ácido retinoico endógeno também está envolvido no desenvolvimento dos membros e na formação padrão.

No final da 6ª semana, o tecido mesenquimal nas **placas das mãos** se condensa para formar os **raios digitais** (ver Figuras 16.3 e 16.4C). Essas condensações mesenquimais descrevem o padrão dos dedos (das mãos) nas placas das mãos. Durante a 7ª semana ocorrem condensações semelhantes de mesênquima para formar os raios digitais e dedos (dos pés) nas placas dos pés (ver Figura 16.4I).

Na ponta de cada raio digital, uma parte da CEA induz o desenvolvimento do mesênquima nos **primórdios** mesenquimais **dos ossos** (falanges) nos dígitos (Figura 16.6C e D). Os intervalos entre os raios digitais são ocupados por mesênquima frouxo. Essas regiões intermediárias do mesênquima logo são degradadas, formando *incisuras entre os raios digitais* (Figura 16.5; ver também Figuras 16.3 e 16.4D e F). No final da 8ª semana, à medida que a degradação do tecido continua, ocorre a formação de dedos separados (das mãos e dos pés) (Figura 16.6; ver também Figura 16.4E, F, K e L).

Estudos moleculares indicam que os estágios iniciais da padronização dos membros e da formação dos dedos envolvem a expressão do gene *patched 1* (*PTCH1*), que é essencial para a regulação posterior de múltiplos genes *Hox* e da via *SHH*. A **apoptose** gradual (morte celular programada), por meio do fator indutor da apoptose (AIF) e das vias mediadas pela caspase-3, é responsável pela degradação tecidual nas regiões interdigitais. O antagonismo entre a sinalização do ácido retinoico e o fator transformador do crescimento β (TGF-β) parece controlar a apoptose interdigital e a formação dos dedos. O bloqueio desses eventos celulares e moleculares poderia explicar a **sindactilia** ou a membrana nos dedos das mãos ou dos pés (ver Figura 16.14C e D).

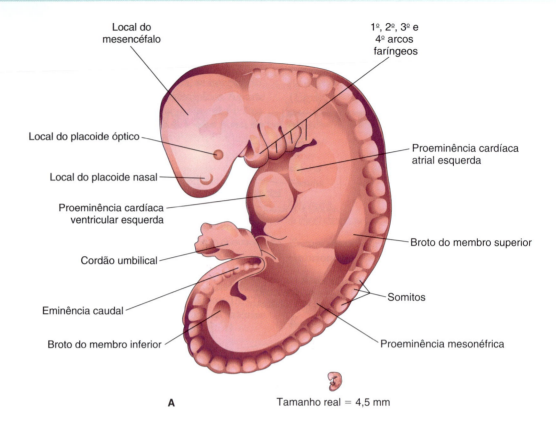

Local do
mesencéfalo

1º, 2º, 3º e
4º arcos
faríngeos

Local do placoide óptico

Proeminência cardíaca
atrial esquerda

Local do placoide nasal

Proeminência cardíaca
ventricular esquerda

Broto do membro superior

Cordão umbilical

Eminência caudal

Somitos

Broto do membro inferior

Proeminência mesonéfrica

A   Tamanho real = 4,5 mm

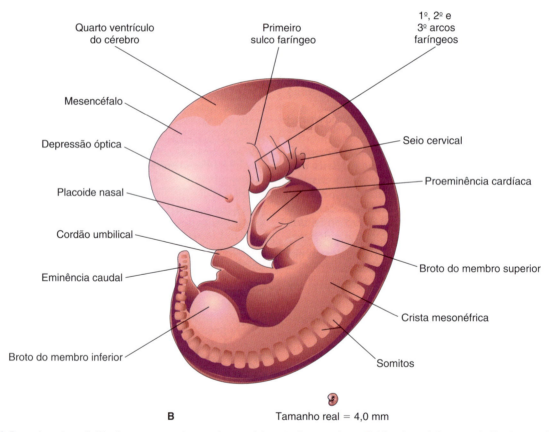

Quarto ventrículo
do cérebro

Primeiro
sulco faríngeo

1º, 2º e
3º arcos
faríngeos

Mesencéfalo

Depressão óptica

Seio cervical

Placoide nasal

Proeminência cardíaca

Cordão umbilical

Eminência caudal

Broto do membro superior

Broto do membro inferior

Crista mesonéfrica

Somitos

B   Tamanho real = 4,0 mm

Figura 16.1 Desenhos de embriões humanos mostram o desenvolvimento dos membros. **A.** Vista lateral de um embrião de aproximadamente 28 dias. O broto do membro superior aparece como uma tumefação ou protuberância na parede ventrolateral do corpo. O broto do membro inferior é muito menor do que o broto do membro superior. **B.** Vista lateral de um embrião de aproximadamente 32 dias. Os brotos do membro superior têm formato de pá, e os brotos do membro inferior são parecidos com nadadeiras. (Adaptada de Nishimura H, Semba R, Tanimura T, Tanaka O. Prenatal development of the human with special reference to craniofacial structures: an atlas. Washington, DC, 1977, National Institutes of Health.)

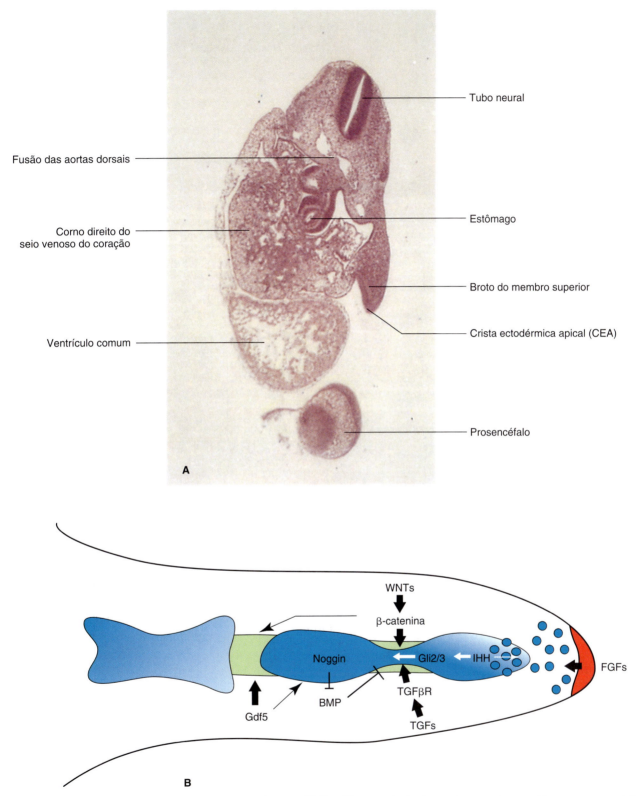

Figura 16.2 A. Corte oblíquo de um embrião de aproximadamente 28 dias. Observe o broto do membro superior parecido com um remo, lateral ao coração embrionário e à crista ectodérmica apical *(CEA)*. **B.** As vias de sinalização regulam o alongamento e a segmentação do raio digital. Na CEA, a sinalização do fator de crescimento do fibroblasto (FGF) *(vermelho)* mantém uma pequena população de células mesenquimais indiferenciadas abaixo da crista, que são ativamente incorporadas à condensação digital *(azul)*. No local presumível da articulação, as células condrogênicas recém-diferenciadas desdiferenciam para a situação de interzona sob a regulação de múltiplas vias de sinalização. *WNTs* promovem a desdiferenciação dos condrócitos por meio da sinalização WNT canônica. O *indian hedgehog (IHH)* sinaliza para a região interzona pela expressão localizada dos fatores de transcrição Gli2 e Gli3. Os fatores de crescimento transformadores sinalizam para as células da interzona por meio do receptor tipo II. O fator de diferenciação do crescimento 5 (Gdf5) regula a progressão da articulação e da esqueletogênese dos elementos digitais. *BMP*, proteína morfogenética óssea; *TGFβR*, receptor do fator transformador de crescimento β. (**A.** De Moore KL, Persaud TVN, Shiota K. *Color atlas of clinical embryology*, ed 2, Philadelphia, 2000, Saunders. **B.** De Hu J, He L. Patterning mechanisms controlling digit development, *J Genet Genomics* 35: 517-524, 2008.)

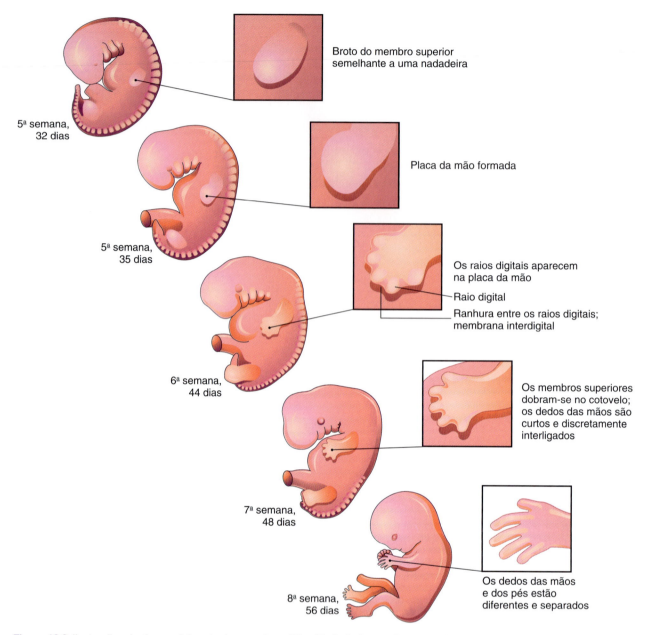

Figura 16.3 Ilustrações do desenvolvimento dos membros (32 a 56 dias). Os membros superiores desenvolvem-se antes dos inferiores.

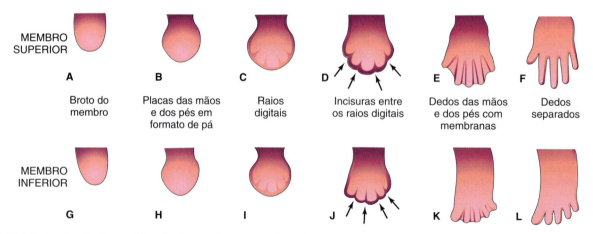

Figura 16.4 Ilustrações do desenvolvimento dos membros entre a 4ª e a 8ª semanas: mãos nos dias 27 (**A**), 32 (**B**), 41 (**C**), 46 (**D**), 50 (**E**) e 52 (**F**); pés nos dias 28 (**G**), 36 (**H**), 46 (**I**), 49 (**J**), 52 (**K**) e 56 (**L**). Os estágios iniciais são semelhantes, exceto que o desenvolvimento das mãos precede o dos pés por 1 ou 2 dias. As *setas* em **D** e em **J** indicam o processo de degradação do tecido (apoptose), que separa os dedos das mãos e dos pés.

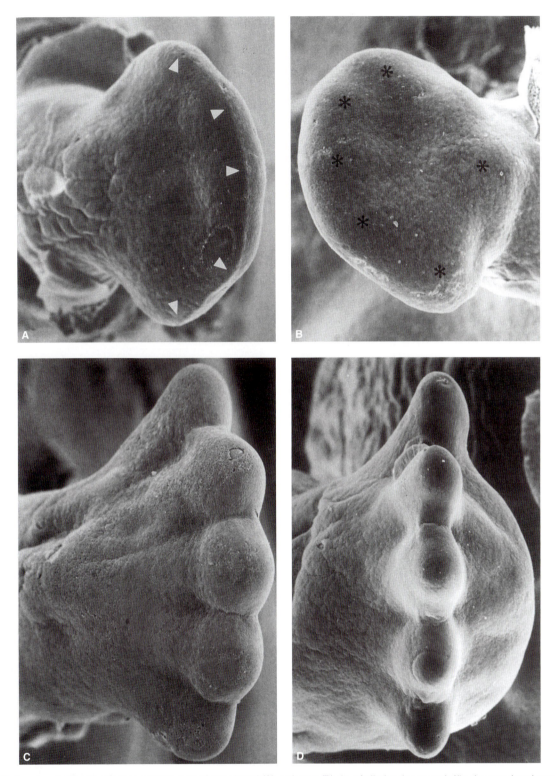

Figura 16.5 As micrografias eletrônicas mostram as vistas dorsal (**A**) e plantar (**B**) do pé direito de um embrião de aproximadamente 48 dias. Os brotos dos dedos (*pontas de seta* em **A**), o coxim adiposo do calcanhar e a elevação tátil do metatarso (*asteriscos* em **B**) acabaram de aparecer. Vistas dorsal (**C**) e distal (**D**) do pé direito dos embriões de aproximadamente 55 dias mostram que as pontas dos dedos dos pés estão separadas e já começou a degeneração interdigital. Observe a dorsiflexão dos metatarsais e dos dedos dos pés (**C**), assim como o espessamento do coxim adiposo do calcanhar (**D**). De Hinrichsen KV, Jacob HJ, Jacob M et al. Principles of ontogenesis of leg and foot in man, *Ann Anat* 176:121, 1994.)

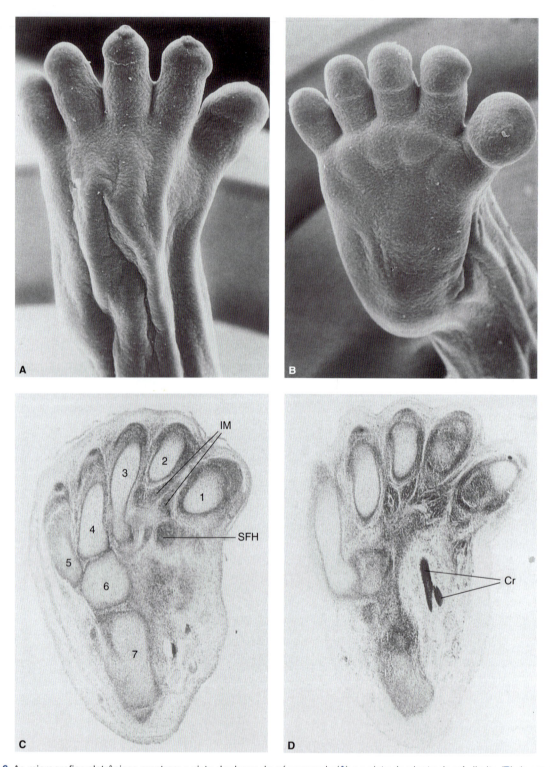

Figura 16.6 As micrografias eletrônicas mostram a vista do dorso do pé esquerdo (**A**) e a vista da planta do pé direito (**B**) de um embrião de 8 semanas. Embora o pé esteja supinado, a dorsiflexão é distinta. **C** e **D.** Cortes em parafina de ossos tarsais e metatarsais de um feto, corado com hematoxilina e eosina, mostram as cartilagens dos metatarsais (*1 a 5*), cartilagem do cuboide (*6*) e o calcâneo (*7*). A separação entre os músculos interósseos *(IM)* e os músculos flexores curtos do hálux *(SFH)* é vista claramente. O cruzamento plantar *(Cr)* dos tendões dos músculos flexores longos dos dedos e do hálux é mostrado em **D**. (De Hinrichsen KV, Jacob HJ, Jacob M et al. Principles of ontogenesis of leg and foot in man, *Ann Anat* 176:121, 1994.)

Estágios finais do desenvolvimento dos membros

À medida que os membros se alongam, ocorre a formação dos modelos mesenquimais dos ossos, por agregações celulares (ver Figura 16.7B). Os **centros de condrificação** aparecem na 5ª semana. No final da 6ª semana, todo o esqueleto dos membros é cartilaginoso (Figura 16.7; ver também Capítulo 14, Figura 14.13D e E). A **osteogênese dos ossos longos** começa na 7ª semana a partir de centros primários de ossificação no meio dos modelos cartilaginosos dos ossos longos. **Centros de ossificação** são encontrados em todos os ossos longos na 12ª semana (ver Capítulo 14, Figura 14.14A).

A partir das **regiões dos dermomiótomos** dos somitos, as células precursoras miogênicas migram para os brotos dos membros e, mais tarde, diferenciam-se nos mioblastos. *O receptor da tirosinoquinase c-Met (codificado pelo gene MET) desempenha papel essencial na regulação desse processo.* À medida que os ossos longos se formam, os mioblastos se agregam e formam uma grande massa muscular em cada broto do membro (ver Capítulo 15, Figura 15.1). Em geral, essa massa muscular separa-se nos componentes posterior (extensor) e anterior (flexor). O mesênquima no broto do membro também origina os ligamentos e os vasos sanguíneos.

No início da 7ª semana, os membros estendem-se anteriormente. Originalmente, a face flexora dos membros é anterior e a face extensora é posterior, as margens pré-axial e pós-axial são cranial e caudal, respectivamente (ver Figura 16.10A e D). Os membros superiores e inferiores em desenvolvimento giram em sentidos opostos e em graus diferentes (Figuras 16.8 e 16.9):

- *Os membros superiores giram lateralmente* 90° sobre o próprio eixo longitudinal; como resultado, os futuros cotovelos apontam para trás e os músculos extensores ficam nas faces lateral e posterior dos membros
- *Os membros inferiores giram medialmente* quase 90°; portanto, os futuros joelhos ficam voltados anteriormente e os músculos extensores ficam no lado anterior dos membros.

Do ponto de vista desenvolvimental, o rádio e a tíbia são ossos homólogos, como também o são a ulna e a fíbula; do mesmo modo, o polegar e o hálux são dedos homólogos. As **articulações sinoviais** aparecem no começo do período fetal (9ª semana), coincidente com a diferenciação funcional dos músculos dos membros e suas inervações.

Inervação cutânea dos membros

Existe uma forte relação entre o crescimento e a rotação dos membros e sua inervação segmentar cutânea. Os **axônios dos neurônios motores que se originam da medula espinal** entram nos brotos do membro durante a 5ª semana e avançam para as massas musculares posteriores e anteriores. Os **axônios dos neurônios sensoriais** entram nos brotos do membro depois dos axônios dos neurônios motores e os utilizam para orientação. As células da crista neural, as precursoras das células de Schwann, envolvem as fibras nervosas motoras e sensoriais nos membros e formam o **neurolema** (bainha de Schwann) e as **bainhas de mielina** (ver Capítulo 17, Figura 17.11).

Durante a 5ª semana, os nervos periféricos crescem a partir dos **plexos dos membros** braquial e lombossacral em desenvolvimento para o mesênquima dos membros (Figura 16.10B e E). Os **nervos espinais** são distribuídos em faixas segmentares, suprindo as superfícies dos membros. **Dermátomo** é a área da pele suprida por um nervo espinal e seu gânglio espinal; no entanto, áreas nervosas cutâneas e os dermátomos mostram considerável sobreposição.

À medida que os membros se alongam, a distribuição cutânea dos nervos espinais migra ao longo dos membros e não mais atinge a superfície nas partes distais dos membros. Embora o padrão dermatomal original mude durante o crescimento dos membros, uma sequência ordenada de distribuição pode ainda ser reconhecida no adulto (ver Figura 16.10C e F). No membro superior, as áreas supridas pelos nervos espinais C5 e C6 juntam-se às áreas supridas por T2, T1 e C8, mas a sobreposição entre elas é mínima na linha axial anterior.

Uma **área nervosa cutânea** é a área da pele suprida por um nervo periférico. Se a raiz dorsal que supre a área for cortada, os padrões dermatomais indicam que pode haver um leve déficit na área indicada. No entanto, como há sobreposição de dermátomos, uma área específica da pele não é exclusivamente suprida por um nervo segmentar. Os dermátomos do membro podem ser traçados progressivamente para baixo na

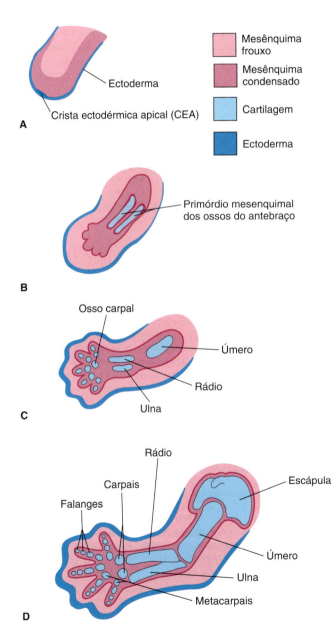

Mesênquima frouxo
Mesênquima condensado
Cartilagem
Ectoderma

A
Ectoderma
Crista ectodérmica apical (CEA)

B
Primórdio mesenquimal dos ossos do antebraço

C
Osso carpal
Úmero
Rádio
Ulna

D
Rádio
Carpais
Falanges
Escápula
Úmero
Ulna
Metacarpais

Figura 16.7 Cortes longitudinais esquemáticos do membro superior de um embrião humano mostram o desenvolvimento dos ossos cartilaginosos nos dias 28 (**A**), 44 (**B**), 48 (**C**) e 56 (**D**).

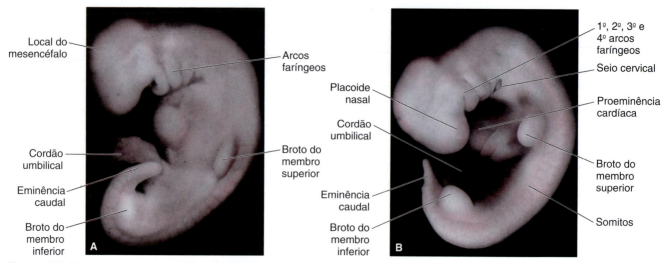

Figura 16.8 Vistas laterais dos embriões. **A.** Vista lateral de um embrião de aproximadamente 28 dias. O broto do membro superior é muito maior do que o broto do membro inferior. **B.** Vista lateral de um embrião de aproximadamente 32 dias. Os brotos dos membros superiores e inferiores têm formato de pás. (Adaptada de Nishimura H, Semba R, Tanimura T, Tanaka O. *Prenatal development of the human with special reference to craniofacial structures: an atlas*. Washington, DC, 1977, National Institutes of Health.)

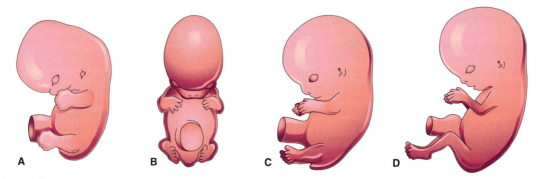

Figura 16.9 Ilustrações das mudanças posicionais dos membros dos embriões em desenvolvimento. **A.** Aproximadamente aos 48 dias, os membros estendem-se anteriormente e as placas das mãos e dos pés voltam-se umas para as outras. **B.** Aproximadamente aos 51 dias, os membros superiores dobram-se no cotovelo e as mãos estão curvadas sobre o tórax. **C.** Aproximadamente aos 54 dias, as plantas dos pés estão voltadas uma para a outra medialmente. **D.** Aproximadamente aos 56 dias (fim do estágio embrionário), os cotovelos apontam caudalmente e os joelhos, cranialmente.

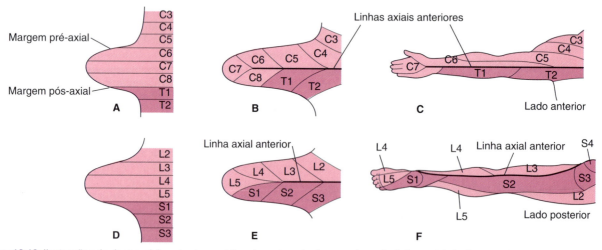

Figura 16.10 Ilustrações do desenvolvimento dos padrões dermatomais dos membros. As linhas axiais indicam as áreas em que não há sobreposição sensorial. **A** e **D.** Face anterior dos brotos do membro no início da 5ª semana. Neste estágio, os padrões dermatomais mostram o arranjo segmentar primitivo. **B** e **E.** Vistas similares do final da 5ª semana mostram o arranjo modificado dos dermátomos. **C** e **F.** Os padrões dermatomais nos membros superiores e inferiores adultos. O padrão dermatomal primitivo desapareceu, mas a sequência ordenada dos dermátomos pode ainda ser reconhecida. Observe, em **F**, que a maior parte da face anterior original do membro inferior permanece na parte de trás do membro adulto. Esse arranjo resulta da rotação medial do membro inferior, que ocorre em direção ao final do período embrionário. No membro superior (**C**), a linha axial anterior estende-se ao longo da superfície anterior do braço e do antebraço. No membro inferior (**F**), a linha axial anterior estende-se ao longo do lado medial da coxa e do joelho e abaixo do lado posteromedial da perna até o calcanhar.

lateral do membro superior e para cima na face medial. Uma distribuição comparável de dermátomos ocorre nos membros inferiores, que podem ser delimitados para baixo na face anterior e, em seguida, para cima na face posterior. À medida que os membros descem, eles carreiam seus nervos com eles, o que explica os trajetos oblíquos dos nervos que surgem dos plexos braquial e lombossacral.

Suprimento sanguíneo dos membros

15 Os brotos do membro são supridos por ramos das **artérias intersegmentares** (Figura 16.11A), que surgem da **aorta dorsal** e formam uma fina rede capilar em todo o mesênquima. O padrão vascular primitivo consiste em uma **artéria axial primária** e seus ramos (ver Figura 16.11B e C), que drenam em um seio marginal periférico. O sangue no **seio marginal** drena em uma veia periférica. Os padrões vasculares mudam à medida que os membros se desenvolvem, principalmente pela **angiogênese**. Os novos vasos coalescem com outros brotos para formar novos vasos.

A artéria axial primária torna-se a **artéria braquial,** no braço, e a artéria interóssea comum, no antebraço (ver Figura 16.11B), apresentando ramos interósseos anterior e posterior. As artérias ulnar e radial são ramos terminais da artéria braquial. À medida que ocorre a formação dos dedos, o seio marginal rompe e o padrão venoso final, representado pelas veias basílica e cefálica e seus afluentes, se desenvolve. No membro inferior, a artéria axial primária torna-se a **artéria femoral profunda** (artéria profunda da coxa) e as **artérias tibiais** anterior e posterior na perna.

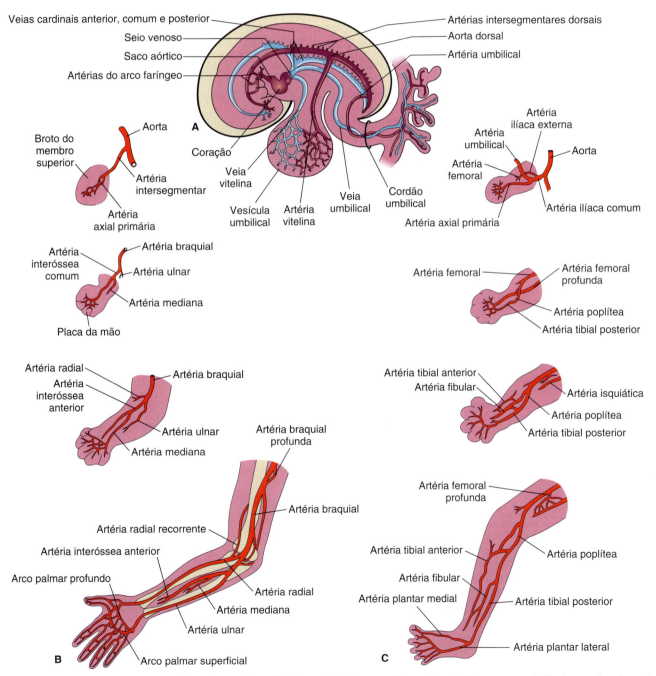

Figura 16.11 Desenvolvimento das artérias dos membros. **A.** Esboço do sistema cardiovascular primitivo em um embrião de aproximadamente 26 dias. **B.** Desenvolvimento das artérias no membro superior. **C.** Desenvolvimento das artérias no membro inferior.

Defeitos congênitos dos membros

Pequenos defeitos congênitos envolvendo os membros são relativamente comuns e geralmente podem ser corrigidos cirurgicamente. Embora esses defeitos frequentemente não tenham repercussões clínicas graves, eles podem ser indicadores de defeitos mais sérios, que podem ser parte de um padrão reconhecível.

O período crítico do desenvolvimento dos membros é do 24º ao 36º dia após a fertilização. Essa afirmação é baseada em estudos clínicos de recém-nascidos expostos ainda no útero ao fármaco **talidomida**, um potente agente **teratogênico** humano, durante o período embrionário. A exposição a esse teratógeno antes do 36º dia pode causar defeitos graves nos membros, como **amelia** (ausência dos membros; Figura 16.12A). Para um agente teratogênico causar amelia ou **meromelia** (ausência parcial de membros), ele tem de ser ingerido antes do final do período crítico de desenvolvimento do membro. Muitos defeitos graves nos membros ocorreram de 1957 a 1962 como resultado da ingestão materna da talidomida. Esse medicamento hipnótico, amplamente utilizado como sedativo e contra enjoo, foi retirado do mercado em dezembro de 1961. Desde então, defeitos similares nos membros raramente foram observados. Embora a talidomida seja, neste momento, usada para o tratamento da hanseníase e outras disfunções, ela é ***absolutamente contraindicada para as mulheres em idade fértil.***

Defeitos importantes nos membros aparecem aproximadamente em 1 a cada 500 recém-nascidos. A maioria desses defeitos é causada por fatores genéticos. *Estudos moleculares implicaram mutações genéticas (nos genes* Hox, BMP, SHH, WNT7, EN1 *e outros) em alguns casos de defeitos nos membros.* Vários defeitos congênitos, não relacionados, nos membros inferiores foram considerados associados ao padrão arterial aberrante, que pode ter alguma importância na patogênese desses defeitos. Estudos experimentais indicam que a talidomida afeta a formação inicial dos vasos sanguíneos nos brotos dos membros.

Anomalias dos membros

Existem dois tipos principais de anomalias ou defeitos nos membros:

- Amelia, a ausência de um ou mais membros (Figura 16.13A; ver também Figura 16.12A)
- Meromelia, a ausência de parte de um membro (Figuras 16.12B e C e 16.13B e C), inclui hemimelia, como a ausência da fíbula na perna, e focomelia, na qual as mãos e/ou os pés estão unidos junto ao corpo

Malformações das mãos/pés divididos

Nos defeitos congênitos graves, como a mão bifurcada ou pé fissurado, que clinicamente são chamados de **malformações de mãos/pés divididos (SHFMs)**, um ou mais dedos centrais (das mãos ou dos pés) não existem devido à falha no desenvolvimento de um ou mais raios digitais (ver Figura 16.13D e E). A mão ou o pé é dividido em duas partes que se opõem e curvam para dentro. Essa é uma condição rara que afeta aproximadamente 1 em cada 20.000 nascidos vivos.

A **síndrome da mão dividida** é uma anormalidade autossômica dominante com penetrância incompleta. A malformação se origina entre a 5ª e a 6ª semanas de desenvolvimento, quando as mãos estão se formando. Esse distúrbio tem 70% de penetrância; isto é, apenas 70% das pessoas que têm o(s) gene(s) defeituoso(s) exibem o defeito.

Causas dos defeitos nos membros

Os defeitos congênitos dos membros originam-se em diferentes estágios do desenvolvimento. A supressão do desenvolvimento do broto do membro durante a primeira parte da 4ª semana resulta na ausência do membro (**amelia**). O bloqueio ou o distúrbio da diferenciação ou do crescimento de um membro durante a 5ª semana resulta em vários tipos de **meromelia**.

Como outras anomalias congênitas, os defeitos nos membros podem ser causados por vários fatores:

- Fatores genéticos, como as anomalias cromossômicas associadas à trissomia do 18 (ver Capítulo 20, Figura 20.7)
- Genes mutantes, como na braquidactilia, encurtamento anormal dos dedos das mãos ou osteogênese imperfeita, um defeito sério do membro com ocorrência de fraturas antes do nascimento
- Fatores ambientais, como os teratogênicos (p. ex., talidomida, álcool etílico)
- Combinação de fatores genéticos e ambientais (herança multifatorial), como na displasia do desenvolvimento do quadril
- Ruptura vascular e isquemia (diminuição da irrigação sanguínea), como nos defeitos de redução do membro.

Estudos experimentais embasam a sugestão de que influências mecânicas durante o desenvolvimento intrauterino causem alguns defeitos nos membros fetais. Volume reduzido de líquido amniótico (**oligoidrâmnio**) comumente está associado às deformações nos membros; no entanto, a importância das influências mecânicas no útero sobre a deformação postural congênita ainda não foi elucidada.

Ausência congênita do rádio

Nesse defeito, há ausência total ou parcial do rádio. A mão está desviada lateralmente e a ulna está arqueada com a concavidade na face lateral do antebraço. Esse defeito resulta da falha na formação do primórdio mesenquimal do rádio durante a 5ª semana de desenvolvimento. A ausência do rádio geralmente é causada por fatores genéticos e pode estar associada a outras anormalidades no recém-nascido, como trombocitopenia (uma condição conhecida como síndrome de trombocitopenia e ausência do rádio [TAR]).

Braquidactilia

A braquidactilia ou o encurtamento dos dedos (das mãos ou dos pés) é causada pela redução no comprimento das falanges. Esse defeito congênito geralmente é herdado como traço dominante e, frequentemente, está associado a baixa estatura (ver Capítulo 20, Figura 20.13).

Simbraquidactilia

A simbraquidactilia é um tipo de anomalia congênita de subcrescimento do membro superior que ocorre em aproximadamente 0,6:10.000 nascimentos. O transtorno tem predominância do sexo masculino (75:25) e do lado esquerdo em relação ao direito (66:34). A simbraquidactilia resulta da falha na formação e diferenciação do eixo de todo o membro, incluindo a placa da mão. O polegar frequentemente é coplanar à mão, o que limita a preensão palmar e o movimento de pinça (ver Figura 16.14E).

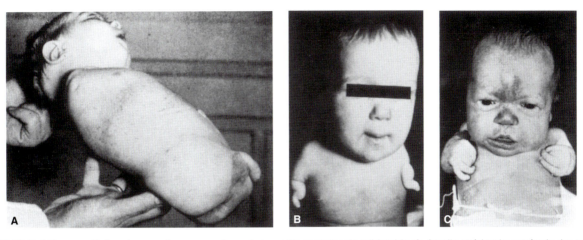

Figura 16.12 Defeitos congênitos dos membros causados pela ingestão materna de talidomida. **A.** Amelia quádrupla: ausência dos membros superiores e inferiores. **B.** Meromelia dos membros superiores, os membros são representados por cotos rudimentares. **C.** Meromelia com os membros superiores rudimentares inseridos diretamente ao tronco. (De Lenz W, Knapp K. Foetal malformation due to thalidomide, *Geriatr Med Monthly* 7:253, 1962.)

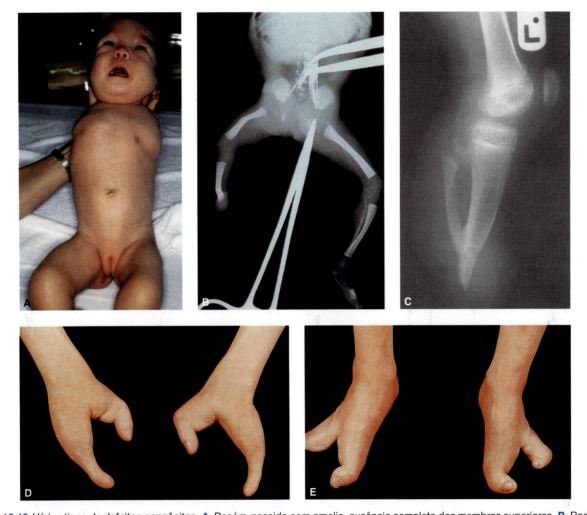

Figura 16.13 Vários tipos de defeitos congênitos. **A.** Recém-nascida com amelia, ausência completa dos membros superiores. **B.** Radiografia de um feto do sexo feminino mostra a ausência da fíbula direita. Observe também que o membro inferior direito é mais curto do que o esquerdo e o fêmur e a tíbia são arqueados e hipoplásicos (subdesenvolvidos). **C.** Radiografia mostra ausência parcial e fusão das extremidades inferiores da tíbia e da fíbula em uma criança de 5 anos de idade. **D.** Ausência dos dedos centrais das mãos resulta em um defeito chamado mão bifurcada ou mão dividida. **E.** Ausência do segundo ao quarto dedos dos pés resulta em pé bifurcado ou dividido. (**A.** Cortesia de Dr. Y. Suzuki, Achi, Japão. **B.** Cortesia de Dr. Joseph R. Siebert, Children's Hospital and Regional Medical Center, Seattle, WA. **C.** Cortesia do Dr. Prem S. Sahni, anteriormente do Department of Radiology, Children's Hospital, Winnipeg, Manitoba, Canadá. **D** e **E.** Cortesia de A. E. Chudley, MD, Section of Genetics and Metabolism, Department of Pediatrics and Child Health, University of Manitoba, Winnipeg, Manitoba, Canadá.)

Polidactilia

A polidactilia consiste em **dedos supranumerários**, isto é, mais de cinco dedos nas mãos ou nos pés (Figura 16.14A e B). Frequentemente, o dedo extra é incompletamente formado e não apresenta desenvolvimento muscular normal. Se a mão for afetada, o dedo extra comumente é mais medial ou lateral do que central. No pé, o dedo extra geralmente está na lateral. A polidactilia é herdada como um traço dominante.

Sindactilia

Sindactilia é um defeito congênito comum da mão ou do pé. A **sindactilia cutânea** (membrana interdigital simples) é mais frequente no pé do que na mão (ver Figura 16.14C e D). A sindactilia cutânea resulta da não degeneração das membranas entre dois ou mais dedos. A **apoptose** é responsável pela degradação do tecido entre os dedos. O bloqueio desses eventos celulares e moleculares provavelmente é o responsável pelos defeitos.

A **sindactilia óssea** (fusão de ossos, **sinostose**) ocorre quando não há desenvolvimento das incisuras entre os raios digitais e, como resultado, não ocorre separação dos dedos. Esse defeito é observado com maior frequência entre o terceiro e o quarto dedos da mão e entre o segundo e o terceiro dedos dos pés **(SD do tipo I)**. É herdado como um traço autossômico dominante simples. Foi relatado um caso de sindactilia e polidactilia (simpolidactilia, ou **SD do tipo II**), causado por mutações na parte ligadora aminoterminal e não DNA do *HoxD13*.

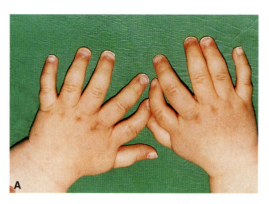

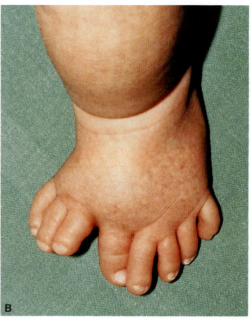

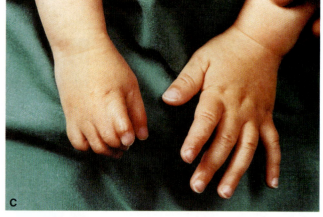

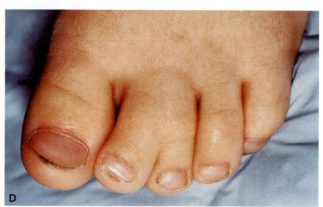

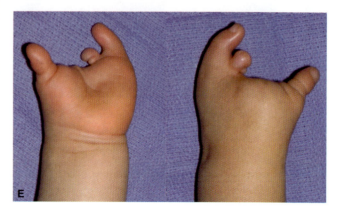

Figura 16.14 Tipos de defeitos digitais congênitos. Polidactilia: mais de cinco dedos nas mãos (**A**) ou nos pés (**B**). Sindactilia (membrana ou fusão) dos dedos das mãos (**C**) ou dos dedos dos pés (**D**). Vistas volar e dorsal das mãos com bidactilia com dígitos ulnar e radial e um coto (**E**). (**A** a **D**. Cortesia de A. E. Chudley, MD, Section of Genetics and Metabolism, Department of Pediatrics and Child Health, Children's Hospital and University of Manitoba, Winnipeg, Manitoba, Canadá. **E**. De Woodside JC, Light TR. Symbrachydactyly – diagnosis, function and treatment, *J Hand Surg* 41:135, 2016.)

Pé torto congênito

Pé torto é um defeito congênito relativamente comum (ocorre aproximadamente em 1 a 2 a cada 1.000 nascidos vivos) na América do Norte, sendo a deformação musculoesquelética mais comum. É caracterizado por múltiplos componentes que levam a posição anormal do pé, impedindo o suporte do peso normal. A planta do pé está virada medialmente e o pé está invertido (Figura 16.15). O pé torto é bilateral em aproximadamente 50% dos casos e ocorre aproximadamente duas vezes mais nos homens.

Embora seja comum afirmar que o pé torto resulta de posicionamento anormal ou movimento restrito dos membros inferiores do feto *in utero*, as evidências disso são inconclusivas. O pé torto parece ser causado por **herança multifatorial**, com fatores genéticos e ambientais agindo juntos. Nessa condição, todas as estruturas anatômicas estão presentes, de modo que a maioria dos casos pode ser imobilizada com gesso ou ataduras. Em outros casos, a deformidade é flexível e fisioterapia pode solucionar a deformação.

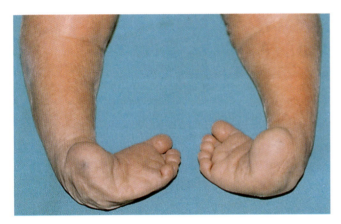

Figura 16.15 Neonato com pé torto bilateral interno. Observe a hiperextensão e a curvatura dos pés. (Cortesia de A. E. Chudley, MD, Section of Genetics and Metabolism, Department of Pediatrics and Child Health, Children's Hospital and University of Manitoba, Winnipeg, Manitoba, Canadá.)

Displasia do desenvolvimento do quadril

A displasia do desenvolvimento do quadril ocorre aproximadamente em 1 a cada 1.500 recém-nascidos e é mais comum nas mulheres do que nos homens. A cápsula articular está muito relaxada no nascimento e há subdesenvolvimento do acetábulo do osso do quadril e da cabeça do fêmur. A luxação quase sempre ocorre após o nascimento. Existem dois fatores causais:

- O desenvolvimento anormal do acetábulo ocorre em aproximadamente 15% dos neonatos com luxação congênita do quadril, que é comum após partos pélvicos. Isso sugere que a postura sentada durante os meses terminais da gravidez pode resultar no desenvolvimento anormal do acetábulo e da cabeça do fêmur
- A frouxidão articular generalizada é frequentemente uma condição de herança dominante que parece estar associada à luxação congênita do quadril. Ela segue um padrão multifatorial de herança.

Resumo do desenvolvimento dos membros

- Os **brotos dos membros** aparecem no fim da 4ª semana de gestação como pequenas protuberâncias da parede ventro-lateral do corpo. O desenvolvimento dos brotos dos membros superiores ocorre aproximadamente 2 dias antes do desenvolvimento dos brotos dos membros inferiores. Os tecidos dos brotos dos membros derivam de duas fontes principais, o mesoderma e o ectoderma
- A crista ectodérmica apical **(CEA)** exerce influência indutiva sobre o mesênquima do membro (ver Figura 16.2), promovendo o crescimento e o desenvolvimento dos membros. Os brotos dos membros se alongam pela proliferação do mesênquima dentro deles. A **apoptose** é um mecanismo importante no desenvolvimento dos membros, por exemplo, na degradação do tecido entre os raios digitais
- Os músculos dos membros derivam do mesênquima (células precursoras miogênicas) originário dos somitos. As células formadoras de músculo **(mioblastos)** formam massas musculares posteriores e anteriores. Os nervos crescem para os brotos dos membros depois que as massas musculares se formaram. A maioria dos vasos sanguíneos nos brotos dos membros surge como brotos das artérias intersegmentares
- Inicialmente, os membros em desenvolvimento são direcionados caudalmente; mais tarde, eles se projetam anteriormente e, por fim, giram sobre os próprios eixos longitudinais. Os membros superiores e inferiores giram em sentidos opostos e em diferentes graus (ver Figura 16.9)
- A maioria dos defeitos congênitos dos membros é causada por fatores genéticos; entretanto, muitos defeitos provavelmente resultam de uma interação de fatores genéticos e ambientais (**herança multifatorial**).

Questões clínicas

Caso 16.1

A mãe consultou o pediatra de sua filha depois de perceber que, quando a lactente, de 11 meses de idade, começou a ficar de pé independentemente. os membros inferiores pareciam ter comprimentos diferentes. O pediatra diagnosticou displasia congênita do quadril.

- As articulações dos quadris das crianças com essa condição geralmente estão luxadas ao nascimento?
- Quais são as causas prováveis da luxação congênita do quadril?

Caso 16.2

Um recém-nascido apresenta defeitos nos membros (ver Figura 16.12). A mãe dele disse que um de seus parentes tinha defeitos semelhantes.

- Os defeitos nos membros são semelhantes àqueles causados pelo medicamento talidomida?
- Qual foi a síndrome característica provocada pela talidomida?
- Nomeie os defeitos dos membros e outros tipos de defeitos comumente associados à síndrome da talidomida.

Caso 16.3

Um recém-nascido apresenta pés tortos. O médico explicou que esse é um defeito congênito comum.

- Qual é o tipo mais comum de pé torto?
- Quão comum ele é?
- Descreva os pés dos recém-nascidos com esse defeito congênito e explique o tratamento.

Caso 16.4

Um recém-nascido apresenta sindactilia. O médico afirmou que esse pequeno defeito pode ser facilmente corrigido cirurgicamente.

- A sindactilia é comum?
- Ela ocorre mais frequentemente nas mãos do que nos pés?
- Qual é a base embriológica da sindactilia?
- Qual é a diferença entre a sindactilia simples e a complexa (óssea)?

A discussão dessas questões é apresentada no Apêndice, na parte final deste livro.

Bibliografia e leitura sugerida

Ambler CA, Nowicki JL, Burke AC, et al: Assembly of trunk and limb blood vessels involves extensive migration and vasculogenesis of somite-derived angioblasts, *Dev Biol* 234:352, 2001.

Butterfield NC, McGlinn E, Wicking C: The molecular regulation of vertebrate limb patterning, *Curr Top Dev Biol* 90:319, 2010.

Cole P, Kaufman Y, Hatef DA, et al: Embryology of the hand and upper extremity, *J Craniofac Surg* 20:992, 2009.

Elliott AM, Evans JA, Chudley AE: Split hand foot malformation (SHFM), *Clin Genet* 68:501, 2005.

Elmore SA, Dixon D, Hailey JR, et al: Recommendations from the INHAND Apoptosis/necrosis working group, *Toxicol Pathol* 44:173, 2016.

Gold NB, Westgate MN, Holmes LB: Anatomic and etiological classification of congenital limb deficiencies, *Am J Med Genet A* 155:1225, 2011.

Hall BK: *Bones and cartilage: developmental skeletal biology*, ed 2, Philadelphia, 2015, Elsevier.

Hernandez-Andre E, Yeo L, Goncalves LF: Fetal musculoskeletal system. In Norton ME, editor: *Callen's ultrasonography in obstetrics and gynecology*, ed 6, Philadelphia, 2017, Elsevier.

Hinrichsen KV, Jacob HJ, Jacob M, et al: Principles of ontogenesis of leg and foot in man, *Ann Anat* 176:121, 1994.

Liu RE: Musculoskeletal disorders in neonates. In Martin RJ, Fanaroff AA, Walsh MC, editors: *Fanaroff and Martin's neonatal-perinatal medicine: diseases of the fetus and infant, current therapy in neonatal-perinatal medicine*, ed 10, Philadelphia, 2015, Saunders Elsevier.

Logan M: Finger or toe: the molecular basis of limb identity, *Development* 130:6401, 2003.

Manske PR, Oberg KC: Classification and developmental biology of congenital anomalies of the hand and upper extremity, *J Bone Joint Surg Am* 91:3, 2009.

Marini JC, Forlino A, Bächinger HP: Osteogenesis imperfecta, *Nat Rev Dis Primers* 3:17052, 2017.

Mendelsohn AI, Dasen JS, Jessell TM: Divergent *Hox* coding and evasion of retinoid signaling specifies motor neurons innervating digit muscles, *Neuron* 93:792, 2017.

Moore KL, Dalley AF, Agur AMR: *Clinically oriented anatomy*, ed 8, Baltimore, 2017, Lippincott Williams & Wilkins.

O'Rahilly R, Müller F: *Developmental stages in human embryos*, Washington, DC, 1987, Carnegie Institution of Washington.

Ostadal M, Liskova J, Hadrab D, et al: Possible pathogenetic mechanisms and new therapeutic approaches of pes equinovarus, *Physiol Res* 66:403, 2017.

Raines AM, Magella B, Adam M, et al: Key pathways regulated by *HoxA9,10,11/HoxD9,10,11* during limb development, *BMC Dev Biol* 15:28, 2015.

Sammer DM, Chung KC: Congenital hand differences: embryology and classification, *Hand Clin* 25:151, 2009.

Sheeba CJ, Andrade RP, Palmeirim I: Getting a handle on embryo limb development: molecular interactions driving limb outgrowth and patterning, *Semin Cell Dev Biol* 49:92, 2016.

Sheeba CJ, Logan MP: The roles of T-box genes in vertebrate limb development, *Curr Top Dev Biol* 122:355, 2017.

Talamillo A, Delgado I, Nakamura T, et al: Role of epiprofin, a zinc-finger transcription factor in limb development, *Dev Biol* 337:363, 2010.

Towers M, Tickle C: Generation of pattern and form in the developing limb, *Int J Dev Biol* 53:805, 2009.

Van Allen MI: Structural anomalies resulting from vascular disruption, *Pediatr Clin North Am* 39:255, 1992.

Van Heest AE: Congenital disorders of the hand and upper extremity, *Pediatr Clin North Am* 43:1113, 1996.

Woodside JC, Light TR: Symbrachydactyly—diagnosis, function, and treatment, *J Hand Surg Am* 41:135, 2016.

Sistema Nervoso

17

O sistema nervoso consiste em três regiões principais:

- A **parte central do sistema nervoso (sistema nervoso central [SNC])** consiste no encéfalo e na medula espinal e é protegido pelo crânio e pela coluna vertebral
- A **parte periférica do sistema nervoso (sistema nervoso periférico [SNP])** inclui os neurônios fora do SNC, bem como os nervos cranianos e espinais (e seus núcleos e gânglios associados), que conectam o encéfalo e a medula espinal às estruturas periféricas
- A **divisão autônoma do sistema nervoso (sistema nervoso autônomo [SNA])** possui partes no SNC e no SNP e consiste nos neurônios, que inervam o músculo liso, o músculo cardíaco, o epitélio glandular e as combinações desses tecidos.

Desenvolvimento do sistema nervoso

As primeiras indicações do desenvolvimento do sistema nervoso aparecem durante a 3ª semana, à medida que a **placa neural** e o **sulco neural** se desenvolvem no lado posterior do disco embrionário trilaminar (Figura 17.1A). A notocorda e o mesênquima paraxial induzem o ectoderma sobrejacente a diferenciar-se na placa neural. *Essa transformação (indução neural) envolve as moléculas sinalizadoras intercelulares, como os membros da família do fator transformador de crescimento* β, *Wnts, sonic hedgehog (SHH) e as proteínas morfogênicas ósseas (BMPs).* A formação das pregas neurais, da crista neural e do tubo neural está ilustrada nas Figuras 17.1B a F e 17.2.

- O tubo neural diferencia-se no SNC
- A crista neural origina as células que formam a maior parte do SNP e do SNA.

A **neurulação** (formação da placa neural e do tubo neural) começa durante a 4ª semana (22 a 23 dias) na região entre o quarto e o sexto pares de somitos (ver Figura 17.1C e D). Nesse estágio, os dois terços craniais da placa e do tubo neurais, chegando até o quarto par de somitos, representam o futuro encéfalo, e o terço caudal da placa e do tubo representa a futura medula espinal.

A **fusão das pregas neurais** e a formação do **tubo neural** começam no quinto somito e prosseguem em múltiplos locais até que apenas pequenas áreas do tubo permaneçam abertas em ambas as extremidades (Figura 17.3A e B). O lúmen do tubo neural torna-se o **canal neural**, que se comunica livremente com a cavidade amniótica (ver Figura 17.3C). A abertura cranial (**neuróporo rostral**) fecha-se aproximadamente no 25º dia, e o **neuróporo caudal** fecha-se aproximadamente no 27º dia (ver Figura 17.3D).

O fechamento dos neuróporos coincide com o estabelecimento da circulação vascular para o tubo neural. As proteínas syndecan 4 (SDC4) e tipo van-gogh 2 (VANGL2) parecem estar envolvidas no fechamento do tubo neural. As células neuroprogenitoras da parede do tubo neural engrossam para formar o encéfalo e a medula espinal (Figura 17.4). O canal neural forma o sistema ventricular do encéfalo e o canal central da medula espinal.

Desenvolvimento da medula espinal

A medula espinal primitiva desenvolve-se a partir da parte caudal da placa neural e da eminência caudal. O tubo neural, caudal ao quarto par de somitos, desenvolve-se na medula espinal (Figura 17.5; ver Figuras 17.3 e 17.4). As paredes laterais do tubo neural engrossam, reduzindo gradualmente o tamanho do **canal neural** até que somente exista um minúsculo **canal central da medula espinal** entre a 9ª e a 10ª semanas (ver Figura 17.5C). A sinalização do ácido retinoico é essencial no desenvolvimento da medula espinal a partir do início da padronização até a neurogênese.

Inicialmente, a parede do tubo neural é composta por um neuroepitélio espesso, pseudoestratificado e colunar (ver Figura 17.5D). Essas células neuroepiteliais constituem a **zona**

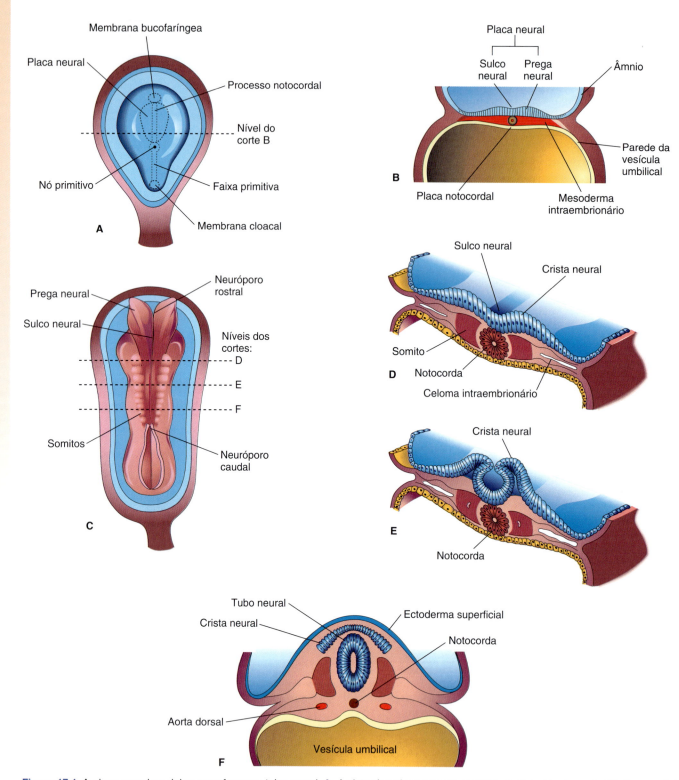

Figura 17.1 A placa neural se dobra para formar o tubo neural. **A.** A vista dorsal mostra um embrião de aproximadamente 17 dias que foi exposto pela remoção do âmnio. **B.** Corte transversal do embrião mostra a placa neural e o desenvolvimento inicial do sulco neural e das pregas neurais. **C.** Corte dorsal de um embrião de aproximadamente 22 dias mostra que as pregas neurais se fundiram em oposição ao quarto e ao sexto somitos, mas estão separadas em ambas as extremidades. **D** a **F.** Cortes transversais do embrião nos níveis mostrados em **C** ilustram a formação do tubo neural e seu descolamento do ectoderma superficial. Algumas células neuroectodérmicas não estão incluídas no tubo neural, mas permanecem entre ele e o ectoderma superficial como a crista neural.

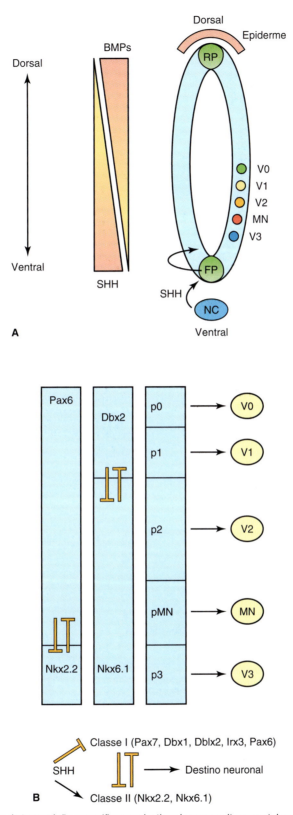

Figura 17.2 Os morfógenos e os fatores de transcrição especificam o destino dos progenitores no tubo neural ventral. **A.** O *sonic hedgehog* (*SHH*) é secretado pela notocorda (*NC*) e pela placa do assoalho (*FP*) do tubo neural em um gradiente ventral para dorsal. De modo semelhante, as proteínas morfogenéticas ósseas (*BMPs*), membros da superfamília do fator de transformação do crescimento-β, são secretadas pela placa do teto (*RP*) do tubo neural e pela epiderme sobrejacente em um gradiente dorsal para ventral. Esses gradientes morfogênicos opostos determinam o destino celular dorsoventral. **B.** Os gradientes de concentração de SHH definem os domínios da expressão ventral dos fatores da transcrição do *homeobox* classe I (reprimido) e classe II (ativado). As interações negativas recíprocas ajudam a estabelecer os limites da expressão do gene na medula espinal ventral embrionária. *p*, progenitor; *MN*, neurônio motor; *V*, interneurônio ventral. (**A.** Adaptada de Jessel TM: Neuronal specification in the spinal cord: inductive signals and transcription codes, *Nat Rev Genet* 1:20, 2000. **B.** Cortesia do Dr. David Eisenstat, Manitoba Institute of Cell Biology, and Department of Human Anatomy and Cell Science, e do Dr. Jeffrey T. Wigle, Department of Biochemistry and Medical Genetics, University of Manitoba, Winnipeg, Manitoba, Canadá.)

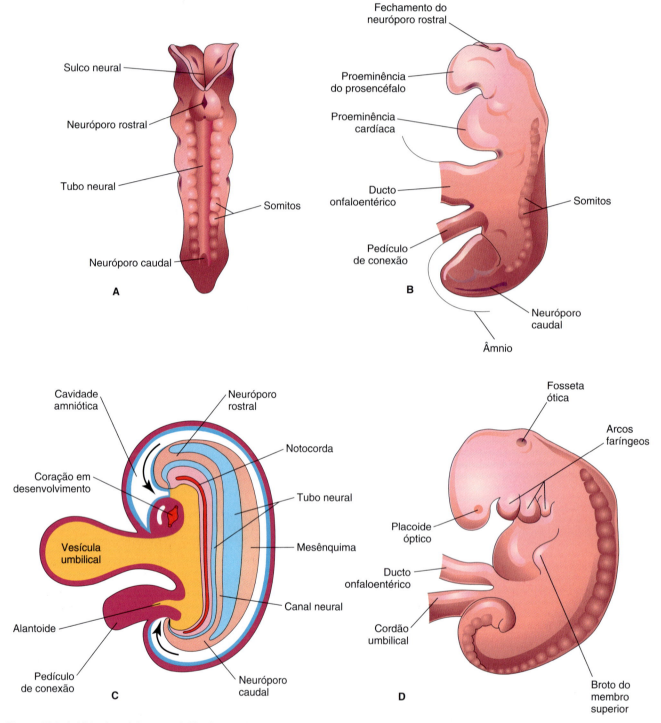

Figura 17.3 A. Vista dorsal de um embrião de aproximadamente 23 dias mostra a fusão das pregas neurais, que forma o tubo neural. **B.** Vista lateral de um embrião de aproximadamente 24 dias mostra a proeminência do prosencéfalo e o fechamento do neuróporo rostral. **C.** Corte sagital esquemático do embrião de 23 dias mostra a comunicação transitória do canal neural com a cavidade amniótica (*setas*). **D.** Na vista lateral de um embrião de aproximadamente 27 dias, observa-se que os neuróporos mostrados em **B** estão fechados.

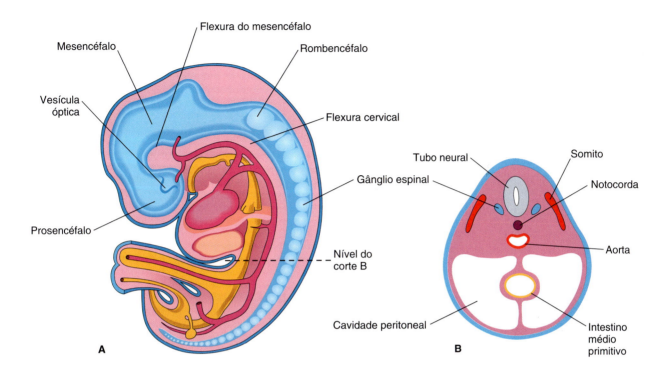

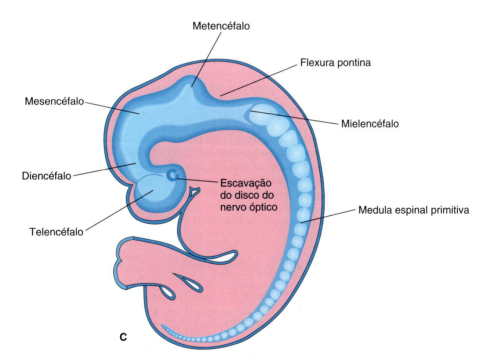

Figura 17.4 A. Vista lateral esquemática de um embrião de aproximadamente 28 dias mostra as três vesículas encefálicas primárias: prosencéfalo, mesencéfalo e rombencéfalo. Duas flexuras demarcam as divisões primárias do encéfalo. **B.** Corte transversal do embrião mostra o tubo neural que se desenvolverá na medula espinal nessa região. Os gânglios espinais derivados da crista neural também são mostrados. **C.** Corte lateral esquemático do sistema nervoso central de um embrião de 6 semanas mostra as vesículas encefálicas secundárias e a flexura pontina, que ocorre enquanto o encéfalo cresce rapidamente.

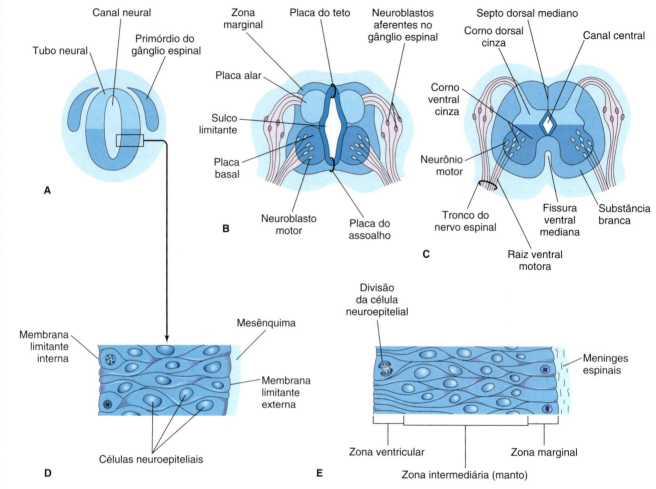

Figura 17.5 Desenvolvimento da medula espinal. **A.** Corte transversal do tubo neural de um embrião de aproximadamente 23 dias. **B** e **C.** Cortes semelhantes na 6ª e na 9ª semanas, respectivamente. **D.** Corte da parede do tubo neural mostrada em **A. E.** Corte da parede da medula espinal em desenvolvimento mostra suas três zonas. Note que o canal neural do tubo neural está convertido no canal central da medula espinal (**A** a **C**).

ventricular (camada ependimal), que origina todos os **neurô-nios** e as **células da macróglia** na medula espinal (Figura 17.6; ver Figura 17.5E). As células da macróglia são os maiores membros da família de células da neuróglia, que incluem os astrócitos e os oligodendrócitos. Em pouco tempo, a **zona marginal**, composta das partes externas das células neuroepiteliais, torna-se reconhecível (ver Figura 17.5E). À medida que os axônios crescem na zona marginal, a partir dos corpos das células nervosas na medula espinal, nos gânglios espinais e no encéfalo, essa zona gradualmente torna a **substância branca da medula espinal**.

Algumas células neuroepiteliais em divisão na zona ventri-cular diferenciam-se nos neurônios primordiais (**neuroblastos**). Essas células embrionárias formam uma **zona intermediária** (camada do manto) entre as zonas ventricular e marginal. Os *neuroblastos tornam-se neurônios* à medida que desenvolvem os prolongamentos citoplasmáticos (ver Figura 17.6).

As células de suporte do SNC, denominadas **glioblastos** (espongioblastos), diferenciam-se das células-tronco progeni-toras neuroepiteliais, principalmente após o fim da formação dos neuroblastos. Os **glioblastos** migram da zona ventricular para as zonas intermediária e marginal. Alguns glioblastos tornam-se **astroblastos** e posteriormente **astrócitos**, enquanto outros (células progenitoras dos oligodendrócitos) tornam-se **oligodendroblastos** e, por fim, **oligodendrócitos** (ver Figura 17.6). Quando as células neuroepiteliais deixam de

produzir os neuroblastos e os glioblastos, elas se diferenciam em células ependimárias, que formam o **epêndima** (epitélio ependimário) que reveste o canal central da medula espinal. *A sinalização hélice-alça-hélice básica SHH e Olig2 controla a proli-feração, sobrevida e padronização das células progenitoras neuroepi-teliais, regulando os fatores de transcrição GLI* (ver Figura 17.2).

A **micróglia** (células microgliais), que está espalhada por toda a substância cinzenta e branca da medula espinal, é cons-tituída por pequenas células derivadas das **células mesenqui-mais** (ver Figura 17.6). A micróglia invade o SNC mais tarde no período fetal, depois de o tecido ter sido penetrado pelos vasos sanguíneos. *A micróglia origina-se na medula óssea* e faz parte da população de células fagocitárias mononucleares.

A proliferação e a diferenciação das células neuroepite-liais na medula espinal em desenvolvimento produzem paredes espessas e finas placas no teto e no assoalho (ver Figura 17.5B). O espessamento diferencial das paredes late-rais da medula espinal logo produz um *sulco longitudinal* raso de cada lado, o **sulco limitante** (Figura 17.7; ver Figura 17.5B). Esse sulco separa a parte dorsal (**placa alar**) da parte ventral (**placa basal**). As placas alar e basal produzem protuberâncias longitudinais, que se estendem pela maior parte do compri-mento da medula espinal em desenvolvimento. Essa separação regional é de fundamental importância, pois as placas alar e basal são posteriormente associadas às funções aferente e eferente, respectivamente.

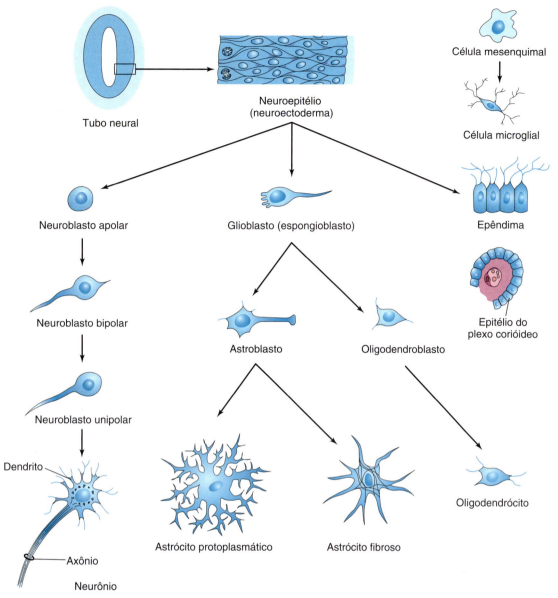

Figura 17.6 Histogênese das células no sistema nervoso central. Após desenvolvimento adicional, o neuroblasto multipolar torna-se uma célula nervosa ou um neurônio. As células neuroepiteliais originam todos os neurônios e as células da macróglia. As células microgliais derivam das células mesenquimais que invadem o sistema nervoso em desenvolvimento com os vasos sanguíneos.

Os corpos celulares nas placas alares formam as **colunas dorsais cinzentas**, que se estendem pelo comprimento da medula espinal. Nas seções transversais da medula, essas colunas são os **cornos dorsais da substância cinzenta** (ver Figura 17.7). Os neurônios nessas colunas constituem núcleos aferentes e grupos deles formam as colunas dorsais da substância cinzenta. À medida que as placas alares aumentam, forma-se o **septo mediano dorsal**. Os corpos celulares nas placas basais formam as colunas ventral e lateral da substância cinzenta.

Nas seções transversais da medula espinal, essas colunas são os **cornos ventrais da substância cinzenta** e os **cornos laterais da substância cinzenta**, respectivamente (ver Figura 17.5C). Os axônios das células do corno ventral crescem para fora da medula espinal e formam as **raízes ventrais dos nervos espinais**. À medida que as placas basais aumentam, crescem ventralmente de cada lado do plano mediano. Quando isso ocorre, forma-se o **septo mediano ventral** e desenvolve-se um sulco longitudinal profundo (**fissura mediana ventral**) na superfície ventral da medula espinal (ver Figura 17.5C).

Não fechamento do tubo neural

A hipótese atual é que existem múltiplos (possivelmente cinco) locais de fechamento envolvidos na formação do tubo neural. A falha no fechamento do local 1 resulta em espinha bífida cística (ver Figura 17.15).

A **meroencefalia** (anencefalia) resulta da falha no fechamento do local 2 (ver Figura 17.13). A **craniorraquísquise** resulta da falha no fechamento dos locais 2, 4 e 1. A não fusão do local 3 é rara.

Os **defeitos do tubo neural** (**DTNs**) são descritos mais adiante (ver Figura 17.17). Sugere-se que a região mais caudal tenha um quinto local de fechamento, da segunda vértebra lombar até a segunda vértebra sacral, e que o fechamento inferior à segunda vértebra sacral ocorra por neurulação secundária. A análise epidemiológica de recém-nascidos com DTN respalda o conceito de que, nos seres humanos, existem múltiplos fechamentos do tubo neural.

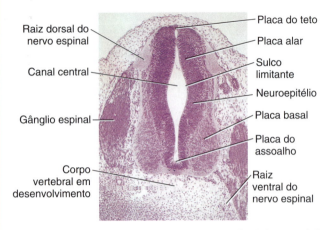

- Raiz dorsal do nervo espinal
- Canal central
- Gânglio espinal
- Corpo vertebral em desenvolvimento
- Placa do teto
- Placa alar
- Sulco limitante
- Neuroepitélio
- Placa basal
- Placa do assoalho
- Raiz ventral do nervo espinal

Figura 17.7 Corte transversal de um embrião (100×) no estágio Carnegie 16, aproximadamente no 40º dia. A raiz ventral do nervo espinal é composta por fibras nervosas que surgem dos neuroblastos na placa basal (corno ventral da medula espinal em desenvolvimento), enquanto a raiz dorsal é formada por prolongamentos nervosos que surgem dos neuroblastos no gânglio espinal. (De Moore KL, Persaud TVN, Shiota K. *Color atlas of clinical embryology.* ed 2, Philadelphia, 2000, Saunders.)

Desenvolvimento dos gânglios espinais

Os **neurônios unipolares nos gânglios espinais** (gânglios da raiz dorsal) derivam das **células da crista neural** (Figuras 17.8 e 17.9). Os axônios das células nos gânglios espinais são, inicialmente, bipolares, mas os dois prolongamentos logo se unem em forma de "T". Ambos os prolongamentos das células do gânglio espinal têm as características estruturais dos **axônios**, mas o prolongamento periférico é um dendrito em que há condução em direção ao corpo celular. Os prolongamentos periféricos das células do gânglio espinal passam nos nervos espinais para as terminações sensoriais nas estruturas somáticas ou viscerais (ver Figura 17.8). Os prolongamentos centrais entram na medula espinal e constituem as **raízes dorsais dos nervos espinais**.

Desenvolvimento das meninges espinais

As meninges (membranas que cobrem a medula espinal) desenvolvem-se a partir das células da crista neural e do mesênquima entre o 20º e o 35º dias. As células migram para circundar o tubo neural (primórdio do encéfalo e da medula espinal) e formam as meninges primitivas (ver Figura 17.1F).

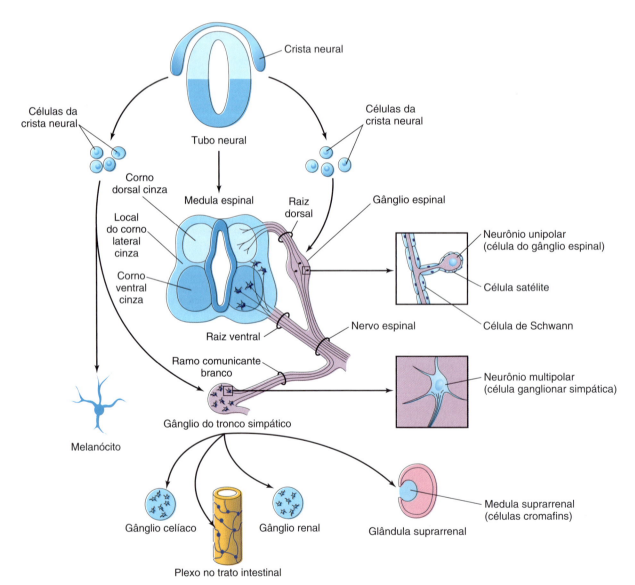

Figura 17.8 O diagrama mostra alguns derivados (*setas*) da crista neural. As células da crista neural também se diferenciam nas células nos gânglios aferentes dos nervos cranianos e em muitas outras estruturas (ver Capítulo 5, Figura 5.5). A formação de um nervo espinal também é ilustrada.

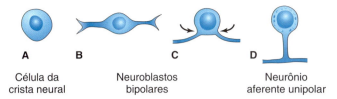

A Célula da crista neural **B** **C** Neuroblastos bipolares **D** Neurônio aferente unipolar

Figura 17.9 A a D. Os diagramas mostram estágios sucessivos na diferenciação de uma célula da crista neural em um neurônio aferente unipolar no gânglio espinal. As *setas* indicam como um neurônio unipolar é formado.

A camada externa dessas membranas torna-se espessa para formar a **dura-máter** (Figura 17.10A e B), e a camada interna, a *pia-aracnoide*, é composta pela **pia-máter** e pela **aracnoide-máter** (**leptomeninges**). Espaços cheios de líquido aparecem nas *leptomeninges*, que logo coalescem para formar o **espaço subaracnóideo** (ver Figura 17.12A). A origem da pia-máter e da aracnoide-máter de uma única camada é indicada no adulto pelas **trabéculas aracnóideas**, numerosos e delicados filamentos de tecido conjuntivo que passam entre a pia-máter e a aracnoide-máter. O **líquido cerebrospinal** começa a se formar durante a 5ª semana (ver Figura 17.12A).

Alterações posicionais da medula espinal

A medula espinal no embrião estende-se por todo o comprimento do canal vertebral (ver Figura 17.10A). Os nervos espinais passam através dos **forames intervertebrais**, em oposição aos seus níveis de origem. Como a coluna vertebral e a dura-máter crescem mais rapidamente do que a medula espinal, essa relação posicional dos nervos espinais não persiste.

A extremidade caudal da **medula espinal em fetos** gradualmente se encontra em níveis relativamente mais altos. Em um feto de 24 semanas, ela se encontra no nível da primeira vértebra sacral (ver Figura 17.10B).

A **medula espinal nos recém-nascidos** termina no nível da segunda ou terceira vértebra lombar (ver Figura 17.10C). Nos adultos, a medula geralmente termina na margem inferior da primeira vértebra lombar (ver Figura 17.10D). Esse é um nível médio porque a extremidade caudal da medula espinal nos adultos pode estar superior à 12ª vértebra torácica ou inferior à terceira vértebra lombar. As **raízes do nervo espinal**, especialmente aquelas dos segmentos lombar e sacral, seguem obliquamente da medula espinal até o nível correspondente da coluna vertebral (ver Figura 17.10D). As raízes nervosas inferiores ao final da medula (**cone medular**) formam um feixe de raízes nervosas espinais chamado **cauda equina**, que surge do aumento lombar (tumefação) e do cone medular da medula espinal (ver Figura 17.10D).

Embora a dura-máter e a aracnoide-máter geralmente terminem na vértebra S2 nos adultos, a pia-máter não termina. Distal à extremidade caudal da medula espinal, a pia-máter forma um longo filamento fibroso, o **filamento terminal**, que indica o nível original da extremidade caudal da medula espinal embrionária (ver Figura 17.10C). O **filamento terminal** estende-se do cone medular e liga-se ao periósteo da primeira vértebra coccígea (ver Figura 17.10D).

Mielinização das fibras nervosas

A formação das **bainhas de mielina** ao redor das fibras nervosas dentro da medula espinal começa durante o fim do período fetal e continua durante o primeiro ano pós-natal (Figura 17.11E). As proteínas básicas da mielina, uma família de isoformas

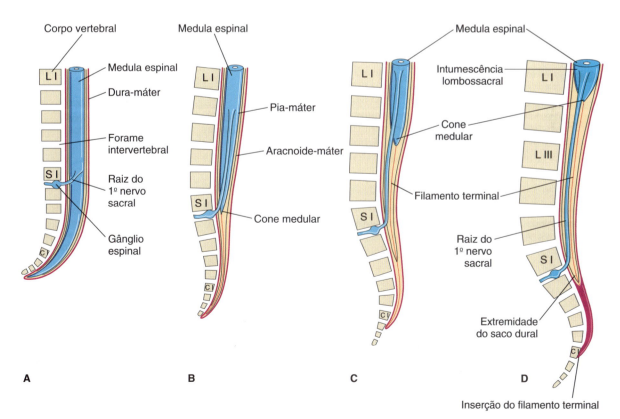

A **B** **C** **D**

Corpo vertebral — Medula espinal — Dura-máter — Forame intervertebral — Raiz do 1º nervo sacral — Gânglio espinal

Medula espinal — Pia-máter — Aracnoide-máter — Cone medular

Medula espinal — Intumescência lombossacral — Cone medular — Filamento terminal — Raiz do 1º nervo sacral — Extremidade do saco dural — Inserção do filamento terminal

Figura 17.10 Os diagramas mostram a posição da extremidade caudal da medula espinal em relação à coluna vertebral e às meninges em vários estágios de desenvolvimento. O aumento da inclinação da raiz do primeiro nervo sacral também está ilustrado. **A.** Na 8ª semana. **B.** Na 24ª semana. **C.** Recém-nascido. **D.** Adulto.

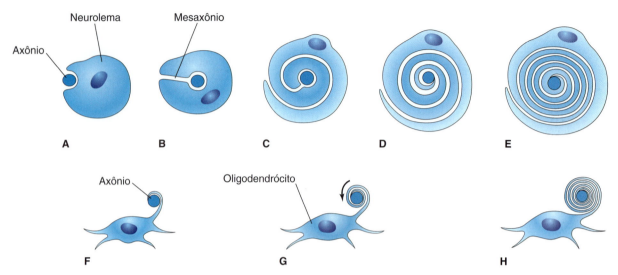

Figura 17.11 Os esboços esquemáticos ilustram a mielinização das fibras nervosas. **A** a **E.** Estágios sucessivos na mielinização de um axônio de uma fibra nervosa periférica pelo neurilema (bainha de Schwann). O axônio primeiro faz uma endentação na célula, que depois gira em torno do axônio enquanto o mesaxônio (local da invaginação) alonga. O citoplasma entre as camadas da membrana celular condensa gradualmente. O citoplasma permanece no interior da bainha entre a mielina e o axônio. **F** a **H.** Estágios sucessivos na mielinização de uma fibra nervosa no sistema nervoso central por um oligodendrócito. O prolongamento da célula neuroglial envolve ela mesma ao redor do axônio, e as camadas intermediárias do citoplasma movem-se para o corpo da célula.

polipeptídicas relacionadas, são essenciais na mielinização; as β$_1$-integrinas regulam esse processo. Os tratos fibrosos tornam-se funcionais aproximadamente no momento em que se mielinizam. As raízes motoras são mielinizadas antes das raízes sensoriais. As bainhas de mielina em torno das fibras nervosas na medula espinal são formadas pelos **oligodendrócitos** (**células oligodendrogliais**), que são tipos de células da glia que se originam do neuroepitélio. As membranas plasmáticas dessas células envolvem o axônio, formando várias camadas (ver Figura 17.11F a H). *A proteína profilina 1 (PFN1) é essencial na polimerização do microfilamento que promove as alterações no citoesqueleto do oligodendrócito.*

As bainhas de mielina ao redor dos axônios das fibras nervosas periféricas são formadas pelas membranas plasmáticas do **neurilema** (células da bainha de Schwann), que são análogas aos oligodendrócitos. As células do neurilema derivam das células da crista neural, que migram perifericamente e envolvem a si mesmas ao redor dos axônios dos neurônios motores somáticos e dos **neurônios motores autônomos pré-ganglionares** à medida que eles passam para fora do SNC (ver Figuras 17.8 e 17.11A a E). Essas células também envolvem a si mesmas ao redor dos prolongamentos centrais e periféricos dos neurônios somáticos e sensoriais viscerais e ao redor dos axônios dos neurônios motores autônomos pós-sinápticos. Começando aproximadamente na 20ª semana, as fibras nervosas periféricas têm um aspecto esbranquiçado resultante do depósito de mielina (camadas de substâncias lipídicas e proteicas).

Seio dérmico

O seio dérmico é revestido por epiderme e fâneros cutâneos que se estendem da pele até uma estrutura mais profunda, geralmente a medula espinal. O seio (canal) está associado ao fechamento do tubo neural e à formação das meninges na região lombar da medula espinal. O defeito congênito é causado pela *falha do ectoderma da superfície (futura pele)* ao separar-se do neuroectoderma e das meninges que o envolvem. Como resultado, as meninges são contínuas a um canal estreito que se estende na pele da região sacral das costas (ver Figura 17.13). A depressão indica a região de fechamento do **neuróporo caudal** no fim da 4ª semana e, portanto, representa o último local de separação entre o ectoderma superficial e o tubo neural.

Defeitos congênitos da medula espinal

A maioria dos defeitos resulta da **falha na fusão de um ou mais arcos neurais** das vértebras em desenvolvimento durante a 4ª semana. Os defeitos do tubo neural (**DTNs**) afetam os tecidos sobrejacentes à medula espinal: meninges, arcos neurais, músculos e pele (Figura 17.12). Os defeitos envolvendo os **arcos neurais** embrionários são chamados de **espinha bífida**; os subtipos deste defeito são baseados no grau e no padrão do DTN. O termo *espinha bífida* denota a não fusão das metades dos **arcos neurais** embrionários, que é comum a todos os tipos de espinha bífida (ver Figura 17.12A). Os defeitos graves também envolvem a medula espinal, as meninges e o neurocrânio (ossos do crânio que envolvem o encéfalo; Figura 17.13). A espinha bífida varia de tipos clinicamente significativos a defeitos menores que funcionalmente não têm importância (Figura 17.14). Recentes avanços na cirurgia fetal levaram a alguma esperança no sucesso do fechamento desses defeitos no útero, permitindo melhora nos resultados neurológicos.

Espinha bífida oculta

A espinha bífida oculta é um **DTN** resultante da falha na fusão das metades de um ou mais **arcos neurais** no plano mediano (ver Figura 17.12A). Esse DTN ocorre na vértebra L V ou na S I em aproximadamente 10% das pessoas normais. Na forma reduzida, a única evidência de sua presença pode ser uma pequena depressão com um tufo de cabelo (ver Figuras 17.12A e 17.14). A causa da hipertricose (excesso de cabelo) não foi estabelecida. Também pode ocorrer um lipoma sobrejacente ao seio dérmico ou outra marca de nascença. A espinha bífida oculta geralmente não produz sintomas. Algumas crianças afetadas têm defeitos funcionalmente significativos na medula espinal subjacente e nas raízes dorsais.

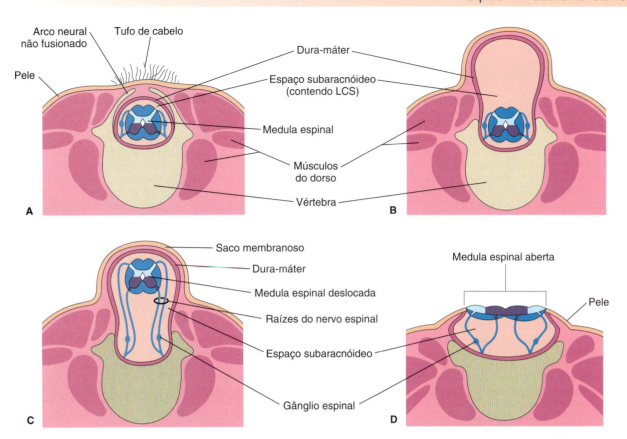

Figura 17.12 Os esboços esquemáticos ilustram os vários tipos de espinha bífida e os defeitos associados aos arcos vertebrais (um ou mais), à medula espinal e às meninges. **A.** Espinha bífida oculta. Observe o arco neural não fusionado. **B.** Espinha bífida com meningocele. **C.** Espinha bífida com mielomeningocele. **D.** Espinha bífida com mielosquise. Os defeitos ilustrados em **B** a **D** são chamados de *espinha bífida cística* por causa do saco semelhante a um cisto ou cisto associado a eles. *LCS*, líquido cerebrospinal.

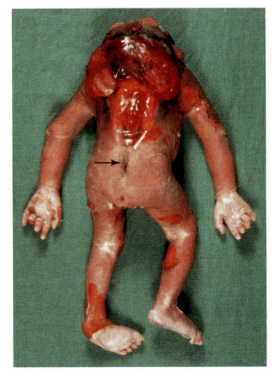

Figura 17.13 Feto com 20 semanas com defeitos graves no tubo neural, que incluem acrania, regressão cerebral (meroencefalia), iniencefalia (aumento do forame magno) e depressão sacral (*seta*). (Cortesia do Dr. Marc Del Bigio, Department of Pathology [Neuropathology], University of Manitoba, Winnipeg, Manitoba, Canadá.)

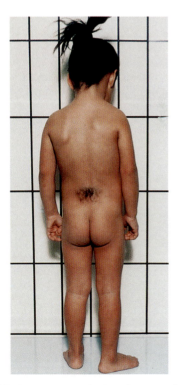

Figura 17.14 Menina com um tufo de pelos na região lombar indicando o local da espinha bífida oculta. (Cortesia de A. E. Chudley, MD, Section of Genetics and Metabolism, Department of Pediatrics and Child Health, Children's Hospital and University of Manitoba, Winnipeg, Manitoba, Canadá.)

Espinha bífida cística

Os tipos graves de espinha bífida, que envolvem protrusão da medula espinal e/ou das meninges através de defeitos nos arcos vertebrais, são chamados conjuntamente de **espinha bífida cística** devido ao **cisto meníngeo** que está associado a esses defeitos (Figura 17.15; ver Figura 17.12B a D). Esse DTN ocorre aproximadamente em 1 em cada 5 mil nascimentos e mostra considerável variação geográfica na incidência. Quando o cisto contém meninges e líquido cerebrospinal, o defeito é **espinha bífida com meningocele** (Figura 17.12B). A medula espinal e as raízes espinais estão na posição normal, mas pode haver defeitos na medula espinal. Protrusão das meninges e do líquido cerebrospinal da medula espinal ocorrem através de um defeito na coluna vertebral.

Se a medula espinal ou as raízes nervosas estiverem contidas no cisto meníngeo, o defeito é **espinha bífida com mielomeningocele** (ver Figuras 17.12C e 17.15A). Os casos graves envolvendo várias vértebras estão associados à ausência da calvária (calota craniana), ausência da maior parte do encéfalo e anormalidades faciais; esses defeitos graves são chamados de **meroencefalia** (ver Figuras 17.13 e 17.17). Os defeitos implicam efeitos consideráveis em algumas áreas do encéfalo e menos ou nenhum efeito em outras. Para esses neonatos, a morte é inevitável. O termo *anencefalia* para esses defeitos graves é inadequado porque o termo implica falsamente que não existe nenhuma parte do encéfalo.

A espinha bífida cística apresenta vários graus de déficit neurológico, dependendo da posição e da extensão da lesão. A perda da sensibilidade do dermátomo, juntamente com paralisia completa ou parcial do músculo esquelético, ocorre com a lesão (ver Figura 17.15B). O nível da lesão determina a área da **anestesia** (área da pele sem sensação) e os músculos afetados. A **paralisia esfincteriana** (esfíncteres da bexiga ou anal) é comum na **mielomeningocele lombossacral** (ver Figuras 17.12C e 17.15A). A **anestesia em sela** é típica quando os esfíncteres estão envolvidos; ocorre perda de sensação na região do corpo que entraria em contato com a sela.

A meroencefalia é fortemente suspeita no útero quando há um nível elevado de **alfafetoproteína (AFP)** no líquido amniótico (ver quadro "Alfafetoproteína e anomalias fetais" no Capítulo 6). O nível de AFP também pode estar alto no soro sanguíneo materno. Geralmente, realiza-se a amniocentese nas grávidas com altos níveis de AFP sérica para a determinação do nível de AFP no líquido amniótico (ver Capítulo 6, Figura 6.13). A ultrassonografia pode revelar um DTN que resultou em espinha bífida cística. Podemos detectar a coluna vertebral fetal por ultrassonografia entre a 10ª e a 12ª semanas, e se houver defeito no arco vertebral, pode-se detectar cisto meníngeo na área afetada (ver Figuras 17.12C e 17.15A).

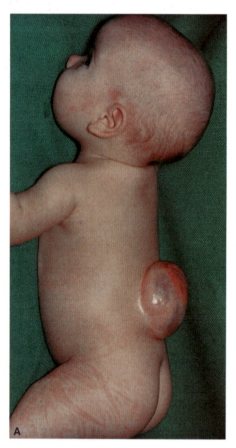
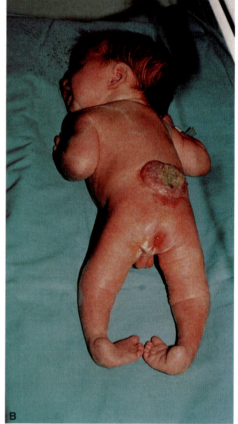

Figura 17.15 Lactentes com espinha bífida cística. **A.** Espinha bífida com mielomeningocele na região lombar. **B.** Espinha bífida com mielosquise na região lombar. Note que o envolvimento do nervo afetou os membros inferiores do lactente. (Cortesia do falecido Dr. Dwight Parkinson, Department of Surgery and Department of Human Anatomy and Cell Science, University of Manitoba, Winnipeg, Manitoba, Canadá.)

Mielomeningocele

A mielomeningocele é um defeito mais comum e mais grave do que a espinha bífida com meningocele (ver Figuras 17.15A e 17.12B). Esse DTN pode ocorrer em qualquer lugar ao longo da coluna vertebral; no entanto, é mais comum nas regiões lombar e sacral (ver Figura 17.17). Mais de 90% dos casos têm hidrocefalia associada devido à coexistência da **malformação de Arnold-Chiari**. A maioria dos pacientes requer desvio cirúrgico do líquido cerebrospinal para evitar complicações relacionadas à alta pressão intracraniana. Alguns casos de mielomeningocele estão associados ao **crânio lacunar** (desenvolvimento defeituoso da calvária), que resulta em áreas com depressão e não ossificadas nas superfícies internas dos ossos chatos da calvária.

Mielosquise

A mielosquise é o tipo mais grave de espinha bífida (Figura 17.16; ver Figuras 17.12D e 17.15B). Nesse defeito, a medula espinal na área afetada está aberta porque as pregas neurais e a pele sobrejacente não se uniram. Como resultado, a medula espinal é representada por massa achatada de tecido nervoso exposto. A mielosquise geralmente resulta em paralisia permanente ou fraqueza dos membros inferiores.

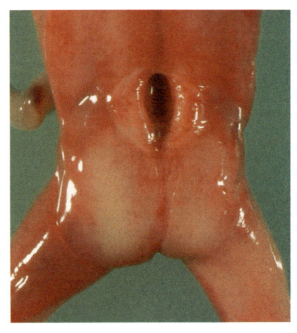

Figura 17.16 Feto do sexo feminino, com 19 semanas, mostrando um defeito aberto na espinha, na região lombossacral (espinha bífida com mielosquise). (Cortesia do Dr. Joseph R. Siebert, Children's Hospital and Regional Medical Center, Seattle, WA.)

Causas dos defeitos do tubo neural

Fatores nutricionais e ambientais, sem dúvida, desempenham um papel na produção dos DTNs. As interações gene-gene e gene-ambiente provavelmente estão envolvidas na maioria dos casos. A fortificação da alimentação com ácido fólico e os suplementos de ácido fólico tomados antes da concepção e continuados por pelo menos 3 meses durante a gravidez reduzem a incidência dos DTNs. Em 2015, os Centers for Disease Control and Prevention solicitaram que "todas as mulheres em idade fértil que pudessem engravidar recebessem 0,4 mg de ácido fólico todos os dias, para ajudar na redução do risco de defeitos do tubo neural" (para mais informações, acesse http://www.cdc.gov/folicacid). Estudos epidemiológicos também mostraram que baixos níveis maternos de B_{12} podem aumentar significativamente o risco de DTN. Determinados medicamentos (p. ex., ácido valproico) aumentam o risco de mielomeningocele. Esse medicamento anticonvulsivante causa DTNs em 1 a 2% das gestações se tomado durante o início da gravidez, quando as pregas neurais se fusionam (Figura 17.17).

Desenvolvimento do encéfalo

O encéfalo começa a desenvolver-se durante a 3ª semana, quando a placa e o tubo neural estão se desenvolvendo a partir do neuroectoderma (ver Figura 17.1). O **tubo neural**, cranial ao quarto par de somitos, dá origem ao encéfalo. As células neuroprogenitoras proliferam, migram e se diferenciam para formar áreas específicas do encéfalo. A fusão das pregas neurais na região craniana e o fechamento do neuróporo rostral formam **três vesículas** encefálicas **primárias**, das quais o encéfalo se desenvolve (Figura 17.18):

- **Prosencéfalo**
- **Mesencéfalo**
- **Rombencéfalo**.

Durante a 5ª semana, o prosencéfalo divide-se parcialmente em duas **vesículas** encefálicas **secundárias**, o **telencéfalo** e o **diencéfalo**; o mesencéfalo não se divide. O rombencéfalo divide-se parcialmente em duas vesículas, o **metencéfalo** e o **mielencéfalo**. Consequentemente, existem cinco vesículas encefálicas secundárias.

Flexuras encefálicas

Durante a 5ª semana, o encéfalo embrionário cresce rapidamente e curva-se ventralmente com a dobra da cabeça. A curvatura produz a **flexura do mesencéfalo,** na região do mesencéfalo, e a **flexura cervical,** na junção do rombencéfalo com a medula espinal (Figura 17.19A). Mais tarde, o crescimento desigual do encéfalo entre essas flexuras produz a **flexura pontina** na direção oposta. Essa flexura resulta no afinamento do teto do rombencéfalo (ver Figura 17.19C). *No início do desenvolvimento, ocorre a formação do organizador da constrição ístmica, entre o mesencéfalo e o rombencéfalo. Aparentemente, ele funciona como um centro de sinalização. A sinalização Wnt e Fgl, que ocorre nessa região, tem sido implicada na padronização da união do mesencéfalo e do rombencéfalo.*

Inicialmente, o encéfalo primitivo tem a mesma estrutura básica que a medula espinal em desenvolvimento; no entanto, as flexuras encefálicas produzem variações consideráveis no esboço das seções transversais em diferentes níveis do encéfalo e na posição da substância cinzenta e branca. O **sulco limitante** estende-se cranialmente até a junção do mesencéfalo com o prosencéfalo e as placas alar e basal são reconhecíveis apenas no mesencéfalo e no rombencéfalo (ver Figuras 17.5C e 17.19C).

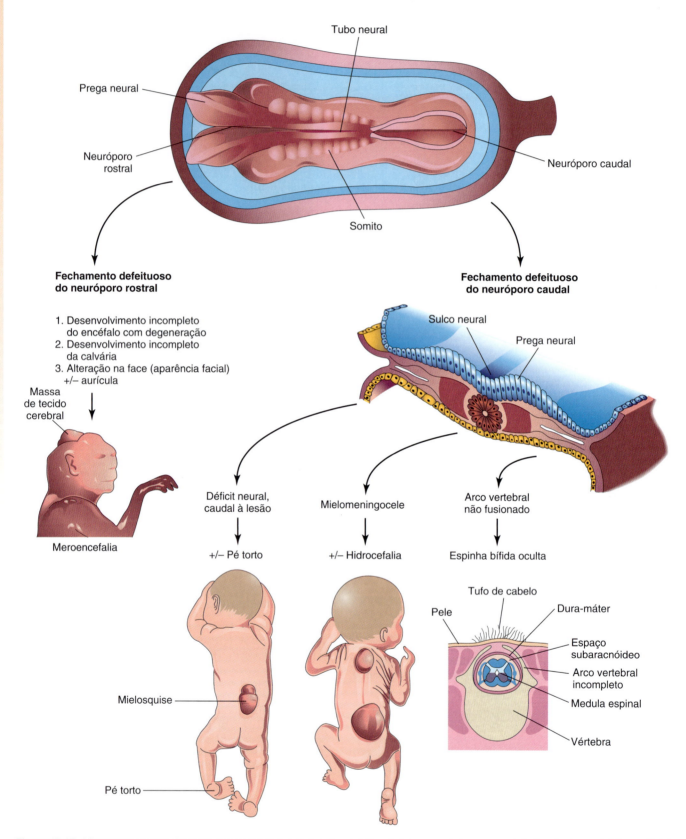

Figura 17.17 A ilustração esquemática mostra a base embriológica dos defeitos do tubo neural. A meroencefalia (ausência parcial do encéfalo) resulta do fechamento defeituoso do neuróporo rostral, e a mielomeningocele resulta do fechamento defeituoso do neuróporo caudal. (Adaptada de Jones KL: Smith's recognizable patterns of human malformations, ed 4, Philadelphia, 1988, Saunders.)

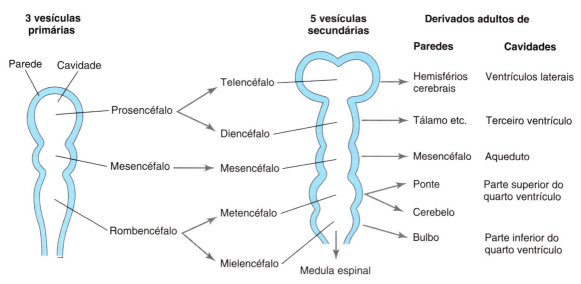

3 vesículas primárias

Parede Cavidade

Prosencéfalo

Mesencéfalo

Rombencéfalo

5 vesículas secundárias

Telencéfalo

Diencéfalo

Mesencéfalo

Metencéfalo

Mielencéfalo

Medula espinal

Derivados adultos de

Paredes	Cavidades
Hemisférios cerebrais	Ventrículos laterais
Tálamo etc.	Terceiro ventrículo
Mesencéfalo	Aqueduto
Ponte	Parte superior do quarto ventrículo
Cerebelo	
Bulbo	Parte inferior do quarto ventrículo

Figura 17.18 Os esboços esquemáticos das vesículas encefálicas indicam os derivados adultos de suas paredes e cavidades. A parte rostral do terceiro ventrículo forma-se a partir da cavidade do telencéfalo. A maior parte desse ventrículo deriva da cavidade do diencéfalo.

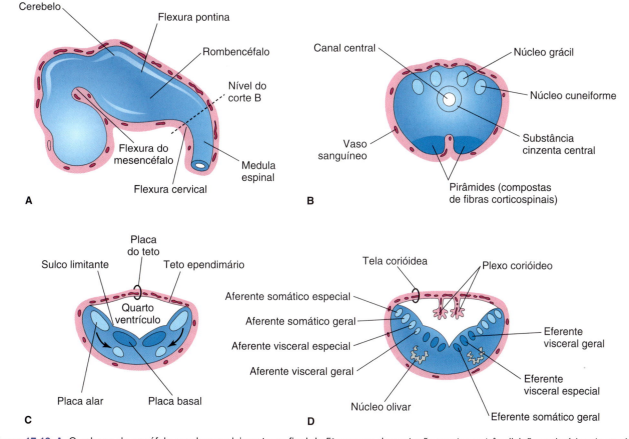

Figura 17.19 A. O esboço do encéfalo em desenvolvimento no final da 5ª semana de gestação mostra as três divisões primárias do encéfalo e as flexuras cerebrais. **B.** Corte transversal da parte caudal do mielencéfalo (desenvolvimento da parte fechada do bulbo). **C** e **D.** Cortes semelhantes da parte rostral do mielencéfalo (desenvolvimento da parte aberta do bulbo) mostram a posição e as etapas sucessivas da diferenciação das placas alar e basal. As *setas* em **C** mostram o caminho percorrido pelos neuroblastos a partir das placas alares para formar os núcleos olivares.

Rombencéfalo

A **flexura cervical** demarca o rombencéfalo da medula espinal (ver Figura 17.19A). Posteriormente, essa junção é arbitrariamente definida como o nível da pequena raiz superior do primeiro nervo cervical, localizado aproximadamente no forame magno. A flexura pontina, localizada na futura região pontina, divide o rombencéfalo nas partes caudal (mielencéfalo) e rostral (metencéfalo). O mielencéfalo torna-se o **bulbo** (comumente chamado de *medula oblonga*), e o metencéfalo torna-se a **ponte** e o **cerebelo**. A cavidade do rombencéfalo torna-se o **quarto ventrículo** e o **canal central** do bulbo (ver Figura 17.19B e C).

Mielencéfalo

A parte caudal do mielencéfalo (parte fechada do bulbo) assemelha-se à medula espinal do ponto de vista do desenvolvimento e da estrutura (ver Figura 17.19B). O canal neural do tubo neural forma o pequeno canal central do mielencéfalo. Diferentemente daqueles da medula espinal, os neuroblastos das placas alares no mielencéfalo migram para a zona marginal e formam áreas isoladas de substância cinzenta: o **núcleo grácil** medialmente e os **núcleos cuneiformes** lateralmente (ver Figura 17.19B). Esses núcleos estão associados aos tratos nervosos nomeados correspondentemente que entram no bulbo a partir da medula espinal. A área ventral do bulbo contém um par de feixes de fibras (**pirâmides**) que consistem em fibras corticospinais descendentes do córtex cerebral em desenvolvimento (ver Figura 17.19B).

A parte rostral do mielencéfalo (parte aberta do bulbo) é larga e bastante plana, especialmente oposta à flexura pontina (ver Figura 17.19C e D). Esta faz com que as paredes laterais do bulbo movam-se lateralmente, como as páginas de um livro aberto. Como resultado, sua **placa do teto** estica e fica muito fina (ver Figura 17.19C). A cavidade dessa parte do mielencéfalo (parte do futuro quarto ventrículo) torna-se um pouco romboide (em forma de diamante). À medida que as paredes do bulbo se movem lateralmente, as **placas alares** tornam-se laterais às placas basais. À medida que as posições das placas mudam, os núcleos motores geralmente se desenvolvem mediais aos núcleos sensoriais (ver Figura 17.19C).

Os neuroblastos nas **placas basais do bulbo**, como aqueles na medula espinal, desenvolvem-se em neurônios motores. Os neuroblastos formam núcleos (grupos de células nervosas) e organizam-se em três colunas de células de cada lado (ver Figura 17.19D). De medial para lateral, as colunas são nomeadas da seguinte forma:

- **Eferente somática geral**, representada pelos neurônios do nervo hipoglosso
- **Eferente visceral especial**, representada por neurônios que inervam os músculos derivados dos arcos faríngeos (ver Capítulo 9, Figura 9.6)
- **Eferente visceral geral**, representada por alguns neurônios dos nervos vago e glossofaríngeo (ver Capítulo 9, Figura 9.6).

Os neuroblastos nas **placas alares do bulbo** formam neurônios dispostos em quatro colunas de cada lado. De medial para lateral, as colunas são nomeadas da seguinte forma:

- **Aferente visceral geral**, que recebe impulsos das vísceras
- **Aferente visceral especial**, que recebe as fibras do paladar
- **Aferente somática geral**, que recebe os impulsos da superfície da cabeça
- **Aferente somática especial**, que recebe os impulsos da orelha.

Alguns neuroblastos das placas alares migram ventralmente e formam os neurônios nos **núcleos olivares** (ver Figura 17.19C e D).

Metencéfalo

As paredes do metencéfalo formam a **ponte** e o **cerebelo**, e a cavidade do metencéfalo forma a *parte superior do quarto ventrículo* (Figura 17.20A). Como na parte rostral do mielencéfalo, a **flexura pontina** causa divergência das **paredes laterais da ponte**, que espalha a substância cinzenta no assoalho do quarto ventrículo (ver Figura 17.20B). Como no mielencéfalo, os neuroblastos de cada placa basal desenvolvem-se em núcleos motores e organizam-se em três colunas de cada lado.

O **cerebelo** desenvolve-se a partir dos espessamentos das **partes dorsais das placas alares**. Inicialmente, as **tumefações cerebelares** projetam-se no quarto ventrículo (ver Figura 17.20B). À medida que as tumefações aumentam e se fusionam no plano mediano, elas superam a metade rostral do quarto ventrículo e se sobrepõem à ponte e ao bulbo (ver Figura 17.20D). *O fator de transcrição do campo pareado Pax6 desempenha um papel importante no desenvolvimento do cerebelo.*

Alguns neuroblastos na zona intermediária das placas alares migram para a zona marginal e se diferenciam nos neurônios do **córtex cerebelar**. Outros neuroblastos dessas placas originam os *núcleos centrais*, o maior dos quais é o **núcleo denteado** (ver Figura 17.20D). As células das placas alares também originam os **núcleos pontinos**, os **núcleos cocleares,** os **núcleos vestibulares** e os **núcleos sensoriais do nervo trigêmeo**.

A estrutura do cerebelo reflete seu desenvolvimento filogenético (evolucionário) (ver Figura 17.20C e D).

- O *arquicerebelo* (**lóbulo floculonodular**), a parte mais antiga filogeneticamente, tem conexões com o aparelho vestibular, especialmente o vestíbulo da orelha
- O *paleocerebelo* (**verme e lóbulo anterior**), de desenvolvimento mais recente, está associado aos dados sensoriais dos membros
- O *neocerebelo* (**lóbulo posterior**), a parte mais nova filogeneticamente, está relacionado ao controle seletivo dos movimentos dos membros.

As fibras nervosas que conectam os córtices cerebral e cerebelar à medula espinal passam através da camada marginal da região ventral do metencéfalo. Essa região do **tronco encefálico** é a **ponte** devido à faixa robusta de fibras nervosas que cruza o plano mediano e forma uma crista volumosa sobre os lados anterior e lateral (ver Figura 17.20C e D).

Plexos corióideos e líquido cerebrospinal

16

O fino teto ependimário do quarto ventrículo é coberto externamente pela pia-máter, que deriva do mesênquima associado ao rombencéfalo (ver Figura 17.20B a D). Essa membrana vascular, junto com o teto ependimário, forma a **tela corióidea**, placa da pia-máter que cobre a parte inferior do quarto ventrículo (ver Figura 17.19D). Devido à proliferação ativa da pia-máter, a tela corióidea invagina o quarto ventrículo, onde se diferencia no **plexo corióideo**, os dobramentos das artérias corióideas da pia (ver Figuras 17.19C e D e 17.20C e D). Plexos semelhantes desenvolvem-se no teto do terceiro ventrículo e nas paredes mediais dos ventrículos laterais.

Os plexos corióideos secretam o líquido ventricular, que se torna o líquido cerebrospinal (LCS) à medida que adições são feitas a ele a partir das superfícies do encéfalo, medula espinal e camadas pia-máter e aracnoide-máter das meninges. Encontram-se vários morfogênicos sinalizadores no LCS e no plexo corióideo, necessários para o desenvolvimento encefálico. O teto fino do quarto ventrículo evagina em três locais. Essas evaginações rompem-se para formar aberturas, as

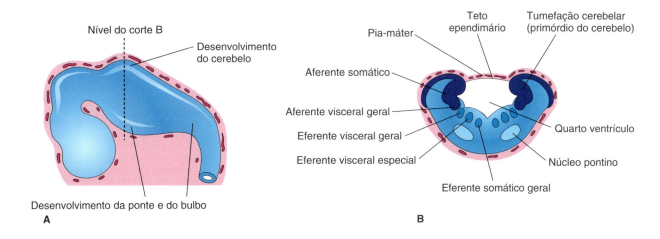

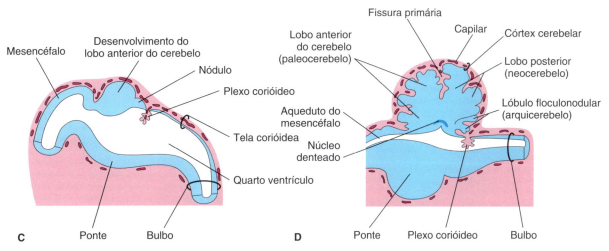

Figura 17.20 A. Esboço do desenvolvimento do encéfalo no final da 5ª semana. **B.** Corte transversal do metencéfalo (desenvolvimento da ponte e do cerebelo) mostra os derivados das placas alar e basal. **C** e **D.** Cortes sagitais do rombencéfalo entre a 6ª e a 17ª semanas, respectivamente, mostram os estágios sucessivos no desenvolvimento da ponte e do cerebelo.

aberturas mediana e **lateral** (forame de Magendie e os forames de Luschka, respectivamente), que permitem que o LCS entre no espaço subaracnóideo a partir do quarto ventrículo. Moléculas neurogênicas específicas (p. ex., ácido retinoico) controlam a proliferação e a diferenciação das células neuroprogenitoras. O revestimento epitelial do plexo corióideo deriva do neuroepitélio, enquanto o estroma desenvolve-se a partir de células mesenquimais.

O principal local de absorção do LCS para o sistema venoso é através das **granulações aracnóideas**, que são protrusões da aracnoide-máter nos **seios venosos durais** (grandes canais venosos entre as camadas da dura-máter). As granulações consistem em uma fina camada celular derivada do epitélio da aracnoide-máter e do endotélio do seio.

Mesencéfalo

O **mesencéfalo** sofre menos alterações do que outras partes do encéfalo em desenvolvimento (Figura 17.21A), com exceção da parte caudal do rombencéfalo. O canal neural estreita-se e torna-se o **aqueduto do mesencéfalo** (ver Figuras 17.20D e 17.21D), canal que conecta o terceiro e o quarto ventrículos.

Os **neuroblastos** migram das **placas alares do mesencéfalo** para o **teto** e se agregam para formar quatro grandes grupos de neurônios, os **colículos superior e inferior** pareados (ver Figura 17.21C a E), que estão relacionados aos reflexos visuais

e auditivos, respectivamente. Os neuroblastos das **placas basais** podem originar grupos de neurônios no **tegmento do mesencéfalo** (núcleos rubros, núcleos do terceiro e do quarto nervos cranianos e núcleos reticulares). A **substância negra**, uma ampla camada de substância cinzenta adjacente aos **pilares do cérebro** (pedúnculos cerebrais), também pode diferenciar-se a partir da placa basal (ver Figura 17.21B, D e E); no entanto, alguns estudiosos da área acreditam que a substância negra derive de células na placa alar que migram ventralmente.

As fibras que crescem do **cérebro** (parte principal do encéfalo, incluindo o diencéfalo e os hemisférios cerebrais) formam os **pilares do cérebro** (pedúnculos cerebrais) anteriormente (ver Figura 17.21B). Os pedúnculos tornam-se progressivamente mais proeminentes à medida que mais grupos de fibras descendentes (dos tratos *corticopontino, corticobulbar* e *corticospinal*) passam através do mesencéfalo, em desenvolvimento, no caminho deles para o tronco encefálico (o bulbo é a subdivisão caudal do tronco encefálico contínua à medula espinal) e a medula espinal (ver Figura 17.21C).

Prosencéfalo

Conforme ocorre o fechamento do **neuróporo rostral** (ver Figura 17.3B), aparecem duas protuberâncias laterais (vesículas ópticas) (ver Figura 17.4A), uma de cada lado do prosencéfalo. Essas vesículas são os primórdios das retinas e dos nervos

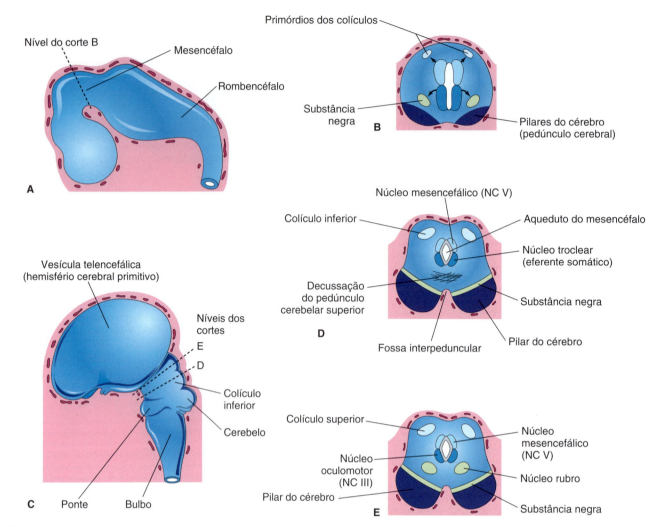

Figura 17.21 A. Esboço do desenvolvimento do encéfalo no final da 5ª semana. **B.** Corte transversal do desenvolvimento do mesencéfalo mostra o início da migração das células das placas basal e alar. **C.** Esboço do desenvolvimento do encéfalo na 11ª semana. **D** e **E.** Cortes transversais do desenvolvimento do mesencéfalo no nível dos colículos inferior e superior, respectivamente.

ópticos (ver Capítulo 18, Figuras 18.1C, F e H e 18.11). Um segundo par de divertículos, as **vesículas telencefálicas**, logo surgem mais dorsal e rostralmente (ver Figura 17.21C). Elas são os primórdios dos hemisférios cerebrais, e suas cavidades tornam-se os **ventrículos laterais** (ver Figura 17.26B).

A parte rostral (anterior) do prosencéfalo, incluindo os primórdios dos **hemisférios cerebrais**, é o **telencéfalo**; a parte caudal (posterior) do prosencéfalo é o **diencéfalo**. As cavidades do telencéfalo e do diencéfalo contribuem para a formação do **terceiro ventrículo**, embora a cavidade do diencéfalo contribua mais (Figura 17.22E).

Diencéfalo

Ocorre o desenvolvimento de três tumefações nas paredes laterais do terceiro ventrículo que mais tarde se transformam no **tálamo**, **hipotálamo** e **epitálamo** (ver Figura 17.22C a E). O tálamo é separado do **epitálamo** pelo **sulco epitalâmico** e do hipotálamo pelo **sulco hipotalâmico** (ver Figura 17.22E). Este último sulco não é uma continuação do **sulco limitante** para o prosencéfalo e, como o sulco limitante, não divide as áreas sensitiva e motora (ver Figura 17.22C).

O tálamo (grande massa ovoide de substância cinzenta) desenvolve-se rapidamente de cada lado do terceiro ventrículo e se expande para a cavidade deste (ver Figura 17.22E). Os

tálamos encontram-se e fusionam na linha média em aproximadamente 70 a 80% dos encéfalos, formando uma ponte de substância cinzenta através do terceiro ventrículo, que é a aderência intertalâmica (conexão variável entre as duas massas talâmicas transversais ao terceiro ventrículo); a ponte está ausente em cerca de 20 a 30% dos encéfalos.

O hipotálamo surge pela proliferação de neuroblastos na zona intermediária das paredes diencefálicas, ventrais aos **sulcos hipotalâmicos** (ver Figura 17.22E). *A expressão diferencial da sinalização Wnt/β-catenina é essencial para a indução, diferenciação neuronal e padronização do hipotálamo.* Mais tarde há o desenvolvimento de vários núcleos relacionados às atividades endócrinas e de homeostase. Um par de núcleos forma tumefações do tamanho de ervilhas (**corpos mamilares**) na superfície ventral do hipotálamo (ver Figura 17.22C).

O **epitálamo** desenvolve-se a partir do teto e da porção dorsal da parede lateral dos diencéfalos (ver Figura 17.22C a E). Inicialmente, as **tumefações epitalâmicas** são grandes, mas depois se tornam relativamente pequenas.

A **glândula pineal** (corpo pineal) desenvolve-se como um divertículo mediano da parte caudal do teto do diencéfalo (ver Figura 17.22D). A proliferação das células em suas paredes logo a converte em uma glândula sólida, em forma de cone.

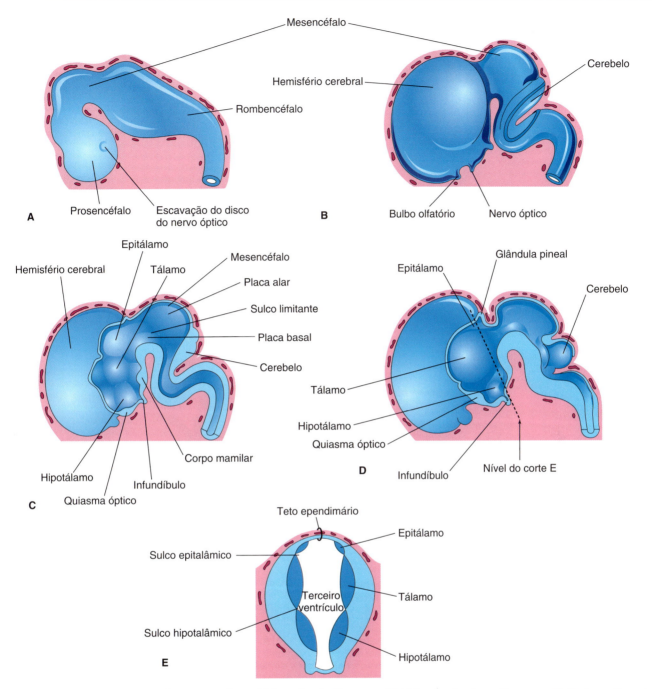

Figura 17.22 A. Esboço mostra a vista externa do encéfalo no fim da 5ª semana. **B.** Vista semelhante na 7ª semana. **C.** Corte mediano do encéfalo na 7ª semana mostra a superfície medial do prosencéfalo e do mesencéfalo. **D.** Corte semelhante na 8ª semana. **E.** Corte transversal do diencéfalo mostra o epitálamo dorsalmente, o tálamo lateralmente e o hipotálamo ventralmente.

A **hipófise** é de origem ectodérmica (Figura 17.23 e Tabela 17.1). A via de sinalização Notch tem sido implicada na proliferação e diferenciação das células progenitoras hipofisárias. A hipófise desenvolve-se a partir de duas fontes:

- Crescimento para cima a partir do teto ectodérmico do estomodeu, o **divertículo hipofisário** (bolsa de Rathke)
- Crescimento inferior do neuroectoderma do diencéfalo, o **divertículo neuro-hipofisário**.

Essa dupla origem explica por que a hipófise é composta de dois tipos diferentes de tecido:

- A **adeno-hipófise** (tecido glandular), ou lobo anterior, surge do ectoderma oral

- A **neuro-hipófise** (tecido nervoso), ou lobo posterior, surge do neuroectoderma.

Na 3ª semana, o divertículo hipofisário projeta-se do teto do estomodeu e fica adjacente ao assoalho (parede ventral) do diencéfalo (ver Figura 17.23C). Na 5ª semana, o divertículo alonga-se e estreita-se ao se ligar ao epitélio oral. Nessa fase, entra em contato com o **infundíbulo** (derivado do divertículo neuro-hipofisário), um crescimento inferior ventral do diencéfalo (ver Figuras 17.22C e D e 17.23).

O pedúnculo do divertículo hipofisário passa entre os centros de condrificação da parte anterior do esfenoide e da base do esfenoide em desenvolvimento (ver Figura 17.23E). Durante a 6ª semana, a conexão do divertículo com a cavidade oral

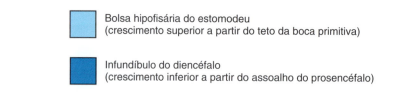

Bolsa hipofisária do estomodeu
(crescimento superior a partir do teto da boca primitiva)

Infundíbulo do diencéfalo
(crescimento inferior a partir do assoalho do prosencéfalo)

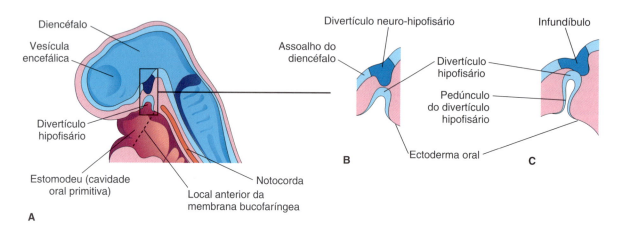

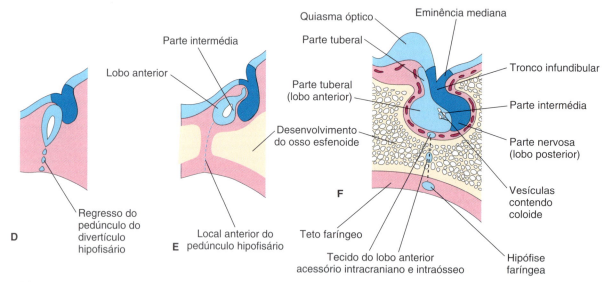

Figura 17.23 Os esboços esquemáticos ilustram o desenvolvimento da hipófise. **A.** Corte sagital da extremidade cranial de um embrião de aproximadamente 36 dias mostra o divertículo hipofisário, um crescimento superior a partir do estomodeu, e o divertículo neuro-hipofisário, um crescimento inferior a partir do prosencéfalo. **B** a **D.** Estágios sucessivos do desenvolvimento da hipófise. Na 8ª semana, o divertículo perde sua conexão com a cavidade oral e fica em contato íntimo com o infundíbulo e o lobo posterior (neuro-hipófise) da hipófise. **E** e **F.** Os esboços dos estágios finais mostram a proliferação da parede anterior do divertículo hipofisário para formar o lobo anterior (adeno-hipófise) da hipófise.

Tabela 17.1 Derivação e terminologia da hipófise.

Derivação	Tipo de tecido	Parte	Lobo
Ectoderma oral			
Divertículo hipofisário do teto do estomodeu	Adeno-hipófise (tecido glandular)	Parte anterior Parte tuberal Parte intermédia	Lobo anterior
Neuroectoderma			
Divertículo neuro-hipofisário do assoalho do diencéfalo	Neuro-hipófise (tecido nervoso)	Parte nervosa Tronco infundibular Eminência mediana	Lobo posterior

degenera (ver Figura 17.23D e E). As células da parede anterior do divertículo hipofisário proliferam e originam o **lobo anterior da hipófise** (ver Tabela 17.1). Mais tarde, uma extensão, a **parte tuberal**, cresce em torno do **tronco infundibular** (ver Figura 17.23E). A extensa proliferação da parede anterior do divertículo hipofisário reduz seu lúmen a uma fenda estreita (ver Figura 17.23E). A **fenda residual** geralmente não é reconhecível na hipófise adulta; no entanto, pode ser representada por uma zona de cistos. As células na parede posterior da bolsa hipofisária não proliferam; originam a **parte intermédia**, fina e mal definida (ver Figura 17.23F).

A parte da hipófise que se desenvolve a partir do **neuroectoderma** (divertículo neuro-hipofisário) é a **neuro-hipófise** (ver Figura 17.23B a F e Tabela 17.1). O **infundíbulo** origina a **eminência mediana**, o **tronco infundibular** e a **parte nervosa**. Inicialmente, as paredes do infundíbulo são finas, mas a extremidade distal logo se torna sólida à medida que as células neuroepiteliais proliferam. Essas células posteriormente se diferenciam em **pituícitos**, as células primárias do lobo posterior da hipófise, que estão intimamente relacionadas às células da neuróglia. As fibras nervosas crescem na parte nervosa a partir da área hipotalâmica, à qual o tronco infundibular está ligado (ver Figura 17.23F).

A efrina-β2 e outras moléculas de sinalização (p. ex., FGF8, BMP4 e WNT5A) do diencéfalo desempenham papel essencial na formação dos lobos anterior e intermediário da hipófise. O gene homeobox LIM LHX2 parece controlar o desenvolvimento do lobo posterior.

Telencéfalo

O telencéfalo consiste em uma parte mediana e dois divertículos laterais, as **vesículas cerebrais** (ver Figura 17.23A). Essas vesículas são os primórdios dos **hemisférios cerebrais** (ver Figuras 17.22B e 17.23A). A cavidade da parte mediana do telencéfalo forma a parte anterior extrema do **terceiro ventrículo** (Figura 17.25). Inicialmente, os hemisférios cerebrais estão em ampla comunicação com a cavidade do terceiro ventrículo através dos **forames interventriculares** (Figura 17.26B; ver Figura 17.25).

Ao longo da **fissura corióidea**, parte da parede medial do hemisfério cerebral em desenvolvimento torna-se muito fina (ver Figuras 17.25 e 17.26A e B). Inicialmente, essa porção ependimária está no teto do hemisfério e é contínua ao teto ependimário do terceiro ventrículo (ver Figura 17.26A). O **plexo corióideo do ventrículo lateral** forma-se posteriormente nesse local (Figura 17.27; Figura 17.25).

À medida que os hemisférios cerebrais se expandem, eles cobrem sucessivamente o diencéfalo, o mesencéfalo e o rombencéfalo. Os hemisférios depois se encontram na linha média, e suas superfícies mediais se achatam. O mesênquima aprisionado na fissura longitudinal entre eles dá origem à **foice do cérebro** (*falx cerebri*), uma prega mediana da dura-máter.

O **corpo estriado** aparece durante a 6ª semana como uma tumefação proeminente no assoalho de cada hemisfério cerebral (ver Figura 17.27B), que se expande mais lentamente do

---

Hipófise faríngea e craniofaringioma

O remanescente do pedúnculo do divertículo hipofisário pode persistir e formar a **hipófise faríngea** no teto da parte oral da faringe (orofaringe) (ver Figura 17.23F). Raramente, ocorre o desenvolvimento de massas de tecido do lobo anterior fora da cápsula da hipófise, dentro da sela turca do osso esfenoide (Figura 17.24). O remanescente do divertículo hipofisário, o **canal basifaríngeo**, é visível em cortes do osso esfenoide do neonato em aproximadamente 1% dos casos. Também pode ser identificado em um pequeno número de radiografias do crânio de recém-nascidos (geralmente aqueles com defeitos cranianos).

Ocasionalmente, há o desenvolvimento de um tumor benigno, raro (**craniofaringioma**), na sela turca ou superior a ela. Menos frequentemente, esses tumores formam-se na faringe ou na base do esfenoide (parte posterior do esfenoide) a partir dos remanescentes do pedúnculo do divertículo hipofisário (ver Figura 17.24). Esses tumores surgem ao longo do trajeto do divertículo hipofisário a partir de remanescentes epiteliais (ver Figura 17.23D a F).

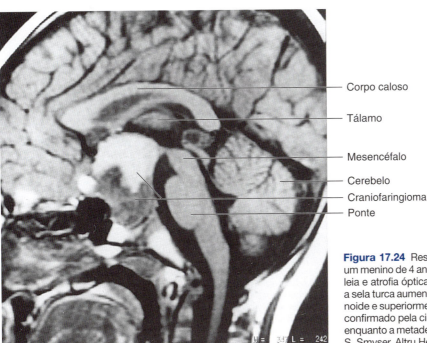

Corpo caloso

Tálamo

Mesencéfalo

Cerebelo

Craniofaringioma

Ponte

Figura 17.24 Ressonância magnética, plano sagital, do encéfalo de um menino de 4 anos de idade cujos sintomas apresentados eram cefaleia e atrofia óptica (perda da visão). Uma grande massa (4 cm) ocupa a sela turca aumentada, expandindo-se inferiormente para o osso esfenoide e superiormente para a cisterna suprasselar. Craniofaringioma foi confirmado pela cirurgia. A metade inferior da massa é sólida e escura, enquanto a metade superior é cística e brilhante. (Cortesia do Dr. Gerald S. Smyser, Altru Health System, Grand Forks, ND.)

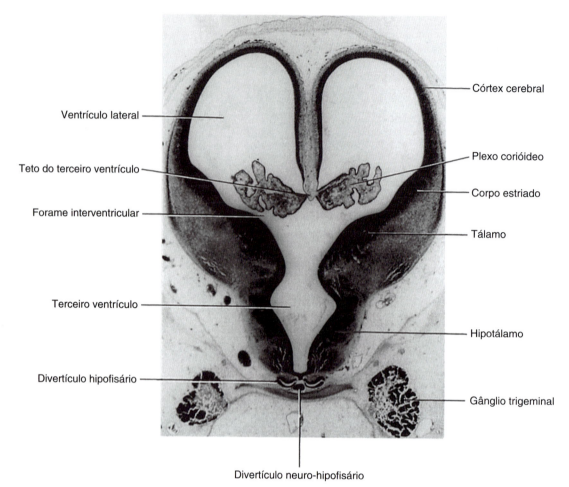

Córtex cerebral

Plexo corióideo

Corpo estriado

Tálamo

Hipotálamo

Gânglio trigeminal

Ventrículo lateral

Teto do terceiro ventrículo

Forame interventricular

Terceiro ventrículo

Divertículo hipofisário

Divertículo neuro-hipofisário

Figura 17.25 Fotomicrografia de corte transversal através do diencéfalo e das vesículas encefálicas de um embrião humano (aproximadamente 50 dias) no nível dos forames interventriculares (20×). A fissura corióidea está localizada na junção do plexo corióideo com a parede medial do ventrículo lateral. (Cortesia da falecida Professora Jean Hay, Department of Anatomy, University of Manitoba, Winnipeg, Manitoba, Canadá.)

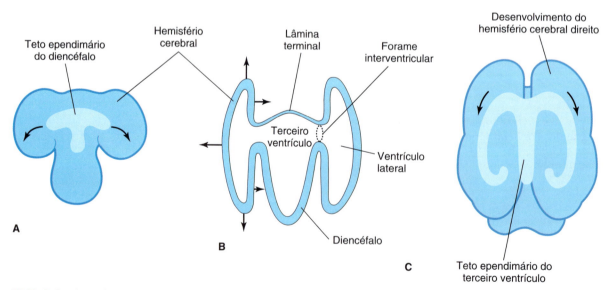

Teto ependimário do diencéfalo

Hemisfério cerebral

Lâmina terminal

Forame interventricular

Terceiro ventrículo

Ventrículo lateral

Diencéfalo

A

B

Desenvolvimento do hemisfério cerebral direito

Teto ependimário do terceiro ventrículo

C

Figura 17.26 A. O esboço da superfície dorsal do prosencéfalo indica como o teto ependimário do diencéfalo é levado para a superfície dorsomedial dos hemisférios cerebrais (*setas*). **B.** Corte esquemático do prosencéfalo mostra como os hemisférios cerebrais em desenvolvimento crescem a partir das paredes laterais do prosencéfalo e se expandem em todas as direções até cobrirem o diencéfalo. As *setas* indicam para onde os hemisférios se expandem. A parede rostral do prosencéfalo, a lâmina terminal, é muito fina. **C.** O esboço do prosencéfalo mostra como o teto ependimário é, por fim, levado para os lobos temporais como resultado do padrão de crescimento em forma de C dos hemisférios cerebrais (*setas*).

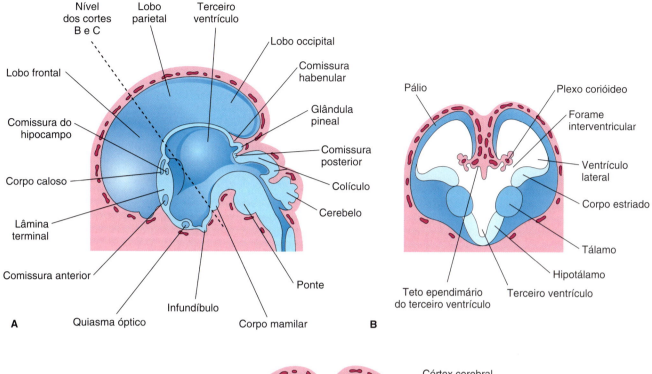

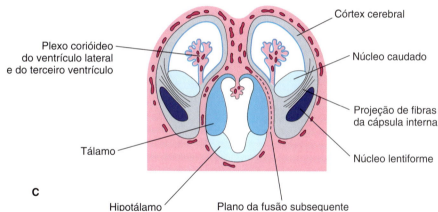

Figura 17.27 A. O desenho da superfície medial do prosencéfalo de um embrião de 10 semanas mostra os derivados diencefálicos, as comissuras principais e a expansão dos hemisférios cerebrais. **B.** Corte transversal do prosencéfalo no nível dos forames interventriculares mostra o corpo estriado e os plexos corióideos dos ventrículos laterais. **C.** Corte semelhante aproximadamente na 11ª semana mostra a divisão do corpo estriado nos núcleos caudado e lentiforme pela cápsula interna. Também é mostrado o desenvolvimento da relação dos hemisférios cerebrais com o diencéfalo.

que suas paredes corticais finas por conter o **corpo estriado** bastante grande, e os hemisférios cerebrais assumem a forma de C (Figura 17.28A e B).

O crescimento e a curvatura dos hemisférios cerebrais afetam a forma dos ventrículos laterais. Eles se tornam cavidades em forma de C preenchidas com o LCS. A extremidade caudal de cada hemisfério gira ventralmente e depois rostralmente, formando o **lobo temporal** (Figura 17.29C); ao fazê-lo, a extremidade leva o ventrículo lateral (formando seu **corno temporal**) e a fissura corióidea com ela (ver Figura 17.28B e C). A fina parede medial do hemisfério é invaginada ao longo da fissura corióidea pela pia-máter vascular para formar o **plexo corióideo do corno temporal** (ver Figura 17.27B).

À medida que ocorre a diferenciação do córtex cerebral, as fibras que para ele correm e dele para o **corpo estriado** dividem este último em **núcleos caudado e lentiforme**. Esse caminho da fibra (**cápsula interna**) (ver Figura 17.27C) assume

a forma de C conforme o hemisfério adquire esta forma. O **núcleo caudado** torna-se alongado e em forma de C, adaptado ao esboço do ventrículo lateral (ver Figura 17.28C). Sua cabeça em forma de pera e o corpo alongado encontram-se no assoalho do corno frontal e no corpo do **ventrículo lateral**, enquanto sua cauda faz um giro em forma de U para ganhar o teto do corno temporal ou inferior.

Comissuras cerebrais

À medida que o córtex cerebral se desenvolve, grupos de fibras nervosas (comissuras) conectam áreas correspondentes dos hemisférios cerebrais (ver Figura 17.27). A mais importante dessas comissuras cruza a **lâmina terminal**, que é a extremidade rostral (anterior) do prosencéfalo (ver Figura 17.26A e B e 17.27A). Essa lâmina estende-se desde a placa do teto do diencéfalo até o **quiasma óptico** (decussação ou cruzamento das fibras do nervo óptico). A lâmina terminal é a via natural de um hemisfério para o outro.

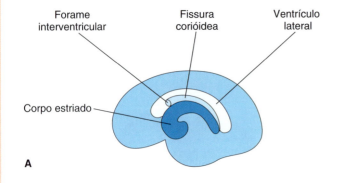

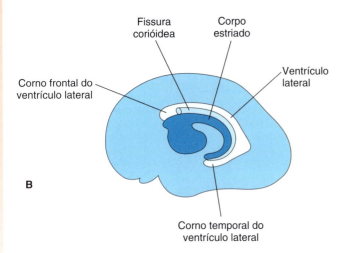

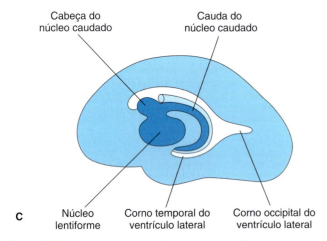

Figura 17.28 Diagramas esquemáticos do desenvolvimento da superfície medial do hemisfério cerebral direito mostram o desenvolvimento do ventrículo lateral, da fissura corióidea e do corpo estriado. **A.** Na 13ª semana. **B.** Na 21ª semana. **C.** Na 32ª semana.

As primeiras comissuras a formarem-se são a **comissura anterior** e a **comissura do hipocampo**. Elas são pequenos feixes de fibras, que conectam partes filogeneticamente mais antigas do encéfalo (ver Figura 17.27A). A comissura anterior conecta o **bulbo olfatório** (extremidade rostral do trato olfatório) e as áreas relacionadas de um hemisfério àquelas do lado oposto. A comissura do hipocampo conecta as formações do hipocampo.

A maior comissura cerebral é o corpo caloso (ver Figuras 17.27A e 17.28A), que conecta as áreas neocorticais. Inicialmente, o corpo caloso encontra-se na lâmina terminal,

mas fibras são adicionadas a ele à medida que o córtex aumenta, e gradualmente se estende além da lâmina terminal. O resto da **lâmina terminal** fica entre o corpo caloso e o fórnice. Ela se estica para formar o **septo pelúcido**, uma fina placa de tecido cerebral contendo células nervosas e fibras.

Ao nascimento, o **corpo caloso** estende-se sobre o teto do diencéfalo. O **quiasma óptico**, que se desenvolve na parte ventral da lâmina terminal (ver Figura 17.27A), consiste em fibras das metades mediais das retinas (camada na parte de trás do bulbo do olho sensível à luz) que cruzam para unir-se ao trato óptico do lado oposto.

Inicialmente, as paredes dos hemisférios cerebrais em desenvolvimento mostram três zonas típicas do tubo neural: *ventricular*, *intermediária* e *marginal*; mais tarde aparece uma quarta zona, a *zona subventricular*. As células da zona intermediária migram para a zona marginal e originam as camadas corticais. A substância cinzenta está localizada perifericamente, e os axônios de seus corpos celulares passam centralmente para formar o grande volume de substância branca (**centro medular**).

Inicialmente, a superfície dos hemisférios cerebrais é lisa (ver Figura 17.29A); no entanto, à medida que o crescimento prossegue, há o desenvolvimento de **sulcos** entre os **giros** (convoluções tortuosas) (Figura 17.30A; ver Figura 17.29B e D). Os giros são causados pelas dobras do córtex cerebral. Os sulcos e os giros permitem aumento considerável da área da superfície do córtex cerebral, sem exigir aumento extenso do tamanho do neurocrânio (ver Figura 17.30B e C). Na sua atividade de pico, a neurogênese adiciona aproximadamente 100 mil células e 400 mil novas sinapses por minuto. À medida que cada hemisfério cerebral cresce, a parte do córtex que cobre a superfície externa do corpo estriado cresce de forma relativamente lenta e logo é encoberta (ver Figura 17.29D). Esse córtex coberto, oculto da visão nas profundezas do **sulco lateral** do hemisfério cerebral (ver Figura 17.30A), é a **ínsula**.

Defeitos encefálicos congênitos

Devido à complexidade de sua história embriológica, o desenvolvimento anormal do encéfalo é comum (aproximadamente 3 em cada mil nascimentos). A maioria dos defeitos congênitos maiores, como a **meroencefalia** e a **meningoencefalocele**, resulta do fechamento defeituoso do neuróporo rostral (um DTN) durante a 4ª semana (Figura 17.31C) e envolve os tecidos sobrejacentes (meninges e calvária). Os fatores causadores dos DTNs são genéticos, nutricionais e ambientais. Os defeitos congênitos do encéfalo podem ser causados por alterações na morfogênese ou na histogênese do tecido nervoso, ou podem resultar de falhas no desenvolvimento que ocorrem em estruturas associadas (notocorda, somitos, mesênquima e crânio).

A **histogênese anormal do córtex cerebral** pode resultar em **convulsões** (Figura 17.32) e vários graus de **deficiência cognitiva**. O desenvolvimento intelectual subnormal pode resultar da exposição do embrião ou do feto durante o período entre a 8ª a 16ª semanas a vírus como o **vírus da rubéola** e a altos níveis de **radiação** (ver Tabela 20.6). **Fatores de risco pré-natal**, como infecção materna ou distúrbio da tireoide, incompatibilidade do fator Rh e algumas condições hereditárias e genéticas, causam a maioria dos casos de **paralisia cerebral**, mas o déficit motor central pode resultar de eventos durante o nascimento.

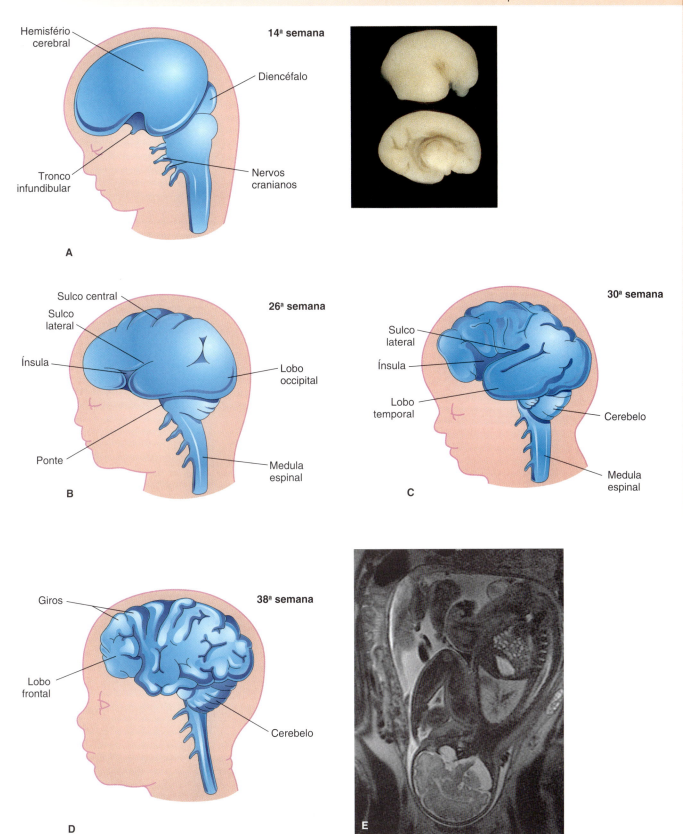

Figura 17.29 Os esboços das vistas laterais do hemisfério cerebral esquerdo, do diencéfalo e do tronco encefálico mostram os estágios sucessivos do desenvolvimento dos sulcos e dos giros no córtex cerebral. Note o estreitamento gradual dos sulcos laterais e o sepultamento da ínsula, uma área do córtex cerebral que está oculta da vista da superfície. A superfície dos hemisférios cerebrais cresce rapidamente durante o período fetal, formando muitos giros (convoluções), que são separados por muitos sulcos. **A.** Na 14ª semana. **B.** Na 26ª semana. **C.** Na 30ª semana. **D.** Na 38ª semana. **E.** Ressonância magnética de uma grávida mostra um feto maduro. Observe o encéfalo e a medula espinal. *Detalhe no lado superior direito*, as superfícies lisas lateral (*acima*) e medial (*abaixo*) de um encéfalo fetal humano (14 semanas). (*Detalhe*. Cortesia do Dr. Marc Del Bigio, Department of Pathology [Neuropathology], University of Manitoba, Winnipeg, Manitoba, Canadá. **E.** Cortesia do Dr. Stuart C. Morrison, Division of Radiology [Pediatric Radiology]], The Children's Hospital, Cleveland, OH.)

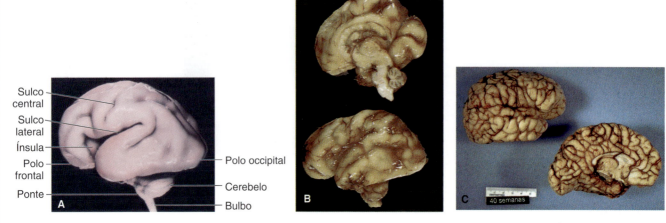

Figura 17.30 A. Vista lateral do encéfalo de um feto que morreu antes do parto (25 semanas). **B.** Superfícies medial (*acima*) e lateral (*abaixo*) do encéfalo fetal (25 semanas). **C.** Superfícies lateral (*acima*) e medial (*abaixo*) do encéfalo fetal na 38ª semana (etiqueta na foto: 40ª semana do último período menstrual normal). Conforme o encéfalo aumenta, o padrão dos giros dos hemisférios cerebrais torna-se mais complexo (compare com a Figura 17.29). (**A.** De Nishimura H, Semba R, Tanimura T, Tanaka O. *Prenatal development of the human with special reference to craniofacial structures*: an atlas. Bethesda, Md., 1977, U.S. Department of Health, Education, and Welfare, National Institutes of Health. **B** e **C.** Cortesia do Dr. Marc Del Bigio, Department of Pathology [Neuropathology], University of Manitoba, Winnipeg, Manitoba, Canadá.)

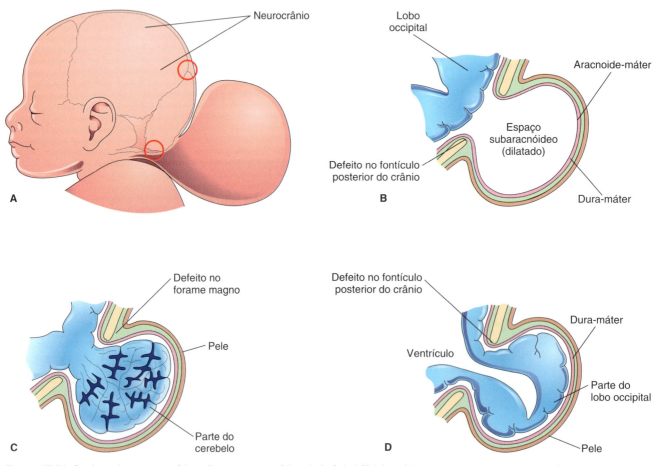

Figura 17.31 Os desenhos esquemáticos ilustram a encefalocele (crânio bífido) e vários tipos de herniação do encéfalo e das meninges. **A.** Esboço da cabeça de um neonato com uma grande protrusão da região occipital do crânio. O *círculo vermelho superior* indica um defeito craniano no fontículo posterior (intervalo membranoso entre os ossos do crânio). O *círculo vermelho inferior* indica um defeito craniano perto do forame magno. **B.** A *meningocele* consiste em protrusão das meninges cranianas preenchida com líquido cerebrospinal. **C.** A *meningoencefalocele* consiste em protrusão de parte do cerebelo coberta por meninges e pele. **D.** A *meningo-hidroencefalocele* consiste em protrusão de parte do lobo occipital que contém parte do corno posterior do ventrículo lateral.

Encefalocele

A encefalocele é uma herniação do conteúdo intracraniano resultante de defeito no crânio (**crânio bífido**). Encefaloceles são mais comuns na região occipital (Figuras 17.33 e 17.34; ver Figura 17.31A a D). A hérnia pode conter meninges (**meningocele**); meninges e parte do encéfalo (**meningoencefalocele**); ou meninges, parte do encéfalo e parte do sistema ventricular (**meningo-hidroencefalocele**). A encefalocele ocorre aproximadamente em 1 em cada 2 mil nascimentos.

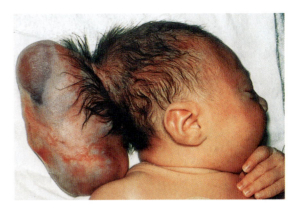

Figura 17.33 Recém-nascido com grande meningoencefalocele na área occipital. (Cortesia de A. E. Chudley, MD, Section of Genetics and Metabolism, Department of Pediatrics and Child Health, Children's Hospital and University of Manitoba, Winnipeg, Manitoba, Canadá.)

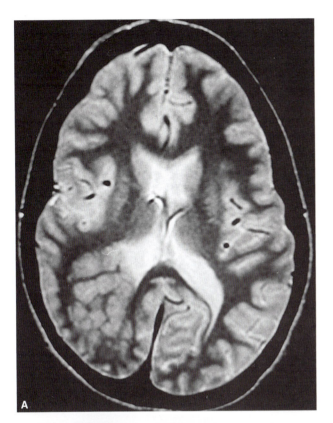

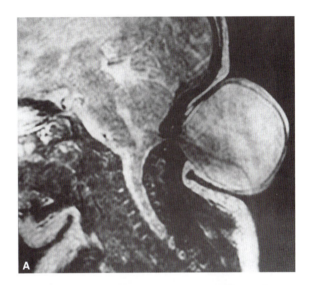

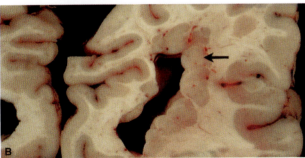

Figura 17.32 A. Córtex cerebral com heterotopia focal. A ressonância magnética do encéfalo de uma mulher de 19 anos de idade com convulsões mostra o córtex com heterotopia focal do lobo parietal direito, comprimindo o ventrículo lateral direito. Note a falta de organização do córtex na superfície sobrejacente do encéfalo. O córtex heterotópico é o resultado da interrupção da migração centrífuga dos neuroblastos ao longo dos prolongamentos radiais das células da glia. **B.** Corte coronal de um cérebro adulto com heterotopia periventricular (*seta*) no lobo parietal do cérebro. As estruturas lobuladas da substância cinzenta ao longo do ventrículo representam as células que não migraram, mas mesmo assim se diferenciaram em neurônios. (**A.** Cortesia do Dr. Gerald Smyser, Altru Health System, Grand Forks, ND. **B.** Cortesia do Dr. Marc R. Del Bigio, Department of Pathology [Neuropathology], University of Manitoba, Winnipeg, Manitoba, Canadá.)

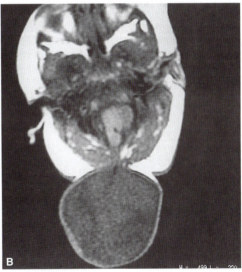

Figura 17.34 Imagens da ressonância magnética (RM) de um recém-nascido com 1 dia de vida mostram meningocele. **A.** RM sagital usando uma sequência em que o líquido cerebrospinal aparece brilhante. A imagem não está nítida devido ao movimento do recém-nascido. **B.** Imagem axial localizada no defeito craniano perto do forame magno (sequência da RM na qual o líquido cerebrospinal aparece escuro). Compare com a Figura 17.31C. (Cortesia do Dr. Gerald S. Smyser, Altru Health System, Grand Forks, ND.)

Meroencefalia

A **meroencefalia** é um defeito grave da calvária e do encéfalo que resulta da *falha no fechamento do neuróporo rostral* durante a 4ª semana. O prosencéfalo, o mesencéfalo e a maior parte do rombencéfalo e da calvária estão ausentes (Figura 17.35; ver Figuras 17.13 e 17.17). A maior parte do encéfalo do embrião fica exposta ou é expelida do crânio (**exencefalia**). Por causa da estrutura e da **vascularização** anormais (formação de novos vasos sanguíneos) do **encéfalo exencefálico embrionário**, o tecido nervoso sofre degeneração. Os vestígios do encéfalo aparecem como massa vascular esponjosa, que consiste principalmente em estruturas do rombencéfalo.

A **meroencefalia é um defeito letal comum**, que ocorre pelo menos em 1 em cada mil nascimentos. É duas a quatro vezes mais comum entre as meninas do que entre os meninos e está sempre associada à **acrania** (ausência completa ou parcial do neurocrânio).

Pode estar associada à **raquísquise** (falha na fusão dos arcos neurais) quando o fechamento defeituoso do tubo neural é extenso (ver Figuras 17.13 e 17.35). A meroencefalia é o defeito grave mais comum visto em fetos natimortos. Os neonatos com esse DTN grave podem sobreviver por pouco tempo. *A meroencefalia pode ser facilmente diagnosticada por fetoscopia com o auxílio de ultrassonografia, ressonância magnética (RM) e radiografia*, porque partes extensas do encéfalo e da calvária estão ausentes (ver Figura 17.35).

A **meroencefalia geralmente tem um modo de hereditariedade multifatorial** (ver Capítulo 20, Figuras 20.1 e 20.23). O excesso de líquido amniótico (**polidrâmnio**) frequentemente está associado à meroencefalia, possivelmente porque o feto não tem controle neural para engolir o líquido amniótico. Como resultado, o líquido não passa para os intestinos para absorção e subsequente transferência para a placenta para descarte.

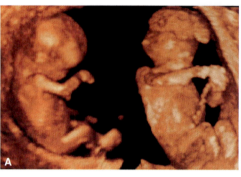
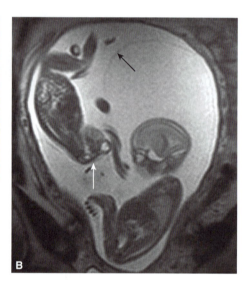

Figura 17.35 A. Ultrassonografias de um feto normal com 12 semanas (*esquerda*) e de um feto com 14 semanas com acrania e meroencefalia (*direita*). **B.** Ressonância magnética de gêmeos monocoriônicos-diamnióticos, um dos quais com meroencefalia. Note a ausência da calvária (*seta branca*) no gêmeo anormal e o âmnio do gêmeo normal (*seta preta*). (**A.** De Pooh RK, Pooh KH: Transvaginal 3D and Doppler ultrasonography of the fetal brain, *Semin Perinatol* 25:38, 2001. **B.** Cortesia de Deborah Levine, MD, Director, Obstetric and Gynecologic Ultrasound, Beth Israel Deaconess Medical Center, Boston, MA.)

Microcefalia

A microcefalia é um distúrbio do neurodesenvolvimento. A calvária e o encéfalo são pequenos (circunferência da cabeça < 2 D.P. da média), mas a face é de tamanho normal (Figura 17.36). Esses bebês têm déficits cognitivos graves porque o encéfalo é subdesenvolvido. *A microcefalia é o resultado da redução na neurogênese*. A pressão inadequada do encéfalo em crescimento leva ao pequeno tamanho do **neurocrânio**. Nos EUA, cerca de 25 mil crianças são diagnosticadas anualmente.

Alguns casos parecem ser de origem genética – um grupo heterogêneo de distúrbios resultantes da neurogênese alterada. Os fatores envolvidos incluem ASPM, WDR62 e MCPH1. Na microcefalia primária autossômica recessiva, o crescimento embrionário do encéfalo é reduzido sem afetar a estrutura do encéfalo. A exposição a grandes quantidades de radiação ionizante, agentes infecciosos (p. ex., Zika vírus, citomegalovírus, vírus da rubéola, *Toxoplasma gondii*) e determinadas substâncias (p. ex., álcool consumido abusivamente pela mãe) durante o período fetal são fatores que contribuem em alguns casos (ver Capítulo 20, Tabela 20.6).

A microcefalia pode ser detectada no útero por exames de ultrassom realizados durante o período de gestação. A cabeça pequena pode resultar de **sinostose** (união óssea) **prematura** de todas as suturas cranianas (ver Capítulo 14, Figura 14.12D); no entanto, o neurocrânio é fino, com marcas convolucionais exageradas.

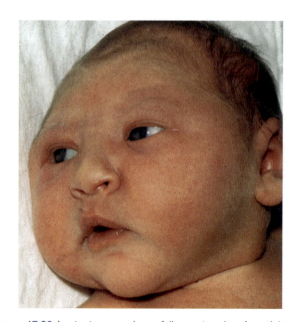

Figura 17.36 Lactente com microcefalia mostrando a face típica, de tamanho normal e neurocrânio pequeno. Geralmente, esse defeito está associado a déficits cognitivos. (Cortesia de A. E. Chudley, MD, Section of Genetics and Metabolism, Department of Pediatrics and Child Health, Children's Hospital, University of Manitoba, Winnipeg, Manitoba, Canadá.)

Agenesia do corpo caloso

Na agenesia do corpo caloso, observa-se **ausência** completa ou parcial do **corpo caloso**, que é a principal comissura neocortical dos hemisférios cerebrais (Figura 17.37A e B). A condição pode ser assintomática, mas convulsões e déficits cognitivos são comuns. A agenesia do corpo caloso está associada a mais de 50 síndromes congênitas humanas.

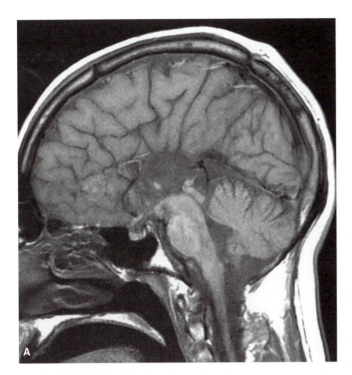

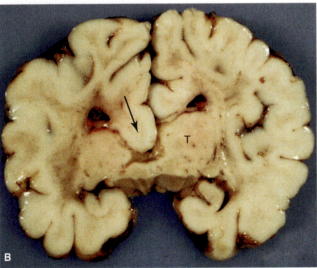

Figura 17.37 A. Ressonância magnética sagital do encéfalo de um homem de 22 anos de idade, com funcionamento normal. Há ausência completa do corpo caloso. **B.** O corte coronal através do encéfalo de uma criança mostra agenesia do corpo caloso, que normalmente cruzaria a linha média para conectar os dois hemisférios cerebrais. Note o tálamo (*T*) e o deslocamento para baixo do giro do cíngulo (feixe de fibras bem marcado) para o ventrículo lateral e terceiro ventrículo (*seta*). (**A.** Cortesia do Dr. Gerald S. Smyser, Altru Health System, Grand Forks, ND. **B.** Cortesia do Dr. Marc R. Del Bigio, Department of Pathology [Neuropathology], University of Manitoba, Winnipeg, Manitoba, Canadá.)

Hidrocefalia

O **aumento** significativo **da cabeça** resulta do desequilíbrio entre a produção e a absorção do líquido cerebrospinal (LCS); como resultado, há **excesso de LCS no sistema ventricular do encéfalo** (Figura 17.38). A hidrocefalia resulta de comprometimento da circulação e da absorção do LCS e, em casos raros, do aumento de sua produção por um **adenoma do plexo corióideo** (tumor benigno). Um prematuro pode desenvolver hemorragia intraventricular levando à hidrocefalia por meio da obstrução da abertura lateral do quarto ventrículo (forame de Luschka) e da abertura mediana do quarto ventrículo (forame de Magendie). Raramente, a circulação debilitada do LCS resulta de **estenose aquedutal congênita** (Figura 17.39; ver Figura 17.38); o **aqueduto do mesencéfalo** é estreito ou consiste em vários canais minúsculos. Em poucos casos, a estenose resulta da transmissão de um **traço recessivo ligado ao cromossomo X**, mas a maioria dos casos parece resultar de infecção viral fetal (p. ex., citomegalovírus) ou por *T. gondii* (ver Capítulo 20, Tabela 20.6). Sangue no **espaço subaracnóideo** pode causar a obliteração das cisternas ou das granulações aracnóideas (membrana fina, limitante).

O **bloqueio da circulação do LCS** resulta em dilatação dos ventrículos próximos à obstrução, **acúmulo** interno **do LCS** e compressão dos hemisférios cerebrais (ver Figura 17.39). Isso comprime o encéfalo entre o líquido ventricular e o neurocrânio. Nos lactentes, a pressão interna resulta em expansão acelerada do encéfalo e do neurocrânio, porque a maioria das suturas fibrosas não está fusionada. O termo *hidrocefalia* geralmente se refere à **hidrocefalia obstrutiva ou não comunicante**, na qual todo ou parte do sistema ventricular está dilatado. Todos os ventrículos estão dilatados se as aberturas do quarto ventrículo ou dos espaços subaracnóideos estiverem bloqueadas, enquanto os ventrículos laterais e o terceiro ventrículo estão dilatados quando apenas o **aqueduto do mesencéfalo** está obstruído (ver Figura 17.39). A **obstrução de um forame interventricular** pode provocar a dilatação de um ventrículo.

A hidrocefalia resultante da obliteração das cisternas subaracnóideas ou de disfunção das granulações aracnóideas é denominada **hidrocefalia não obstrutiva ou comunicante**. Embora a hidrocefalia possa estar associada à espinha bífida cística, o aumento da cabeça pode não estar nítido ao nascimento. A hidrocefalia frequentemente provoca afinamento dos ossos da calvária, proeminência da fronte (testa), atrofia do córtex cerebral e da substância branca (ver Figura 17.38B e C) e compressão dos núcleos da base e do diencéfalo.

Holoprosencefalia

A **holoprosencefalia** (**HPE**) resulta da **separação incompleta dos hemisférios cerebrais** e está mais frequentemente associada a anormalidades faciais. Fatores genéticos e ambientais têm sido implicados nesse defeito grave e relativamente comum (1 em cada 250 fetos e 1 em 15 mil neonatos; Figura 17.40). **Diabetes materno** e teratógenos (p. ex., álcool etílico) podem destruir as células embrionárias no plano mediano do disco embrionário durante a 3ª semana, provocando ampla gama de defeitos congênitos resultantes da **formação defeituosa do prosencéfalo**. Na holoprosencefalia alobar familiar, o prosencéfalo é pequeno e os ventrículos laterais frequentemente se unem para formar um grande ventrículo.

Os defeitos no desenvolvimento do prosencéfalo frequentemente causam anomalias faciais resultantes da redução no tecido na proeminência frontonasal (ver Capítulo 9, Figuras 9.26 e 9.27). A HPE frequentemente é indicada quando os olhos estão anormalmente próximos (**hipotelorismo**). *Estudos moleculares identificaram vários genes relacionados à holoprosencefalia, incluindo o SHH.*

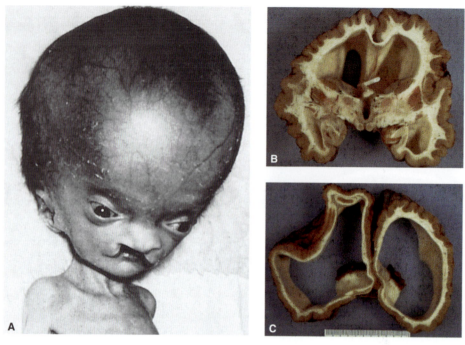

Figura 17.38 A. Lactente com hidrocefalia e fenda palatina bilateral. **B** e **C.** O encéfalo de uma criança de 10 anos de idade que desenvolveu hidrocefalia ainda no útero como resultado de estenose aquedutal. A fina substância branca é bem mielinizada. Note que o tubo de desvio (*shunt*) mostrado em **B**, usado no tratamento da hidrocefalia, encontra-se no corno frontal do ventrículo. (Cortesia do Dr. Marc R. Del Bigio, Department of Pathology [Neuropathology], University of Manitoba, Winnipeg, Manitoba, Canadá.)

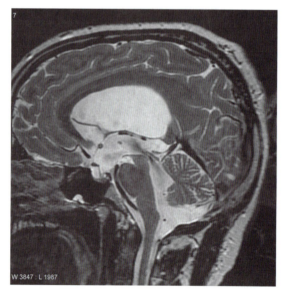

Figura 17.39 Estenose congênita do aqueduto do mesencéfalo. Ressonância magnética, plano sagital, mostra ventrículo lateral e terceiro ventrículo dilatados. Nesta imagem o líquido cerebrospinal aparece brilhante. Há também vazio de fluxo acentuado no aqueduto do mesencéfalo. (Do Dr. Frank Gaillard, Radiopaedia.org.)

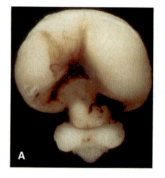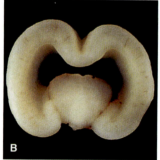

Figura 17.40 Vista frontal de um encéfalo fetal na 21ª semana intacto (**A**) e seccionado coronalmente (**B**) com holoprosencefalia. Esse defeito resulta da falha na clivagem do prosencéfalo (tubo neural rostral) nos hemisférios cerebrais direito e esquerdo, telencéfalo e diencéfalo, bulbos olfatórios e tratos ópticos. (Cortesia do Dr. Marc R. Del Bigio, Department of Pathology [Neuropathology], University of Manitoba, Winnipeg, Manitoba, Canadá.)

Hidranencefalia

A hidranencefalia é uma anomalia rara. Os **hemisférios cerebrais estão ausentes** ou representados por sacos membranosos com remanescentes do córtex cerebral dispersos sobre as membranas (Figura 17.41). O tronco encefálico (mesencéfalo, ponte e bulbo) está relativamente intacto. As crianças parecem normais ao nascimento, mas a cabeça cresce excessivamente por causa do acúmulo de líquido cerebrospinal. Geralmente faz-se uma **derivação ventriculoperitoneal** para evitar aumento maior do neurocrânio. Ocorre pouco ou nenhum desenvolvimento cognitivo. A causa dessa anomalia incomum e grave é incerta, mas evidências indicam que pode resultar de obstrução precoce do fluxo sanguíneo às áreas supridas pelas artérias carótidas internas.

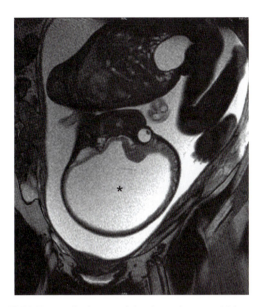

Figura 17.41 Ressonância magnética de um feto com hidranencefalia maciça (*asterisco*) mostra acúmulo excessivo de líquido cerebrospinal. Note os hemisférios cerebrais e o cerebelo muito reduzidos e deslocados. (Cortesia do Dr. Stuart C. Morrison, Division of Radiology [Pediatric Radiology], The Children's Hospital, Cleveland, OH.)

Malformação de Chiari

A **malformação de Chiari** (Figura 17.42) é um defeito estrutural do cerebelo. Caracteriza-se por uma projeção semelhante a uma língua do bulbo e o deslocamento inferior da tonsila cerebral através do forame magno para o canal vertebral. Geralmente, a fossa posterior do crânio é anormalmente pequena, causando pressão no cerebelo e no tronco encefálico. A condição pode levar a um tipo de hidrocefalia não comunicante que obstrui a absorção e o fluxo do líquido cerebrospinal; como resultado, há distensão de todo o sistema ventricular. Atualmente, usa-se a ressonância magnética para diagnosticar a malformação de Chiari e, como resultado, mais casos têm sido detectados.

Já foram descritos vários tipos de malformações de Chiari. No **tipo I**, a parte inferior do cerebelo hernia através do forame magno. Essa é a forma mais comum. Geralmente é assintomática e detectada na adolescência. No **tipo II**, também conhecida como **malformação de Arnold-Chiari**, o tecido cerebelar e o tronco encefálico herniam através do forame magno, frequentemente acompanhados por encefalocele occipital e mielomeningocele lombar. No **tipo III**, a forma mais grave, há herniação do cerebelo e do tronco encefálico através do forame magno para o canal vertebral e sérias consequências neurológicas. No **tipo IV**, não há cerebelo ou este é subdesenvolvido; portanto, essas crianças não sobrevivem.

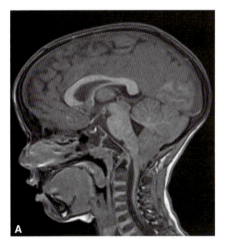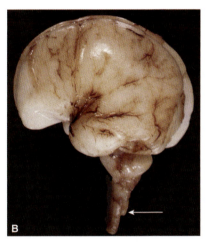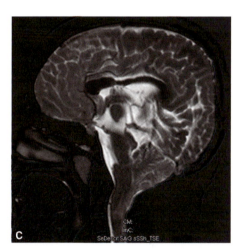

Figura 17.42 A. Ressonância magnética (RM) ponderada em T1, plano sagital mediano, de um paciente pediátrico com malformações de Chiari do tipo I e apresentando cefaleias occipitais provocadas pelas manobras de Valsalva (p. ex., tosse). Note a extensão das tonsilas do cerebelo, inferiores ao forame magno e abaixo do nível do processo odontoide. Além disso, note o pequeno cisto na ponta da tonsila do cerebelo, indicativo de compressão crônica desse tecido neural. **B.** Malformação de Arnold-Chiari do tipo II em um feto com 23 semanas. A exposição do rombencéfalo revela o tecido cerebelar (*seta*) bem abaixo do forame magno. **C.** RM ponderada em T2, plano sagital mediano, de um adolescente nascido com mielomeningocele. Por definição, esses pacientes também têm malformação de Chiari do tipo II, como mostrado aqui. Note a descida caudal do verme do cerebelo e do tronco encefálico através do forame magno, bem como uma pequena fossa posterior do crânio/cerebelo. (**A** e **C.** Cortesia Dr. R. Shane Tubbs, Professor, Chief Scientific Officer and Vice President, Seattle Science Foundation, WA. **B.** Cortesia do Dr. Marc R. Del Bigio, Department of Pathology [Neuropathology], University of Manitoba, Winnipeg, Manitoba, Canadá.)

Deficiência cognitiva

O comprometimento da inteligência pode resultar de várias condições geneticamente determinadas (p. ex., síndrome de Down [trissomia do 21], síndrome da trissomia do cromossomo 18; ver Capítulo 20, Tabela 20.1). Tais defeitos também podem resultar da ação de um gene mutante ou anormalidade cromossômica (p. ex., cromossomo 13, 17 ou 21 extra). As **aberrações cromossômicas** são discutidas mais posteriormente (ver Capítulo 20, Figuras 20.1 e 20.2). Aproximadamente 25% dos casos têm uma causa demonstrável.

O **uso abusivo de álcool** pela gestante é uma identificável causa comum de déficits cognitivos. O período entre a 8ª e a 16ª semanas de desenvolvimento é o de maior sensibilidade para danos encefálicos fetais resultantes de **grandes doses de radiação**. No final da 16ª semana, a maioria das proliferações neuronais e das migrações celulares para o córtex cerebral estão completas.

A depleção celular de grau suficiente no córtex cerebral resulta em deficiência cognitiva grave, bem como alterações de proteínas, carboidratos ou metabolismo da gordura. **Infecções maternas e fetais** (p. ex., sífilis, vírus da rubéola, toxoplasmose, citomegalovírus) e o **hipotireoidismo** congênito são comumente associados à deficiência cognitiva.

Desenvolvimento do sistema nervoso periférico

O sistema nervoso periférico (**SNP**) consiste nos nervos cranianos, espinais e viscerais e nos gânglios cranianos, espinais e autônomos. O SNP desenvolve-se a partir de várias fontes, mas principalmente da crista neural. Todas as células sensoriais (somáticas e viscerais) do SNP derivam de **células da crista neural**. Os corpos celulares dessas células sensoriais estão localizados fora do SNC.

Com exceção das células do gânglio espiral da cóclea e do gânglio vestibular do NC VIII (nervo vestibulococlear), todas as células sensoriais periféricas são inicialmente bipolares. Mais tarde, os dois prolongamentos se unem para formar um único prolongamento com componentes periféricos e centrais, resultando em um tipo de neurônio unipolar (ver Figura 17.9D). O processo periférico finaliza em uma terminação sensorial, enquanto o prolongamento central entra na medula espinal ou no encéfalo (ver Figura 17.8). As células sensoriais no gânglio do NC VIII permanecem bipolares.

O corpo celular de cada neurônio aferente está intimamente apoiado por uma cápsula de célula de Schwann modificada (**células satélites**) (ver Figura 17.8), que deriva de células da crista neural. Essa cápsula é contínua ao **neurilema** (bainha de Schwann) que envolve os axônios dos neurônios aferentes. Externamente às células satélites está uma camada de tecido conjuntivo contínua à bainha endoneural das fibras nervosas. Esse tecido conjuntivo e a bainha endoneural derivam do mesênquima.

As células da crista neural, no encéfalo em desenvolvimento, migram para formar gânglios sensitivos apenas em relação aos nervos trigêmeo (NC V), facial (NC VII), vestibulococlear (NC VIII), glossofaríngeo (NC IX) e vago (NC X). As células da crista neural também se diferenciam em **neurônios multipolares dos gânglios autônomos** (ver Figura 17.8), incluindo os gânglios dos troncos simpáticos, que se encontram ao longo dos lados dos corpos vertebrais, os gânglios colaterais (pré-vertebrais) nos plexos do tórax e do abdome (p. ex., plexos cardíaco, celíaco e mesentérico) e os gânglios parassimpáticos (terminais) dentro ou perto das vísceras (p. ex., plexo submucoso ou plexo de Meissner).

As células dos **paragânglios** (**células cromafins**) também derivam da crista neural. O termo *paragânglio* inclui vários grupos de células, amplamente dispersos, que são semelhantes em muitos aspectos às células medulares das glândulas suprarrenais. Os grupos celulares situam-se em grande parte retroperitonealmente, muitas vezes em associação com gânglios simpáticos. Os corpos carotídeos e aórticos também possuem pequenas ilhas de células cromafins associadas a eles. Esses grupos de células amplamente dispersos constituem o **sistema cromafínico**.

Nervos espinais

As **fibras nervosas motoras**, que surgem da medula espinal, começam a aparecer no final da 4ª semana (ver Figuras 17.4, 17.7 e 17.8). Surgem das células nas **placas basais da medula espinal em desenvolvimento** e emergem como uma série contínua de pequenas raízes ao longo da superfície ventrolateral. As fibras destinadas a um determinado grupo muscular em desenvolvimento ficam dispostas em um feixe, formando a **raiz nervosa ventral**. As fibras nervosas da **raiz nervosa dorsal** são formadas a partir de células da crista neural que migram para o lado dorsolateral da medula espinal, onde se diferenciam nas células do **gânglio espinal** (ver Figuras 17.8 e 17.9).

Os prolongamentos centrais dos **neurônios no gânglio espinal** formam um único feixe que cresce na medula espinal, oposto ao ápice do corno dorsal da substância cinzenta (ver Figura 17.5B e C). Os prolongamentos distais das células do gânglio espinal crescem em direção à raiz nervosa ventral e, finalmente, juntam-se a ela para formar um nervo espinal.

Imediatamente depois de formado, um nervo espinal misto divide-se nos ramos primários dorsal e ventral. O **ramo primário dorsal**, a divisão menor, inerva a musculatura axial dorsal (ver Capítulo 15, Figura 15.1), vértebras, articulações intervertebrais posteriores e parte da pele das costas. O **ramo primário ventral**, a principal divisão de cada nervo espinal, contribui para a inervação dos membros e partes ventrolaterais da parede do corpo. Os **principais plexos nervosos** (cervical, braquial e lombossacral) são formados por ramos primários ventrais.

À medida que ocorre o desenvolvimento dos brotos dos membros, os nervos dos segmentos da medula espinal, opostos ao broto, alongam-se e crescem até o membro. As fibras nervosas são distribuídas aos seus músculos, que se diferenciam das células miogênicas que originam dos somitos (ver Capítulo 15, Figura 15.1).

A pele dos membros em desenvolvimento também é inervada de maneira segmentar. No início do desenvolvimento, os sucessivos **ramos primários ventrais** unem-se conectando as alças das fibras nervosas, especialmente aquelas que suprem os membros (p. ex., **plexo braquial**). A divisão dorsal dos troncos desses plexos supre os músculos extensores e a superfície extensora dos membros. As divisões ventrais dos troncos suprem os músculos flexores e a superfície flexora. Os dermátomos e a inervação cutânea dos membros foram descritos anteriormente (ver Capítulo 16, Figura 16.10).

Nervos cranianos

Doze pares de nervos cranianos formam-se durante a 5ª e a 6ª semanas. Eles são classificados em três grupos, de acordo com suas origens embriológicas.

Nervos cranianos eferentes somáticos

Os nervos troclear (NC IV), abducente (NC VI), hipoglosso (NC XII) e a maior parte dos nervos oculomotores (NC III) são homólogos às raízes ventrais dos nervos espinais (Figura 17.43). As células de origem desses nervos estão localizadas na *coluna somática eferente*, que deriva das placas basais do tronco encefálico. Seus axônios são distribuídos aos músculos derivados dos **miótomos da cabeça** (pré-óptico e occipital; ver Capítulo 15, Figura 15.4).

O **nervo hipoglosso** (NC XII) **assemelha-se** mais a um **nervo espinal** do que os outros nervos cranianos eferentes somáticos. O NC XII desenvolve-se pela fusão das fibras da raiz ventral de três ou quatro nervos occipitais (ver Figura 17.43A). Não há raízes sensoriais, que correspondem às raízes dorsais dos nervos espinais. As **fibras motoras somáticas** originam-se do **núcleo hipoglosso**, consistindo em células motoras, que se assemelham àquelas do corno ventral da medula espinal. Essas fibras deixam a parede ventrolateral do bulbo em vários grupos, as raízes do nervo hipoglosso, que convergem para formar o tronco comum do NC XII (ver Figura 17.43B). Elas crescem rostralmente e acabam inervando os músculos da língua, que se acredita serem derivados de miótomos occipitais (ver Capítulo 15, Figura 15.4). Com o desenvolvimento do pescoço, o nervo hipoglosso fica em um nível cada vez mais alto.

O **nervo abducente** (NC VI) surge de células nervosas nas placas basais do metencéfalo. Ele passa da sua superfície ventral para posterior aos três miótomos pré-ópticos, dos quais se acredita que o músculo reto lateral do bulbo do olho origine-se.

O **nervo troclear** (NC IV) surge de células nervosas na coluna eferente somática na parte posterior do mesencéfalo. Embora seja um nervo motor, emerge dorsalmente do tronco encefálico e passa ventralmente para suprir o músculo oblíquo superior do bulbo do olho.

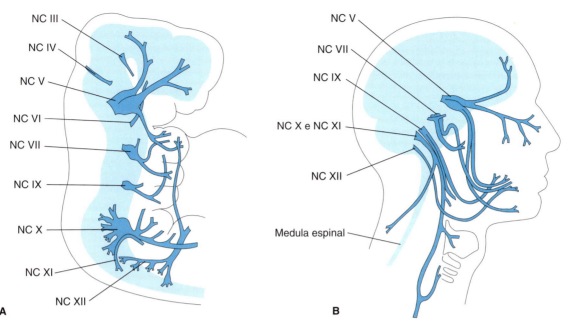

Figura 17.43 A. O desenho esquemático de um embrião de 5 semanas mostra a distribuição da maioria dos nervos cranianos (NC), especialmente daqueles que suprem os arcos faríngeos. **B.** O desenho esquemático da cabeça e do pescoço de um adulto mostra a distribuição geral da maioria dos nervos cranianos.

O **nervo oculomotor** (NC III) supre a maioria dos músculos oculares, incluindo os músculos reto superior do bulbo do olho, inferior do bulbo do olho e medial do bulbo do olho e os oblíquos inferiores do bulbo do olho. Eles derivam dos primeiros miótomos pré-ópticos.

Nervos dos arcos faríngeos

Os **NC V, VII, IX e X** suprem os arcos faríngeos embrionários. Portanto, as estruturas que se desenvolvem a partir desses arcos são inervadas por esses nervos cranianos (ver Figura 17.43A e Capítulo 9, Tabela 9.1).

O **nervo trigêmeo** (NC V) é o nervo do primeiro arco, mas tem uma divisão oftálmica que não é um componente do arco faríngeo. *O NC V é principalmente sensorial e é o principal nervo sensorial para a cabeça.* O grande **gânglio trigeminal** fica ao lado da extremidade rostral da ponte, e suas células derivam da parte mais anterior da crista neural. Os prolongamentos centrais das células desse gânglio formam a grande raiz sensorial do NC V, que entra na parte lateral da ponte. Os prolongamentos periféricos das células desse gânglio separam-se em três grandes divisões (nervos oftálmico, maxilar e mandibular). Suas fibras sensoriais suprem a pele do rosto e o revestimento da boca e do nariz (ver Capítulo 9, Figura 9.6).

As **fibras motoras do NC V** surgem de células na parte mais anterior da coluna eferente visceral especial no metencéfalo. O **núcleo motor do NC V** está no nível médio da ponte. As fibras deixam a ponte no local de entrada das fibras sensoriais e passam para os **músculos da mastigação** e outros músculos que se desenvolvem na **proeminência mandibular** do primeiro arco faríngeo (ver Capítulo 9, Tabela 9.1). O núcleo mesencefálico do NC V diferencia-se das células no mesencéfalo, que se estendem rostralmente a partir do metencéfalo.

O **nervo facial** (NC VII) é o nervo do segundo arco faríngeo. Ele consiste sobretudo em fibras motoras que surgem principalmente de um grupo nuclear na coluna eferente visceral especial, na parte caudal da ponte. Essas fibras são distribuídas aos **músculos da expressão facial** e a outros músculos que se desenvolvem no mesênquima do segundo arco (ver Capítulo 9, Tabela 9.1). O pequeno componente eferente visceral geral do NC VII termina nos gânglios autônomos periféricos da cabeça. As fibras sensoriais do NC VII provêm das células do **gânglio geniculado**. Os prolongamentos centrais dessas células entram na ponte, e os prolongamentos periféricos passam para o nervo petroso maior e, via **nervo corda do tímpano**, para as papilas gustativas nos dois terços anteriores da língua.

O **nervo glossofaríngeo** (NC IX) é o nervo do terceiro arco faríngeo. Suas fibras motoras surgem das colunas eferentes viscerais especiais e, em menor escala, das colunas eferentes viscerais gerais da parte anterior do mielencéfalo. O NC IX forma-se a partir de várias pequenas raízes que surgem do bulbo, imediatamente caudal à orelha interna em desenvolvimento. Todas as fibras da coluna eferente visceral especial são distribuídas ao **músculo estilofaríngeo**, que deriva do mesênquima no terceiro arco (ver Capítulo 9, Tabela 9.1). As fibras eferentes gerais são distribuídas ao **gânglio ótico**, do qual passam fibras pós-ganglionares para as **glândulas parótida e lingual posterior**. As fibras sensoriais do NC IX são distribuídas como fibras sensoriais gerais e fibras aferentes viscerais especiais (fibras gustativas) para a parte posterior da língua.

O **nervo vago** (NC X) é formado pela fusão dos nervos do quarto e do sexto arcos faríngeos (ver Capítulo 9, Tabela 9.1). Ele possui grandes componentes aferentes viscerais e eferentes viscerais, que são distribuídos para o coração, intestino primitivo anterior e seus derivados e para uma grande parte do intestino primitivo médio. O nervo do quarto arco torna-se o **nervo laríngeo superior**, que supre o músculo cricotireóideo e os músculos constritores da faringe. O nervo do sexto arco torna-se o nervo laríngeo recorrente, que supre vários **músculos laríngeos**.

O **nervo acessório espinal** (NC XI) emerge como uma série de pequenas raízes dos segmentos cervicais cinco ou seis da medula espinal (ver Figura 17.43). As fibras da raiz craniana tradicional são neste momento consideradas parte do NC X. As fibras do NC X suprem os músculos esternocleidomastóideo e trapézio.

Nervos sensoriais especiais

O **nervo olfatório** (NC I) surge do órgão olfatório. Os neurônios receptores olfatórios diferenciam-se das células no revestimento epitelial do saco nasal primitivo. Os prolongamentos centrais dos **neurônios olfatórios bipolares** são reunidos em feixes para formar aproximadamente 20 **nervos olfatórios**, em torno dos quais se desenvolve a lâmina cribriforme do osso etmoide. Essas fibras nervosas não mielinizadas terminam no **bulbo olfatório**.

O **nervo óptico** (NC II) é formado por mais de um milhão de fibras nervosas, que crescem no encéfalo a partir de neuroblastos na retina primitiva. Como a retina desenvolve-se a partir da parede evaginada do prosencéfalo, o nervo óptico representa o trato fibroso do encéfalo.

O **nervo vestibulococlear** (NC VII) consiste em dois tipos de fibras sensoriais em dois feixes; essas fibras são conhecidas como os **nervos vestibular** e **coclear**. O nervo vestibular origina-se nos ductos semicirculares e o nervo coclear procede do ducto coclear, onde se desenvolve o **órgão espiral** (de Corti). Os neurônios bipolares do nervo vestibular têm seus corpos celulares no **gânglio vestibular**. Os prolongamentos centrais dessas células terminam nos **núcleos vestibulares** no assoalho do quarto ventrículo. Os neurônios bipolares do nervo coclear têm seus corpos celulares no **gânglio espiral**. Os prolongamentos centrais dessas células terminam nos núcleos cocleares ventral e dorsal no bulbo.

Desenvolvimento do sistema nervoso autônomo

16

Funcionalmente, o sistema nervoso autônomo (**SNA**) pode ser dividido em partes simpática (toracolombar) e parassimpática (craniossacral).

Sistema nervoso simpático

Durante a 5ª semana, as **células da crista neural** na região torácica migram ao longo de cada lado da medula espinal, onde formam massas celulares pareadas (gânglios) dorsolaterais à aorta (ver Figura 17.8). Todos esses **gânglios simpáticos** dispostos em segmentos estão conectados em uma cadeia bilateral por fibras nervosas longitudinais. Os cordões ganglionados (**troncos simpáticos**) estão localizados em cada lado dos corpos vertebrais. Algumas células da crista neural migram ventralmente para a aorta e formam neurônios nos **gânglios pré-aórticos**, como os *gânglios celíaco* e *mesentérico* (ver Figura 17.8). Outras células da crista neural migram para a área do coração, pulmões e sistema digestório, onde formam gânglios terminais nos **plexos simpáticos dos órgãos**, localizados perto ou dentro desses órgãos.

Após a formação dos troncos simpáticos, os axônios dos neurônios simpáticos, localizados na **coluna celular intermediolateral** (corno lateral) dos segmentos toracolombares da medula espinal, passam pela raiz ventral do nervo espinal e o **ramo comunicante branco** (ramo comunicante) para o gânglio paravertebral (ver Figura 17.8). Os axônios podem fazer sinapse com os neurônios ou subir ou descer no tronco simpático para fazer sinapses em outros níveis. Outras fibras pré-sinápticas atravessam os **gânglios paravertebrais** sem fazer sinapses, formando os nervos esplâncnicos para as vísceras. As fibras pós-sinápticas seguem via **ramo comunicante cinzento**, passando do gânglio simpático para o nervo espinal; os troncos simpáticos são compostos por fibras ascendentes e descendentes. *A sinalização BMP regula o desenvolvimento do sistema simpático por meio das vias SMAD4.*

Sistema nervoso parassimpático

As **fibras pré-sinápticas parassimpáticas** surgem de neurônios nos núcleos do tronco encefálico e na região sacral da medula espinal. As fibras do tronco encefálico saem via nervos oculomotor

(NC III), facial (NC VII), glossofaríngeo (NC IX) e vago (NC X). Os **neurônios pós-sinápticos** estão localizados nos gânglios periféricos ou nos plexos próximos ou dentro da estrutura que está sendo inervada (p. ex., pupila do olho, glândulas salivares).

Resumo do sistema nervoso

- O sistema nervoso central (**SNC**) desenvolve-se a partir do espessamento dorsal do ectoderma (**placa neural**), que aparece em torno da metade da 3ª semana. A **placa neural** é induzida pela notocorda subjacente e pelo mesênquima paraxial

- A placa neural curva-se para formar o **sulco neural**, que possui pregas neurais em cada lado. Quando as **pregas neurais** começam a se fusionar para formar o tubo neural durante a 4ª semana, algumas células neuroectodérmicas não são incluídas e permanecem entre o tubo neural e o ectoderma superficial como a **crista neural**. Enquanto as pregas neurais se fusionam para formar o **tubo neural**, suas extremidades permanecem abertas. As aberturas em cada extremidade, os **neuróporos rostral** e **caudal**, comunicam-se com a cavidade amniótica sobrejacente. O fechamento do neuróporo rostral ocorre no 25º dia, e o neuróporo caudal fecha 2 dias depois

- A extremidade cranial do tubo neural forma o encéfalo, os primórdios do qual são o prosencéfalo, o mesencéfalo e o rombencéfalo. O **prosencéfalo** origina os **hemisférios cerebrais** e o **diencéfalo**. O **mesencéfalo** torna-se o mesencéfalo adulto e o **rombencéfalo** origina a **ponte**, o **cerebelo** e o **bulbo**. O restante do tubo neural forma a medula espinal

- O **canal neural**, que é o lúmen do tubo neural, transforma-se nos **ventrículos cerebrais** e no **canal central do bulbo e da medula espinal**. As paredes do tubo neural engrossam pela proliferação de suas células neuroepiteliais. Estas células originam todos os nervos e as **células da macróglia** no SNC. A micróglia diferencia-se das células mesenquimais que entram no SNC com os vasos sanguíneos

- A **hipófise** desenvolve-se a partir de duas partes completamente diferentes (ver Tabela 17.1): um crescimento superior ectodérmico do estomodeu, o **divertículo hipofisário**, que forma a **adeno-hipófise**, e um crescimento inferior neuroectodérmico do diencéfalo, o **divertículo neuro-hipofisário**, que forma a **neuro-hipófise**

- As células nos gânglios cranianos, espinais e autônomos derivam de **células da crista neural,** que se originam na crista neural. As **células de Schwann**, que mielinizam os axônios externos à medula espinal, também surgem das células da crista neural. Da mesma forma, a maior parte do SNA e todo o tecido cromafim, incluindo a medula suprarrenal, desenvolvem-se a partir de células da crista neural

- Os **defeitos congênitos do SNC** são comuns (aproximadamente 3 a cada mil nascimentos). Os **defeitos do tubo neural** (**DTNs**) envolvendo o fechamento do tubo neural respondem pelos defeitos mais graves (p. ex., espinha bífida cística). Alguns defeitos congênitos são causados por fatores genéticos (p. ex., anormalidades cromossômicas numéricas, como a trissomia do 21 [síndrome de Down]). Outros resultam de **fatores ambientais**, como agentes infecciosos, fármacos/drogas ilícitas e doenças metabólicas. Outros defeitos do SNC são causados por uma combinação de fatores genéticos e ambientais (**hereditariedade multifatorial**)

- Os **grandes defeitos congênitos** (p. ex., **meroencefalia**) são incompatíveis com a vida. Os defeitos congênitos graves (p. ex., espinha bífida com mielomeningocele) causam incapacidade funcional (p. ex., paralisia muscular dos membros inferiores)

- Os dois principais tipos de **hidrocefalia** são a **obstrutiva ou não comunicante** (bloqueio do fluxo do líquido cerebrospinal no sistema ventricular) e a **não obstrutiva ou comunicante** (bloqueio do fluxo do líquido cerebrospinal no espaço subaracnóideo). Na maioria dos casos, a hidrocefalia congênita está associada à espinha bífida com mielomeningocele

- Os **déficits cognitivos** podem resultar de anormalidades cromossômicas que ocorrem durante a gametogênese, distúrbios metabólicos, abuso materno de álcool etílico ou infecções que ocorrem durante a vida pré-natal.

Questões clínicas

Caso 17.1

Uma grávida desenvolveu polidrâmnio agudo. Após um exame de ultrassom, o radiologista relatou que o feto apresentava acrania e meroencefalia.

- A partir de que período de gestação a meroencefalia pode ser detectada à ultrassonografia?
- Por que o polidrâmnio está associado à meroencefalia?
- Que outras técnicas podem confirmar o diagnóstico de meroencefalia?

Caso 17.2

Uma criança do sexo masculino apresentava grande mielomeningocele lombar coberta por um fino saco membranoso. Depois de alguns dias, o saco ulcerou e começou a vazar. Foi detectado acentuado déficit neurológico inferior ao nível do saco.

- Qual é a base embriológica desse defeito?
- Qual é a base do déficit neurológico?
- Quais estruturas provavelmente estão afetadas?

Caso 17.3

A RM de um lactente com aumento da circunferência craniana mostrou dilatação dos ventrículos laterais e do terceiro ventrículo.

- Qual é a denominação dessa condição?
- Onde, mais provavelmente, está localizado o bloqueio para provocar a dilatação dos ventrículos?
- Geralmente, essa condição é reconhecível antes do nascimento?
- Como essa condição deve ser tratada cirurgicamente?

Caso 17.4

Um lactente tem cabeça anormalmente pequena.

- Que condição geralmente está associada à cabeça anormalmente pequena?
- O crescimento do crânio depende do crescimento do encéfalo?
- Que fatores ambientais causam a microencefalia?

Caso 17.5

Um radiologista relatou que os ventrículos cerebrais de uma criança estavam dilatados posteriormente e os ventrículos laterais eram amplamente separados por um terceiro ventrículo dilatado. Foi diagnosticada a agenesia do corpo caloso.

- Qual é o sintoma comum associado à agenesia do corpo caloso?
- Alguns pacientes são assintomáticos?
- Qual é a base do terceiro ventrículo dilatado?

A discussão dessas questões é apresentada no Apêndice, na parte final deste livro.

Bibliografia e leitura sugerida

Amron D, Walsh CA: Genetic malformations of the human frontal lobe, *Epilepsia* 51(Suppl 1):13, 2010.

Bekiesinska-Figatowska M, Herman-Sucharska I, Romaniuk-Doroszewska A, et al: Brain development of the human fetus in magnetic resonance imaging, *Med Wieku Rozwoj* 14:5, 2010.

Bell JE: The pathology of central nervous system defects in human fetuses of different gestational ages. In Persaud TVN, editor: *Advances in the study of birth defects: central nervous system and craniofacial malformations*, vol 7, New York, 1982, Alan R Liss.

Biencowe H, Cousens S, Modell B, et al: Folic acid to reduce neonatal mortality from neural tube disorders, *Int J Epidemiol* 39(Suppl 1):i110, 2010.

Briscoe J: On the growth and form of the vertebrate neural tube, *Mech Dev* 145(Suppl):26–31, 2017.

Bronner ME, Simões-Costa M: The neural crest migrating into the twenty-first century, *Curr Top Dev Biol* 116:115, 2016.

Copp AJ, Greene ND: Genetics and development of neural tube defects, *J Pathol* 220:217, 2010.

Cordero A, Mulinare J, Berry RJ, et al: CDC grand rounds: additional opportunities to prevent neural tube defects with folic acid fortification, *MMWR Morb Mortal Wkly Rep* 59:980, 2010.

Davis SW, Castinetti F, Carvalho LR, et al: Molecular mechanisms of pituitary organogenesis: in search of novel regulatory genes, *Mol Cell Endocrinol* 323:4, 2010.

De Bakker BS, de Jong KH, Hagoort J, et al: An interactive three-dimensional digital atlas and quantitative database of human development, *Science* 354:aag0053, 2016.

Diaz AL, Gleeson JG: The molecular and genetic mechanisms of neocortex development, *Clin Perinatol* 36:503, 2009.

Evans OB: Development of the nervous system. In Haines DE, editor: *Fundamental neuroscience for basic and clinical applications*, ed 4, Philadelphia, 2013, Elsevier.

Gibbs HC, Chang-Gonzalez A, Wonmuk Hwang I: Midbrain-hindbrain boundary morphogenesis: at the intersection of Wnt and Fgf signaling, *Front Neuroanat* 11:64, 2017.

Gressens P, Hüppi PS: Normal and abnormal brain development. In Martin RJ, Fanaroff AA, Walsh MC, editors: *Fanaroff and Martin's neonatal-perinatal medicine: diseases of the fetus and infant*, ed 10, Philadelphia, 2014, Mosby.

Gupta S, Sen J: Roof plate mediated morphogenesis of the forebrain: new players join the game, *Dev Biol* 413:145, 2016.

Haines DE: *Neuroanatomy: an atlas of structures, sections, and systems*, ed 9, Baltimore, 2015, Lippincott Williams & Wilkins.

Kinsman SL, Johnson MV: Congenital anomalies of the central nervous system. In Kliegman RM, Johnson MV, St Geme IIIJW, Schor NF, editors: *Nelson textbook of pediatrics*, ed 20, Philadelphia, 2016, Elsevier.

Liu W, Komiya Y, Mezzacappa C, et al: MIM regulates vertebrate neural tube closure, *Development* 138:2035, 2011.

Lowery LA, Sive H: Totally tubular: the mystery behind function and origin of the brain ventricular system, *Bioessays* 31:446, 2009.

Moldenhauer S, Adzick NS: Fetal surgery for myelomeningocele: after the management of myelomeningocele study (MOMS), *Semin Fetal Neonatal Med* 22(6):360–366, 2017.

Moore KL, Dalley AF, Agur AMR: *Clinically oriented anatomy*, ed 8, Baltimore, 2017, Lippincott Williams & Wilkins.

Nakatsu T, Uwabe C, Shiota K: Neural tube closure in humans initiates at multiple sites: evidence from human embryos and implications for the pathogenesis of neural tube defects, *Anat Embryol (Berl)* 201:455, 2000.

Noden DM: Spatial integration among cells forming the cranial peripheral neurons, *J Neurobiol* 24:248, 1993.

O'Rahilly R, Müller F: *Embryonic human brain: an atlas of developmental stages*, ed 2, New York, 1999, Wiley-Liss.

Pilu G: Ultrasound evaluation of the fetal central nervous system. In Norton ME, editor: *Callen's ultrasonography in obstetrics and gynecology*, ed 6, Philadelphia, 2017, Elsevier.

Salvador RL, Sainz AV, Montoya FA: Evaluation of the fetal cerebellum by magnetic resonance imaging, *Radiologia* 59(5):380–390, 2017.

Thomaidou D, Politis PK, Matsas R: Neurogenesis in the central nervous system: cell cycle progression/exit and differentiation of neuronal progenitors. In Giordano A, Galderisi U, editors: *Cell cycle regulation and differentiation in cardiovascular and neural systems*, New York, 2010, Springer.

Yeung J, Ha TJ, Swanson DJ: A novel and multivalent role of Pax6 in cerebellar development, *J Neurosci* 36:9057, 2016.

18

Desenvolvimento dos Olhos e das Orelhas

Desenvolvimento dos olhos e estruturas correlatas

Os olhos começam a se desenvolver em embriões de 22 dias quando os **sulcos ópticos** aparecem (Figura 18.1A e B). Os olhos são derivados de quatro fontes:

- **Neuroectoderma** do prosencéfalo
- **Ectoderma superficial** da cabeça
- **Mesoderma** entre as duas camadas anteriores
- **Células da crista neural**.

O **neuroectorderma** diferencia-se em retina, camadas posteriores da íris e nervo óptico. O **ectoderma superficial** forma a lente do olho, a esclera e o epitélio corneano. O **mesoderma** entre o neuroectoderma e o ectoderma superficial dá origem aos revestimentos fibroso e vascular do olho. Três ondas de **células da crista neural** oriundas do prosencéfalo e do mesencéfalo migram para o mesênquima e diferenciam-se em uma parte do endotélio corneano e do estroma da córnea, do corpo ciliar, dos músculos ciliares e da malha trabecular.

O desenvolvimento inicial dos olhos resulta de uma série de sinais indutores. Os genes que contêm homeobox, *incluindo o regulador de transcrição PAX6, fatores de crescimento de fibroblastos e outros fatores indutores, como o gene* PITX2, *desempenham papéis importantes no desenvolvimento molecular do olho.*

A primeira evidência do desenvolvimento ocular é o surgimento dos **sulcos ópticos** nas pregas neurais na extremidade cranial (ou craniana, ou cefálica) do embrião (ver Figura 18.1A e B). À medida que as **pregas neurais** se fundem para formar o prosencéfalo, os sulcos ópticos evaginam-se (projetam-se) a partir do futuro diencéfalo para formar divertículos ocos (evaginações) denominados **vesículas ópticas**, que se projetam da parede do prosencéfalo para o interior do mesênquima adjacente. As vesículas logo entram em contato com o ectoderma superficial (Figura 18.1C e D). As cavidades das vesículas ópticas dão continuidade à cavidade do prosencéfalo. A formação das vesículas ópticas é induzida pelo mesênquima adjacente ao encéfalo.

À medida que as vesículas ópticas crescem, as suas partes distais se expandem e as suas conexões com o prosencéfalo sofrem uma constrição para formar **pedículos ópticos** ocos (ver Figura 18.1D). Concomitantemente, o ectoderma superficial adjacente às vesículas se espessa para formar os **placoides da lente**, que são os primórdios da lente (ver Figura 18.1C e D). A formação dos placoides em um campo precursor (região pré-placoide) é induzida pelas vesículas ópticas após o condicionamento do ectoderma superficial pelo mesênquima subjacente. Uma mensagem indutiva se transmite a partir das vesículas, estimulando as células do ectoderma superficial para formar os **primórdios da lente**. Os placoides da lente invaginam-se à medida que se aprofundam no ectoderma superficial, formando as **fossetas da lente** (Figura 18.2; ver 18.1D). As margens das fossetas da lente se aproximam uma da outra e se fundem, formando as **vesículas esféricas da lente** (ver Figuras 18.1F e H), que perdem gradativamente a sua conexão com o ectoderma superficial.

À medida que as vesículas da lente se desenvolvem, as vesículas ópticas invaginam-se e formam as **escavações do disco do nervo óptico** (escavações fisiológicas) de parede dupla, que consistem em duas camadas conectadas ao encéfalo pelos **pedículos ópticos** (ver Figuras 18.1E e F e 18.2). A escavação do disco do nervo óptico forma a retina e o pedículo óptico se desenvolve como nervo óptico. A lente e parte da córnea desenvolvem-se a partir do ectoderma e do mesoderma. A abertura de cada escavação fisiológica é inicialmente grande, mas sua margem se dobra para dentro, envolvendo a lente (Figura 18.3A). A essa altura, as vesículas da lente perderam a sua conexão com o ectoderma superficial e penetraram na escavação fisiológica (Figura 18.4).

Sulcos lineares (**fissuras retinianas**) desenvolvem-se na superfície anterior da escavação do disco do nervo óptico e ao longo dos pedículos ópticos (ver Figuras 18.1E a H e 18.3A a D). O centro da escavação fisiológica, onde a fissura retiniana é mais profunda, forma o **disco óptico**, no qual a retina neural é contínua com o pedículo óptico (ver Figuras 18.2 e 18.3C e D). Os **axônios** em desenvolvimento **das células ganglionares** adentram diretamente o pedículo óptico e o convertem no nervo óptico (ver Figura 18.3B e C). A **mielinização das fibras nervosas** inicia-se no período tardio do desenvolvimento fetal e se estende pelo primeiro ano pós-natal.

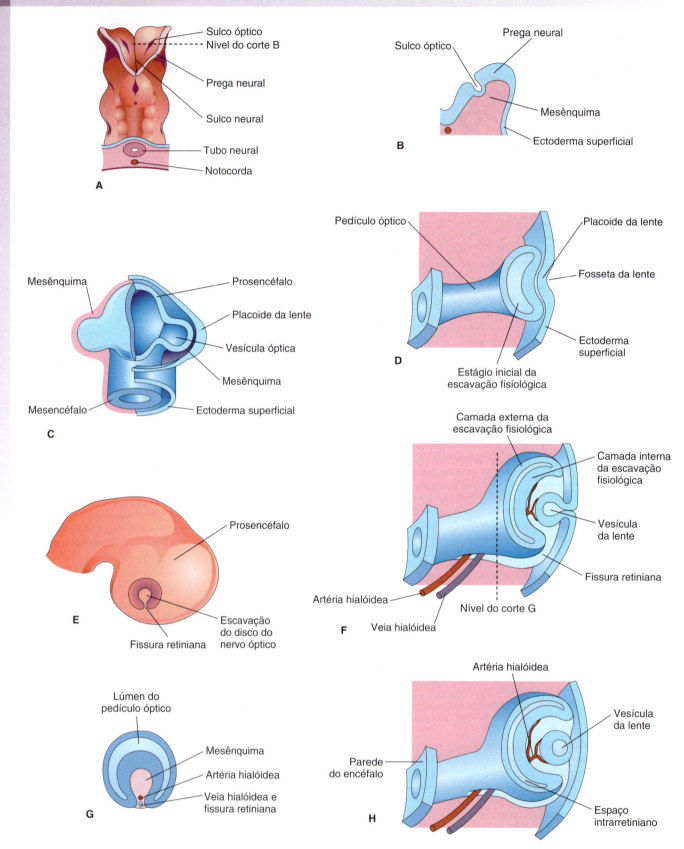

Figura 18.1 Estágios iniciais do desenvolvimento dos olhos. **A.** Vista posterior da extremidade craniana de um embrião de aproximadamente 22 dias mostra os sulcos ópticos, que são o primeiro indício de desenvolvimento do olho. **B.** Corte transversal de uma prega neural mostra o sulco óptico em seu interior. **C.** Desenho esquemático do prosencéfalo de um embrião de aproximadamente 28 dias mostra as camadas de cobertura do mesênquima e do ectoderma superficial. **D, F e H.** Cortes esquemáticos do olho em desenvolvimento mostram os sucessivos estágios de desenvolvimento da escavação fisiológica e da vesícula da lente. **E.** Vista lateral do encéfalo de um embrião de aproximadamente 32 dias mostra a aparência clínica externa da escavação fisiológica. **G.** Corte transversal do pedículo óptico mostra a fissura retiniana e o seu conteúdo. As margens da fissura retiniana estão crescendo juntas, completando, desse modo, a escavação fisiológica e envolvendo a artéria central e a veia da retina no pedículo óptico e na escavação fisiológica.

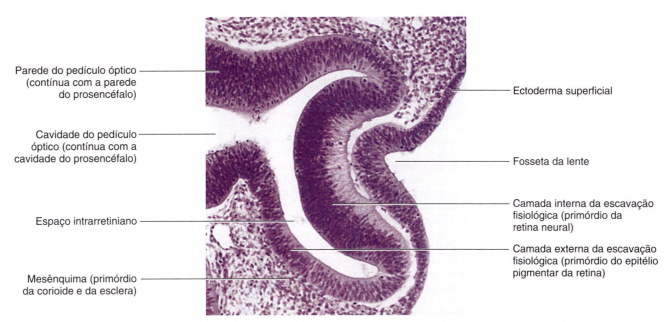

Parede do pedículo óptico (contínua com a parede do prosencéfalo)

Cavidade do pedículo óptico (contínua com a cavidade do prosencéfalo)

Espaço intrarretiniano

Mesênquima (primórdio da corioide e da esclera)

Ectoderma superficial

Fosseta da lente

Camada interna da escavação fisiológica (primórdio da retina neural)

Camada externa da escavação fisiológica (primórdio do epitélio pigmentar da retina)

Figura 18.2 Fotomicrografia de corte sagital do olho de um embrião (200×) de aproximadamente 32 dias. Observe o primórdio da lente (placoide da lente invaginado), as paredes da escavação fisiológica (primórdio da retina) e o pedículo óptico (primórdio do nervo óptico). (De Moore KL, Persaud TVN, Shiota K. *Color atlas of clinical embryology.* ed 2, Philadelphia, 2000, Saunders.)

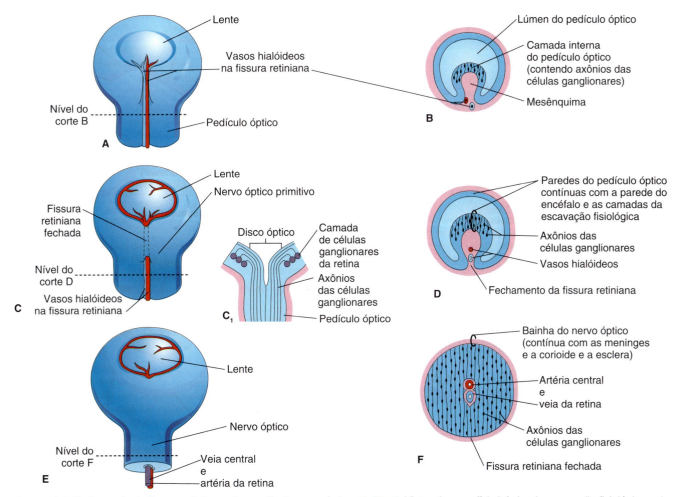

Lente

Vasos hialóideos na fissura retiniana

Nível do corte B

Pedículo óptico

A

Lúmen do pedículo óptico

Camada interna do pedículo óptico (contendo axônios das células ganglionares)

Mesênquima

B

Lente

Nervo óptico primitivo

Fissura retiniana fechada

Nível do corte D

Vasos hialóideos na fissura retiniana

C

Disco óptico

Camada de células ganglionares da retina

Axônios das células ganglionares

Pedículo óptico

C₁

Paredes do pedículo óptico contínuas com a parede do encéfalo e as camadas da escavação fisiológica

Axônios das células ganglionares

Vasos hialóideos

Fechamento da fissura retiniana

D

Lente

Nervo óptico

Nível do corte F

Veia central e artéria da retina

E

Bainha do nervo óptico (contínua com as meninges e a corioide e a esclera)

Artéria central e veia da retina

Axônios das células ganglionares

Fissura retiniana fechada

F

Figura 18.3 Fechamento da fissura retiniana e formação do nervo óptico. **A, C** e **E.** Vistas da superfície inferior da escavação fisiológica e do pedículo óptico mostra os estágios progressivos do fechamento da fissura retiniana. **C₁.** Desenho esquemático de um corte longitudinal como parte da escavação fisiológica e do pedículo óptico mostra o disco óptico e os axônios das células ganglionares da retina crescendo através do pedículo óptico em direção ao encéfalo. **B, D** e **F.** Cortes transversais do pedículo óptico mostram os sucessivos estágios do fechamento da fissura retiniana e da formação do nervo óptico. O lúmen do pedículo óptico é gradativamente obliterado à medida que os axônios das células ganglionares se acumulam na camada interna do pedículo óptico durante a formação do nervo óptico.

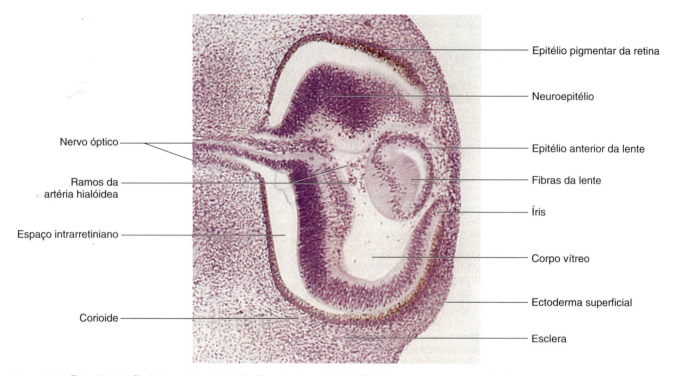

Figura 18.4 Fotomicrografia de um corte sagital do olho de um embrião (100×) de aproximadamente 44 dias. A parede posterior da vesícula da lente forma as fibras da lente. A parede anterior não muda de forma considerável à medida que se transforma no epitélio anterior da lente. (De Nishimura H, editor. *Atlas of human prenatal histology.* Tokyo, 1983, Igaku-Shoin.)

As *fissuras retinianas contêm mesênquima vascular,* a partir do qual os **vasos sanguíneos hialóideos** se desenvolvem (ver Figura 18.3C e D). A **artéria hialóidea,** um ramo da artéria oftálmica, irriga a camada interna da escavação fisiológica, a vesícula da lente e o mesênquima na escavação do disco do nervo óptico (ver Figuras 18.1H e 18.3C). A **veia hialóidea** se encarrega do retorno sanguíneo dessas estruturas. À medida que as margens da fissura retiniana se fundem, os **vasos hialóideos** são inseridos no **nervo óptico primordial** (ver Figuras 18.3 C a F). As partes distais dos vasos hialóideos posteriormente se degeneram, mas as suas partes proximais persistem como **artéria** e **veia centrais da retina** (ver Figura 18.3E e 18.8D). *A proteína morfogenética óssea (BMP), sonic hedgehog (SHH) e o fator de crescimento fibroblástico (FGF) são essenciais para a sinalização da vesícula óptica e o fechamento da fissura retiniana.*

Retina

A retina se desenvolve a partir das paredes da escavação fisiológica, uma evaginação do prosencéfalo (ver Figuras 18.1C a F e 18.2). As paredes da escavação fisiológica se desenvolvem e transformam nas duas camadas da retina: a *fina camada externa da escavação fisiológica* passa a ser a **camada pigmentar da retina,** enquanto a *espessa camada interna (neural)* diferencia-se e passa a constituir a **camada neural da retina** (ver Figuras 18.1H, 18.4 e 18.8A). *A proliferação e a diferenciação das células precursoras da retina são reguladas por fatores de transcrição* forkhead. *Lhx2, Six2, Pax6 e Rax são fatores de transcrição específicos das pálpebras envolvidos na neurogênese da retina.* Na 6ª semana, a **melanina** aparece no epitélio pigmentar da retina (ver Figura 18.8A).

Durante os períodos embrionário e fetal precoce, as duas camadas da retina são separadas por um **espaço intrarretiniano** (ver Figuras 18.4 e 18.8A e B), derivado da escavação fisiológica. Esse espaço desaparece gradativamente à medida que as duas camadas da retina se fundem (ver Figuras 18.7 e 18.8D),

mas a fusão não é forte. Como a escavação do disco do nervo óptico é uma protuberância do prosencéfalo, suas camadas são contínuas com a parede do encéfalo (ver Figura 18.1H).

Sob a influência da lente em desenvolvimento, a camada interna da escavação fisiológica prolifera e forma um espesso **neuroepitélio** (ver Figuras 18.2 e 18.4). Subsequentemente, as células dessa camada diferenciam-se em retina neural, a região fotossensível da retina. Essa região contém **fotorreceptores** (bastonetes e cones) e o **corpo celular dos neurônios** (p. ex., células bipolares, células ganglionares). *A sinalização do FGF regula a diferenciação das células ganglionares da retina.*

Como a vesícula óptica se invagina quando forma a escavação do disco do nervo óptico, a parte neural da retina é invertida; as partes fotossensíveis das células fotorreceptoras são adjacentes ao epitélio pigmentar da retina (camada externa). Consequentemente, a luz atravessa a parte mais espessa da retina antes de alcançar os fotorreceptores. Entretanto, por ser transparente, a retina neural não constitui uma barreira à luz. Os axônios das células ganglionares na camada superficial da retina neural crescem próximo à parede do pedículo óptico (ver Figuras 18.3B a D e 18.4). Por conseguinte, a cavidade do pedículo óptico é gradativamente obliterada à medida que os axônios das muitas células ganglionares formam o **nervo óptico** (ver Figura 18.3E e F).

O nervo óptico é envolvido por três bainhas que se evaginam com a vesícula e o pedículo ópticos. Consequentemente, essas bainhas formam um contínuo com as meninges do encéfalo (ver Figura 18.3F).

- A **bainha dural externa,** derivada da dura-máter, é espessa e fibrosa e se funde à esclera
- A **bainha intermediária,** derivada da aracnoide-máter, é fina
- A **bainha interna,** derivada da pia-máter, é vascular e envolve intimamente o nervo óptico e os vasos arteriais e venosos centrais da retina até o disco óptico.

Defeitos congênitos dos olhos

Coloboma

O coloboma resulta do fechamento incompleto da fissura retiniana, o que cria uma lacuna na estrutura do olho. Esse defeito pode ocorrer em qualquer estrutura ocular, desde a córnea até o nervo óptico. A pálpebra pode desenvolver esse tipo de defeito, mas é causado por outros mecanismos (ver boxe Coloboma da pálpebra, adiante). O **coloboma retinocoroidal** caracteriza-se por uma lacuna localizada na retina, geralmente inferior ao disco óptico. O defeito é bilateral na maioria dos casos.

O **coloboma da íris** é um defeito no setor inferior da íris ou uma incisura na margem pupilar, o que confere à pupila uma aparência de buraco de fechadura (Figura 18.5). O defeito pode limitar-se à íris ou estender-se a um nível mais profundo e envolver o corpo ciliar e a retina. O coloboma pode ser causado por fatores ambientais, mas o coloboma simples é, com frequência, hereditário e transmitido como uma característica autossômica dominante.

Descolamento de retina

O descolamento de retina ocorre quando as camadas interna e externa da escavação fisiológica do nervo óptico não se fundem durante o período fetal para formar a retina e obliterar o **espaço intrarretiniano** (ver Figuras 18.3 e 18.8A e B). O descolamento ocorre juntamente com a **síndrome de Down** e a **síndrome de Marfan** (distúrbio multissistêmico do tecido conjuntivo). A separação das camadas neural e pigmentar da retina pode ser parcial ou total. O descolamento de retina pode ser resultante de taxas de crescimento desiguais das duas camadas da retina; consequentemente, as camadas da escavação fisiológica não ficam em perfeita aposição. Às vezes, as camadas da escavação fisiológica parecem ter se fundido e separado mais tarde; os descolamentos secundários normalmente têm relação com outros defeitos do olho e traumatismo craniano.

Quando a retina se descola, não se trata de um descolamento de toda a retina; a camada pigmentar da retina permanece firmemente ligada à **corioide** (túnica vascular do bulbo do olho) (ver Figura 18.8D). O descolamento ocorre no ponto de aderência das camadas interna e externa da escavação fisiológica do nervo óptico. Embora descolada da camada pigmentar da retina, a retina neural preserva a sua irrigação sanguínea (**artéria central da retina**), oriunda da artéria hialóidea embrionária (ver Figura 18.8A e D).

No período pós-natal, a camada pigmentar normalmente se fixa à corioide; entretanto, por não estar firmemente ligada à retina neural, a retina descolada pode resultar de uma pancada no olho ou ocorrer espontaneamente. O líquido se acumula entre as camadas pigmentar e neural, prejudicando a visão.

Ciclopia

A ciclopia é um defeito raro. Os olhos se fundem parcial ou totalmente, formando um único **olho mediano** inserido em uma única órbita (Figura 18.6). Normalmente, há um nariz tubular (**probóscide**) acima do olho. A **ciclopia** e a **sinoftalmia** (fusão dos olhos) representam um espectro de defeitos oculares. Esses defeitos graves estão associados a outros defeitos craniocerebrais incompatíveis com a vida. Aparentemente, a ciclopia resulta da supressão grave das estruturas da linha mediana do cérebro (**holoprosencefalia**; ver Capítulo 17, Figura 17.40) que se desenvolvem a partir da parte craniana da placa neural. A ciclopia é uma condição hereditária transmitida por um traço recessivo.

Microftalmia

A microftalmia congênita é um grupo heterogêneo de defeitos oculares. O olho pode ser muito pequeno e estar associado a outros defeitos oculares, como uma fenda facial (ver Capítulo 9, Figura 9.44A) e trissomia do 13 (ver Capítulo 20, Figura 20.8 e Tabela 20.1), ou ter aparência normal. O lado afetado da face apresenta-se subdesenvolvido, e a órbita é pequena.

A microftalmia grave é resultante do **retardo do desenvolvimento do olho** antes ou pouco depois da formação das vesículas ópticas na 4ª semana. O olho apresenta-se essencialmente subdesenvolvido, e a lente não se forma. Se houver interferência no desenvolvimento antes que a fissura retiniana se feche na 6ª semana, o olho apresenta-se maior, mas a microftalmia é associada a defeitos oculares macroscópicos. Quando há retardo no desenvolvimento do olho na 8ª semana ou no início do período fetal, ocorre microftalmia simples (olho pequeno com pequenas anomalias oculares). Alguns casos de microftalmia são hereditários. O padrão de hereditariedade pode ser autossômico dominante, autossômico recessivo ou ligado ao X. A maioria dos casos de microftalmia simples é causada por **agentes infecciosos** (p. ex., vírus da rubéola, *Toxoplasma gondii*, herpes-vírus simples) que cruzam a membrana placentária durante a fase embrionária final e o início do período fetal (ver Capítulo 20, Tabela 20.6).

Anoftalmia

A anoftalmia unilateral ou bilateral denota a ausência do olho, o que é raro. As pálpebras se formam, mas o bulbo do olho não se desenvolve. Como a formação da órbita depende da estimulação proveniente do olho em desenvolvimento, os defeitos orbitais estão sempre presentes. Esse grave defeito normalmente se apresenta acompanhado por outros defeitos craniocerebrais graves. Na **anoftalmia primária**, o desenvolvimento ocular é retardado no início da 4ª semana e resulta da não formação da vesícula óptica. Na **anoftalmia secundária**, o desenvolvimento do prosencéfalo é suprimido, e a ausência do olho ou dos olhos é um dos vários defeitos correlatos.

O **líquido cerebrospinal** está presente no espaço subaracnóideo entre as bainhas intermediária e interna do nervo óptico.

A mielinização dos axônios no interior dos nervos ópticos tem início no fim do período fetal. Após a exposição dos olhos à luz por aproximadamente 10 semanas, a mielinização é concluída, mas o processo geralmente cessa antes de alcançar o **disco óptico**, onde o nervo óptico sai do bulbo do olho. Com 26 semanas, os fetos piscam em resposta à luz. A percepção de cor começa até a 34ª semana aproximadamente. Os recém-nascidos normais conseguem enxergar, mas não muito bem, porque são hipermetropes e conseguem focalizar somente até cerca 25 cm. Eles respondem a mudanças na iluminação e são capazes de fixar pontos de contraste. A acuidade visual melhora rapidamente no decorrer do primeiro ano da infância, atingindo praticamente os níveis normais de um adulto.

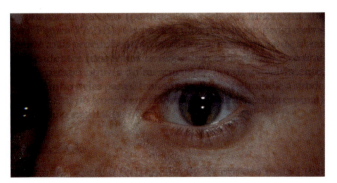

Figura 18.5 Coloboma da íris esquerda. Observa-se o defeito na parte inferior da íris. (De Guercio J, Martyn L: Congenital malformations of the eye and orbit, *Otolaryngol Clin North Am* 40:113. 2007.)

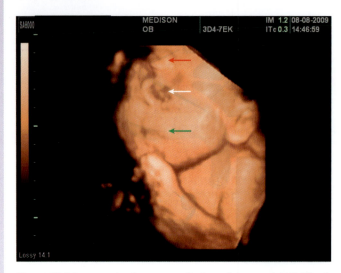

Figura 18.6 Imagem de ultrassonografia de um feto com ciclopia (sinoftalmia). Ciclopia (fusão dos olhos, indicada pela *seta branca*) é um defeito congênito grave e incomum da face e dos olhos associado a probóscide (indicada pela *seta vermelha*) que representa o nariz. A boca normal é indicada pela *seta verde* (Cortesia do Dr. Marcos Antonio Velasco Sanchez, Hospital General [S.S.A.] de Acapulco, Guerrero, México.)

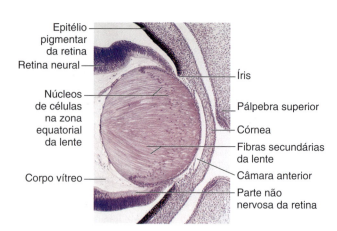

Figura 18.7 Corte sagital de parte do olho em desenvolvimento de um embrião (280×) de aproximadamente 56 dias. As fibras da lente alongaram-se e obliteraram a cavidade da vesícula da lente. A camada interna da escavação do disco do nervo óptico espessou-se para formar a retina neural primitiva. A camada externa apresenta-se fortemente pigmentada e constitui o primórdio da camada pigmentar da retina. (De Moore KL, Persaud TVN, Shiota K. *Color atlas of clinical embryology*. ed 2, Philadelphia, 2000, Saunders.)

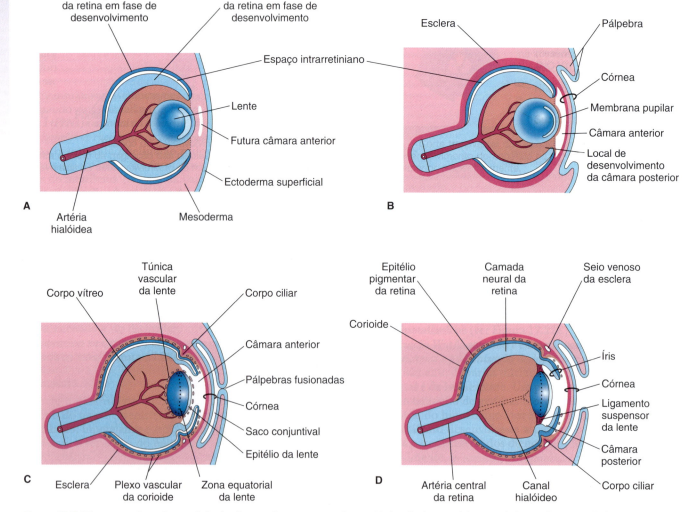

Figura 18.8 Diagramas de cortes sagitais do olho mostram os sucessivos estágios de desenvolvimento da lente, da retina, da íris e da córnea. **A.** Com 5 semanas. **B.** Com 6 semanas. **C.** Com 20 semanas. **D.** Neonato. A retina e o nervo óptico formam-se a partir da escavação fisiológica e do pedículo óptico (ver Figura 18.1D).

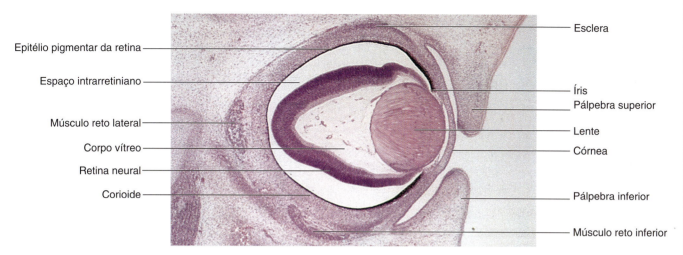

Esclera

Epitélio pigmentar da retina

Espaço intrarretiniano

Íris
Pálpebra superior

Músculo reto lateral

Lente

Corpo vítreo

Córnea

Retina neural

Corioide

Pálpebra inferior

Músculo reto inferior

Figura 18.9 Fotomicrografia de um corte sagital do olho de um embrião (50×) de aproximadamente 56 dias. Observe a retina neural em desenvolvimento e a camada pigmentar da retina. O grande espaço intrarretiniano desaparece quando essas duas camadas da retina se fundem. (De Moore KL, Persaud TVN, Shiota K. *Color atlas of clinical embryology.* ed 2, Philadelphia, 2000, Saunders.)

Corpo ciliar

O corpo ciliar é uma extensão cuneiforme da corioide (ver Figura 18.4). A sua superfície medial projeta-se em direção à lente, formando os **processos ciliares** (ver Figura 18.8C e D). A parte pigmentada do epitélio ciliar é derivada da camada externa da escavação fisiológica do nervo óptico, que é contínuo com a camada pigmentar da retina (Figuras 18.7 e 18.8D). A **retina não visual** é o **epitélio ciliar** não pigmentado, que representa o prolongamento anterior da retina neural em que não se desenvolve nenhum elemento neural (Figura 18.9).

O **músculo ciliar** (músculo liso do corpo ciliar) é responsável pela focalização da lente. O tecido conjuntivo do corpo ciliar desenvolve-se a partir do mesênquima localizado na margem da escavação fisiológica do nervo óptico, na região entre a condensação escleral anterior e o epitélio pigmentar do corpo ciliar.

Íris

A íris se desenvolve a partir da **margem da escavação do disco do nervo óptico** (ver Figura 18.3A), que cresce para dentro e cobre parcialmente a lente (ver Figuras 18.7 e 18.8). As duas camadas da escavação do disco do nervo óptico permanecem finas nessa área. O epitélio da íris representa ambas as camadas da escavação do disco do nervo óptico; é contínuo com o epitélio de camada dupla do corpo ciliar e com o epitélio pigmentar da retina e a retina neural. O tecido conjuntivo de sustentação (estroma) da íris é derivado das células da crista neural que migram para a íris.

Os **músculos dilatador das pupilas** e **esfíncter das pupilas** da íris são derivados do neuroectoderma da escavação fisiológica do nervo óptico e parecem originar-se das células do epitélio anterior da íris. Esses músculos lisos resultam da transformação das células epiteliais em células musculares lisas.

Aniridia congênita

A aniridia congênita é uma anomalia rara e consiste na ausência de tecido iridiano ou na quase total **ausência da íris**. Esse defeito resulta de um retardo de desenvolvimento na margem da escavação do disco do nervo óptico durante a 8ª semana (ver Figura 18.3A). O defeito pode estar associado a glaucoma, catarata e outras anomalias oculares (Figuras 18.10 e 18.11). A aniridia pode ser **hereditária**; o traço pode ser transmitido em um padrão dominante ou esporádico. A mutação do gene *PAX6* resulta em aniridia.

Cor da íris

A íris é, tipicamente, azul-clara ou cinza na maioria dos recém-nascidos. A íris adquire sua cor definitiva à medida que ocorre a pigmentação durante os primeiros 6 a 10 meses. A concentração e a distribuição das células que contêm pigmentos (**cromatóforos**) no tecido conjuntivo vascular frouxo da íris determinam a cor dos olhos. Se o **pigmento melanina** for limitado ao epitélio pigmentar na superfície posterior da íris, a íris apresenta-se azul. Se a melanina for distribuída também pelo **estroma** (tecido de sustentação) da íris, o olho apresenta-se castanho. A heterocromia da íris (coloração mista) pode ser resultante de alterações na inervação simpática do olho.

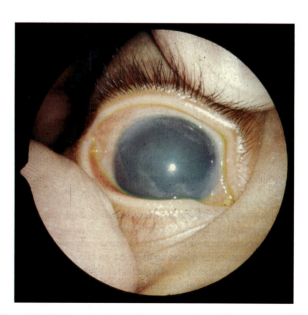

Figura 18.10 Turvamento da córnea causado por glaucoma congênito. O turvamento pode ser resultante também de infecção, traumatismo ou distúrbios metabólicos. (De Guercio J, Martyn L. Congenital malformations of the eye and orbit, *Otolaryngol Clin North Am* 40:113, 2007.)

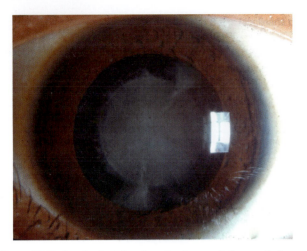

Figura 18.11 Aparência típica de catarata congênita possivelmente causada por infecção pelo vírus da rubéola. Os defeitos cardíacos e a surdez são defeitos congênitos comumente atribuídos a essa infecção. (De Guercio J, Martyn L. Congenital malformations of the eye and orbit, *Otolaryngol Clin North Am* 40:113, 2007.)

Lente

A lente desenvolve-se a partir da **vesícula da lente**, derivada do ectoderma superficial (ver Figura 18.1F e H). A parede anterior da vesícula, composta pelo epitélio cuboide, passa a ser o **epitélio da lente** (ver Figura 18.8C). Os núcleos das células colunares altas formadoras da parede posterior da vesícula da lente sofrem dissolução (ver Figura 18.4). Essas células alongam-se consideravelmente para formar células epiteliais altamente transparentes, as **fibras primárias da lente**. À medida que se desenvolvem, essas fibras obliteram gradativamente a cavidade da vesícula da lente (ver Figuras 18.8A a C e 18.9). *A expressão de PAX6 e SOX2 é necessária para a indução da lente. Os fatores de transcrição PITX3, GATA3 e FOXE3 regulam a formação e a diferenciação das fibras da lente.*

A margem da lente é denominada **zona equatorial** por estar localizada em uma posição intermediária entre os polos anterior e posterior da lente (ver Figuras 18.8C e 18.9). As células da zona equatorial são cuboides. À medida que se alongam, essas células perdem seus núcleos, transformando-se em **fibras secundárias da lente**. Essas novas fibras da lente são adicionadas externamente às fibras primárias da lente. Embora as fibras secundárias continuem a se formar na idade adulta e a lente aumente de diâmetro, as fibras primárias devem durar a vida toda.

A **artéria hialóidea** é responsável pela irrigação sanguínea da lente em desenvolvimento (ver Figuras 18.4 e 18.8). Entretanto, a lente torna-se avascular no período fetal, quando essa parte da artéria hialóidea sofre degeneração. Daí em diante, a lente passa a depender da difusão do **humor aquoso** na **câmara anterior do olho** (ver Figura 18.8C), que banha a sua superfície anterior, e do **humor vítreo** (componente líquido do corpo vítreo) em outras partes. A lente em desenvolvimento é recoberta por uma camada mesenquimal vascular, a **túnica vascular da lente** (ver Figura 18.8C). A parte anterior dessa cápsula é a **membrana pupilar** (ver Figura 18.8B).

A membrana pupilar desenvolve-se a partir do mesênquima posterior à córnea em continuidade com o mesênquima que se desenvolve na esclera. A parte da artéria hialóidea que irriga a túnica vascular da lente desaparece no fim do período fetal (ver Figura 18.8A e D). A túnica vascular da lente e a membrana pupilar degeneram-se (ver Figura 18.8C e D), mas a **cápsula da lente** produzida pelo epitélio anterior da lente e pelas fibras da lente persiste. Essa cápsula representa uma membrana basal muito espessada e possui uma estrutura lamelar em virtude de seu desenvolvimento. O local originalmente ocupado pela artéria hialóidea é indicado pelo **canal hialóideo** no corpo vítreo (ver Figura 18.8D), que normalmente é imperceptível no olho vivo.

O **corpo vítreo** se forma na cavidade da escavação fisiológica (ver Figuras 18.4 e 18.8C) e é composto por **humor vítreo**, que é o seu componente líquido. O **humor vítreo primário** é derivado das células mesenquimais originárias da crista neural, que secreta **matriz gelatinosa**; essa substância circundante é denominada **corpo vítreo primário**. O humor vítreo primário é posteriormente circundado por um **humor vítreo secundário** gelatinoso, que se acredita ter origem na camada interna da escavação do disco do nervo óptico. O humor vítreo secundário consiste em **hialócitos** primitivos (células vítreas), material colagenoso e traços de ácido hialurônico.

Membrana pupilar persistente

A parte remanescente da membrana pupilar, que cobre a superfície anterior da lente durante o período embrionário e a maior parte do período fetal (ver Figura 18.8B), pode persistir como filamentos de tecido conjuntivo semelhantes a teias ou de arcadas vasculares sobre a pupila dos recém-nascidos, especialmente naqueles prematuros. Esse tecido raramente interfere na visão e tende a atrofiar-se. Em raros casos, toda a membrana pupilar persiste, dando origem à **atresia congênita da pupila** (ausência de abertura pupilar). O tratamento cirúrgico ou com *laser* é necessário em alguns casos para a adequação da pupila.

Persistência da artéria hialóidea

A parte distal da artéria hialóidea normalmente sofre degeneração à medida que a sua parte proximal se torna a artéria central da retina (ver Figura 18.8C e D). Se persistir, a parte distal poderá ter a aparência de um vaso não funcional de movimento livre ou como uma estrutura vermiforme projetada a partir do disco óptico (ver Figura 18.3C). A parte remanescente da artéria hialóidea pode também formar um cisto. Em casos incomuns, toda a parte distal da artéria persiste, estendendo-se do disco óptico à lente através do corpo vítreo. Na maioria desses casos incomuns, o olho é **microftálmico**.

Afacia congênita

A **ausência da lente** é rara e resulta da não formação do placoide da lente durante a 4ª semana. A afacia pode ser resultante também da falta de indução da lente pela vesícula óptica.

Câmaras aquosas

A **câmara anterior do olho** desenvolve-se a partir de um espaço em fenda que se forma no mesênquima localizado entre a lente e a córnea em desenvolvimento (ver Figuras 18.8A a C e 18.9). O mesênquima superficial desse espaço forma a **substância própria** (tecido conjuntivo transparente) da córnea e o mesotélio da câmara anterior. Depois que se desenvolve, a lente induz o ectoderma superficial a desenvolver-se para formar o epitélio da córnea e da conjuntiva.

A **câmara posterior do olho** desenvolve-se a partir de um espaço que se forma no mesênquima posterior da íris em desenvolvimento, na posição anterior à lente em

Glaucoma congênito

A elevação anormal da pressão intraocular em recém-nascidos geralmente é resultante do desenvolvimento anormal do mecanismo de drenagem do humor aquoso durante o período fetal (ver Figura 18.10). A pressão intraocular se eleva em função de um desequilíbrio entre a produção de humor aquoso e o seu efluxo. Esse desequilíbrio pode ser resultante do desenvolvimento anormal do **seio venoso da esclera** (ver Figura 18.8D). O glaucoma congênito é **geneticamente heterogêneo** (inclui vários fenótipos aparentemente semelhantes, que são determinados por diferentes genótipos), mas a condição pode ser decorrente também de uma infecção por rubéola durante o início da gestação (ver Capítulo 20, Tabela 20.6). *As mutações no gene* CYP1B1 *estão associadas a aproximadamente 85% dos casos de glaucoma congênito.*

Catarata congênita

Nos casos de catarata congênita, a lente apresenta-se opaca e, geralmente, com uma coloração branco-acinzentada. Sem tratamento, ocorre cegueira. Muitas opacidades da lente são hereditárias; a transmissão dominante é mais comum do que a transmissão recessiva ou ligada ao sexo. Alguns tipos de catarata são causados por agentes teratogênicos, particularmente pelo **vírus da rubéola** (ver Figura 18.11 e Capítulo 20, Tabela 20.6), que afetam o desenvolvimento inicial da lente. A lente é vulnerável ao vírus da rubéola entre a 4ª e a 7ª semanas, quando as fibras primárias da lente estão se formando. A catarata e outros defeitos oculares causados pelo vírus da rubéola podem ser totalmente evitados em toda mulher em idade reprodutiva mediante a imunização pela vacina contra o vírus.

Agentes físicos, como a **radiação**, podem danificar a lente e produzir catarata. Outra causa da catarata é uma deficiência enzimática (**galactosemia congênita**). Esses tipos de catarata não estão presentes na ocasião do nascimento, mas podem aparecer no período neonatal. Em virtude da deficiência enzimática, grandes quantidades de **galactose** do leite acumulam-se no sangue e nos tecidos do bebê, causando lesões à lente e a formação de catarata.

desenvolvimento. Quando a membrana pupilar desaparece e a pupila se forma (ver Figura 18.8C e D), as câmaras anterior e posterior do olho conseguem se comunicar uma com a outra através do **seio venoso da esclera** (ver Figura 18.8D). Essa estrutura vascular que circunda a câmara anterior do olho é o ponto de efluxo do humor aquoso da câmara anterior para o sistema venoso.

Córnea

A córnea é induzida pela vesícula da lente. A influência indutiva resulta na transformação do ectoderma superficial na córnea avascular e transparente com multicamadas. A córnea se forma a partir de três fontes:

- **Epitélio externo da córnea**, derivado do ectoderma superficial
- **Mesênquima**, derivado do mesoderma contínuo à esclera em desenvolvimento
- **Células da crista neural** que migram da escavação do disco do nervo óptico, do epitélio da córnea e da camada média do estroma da matriz extracelular rica em colágeno.

Edema do disco óptico

A relação das bainhas do nervo óptico com as meninges encefálicas e o espaço subaracnóideo é clinicamente importante. O aumento da pressão do líquido cerebrospinal (geralmente resultante da pressão intracraniana elevada) desacelera o retorno venoso da retina, causando **papiledema** (acúmulo de líquido) do disco óptico. Esse edema ocorre porque os vasos da retina são cobertos pela pia-máter e estão localizados na extensão do espaço subaracnóideo que circunda o nervo óptico.

Corioide e esclera

O mesênquima que circunda a escavação do disco do nervo óptico (em grande parte, originário da crista neural) reage à influência indutiva do epitélio pigmentar da retina, diferenciando-se em uma camada vascular interna, a **corioide**, e uma camada fibrosa externa, a **esclera** (ver Figura 18.8C e D). A esclera desenvolve-se a partir de uma condensação do mesênquima externo à corioide e é contínua ao **estroma** (tecido de sustentação) da córnea. Em direção à margem da escavação do disco do nervo óptico, a corioide se modifica e forma os **núcleos** (massas centrais) dos **processos ciliares** (ver Figura 18.8D), que consistem principalmente de capilares sustentados por um delicado tecido conjuntivo. Os primeiros **vasos sanguíneos da corioide** aparecem durante a 15ª semana; na 23ª semana, é possível distinguir facilmente as artérias e veias.

Pálpebras

As pálpebras desenvolvem-se durante a 6ª semana a partir do mesênquima derivado das células da crista neural (contribuem para a placa tarsal, o músculo levantador, o músculo orbicular, o septo orbital e o músculo tarsal) e de duas dobras cutâneas do ectoderma superficial (contribuem para a conjuntiva, o epitélio cutâneo, os folículos pilosos e as glândulas) que crescem sobre a córnea (ver Figura 18.8B e C). A aderência das pálpebras superiores e inferiores ocorre antes do início da função renal, protegendo o olho em desenvolvimento contra produtos da urina no líquido amniótico. As pálpebras permanecem aderidas até a 26ª a 28ª semanas (ver Figura 18.8C). Enquanto aderidas, há um **saco conjuntival** fechado anterior à córnea. Quando as pálpebras se abrem, a **túnica conjuntiva do bulbo** se reflete sobre a parte anterior da esclera e o epitélio superficial

Ptose congênita da pálpebra

A queda das pálpebras superiores, conhecida como **ptose**, é relativamente comum em recém-nascidos (Figura 18.12). A ptose (blefaroptose) pode ser resultante de insuficiência do desenvolvimento normal do **músculo levantador da pálpebra superior**. A ptose congênita pode resultar também de lesão pré-natal ou **distrofia** (degeneração) da divisão superior do **nervo oculomotor** (NC III), que supre esse músculo. Se a ptose estiver associada a incapacidade de movimentar o bulbo do olho para cima, existe também falha no desenvolvimento normal do **músculo reto superior** do bulbo do olho. A ptose congênita pode ser transmitida como um traço autossômico dominante. A ptose geralmente é associada também, do lado afetado, à ausência de transpiração (anidrose) e a uma pupila pequena (miose), o que é conhecido como síndrome de Horner. A ptose pode afetar a visão se a margem da pálpebra cobrir parcial ou totalmente a pupila; a correção cirúrgica precoce é o procedimento indicado.

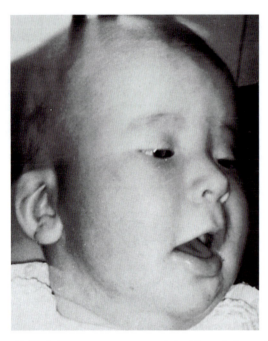

Figura 18.12 Criança com ptose congênita bilateral. A queda das pálpebras superiores geralmente resulta de desenvolvimento anormal ou insuficiente dos músculos levantadores das pálpebras superiores, o músculo que eleva as pálpebras. O lactente está contraindo o músculo frontal da testa na tentativa de elevar as pálpebras. (De Avery ME, Taeusch HW Jr. *Schaffer's diseases of the newborn.* ed 5, Philadelphia, 1984, Saunders.)

da córnea (ver Figura 18.8D). A **túnica conjuntiva da pálpebra** reveste a superfície interna das pálpebras. *A sinalização do receptor do fator de crescimento epidérmico (EGFR) e outras vias correlatas regulam a formação das pálpebras.*

Os **cílios** e as **glândulas** das pálpebras são oriundos do ectoderma superficial, de maneira semelhante à descrita para outras partes do tegumento (ver Capítulo 9, Figura 19.1). O tecido conjuntivo e as **placas tarsais** (placas fibrosas das pálpebras) desenvolvem-se a partir do mesênquima das pálpebras em desenvolvimento.

Coloboma da pálpebra

Os grandes defeitos da pálpebra (**colobomas palpebrais**) são incomuns. O coloboma geralmente se caracteriza por uma pequena incisura na pálpebra superior, mas o defeito pode envolver quase toda a pálpebra. Os colobomas palpebrais parecem resultar de distúrbios de desenvolvimento locais na formação e no crescimento das pálpebras. O coloboma da pálpebra inferior pode causar ressecamento e ulceração da córnea.

Criptoftalmia

A criptoftalmia é um distúrbio raro resultante da **ausência congênita das pálpebras**; consequentemente, a pele cobre os olhos. O bulbo do olho é pequeno e defeituoso, e a córnea e a conjuntiva habitualmente não se desenvolvem. O defeito é resultante essencialmente da ausência da **fissura palpebral** entre as pálpebras. De modo geral, existe algum grau de ausência de cílios e sobrancelhas, bem como outros defeitos oculares. A criptoftalmia é uma condição autossômica recessiva que geralmente faz parte da *síndrome de criptoftalmia, que inclui anomalias urogenitais.*

Glândulas lacrimais

Nos ângulos superolaterais das órbitas, as glândulas lacrimais desenvolvem-se a partir de vários brotos sólidos do ectoderma superficial. Os canais lacrimais escoam para o saco lacrimal e, posteriormente, para o **ducto lacrimonasal**. As glândulas são pequenas por ocasião do nascimento e não funcionam plenamente, razão pela qual os recém-nascidos não produzem lágrimas quando choram. As lágrimas geralmente só são produzidas durante o choro quando as glândulas estão mais desenvolvidas, depois 1 a 3 meses do nascimento.

Desenvolvimento das orelhas

18

As orelhas são formadas por três partes:

- **Orelha externa**, que consiste em pavilhão auricular (pina), meato (conduto) acústico externo e camada externa da membrana timpânica (tímpano)
- **Orelha média**, que consiste em três pequenos ossículos da audição e na camada interna das membranas timpânicas, que estão ligadas às janelas ovais das orelhas internas pelos ossículos
- **Orelha interna**, que consiste no órgão vestibulococlear, com funções na audição e no equilíbrio.

As partes externa e média são responsáveis pela transferência das ondas de som para as orelhas internas, que convertem as ondas em impulsos nervosos e registram alterações no equilíbrio.

Orelhas internas

As orelhas internas são a primeira das três partes da orelha a se desenvolver. No início da 4ª semana, ocorre um espessamento do ectoderma superficial, o **placoide ótico**, em um campo pré-placoidal dos precursores neuronais em cada lado do mielencéfalo, que é a parte caudal do rombencéfalo (Figura 18.13A, B e D). *Os sinais indutivos, inclusive aqueles do mesoderma paraxial e da notocorda, estimulam o ectoderma superficial a formar placoides (ver Capítulo 4, Figura 4.9). A sinalização via PGF inicia a especificação dos progenitores epibranquiais óticos a partir dos progenitores sensoriais na região pré-placoidal. O desenvolvimento do placoide ótico envolve a Pa2G4 codificadora de proteínas, os fatores de transcrição FoxL1/3, as vias de sinalização Wnt e Notch, Pax2/8 e os genes Dix codificadores de proteínas.*

Cada placoide ótico logo se invagina e afunda até o ectoderma superficial, adentrando o mesênquima subjacente e, desse modo, formando uma **fosseta ótica** (ver Figura 18.13C e D). As margens da fosseta se unem e fundem para formar uma **vesícula ótica**, que é o **primórdio do labirinto membranáceo** (Figura 18.14; ver Figura 18.13E a G). A vesícula logo perde a sua conexão com o ectoderma superficial, e um divertículo se desenvolve a partir da vesícula, alongando-se para formar o **ducto** e o **saco endolinfáticos** (Figura 18.15A a E).

As vesículas óticas possuem duas regiões reconhecíveis (ver Figura 18.15A):

- **Partes utriculares dorsais**, a partir das quais se originam os pequenos ductos endolinfáticos, os utrículos e os ductos semicirculares
- **Partes saculares ventrais**, que dão origem aos sáculos e ductos cocleares.

Três divertículos semelhantes a um disco originam-se das partes utriculares dos **labirintos membranáceos primitivos**. Logo, as partes centrais desses divertículos se fundem e desaparecem (ver Figura 18.15B e E). As partes periféricas dos

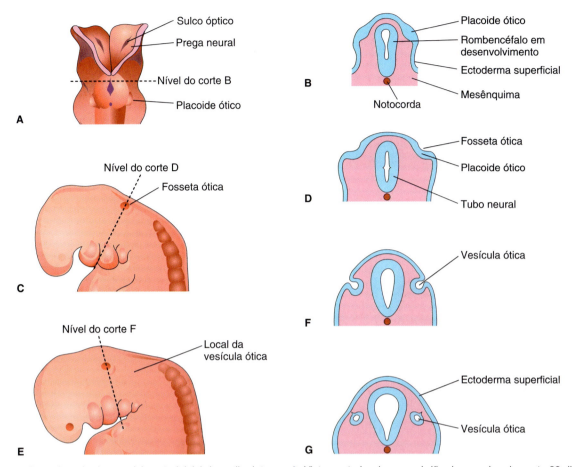

Figura 18.13 Desenhos do desenvolvimento inicial da orelha interna. **A.** Vista posterior de um embrião de aproximadamente 22 dias mostra os placoides óticos. **B, D, F** e **G.** Cortes coronais esquemáticos mostram os sucessivos estágios de desenvolvimento das vesículas óticas. **C** e **E.** Vistas laterais da região craniana de embriões de aproximadamente 24 e 28 dias, respectivamente.

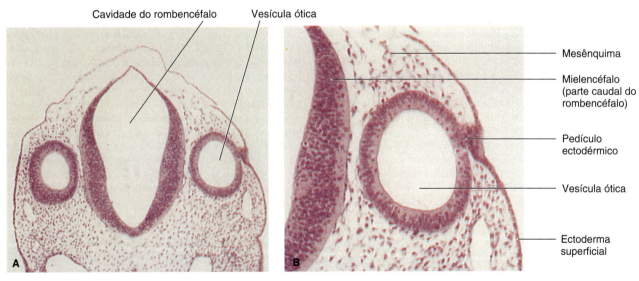

Figura 18.14 Fotomicrografia (**A**) de corte transversal de um embrião (55×) de aproximadamente 26 dias. As vesículas óticas (primórdios dos labirintos membranáceos) dão origem às orelhas internas. Fotomicrografia (**B**) ampliada da vesícula ótica direita (120×). O pedículo ectodérmico ainda está ligado ao resto do placoide ótico. A vesícula ótica logo perderá a sua conexão com o ectoderma superficial. (De Nishimura H, editor. *Atlas of human prenatal histology*. Tokyo, 1983, Igaku-Shoin.)

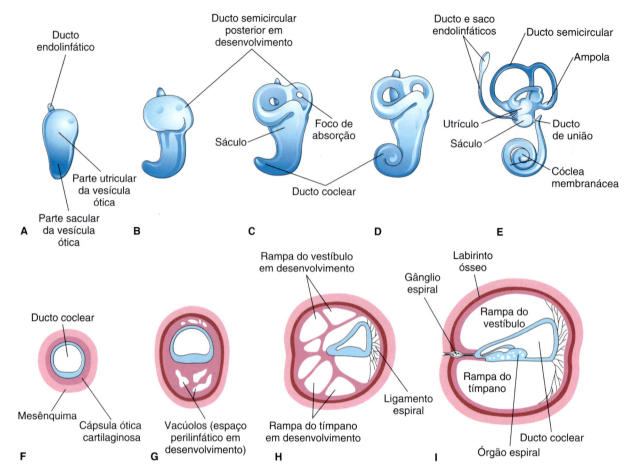

Figura 18.15 Desenhos das vesículas óticas mostram o desenvolvimento dos labirintos membranáceo e ósseo da orelha interna. **A** a **E**. Vistas laterais mostram os sucessivos estágios de desenvolvimento da vesícula ótica para o interior do labirinto membranáceo da 5ª à 8ª semana e o desenvolvimento de um ducto semicircular. **F** a **I**. Cortes através do ducto coclear mostram os sucessivos estágios de desenvolvimento do órgão espiral e do espaço perilinfático da 8ª à 20ª semana.

divertículos não fusionadas transformam-se em **ductos semicirculares**, que estão ligados ao utrículo e mais tarde ficam encerrados nos **canais semicirculares do labirinto ósseo** (ver Figura 18.15I). Dilatações localizadas, as **ampolas**, desenvolvem-se em uma das extremidades de cada ducto semicircular (ver Figura 18.15E). Áreas receptoras especializadas (**cristas ampulares**) diferenciam-se nas ampolas, no utrículo e no sáculo (**máculas utriculares e sáculos**).

A partir da parte sacular da vesícula ótica, cresce um divertículo tubular (**ducto coclear**), que forma uma espiral e dá origem à **cóclea membranácea** (ver Figura 18.15A e C a E). A cóclea desenvolve as 2,5 voltas finais aproximadamente na 8ª semana. *A expressão de TBX1 no mesênquima em torno da vesícula ótica regula a formação do ducto coclear, controlando a atividade do ácido retinoico.* Logo se forma uma conexão da cóclea com o sáculo (**ducto de união**) (ver Figura 18.15E). O **órgão espiral** diferencia-se a partir das células da parede do ducto coclear (ver Figura 18.15F a I). As células ganglionares do **nervo vestibulococlear** (NC VIII) migram ao longo das espirais da cóclea membranácea e formam o **gânglio espiral** (ver Figura 18.15I). Os processos nervosos estendem-se desse gânglio até o **órgão espiral**, onde terminam nas **células ciliares**. As células do gânglio espiral conservam a sua condição bipolar embrionária.

As influências indutivas da vesícula ótica estimulam o mesênquima adjacente a se condensar e diferenciar na **cápsula ótica cartilaginosa** (ver Figura 18.15F). *Estudos indicam que o gene PAX2 é necessário para a formação do órgão espiral de Corti e do gânglio espiral. O ácido retinoico e o fator de transformação de crescimento β1*

desempenham um papel importante na modulação da interação epiteliomesenquimal da orelha interna e no direcionamento da formação da cápsula ótica ou do labirinto ósseo.

À medida que o **labirinto membranáceo** cresce, aparecem vacúolos na cápsula ótica cartilaginosa que logo coalescem para formar o **espaço perilinfático** (ver Figura 18.15G). O labirinto membranáceo fica, então, suspenso na **perilinfa** (líquido presente no espaço perilinfático). O espaço perilinfático, relacionado com o ducto coclear, desenvolve-se em duas divisões, a **rampa do tímpano** e a **rampa do vestíbulo** (ver Figura 18.15H e I). A cápsula ótica cartilaginosa mais tarde se ossifica para formar o **labirinto ósseo** da orelha interna (ver Figura 18.15I). A orelha interna atinge o seu tamanho e formato adultos até meados do período fetal (20 a 22 semanas), e a audição passa a existir aproximadamente com 26 semanas.

Orelhas médias

O desenvolvimento do **recesso tubotimpânico** (Figura 18.16B) a partir da primeira bolsa faríngea encontra-se descrito no Capítulo 9. A parte proximal do recesso tubotimpânico forma a **tuba auditiva.** A parte distal do recesso se expande, tornando-se a **cavidade timpânica** (Figura 18.16C), que envolve gradualmente os pequenos ossos da orelha média (**ossículos da audição** [martelo, bigorna e estribo]), seus tendões e ligamentos, e o nervo corda do tímpano. O martelo e a bigorna derivam da cartilagem do primeiro arco faríngeo. Os ramos anterior e posterior, a base e a cabeça do estribo parecem

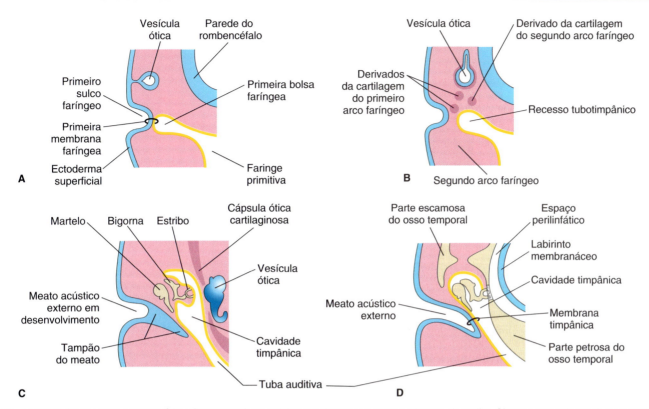

Figura 18.16 Os desenhos esquemáticos ilustram o desenvolvimento das partes externa e interna da orelha. Observa-se a relação dessas partes com a vesícula ótica, o primórdio da orelha interna. **A.** Com 4 semanas, o desenho mostra a relação da vesícula ótica com o aparelho faríngeo. **B.** Com 5 semanas, o desenho mostra o recesso tubotimpânico e as cartilagens do arco faríngeo. **C.** O desenho de um estágio posterior mostra o recesso tubotimpânico (futura cavidade timpânica e antro mastóideo) começando a envolver os ossículos. **D.** O desenho do estágio final do desenvolvimento da orelha mostra relação da orelha média com o espaço perilinfático e o meato acústico externo. A membrana timpânica desenvolve-se a partir de três camadas germinativas: ectoderma superficial, mesênquima e endoderma do recesso tubotimpânico.

formar-se a partir da crista neural, enquanto a margem externa do estribo é originária das células mesodérmicas. Essas estruturas recebem um revestimento epitelial quase completo originário das células da crista neural do endoderma. As células da crista neural sofrem uma transformação epiteliomesenquimal. Além da apoptose na orelha média, um organizador epitelial localizado na extremidade do recesso tubotimpânico provavelmente participa do desenvolvimento inicial da cavidade da orelha média e da membrana timpânica. A cavitação tem início no terceiro mês e termina até o 8º mês.

No fim do período fetal, a expansão da **cavidade timpânica** dá origem ao **antro mastóideo**, localizado na parte petromastóidea do osso temporal. O antro mastóideo tem quase o tamanho adulto no nascimento, mas as células mastóideas não existem nos neonatos. Até os 5 anos de idade, as células mastóideas já estão bem desenvolvidas e produzem projeções cônicas dos ossos temporais, os **processos mastoides**. A orelha média continua a crescer durante a puberdade. O **músculo tensor do tímpano**, ligado ao martelo, é originário do mesênquima do primeiro arco faríngeo e é inervado pelo nervo trigêmeo (NC V), o nervo desse arco. O **músculo estapédio** é originário do segundo arco faríngeo e é alimentado pelo nervo facial (NC VII), o nervo desse arco. *As moléculas sinalizadoras fator de crescimento de fibroblastos 8 (FGF8), endotelina 1 (EDN1) e T-box 1 (TBX1) estão envolvidas no desenvolvimento da orelha média.*

Orelhas externas

O **meato acústico externo**, que é a passagem da orelha externa que conduz à **membrana timpânica**, desenvolve-se a partir da parte dorsal do primeiro sulco faríngeo (ver Figura 18.16A;

ver Capítulo 9, Figura 9.7C). As células do ectoderma na base desse tubo afunilado proliferam para formar uma placa epitelial sólida, o **tampão do meato** (ver Figura 18.16C). Ao fim do período fetal, as células centrais desse tampão sofrem degeneração, formando uma cavidade que passa a constituir a parte interna do meato acústico externo (ver Figura 18.16D). O meato, que é relativamente curto no nascimento, atinge o seu comprimento adulto aproximadamente no 9º ano.

O primórdio da **membrana timpânica** é a primeira membrana faríngea, que forma a superfície externa da membrana timpânica. No embrião, a membrana timpânica separa o primeiro sulco faríngeo da primeira bolsa faríngea (ver Figura 18.16A). Com o desenvolvimento, o mesênquima cresce entre as duas partes da membrana faríngea e diferencia-se nas fibras colagênicas da membrana timpânica.

A membrana timpânica desenvolve-se a partir de três fontes:

- **Ectoderma** do primeiro sulco faríngeo
- **Endoderma** do recesso tubotimpânico, originário da primeira bolsa faríngea
- **Mesênquima** do primeiro e do segundo arcos faríngeos.

A **orelha** (aurícula ou pina), que se projeta da lateral da cabeça, desenvolve-se a partir de proliferações mesenquimais no primeiro e no segundo arcos faríngeos (**saliências auriculares**) que circundam o primeiro sulco faríngeo (Figura 18.17A). À medida que a aurícula cresce, a contribuição do primeiro arco é reduzida, e forma o trago. O **lóbulo** da orelha é a última parte da aurícula a se desenvolver. A aurícula atinge sua estrutura adulta até a 22ª semana. *HoxA2 parece ser fundamental para o desenvolvimento auricular.* As aurículas começam a se desenvolver na base do pescoço (Figura 18.17A e B). À medida que

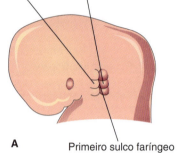

Saliências auriculares originárias do primeiro e do segundo arcos faríngeos

A   Primeiro sulco faríngeo

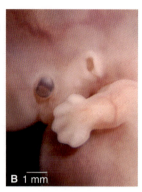

B 1 mm

Figura 18.17 Desenvolvimento da aurícula, a parte da orelha externa que não está localizada no interior da cabeça. **A.** Com 6 semanas, três das saliências auriculares estão localizadas no primeiro arco faríngeo e três, no segundo arco. **B.** A fotografia de um embrião de 7 semanas mostra a orelha externa em desenvolvimento. (**B.** Cortesia do Dr. Brad Smith, University of Michigan, Ann Arbor, MI.)

a mandíbula se desenvolve, as aurículas adotam sua posição normal na lateral da cabeça (ver Figura 18.21) devido ao crescimento diferencial da cabeça e do pescoço.

As partes da aurícula originárias do primeiro arco faríngeo são supridas pelo ramo mandibular do **nervo trigêmeo (NC V)**; as partes originárias do segundo arco são supridas pelos ramos cutâneos do **plexo cervical**, especialmente pelos **nervos occipital menor e auricular maior**. O nervo do segundo arco faríngeo, o **nervo facial**, possui poucos ramos cutâneos; algumas de suas fibras contribuem para a inervação sensorial da pele na região mastóidea e, provavelmente, em pequenas áreas em ambas as faces da aurícula.

Surdez congênita

Como a formação da orelha interna é independente do desenvolvimento das orelhas média e externa, o comprometimento congênito da audição pode ser resultante do desenvolvimento inadequado do aparelho condutor do som das orelhas média e externa ou das estruturas neurossensoriais da orelha interna. Aproximadamente 3 em cada mil neonatos apresentam perda auditiva significativa, da qual existem muitos subtipos. Muitos hospitais hoje oferecem rastreamento de rotina de perda auditiva antes da alta para identificar esses neonatos e instituir tratamento precocemente para otimizar os desfechos.

A maioria dos tipos de surdez congênita é causada por fatores genéticos, e muitos dos genes responsáveis já foram identificados. As mutações no gene *GJB2* são responsáveis por aproximadamente 50% da perda auditiva recessiva não sindrômica. A surdez congênita pode estar associada a vários outros defeitos da cabeça e do pescoço como parte da **síndrome do primeiro arco** (ver Capítulo 9, Figura 9.14). As anomalias do martelo e da bigorna geralmente têm relação com essa síndrome (ver Capítulo 14, Figura 14.8D). Uma **infecção por rubéola** durante o período crítico de desenvolvimento da orelha interna, especialmente na 7ª e na 8ª semanas, pode causar defeitos do órgão espiral e surdez (ver Capítulo 20, Tabela 20.6). O citomegalovírus (CMV) congênito é a causa genética mais comum de perda auditiva sensorineural. Outros agentes infecciosos congênitos associados à perda auditiva são *Toxoplasma gondii*, herpes-vírus simples (HSV) e *Treponema pallidum*. A **fixação congênita do estribo** resulta em surdez condutiva em uma orelha até então normal. A falha de diferenciação do ligamento anular, que liga a base do estribo à janela oval (janela do vestíbulo, segundo a Terminologia Anatômica) resulta na fixação do estribo ao labirinto ósseo.

Anomalias da orelha

Defeitos significativos da orelha externa são raros, mas deformidades pequenas são comuns. O formato da aurícula (orelha, segundo a Terminologia Anatômica) é amplamente variável. Uma determinada família pode apresentar pequenos defeitos na orelha externa como característica comum. Os pequenos defeitos das aurículas podem também servir como indicadores de um padrão específico de defeitos congênitos. Por exemplo, as aurículas geralmente apresentam formato anormal e implantação baixa em recém-nascidos com **síndromes cromossômicas** (Figura 18.18), como trissomia do 18 (ver Capítulo 20, Figura 20.7 e Tabela 20.1) e em recém-nascidos afetados pela ingestão materna de determinados medicamentos (p. ex., trimetadiona; ver Capítulo 20, Tabela 20.6).

Acrocórdones

Acrocórdones (pólipos fibroepiteliais) são comuns e podem resultar do desenvolvimento de **saliências auriculares acessórias** (Figura 18.19). Os apêndices geralmente aparecem na posição anterior da aurícula, com mais frequência unilateral do que bilateralmente. Os acrocórdones, que frequentemente têm pedículos estreitos, são formados por pele, mas podem conter cartilagem.

Ausência da orelha

A **anotia** é rara, mas geralmente associada à síndrome do primeiro arco faríngeo. Esse defeito é resultante de falha da proliferação do mesênquima.

Microtia

A microtia (aurícula pequena ou rudimentar) é resultante da proliferação suprimida do mesênquima (Figura 18.20). Esse defeito geralmente é um indicador de defeitos congênitos correlatos, como atresia do meato acústico externo (80% dos casos) e anomalias da orelha média. A causa pode ser tanto de natureza genética quanto ambiental.

Seios e fístulas pré-auriculares

Depressões cutâneas semelhantes a fossetas ou seios rasos são encontrados, ocasionalmente, em uma área triangular anterior à aurícula (Figura 18.21; ver Capítulo 9, Figura 9.9F). Os seios são, em geral, tubos estreitos ou fossetas rasas com orifícios externos localizados. Alguns seios contêm massa cartilaginosa vestigial. Os seios pré-auriculares podem estar associados a anomalias internas, como surdez e malformações renais. A base embriológica dos seios auriculares é incerta, mas pode estar relacionada à fusão incompleta das saliências auriculares ou à proliferação anormal do mesênquima e ao fechamento defeituoso da parte dorsal do primeiro sulco faríngeo. A maior parte desse sulco faríngeo normalmente desaparece à medida que o meato acústico externo se forma.

Outros seios auriculares parecem representar pregas ectodérmicas que são sequestradas durante a formação da aurícula. O seio pré-auricular geralmente é unilateral e ocorre no lado direito, e os seios pré-auriculares bilaterais são, tipicamente, de caráter familiar. A maioria dos seios é assintomática e tem pouca importância cosmética; entretanto, esses seios podem infectar-se. **Fístulas auriculares** (canais estreitos) conectando a pele pré-auricular com a cavidade timpânica ou a fossa tonsilar (ver Capítulo 9, Figura 9.9F) são raras.

Atresia do meato acústico externo

A atresia (bloqueio) do meato acústico externo é resultante de falha de canalização do tampão do meato (Figuras 18.22 e 18.23; ver Figura 18.16C). A parte profunda do meato é,

Anomalias da orelha (*Continuação*)

geralmente, aberta, mas a parte superficial é bloqueada por osso ou tecido fibroso. A maioria dos casos está associada à *síndrome do primeiro arco* (ver Capítulo 9, Figura 9.14). Com frequência há desenvolvimento anormal do primeiro e do segundo arcos faríngeos. A aurícula também é gravemente afetada, e, às vezes, existem defeitos nas orelhas média e interna. A atresia do meato acústico externo pode ocorrer unilateral ou bilateralmente e, em geral, resulta da herança de um traço autossômico dominante.

Ausência do meato acústico externo

A ausência do meato acústico externo é rara; geralmente, a aurícula é normal (ver Figura 18.22). Esse defeito resulta de falha da expansão interna do primeiro sulco faríngeo e da falta do desaparecimento do tampão do meato (ver Figura 18.16C).

Colesteatoma congênito

Um colesteatoma congênito é um fragmento de células epiteliais queratinizadas que é retido após o nascimento. Os restos embrionários formam o tecido epitelial que aparece como uma estrutura cística esbranquiçada medial à membrana timpânica e por trás dela. O restante pode consistir em células do tampão do meato deslocadas durante a sua canalização (ver Figura 18.16C). Já foi sugerido que o colesteatoma congênito se origine de uma formação epidermoide que normalmente involui até a 33ª semana de gestação. Os colesteatomas podem crescer e invadir ossos vizinhos.

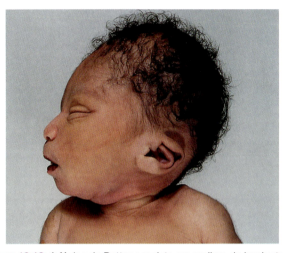

Figura 18.18 A fácies de Potter consiste em orelhas de implantação baixa e nariz pequeno e adunco associado a agenesia renal e hipoplasia pulmonar.

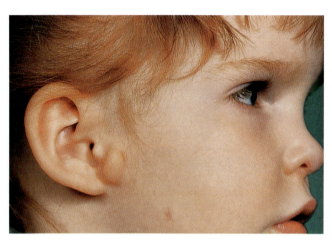

Figura 18.19 Criança com acrocórdone ou pólipo fibroepitelial. (Cortesia do Dr. A. E. Chudley, Section of Genetics and Metabolism, Department of Pediatrics and Child Health, University of Manitoba, Children's Hospital, Winnipeg, Manitoba, Canadá.)

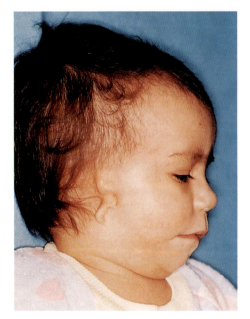

Figura 18.20 Criança com aurícula rudimentar (microtia). Ela apresenta também vários outros defeitos congênitos. (Cortesia do Dr. A. E. Chudley, Section of Genetics and Metabolism, Department of Pediatrics and Child Health, Children's Hospital, University of Manitoba, Winnipeg, Manitoba, Canadá.)

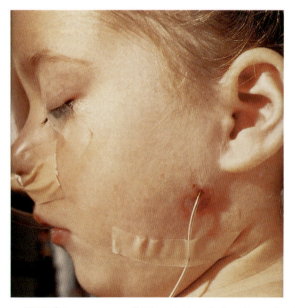

Figura 18.21 Criança com uma fístula auricular relacionada ao primeiro arco faríngeo. Observa-se o orifício externo da fístula abaixo da aurícula, o sentido ascendente do cateter (no trajeto fistuloso) em direção ao meato acústico externo e a posição normal da aurícula. (Cortesia do Dr. Pierre Soucy, Division of Paediatric General Surgery, Children's Hospital of Eastern Ontario, Ottawa, Ontario, Canadá.)

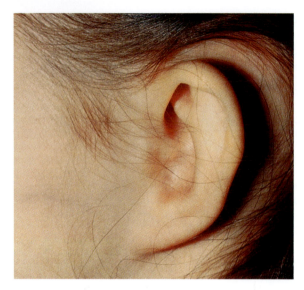

Figura 18.22 A criança da foto não possui meato acústico externo, mas a aurícula é normal. A tomografia computadorizada revelou estruturas normais das orelhas média e interna. (Cortesia dr. A. E. Chudley, Section of Genetics and Metabolism, Department of Pediatrics and Child Health, Children's Hospital, University of Manitoba, Winnipeg, Manitoba, Canadá.)

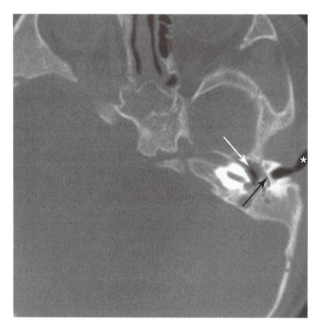

Figura 18.23 A tomografia computadorizada de um lactente de 9 meses com atresia do meato acústico externo (*asterisco*) mostra a placa atrésica óssea (*seta preta*) e a cavidade da orelha média (*seta branca*). (Cortesia do Dr. Gerald S. Smyser, Altru Health System, Grand Forks, ND.)

Resumo do desenvolvimento do olho

- O primeiro indício do olho é o **sulco óptico** nas pregas neurais da extremidade craniana do embrião. Os sulcos se formam no início da 4ª semana e aprofundam-se para formar vesículas ópticas rasas que se projetam ao prosencéfalo
- As **vesículas ópticas** entram em contato com o ectoderma superficial e induzem o desenvolvimento dos **placoides da lente**

- À medida que o placoide da lente se espessa para formar uma **fosseta da lente** e uma **vesícula da lente**, a vesícula óptica invagina-se para formar a **escavação do disco do nervo óptico** (escavação fisiológica). A **retina** se forma a partir das duas camadas da escavação do disco do nervo óptico
- A retina, as fibras do nervo óptico, os músculos da íris e o epitélio da íris e do corpo ciliar originam-se do **neuroectoderma do prosencéfalo**. Os músculos esfíncter da pupila e dilatador da pupila desenvolvem-se a partir do ectoderma na margem da escavação fisiológica (escavação do disco do nervo óptico, segundo a Terminologia Anatômica). O ectoderma superficial dá origem à **lente** e ao epitélio das glândulas lacrimais, às pálpebras, à túnica conjuntiva e à córnea. O mesênquima dá origem aos músculos dos olhos, exceto àqueles da íris, e a todos os tecidos conjuntivos e vasculares da córnea, da íris, do corpo ciliar, da corioide e da esclera
- Os olhos são sensíveis aos efeitos teratogênicos dos **agentes infecciosos** (p. ex., citomegalovírus). Os defeitos visuais podem ser resultantes de infecção dos tecidos e órgãos causada por determinados microrganismos durante o período fetal (p. ex., vírus da rubéola, *T. pallidum* [causador da sífilis])
- A maioria dos defeitos oculares é causada pelo fechamento defeituoso da fissura retiniana durante a 6ª semana (p. ex., coloboma da íris)
- **Cataratas e glaucoma congênitos** podem ser resultantes de infecções intrauterinas, mas a maioria das cataratas congênitas é herdada.

Resumo do desenvolvimento da orelha

- A **vesícula ótica** desenvolve-se a partir do ectoderma superficial durante a 4ª semana. A vesícula desenvolve-se para o interior do **labirinto membranáceo** da orelha interna
- A vesícula ótica divide-se em uma *parte utricular dorsal*, que dá origem ao **utrículo**, aos **ductos semicirculares** e ao **ducto endolinfático**, e uma *parte sacular ventral*, que dá origem ao **sáculo** e ao **ducto coclear**. O ducto coclear dá origem ao **órgão espiral**
- O **labirinto ósseo** desenvolve-se a partir do mesênquima adjacente ao labirinto membranáceo. O epitélio que reveste a cavidade timpânica, o antro mastóideo e a tuba auditiva é originário do endoderma do **recesso tubotimpânico**, que se desenvolve a partir da primeira bolsa faríngea
- Os ossículos da audição desenvolvem-se a partir das extremidades dorsais das cartilagens dos primeiros dois arcos faríngeos. O epitélio do **meato acústico externo** desenvolve-se a partir do ectoderma do primeiro sulco faríngeo
- A **membrana timpânica** origina-se de três fontes: endoderma da primeira bolsa faríngea, ectoderma do primeiro sulco faríngeo e mesênquima entre as duas camadas anteriores
- A **aurícula** desenvolve-se a partir da fusão de seis **saliências auriculares**, originárias de proeminências mesenquimais em torno das margens do primeiro sulco faríngeo
- A **surdez congênita** pode ser resultante do desenvolvimento anormal do labirinto membranáceo, do labirinto ósseo ou dos ossículos da audição. A herança de um traço recessivo é a causa mais comum de surdez congênita, mas uma **infecção pelo vírus da rubéola** próximo ao final do período embrionário é uma importante causa de desenvolvimento anormal do órgão espiral e de déficit auditivo

- Existem muitas pequenas anomalias da aurícula; entretanto, algumas delas podem alertar os médicos para a possível existência de importantes anomalias correlatas (p. ex., defeitos da orelha média). As orelhas com malformações graves e implantação baixa geralmente estão associadas a **anomalias cromossômicas**, particularmente trissomia do 13 e trissomia do 18.

Questões clínicas

Caso 18.1

Um recém-nascido apresentava cegueira, surdez e cardiopatia congênita. A mãe teve uma grave infecção viral no início da gestação.

- Cite o vírus provavelmente responsável pelos defeitos congênitos
- Qual é a lesão cardiovascular congênita comumente encontrada em recém-nascidos cujas mães têm essa infecção no início da gestação?
- O relato de erupção cutânea durante o primeiro trimestre da gravidez é um fator essencial no desenvolvimento de doença embrionária (embriopatia)?

Caso 18.2

Um recém-nascido apresentava ptose bilateral.

- Qual é a provável base embriológica dessa condição?
- Existem fatores hereditários envolvidos?
- As lesões de que nervo podem causar ptose congênita?

Caso 18.3

Um recém-nascido apresentava múltiplas pequenas calcificações no encéfalo, microcefalia e microftalmia. Sabe-se que a mãe consumia carne malpassada.

- Qual é o protozoário provavelmente envolvido?
- Qual é a base embriológica dos defeitos congênitos desse recém-nascido?
- Que orientação o médico deve dar à mãe em relação a futuras gestações?

Caso 18.4

Uma recém-nascida com déficit mental apresentava orelhas malformadas e de baixa implantação, occipúcio proeminente e pés em mataborrão. Há suspeita de uma anomalia cromossômica.

- Qual é o tipo de aberração cromossômica?
- Qual é a causa habitual dessa anomalia?
- Qual o provável tempo de sobrevida dessa recém-nascida?

Caso 18.5

Um recém-nascido apresentava descolamento parcial de retina em um olho. O olho era microftálmico e havia persistência da extremidade distal da artéria hialóidea.

- Qual é a base embriológica do descolamento congênito de retina?
- Qual é o destino habitual da artéria hialóidea?

A discussão dessas questões é apresentada no Apêndice, na parte final deste livro.

Bibliografia e leitura sugerida

Barishak YR: *Embryology of the eye and its adnexa*, ed 2, Basel, Switzerland, 2001, Karger.

Bauer PW, MacDonald CB, Melhem ER: Congenital inner ear malformation, *Am J Otol* 19:669, 1998.

Box J, Chang W, Wu DK: Patterning and morphogenesis of the vertebrate ear, *Int J Dev Biol* 51:521, 2007.

Burford CM, Mason MJ: Early development of the malleus and incus in humans, *J Anat* 229:857, 2016.

Carlson BM: *Human embryology and developmental biology*, ed 5, St. Louis, 2014, Mosby.

Chung HA, Medina-Ruiz S, Harland RM: Sp8 regulates inner ear development, *Proc Natl Acad Sci USA* 111:632, 2014.

Donga F, Calla M, Xia Y, et al: Role of EGF receptor signaling on morphogenesis of eyelid and meibomian glands, *Exp Eye Research* 163:58, 2017.

Ghada MWF: Ear embryology, *Glob J Oto* 4(1):555627, 2017.

Graw J: Eye development, *Curr Top Dev Biol* 90:343, 2010.

Haddad J Jr: The ear. congenital malformations. In Kliegman RM, Stanton BF, et al, editors: *Nelson textbook of pediatrics*, ed 19, Philadelphia, 2011, Saunders.

Jason R, Guercio BS, Martyn LJ: Congenital malformations of the eye and orbit, *Otolaryngol Clin North Am* 40:113, 2007.

Kaiser PK, Neil J, Friedman NJ, Roberto P: *The Massachusetts Eye and Ear Infirmary illustrated manual of ophthalmology*, ed 4, Philadelphia, 2014, Elsevier.

Kliegman RM, Stanton BF, St. Geme JW III, et al, editors: *Nelson textbook of pediatrics*, ed 19, Philadelphia, 2011, Saunders.

Moore KL, Dalley AF, Agur AMR: *Clinically oriented anatomy*, ed 8, Baltimore, 2014, Lippincott Williams & Wilkins.

Munnamalai V, Fekete DM: Wnt signaling during cochlear development, *Semin Cell Dev Biol* 24:480, 2013.

O'Rahilly R: The early development of the otic vesicle in staged human embryos, *J Embryol Exp Morphol* 11:741, 1963.

O'Rahilly R: The prenatal development of the human eye, *Exp Eye Res* 21:93, 1975.

Porter CJW, Tan SW: Congenital auricular anomalies: topographic anatomy, embryology, classification, and treatment strategies, *Plast Reconstr Surg* 115:2005, 1701.

Sellheyer K: Development of the choroid and related structures, *Eye* 4:255, 1990.

Thompson H, Ohazama A, Sharpe PT, et al: The origin of the stapes and relationship to the otic capsule and oval window, *Dev Dynam* 241:1396, 2012.

Sistema Tegumentar

O sistema tegumentar é constituído pela pele e seus apêndices: glândulas sudoríparas, unhas, pelos, glândulas sebáceas, músculos eretores dos pelos, glândulas mamárias e dentes.

Desenvolvimento da pele e dos seus apêndices

A pele é um sistema complexo, e é o maior órgão do corpo. A pele consiste em duas camadas (Figura 19.1):

- A **epiderme** é um tecido epitelial superficial originário do ectoderma superficial embrionário
- A **derme**, subjacente à epiderme, é uma camada profunda composta por tecido conjuntivo denso e irregular originário do **mesênquima**.

As interações **ectodérmicas** (epidérmicas) e **mesenquimais** (dérmicas) envolvem mecanismos indutores mútuos mediados por um grupo conservado de moléculas sinalizadoras, entre as quais a via WNT, o fator de crescimento de fibroblastos (FGF), o fator transformador de crescimento beta (TFG-β) e *sonic hedgehog* (SHH). As estruturas da pele variam entre as partes do corpo. Por exemplo, a pele das pálpebras é fina e macia e tem pelos finos, enquanto a pele das sobrancelhas é espessa e tem pelos grossos. A **pele embrionária** com 4 a 5 semanas consiste em uma única camada de **ectoderma superficial** sobrejacente ao mesoderma (ver Figura 19.1A).

Epiderme

O crescimento da epiderme ocorre em estágios e com crescente espessura epidérmica. Até 2 a 3 semanas, o primórdio da epiderme é uma única camada de células ectodérmicas cuboides indiferenciadas (ver Figura 19.1A). Durante a 4ª, a 5ª e a 6ª semanas, essas células proliferam e formam uma camada externa de epitélio escamoso simples, a **periderme**, e uma camada basal que consiste em fibras de colágeno e lamina – a zona da membrana basal (ver Figura 19.1B e C). As células da periderme sofrem um processo contínuo de **queratinização** e **descamação** (perda da **cutícula**, a camada externa fina) e são substituídas por células originárias da **camada basal**. A queratinização da pele começa depois de 19 a 20 semanas, inicialmente nas palmas das mãos, nas plantas dos pés, na cabeça e na face. As células peridérmicas esfoliadas fazem parte de uma substância gordurosa e esbranquiçada (**vérnix**

caseoso) que recobre a pele do feto (ver Figura 19.3). Durante o período fetal, o vérnix protege a pele em desenvolvimento contra a constante exposição ao líquido amniótico, com o seu alto teor de urina, sais biliares e células mortas. O vérnix também facilita a expulsão do feto.

Até a 8ª a 11ª semanas, a proliferação da camada basal forma uma camada de células-tronco abaixo da periderme. Esse **estrato germinativo** (ver Figura 19.1B e D) produz novas células que são deslocadas para as camadas mais superficiais. Até a 14ª semana, as células do estrato germinativo formam uma **camada intermediária** que se diferencia e contribui para a formação da epiderme queratinizada madura (ver Figura 19.1C). A substituição das células peridérmicas continua até aproximadamente a 21ª semana, após a qual a *periderme desaparece*, e o **estrato córneo** se forma a partir do **estrato lúcido** (ver Figura 19.1D).

A proliferação celular no estrato germinativo forma também **cristas epidérmicas** que se projetam para a derme em desenvolvimento (Figura 19.2). Essas cristas começam a aparecer nos embriões depois de 10 semanas, estabelecendo-se permanentemente até a 19ª semana. Nas mãos, aparecem aproximadamente 1 semana antes do que nos pés. As *cristas epidérmicas produzem sulcos* na superfície da palma das mãos e das plantas dos pés, incluindo os dedos (das mãos e dos pés). As impressões digitais e as pegadas já existem em fetos com 6 meses de idade. O tipo de padrão que se desenvolve é determinado geneticamente e constitui a base do exame de impressão digital nas investigações criminais e na genética clínica. Os complementos cromossômicos anormais podem afetar o desenvolvimento dos padrões de crista. Por exemplo, cerca de 50% dos neonatos com síndrome de Down apresentam padrões distintivos, com valor diagnóstico, nas mãos e nos pés.

Ao final do período embrionário, as **células da crista neural** migram para o mesênquima da derme em desenvolvimento e diferenciam-se em **melanoblastos** (ver Figura 19.1C). Essas células migram para a **junção dermoepidérmica** e diferenciam-se em **melanócitos** (células produtoras de pigmento; ver Figura 19.1D). A diferenciação dos melanoblastos em melanócitos envolve a formação de **grânulos pigmentares**. *A via sinalizadora Wnt é implicada nesse processo.*

Os melanócitos aparecem na pele em desenvolvimento com 40 a 50 dias, imediatamente após a migração das células da crista neural. Em caucasianos, os corpos celulares dos melanócitos geralmente se limitam às camadas basais da epiderme

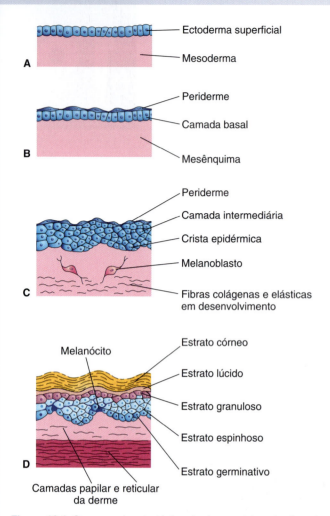

Figura 19.1 Os sucessivos estágios de desenvolvimento da pele. **A.** Na 4ª semana. **B.** Na 7ª semana. **C.** Na 11ª semana. **D.** Recém-nascido. Observam-se os melanócitos na camada basal da epiderme; seus prolongamentos se estendem entre as células epidérmicas para supri-las com melanina.

(ver Figura 19.1B); entretanto, os **prolongamentos dendríticos dos melanócitos** estendem-se entre as células epidérmicas (ver Figura 19.1C).

Somente algumas células que contêm melanina estão normalmente presentes na derme (ver Figura 19.1D). Os melanócitos começam a produzir melanina antes do nascimento e a distribuem para as células epidérmicas. A produção de melanina é regulada pelas vias biossintéticas intrínsecas e pelas reações enzimáticas que envolvem a enzima tirosinase. Pode-se observar a formação de pigmento no período pré-natal na epiderme de raças de pele escura; entretanto, há pouca evidência desse tipo de atividade em fetos de pele clara. O teor relativo de melanina no interior do melanócitos é responsável pelas diferentes cores de pele.

A transformação do ectoderma superficial na **epiderme definitiva** com múltiplas camadas resulta de contínuas interações indutoras com a derme. A pele é classificada como espessa ou fina com base na espessura da epiderme.

• A **pele espessa** recobre a palma das mãos e a planta dos pés; não apresenta folículos pilosos, músculos eretores dos pelos e glândulas sebáceas, mas glândulas sudoríparas

• A **pele fina** recobre a maior parte do restante do corpo; contém folículos pilosos, músculos eretores dos pelos, glândulas sebáceas e glândulas sudoríparas (Figura 19.3).

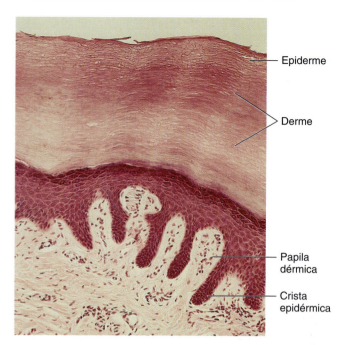

Figura 19.2 Fotomicrografia óptica da pele espessa (132×). Observam-se a epiderme, a derme e as papilas dérmicas interdigitando-se com as cristas epidérmicas. (De Gartner LP, Hiatt JL. *Color textbook of histology.* ed 2, Philadelphia, 2001, Saunders.)

Derme

A derme desenvolve-se a partir do mesênquima, originário do mesoderma subjacente ao ectoderma superficial (ver Figura 19.1A e B). A maior parte do mesênquima que se diferencia no tecido conjuntivo da derme é originário da camada somática do mesoderma lateral; entretanto, parte desse mesênquima é oriunda dos dermátomos dos somitos (ver Figura 14.1C e E). Por volta da 11ª semana, as células mesenquimais começam a produzir fibras colágenas e elásticas de tecido conjuntivo (ver Figuras 19.1D e 19.3).

À medida que as cristas epidérmicas se formam, a derme se projeta para a epiderme, formando as **papilas dérmicas**, que se interdigitam com as cristas epidérmicas (ver Figura 19.2). As **alças capilares dos vasos sanguíneos** desenvolvem-se em algumas das papilas e nutrem a epiderme (ver Figura 19.3); as terminações nervosas sensoriais transformam-se em outras papilas. As **fibras nervosas aferentes em desenvolvimento** aparentemente têm uma função na sequência espacial e temporal da formação das cristas dérmicas. O desenvolvimento do **padrão dermatomal** de inervação da pele dos membros encontra-se descrito em outra parte do livro (ver Capítulo 16, Figura 16.10).

Os **vasos sanguíneos da derme** começam como estruturas simples revestidas de endotélio que se diferenciam do mesênquima (**vasculogênese**). À medida que a pele cresce, novos capilares se originam dos vasos primitivos (**angiogênese**). Esses vasos semelhantes a capilares são observados na derme ao final da quinta semana. Alguns capilares adquirem revestimentos musculares graças à diferenciação dos mioblastos que se desenvolvem em torno do mesênquima, transformando-se em arteríolas e artérias. Outros capilares, pelos quais se estabelece um fluxo de retorno sanguíneo, adquirem revestimentos musculares e transformam-se em vênulas e veias. À medida que novos vasos sanguíneos se formam, alguns vasos transitórios desaparecem. Até o fim do primeiro trimestre, a organização vascular principal da derme do feto está concluída.

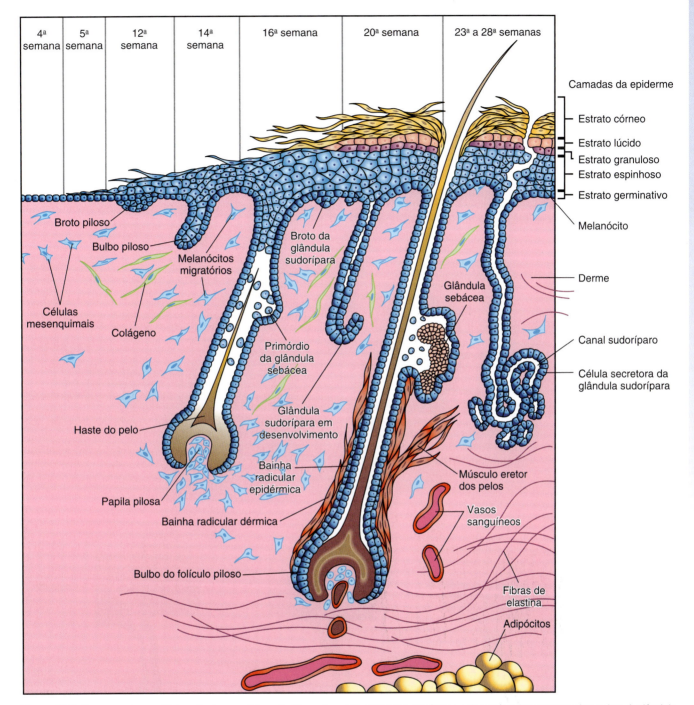

Figura 19.3 Os sucessivos estágios de desenvolvimento dos pelos, das glândulas sebáceas e dos músculos eretores dos pelos. A glândula sebácea desenvolve-se como uma excrescência oriunda da lateral do folículo piloso.

Glândulas

As glândulas da pele incluem as glândulas sudoríparas écrinas e apócrinas, as glândulas sebáceas e as glândulas mamárias, que derivam da epiderme e crescem para a derme.

Glândulas sebáceas

As glândulas sebáceas são oriundas da epiderme. Os brotos celulares desenvolvem-se a partir das laterais das **bainhas epidérmicas radiculares dos folículos pilosos** em desenvolvimento (ver Figura 19.3). Os brotos invadem o tecido conjuntivo dérmico circundante e se ramificam para formar os primórdios de vários alvéolos (sacos ocos) e seus ductos correlatos. As células centrais dos alvéolos são degradadas, formando uma substância oleosa (**sebo**), que é uma secreção produzida pelas glândulas sebáceas que protege a pele do feto contra o atrito e a desidratação. A secreção é liberada para os **folículos pilosos** e passa para a superfície da pele, onde se mistura com as células peridérmicas descamadas (ver Figura 19.3).

As glândulas sebáceas, independentemente de seus folículos pilosos, como aqueles da glande do pênis e dos lábios menores do pudendo (pequenos lábios), desenvolvem-se como **brotos celulares** a partir da epiderme e invadem a derme.

A via de sinalização Wnt/β-catenina é fundamental no desenvolvimento da pele, das glândulas, dos folículos pilosos e do pelo.

Glândulas sudoríparas

As **glândulas sudoríparas écrinas**, dispostas em uma estrutura tubular espiralada, estão localizadas na pele da maior parte do corpo. Essas glândulas se desenvolvem como brotos celulares a partir da epiderme e crescem para o mesênquima subjacente (ver Figura 19.3).

À medida que os brotos se alongam, as suas extremidades se espiralam para formar os corpos das partes secretoras das glândulas (Figura 19.4). As conexões epiteliais das glândulas em desenvolvimento com a epiderme formam os **primórdios dos ductos sudoríparos**. As células centrais desses canais degeneram-se, formando a **camada luminar** (canais). As células periféricas das partes secretoras das glândulas diferenciam-se em células mioepiteliais e secretoras (ver Figura 19.4D). As **células mioepiteliais** são consideradas células especializadas de músculos lisos que auxiliam na expulsão do suor das glândulas. As glândulas sudoríparas écrinas começam a funcionar logo após o nascimento.

A distribuição das grandes **glândulas sudoríparas apócrinas** (produtoras de suor) limita-se principalmente às regiões axilar, púbica e perineal, bem como às aréolas da mama em torno das papilas mamárias (mamilos). As glândulas desenvolvem-se a partir do crescimento do estrato germinativo da epiderme (ver Figura 19.3). Consequentemente, os ductos dessas glândulas não se abrem para a superfície da pele, como as glândulas sudoríparas écrinas, mas para os canais dos folículos pilosos superficiais à entrada dos ductos das glândulas sebáceas. A secreção produzida pelas glândulas sudoríparas apócrinas é influenciada pelos hormônios e só tem início na puberdade.

Síndromes neurocutâneas

O sistema nervoso central e a pele compartilham uma origem ectodérmica comum, razão pela qual as mutações que afetam essas células e linhagens celulares podem resultar no desenvolvimento de síndromes neurocutâneas. Essas síndromes podem demonstrar consequências tanto de natureza neurológica quanto dermatológica, e suas manifestações incluem o seguinte:

• Complexo da esclerose tuberosa – tumores benignos que podem ser encontrados em quase todos os sistemas de órgãos, mas principalmente no encéfalo e na pele. Quase todos os pacientes apresentam lesões hipomelanóticas e, em alguns casos, tumores sob as unhas dos dedos das mãos e dos pés (tumores ungueais). As consequências das lesões cerebrais incluem convulsões (geralmente a manifestação inicial do complexo da esclerose tuberosa), alterações comportamentais e outras manifestações, dependendo da área do encéfalo afetada

• Síndrome de Sturge-Weber – trata-se de um distúrbio neurocutâneo raro com malformações vasculares específicas do olho, da pele e do encéfalo

• Neurofibromatose (NF) – existem duas formas, NF1 e NF2; a primeira tem prevalência de 1 em 3.000 e resulta de defeito no gene *NF1* responsável pela formação da neurofibromina; a segunda é muito mais rara (1 em 60.000), com um defeito genético no gene *NF2* que resulta na falta de formação de merlina. A NF1 inclui manchas patognomônicas café com leite na pele (nos primeiros anos de vida), gliomas e neurofibromas do sistema nervoso periférico. O manejo da NF1 é altamente complexo.

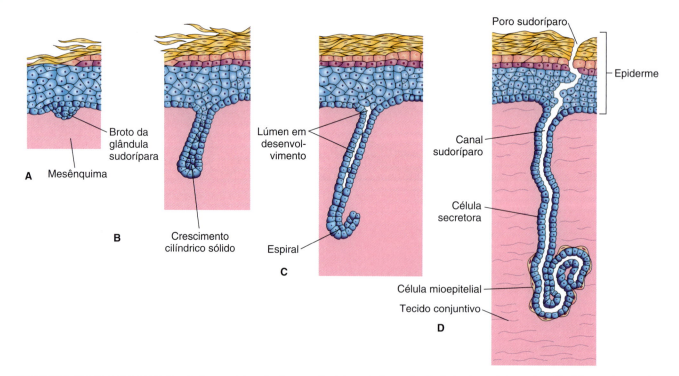

Figura 19.4 Os sucessivos estágios de desenvolvimento de uma glândula sudorípara. **A** e **B**. Os brotos celulares das glândulas se desenvolvem com aproximadamente 20 semanas como um crescimento sólido das células epidérmicas para o interior do mesênquima. **C.** A sua parte terminal se espirala e forma o corpo da glândula. As células centrais sofrem degeneração e formam o lúmen da glândula. **D.** As células periféricas diferenciam-se em células secretoras e células contráteis mioepiteliais.

Distúrbios de queratinização

A **ictiose** é um grande grupo de distúrbios cutâneos genéticos relativamente raros resultantes da diferenciação epidérmica anormal e do excesso de **queratinização da pele** (Figura 19.5B). A pele caracteriza-se por ressecamento e descamação, que podem envolver toda a superfície do corpo.

A **ictiose arlequim** resulta de um distúrbio raro de queratinização herdado como um traço autossômico recessivo com mutação no gene *ABCA12*. Os recém-nascidos com ictiose arlequim geralmente são prematuros. A pele é acentuadamente espessa, sulcada e fissurada. Os recém-nascidos afetados necessitam de cuidados intensivos, e, mesmo assim, mais de 50% morrem precocemente.

Um **bebê colódio, geralmente prematuro**, apresenta-se recoberto por membrana espessa, brilhante e tensa que se assemelha a colódio (solução viscosa de nitrocelulose em álcool e éter) ou pergaminho. A pele membranosa apresenta fissuras em decorrência dos primeiros esforços respiratórios e começa a se soltar em grandes lâminas. A deficiência de transglutaminase 1 (TGM1)

é a causa mais comum. A descamação completa pode levar várias semanas, eventualmente deixando a pele com aspecto normal.

A **ictiose lamelar** é um distúrbio autossômico recessivo. Um neonato com essa condição pode parecer um bebê colódio a princípio; entretanto, a descamação persiste. O crescimento do cabelo pode ser restrito, e o desenvolvimento das glândulas sudoríparas geralmente é obstruído. Os recém-nascidos afetados geralmente sofrem muito no calor por causa de sua incapacidade de transpirar.

A **ictiose ligada ao cromossomo X** resulta de deleção ou mutação no gene *STS*, o que causa deficiência da enzima esteroide sulfatase. A maioria dos neonatos do sexo masculino apresenta pele rosada ou avermelhada com grandes escamas translúcidas que se soltam após o nascimento.

A **ictiose epidermolítica** ou hiperqueratose epidermolítica é uma condição autossômica dominante resultante de mutações nos genes *KRT1* e *KRT10*. A pele do recém-nascido pode apresentar bolhas e parece estar descamando.

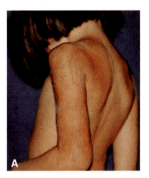 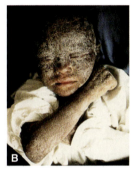 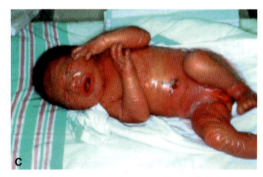

Figura 19.5 A. Criança com hipertricose congênita e hiperpigmentação. Há excesso de pelos nos ombros e no dorso. **B.** Criança com forma grave de queratinização da pele (ictiose) desde o momento do nascimento. **C.** Bebê colódio. Recém-nascido recoberto por membrana tensa e brilhante semelhante a um papel celofane, ectrópio (eversão das pálpebras) e eclábio (eversão dos lábios). (**A.** Cortesia do Dr. Mario João Branco Ferreira, Serviço de Dermatologia, Hospital de Desterro, Lisboa, Portugal. **B.** Cortesia do Dr. João Carlos Fernandes Rodrigues, Serviço de Dermatologia, Hospital de Desterro, Lisboa, Portugal. **C.** Extraído de Craiglow, Brittany G. Ichthyosis in the newborn, *Semin Perinatol* 37(1):26-31, 2013, Fig. 1-a).

Displasia ectodérmica congênita

A displasia ectodérmica congênita representa um grupo de **distúrbios hereditários** raros que envolvem os tecidos originários do ectoderma. Há ausência total ou parcial dos dentes, e os pelos e as unhas geralmente são afetados. A **síndrome ectrodactilia-displasia ectodérmica-fissura labiopalatina** é uma condição cutânea congênita que se transmite como um traço autossômico dominante e envolve os tecidos ectodérmico e mesodérmico e consiste em **displasia ectodérmica**

(desenvolvimento incompleto da epiderme e dos apêndices da pele; a pele apresenta-se lisa e sem pelos). A **displasia** é associada a **hipopigmentação da pele**, cabelo e sobrancelhas ralos, ausência de cílios, distrofia ungueal, hipodontia e microdontia, **ectrodactilia** (ausência da totalidade ou de parte de um ou mais dedos das mãos ou dos pés) e fissura labiopalatina. *Essa condição parece ser causada por um defeito no gene* TP63, *que codifica um fator de transcrição.*

Angiomas da pele

Os angiomas são **anomalias vasculares**. Os vasos sanguíneos ou linfáticos primitivos transitórios ou excedentes persistem nesses defeitos de desenvolvimento. Aqueles compostos por vasos sanguíneos podem ser principalmente angiomas arteriais, venosos ou **cavernosos**, mas geralmente são de um tipo misto. Os angiomas compostos por vasos linfáticos são denominados **linfangiomas císticos** ou **higromas císticos** (ver Capítulo 13, Figura 13.55). Os verdadeiros angiomas são tumores benignos de células endoteliais normalmente compostas por cordões sólidos ou ocos; os cordões ocos contêm sangue.

O **nevo flâmeo** denota a mancha plana, rosada ou avermelhada, semelhante a uma chama, que geralmente aparece na superfície posterior do pescoço. A **mancha vinho do Porto (hemangioma)**

é um angioma maior e mais escuro do que o nevo flâmeo, geralmente localizado anterior ou lateralmente na face ou no pescoço (Figura 19.6). Apresenta-se nitidamente demarcado quando está próximo ao plano mediano, enquanto o **angioma comum** (mancha vermelho-rosada) pode cruzar o plano mediano. A mancha vinho do Porto na área de distribuição do nervo trigêmeo, às vezes, está associada a um tipo semelhante de angioma das meninges cerebrais e a convulsões no nascimento (**síndrome de Sturge-Weber**). Os hemangiomas estão entre as neoplasias benignas mais comuns encontradas em neonatos e crianças. Quando múltiplos, podem estar associados a hemangiomas internos que afetam as vias respiratórias ou, se no fígado, podem causar distúrbios hematológicos, como consumo de plaquetas (síndrome de Kasabach-Merritt).

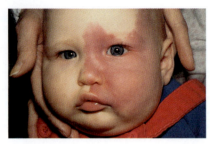

Figura 19.6 Hemangioma (mancha vinho do Porto) em um lactente. (De Anderson, D, editor. *Dorland's Illustrated Medical Dictionary*. ed 30, Philadelphia, 2003, Saunders.)

Albinismo

No **albinismo generalizado**, que é uma condição autossômica recessiva, a pele, os pelos e a retina são despigmentados; entretanto, a íris normalmente apresenta alguma pigmentação. O albinismo ocorre quando os **melanócitos não produzem melanina** por falta da enzima tirosinase ou de outras enzimas pigmentares. No *albinismo localizado* (**piebaldismo**), transmitido como um traço autossômico dominante, áreas da pele e mechas do cabelo não têm melanina.

Glândulas mamárias

As glândulas mamárias são tipos modificados e altamente especializados de glândulas sudoríparas. O desenvolvimento glandular é semelhante em embriões masculinos e femininos. A primeira evidência de desenvolvimento mamário aparece na quarta semana, quando as **cristas mamárias** se desenvolvem em cada lado da superfície ventral do embrião. Essas cristas estendem-se da região axilar (axila) até a região inguinal (Figura 19.7A). As cristas normalmente desaparecem, à exceção das partes no local das futuras mamas (ver Figura 19.7B).

A involução das cristas mamárias remanescentes na quinta semana produz os **brotos mamários primários** (ver Figura 19.7C). Esses brotos são o crescimento invasivo da epiderme para o interior do mesênquima subjacente. As alterações ocorrem em resposta à sinalização do peptídio relacionado ao paratormônio (PTHrP) e à influência indutora do mesênquima. Cada broto mamário primário logo dá origem a vários **brotos mamários secundários**, que se desenvolvem para o interior dos **ductos lactíferos** e suas ramificações (ver Figura 19.7D e E). *A expressão dos fatores de transcrição epitelial TBX3 e LEF1 inicia a formação das cristas e dos brotos mamários*. A **canalização** desses brotos é induzida pelos **hormônios sexuais placentários** que entram na circulação do feto. Esse processo continua até o final do período fetal, e, até o nascimento, formam-se de 15 a 19 ductos lactíferos. O tecido conjuntivo fibroso e o tecido adiposo das glândulas mamárias desenvolvem-se a partir do mesênquima circundante. A remodelação estrutural e a ramificação dos ductos lactíferos são controladas pelos hormônios, entre os quais, a progesterona, o estrógeno e a prolactina.

Durante a última fase do período fetal, a epiderme no local de origem das glândulas mamárias sofre uma depressão, formando **fossetas mamárias** rasas (ver Figura 19.7E). Nos neonatos, os mamilos apresentam-se malformados e deprimidos. Logo após o nascimento, os mamilos normalmente se elevam das fossetas mamárias em virtude da proliferação do tecido conjuntivo circundante da **aréola da mama**, a área circular de pele pigmentada em torno dos mamilos. As fibras musculares lisas dos mamilos e das aréolas da mama diferenciam-se a partir das células mesenquimais circundantes.

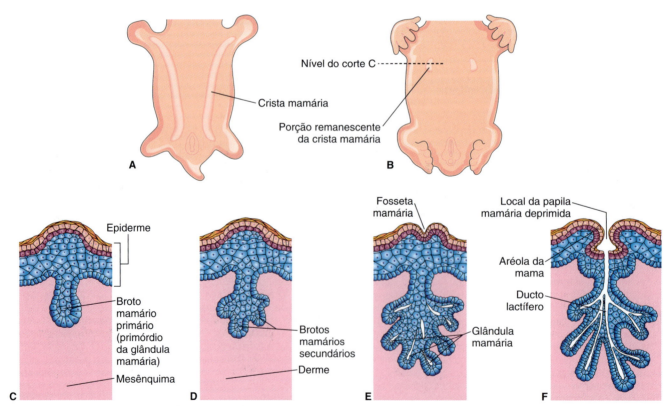

Figura 19.7 Desenvolvimento das glândulas mamárias. **A.** Vista anterior de um embrião de aproximadamente 28 dias mostra as cristas mamárias. **B.** Vista semelhante com 6 semanas mostra a porção remanescente dessas cristas. **C.** Corte transversal de uma crista mamária no local de uma glândula mamária em desenvolvimento. **D** a **F.** Cortes semelhantes mostram os sucessivos estágios de desenvolvimento das mamas entre a 12ª semana e o nascimento.

As **glândulas mamárias rudimentares** dos neonatos (tanto do sexo masculino quanto do feminino) são idênticas e, geralmente, aumentadas, podendo haver produção de secreção (galactorreia). Essas alterações transitórias são causadas pelos hormônios maternos que atravessam a membrana placentária e entram na circulação do feto (ver Capítulo 7, Figura 7.7). As mamas dos neonatos contêm **ductos lactíferos**, mas não **alvéolos**. Na glândula mamária lactante, esses são os locais da secreção láctea.

Nas meninas, as mamas aumentam rapidamente durante a puberdade (Figura 19.8), principalmente em razão do desenvolvimento das glândulas mamárias e do acúmulo do **estroma** fibroso (tecido conjuntivo) e do tecido adiposo correlato. O desenvolvimento pleno ocorre por volta dos 19 anos (ver Figura 19.8F). Normalmente, os **ductos lactíferos** dos meninos permanecem rudimentares durante toda a vida.

Vários fatores de transcrição, incluindo a proteína MYC, que é um fator de transcrição básico hélice-alça-hélice, são essenciais para a formação dos ductos lactíferos e a função da mama feminina.

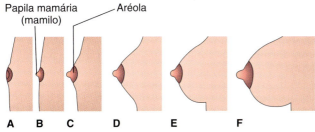

Figura 19.8 Esboços dos estágios progressivos do desenvolvimento pós-natal das mamas femininas. **A.** Recém-nascida. **B.** Criança. **C.** Início da puberdade. **D.** Fim da puberdade. **E.** Adulta jovem. **F.** Gestante. Observa-se a papila mamária invertida por ocasião do nascimento (**A**). Na puberdade (12 a 15 anos), as mamas femininas aumentam por causa do desenvolvimento das glândulas mamárias e do aumento da deposição de gordura.

Ginecomastia

Os ductos lactíferos rudimentares em meninos normalmente não passam por desenvolvimento pós-natal. A **ginecomastia** refere-se ao desenvolvimento dos ductos lactíferos rudimentares no tecido mamário masculino. Durante a fase intermediária da puberdade, aproximadamente dois terços dos meninos desenvolvem diversos graus de **hiperplasia** (aumento) das mamas. Essa hiperplasia subareolar pode persistir por alguns meses até 2 anos. Os meninos com ginecomastia apresentam menor razão entre testosterona e estradiol. Cerca de 40% dos meninos com **síndrome de Klinefelter** têm ginecomastia (ver Capítulo 20, Figura 20.9), que está associada a um complemento cromossômico XXY.

Ausência de mamilos ou mamas

A ausência de mamilos (atelia) ou mamas (amastia) pode ser bilateral ou unilateral. Esses são defeitos congênitos raros resultantes da deficiência de desenvolvimento ou do desaparecimento das cristas mamárias, podendo ser decorrentes também de falha de formação de brotos mamários. O mais comum é a redução (**hipoplasia da mama**), geralmente associada à **agenesia gonadal** (ausência ou falha de formação das gônadas) e à **síndrome de Turner** (ver Capítulo 20, Figura 20.4). A **síndrome de Poland** é associada à hipoplasia ou à ausência da mama ou do mamilo. Nesses casos, há, com frequência, desenvolvimento rudimentar associado dos músculos da parede torácica, geralmente o **músculo peitoral maior** (ver Capítulo 15, Figura 15.5).

Mamas e mamilos supranumerários

A mama extra (**polimastia**) ou o mamilo extra (**politelia**) acomete aproximadamente 0,2 a 5,6% da população feminina (Figura 19.9) e é uma condição hereditária. A mama ou o mamilo extra geralmente se desenvolve logo abaixo da mama normal. Os **mamilos supranumerários** também são relativamente comuns em meninos e geralmente são confundidos com verrugas (Figura 19.10). A politelia geralmente é associada a outros defeitos congênitos, como anomalias do sistema urinário. Em casos menos comuns, as **mamas ou os mamilos supranumerários** aparecem nas regiões axilar ou abdominal das meninas. Nessas posições, os mamilos ou as mamas se desenvolvem a partir de brotos extra-mamários, que se desenvolvem a partir de restos das cristas mamárias e geralmente se tornam mais evidentes nas mulheres quando elas engravidam. Aproximadamente um terço das pessoas afetadas têm dois mamilos ou mamas extras. O **tecido mamário supranumerário** raramente ocorre em outro local que não ao longo das cristas mamárias (linhas lácteas) e geralmente se desenvolve a partir do tecido deslocado dessas cristas.

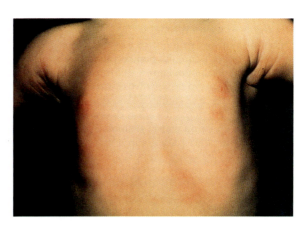

Figura 19.9 Lactente do sexo feminino com mamilo extra (politelia) no lado esquerdo. (Cortesia do Dr. A. E. Chudley, Section of Genetics and Metabolism, Department of Pediatrics and Child Health, Children's Hospital and University of Manitoba, Winnipeg, Manitoba, Canadá.)

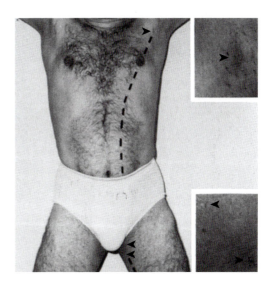

Figura 19.10 Homem com politelia (mamilos extras) nas regiões axilar e da coxa. Os *detalhes* mostram o aumento dos mamilos *(pontas de seta)*. A *linha interrompida* indica a posição original da crista mamária esquerda. (Cortesia do Dr. Kunwar Bhatnagar, Professor of Anatomy, School of Medicine, University of Louisville, Louisville, KY.)

Mamilos invertidos

Os mamilos, às vezes, não se elevam acima da superfície da pele após ou nascimento ou durante a puberdade, permanecendo em sua localização pré-natal (ver Figuras 19.7F e 19.8A). Os mamilos invertidos podem dificultar o aleitamento, mas várias técnicas de amamentação podem ser utilizadas para reduzir essa dificuldade.

Pelos

Os pelos começam a se desenvolver no início do período fetal (com 9 a 12 semanas), mas somente se tornam reconhecíveis aproximadamente na 20ª semana (ver Figura 19.3). Os pelos são reconhecíveis primeiro nas sobrancelhas, no lábio superior e no mento (queixo). Os **folículos pilosos** começam como proliferações do *estrato germinativo da epiderme* e se estendem para a derme subjacente. Os **brotos pilosos** assumem a forma de clava na 12ª semana, formando **bulbos pilosos** na 14ª semana (ver Figura 19.3). As células epiteliais dos bulbos pilosos constituem a **matriz germinal**, que mais tarde produz as hastes dos pelos.

Os bulbos pilosos (**primórdios das raízes dos pelos**) logo são invaginados por pequenas **papilas pilosas** do mesênquima (Figura 19.11; ver também Figura 19.3). As células periféricas dos folículos pilosos em desenvolvimento formam as **bainhas epiteliais das raízes**, e as células do mesênquima circundante se diferenciam em **bainhas dérmicas das raízes**. À medida que proliferam, as células da **matriz germinativa** (substância tecidual) são empurradas para a superfície, onde se tornam queratinizadas para formar as **hastes dos pelos** (ver Figura 19.3). Os pelos crescem através da epiderme nas sobrancelhas e no lábio superior até o final da 12ª semana.

Os primeiros pelos a aparecer denominam-se **lanugem** (lanugo). São pelos finos, macios e levemente pigmentados. A lanugem começa a aparecer no final da 12ª semana e torna-se abundante entre a 17ª e a 20ª semanas (ver Figura 19.3). Esses pelos ajudam a manter **vérnix caseoso**, que recobre e protege a pele do feto. A lanugem é substituída por pelos mais grossos durante o período perinatal. Esses pelos persistem sobre a maior parte do corpo, exceto nas regiões axilar e púbica, sendo substituídos na puberdade por pelos terminais ainda mais grossos. Em meninos, pelos grossos semelhantes aparecem também na face e, geralmente, no tórax e no dorso.

Os **melanoblastos** migram para os bulbos pilosos e se diferenciam em **melanócitos** (células produtoras de pigmento; ver Figura 19.3). A **melanina** produzida por essas células é transferida para as células formadoras de pelos na matriz germinativa várias semanas antes do nascimento. O teor relativo de melanina é responsável pelas diferentes cores dos pelos.

Os **músculos eretores dos pelos**, pequenos feixes de fibras de músculo liso, diferenciam-se a partir do mesênquima que circunda os folículos pilosos e se prendem às **bainhas radiculares dérmicas dos folículos pilosos** e à **camada papilar da derme**, que se interdigita com a epiderme (ver Figuras 19.1D e 19.3). As contrações dos músculos eretores dos pelos deprimem a pele no local de sua fixação e elevam a pele em torno das hastes dos pelos, fazendo com que os pelos se levantem ("arrepiem"). Os músculos eretores dos pelos são pouco desenvolvidos nos pelos da região axilar e em determinadas partes da face. Os pelos que formam as sobrancelhas e os cílios não possuem músculos eretores.

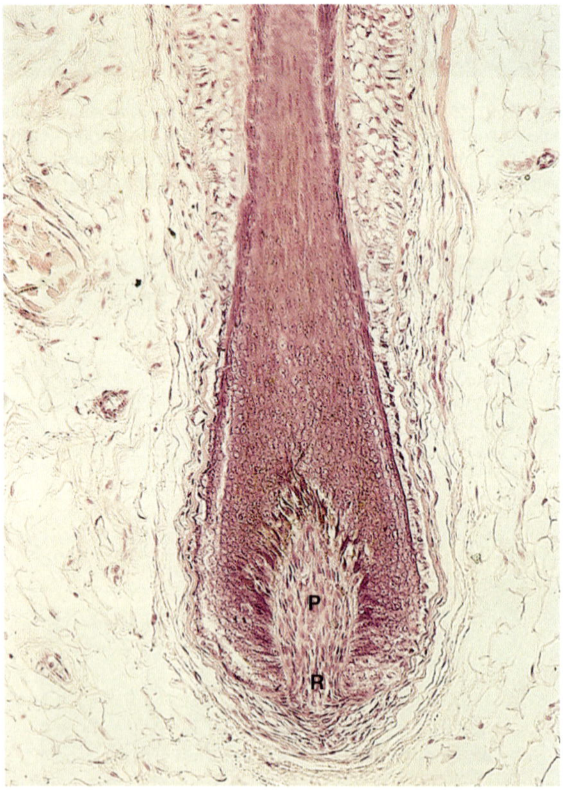

Figura 19.11 Fotomicrografia óptica de um corte longitudinal de um folículo piloso com suas respectivas raiz *(R)* e papila *(P)* (132×). (De Gartner LP, Hiatt JL. *Color textbook of histology*. ed 2, Philadelphia, 2001, Saunders.)

Alopecia

A ausência ou perda de cabelo ou de pelos em áreas do couro cabeludo ocorre isoladamente ou combinada com outros defeitos da pele e seus derivados. A **alopecia congênita** pode ser causada por falha de desenvolvimento dos folículos pilosos ou pela produção de pelos de má qualidade pelos folículos. Até 70% dos homens e 40% das mulheres apresentam perda total ou parcial do cabelo em algum momento da vida. Fatores genéticos e ambientais têm participação importante na calvície.

Hipertricose

O **excesso de pelos** é resultante do desenvolvimento de **folículos pilosos supranumerários** ou da **persistência da lanugem** que normalmente desaparece durante o período perinatal, podendo ser localizado (p. ex., nos ombros e no dorso) ou difuso (ver Figura 19.5A). A **hipertricose localizada** geralmente é associada a espinha bífida oculta (ver Capítulo 17, Figura 17.14).

Pelo torcido (*pili torti*)

O pelo torcido é um distúrbio em que os pelos são torcidos e curvos. Outros defeitos ectodérmicos (p. ex., unhas tortas) podem estar associados a essa condição, geralmente reconhecida entre os 2 e 3 anos de idade.

Unhas

As **unhas dos dedos dos pés** e **das mãos** começam a se desenvolver nas pontas dos dedos com aproximadamente 10 semanas (Figura 19.12). O desenvolvimento das unhas das mãos precede o das unhas dos pés em cerca de 4 semanas (ver Capítulo 6, Tabela 6.1). Os primórdios das unhas aparecem como áreas espessadas ou **campos ungueais** da epiderme na ponta de cada dedo (ver Figura 19.12A). Mais tarde, esses **campos** migram para as superfícies dorsais das unhas, levando a sua inervação a partir da superfície ventral. Os campos ungueais são circundados lateral e proximalmente por dobras de epiderme, as **pregas ungueais** (ver Figura 19.12B). As células do campo ungueal proximal crescem sobre o campo ungueal, queratinizando-se para formar a **placa ungueal** (ver Figura 19.12C).

Inicialmente, a unha em desenvolvimento é recoberta por uma estreita faixa de epiderme, o **eponíquio** (camada córnea da epiderme), que mais tarde se degenera, expondo a unha, exceto em sua base, que persiste em forma de **cutícula**. A cutícula da unha é a camada fina da superfície profunda da **prega ungueal proximal** (eponíquio). A pele sob a margem livre da unha é o **hiponíquio** (ver Figura 19.12C). As unhas dos dedos das mãos alcançam as pontas dos dedos em aproximadamente 32 semanas; as dos dedos dos pés alcançam as pontas dos dedos em até 36 semanas. O fato de as unhas não terem alcançado as extremidades dos dedos indica prematuridade.

> ### Anoniquia aplásica
>
> A **ausência congênita das unhas dos dedos das mãos ou dos pés** é rara. A anoniquia é resultante da não formação dos campos ungueais ou de falha das pregas ungueais proximais em formar as placas ungueais. Esse defeito congênito é permanente. A **anoniquia aplásica** (desenvolvimento defeituoso ou ausência das unhas) pode estar associada a desenvolvimento extremamente deficiente dos pelos e a defeitos dos dentes. A anoniquia pode restringir-se a uma ou mais unhas dos dedos das mãos e dos pés.

Dentes

Desenvolvem-se dois grupos de dentes: a dentição primária (**dentes decíduos**) e a dentição secundária (**dentes permanentes**). Os dentes se desenvolvem a partir do ectoderma oral, do mesênquima e das células da crista neural (Figura 19.13B). O **esmalte dos dentes** é originário do ectoderma da cavidade oral; todos os outros tecidos diferenciam-se do mesênquima circundante e das células da crista neural (Figura 19.14G e H). As células da crista neural são impressas com informações morfogenéticas antes ou logo depois de migrarem da crista neural. *Os mecanismos moleculares e as vias de sinalização envolvem a expressão e os efeitos de muitas centenas de genes, como FGF, BMP, SHH, TNF e WNT.* À medida que a mandíbula e a maxila crescem para acomodar os dentes em desenvolvimento, a forma da face muda.

A **odontogênese** (desenvolvimento dos dentes) é uma propriedade do epitélio oral (ver Figura 19.14G). O desenvolvimento é um processo contínuo que envolve a indução recíproca entre o mesênquima derivado da crista neural e o epitélio oral sobrejacente (ver Figura 19.14A). Esse processo geralmente é dividido em estágios para fins descritivos, com base na aparência dos dentes em desenvolvimento. Os primeiros brotos dentários aparecem na região anterior da mandíbula (ver Figuras 19.13B e 19.14B); mais tarde, os dentes se desenvolvem na região maxilar anterior e, em seguida, progride na direção posterior na mandíbula e na maxila.

O desenvolvimento dos dentes continua por anos após o nascimento (Tabela 19.1). O primeiro indício de desenvolvimento dos dentes ocorre no início da 6ª semana como um espessamento do epitélio oral (ver Figura 19.13A). Essas faixas em forma de U (**lâminas dentárias**) seguem a curvatura das mandíbulas primitivas (ver Figura 19.14A).

Estágio de broto do desenvolvimento dentário

Cada lâmina dentária (ver Figura 19.13A) desenvolve 10 centros de proliferação a partir dos quais crescem intumescências (**brotos dentários**) para o interior do mesênquima subjacente (ver Figuras 19.13B e 19.14A a C). Esses brotos se desenvolvem

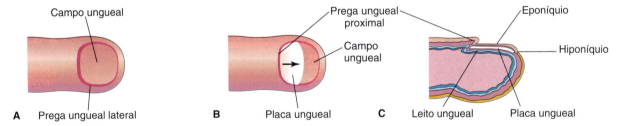

Figura 19.12 Os sucessivos estágios de desenvolvimento da unha de um dedo da mão. **A.** O primeiro indício de uma unha é o espessamento da epiderme, o campo ungueal, na ponta do dedo da mão. **B.** À medida que se desenvolve, a placa ungueal cresce em direção à ponta do dedo da mão. **C.** A unha alcança a ponta do dedo da mão até a 32ª semana.

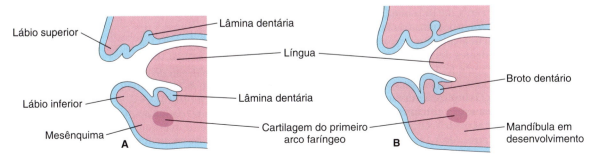

Figura 19.13 Desenhos de cortes sagitais da mandíbula em desenvolvimento ilustram o desenvolvimento inicial dos dentes. **A.** No início da 6ª semana, já existem lâminas dentárias. **B.** Ao final da 6ª semana, brotos dentários surgem a partir das lâminas.

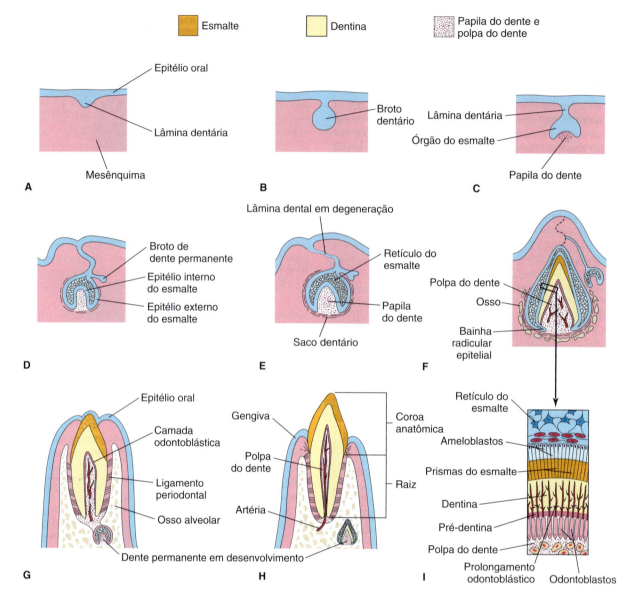

Figura 19.14 Os desenhos esquemáticos de cortes sagitais ilustram os sucessivos estágios de desenvolvimento e erupção de um dente incisivo. **A.** Na 6ª semana já existe lâmina dentária. **B.** Na 7ª semana, o broto dentário está se desenvolvendo a partir da lâmina dentária. **C.** O estágio de capuz do desenvolvimento dentário ocorre na 8ª semana. **D.** O início do estágio de sino de um dente decíduo e o estágio de broto de um dente permanente na 10ª semana. **E.** O estágio de sino avançado do desenvolvimento dentário com 14 semanas. A conexão (lâmina dentária) do dente com o epitélio oral está degenerando. **F.** Na 28ª semana, é possível observar o esmalte do dente e a dentina. **G.** O estágio inicial de erupção do dente 6 meses após o nascimento. **H.** Dezoito meses após o nascimento, o dente incisivo decíduo está totalmente erupcionado. O dente incisivo permanente tem uma coroa bem desenvolvida. **I.** O corte transversal de um dente em desenvolvimento mostra os ameloblastos (produtores do esmalte do dente) e os odontoblastos (produtores da dentina).

e se transformam em **dentes decíduos** (ver Tabela 19.1). Os brotos dos dentes permanentes que têm antecessores decíduos começam a aparecer com cerca de 10 semanas a partir das continuações profundas da lâmina dentária (ver Figura 19.14D). Esses brotos se desenvolvem lingualmente (próximo à língua) em relação aos **brotos dos dentes decíduos**.

Os molares permanentes não têm antecedentes decíduos e se desenvolvem como brotos a partir das extensões posteriores das **lâminas dentárias**. Os brotos dos dentes permanentes aparecem em diferentes ocasiões, principalmente durante o período fetal (ver Figura 19.1D). *Os brotos dos segundos e terceiros molares permanentes desenvolvem-se após o nascimento.* Os dentes decíduos possuem coroas bem desenvolvidas no nascimento (ver Figura 19.14H), enquanto os dentes permanentes permanecem como brotos dentários (ver Tabela 19.1).

Estágio de capuz do desenvolvimento dentário

À medida que o mesênquima invagina cada broto dentário (primórdio da papila do dente e do folículo dentário), os brotos assumem uma forma de capuz (Figura 19.15; ver também Figura 19.14C). A parte do ectoderma do dente em desenvolvimento, que é o **órgão do esmalte** (massa de células ectodérmicas que brotam da lâmina dentária), posteriormente produz esmalte (ver Figura 19.14E e G). A parte interna de cada dente em forma de capuz (**papila do dente**) é o primórdio da dentina e da polpa do dente (ver Figura 19.14E). Juntos, a papila do dente e o órgão do esmalte formam o broto dentário. A camada celular externa do órgão do esmalte é o **epitélio externo do esmalte**, e a camada celular interna que reveste a papila é o **epitélio interno do esmalte** (ver Figura 19.14D).

Tabela 19.1 Erupção e troca dos dentes.		
Dente	**Época de erupção**	**Época de troca**
Decíduo		
Incisivo medial	6 a 8 meses	6 a 7 anos
Incisivo lateral	8 a 10 meses	7 a 8 anos
Canino	16 a 20 meses	10 a 12 anos
Primeiro molar	12 a 16 meses	9 a 11 anos
Segundo molar	20 a 24 meses	10 a 12 anos
Permanente*		
Incisivo medial	7 a 8 anos	
Incisivo lateral	8 a 9 anos	
Canino	10 a 12 anos	
Primeiro pré-molar	10 a 11 anos	
Segundo pré-molar	11 a 12 anos	
Primeiro molar	6 a 7 anos	
Segundo molar	12 anos	
Terceiro molar	13 a 25 anos	

Dados extraídos de Moore KL, Dalley AF, Agur AMR. *Clinically oriented anatomy.* ed 7, Baltimore, 2014, Lippincott Williams & Wilkins, 2014.
*Os dentes permanentes não são trocados.

O núcleo central das células soltas entre as camadas do epitélio do órgão do esmalte é o **retículo do esmalte** ou retículo estrelado (ver Figura 19.14E). À medida que o órgão do esmalte e a papila do dente se desenvolvem, o mesênquima que circunda o dente em desenvolvimento se condensa para formar o **saco dentário** (folículo dentário), uma estrutura capsular vascularizada (ver Figura 19.14E). O saco dentário é o primórdio do *cemento* e do *ligamento periodontal* (ver Figura 19.14G). O cemento é o tecido conjuntivo mineralizado de aparência óssea que recobre a raiz do dente. O **ligamento periodontal**, originário das células da crista neural, é um tecido conjuntivo vascular especializado que circunda a raiz do dente, fixando-a ao osso alveolar (ver Figura 19.14G).

Estágio de sino ou campânula do desenvolvimento dentário

À medida que o **órgão do esmalte** se diferencia, o dente em desenvolvimento assume a forma de um sino (Figura 19.15; ver também Figura 19.14D e E). As células mesenquimais da **papila do dente** adjacente ao epitélio interno do esmalte diferenciam-se em **odontoblastos** (células formadoras da dentina), que produzem a pré-dentina e a depositam na área adjacente ao epitélio (ver Figura 19.14G). Mais tarde, a **pré-dentina** se calcifica, transformando-se em **dentina**, o segundo tecido mais duro do corpo. À medida que a dentina se espessa, os odontoblastos regridem em direção ao centro da papila do dente; entretanto, os seus prolongamentos citoplasmáticos digitiformes (**prolongamentos odontoblásticos**) permanecem incrustados na dentina (Figura 19.16; ver também Figura 19.14F e I).

As células do epitélio interno do esmalte diferenciam-se em **ameloblastos** (células da camada interna do órgão do esmalte) sob a influência dos odontoblastos, que produzem esmalte em forma de prismas (hastes) sobre a superfície da dentina (ver Figura 19.14I). À medida que o esmalte aumenta, os ameloblastos migram em direção ao epitélio externo do esmalte (ver Figura 19.15A e B). O esmalte, tecido mais duro do corpo, recobre e protege a dentina contra fraturas (ver Figura 19.16). A cor translúcida do esmalte é baseada na espessura e na cor da dentina subjacente. A formação do esmalte e da dentina tem início na cúspide (ponta) do dente e progride em direção à futura raiz.

A **raiz do dente** começa a se desenvolver depois que a formação da dentina e do esmalte está bem avançada (Figura 19.17; ver também Figura 19.14H). Os epitélios interno e externo do esmalte se unem no **colo do dente** (junção cemento-esmalte), onde formam uma dobra, a **bainha radicular epitelial** (ver Figuras 19.14F e 19.15). Essa bainha cresce para o interior do mesênquima e inicia a formação da raiz.

Os **odontoblastos** adjacentes à bainha radicular epitelial formam a dentina, que é contínua com a dentina da coroa do dente. À medida que a dentina aumenta, ela reduz a **cavidade pulpar** a um estreito **canal da raiz do dente** através do qual os vasos e nervos passam (ver Figura 19.14H). As células internas do saco dentário diferenciam-se em **cementoblastos**, que produzem o cemento restrito à raiz. O cemento é depositado sobre a dentina da raiz e encontra o esmalte no **colo do dente**, o segmento do dente limitado entre a coroa e a raiz (ver Figura 19.14H).

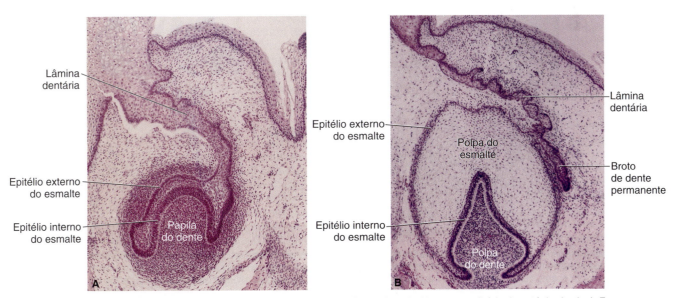

Figura 19.15 Fotomicrografia do primórdio de um dente incisivo inferior. **A.** Um feto de 12 semanas (início do estágio de sino). Formou-se um órgão do esmalte semelhante a um capuz, e a papila do dente está se desenvolvendo por baixo. **B.** Primórdio de um dente incisivo inferior em um feto de 15 semanas (final do estágio de sino). Observam-se as camadas interna e externa do esmalte, a papila do dente e o broto de um dente permanente. (De Moore KL, Persaud TVN, Shiota K. *Color atlas of clinical embryology*, ed 2, Philadelphia, 2000, Saunders, 2000.)

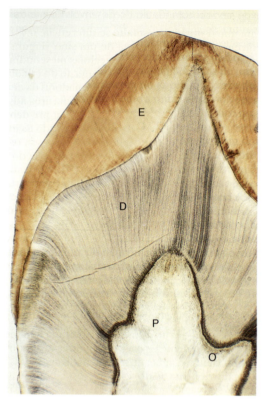

Figura 19.16 Fotomicrografia de um corte da coroa e do colo de um dente (17×). Observam-se o esmalte *(E)*, a dentina *(D)*, a polpa do dente *(P)* e os odontoblastos *(O)*. (De Gartner LR, Hiatt JL. *Color textbook of histology.* ed 2, Philadelphia, 2001, Saunders.)

À medida que os dentes se desenvolvem e a mandíbula ossifica, as células externas do **saco dentário** também assumem um papel ativo na formação óssea (ver Figura 19.14H). Cada dente logo é circundado pelo osso, exceto sobre a coroa (ver Figura 19.14G e H). O dente é mantido em seu **alvéolo** (cavidade que aloja o dente) pelo forte **ligamento periodontal**, um derivado do saco dentário (ver Figura 19.14G e H). Algumas fibras desse ligamento estão incrustadas no cemento da raiz; outras fibras estão incrustadas na parede óssea do alvéolo.

Erupção dos dentes

À medida que se desenvolvem, os **dentes decíduos** iniciam um movimento lento e contínuo em direção à **cavidade oral** (ver Figura 19.14G). A **erupção** resulta no surgimento do dente a partir do folículo dentário, na maxila, para assumir a sua posição funcional na boca. Os **dentes mandibulares** geralmente erupcionam antes dos **dentes maxilares**, e a erupção dos dentes geralmente ocorre mais cedo nas meninas do que nos meninos. A dentição da criança contém **20 dentes decíduos**. À medida que a raiz do dente cresce, a sua coroa erupciona gradativamente através do **epitélio oral** (ver Figura 19.14G). A parte da túnica mucosa da boca em torno da coroa erupcionada passa a ser a **gengiva** (ver Figura 19.14H).

O período habitual de erupção dos dentes decíduos é entre 6 e 24 meses de vida (ver Tabela 19.1). Os dentes mandibulares mediais (**dentes incisivos centrais**) tipicamente erupcionam dos 6 aos 8 meses, mas esse processo pode ter início somente aos 12 ou 13 meses em algumas crianças. Apesar disso, todos os 20 dentes decíduos geralmente já erupcionaram até o final do segundo ano de vida em crianças saudáveis. A erupção tardia de todos os dentes pode indicar distúrbio sistêmico ou nutricional, como **hipopituitarismo** (atividade reduzida da adeno-hipófise) ou **hipotireoidismo** (produção reduzida de hormônios da glândula tireoide).

A **dentição permanente** consiste em 32 dentes. Os dentes permanentes desenvolvem-se de maneira semelhante aos dentes decíduos. À medida que um dente permanente cresce, a raiz do dente decíduo correspondente é gradativamente reabsorvida pelos **osteoclastos** (odontoclastos). Consequentemente, quando os dentes decíduos caem, a dentição passa a ser constituída somente pela coroa e pela parte superior da raiz. A erupção dos dentes permanentes geralmente se inicia no sexto ano e continua até o início da idade adulta (Figura 19.18; ver Tabela 19.1).

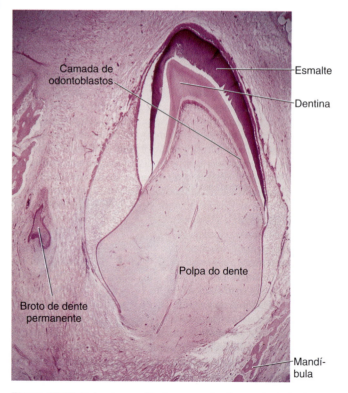

Figura 19.17 Fotomicrografia de um corte de um dente incisivo inferior em um feto maduro. As camadas de esmalte e dentina e a polpa estão claramente demarcadas. (De Moore KL, Persaud TVN, Shiota K. *Color atlas of clinical embryology.* ed 2, Philadelphia, 2000, Saunders.)

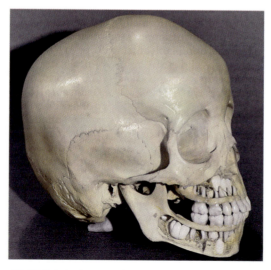

Figura 19.18 Crânio de uma criança de 4 anos. O osso foi removido da mandíbula e da maxila para expor a relação dos dentes permanentes em desenvolvimento com os dentes decíduos erupcionados.

Dentes natais

Os neonatos podem apresentar um ou mais **dentes erupcionados**. Esses dentes são, em geral, os incisivos inferiores. Um ou mais dentes podem erupcionar também mais tarde, no período neonatal (até 4 semanas de vida); são os chamados **dentes neonatais**. Dentes natais são encontrados em 1 a cada 2.000 neonatos. Essa anomalia é, com frequência, transmitida como um traço autossômico dominante. Somente as coroas dos dentes são calcificadas, e suas raízes geralmente estão soltas. Esses dentes podem provocar desconforto à mãe durante a amamentação, e a língua do recém-nascido pode ser lacerada ou os dentes podem se soltar e ser aspirados; por isso, os dentes natais geralmente são extraídos. Por serem dentes deciduais erupcionados prematuramente, podem ser necessários espaçadores para evitar o apinhamento dos outros dentes.

Hipoplasia do esmalte dentário

A **formação defeituosa do esmalte dentário** provoca a criação de fossetas e fissuras no esmalte dos dentes (Figuras 19.19 e 19.20A). Esses defeitos são resultantes de distúrbios temporários da formação do esmalte. Diversos fatores (p. ex., deficiência nutricional, tratamento com tetraciclina, doenças infecciosas, como sarampo) podem lesionar os **ameloblastos**, que produzem o esmalte.

O **raquitismo**, uma doença que ocorre durante o período crítico do desenvolvimento dentário (entre 6 e 12 semanas) é uma causa comum de hipoplasia do esmalte dentário. O raquitismo, que acomete crianças com deficiência de vitamina D, caracteriza-se por *distúrbio de ossificação das lâminas cartilaginosas das epífises* e pela desorientação das células da metáfise (ver Figura 14.4E).

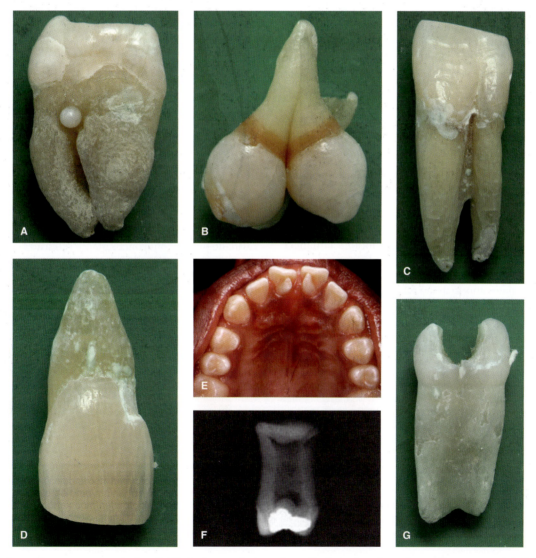

Figura 19.19 Anomalias comuns dos dentes. **A.** Pérola de esmalte (com furcação de um terceiro molar maxilar permanente). **B.** Geminação e coloração por tetraciclina (terceiro molar maxilar). **C.** Fusão dos incisivos central e lateral mandibulares permanentes. **D.** Raiz anormalmente curta (incisivo central maxilar permanente microdôntico). **E.** Dente invaginado (cúspides em garra na superfície lingual do incisivo central maxilar permanente). **F.** Dente taurodôntico (radiografia da superfície mesial do segundo molar maxilar permanente). **G.** Fusão (incisivos central e lateral mandibulares decíduos). (Cortesia do Dr. Blaine Cleghorn, Faculty of Dentistry, Dalhousie University, Halifax, Nova Scotia, Canadá.)

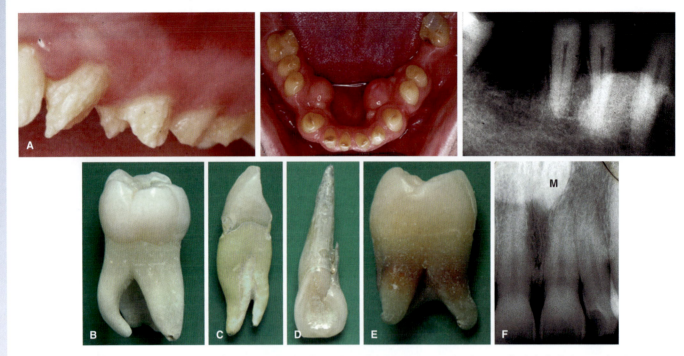

Figura 19.20 Outras anomalias comuns dos dentes. **A.** Amelogênese imperfeita. **B.** Raiz extra (molar mandibular). **C.** Raiz extra (canino mandibular). **D.** Raiz acessória (incisivo lateral maxilar). As raízes extras apresentam desafios para o tratamento do canal radicular e a extração. **E.** Coloração por tetraciclina (raiz do terceiro molar maxilar). **F.** Um dente supranumerário localizado na linha mediana (mesiodente *[M]*) próximo ao ápice do incisivo central. A prevalência de dentes supranumerários é de 1 a 3% na população geral. (**A** a **E.** Cortesia do Dr. Blaine Cleghorn, Faculty of Dentistry, Dalhousie University, Halifax, Nova Scotia, Canadá. **F.** Cortesia do Dr. Steve Ahing, Faculty of Dentistry, University of Manitoba, Winnipeg, Manitoba, Canadá.)

O formato do rosto é influenciado pelo desenvolvimento dos **seios paranasais** (cavidades preenchidas com ar nos ossos da face) e pelo crescimento da maxila e da mandíbula para acomodar os dentes (ver Capítulo 9, Figura 9.26). O alongamento dos **processos alveolares** (cavidades que sustentam os dentes) aumenta o comprimento do rosto durante a infância.

Variações do formato dos dentes

Dentes com formatos anormais são relativamente comuns (ver Figuras 19.19 e 19.20 e 19.20A a E). Ocasionalmente, há uma massa esférica de esmalte (**pérola de esmalte**) na raiz de um dente, separada do esmalte da coroa (ver Figura 19.19A). A pérola é formada por **grupos aberrantes de ameloblastos**. Em outros casos, o dente incisivo lateral maxilar tem formato delgado e afunilado (incisivos em forma de cavilha). Na taurodontia há a formação aumentada do corpo do dente e da cavidade pulpar com concomitante redução do comprimento da raiz (ver Figura 19.19F).

A **sífilis congênita** afeta a diferenciação dos dentes permanentes, resultando em incisivos com entalhes centrais em suas margens incisais. Os molares, também afetados, são denominados **molares em amora** em função de suas características.

Anomalias numéricas dos dentes

Um ou mais **dentes supranumerários** (mesiodente) podem ser encontrados, ou não há formação do número normal de dentes (ver Figura 19.20F). Muitos estudos relatam maior prevalência no sexo feminino. Os dentes supranumerários geralmente se desenvolvem na área dos incisivos maxilares e podem alterar a posição e a erupção dos dentes normais. Os dentes adicionais geralmente erupcionam atrás dos normais (ou permanecem inclusos) e são assintomáticos na maioria dos casos.

Na **anodontia parcial**, não há um ou mais dentes; esse é, com frequência, um traço familiar. Na **anodontia total**, nenhum dente se desenvolve; esta é uma condição extremamente rara. A anodontia total está, em geral, associada a **displasia ectodérmica** (defeito congênito dos tecidos ectodérmicos). Ocasionalmente, um broto dentário se divide parcial ou totalmente em dois dentes separados.

Um germe dentário parcialmente dividido é denominado **geminação**. O resultado é a **macrodontia** (dentes grandes) com um sistema de canais radiculares em comum; podem ocorrer também dentes pequenos (**microdontia**). Se o germe dentário se dividir totalmente em dois dentes separados, o resultado é um dente adicional na dentição. A fusão de dois dentes resulta em um dente a menos na dentição. Essa condição pode ser diferenciada radiograficamente da geminação pela existência de **dois sistemas distintos de canais radiculares** na fusão.

Cisto dentígero

Um cisto pode se desenvolver na mandíbula, na maxila ou em um seio maxilar que contenha um dente incluso. O **cisto dentígero** desenvolve-se em virtude da degeneração cística do retículo do esmalte do órgão do esmalte de um dente incluso. A maioria dos cistos está situada em nível profundo da mandíbula e é associada a dentes mal posicionados ou malformados que não erupcionaram.

Amelogênese imperfeita

A amelogênese imperfeita é um grupo complexo de, pelo menos, 14 entidades clínicas que envolvem **aberrações na formação do esmalte** na ausência de qualquer distúrbio sistêmico. Trata-se de um **defeito ectodérmico congênito hereditário** que afeta essencialmente apenas o esmalte. O esmalte pode apresentar-se **hipoplásico**, **hipocalcificado** ou **hipomaduro** (não totalmente desenvolvido). Dependendo do tipo de amelogênese imperfeita, o esmalte pode ser duro ou mole, liso ou com fossetas, e fino ou de espessura normal. A incidência da amelogênese imperfeita varia de 1 em 700 na Suécia a 1 em 1.200 nos EUA e apresenta múltiplos padrões de herança. A condição envolve múltiplos defeitos mutacionais dos genes codificadores do esmalte, da dentina e da mineralização, como *AMELX*, *ENAM* e *MMP20*. A classificação dessa condição é baseada nos achados clínicos e radiográficos e no modo de herança.

Dentinogênese imperfeita

Esse distúrbio autossômico dominante dos dentes caracteriza-se clinicamente por dentes translúcidos acinzentados a amarelo-acastanhados, afetando tanto a dentição decídua como a permanente. Os dentes têm brilho opalescente porque os *odontoblastos não se diferenciam normalmente*, resultando em dentina mal calcificada. O esmalte tende a se desgastar rapidamente, expondo a dentina. Na maioria dos casos, esse distúrbio está localizado no cromossomo 4q, e essa condição é relativamente comum em crianças brancas (Figura 19.21).

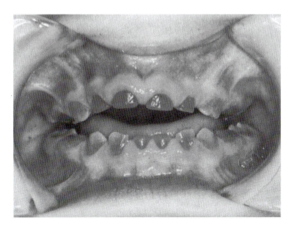

Figura 19.21 Dentes de uma criança com dentinogênese imperfeita. (De Thompson MW. *Genetics in medicine.* ed 4, Philadelphia, 1986, Saunders.)

Resumo do sistema tegumentar

- A pele e seus apêndices desenvolvem-se a partir do ectoderma, do mesênquima e das células da crista neural. A epiderme é originária do ectoderma superficial, e a derme, do mesênquima. Os **melanócitos** são oriundos das **células da crista neural** que migram para a epiderme
- As células descartadas da epiderme misturam-se a secreções das glândulas sebáceas para formar o *vérnix caseoso*, um revestimento esbranquiçado e gorduroso da pele que protege a epiderme dos fetos
- Os **pelos** desenvolvem-se a partir do crescimento da epiderme que invade a derme. Até aproximadamente 20 semanas, o feto apresenta-se completamente coberto por uma **lanugem** (lanugo). Esses pelos fetais são descartados antes ou logo depois do nascimento e substituídos por pelos mais grossos
- A maioria das **glândulas sebáceas** desenvolve-se como excrescências oriundas das laterais dos folículos pilosos; entretanto, algumas glândulas se desenvolvem a partir do crescimento da epiderme que invade a derme. As **glândulas mamárias** desenvolvem-se de forma semelhante
- Os **defeitos congênitos da pele** são principalmente distúrbios de queratinização (**ictiose**) e pigmentação (**albinismo**). O desenvolvimento anormal dos vasos sanguíneos resulta em diversos tipos de angioma
- Pode haver ausência ou malformação das **unhas**, bem como ausência ou excesso de pelos
- A ausência de **glândulas mamárias** é rara, mas as mamas supranumerárias (**polimastia**) e os mamilos supranumerários (**politelia**) são relativamente comuns
- Os **dentes** desenvolvem-se a partir do ectoderma, do mesoderma e das células da crista neural. O **esmalte dentário** é produzido pelos **ameloblastos**, originários do ectoderma oral; todos os outros tecidos dentários se desenvolvem a partir do mesênquima, oriundo do mesoderma e das células da crista neural
- Os **defeitos congênitos comuns dos dentes** são a formação defeituosa do esmalte e da dentina, anomalias de forma e variações de número e posição
- As **tetraciclinas** são substancialmente incorporadas ao esmalte e à dentina dos dentes em desenvolvimento, provocando coloração amarelo-acastanhada e hipoplasia do esmalte dentário. *Esses medicamentos não devem ser receitados para gestantes ou crianças com menos de 8 anos.*

Alteração da coloração dos dentes

Substâncias estranhas incorporadas ao esmalte e à dentina em desenvolvimento mancham os dentes. A hemólise associada à **eritroblastose fetal**, ou doença hemolítica do recém-nascido, pode provocar coloração azulada a preta dos dentes. Todas as **tetraciclinas** incorporam-se substancialmente aos dentes. O período crítico de risco de ocorrência dessa condição é aproximadamente das 14 semanas de vida do feto ao 10º mês pós-natal para os dentes decíduos e das 14 semanas de vida do feto ao 8º ano pós-natal para os dentes permanentes.

A **tetraciclina** afeta o esmalte e a dentina porque se liga à **hidroxiapatita** (estrutura mineral natural modificada que forma a estrutura cristalizada dos ossos e dentes). A coloração amarelo-acastanhada (mosqueada) dos dentes provocada pela tetraciclina é causada pela conversão da tetraciclina em um subproduto colorido sob a ação da luz. A dentina é, provavelmente, mais afetada do que o esmalte por ser mais permeável do que este após a conclusão da mineralização dos dentes. O esmalte de todos os dentes, à exceção dos terceiros molares, está completamente formado até aproximadamente os 8 anos de idade. Por isso, **tetraciclinas** (antibióticos de amplo espectro) não devem ser administradas a gestantes ou crianças com menos de 8 anos.

Questões clínicas

Caso 19.1

Um recém-nascido tinha dois dentes incisivos mandibulares erupcionados.

- Como se denominam esses dentes?
- Essa é uma anomalia comum?
- Esses dentes são supranumerários?
- Qual o problema ou perigo associado à existência de dentes por ocasião do nascimento?

Caso 19.2

Os dentes decíduos de um lactente apresentavam coloração amarelo-acastanhada e alguma hipoplasia do esmalte. A mãe se recordava de ter tomado antibióticos durante o segundo trimestre de sua gestação.

- Qual a provável causa da coloração dos dentes do lactente?
- A disfunção de que células causa hipoplasia do esmalte dentário?
- A dentição secundária apresentava coloração anormal?

Caso 19.3

Um lactente apresentava uma pequena mancha irregular de cor vermelho-clara na superfície posterior do pescoço. A mancha era nivelada com a pele circundante e branqueava quando levemente pressionada.

- Como se chama esse defeito congênito?
- O que essas observações indicam?
- Essa condição é comum?
- Existem outros nomes para designar esse defeito da pele?

Caso 19.4

Uma recém-nascida apresentava um tufo de pelo na região lombossacral.

- O que esse tufo de pelo indica?
- Essa condição é comum?
- Trata-se de um defeito congênito clinicamente importante?

Caso 19.5

A pele de um recém-nascido apresentava uma cobertura parecida com colódio que se rompeu e descamou logo após o nascimento. Mais tarde, desenvolveu-se ictiose lamelar.

- Descreva brevemente essa condição
- Esse defeito é comum?
- Como essa anomalia é herdada?

A discussão dessas questões é apresentada no Apêndice, na parte final deste livro.

Bibliografia e leitura sugerida

Chiego DJ Jr: *Essentials of oral histology and embryology—a clinical approach*, ed 4, Philadelphia, 2014, Mosby Elsevier.

Chiu YE: Dermatology. In Marcdante KJ, Kliegman KJ, editors: *Nelson essentials of pediatrics*, ed 7, Philadelphia, 2015, Saunders.

Coletta RD, McCoy EL, Burns V, et al: Characterization of the *Six 1* homeobox gene in normal mammary gland morphogenesis, *BMC Dev Biol* 10:4, 2010.

Craiglow BG: Ichthyosis in the newborn, *Semin Perinatol* 37:26, 2013.

Crawford PJM, Aldred MJ: Anomalies of tooth formation and eruption. In Welbury RR, Duggal MS, Hosey MT, editors: *Paediatric dentistry*, ed 4, Oxford, UK, 2012, Oxford University Press.

Felipe AF, Abazari A, Hammersmith KM, et al: Corneal changes in ectrodactyly-ectodermal dysplasia-cleft lip and palate syndrome: case series and literature review, *Int Ophthalmol* 32:475, 2012.

Galli-Tsinopoulou A, Stergidou D: Polythelia: simple atavistic remnant or a suspicious clinical sign for investigation?, *Pediatr Endocrinol Rev* 11:290, 2014.

Harryparsad A, Rahman L, Bunn BK: Amelogenesis imperfecta: a diagnostic and pathological review with case illustration, *SADJ* 68:404, 2013.

Inman JL, Robertson C, Mott JD, et al: Mammary gland development: cell fate specification, stem cells and the microenvironment, *Development* 142:1028, 2015.

Kliegman RR, Stanton B, Geme J, et al, editors: *Nelson textbook of pediatrics*, ed 20, Philadelphia, 2016, Elsevier.

Lee K, Gjorevski N, Boghaert E, et al: Snail1, Snail2, and E47 promote mammary epithelial branching morphogenesis, *EMBO J* 30:2662, 2011.

Little H, Kamat D, Sivaswamy L: Common neurocutaneous syndromes, *Pediatr Ann* 44(11):497, 2015.

Maisa Seppala M, Fraser GJ, Birjandi AA, et al: Sonic hedgehog signaling and development of the dentition, *J Dev Biol* 5(2):6, 2017.

Marwaha M, Nanda KD: Ectrodactyly, ectodermal dysplasia, cleft lip, and palate (EEC syndrome), *Contemp Clin Dent* 3:205, 2012.

McDermottt KM, Liu BY, Tisty TD, et al: Primary cilia regulate branching morphogenesis during mammary gland development, *Curr Biol* 20:731, 2010.

Moore KL, Dalley AF, Agur AMR: *Clinically oriented anatomy*, ed 8, Baltimore, 2017, Lippincott Williams & Wilkins.

Müller M, Jasmin JR, Monteil RA, et al: Embryology of the hair follicle, *Early Hum Dev* 26:59, 1999.

Nanci A: *Ten Cate's oral histology: development, structure, and function*, ed 9, St Louis, 2018, Elsevier.

Osborne MP, Boolbol SK: Breast anatomy and development. In Harris JR, Lippman ME, et al, editors: *Diseases of the breast*, ed 4, Philadelphia, 2010, Lippincott Williams & Wilkins.

Paller AS, Mancini AJ: *Hurwitz clinical pediatric dermatology: a textbook of skin disorders of childhood and adolescence*, ed 4, Philadelphia, 2011, Saunders.

Papagerakis P, Mitsiadis T: Development and structure of teeth and periodontal tissues. In Rosen CJ, editor: *Primer on the metabolic bone diseases and disorders of mineral metabolism*, ed 8, New Jersey, 2013, John Wiley & Sons.

Pillaiyar T, Manickam M, Jung S-H: Recent development of signaling pathways inhibitors of melanogenesis, *Cell Signal* 40:99, 2017.

Som PM, Laitman JT, Mak K: Embryology and anatomy of the skin, its appendages, and physiologic changes in the head and neck, *Neurographics (2011)* 7:390, 2017.

Smolinski KN: Hemangiomas of infancy: clinical and biological characteristics, *Clin Pediatr (Phila)* 44:747, 2005.

Watts A, Addy MA: Tooth discolouration and staining: a review of the literature, *Br Dent J* 190:309, 2001.

Defeitos Congênitos Humanos

Os defeitos (anomalias) congênitos são distúrbios de desenvolvimento presentes ao nascimento. Os defeitos são a principal causa de mortalidade neonatal (desfecho fetal). Esses defeitos podem ser de natureza estrutural, funcional, metabólica, comportamental ou hereditária. Os defeitos congênitos são um problema global; quase 8 milhões de crianças em todo o mundo apresentam um defeito congênito grave.

Classificação dos defeitos congênitos

A referência mais utilizada em todo o mundo para a classificação dos defeitos congênitos é a *International Classification of Diseases* (CID), mas nenhuma classificação isolada tem aceitação universal. Cada classificação é limitada por ter sido elaborada para um propósito específico. Várias tentativas de classificar os defeitos congênitos humanos, especialmente aqueles resultantes de **erros de morfogênese** (desenvolvimento da forma), revelam a frustração e as óbvias dificuldades em relação à formulação de metodologias concretas uniformes para uso no campo da assistência médica. Entre os médicos, hoje é comumente utilizada uma abordagem prática de classificação dos defeitos congênitos que leva em consideração a época de início da lesão, a possível causa e a patogênese.

Teratologia: estudo do desenvolvimento anormal

A **teratologia** é o ramo da embriologia e da patologia que trata da produção, da anatomia do desenvolvimento e da classificação de embriões e fetos malformados. *Um conceito fundamental na teratologia é de que determinadas fases do desenvolvimento embrionário são mais vulneráveis a alterações do que outras* (Figura 20.1). Até a década de 1940, acreditava-se que os embriões estivessem protegidos contra os agentes ambientais, como medicamentos, vírus e agentes químicos, por suas membranas extraembrionárias ou fetais (âmnio e cório) e pelas paredes do útero e do abdome de suas mães.

Em 1941, os primeiros casos bem documentados relataram que um agente ambiental (**vírus da rubéola**) poderia causar graves defeitos congênitos, como catarata (ver Capítulo 18, Figura 18.13), anomalias cardíacas e surdez se a infecção pelo vírus da rubéola ocorresse durante o período crítico de desenvolvimento dos olhos, do coração e das orelhas. Na década de 1950, os defeitos graves dos membros e outros distúrbios de desenvolvimento eram encontrados em recém-nascidos de mulheres que usaram **talidomida** no início da gravidez (Figura 20.2). Em todo o mundo, essas descobertas direcionaram as atenções para o papel dos medicamentos e dos vírus como causas de defeitos congênitos em seres humanos. Estima-se que de 7 a 10% dos defeitos congênitos sejam resultantes das ações nocivas de medicamentos, vírus e toxinas ambientais.

Mais de 10% das mortes de recém-nascidos em todo o mundo (20% na América do Norte) são atribuídos a defeitos congênitos. Os principais defeitos estruturais, como **espinha bífida cística** (ver Capítulo 17, Figura 17.15), são observados em aproximadamente 3% dos neonatos. Defeitos adicionais podem ser detectados durante o primeiro ano de vida, e a incidência chega a cerca de 6% em crianças de 2 anos e a 8% em crianças de 5 anos.

As **causas dos defeitos congênitos** são divididas em três categorias amplas:

- **Fatores genéticos**, como anomalias cromossômicas
- **Fatores ambientais**, como medicamentos/drogas e vírus
- **Herança multifatorial** (fatores genéticos e ambientais agindo juntos)

Em 50 a 60% dos casos de defeitos congênitos, a causa é desconhecida (Figura 20.3). Os defeitos podem ser isolados ou envolver múltiplos sistemas de órgãos e ter grande ou pouca importância clínica. **Defeitos mínimos isolados** ocorrem em aproximadamente 14% dos neonatos. Os defeitos das orelhas externas, por exemplo, não têm importância clínica séria, mas podem ser um indício de defeitos associados importantes. Por exemplo, o achado de uma única artéria umbilical alerta o médico para possíveis anomalias cardiovasculares e renais (ver Capítulo 7, Figura 7.18).

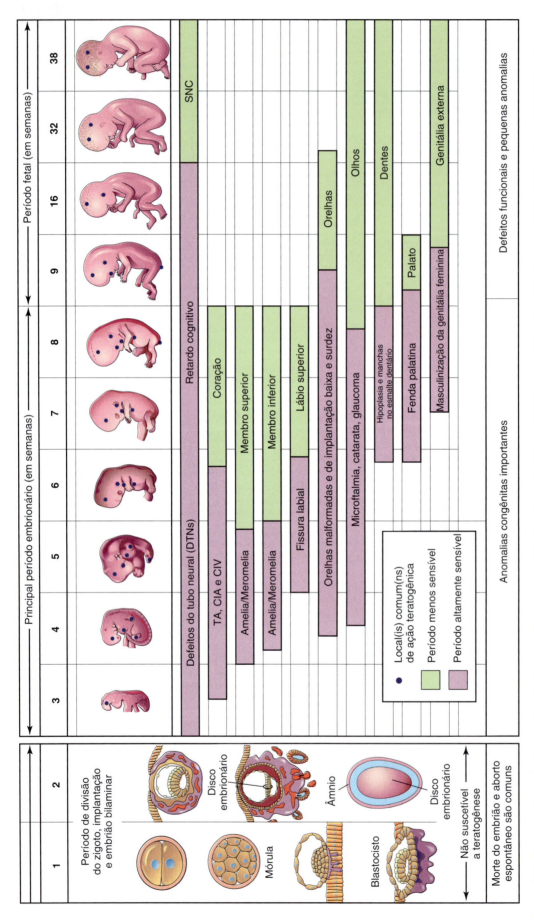

Figura 20.1 Períodos críticos do desenvolvimento humano. Durante as primeiras 2 semanas de desenvolvimento, o embrião não é, em geral, suscetível a teratógenos; o teratógeno lesiona todas ou a maioria das células, resultando na morte do embrião, ou lesiona apenas algumas células, possibilitando a recuperação do concepto e o desenvolvimento do embrião sem defeitos congênitos. Durante os períodos altamente sensíveis (*roxo*), importantes anomalias congênitas podem surgir (p. ex., amelia, ausência de membros, defeitos do tubo neural, espinha bífida cística). Durante as fases menos sensíveis aos teratógenos (*verde*), pequenas anomalias podem ser induzidas (p. ex., polegares hipoplásicos). *CIA*, comunicação interatrial; *SNC*, sistema nervoso central; *TA*, tronco arterial (ou tronco arterioso); *CIV*, comunicação interventricular.

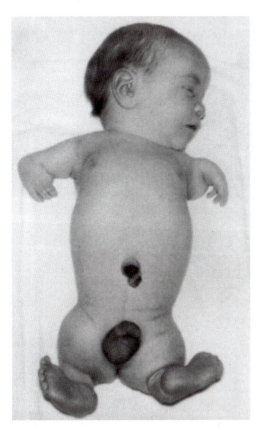

Figura 20.2 Recém-nascido do sexo masculino apresenta membros tipicamente malformados (meromelia ou redução do membro) resultantes de ingestão de talidomida por sua mãe durante o período crítico de desenvolvimento dos membros (ver Figura 20.15). (De Moore KL. The vulnerable embryo. Causes of malformation in man, *Manit Med Rev* 43:306, 1963.)

Noventa por centro dos recém-nascidos com três ou mais defeitos irrelevantes apresentam também um ou mais defeitos importantes. Dos 3% recém-nascidos com defeitos clinicamente significativos, **múltiplos defeitos importantes** são encontrados em 0,7%, e a maioria desses recém-nascidos morre. Os **defeitos de desenvolvimento importantes** são muito mais comuns em embriões jovens (10 a 15%), mas *a maioria deles é abortada espontaneamente* nas primeiras 6 semanas. As **anomalias cromossômicas** são detectadas em 50 a 60% dos embriões abortados espontaneamente.

Defeitos congênitos causados por fatores genéticos

Em termos numéricos, os fatores genéticos são as causas mais importantes de defeitos congênitos. Os genes mutantes causam cerca de um terço dos defeitos (ver Figura 20.3). Qualquer mecanismo complexo, como a **mitose** ou a **meiose,** ocasionalmente é comprometido (ver Figura 20.3; ver também Capítulo 2, Figuras 2.1 e 2.2). As aberrações cromossômicas ocorrem em 6 a 7% dos zigotos (embriões unicelulares).

A maioria dos embriões precoces anormais nunca sofre clivagem normal e chega a blastocistos (ver Capítulo 2, Figuras 2.16 e 22.17). Estudos *in vitro* de zigotos em processo de clivagem com menos de 5 dias de idade revelaram alta incidência de anomalias. Mais de 60% dos zigotos em processo de clivagem no 2º dia foram considerados anormais. Muitos zigotos, blastocistos e embriões com 3 semanas são abortados espontaneamente.

Os complementos cromossômicos sofrem dois tipos de alterações: numérica e estrutural. As alterações podem afetar os **cromossomos sexuais** ou os **autossomos** (os cromossomos não sexuais). Em alguns casos, ambos os tipos de cromossomos são afetados. Pessoas com aberrações cromossômicas geralmente apresentam **fenótipos** característicos (características morfológicas), como as características físicas dos recém-nascidos com síndrome de Down (Figuras 20.4). Com frequência, essas pessoas se parecem mais com outras que têm a mesma anomalia cromossômica do que com os próprios irmãos. *Essa aparência característica é resultante de um desequilíbrio genético.* Os fatores genéticos desencadeiam os defeitos por meios bioquímicos e outros em nível subcelular, celular ou tecidual. Os mecanismos anormais ativados pelos fatores genéticos podem ser idênticos ou semelhantes aos mecanismos causais desencadeados pelos **teratógenos**, como medicamentos/drogas e as infecções (Tabela 20.1).

Anomalias do número de cromossomos

Nos EUA, aproximadamente 1 em cada 120 neonatos apresenta uma anomalia cromossômica. As aberrações dos números dos cromossomos geralmente resultam de **não disjunção**, erro de divisão celular em que há falha na separação de um par de cromossomos ou de duas cromátides de um cromossomo durante a mitose ou a meiose (ver Capítulo 2, Figuras 2.2 e 2.3). Consequentemente, o par de cromossomos ou as cromátides passam para uma das células-filhas, e a outra célula-filha não recebe nenhum dos dois (Figura 20.5).

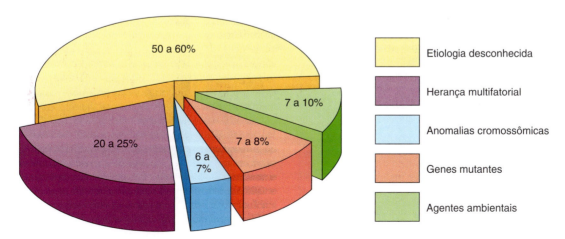

Figura 20.3 As causas da maioria dos defeitos congênitos humanos são desconhecidas, e 20 a 25% delas são causadas por uma combinação de fatores genéticos e ambientais (herança multifatorial).

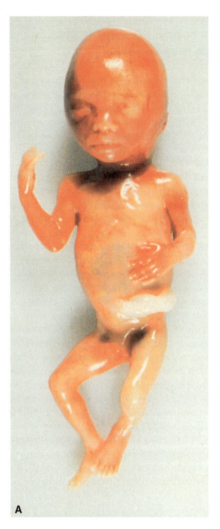

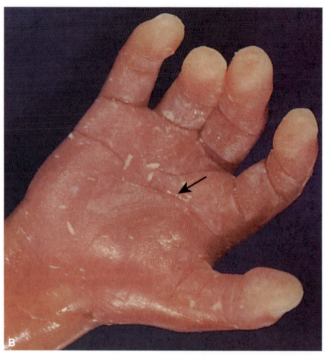

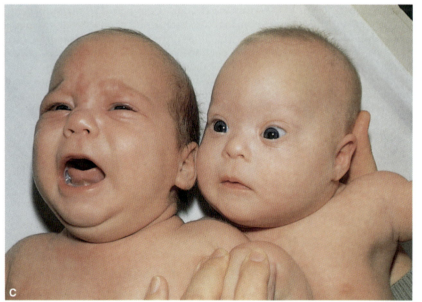

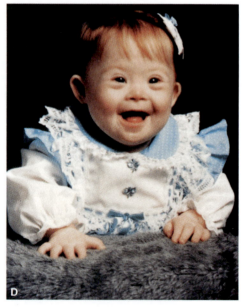

Figura 20.4 A. Vista anterior de um feto do sexo feminino com síndrome de Down (trissomia do 21) com 16,5 semanas. **B.** A mão do feto mostra a prega de flexão palmar transversal única (prega simiesca, *seta*) e a clinodactilia (encurvamento) do quinto dedo. **C.** Vista anterior dos rostos de gêmeos dizigóticos do sexo masculino discordantes para síndrome de Down (trissomia do 21). O gêmeo menor tem síndrome de Down e desenvolveu-se a partir de um zigoto que continha um cromossomo 21 adicional. As características faciais da síndrome nesses recém-nascidos incluem fissuras palpebrais inclinadas para cima, pregas epicânticas e ponte nasal plana. **D.** Uma menina de 2 anos e 6 meses com síndrome de Down. (**A** e **B.** Cortesia do Dr. D. K. Kalousek, Department of Pathology, University of British Columbia, Vancouver, British Columbia, Canadá. **C** e **D.** Cortesia do Dr. A. E. Chudley, Section of Genetics and Metabolism, Department of Pediatrics and Child Health, Children's Hospital, Winnipeg, Manitoba, Canadá.)

Tabela 20.1 Teratógenos causadores de defeitos congênitos humanos.

Agentes	Defeitos congênitos mais comuns
Fármacos/drogas/substâncias químicas	
Ácido valproico	Anomalias craniofaciais, DTNs, anomalias cognitivas, geralmente hidrocefalia, anomalias cardíacas e esqueléticas
Álcool etílico	Síndrome alcoólica fetal: RCIU, déficit cognitivo, microcefalia, anomalias oculares, anomalias articulares, fissuras palpebrais curtas
Aminopterina	RCIU; defeitos esqueléticos; malformações do SNC, sobretudo meroencefalia (ausência da maior parte do encéfalo)
Andrógenos e altas doses de progestógenos	Diversos graus de masculinização de fetos do sexo feminino: genitália externa ambígua que resulta na fusão dos lábios vaginais e hipertrofia do clitóris
Carbamazepina	DTNs, defeitos craniofaciais, retardo de desenvolvimento
Carbonato de lítio	Diversas anomalias, normalmente envolvendo o coração e os grandes vasos
Cocaína	RCIU, prematuridade, microcefalia, infarto cerebral, defeitos urogenitais, transtornos neurocomportamentais
Dietilestilbestrol	Anomalias do útero e da vagina, erosão cervical e rugas
Fenitoína	Síndrome da hidantoína fetal: RCIU, microcefalia, déficit cognitivo, sutura frontal com cristas, pregas epicânticas internas, ptose palpebral, ponte nasal larga e deprimida, hipoplasia falangiana
Isotretinoína (ácido 13-*cis*-retinoico)	Anomalias craniofaciais; DTNs como espinha bífida cística; anomalias cardiovasculares; fenda palatina; aplasia tímica
Metotrexato	Múltiplos defeitos, especialmente esqueléticos, envolvendo a face, o crânio, os membros e a coluna vertebral
Misoprostol	Anomalias dos membros, defeitos oculares e dos nervos cranianos, transtorno do espectro autista
Talidomida	Desenvolvimento anormal dos membros, como meromelia (ausência parcial) e amelia (ausência total), defeitos faciais; anomalias sistêmicas, como cardíacas, renais e oculares
Tetraciclina	Dentes manchados, hipoplasia do esmalte dentário
Trimetadiona	Atraso de desenvolvimento, sobrancelhas em "V", baixa implantação das orelhas, fissura labial e/ou fenda palatina
Varfarina	Hipoplasia nasal, epífises pontilhadas, falanges hipoplásicas, anomalias oculares, déficit cognitivo
Agentes químicos	
Bifenilas policloradas	RCIU, alteração da cor da pele
Metilmercúrio	Atrofia cerebral, espasticidade, convulsões, deficiência cognitiva
Infecções	
Citomegalovírus (CMV)	Microcefalia, coriorretinite, perda auditiva sensorineural, retardo do desenvolvimento psicomotor/cognitivo, hepatoesplenomegalia, hidrocefalia, paralisia cerebral, calcificação (periventricular) do encéfalo
Herpes-vírus simples (HSV)	Vesículas e cicatrizes na pele, coriorretinite, hepatomegalia, trombocitopenia, petéquias, anemia hemolítica, hidranencefalia
Parvovírus humano B19	Anemia fetal, hidropisia fetal não imune, morte fetal
Toxoplasma gondii	Microcefalia, déficit cognitivo, microftalmia, hidrocefalia, coriorretinite, calcificações cerebrais, perda auditiva, distúrbio neurológico
Treponema pallidum	Hidrocefalia, surdez congênita, déficit cognitivo, dentes e ossos anormais
Vírus da encefalite equina venezuelana	Microcefalia, microftalmia, agenesia cerebral, necrose do SNC, hidrocefalia
Vírus da hepatite B (HBV)	Nascimento pré-termo, baixo peso ao nascimento, macrossomia fetal
Vírus da rubéola	RCIU, retardo do crescimento pós-natal, anomalias cardíacas e dos grandes vasos, microcefalia, surdez sensorineural, catarata, microftalmia, glaucoma, retinopatia pigmentada, déficit cognitivo, hemorragia neonatal, hepatoesplenomegalia, osteopatia, defeitos dentários

(*continua*)

Tabela 20.1 Teratógenos causadores de defeitos congênitos humanos. (*Continuação*)

Agentes	Defeitos congênitos mais comuns
Vírus da varicela	Cicatrizes cutâneas (na distribuição dos dermátomos), anomalias neurológicas (p. ex., paresia dos membros [paralisia parcial], hidrocefalia, convulsões, catarata, microftalmia, síndrome de Horner, atrofia óptica, nistagmo, coriorretinite, microcefalia, deficiência cognitiva, anomalias esqueléticas (p. ex., hipoplasia dos membros, dedos das mãos, dedos dos pés), anomalias urogenitais
Vírus Zika	Microcefalia com colapso parcial do crânio; córtices cerebrais finos; retina mosqueada e fibrose macular; contraturas; hipertonia
Radiação	
Altos níveis de radiação ionizante	Microcefalia, déficit cognitivo, anomalias esqueléticas, retardo do crescimento, catarata

SNC, sistema nervoso central; *RCIU*, restrição do crescimento intrauterino; *DTN*, defeito do tubo neural.

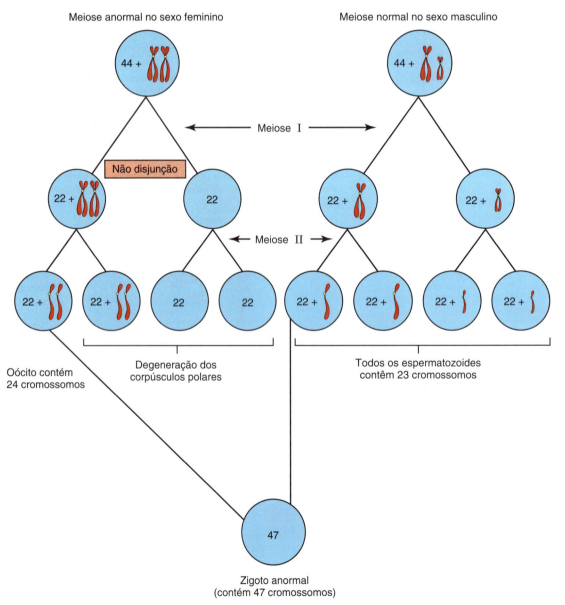

Figura 20.5 A não disjunção de cromossomos durante a primeira divisão meiótica de um oócito primário resulta em um oócito anormal com 24 cromossomos. A subsequente fertilização por um espermatozoide normal produz um zigoto com 47 cromossomos (aneuploidia), que é um desvio do número de diploides humanos de 46.

Glossário de termos teratológicos

Um defeito congênito é uma anomalia estrutural de qualquer tipo, mas nem todas as variações de desenvolvimento são defeitos ou anomalias (desvio acentuado da média ou da norma). As **variações anatômicas são comuns**; por exemplo, os ossos variam em sua forma básica e em detalhes menos relevantes de sua estrutura superficial. Os quatro tipos de defeitos congênitos clinicamente importantes são: malformação, ruptura, deformação e displasia

- **Malformação** é um defeito morfológico de um órgão, parte de um órgão ou de uma região maior do corpo que resulta de um *processo de desenvolvimento intrinsecamente anormal*. "Intrínseco" implica que o potencial de desenvolvimento do primórdio de um órgão é anormal desde o início, como uma anomalia cromossômica de um gameta (oócito ou espermatozoide) no momento da fertilização. A maioria das malformações é considerada um defeito de um *campo morfogenético ou de desenvolvimento* que responde como uma unidade coordenada à interação embrionária e resulta em malformações complexas ou múltiplas
- A **ruptura** é um defeito morfológico de um órgão, parte de um órgão ou de uma região maior do corpo que *resulta de interrupção extrínseca ou de interferência em um processo de desenvolvimento originalmente normal*. As alterações morfológicas após a exposição aos **teratógenos** (p. ex., medicamentos/drogas, vírus) devem ser consideradas rupturas. *Uma ruptura não tem como ser herdada*, mas os fatores herdados podem predispor e influenciar o desenvolvimento de uma ruptura
- **Deformação** é uma forma, um formato ou uma posição anormal de uma parte do corpo que *resulta de forças mecânicas*. A **compressão intrauterina** resultante de **oligoidrâmnio** (volume insuficiente de líquido amniótico) pode provocar **pé equinovaro (pé torto)** (ver Capítulo 16, Figura 16.15). Alguns defeitos do tubo neural do sistema nervoso central (SNC), como a **mielomeningocele** (tipo grave de espinha bífida), produzem alterações funcionais intrínsecas, as quais causam deformação fetal (ver Capítulo 17, Figuras 17.12C e 17.15A)
- **Displasia** é uma organização anormal das células nos tecidos e seus resultados morfológicos. A displasia é o processo e a consequência da **disistogênese** (formação tecidual anormal). Todas as anomalias relacionadas à histogênese são, portanto, classificadas como displasias, como a **displasia ectodérmica congênita** (ver Capítulo 19, quadro intitulado "Displasia ectodérmica congênita"). Do ponto de vista causal, a displasia é inespecífica e geralmente afeta vários órgãos em virtude da natureza das alterações celulares subjacentes.

Outros termos designativos são utilizados para descrever recém-nascidos com vários defeitos, e os termos evoluíram para expressar a causa e a patogênese:

- Um **defeito de campo politópico** é um padrão de defeitos derivados da alteração de um único campo de desenvolvimento
- Uma **sequência** é um padrão de múltiplos defeitos derivados de um único defeito estrutural ou fator mecânico conhecido ou presumido
- Uma **síndrome** é um padrão de múltiplos defeitos considerados patogeneticamente correlatos que não se sabe se representam uma única sequência ou um defeito de campo politópico
- Uma **associação** é uma ocorrência não aleatória de múltiplos defeitos envolvendo dois ou mais indivíduos e que não se sabe se representam um defeito de campo politópico, uma sequência ou uma síndrome.

Enquanto uma sequência é um conceito **patogenético** (causador de doença ou anomalia) e não um conceito causal, uma síndrome geralmente subentende uma única causa, como a **trissomia do 21 (síndrome de Down)**. Em ambos os casos, o padrão de defeitos é conhecido ou considerado como patogeneticamente correlato. No caso de uma sequência, o *fator desencadeador primário e a cascata* de complicações de desenvolvimento secundárias são conhecidos. Por exemplo, a **síndrome de Potter** (*sequência*), atribuída a **oligoidrâmnio** (volume insuficiente de líquido amniótico), é resultante de agenesia renal ou extravasamento de líquido amniótico (ver Capítulo 12, Figura 12.12C). Uma associação, por outro lado, refere-se a defeitos correlatos do ponto de vista estatístico, não patogenético ou causal. Uma ou mais sequências, síndromes ou defeitos de campo podem constituir uma associação.

A **dismorfologia** é uma área da genética clínica que trata do diagnóstico e da interpretação de padrões de defeitos estruturais. *Os padrões recorrentes de defeitos congênitos permitem o reconhecimento da síndrome*. A identificação desses padrões nas pessoas contribuiu para melhorar o entendimento das causas e da patogênese dessas condições.

O **fenótipo** refere-se às características morfológicas de uma pessoa conforme determinadas pelo genótipo e pelo ambiente em que ele é expresso.

A não disjunção pode ocorrer durante a gametogênese materna ou paterna. Os cromossomos das células somáticas normalmente são pareados e denominam-se **cromossomos homólogos**. O ser humano normal do sexo feminino possui 22 pares de autossomos e dois cromossomos X, enquanto o ser humano normal do sexo masculino possui 22 pares de autossomos e um cromossomo X e um cromossomo Y.

Síndrome de Turner

Aproximadamente 1% dos embriões femininos com monossomia do cromossomo X sobrevive; a incidência do cariótipo 45,X (síndrome de Turner) em recém-nascidas é de aproximadamente 1 em 8.000 nascimentos vivos. A constituição cromossômica mais frequente na **síndrome de Turner** é 45,X; entretanto, quase 50% dessas pessoas apresentam outros **cariótipos** (características cromossômicas de uma célula individual ou linhagem de células). O fenótipo da síndrome de Turner é feminino (ver Figuras 20.7 e 20.9). As características sexuais secundárias não se desenvolvem em 90% das mulheres afetadas, e é necessária reposição hormonal.

A **anomalia cromossômica monossomia do X** é a anomalia citogenética mais comumente observada em fetos abortados

Inativação de genes

Durante a embriogênese, um dos dois cromossomos X das células somáticas femininas é aleatoriamente inativado e apresenta-se como massa de **cromatina sexual**. A **inativação de genes** em um dos cromossomos X das células somáticas de embriões femininos ocorre durante a implantação. A inativação de X é clinicamente importante porque significa que cada célula de um carreador de uma doença ligada ao cromossomo X tem o gene mutante causador da doença no cromossomo X ativo ou no cromossomo X inativado, representado pela cromatina sexual. A inativação desigual de X em gêmeos monozigóticos (idênticos) é uma das razões atribuídas para a discordância em vários defeitos congênitos. A base genética para a discordância é de que um gêmeo expressa preferencialmente o X paterno e o outro, o X materno.

Aneuploidia e poliploidia

As alterações no número de cromossomos resultam em aneuploidia ou poliploidia. **Aneuploidia** é qualquer desvio do número diploide de 46 cromossomos. *Nos seres humanos, é a mais comum e clinicamente importante das anomalias em relação ao número de* cromossomos; ocorre em 3 a 4% das gestações clinicamente reconhecidas. Um **aneuploide** é o indivíduo que possui um número de cromossomos que não representa um múltiplo exato do número haploide 23 (p. ex., 45, 47). Um **poliploide** é a pessoa que possui um número de cromossomos que representa um múltiplo do número haploide 23 que não o número diploide (p. ex., 69; Figura 20.6).

A principal causa de aneuploidia é a não disjunção durante a divisão celular (ver Figura 20.5), o que resulta em distribuição desigual de um par de cromossomos homólogos para as células-filhas. Uma das células possui dois cromossomos, e a outra, nenhum dos dois cromossomos do par. Consequentemente, as células do embrião podem ser hipodiploides (45,X, como na síndrome de Turner; Figuras 20.7 a 20.9) ou **hiperdiploides** (geralmente 47, como na trissomia do 21 [síndrome de Down]; ver Figura 20.4).

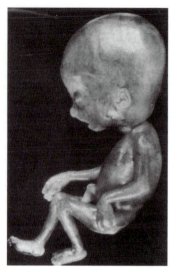

Figura 20.6 Feto triploide (69 cromossomos) ilustra grave desproporção entre a cabeça e o corpo. Os fetos triploides representam quase 20% dos abortos decorrentes de número anormal de cromossomos. (De Crane JP. Ultrasound evaluation of fetal chromosome disorders. In Callen PW, editor: *Ultrasonography in obstetrics and gynecology*, ed 3, Philadelphia, 1994, Saunders.)

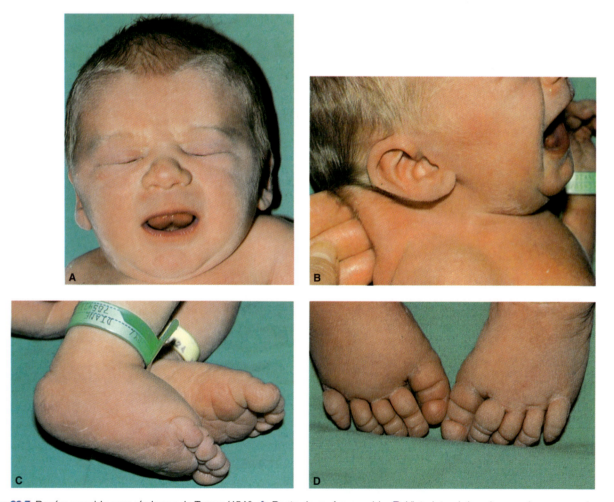

Figura 20.7 Recém-nascida com síndrome de Turner (45,X). **A.** Rosto da recém-nascida. **B.** Vista lateral da cabeça e do pescoço da recém-nascida mostra pescoço curto e alado e orelhas proeminentes. Os recém-nascidos com essa síndrome têm desenvolvimento gonadal defeituoso (disgenesia gonadal). **C.** Os pés da recém-nascida mostram o linfedema característico, que é um sinal diagnóstico útil. **D.** O linfedema dos dedos dos pés é uma condição que geralmente resulta no subdesenvolvimento ungueal (hipoplasia). (Cortesia do Dr. A. E. Chudley, Section of Genetics and Metabolism, Department of Pediatrics and Child Health, Children's Hospital, Winnipeg, Manitoba, Canadá.)

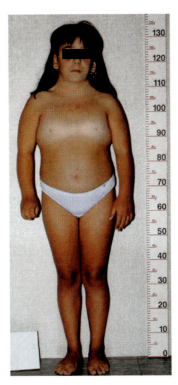

Figura 20.8 Síndrome de Turner (45,X) em uma menina de 14 anos. As características da síndrome incluem baixa estatura; pescoço alado; ausência de maturação sexual; tórax largo com mamilos bem espaçados e linfedema das mãos e dos pés. (Cortesia do Dr. F. Antoniazzi e Dr. V. Fanos, Department of Pediatrics, University of Verona, Verona, Itália.)

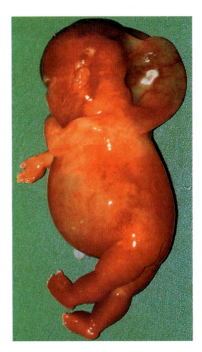

Figura 20.9 Feto do sexo feminino com síndrome de Turner (45,X) com 16 semanas. Observa-se acúmulo excessivo de líquido aquoso (hidropisia) e o grande higroma cístico (linfangioma) na parte posterior da cabeça e na região cervical. O higroma é a causa da pele frouxa do pescoço e do pescoço alado observados no período pós-natal (ver Figura 20.3B). (Cortesia do Dr. A. E. Chudley, Section of Genetics and Metabolism, Department of Pediatrics and Child Health, Children's Hospital, Winnipeg, Manitoba, Canadá.)

espontaneamente (ver Figura 20.9) e representa aproximadamente 18% dos abortos causados por anomalias cromossômicas. O erro na gametogênese (**não disjunção**) causador da monossomia do cromossomo X, quando pode ser rastreado, está no gameta paterno (espermatozoide) em aproximadamente 75% dos casos (ou seja, o cromossomo X paterno normalmente faltante).

Trissomia de autossomos

A presença de três cópias cromossômicas em um determinado cromossomo é denominada **trissomia**. As trissomias são as anomalias mais comuns do número de cromossomos.

A causa comum desse erro numérico é a **não disjunção meiótica dos cromossomos** (ver Figura 20.5), que resulta em um gameta com 24 cromossomos, em vez de 23, e subsequentemente em um zigoto com 47 cromossomos. A trissomia de autossomos está associada principalmente a três síndromes (Tabela 20.2):

- Trissomia do 21, ou síndrome de Down (ver Figura 20.4)
- Trissomia do 18, ou síndrome de Edwards (Figura 20.10)
- Trissomia do 13, ou síndrome de Patau (Figura 20.11).

Os recém-nascidos com trissomia do 13 ou trissomia do 18 apresentam graves malformações e importantes deficiências

Tabela 20.2 Trissomia de autossomos.

Aberração cromossômica e síndrome	Incidência	Manifestações clínicas habituais
Trissomia do 21 (síndrome de Down)* (ver Figura 20.6)	1 em 800	Déficit cognitivo; braquicefalia, ponte nasal plana; fissuras palpebrais inclinadas para cima; língua protrusa; prega de flexão palmar transversal; clinodactilia do quinto dedo; anomalias cardíacas congênitas; anomalias do sistema digestório
Trissomia do 18 (síndrome de Edwards)† (ver Figura 20.7)	1 em 800	Déficit cognitivo; retardo do crescimento; occipício proeminente; esterno curto; defeito do septo interventricular; micrognatia; orelhas malformadas e de implantação baixa, dedos flexionados, unhas hipoplásicas; pés em "mata-borrão"
Trissomia do 13 (síndrome de Patau)† (ver Figura 20.8)	1 em 12 mil	Déficit cognitivo; malformações graves do sistema nervoso central; testa inclinada; orelhas malformadas, defeitos de couro cabeludo; microftalmia; fissura labial bilateral e/ou fenda palatina; polidactilia; proeminência posterior dos calcanhares

*A incidência de trissomia do 21 na fertilização é maior do que no nascimento; entretanto, 75% dos embriões são abortados espontaneamente e, pelo menos, 20% são natimortos.
†Os recém-nascidos com essa síndrome raramente sobrevivem além de 6 meses.

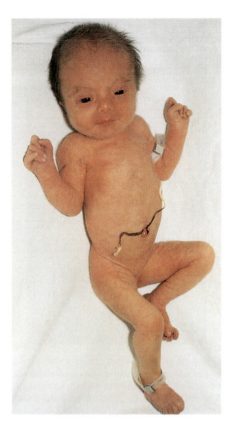

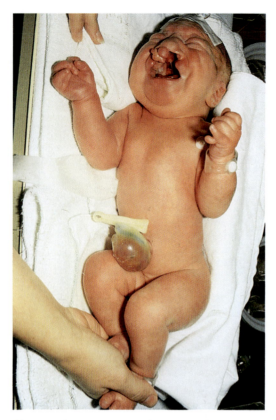

Figura 20.10 Recém-nascida com a síndrome da trissomia do 18 apresenta retardo do crescimento, punhos cerrados com posicionamento característicos dos dedos das mãos (segundo e quinto dedos sobrepostos ao terceiro e ao quarto dedos), esterno curto e pelve estreita. (Cortesia do Dr. A. E. Chudley, Section of Genetics and Metabolism, Department of Pediatrics and Child Health, Children's Hospital, Winnipeg, Manitoba, Canadá.)

Figura 20.11 Recém-nascida com síndrome da trissomia do 13 apresenta fissura labial bilateral, orelha esquerda malformada e de implantação baixa, e polidactilia (dedos adicionais). Observa-se uma pequena onfalocele (herniação de vísceras para dentro do cordão umbilical). (Cortesia Dr. A. E. Chudley, Section of Genetics and Metabolism, Department of Pediatrics and Child Health, Children's Hospital, Winnipeg, Manitoba, Canadá.)

neurodesenvolvimentais. Esses distúrbios limitadores da vida têm uma taxa de sobrevivência de 1 ano de aproximadamente 6 a 12%. Mais da metade dos **embriões trissômicos** é abortada espontaneamente logo no início da gestação. A trissomia dos autossomos ocorre com maior frequência à medida que a idade materna aumenta. Por exemplo, a trissomia do 21 ocorre em aproximadamente 1 a cada 1.400 nascimentos quando as mães têm entre 20 e 24 anos de idade, mas em cerca de 1 a cada 30 nascimentos quando as mães têm 45 anos ou mais (Tabela 20.3). A aneuploidia mais comumente observada em mães mais velhas é a trissomia do 21 (**síndrome de Down**; ver Figura 20.4).

Os Centers for Disease Control and Prevention observam que a incidência da síndrome da trissomia do 21 nos EUA é estimada entre 1 em 1.000 e 1 em 1.100 nascimentos vivos. Em razão da atual tendência à idade materna mais avançada, estima-se que os filhos de mulheres com mais de 34 anos representem 39% dos recém-nascidos com trissomia do 21. A translocação ou mosaicismo acomete cerca de 5% das crianças afetadas. O **mosaicismo**, uma condição em que dois ou mais tipos de células contêm números diferentes de cromossomos (normais e anormais), resulta em um fenótipo menos grave, e os efeitos cognitivos podem ser menores.

Trissomia de cromossomos sexuais

A trissomia dos cromossomos sexuais é um distúrbio comum (ver Tabela 20.7). Entretanto, como não existem achados físicos característicos em bebês ou crianças, o distúrbio normalmente só é detectado na puberdade (Figura 20.12). Os **estudos sobre a cromatina sexual** detectaram alguns tipos de trissomia porque há duas massas de cromatina sexual no núcleo dos cromossomos **XXX femininos** (trissomia de X), enquanto o núcleo dos cromossomos **XXY masculinos** (síndrome de Klinefelter) contêm massa de cromatina sexual (Tabela 20.4; ver também Figura 20.12). O diagnóstico é mais bem estabelecido por **análise cromossômica** ou outras técnicas de citogenética molecular.

Tabela 20.3 Incidência de síndrome de Down em recém-nascidos.

Idade materna (em anos)	Incidência
20 a 24	1 em 1.400
25 a 29	1 em 1.100
30 a 34	1 em 700
35	1 em 350
37	1 em 225
39	1 em 140
41	1 em 85
43	1 em 50
45+	1 em 30

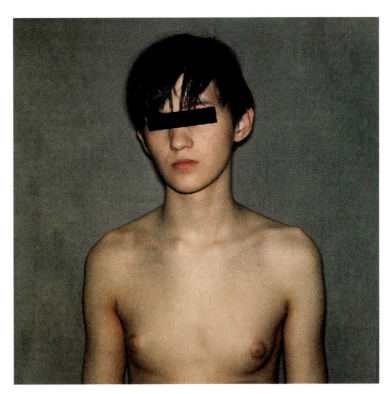

Figura 20.12 Adolescente do sexo masculino com síndrome de Klinefelter (XXY) e mamas desenvolvidas. Aproximadamente 40% dos homens com essa síndrome têm ginecomastia (desenvolvimento das mamas) e testículos pequenos. (Cortesia de Children's Hospital, Winnipeg, Manitoba, Canadá.)

Tabela 20.4 Trissomia dos cromossomos.

Complemento cromossômico*	Sexo	Incidência†	Características comuns
47,XXX	Feminino	1 em 1.000	Aparência normal; geralmente fértil; 15 a 25% apresentam déficit metal leve
47,XXY	Masculino	1 em 1.000	Síndrome de Klinefelter: testículos pequenos, hialinização dos túbulos seminíferos; aspermatogênese: estatura geralmente elevada com membros inferiores desproporcionalmente longos. A inteligência é menor do que nos irmãos normais. Aproximadamente 40% desses homens têm ginecomastia (ver Figura 20.9)
47,XYY	Masculino	1 em 1.000	Aparência normal e estatura geralmente elevada

*Os números designam o número total de cromossomos, incluindo os cromossomos sexuais evidenciados após o coma.
†Dados extraídos de Hook EB, Hamerton JL. The frequency of chromosome abnormalities detected in consecutive newborn studies; differences between studies; results by sex and by severity of phenotypic involvement. In Hook EB, Porter IH, editors. *Population cytogenetics: studies in humans*, New York, 1977, Academic Press. Mais informações em: Nussbaum RL, McInnes RR, Willard HF. *Thompson and Thompson genetics in medicine*. ed 8. Philadelphia, 2015, Elsevier.

Tetrassomia e pentassomia

As pessoas com tetrassomia ou pentassomia possuem núcleos celulares com quatro ou cinco cromossomos sexuais, respectivamente. Existem relatos da presença de vários complexos cromossômicos em mulheres (48,XXXX e 49,XXXXX) e em homens (48, XXXY, 48,XXYY, 49,XXYY e 49,XXXXY). Os cromossomos sexuais adicionais não acentuam as características sexuais. Entretanto, quanto maior o número de cromossomos sexuais nos homens, mais graves são o déficit cognitivo e o comprometimento físico. A **síndrome da tetrassomia de X** (48,XXXX) é associada a deficiência cognitiva grave e alteração do desenvolvimento físico. A **síndrome da pentassomia de X** (49,XXXXX) geralmente envolve déficit cognitivo grave e múltiplos defeitos físicos.

Mosaicismo

Uma pessoa com, pelo menos, duas linhagens de células com dois ou mais genótipos é um **mosaico**. Os autossomos ou cromossomos sexuais podem ser envolvidos. Os defeitos geralmente são menos graves do que em pessoas com monossomia ou trissomia. Por exemplo, as características da síndrome de Turner não são tão evidentes em **mosaicos femininos** 45,X/46,XX quanto em mulheres 45,X. O mosaicismo normalmente é resultante de não disjunção durante a clivagem inicial do zigoto (ver Capítulo 2, Figura 2.16). Pode ocorrer também mosaicismo resultante da **perda de um cromossomo por atraso da anáfase**. Os cromossomos se separam normalmente, mas um deles se atrasa em sua migração e acaba se perdendo.

Anomalias estruturais dos cromossomos

A maioria das anomalias de estrutura dos cromossomos é resultante de **quebra cromossômica**, seguida pela reconstituição por meio de uma combinação anormal (Figura 20.13). A quebra pode ser **induzida por fatores ambientais**, como radiação ionizante, infecções virais, medicamentos e agentes químicos. O tipo de anomalia estrutural depende do que acontece com os segmentos do cromossomo quebrado. As duas únicas aberrações da estrutura do cromossomo que tendem a se transmitir dos pais para o embrião são as reorganizações estruturais, como a **inversão e a translocação**. De um modo geral, as anomalias cromossômicas ocorrem em aproximadamente 1 em cada 375 recém-nascidos.

Defeitos congênitos causados por genes mutantes

Entre 7 e 8% dos defeitos congênitos são causados por defeitos genéticos (ver Figura 20.3). Uma **mutação**, geralmente envolvendo a perda ou alteração da função de um gene, é qualquer alteração hereditária permanente na sequência do DNA genômico. Como é improvável que uma alteração aleatória resulte em melhora do desenvolvimento, *a maioria das mutações é nociva, e algumas são letais.*

Triploidia

O tipo mais comum de **poliploidia** (núcleo celular que contém três ou mais conjuntos haploides; ver Capítulo 2, Figura 2.1) é o **feto triploide** (69 cromossomos). Os **fetos triploides** têm **retardo de crescimento intrauterino** com desproporção entre a cabeça e o corpo (ver Figura 20.6). Embora os fetos triploides nasçam, eles não sobrevivem por muito tempo.

A **triploidia** geralmente é resultante da fertilização de um oócito por dois espermatozoides (**dispermia**). A falha de uma das divisões meióticas (ver Capítulo 2, Figura 2.1), que resulta em um **oócito ou espermatozoide diploide**, pode justificar alguns casos. Os **fetos triploides** são responsáveis por aproximadamente 20% dos abortos espontâneos decorrentes de anomalias cromossômicas.

Tetraploidia

A duplicação do número diploide de cromossomos de 46 para 96 (**tetraploidia**) provavelmente ocorre durante a primeira clivagem do zigoto (ver Capítulo 2, Figura 2.17A). A divisão desse zigoto anormal resulta em um embrião com células que contêm 92 cromossomos. *Os embriões tetraploides são abortados muito cedo,* e, em geral, tudo o que é recuperado é um saco coriônico vazio (*gravidez anembrionária*).

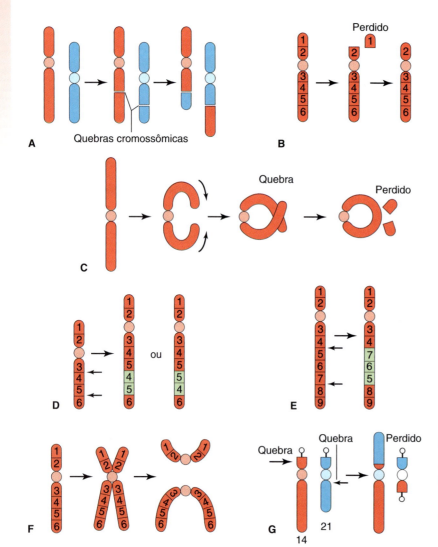

Figura 20.13 Diagramas das anomalias estruturais dos cromossomos. **A.** Translocação recíproca. **B.** Deleção terminal. **C.** Cromossomo anelar. **D.** Duplicação. **E.** Inversão paracêntrica. **F.** Isocromossomo. **G.** Translocação robertsoniana. As *setas* indicam como as anomalias estruturais são produzidas. (Adaptada de Nussbaum RL, McInnes RR, Willard HE. *Thompson and Thompson genetics in medicine.* ed 6, Philadelphia, 2004, Saunders.)

Translocação

A **translocação** é a transferência de um segmento de um determinado cromossomo para um cromossomo não homólogo. A troca de segmentos entre dois cromossomos não homólogos é denominada **translocação recíproca** (ver Figura 20.13A e G). *A translocação não causa necessariamente desenvolvimento anormal*. Por exemplo, as pessoas com uma translocação (robertsoniana) entre um cromossomo de número 21 e um cromossomo de número 14 (ver Figura 20.13G) são fenotipicamente normais. Denominadas **carreadoras de translocação equilibrada**, essas pessoas tendem, independentemente da idade, a produzir células germinativas com um **cromossomo resultante de translocação anormal**. Entre 3 e 4% dos recém-nascidos com síndrome de Down apresentam **trissomia por translocação**; o cromossomo 21 adicional é ligado a outro cromossomo. As translocações representam a anomalia estrutural mais comum dos cromossomos na população geral (1:1.000).

Deleção

Quando um cromossomo se quebra, parte dele pode se perder (ver Figura 20.13B). A deleção terminal parcial do braço curto do cromossomo 5 causa a **síndrome *cri-du-chat*** (síndrome do miado de gato) (Figura 20.14). Os bebês afetados têm choro fraco, semelhante ao miado de um gato; microcefalia (neurocrânio pequeno); déficit cognitivo grave e cardiopatia congênita.

O **cromossomo em forma de anel** é um tipo de cromossomo formado pela perda das extremidades e pelo religamento das extremidades quebradas (separadas) (ver Figura 20.13C). *Os cromossomos em forma de anel são raros, mas foram encontrados para todos os cromossomos*. Esses cromossomos anormais foram descritos em pessoas com **45,X** (síndrome de Turner), **trissomia do 18** (síndrome de Edwards) e outras anomalias estruturais dos cromossomos.

Inversão

A inversão é uma aberração cromossômica em que um segmento de um cromossomo é invertido. A **inversão paracêntrica** é limitada a um único braço do cromossomo (ver Figura 20.13E), enquanto a **inversão pericêntrica** envolve ambos os braços e inclui o centrômero. Os **carreadores de inversões pericêntricas** correm o risco de ter filhos com distúrbios congênitos em razão do cruzamento desigual e da má segregação na meiose (ver Capítulo 2, Figura 2.2).

Duplicações

Algumas anomalias são representadas como uma parte duplicada de um cromossomo dentro de um cromossomo (ver Figura 20.13D), ligada a um cromossomo, ou como um fragmento separado. *As duplicações são mais comuns do que as deleções e menos prejudiciais porque não há perda de material genético*. Entretanto, o fenótipo resultante geralmente envolve comprometimento cognitivo ou defeitos congênitos. A duplicação pode acometer parte de um gene, um gene inteiro ou uma série de genes.

Microdeleção e microduplicação

Com o emprego de **técnicas de bandeamento de alta resolução**, **deleções** intersticiais e terminais muito pequenas foram detectadas **em vários distúrbios cromossômicos**. Uma resolução aceitável de bandeamento cromossômico em uma análise de rotina revela 550 bandas por conjunto haploide, enquanto um bandeamento de alta resolução revela até 1.300 bandas por conjunto haploide. Como as deleções abrangem vários genes contíguos, esses distúrbios e aqueles com microduplicações são conhecidos como **síndrome dos genes contíguos** (Tabela 20.5), como nos seguintes exemplos:

- **Síndrome de Prader-Willi,** distúrbio esporádico associado a baixa estatura, déficit cognitivo leve, obesidade, **hiperfagia** (ingestão excessiva de alimentos) e hipogonadismo
- **Síndrome de Angelman** caracteriza-se por deficiência cognitiva grave, **microcefalia**, **braquicefalia**, convulsões e **movimentos atáxicos (sem coordenação)** dos membros e do tronco.

A síndrome de Prader-Willi e a síndrome de Angelman estão, com frequência, associadas a uma deleção visível da banda q12 do cromossomo 15. O fenótipo clínico é determinado pela origem materna/paterna do cromossomo 15 deletado. Se a deleção for na mãe, ocorre a síndrome de Angelman; se transmitida pelo pai, a criança apresenta o fenótipo da síndrome de Prader-Willi. Isso sugere o fenômeno da **impressão genética**, na qual a expressão diferencial do material genético depende do sexo do genitor transmissor. Um dos dois alelos maternos/paternos é ativo e o outro, inativo, em razão de fatores epigenéticos. A perda de expressão do alelo ativo resulta em distúrbios neurodesenvolvimentais.

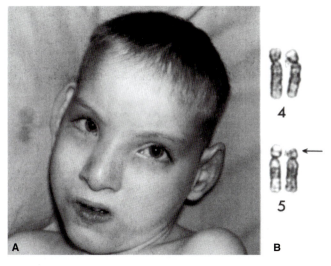

Figura 20.14 A. Criança do sexo masculino com síndrome do miado de gato (*cri-du-chat*) tem microcefalia e hipertelorismo (maior distanciamento entre as órbitas). **B.** O cariótipo parcial da criança mostra uma deleção terminal do braço curto (extremidade) do cromossomo 5. A *seta* indica o local da deleção. (**A.** De Gardner EJ: *Principles of genetics*, ed 5, New York, 1975, John Wiley & Sons. **B.** Cortesia do falecido Dr. M. Ray, Department of Human Genetics, University of Manitoba, Winnipeg, Manitoba, Canadá.)

Tabela 20.5 Síndromes de genes contíguos.

Síndrome	Características clínicas	Achados cromossômicos	Origem (paterna/materna)
Prader-Willi	Hipotonia, hipogonadismo, obesidade extrema com hiperfagia, face distinta, baixa estatura, mãos e pés pequenos, leve atraso de desenvolvimento, incapacidade de aprender	del 15q12 (maioria dos casos)	Paterna
Angelman	Microcefalia, macrossomia, ataxia, riso excessivo, convulsões, deficiência cognitiva grave	del 15q12 (maioria dos casos)	Materna
Miller-Diecker	Lissencefalia do tipo 1, face dismórfica, convulsões, grave atraso de desenvolvimento, anomalias cardíacas	del 17p13.3 (maioria dos casos)	Um dos genitores
DiGeorge	Hipoplasia tímica, hipoplasia das glândulas paratireoides, anomalias cardíacas conotruncais, dismorfismo facial	del 22q11 (alguns casos)	Um dos genitores
Velocardiofacial (síndrome de Shprintzen)	Defeitos palatais, asas nasais hipoplásicas, nariz longo, anomalias cardíacas conotruncais, atraso da fala, transtorno de aprendizagem, transtorno semelhante a esquizofrenia	del 22q11 (maioria dos casos)	Um dos genitores
Smith-Magenis	Braquicefalia, ponte nasal larga, mandíbula proeminente, mãos curtas e largas, atraso da fala, déficit cognitivo	del 17p11.2	Um dos genitores
Williams	Baixa estatura; hipercalcemia; anomalias cardíacas, especialmente estenose aórtica supravalvar; face élfica característica; déficit cognitivo	del 17q11.23	Um dos genitores
Beckwith-Wiedermann	Macrossomia, macroglossia, onfalocele (alguns casos), hipoglicemia, hemi-hipertrofia, lóbulos das orelhas posicionados transversalmente	dup 11p15 (alguns casos)	Paterna

Citogenética molecular

Os métodos que fundiram a citogenética clássica com a **tecnologia do DNA** vieram facilitar a definição precisa das anomalias, da localização e da origem dos cromossomos, incluindo as translocações desequilibradas, os cromossomos acessórios ou marcadores e o **mapeamento genético**. Uma abordagem de identificação cromossômica é baseada na **hibridização *in situ* por fluorescência (FISH)**, na qual as **sondas de DNA** cromossomo-específicas aderem às regiões complementares localizadas em cromossomos específicos, permitindo melhor identificação da localização e do número de cromossomos nos esfregaços metafásicos ou nas células interfásicas. As **técnicas de FISH** aplicadas às células interfásicas logo poderão dispensar a necessidade da cultura celular para a análise de cromossomos específicos, como no caso do **diagnóstico pré-natal de trissomias fetais**.

Estudos que utilizaram **sondas subteloméricas com o emprego da técnica de FISH** em indivíduos com deficiência cognitiva de origem desconhecida, com ou sem defeitos congênitos, identificaram **deleções cromossômicas submicroscópicas** ou duplicações em 5 a 10% desses indivíduos. Alterações no número de cópias da sequência de DNA são identificadas em tumores sólidos e estão associadas a anomalias de desenvolvimento de deficiência cognitiva.

A **hibridização genômica comparativa (CGH)** pode detectar e mapear alterações em regiões específicas do genoma. A **CGH baseada em rearranjos genômicos** tem sido usada para identificar rearranjos genômicos em indivíduos anteriormente considerados portadores de deficiência cognitiva ou múltiplos defeitos congênitos de origem desconhecida, apesar dos resultados normais dos testes da análise tradicional de cromossomos ou genes. Um arranjo cromossômico de **polimorfismo de nucleotídio único (SNP)** é um teste genético mais aprimorado capaz de detectar alterações muito pequenas nos cromossomos de uma pessoa e veio substituir o uso da CGH na prática clínica. Os avanços da análise genômica que utilizam sequenciamento complexo do exoma (WES) definiram ainda regiões menores de rearranjos genômicos e alterações nas sequências genéticas que auxiliam no diagnóstico clínico de pacientes com distúrbios cromossômicos e monogênicos inexplicados. Essas investigações adquiriram importância na avaliação de rotina de recém-nascidos com deficiência cognitiva, autismo e múltiplas anomalias congênitas anteriormente inexplicadas.

Isocromossomos

Um **isocromossomo** ocorre quando o centrômero se divide transversalmente, e não longitudinalmente (ver Figura 20.13E), criando um cromossomo em que falta um dos braços e o outro é duplicado. *Esse cromossomo parecer ser a anomalia estrutural mais comum do cromossomo X.* As pessoas que apresentam essa aberração geralmente têm baixa estatura e os demais **estigmas** (evidências de doença) da **síndrome de Turner** (ver Figuras 20.7 e 20.9). Essas características estão relacionadas à perda de um braço de um cromossomo X.

A **taxa de mutação** pode aumentar com o número de agentes ambientais, como grandes doses de radiação ionizante, por exemplo. Os defeitos resultantes de mutações genéticas são herdados de acordo com as leis de Mendel (leis da hereditariedade de traços monogênicos que constituem a base da ciência genética); consequentemente, é possível prever a probabilidade de ocorrência dessas anomalias nos filhos da pessoa afetada e em outros parentes. Um exemplo de defeito congênito hereditário autossômico dominante é a **acondroplasia** (Figura 20.15), resultante de uma de transição de G para A no nucleotídio 1138 do cDNA, no gene do receptor 3 do fator de crescimento de fibroblastos do cromossomo 4p. Outros defeitos, como **hiperplasia suprarrenal congênita** (ver Figura 20.16) e **microcefalia** (ver Capítulo 17, Figura 17.36), são atribuídos à herança autossômica recessiva. Os genes autossômicos recessivos manifestam-se somente quando homozigotos; consequentemente, muitos carreadores desses genes (heterozigotos) não são detectados.

A **síndrome do X frágil** é a causa hereditária mais conhecida de incapacidade de desenvolvimento cognitivo (Figura 20.17). Trata-se de um dos mais de 200 distúrbios ligados ao cromossomo X associados ao comprometimento cognitivo. A síndrome do X frágil ocorre em 1 a cada 4.000 recém-nascidos vivos do sexo masculino. Os transtornos do espectro autista e o transtorno do déficit de atenção com hiperatividade são prevalentes nessa condição. O diagnóstico dessa síndrome pode ser confirmado por análise cromossômica que demonstra o cromossomo X frágil em Xq27.3 ou por estudos de DNA que mostram uma expansão dos nucleotídios CGG em uma região específica do gene *FMR1*. Recentemente, um distúrbio neurodegenerativo correlato também foi descrito: a síndrome do tremor/ataxia associada ao X frágil.

Vários distúrbios genéticos são causados por **expansão de trinucleotídios** (combinação de três nucleotídios adjacentes) em genes específicos. Outros exemplos incluem a distrofia miotônica, a doença de Huntington (ou coreia de Huntington), a atrofia espinobulbar (síndrome de Kennedy) e a ataxia de Friedreich. Os genes recessivos ligados ao X normalmente se manifestam em indivíduos afetados (hemizigotos) do sexo masculino e, ocasionalmente, em carreadores (heterozigotos) do sexo feminino, como na síndrome do X frágil (ver Figura 20.17).

Estima-se que o genoma humano contenha de 20.000 a 25.000 genes por conjunto haploide ou 3 bilhões de pares de bases. Graças ao **Projeto Genoma Humano** e à colaboração internacional no campo das pesquisas, muitas mutações genéticas causadoras de doenças e defeitos congênitos já foram e continuarão sendo identificadas. A maioria dos genes será sequenciada e a sua função específica, determinada.

A determinação das causas dos defeitos congênitos requer melhor entendimento da expressão genética durante a fase inicial de desenvolvimento. A maioria dos genes é expressa em uma ampla variedade de células e envolvida em funções básicas do metabolismo celular, como a síntese dos ácidos nucleicos e das proteínas, a biogênese do citoesqueleto e das organelas, e o transporte de nutrientes e outros mecanismos celulares. Esses genes são conhecidos como *housekeeping genes* (genes de manutenção das funções básicas da célula). Os genes especializados são expressos em ocasiões específicas, em células específicas, e definem centenas de tipos de células que

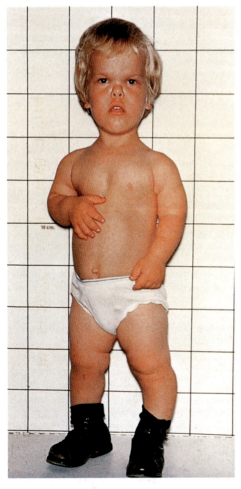

Figura 20.15 Menino com acondroplasia apresenta baixa estatura, membros e dedos das mãos curtos, tronco de comprimento normal, joelho varo, cabeça relativamente grande, testa proeminente e ponte nasal deprimida. (Cortesia do Dr. A. E. Chudley, Section of Genetics and Metabolism, Department of Pediatrics and Child Health, Children's Hospital, Winnipeg, Manitoba, Canadá.)

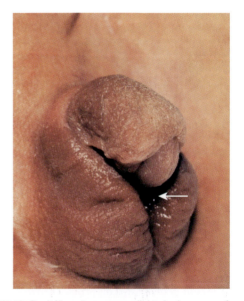

Figura 20.16 Genitália externa masculinizada de uma recém-nascida 46,XX. Observa-se o clitóris aumentado e a fusão dos lábios maiores do pudendo (grandes lábios). A virilização foi causada pelo excesso de andrógenos produzido pelas glândulas suprarrenais durante o período fetal (hiperplasia suprarrenal congênita). A *seta* indica a abertura do seio urogenital. (Cortesia da Dra. Heather Dean, Department of Pediatrics and Child Health, University of Manitoba, Winnipeg, Manitoba, Canadá.)

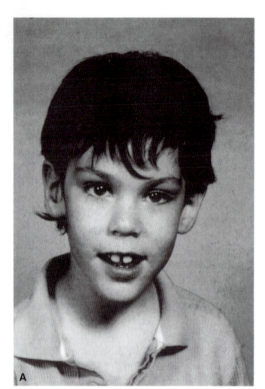
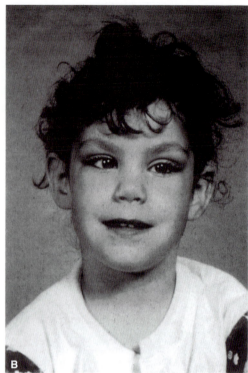

Figura 20.17 Irmãos com síndrome do X frágil. **A.** Menino de 8 anos tem aparência relativamente normal com rosto comprido e orelhas proeminentes. Ele apresenta também significativo comprometimento cognitivo. **B.** Sua irmã de 6 anos, que também tem essa síndrome, apresenta leve incapacidade de aprendizagem e características físicas semelhantes, como rosto comprido e orelhas proeminentes. Observa-se estrabismo (convergência do olho direito). Embora se trate de um distúrbio ligado ao cromossomo X, as mulheres portadores do traço, às vezes, expressam a doença. (Cortesia do Dr. A. E. Chudley, Section of Genetics and Metabolism, Department of Pediatrics and Child Health, Children's Hospital, Winnipeg, Manitoba, Canadá.)

compõem o organismo humano. Um aspecto essencial da biologia do desenvolvimento é a regulação da expressão genética. A regulação geralmente é realizada pelos fatores de transcrição que se ligam aos elementos reguladores ou promotores de genes específicos.

A **regulação epigenética** refere-se às alterações na expressão dos fenótipos (aparência) ou genes causadas por mecanismos que não as modificações na sequência subjacente de DNA. Os mecanismos da alteração epigenética não estão totalmente esclarecidos, mas os fatores transcricionais modificadores, a metilação do DNA e a modificação das histonas podem ser a chave para a alteração dos eventos relacionados ao desenvolvimento. Vários defeitos congênitos, incluindo os problemas neurodesenvolvimentais (p. ex., transtorno do espectro autista), podem ser resultantes da expressão genética alterada pela ação de agentes químicos ambientais, medicamentos e estresse materno ou alimentação alterada, e não de modificações nas sequências de DNA.

A **impressão genômica** é um processo epigenético em que o alelo herdado da mãe ou do pai é marcado por metilação (impresso), silenciando o gene e permitindo a expressão do gene não impresso do outro genitor. Somente o **alelo paterno ou materno** (qualquer um de uma série de dois ou mais genes diferentes) de um gene é ativo na prole. O sexo do genitor transmissor, portanto, influencia a expressão ou a não expressão de determinados genes (ver Tabela 20.5).

Na síndrome de Prader-Willi (**SPW**) e na síndrome de Angelman (**SA**), o fenótipo é determinado pela forma de transmissão da deleção, se pelo pai (SPW) ou pela mãe (SA). Em um número substancial de casos de SPW e SA e em outros distúrbios genéticos, a condição é proveniente de um fenômeno

conhecido como **dissomia uniparental**. Na SPW e na SA, ambas as cópias do cromossomo 15 originam-se somente de um dos genitores. A SPW ocorre quando ambos provêm da mãe, e a SA, quando ambos são oriundos do pai. Acredita-se que o mecanismo comece com um concepto trissômico, seguido pela perda do cromossomo adicional em uma divisão celular pós-zigótica precoce. Isso resulta em uma célula "resgatada" em que ambos os cromossomos foram derivados de um dos pais.

A dissomia uniparental tem envolvido vários outros pares de cromossomos. Alguns estão associados a desfechos clínicos adversos envolvendo o cromossomo 6 (diabetes melito neonatal transitório) e 7 (síndrome de Silver-Russell), enquanto outros (cromossomos 1 e 22) não estão associados a efeitos fenotípicos anormais.

Os **genes homeobox encontram-se em todos os vertebrados** e apresentam sequências e ordem altamente conservadas. Esses genes são envolvidos no desenvolvimento embrionário inicial e especificam a identidade e a organização espacial de segmentos do corpo. Os produtos da proteína desses genes ligam-se ao DNA e formam fatores transcricionais que regulam a expressão genética. Os distúrbios associados a algumas mutações do gene homeobox encontram-se descritos na Tabela 20.6.

Vias de sinalização no processo de desenvolvimento

A embriogênese normal é regulada por várias cascatas de sinalização complexas (ver Capítulo 21). As mutações ou alterações em quaisquer dessas vias de sinalização podem resultar em defeitos congênitos. Muitas vias são células autônomas e alteram a diferenciação somente daquela célula

Tabela 20.6 Distúrbios humanos associados a mutações nos genes homeobox.

Síndrome	Características clínicas	Gene
Síndrome de Waardenburg (tipo I)	Madeixa frontal branca, deslocamento lateral do ângulo medial dos olhos, surdez coclear, heterocromia, tendência à formação de fissura facial, herança autossômica dominante	Gene *PAX3* (anteriormente *HUP2*), homólogo do gene *Pax3* do camundongo
Simpolidactilia (sindactilia tipo II)	Dedos palmados e duplicados, metacarpais supernumerários, herança autossômica dominante	Mutação no gene *HOXD13*
Holoprosencefalia (uma forma)	Separação incompleta dos ventrículos cerebrais laterais, anoftalmia ou ciclopia, hipoplasia ou fissuras na linha mediana da face, incisivo central maxilar único, hipotelorismo, herança autossômica dominante com expressão amplamente variável	Mutação no gene *SHH* (anteriormente *HPE3*), homólogo do gene *sonic hedgehog* da polaridade segmentar da *Drosophila*
Esquizencefalia (tipo II)	Fenda de espessura total nos ventrículos cerebrais, geralmente causando convulsões, espasticidade e déficit cognitivo	Mutação de linhagem germinativa no gene homeobox *EMX2*, homólogo do gene *Emx2* do camundongo

específica, como observado nas proteínas produzidas pelos grupos de genes *HOXA* e *HOXD* (nos quais as mutações levam a vários defeitos dos membros). Outros **fatores de transcrição** agem influenciando o padrão de expressão genética das células adjacentes. Esses controles de sinal de curto alcance podem agir como interruptores simples do tipo ligar-desligar (*sinais parácrinos*); aqueles denominados **morfógenos** suscitam muitas respostas nas células-alvo, dependendo de seu nível de expressão (concentração).

Uma via de sinalização de desenvolvimento é desencadeada pela proteína secretada chamada *sonic hedgehog* (SHH), que inicia uma cadeia de eventos que resultam na ativação e repressão das células-alvo pelos fatores de transcrição da família GLI. As perturbações (alterações) na regulação da via de sinalização Shh-Patched-Gli (SHH-PTCH-GLI) causam várias doenças humanas, inclusive alguns tipos de câncer e defeitos congênitos.

A via SHH é expressa na notocorda, na placa neural, no encéfalo e em outras regiões, como a zona de atividade polarizante dos membros em desenvolvimento e do intestino. As mutações esporádicas e herdadas no gene humano *SHH* resultam em **holoprosencefalia** (ver Capítulo 17, Figura 17.40), um defeito de septação anormal na linha média de gravidade variável, envolvendo septação anormal do sistema nervoso central (SNC), fissura facial, incisivo central único, hipotelorismo ou um único olho ciclópico (ver Capítulo 18, Figura 18.6). A proteína SHH precisa ser processada em uma forma ativa e é modificada pela adição de um meio de colesterol. Os defeitos na biossíntese do colesterol, como na **síndrome de Smith-Lemli-Opitz**, um distúrbio autossômico recessivo (déficit cognitivo, baixa estatura, ptose e defeitos genitais masculinos), compartilham muitas características, especialmente os defeitos do encéfalo e dos membros reminiscentes de doenças relacionadas à via SHH. Isso sugere que a sinalização por intermédio da via SHH possa desempenhar um papel fundamental em vários distúrbios genéticos.

Três fatores transcricionais codificados pelos genes *GLI* estão na via SHH-PTCH-GLI. As mutações no gene *GLI3* já foram implicadas em vários distúrbios autossômicos dominantes, incluindo a **síndrome de cefalopolissindactilia de Greig** (deleções ou mutações pontuais); **síndrome de Pallister-Hall** com hamartomas hipotalâmicos, polidactilia central ou pós-axial e outros defeitos da face, do encéfalo e dos membros (mutações dos tipos alteração do quadro de leitura ou sem sentido); polidactilia pós-axial hereditária simples dos tipos A e B; e polidactilia pré-axial do tipo IV (mutações sem sentido, de sentido trocado e com alteração do quadro de leitura).

O *site* Online Mendelian Inheritance in Man (OMIM) (www. ncbi.nlm.nih.gov/omim) contém uma lista abrangente, fidedigna e diariamente atualizada de todos os distúrbios genéticos humanos conhecidos e regiões genéticas (*loci*). O OMIM é produzido e editado pelo McKusick-Nathans Institute for Genetic Medicine, da Johns Hopkins University.

Defeitos congênitos causados por fatores ambientais

Embora o embrião humano esteja bem protegido no útero, muitos **teratógenos** ambientais podem causar alterações de desenvolvimento após a exposição materna a esses agentes (ver Tabela 20.4). Um teratógeno é qualquer agente capaz de produzir um defeito congênito (anomalia congênita) ou aumentar a incidência de um defeito na população. Os **fatores ambientais** (p. ex., infecções, medicamentos) podem simular condições genéticas, como quando dois ou mais filhos de pais normais são afetados. Um importante princípio é de que nem tudo que é familiar é genético.

Os órgãos e partes de um embrião são mais sensíveis a agentes teratogênicos em períodos de rápida diferenciação (ver Figura 20.3). Como a diferenciação bioquímica precede a diferenciação morfológica, o período em que as estruturas estão sensíveis à interferência dos teratógenos geralmente precede em alguns dias a fase de seu desenvolvimento visível.

Os teratógenos não parecem causar defeitos até que a diferenciação celular tenha início; entretanto, as suas ações iniciais (p. ex., durante as primeiras 2 semanas) podem causar a morte do embrião. Os mecanismos exatos pelos quais medicamentos, agentes químicos e outros fatores ambientais alteram o desenvolvimento embrionário e induzem anomalias permanecem por ser esclarecidos. Mesmo os mecanismos de ação da talidomida sobre o embrião são um mistério, e mais de 30 hipóteses já foram postuladas para explicar como esse agente hipnótico altera o desenvolvimento embrionário.

Muitos estudos demonstraram que determinadas influências hereditárias e ambientais afetam adversamente o desenvolvimento embrionário, alterando processos fundamentais, como o compartimento intracelular, a superfície da célula, a matriz extracelular e o ambiente fetal. Já foi sugerido que a resposta celular inicial pode assumir mais de uma forma (genética, molecular, bioquímica ou biofísica), resultando em diferentes sequências de modificações celulares (morte celular, interação ou indução celular falha, biossíntese de substratos reduzida, movimentos morfogenéticos prejudicados e alterações mecânicas). Por fim, esses diferentes tipos de lesões patológicas levam ao defeito final (morte intrauterina, defeitos de desenvolvimento, retardo do crescimento fetal ou distúrbios funcionais) por meio de uma via comum.

A rápida evolução da biologia molecular está fornecendo mais informações sobre o controle genético da diferenciação e da cascata de eventos envolvidos na expressão dos genes homeobox e da formação de padrões. É razoável especular que a alteração da atividade dos genes em qualquer fase crítica poderia resultar em um defeito de desenvolvimento. Essa opinião é respaldada por estudos que demonstraram que a exposição de embriões de camundongos e anfíbios a quantidades excessivas de **ácido retinoico** (metabólito de vitamina A) alterava os domínios da expressão genética e da morfogênese normal. Os níveis elevados de exposição ao **ácido retinoico são altamente teratogênicos**. Os pesquisadores estão concentrados nos mecanismos moleculares do desenvolvimento anormal na tentativa de entender melhor a patogênese dos defeitos congênitos.

Princípios da teratogênese

Ao considerar a possível teratogenicidade de um medicamento ou agente químico, *devemos observar três princípios importantes:*

- Períodos críticos de desenvolvimento
- Dose do medicamento ou agente químico
- Genótipo (constituição genética) do embrião.

Períodos críticos do desenvolvimento humano

A fase de desenvolvimento em que o embrião encontra um medicamento ou um vírus determina a sua suscetibilidade ao teratógeno (ver Figura 20.1). O período de desenvolvimento mais crítico é quando a divisão celular, a diferenciação celular e a morfogênese estão em seu nível máximo. A Tabela 20.7 indica as frequências relativas dos defeitos congênitos para determinados órgãos.

O **período crítico do desenvolvimento do encéfalo é de 3 a 16 semanas**, mas o desenvolvimento pode alterar-se depois disso porque o encéfalo ainda está se diferenciando e crescendo rapidamente por ocasião do nascimento. Os teratógenos podem provocar déficit cognitivo durante os períodos embrionário e fetal (ver Figura 20.1).

O **desenvolvimento dos dentes** continua por muito tempo depois do nascimento (ver Capítulo 19, Figura 19.1). O desenvolvimento da dentição permanente pode ser alterado pelas **tetraciclinas** a partir de 14 semanas de vida fetal até 8 anos após o nascimento (ver Capítulo 19, Figura 19.20E). O **sistema esquelético** também tem um período crítico prolongado de desenvolvimento que se estende até a infância, e o crescimento dos tecidos esqueléticos é um bom referencial do crescimento geral.

As **perturbações ambientais** durante as primeiras 2 semanas após a fertilização podem interferir na clivagem do zigoto e na implantação do blastocisto, podendo causar a morte prematura e o **aborto espontâneo** de um embrião. Entretanto, não se tem conhecimento de que a ocorrência de distúrbios durante as primeiras 2 semanas cause defeitos congênitos (ver Figura 20.1). Os teratógenos que agem nas primeiras 2 semanas matam o embrião, ou os seus efeitos nocivos são compensados pelas poderosas propriedades reguladoras do embrião em sua fase inicial. A maior parte do desenvolvimento durante as primeiras 4 semanas diz respeito à formação das estruturas extraembrionárias, como o âmnio, a vesícula umbilical e o saco coriônico (ver Capítulo 3, Figura 3.8, e Capítulo 5, Figuras 5.1 e 5.18).

O desenvolvimento do embrião é alterado com mais facilidade quando os tecidos e órgãos estão se formando (Figura 20.18; ver Figura 20.1). Durante esse **período organogenético** (4 a 8 semanas; ver Capítulo 1, Figura 1.1), os teratógenos podem induzir importantes defeitos congênitos. Os **defeitos fisiológicos**, como os pequenos defeitos morfológicos das orelhas externas e os distúrbios funcionais, como déficit cognitivo, provavelmente resultam de alteração do desenvolvimento durante o período fetal (da 9ª semana até o nascimento).

Cada tecido, órgão e sistema de um embrião têm um período crítico em que o seu desenvolvimento pode ser alterado (ver Figura 20.1). O tipo de defeito congênito produzido depende das partes, dos tecidos e dos órgãos mais suscetíveis no momento do encontro com o teratógeno. Vários exemplos mostram como os teratógenos podem afetar diferentes sistemas orgânicos que estão se desenvolvendo ao mesmo tempo:

- **Níveis elevados de radiação ionizante** provocam defeitos do sistema nervoso central (encéfalo e medula espinal) e dos olhos

Tabela 20.7 Principais anomalias congênitas dos órgãos humanos.	
Órgão	**Incidência**
Encéfalo	10 em 1.000
Coração	8 em 1.000
Rins	4 em 1.000
Membros	2 em 1.000
Todos os outros	6 em 1.000
Total	30 em 1.000

Dados de Connor JM, Ferguson-Smith MA. *Essential medical genetics*, ed 2, Oxford, UK, 987, Blackwell Scientific Publications.

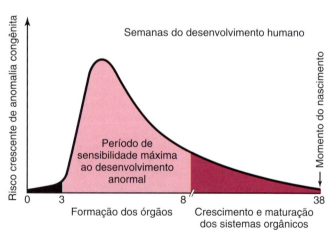

Figura 20.18 O risco de defeitos congênitos aumenta durante a organogênese.

- **Infecção pelo vírus da rubéola** causa defeitos oculares (glaucoma e catarata), surdez e anomalias cardíacas
- **Medicamentos como a talidomida** induzem defeitos nos membros e outras anomalias, como alterações cardíacas e renais.

No início do período crítico do desenvolvimento dos membros, a talidomida causa graves defeitos, como meromelia, a ausência de partes dos membros superiores e inferiores (ver Figura 20.2). Mais tarde durante o período sensível, a talidomida causa defeitos leves a moderados nos membros, como a hipoplasia do rádio e da ulna.

As **tabelas embriológicas** (ver Figura 20.1) são úteis quando se considera a causa de um defeito congênito humano, mas é errado supor que os defeitos sempre sejam resultantes de um único evento que ocorre durante o período crítico ou que seja possível determinar a partir dessas tabelas o dia exato em que o defeito foi produzido. Só se pode afirmar que o teratógeno poderia alterar o desenvolvimento antes do fim do período crítico para o tecido, a parte ou o órgão.

Dose de medicamentos ou agentes químicos

As pesquisas realizadas com animais mostram que existe uma relação de dose-resposta para os teratógenos, mas a dose usada em animais para induzir defeitos geralmente é administrada em níveis muito mais elevados do que o da exposição humana típica. Consequentemente, os estudos com animais não são prontamente aplicáveis às gestações humanas. Para que um medicamento seja considerado um **teratógeno humano**, deve-se observar uma relação dose-resposta, e quanto maior a exposição durante a gravidez, mais grave o efeito fenotípico.

Genótipo do embrião

Vários exemplos de estudos experimentais com animais e vários casos suspeitos envolvendo seres humanos mostram que diferenças genéticas alteram as respostas a um teratógeno. A **fenitoína,** por exemplo, é um teratógeno humano bastante

conhecido (ver Tabela 20.1). Entre 5 e 10% dos embriões expostos a esse medicamento anticonvulsivante desenvolvem **síndrome da hidantoína fetal** (Figura 20.19). Aproximadamente um terço dos embriões expostos, no entanto, apresentam apenas alguns dos defeitos congênitos, e mais da metade dos embriões não é afetada. Aparentemente, o genótipo do embrião determina se um agente teratogênico irá alterar o seu desenvolvimento.

Teratógenos humanos

O conhecimento de que determinados agentes podem alterar o desenvolvimento pré-natal oferece a oportunidade de evitar alguns defeitos congênitos. Por exemplo, se as mulheres estiverem cientes do efeitos prejudiciais dos medicamentos, dos agentes químicos e de alguns vírus, a maioria não exporá seus embriões a esses agentes teratogênicos.

O **teste de teratogenicidade** dos medicamentos, dos agentes químicos e de outros agentes tem por objetivo identificar os fatores de risco que podem causar malformações durante o desenvolvimento humano e alertar as gestantes e seus cuidadores sobre os perigos para os seus embriões ou fetos.

Prova de teratogenicidade

Para provar que os agentes são teratógenos, é preciso demonstrar que a frequência dos defeitos está acima da taxa espontânea nas gestações em que a mãe é exposta ao agente (**abordagem prospectiva**), ou que os recém-nascidos malformados têm histórico mais frequente de exposição materna ao agente do que os normais (**abordagem retrospectiva**). É difícil obter ambos os tipos de dados de forma imparcial. Os relatos de casos não são convincentes, a menos que tanto o agente quanto o tipo de defeito sejam tão incomuns que a sua associação em vários casos possa não ser considerada uma coincidência.

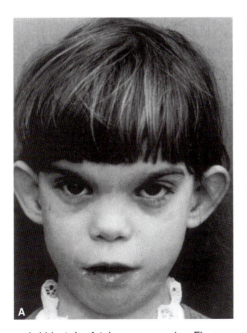
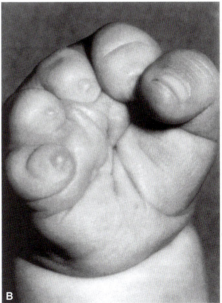

Figura 20.19 Síndrome da hidantoína fetal em uma menina. Ela apresenta incapacidade de aprendizagem decorrente de microcefalia e déficit cognitivo; tem orelhas grandes, um amplo espaço entre os olhos (hipertelorismo), pregas epicânticas e nariz curto (**A**). Sua mãe tem epilepsia e ingeriu fenitoína durante toda a gestação. **B.** Mão direita de uma menina com hipoplasia digital grave (dedos da mão curtos) cuja mãe tomou fenitoína durante toda a gestação. (**A.** Cortesia do Dr. A. E. Chudley, Section of Genetics and Metabolism, Department of Pediatrics and Child Health, Children's Hospital, Winnipeg, Manitoba, Canadá. **B.** Extraído de Chodirker BN, Chudley AE, Reed MH, Persaud TV. Possible prenatal hydantoin effect in a child born to a nonepileptic mother, *Am J Med Genet* 27:373, 1987.)

Testes farmacológicos em animais

Embora os testes de medicamentos em animais prenhes sejam importantes, os resultados são de valor limitado como forma de prever os efeitos dos medicamentos em embriões humanos. Os experimentos realizados com animais sugerem apenas que podem ocorrer efeitos semelhantes em seres humanos. Se um medicamento ou agente químico provocar efeitos teratogênicos em duas ou mais espécies, a probabilidade de possível risco humano tem de ser considerada alta, mas a dose do medicamento também deve ser levada em consideração.

Medicamentos e outras substâncias como teratógenos

A teratogenicidade dos medicamentos varia consideravelmente. Alguns teratógenos (p. ex., talidomida) causam graves alterações no desenvolvimento se administrados durante o período organogenético da 4ª à 8ª semana (Figuras 20.1 e 20.2). Outros teratógenos causam déficit cognitivo, restrição do crescimento e outros efeitos se utilizados em excesso durante toda a fase de desenvolvimento. No caso do álcool etílico, não existe dose segura durante a gravidez.

O uso de medicamentos prescritos e de venda livre durante a gravidez é surpreendentemente alto. Entre 40 e 90% das mulheres consomem, pelo menos, um medicamento sem prescrição médica durante a gestação. Vários estudos já indicaram que algumas gestantes tomam, em média, quatro medicamentos, excluindo os suplementos alimentares, e que aproximadamente metade dessas mulheres o faz durante o período altamente sensível (ver Figura 20.1). Outro relato baseado em um banco de dados de medicamentos receitados demonstrou que podem ser prescritos até 10 medicamentos às gestantes. Apesar disso, menos de 2% dos defeitos congênitos são causados por fármacos e agentes químicos. Somente alguns medicamentos foram positivamente implicados como agentes teratogênicos humanos (ver Tabela 20.1); entretanto, novos agentes continuam a ser identificados. As mulheres devem evitar todo tipo de medicamento durante o primeiro trimestre, a menos que haja uma forte razão clínica para o uso de medicamentos e, mesmo assim, somente se forem reconhecidos como razoavelmente seguros para o embrião. Embora estudos bem controlados de determinadas substâncias (p. ex., maconha) não tenham demonstrado um risco teratogênico para o embrião, elas afetam o seu desenvolvimento (p. ex., crescimento reduzido do feto, baixo peso ao nascimento).

Tabagismo (cigarro)

O tabagismo materno durante a gravidez é uma causa bem definida de **restrição do crescimento intrauterino (RCIU)**. O **baixo peso ao nascimento** (< 2.000 g) é o principal preditor de morte de recém-nascidos. Entre as fumantes inveteradas, o parto prematuro é duas vezes mais frequente do que entre as mães que não fumam (ver Capítulo 6, Figura 6.11).

Em um estudo populacional de caso-controle, houve um modesto aumento na incidência de **anomalias cardíacas dos septos conotruncal e atrioventricular** associado ao tabagismo materno no primeiro trimestre. Existem evidências de que o tabagismo materno possa causar anomalias do trato urinário, problemas de comportamento e restrição do crescimento intrauterino.

A **nicotina** comprime os vasos sanguíneos uterinos, reduzindo o fluxo de urina e o fornecimento de oxigênio e nutrientes disponíveis para o embrião ou feto a partir do sangue materno no espaço interviloso da placenta (ver Capítulo 7, Figuras 7.5 e 7.7). A consequente deficiência compromete o crescimento

celular e pode ter um efeito adverso sobre o desenvolvimento cognitivo. Os altos níveis de carboxi-hemoblobina resultantes do fumo aparecem no sangue da mãe e do feto, podendo alterar a capacidade do sangue de transportar oxigênio. A **hipoxia fetal crônica** (baixos níveis de oxigênio) pode ocorrer e afetar o crescimento e o desenvolvimento do feto. O tabagismo materno está associado também a menor volume do encéfalo em recém-nascidos pré-termo.

Álcool

Níveis moderados e altos de ingestão de bebida alcoólica no início da gravidez podem alterar o crescimento e a morfogênese do embrião ou do feto. O alcoolismo afeta de 1 a 2% das mulheres em idade fértil. Acredita-se que o abuso do consumo de álcool pela mãe seja a causa mais comum de deficiência cognitiva. Os recém-nascidos de **mulheres alcoólatras crônicas** apresentam um padrão específico de defeitos, incluindo déficit de crescimento pré-natal e pós-natal, deficiência cognitiva e outros defeitos (Figura 20.20; ver também Tabela 20.1).

Microcefalia (**neurocrânio pequeno**; ver Capítulo 17, Figura 17.36), fissuras palpebrais curtas, pregas epicânticas, hipoplasia maxilar, nariz curto, lábio superior fino, pregas palmares anormais, defeitos articulares, retardo de crescimento, **cardiopatia congênita** e **vários outros defeitos congênitos e comorbidades** são observados nesses recém-nascidos. O padrão específico de defeitos nos recém-nascidos e crianças afetados que apresentam as características faciais sentinela, comprometimento do crescimento e deficiência cognitiva é denominado **síndrome alcoólica fetal (SAF)**, com uma prevalência de 1 a 2 bebês por 1.000 nascimentos vivos (ver Figura 20.20).

A prevalência de SAF está relacionada à população estudada. A experiência clínica geralmente é necessária para fazer um diagnóstico preciso de SAF porque os defeitos físicos nas crianças afetadas podem ser inespecíficos. Todavia, o padrão geral de manifestações clínicas é único, podendo variar de sutil a grave.

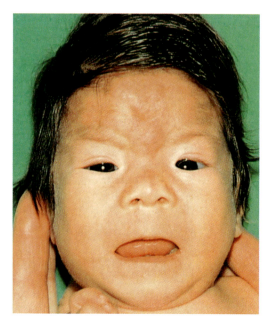

Figura 20.20 Recém-nascido com síndrome alcoólica fetal tem o lábio superior fino, filtro labial alongado e malformado (sulco vertical na parte medial do lábio superior), fissuras palpebrais curtas, ponte nasal plana e nariz curto. (Cortesia do Dr. A. E. Chudley, Section of Genetics and Metabolism, Department of Pediatrics and Child Health, Children's Hospital, Winnipeg, Manitoba, Canadá.)

O consumo moderado de álcool etílico pela mãe (29,5 mℓ a 59 mℓ de álcool por dia) pode resultar em comprometimento cognitivo e problemas comportamentais. O termo **efeitos alcoólicos fetais** foi criado após o reconhecimento de que muitos recém-nascidos expostos ao álcool etílico *in utero* não apresentavam características dismórficas externas, mas tinham déficits neurodesenvolvimentais.

O termo preferido para a gama de efeitos pré-natais do álcool etílico é **transtorno do espectro alcoólico fetal**, cuja prevalência na população geral é de 1% ou mais. Como o período de suscetibilidade do desenvolvimento encefálico se estende pela maior parte da gestação (ver Figura 20.1), *o conselho mais seguro e prudente é a abstinência total de álcool etílico durante a gravidez.*

Andrógenos e progestógenos

Os termos **progestógenos** e **progestinas** são utilizados para designar substâncias naturais ou sintéticas que induzem algumas ou todas as alterações biológicas produzidas pela **progesterona**, um hormônio secretado pelo corpo-lúteo dos ovários que promove e mantém o endométrio gravídico (ver Capítulo 2, Figura 2.7 e 2.10D). Algumas dessas substâncias têm propriedades **androgênicas (masculinizantes)** que podem afetar o feto do sexo feminino, produzindo a masculinização da genitália externa (ver Figura 20.16). A incidência de defeitos congênitos varia com o hormônio e a dose. Os preparos que devem ser evitados são as progestinas etisterona e noretisterona. A exposição às progestinas durante o período crítico de desenvolvimento está associada a maior prevalência de **anomalias cardiovasculares**, e a exposição de fetos do sexo masculino durante esse período pode duplicar a incidência de **hipospadias glandulares** (ver Capítulo 12, Figura 12.42).

Muitas mulheres usam **contraceptivos hormonais** ("pílulas anticoncepcionais"). Os **anticoncepcionais orais** à base de progestógenos e estrógenos ingeridos durante as fases iniciais de gestação não reconhecida são suspeitos de ser **agentes teratogênicos**, mas os resultados de vários estudos epidemiológicos são inconclusivos. Um estudo constatou que os bebês de 13 entre 19 mães que tomaram pílulas anticoncepcionais à base de progestógenos e estrógenos durante o período crítico de desenvolvimento apresentaram a **síndrome VACTERL** (anomalias vertebrais, anais, cardíacas, traqueais, esofágicas, renais e dos membros). O uso de contraceptivos orais deve ser imediatamente suspenso em caso de suspeita ou detecção de gravidez em virtude desses possíveis efeitos teratogênicos.

O **dietilestilbestrol (DES)**, um composto estrogênico sintético não esteroide, é **um teratógeno humano.** Anomalias congênitas macroscópicas e microscópicas do útero e da vagina foram detectadas em mulheres expostas ao DES *in utero*, tendo-se observado três tipos de lesões: adenose vaginal (doenças glandulares generalizadas), erosões cervicais e rugas vaginais transversais. Algumas mulheres jovens com idade entre 16 e 22 anos desenvolveram **adenocarcinoma de células claras da vagina** depois de um histórico comum de exposição ao DES *in utero*. Entretanto, a probabilidade de desenvolvimento de câncer nessa idade precoce em mulheres expostas ao DES *in utero* parece ser relativamente baixa (aproximadamente 1 em 1.000).

Os fetos do sexo masculino expostos ao DES *in utero* antes da 11ª semana de gestação apresentam incidência mais elevada de **anomalias do sistema genital**, incluindo cistos epididimários e testículos hipoplásicos (subdesenvolvidos). Entretanto, a fertilidade dos homens expostos ao DES *in utero* parece não ser afetada. *A expressão do gene homeobox* HOXA10 *é alterada após a exposição in utero ao DES.*

Antibióticos

As **tetraciclinas** (antibióticos de amplo espectro) atravessam a membrana placentária e depositam-se nos ossos e dentes do embrião em locais de calcificação ativa (ver Capítulo 7, Figura 7.7). O **tratamento com tetraciclina** entre o 4º e o 9º meses de gestação pode causar também defeitos nos dentes (p. ex., **hipoplasia do esmalte dentário**; ver Capítulo 19, Figuras 19.19 e 19.20A), coloração amarelada a acastanhada dos dentes (ver Capítulo 19, Figura 19.20E) e crescimento reduzido dos ossos longos. Como a calcificação dos dentes permanentes tem início no nascimento e, à exceção dos terceiros molares, conclui-se até os 7 a 8 anos de idade, o tratamento com tetraciclina durante a infância pode afetar a dentição permanente.

Existem relatos de **surdez** em recém-nascidos de mulheres tratadas com altas doses de **estreptomicina** e **di-hidroestreptomicina** por causa de tuberculose. Mais de 30 casos de déficit de audição e lesão do nervo vestibulococlear (nervo craniano [NC] VIII) foram relatados em recém-nascidos expostos a derivados da estreptomicina *in utero*. A penicilina já foi extensamente utilizada durante a gravidez e parece ser inofensiva para o embrião e o feto.

Anticoagulantes

Todos os anticoagulantes, à exceção da heparina (ver Capítulo 7, Figura 7.7) atravessam a membrana placentária e podem causar hemorragia no embrião ou no feto. A varfarina e outros cumarínicos são antagonistas da vitamina K. A varfarina é utilizada para o tratamento de **doença tromboembólica** e em pacientes com fibrilação atrial ou válvulas cardíacas artificiais. **A varfarina é um teratógeno conhecido.** Existem relatos de recém-nascidos com hipoplasia da cartilagem nasal, epífises pontilhadas e diversos defeitos do SNC cujas mães tomaram esse anticoagulante durante o período crítico do desenvolvimento embrionário. **O período de maior sensibilidade é entre 6 e 12 semanas após a fertilização.** A exposição no segundo e no terceiro trimestres pode resultar em déficit cognitivo, atrofia do nervo óptico e microcefalia. **Heparina não é um teratógeno.**

Anticonvulsivantes

Aproximadamente 1 em cada 200 gestantes tem epilepsia e necessita de tratamento com um anticonvulsivante. Dos medicamentos anticonvulsivantes disponíveis, existem fortes evidências de que a **trimetadiona seja um teratógeno**. As principais características da **síndrome da trimetadiona fetal** são retardo do crescimento pré-natal e pós-natal; atraso no desenvolvimento; sobrancelhas em "V"; implantação baixa das orelhas; fissura labial ou fenda palatina; e anomalias cardíacas, geniturinárias e dos membros. O uso desse medicamento é contraindicado durante a gravidez.

A **fenitoína é um teratógeno** (ver Figura 20.19). A **síndrome da hidantoína fetal** acomete de 5 a 10% dos filhos de mães tratadas com *anticonvulsivantes à base de fenitoína ou hidantoína*. O padrão usual de defeitos consiste em restrição do crescimento intrauterino, microcefalia (ver Capítulo 17, Figura 17.36), déficit cognitivo, sutura frontal com sulcos, pregas epicânticas internas, ptose palpebral (ver Capítulo 18, Figura 18.13), ponte nasal larga e deprimida, hipoplasia (subdesenvolvimento) das unhas e das falanges distais e hérnias.

O **ácido valproico** tem sido o medicamento preferido para o controle de diferentes tipos de epilepsia, mas o seu uso em gestantes levou a um padrão de defeitos congênitos, que consiste em defeitos craniofaciais, cardíacos e dos membros, bem como a atraso do desenvolvimento cognitivo pós-natal. Há também maior risco de **defeitos do tubo neural** (p. ex., espinha bífida cística; ver Capítulo 17, Figura 17.15).

O fenobarbital é considerado um medicamento antiepiléptico seguro para uso durante a gestação. O sulfato de magnésio e o diazepam também são amplamente utilizados como medicamentos profiláticos para convulsões e parecem ser seguros.

Agentes antineoplásicos

Com exceção da **aminopterina**, um antagonista do ácido fólico, existem poucos relatos bem documentados dos efeitos teratogênicos disponíveis para avaliação. Como os dados disponíveis são inadequados, recomenda-se evitar esses medicamentos, especialmente durante o primeiro trimestre de gestação.

Os **inibidores tumorais são altamente teratogênicos** porque inibem a mitose em células que se dividem rapidamente (ver Capítulo 2, Figura 2.2). O uso da **aminopterina** durante o período embrionário geralmente resulta na morte intrauterina dos embriões, e 20 a 30% daqueles que sobrevivem apresentam graves malformações. O **bussulfano** e a **6-mercaptopurina** administrados em ciclos alternados durante toda a gravidez produziram várias anomalias graves, mas nenhum dos dois medicamentos isoladamente parece causar defeitos importantes (ver Tabela 20.1).

O **metotrexato**, um antagonista do ácido fólico e derivado da aminopterina, é um potente teratógeno que provoca importantes defeitos congênitos. Em geral, é utilizado como um agente isolado ou em terapia combinada para doenças neoplásicas, mas é de uso comum em pacientes com doenças reumáticas graves, inclusive artrite reumatoide. Múltiplos defeitos esqueléticos, cerebrais e outros defeitos congênitos são associados ao uso do metotrexato durante a gravidez.

Medicamentos anti-hipertensivos

Os resultados do National Birth Defects Prevention Study (1997-2011) indicaram que o uso materno de determinados medicamentos anti-hipertensivos (betabloqueadores, inibidores de renina-angiotensina) eleva o risco de anomalias cardíacas congênitas específicas (coarctação da aorta, estenose da valva pulmonar, defeito do septo interventricular membranoso e defeito do septo interatrial do tipo *ostium secundum*).

A exposição do feto aos **inibidores da enzima conversora da angiotensina** (**IECAs**) usados como agentes anti-hipertensivos causa oligoidrâmnio (volume insuficiente de líquido amniótico), morte fetal, hipoplasia dos ossos da calvária, restrição do crescimento intrauterino, anomalias cardiovasculares e disfunção renal. No início da gravidez, o risco para o embrião é aparentemente menor e não há nenhum indício de interrupção da gravidez. Por causa da alta incidência de complicações perinatais graves, recomenda-se que os IECAs não sejam receitados durante a gestação.

Insulina e medicamentos hipoglicêmicos

A insulina não é teratogênica em embriões humanos, *exceto, possivelmente, no tratamento do coma materno com insulina*. Os medicamentos hipoglicemiantes (p. ex., **tolbutamida**) já foram implicados, mas as evidências de sua teratogenicidade são fracas. Não existem evidências convincentes de que os agentes hipoglicemiantes orais (particularmente as sulfonilureias) sejam teratogênicos em embriões.

A incidência de defeitos congênitos (p. ex., **agenesia sacral, ausência de uma parte**) é duas ou três vezes maior na prole de **mulheres diabéticas**. Aproximadamente 40% das mortes perinatais de recém-nascidos diabéticos são resultantes de defeitos congênitos. As mulheres com diabetes melito insulinodependente podem reduzir significativamente o seu risco de ter filhos com defeitos congênitos obtendo um bom controle de sua doença antes da concepção.

Ácido retinoico

O ácido retinoico é um metabólito da vitamina A. A **isotretinoína** (ácido 13-*cis*-retinoico), utilizada para o tratamento de acne cística grave, é um potente **teratógeno**. O período crítico de exposição parece ser da 3ª à 5ª semana. *O risco de aborto espontâneo e defeitos congênitos após a exposição é alto.* Os defeitos importantes mais comuns observados são **dismorfismo craniofacial**, microtia (ver Capítulo 19, Figura 18.12), micrognatia (mandíbulas pequenas), fenda palatina, aplasia tímica, anomalias cardiovasculares e defeitos do tubo neural. O acompanhamento longitudinal pós-natal de crianças expostas *in utero* à **isotretinoína** revelou significativo **comprometimento neuropsicológico**.

A vitamina A é um nutriente valioso e necessário durante a gravidez, mas *as gestantes devem evitar altos níveis de vitamina A*. Um risco elevado de defeitos congênitos foi relatado em relação à prole de mulheres que ingeriram mais de 10.000 UI de vitamina A por dia.

Analgésicos

Ácido acetilsalicílico (AAS) e **paracetamol** geralmente são utilizados durante a gestação para o alívio da febre ou da dor. *Os estudos sugerem que grandes doses de analgésicos sejam potencialmente prejudiciais para o embrião ou o feto.* Embora os estudos epidemiológicos indiquem que o AAS não é um agente teratogênico, devem-se evitar grandes doses, especialmente durante o primeiro trimestre. Uma grande pesquisa de opinião com mulheres que consumiam **paracetamol** no início da gravidez demonstrou maior incidência de problemas comportamentais, inclusive transtorno de déficit de atenção com hiperatividade (TDAH), nos filhos dessas mulheres.

Devido aos riscos de hemorragia fetal e **fechamento prematuro do ducto arterioso**, anti-inflamatórios não esteroides não devem ser usados durante as últimas semanas de gestação.

Medicamentos para a tireoide

O iodeto de potássio em xaropes para tosse e grandes doses de iodo radioativo podem causar **bócio congênito**. Os iodetos atravessam imediatamente a placenta e interferem na produção de tiroxina (ver Capítulo 7, Figura 7.7). Esses agentes podem também causar aumento da tireoide e **cretinismo** (retardo do desenvolvimento físico e cognitivo e distrofia dos ossos e de partes moles). A deficiência materna de iodo também pode causar **cretinismo congênito**.

As gestantes têm sido aconselhadas a evitar duchas ou cremes que contenham **iodo-povidona** porque a substância é absorvida pela vagina, entra no sangue materno e pode ser teratogênica. A **propiltiouracila** interfere na formação da tiroxina no feto e pode causar bócio. A administração de medicamentos para o tratamento de distúrbios da tireoide materna pode causar bócio congênito se a mãe usar doses superiores à necessária para controlar a doença.

Talidomida

A **talidomida é um potente teratógeno**, e estima-se que quase 12.000 recém-nascidos tenham tido defeitos causados por esse medicamento. A manifestação característica é a **meromelia** (ausência de parte de um membro), mas os defeitos variam de **amelia** (ausência de membros) a estágios intermediários de desenvolvimento (membros rudimentares) e **micromelia** (membros anormalmente pequenos ou curtos). Alguns desses indivíduos apresentavam **focomelia** ("membros de foca"), um tipo de meromelia (Figura 20.2).

A talidomida causava também anomalias de outros órgãos, como ausência das orelhas externa e interna, **hemangioma** na face (ver Capítulo 19, Figura 19.6), anomalias cardíacas e dos sistemas urinário e digestório. O período em que a talidomida causava essas anomalias congênitas era de 20 a 36 dias após a fertilização. Esse período sensível coincide com os períodos críticos de desenvolvimento das partes e dos órgãos afetados (ver Figuras 20.1 e 20.18).

A talidomida atualmente é utilizada para o tratamento de hanseníase, mieloma múltiplo e várias doenças autoimunes. **O medicamento é absolutamente contraindicado para mulheres em idade fértil.** O problema continua em evidência por causa das constantes ações judiciais coletivas.

Medicamentos psicotrópicos

O lítio é o medicamento preferido para a manutenção a longo prazo de pacientes com transtornos bipolares. Entretanto, ele já causou defeitos congênitos, principalmente do coração e dos grandes vasos, em recém-nascidos cujas mães tomaram o medicamento no início da gestação. Embora o **carbonato de lítio** seja um teratógeno humano conhecido, a U.S. Food and Drug Administration declarou que o agente pode ser usado durante a gestação se, "na opinião do médico, os possíveis benefícios superarem os possíveis riscos."

Os **benzodiazepínicos**, como **diazepam** e **oxazepam**, são frequentemente receitados para gestantes. Esses medicamentos atravessam imediatamente a membrana placentária (ver Capítulo 7, Figura 7.7), e o seu uso durante o primeiro trimestre de gestação é associado a anomalias craniofaciais em neonatos. Os **inibidores seletivos da recaptação da serotonina** (**ISRSs**) geralmente são utilizados no tratamento da depressão, dos transtornos do humor e da ansiedade durante a gravidez. Vários relatos demonstraram um risco ligeiramente maior de defeitos dos septos interatrial e interventricular (ver Capítulo 13, Figuras 13.28 e 13.29), hipertensão pulmonar persistente e transtornos neurocomportamentais, incluindo transtorno do espectro autista, em recém-nascidos expostos aos ISRSs *in utero*. Além disso, o nascimento pré-termo é associado ao uso desses agentes durante o primeiro trimestre de gestação. Acredita-se que o mecanismo seja o bloqueio do transporte das catecolaminas pelos inibidores da recaptação da serotonina, o que afeta o fluxo sanguíneo placentário.

Substâncias ilícitas

Várias drogas ilícitas são usadas por suas propriedades alucinógenas. Não há evidências de que a **maconha** seja um teratógeno humano, mas existem indícios de que o seu uso durante os primeiros 2 meses de gestação afete o crescimento e o peso de nascimento do feto. O sono e os padrões eletroencefalográficos de recém-nascidos expostos no período pré-natal à maconha foram alterados.

A **cocaína** é a droga ilícita mais usada por mulheres em idade fértil. Os relatórios sobre os efeitos pré-natais da cocaína incluem a ocorrência de condições como descolamento de placenta, aborto espontâneo, prematuridade, restrição do crescimento intrauterino, infarto cerebral, anomalias urogenitais, transtornos neurocomportamentais e anomalias neurológicas.

A **metadona** é usada durante o tratamento do vício da morfina e da heroína. A metadona é considerada um **teratógeno comportamental**, assim como a **heroína**. Constatou-se que filhos de mulheres dependentes de narcóticos em uso de metadona apresentam disfunção do SNC, peso ao nascimento mais baixo e menor circunferência craniana do que recém-nascidos não expostos. Existe preocupação também com os efeitos da metadona sobre o desenvolvimento pós-natal a longo prazo. O problema é de difícil solução porque geralmente outros medicamentos são combinados à metadona, e o uso abusivo de álcool etílico e cigarro é prevalente nas mulheres dependentes de narcóticos. A síndrome da abstinência neonatal ocorre quando os recém-nascidos são expostos a opioides *in utero*. As manifestações incluem febre, diarreia, transtornos alimentares e do sono, e hipertonia. Monoterapia com opioides geralmente é usada para esses recém-nascidos. O uso materno de **metanfetamina**, um estimulante do sistema nervoso simpático, resulta em fetos pequenos para a idade gestacional (PIG) e com alterações neurocomportamentais.

Agentes químicos ambientais como teratógenos

Existe uma crescente preocupação com a possível teratogenicidade de substâncias químicas ambientais, incluindo agentes químicos e poluentes industriais e agrícolas. A maioria desses agentes não foi implicada positivamente como substâncias teratógenas em seres humanos.

Mercúrio orgânico

Os filhos de mulheres cuja dieta durante a gestação consistiu principalmente em peixes com níveis anormalmente elevados de mercúrio orgânico contraem **doença de Minamata** fetal, caracterizada por transtornos neurológicos e comportamentais semelhantes aos da paralisia cerebral. Lesões cerebrais graves, déficit cognitivo e cegueira foram condições detectadas em filhos de mulheres que ingeriram alimentos contaminados com **metilmercúrio**. Esse cátion orgânico é um teratógeno causador de atrofia cerebral, espasticidade, convulsões e déficit cognitivo. Estudos recentes demonstraram que o desenvolvimento placentário e o crescimento fetal foram afetados em uma população com alto grau de exposição ao mercúrio em decorrência do consumo de mariscos.

Chumbo

Presente em abundância no ambiente de trabalho e no meio ambiente, o chumbo atravessa a membrana placentária (ver Capítulo 7, Figura 7.7) e acumula-se nos tecidos embrionários e fetais. A exposição pré-natal ao chumbo é associada a maior incidência de abortos, defeitos fetais, restrição do crescimento intrauterino e déficits funcionais. Vários relatos indicaram que os filhos de mulheres expostas a níveis subclínicos de chumbo revelaram transtornos neurocomportamentais e psicomotores.

Bifenilas policloradas

As bifenilas policloradas são agentes químicos teratogênicos que provocam restrição do crescimento intrauterino e descoloração da pele. A principal fonte alimentar desses agentes na América do Norte é a pesca desportiva em águas contaminadas ou outros animais silvestres capturados em áreas contaminadas.

Agentes infecciosos como teratógenos

Durante toda a vida pré-natal, os embriões e fetos são ameaçados por vários **microrganismos**. Na maioria dos casos, o ataque encontra resistência, mas em alguns casos, ocorre o aborto espontâneo ou a morte fetal (natimorto). Quando sobrevivem, os fetos nascem com **restrição do crescimento intrauterino (RCIU)**, defeitos congênitos ou doenças neonatais (ver Tabela 20.1). Os microrganismos atravessam a **membrana placentária** e entram na corrente sanguínea embrionária e fetal (ver Capítulo 7, Figura 7.7). Há uma propensão a acometimento do SNC, e a **barreira hematencefálica (BHE) fetal** oferece pouca resistência aos microrganismos. A BHE é um mecanismo seletivo que se opõe à passagem da maioria dos íons e compostos com alto peso molecular do sangue para o tecido encefálico.

Rubéola congênita

Uma alta incidência de defeitos congênitos em fetos é resultante de **infecção materna pelo vírus da rubéola** durante o primeiro trimestre de gestação. O feto contrai a infecção quando o vírus atravessa a membrana placentária (ver Capítulo 7, Figura 7.7). O vírus causador da rubéola é o principal exemplo de **teratógeno infeccioso**. O risco geral da infecção embrionária ou fetal é de aproximadamente 20%.

As manifestações clínicas da **síndrome da rubéola congênita** são catarata (ver Capítulo 18, Figura 18.12), anomalias cardíacas e surdez. Entretanto, outras anomalias são eventualmente observadas: déficit cognitivo, coriorretinite (inflamação da retina com extensão para a corioide), **glaucoma** (ver Capítulo 18, Figura 18.11), microftalmia (olhos anormalmente pequenos) e defeitos dentários (ver Tabela 20.1).

A maioria dos recém-nascidos apresenta defeitos congênitos quando a doença ocorre durante as primeiras 4 a 5 semanas após a fertilização. Esse período inclui os períodos organogenéticos mais suscetíveis dos olhos, das orelhas internas, do coração e do encéfalo (ver Figura 20.1). O risco de defeitos decorrentes de uma infecção pelo vírus da rubéola durante o 2º e o 3º trimestres de gestação é de aproximadamente 10%; entretanto, podem ocorrer defeitos funcionais do sistema nervoso central (p. ex., déficit cognitivo) e das orelhas internas (perda auditiva). Graças à imunização generalizada contra o vírus da rubéola, o número de recém-nascidos hoje afetados é menor.

Citomegalovírus

O citomegalovírus (**CMV**) é um membro da família do herpes-vírus. Assim como com a rubéola, é provável que o vírus infecte a placenta e depois o feto. Os fetos com esse vírus com frequência nascem prematuramente. A citomegalovirose é a infecção viral mais comum do feto; acomete aproximadamente 1% dos recém-nascidos. A maioria das gestações termina em aborto espontâneo quando a infecção ocorre no primeiro trimestre. Trata-se da principal causa de infecção congênita com morbidade no nascimento. Os neonatos infectados no **início do período fetal** geralmente não apresentam sinais clínicos e são identificados por programas de rastreamento. A infecção por CMV em uma **fase posterior da gestação** pode resultar em graves defeitos congênitos: atraso de desenvolvimento, restrição do crescimento intrauterino, microftalmia, coriorretinite, cegueira, microcefalia, calcificação cerebral, déficit cognitivo, surdez, paralisia cerebral e *hepatoesplenomegalia* (aumento do fígado e do baço). Especialmente preocupantes são os casos de infecção assintomática por CMV, que frequentemente estão associados a transtornos audiológicos, neurológicos e neurocomportamentais no primeiro ano de vida (ver Tabela 20.1). A detecção de infecção congênita por CMV em um recém-nascido por ocasião do parto, ou logo após, é fundamental para o manejo clínico e a assistência ao desenvolvimento futuro desse recém-nascido.

Herpes-vírus simples

A infecção materna pelo HSV no início da gestação triplica a taxa de incidência de aborto. A infecção após a 20ª semana é associada a uma taxa mais elevada de prematuridade (feto nascido com idade gestacional inferior a 37 semanas). A infecção do feto com o vírus geralmente ocorre muito tarde durante a gestação. É provável que a maioria das infecções seja adquirida da mãe pouco antes ou depois do parto. Os defeitos congênitos observados em neonatos incluem lesões cutâneas, microcefalia, microftalmia, espasticidade, displasia retiniana e déficit cognitivo (ver Tabela 20.1 e Capítulo 17, Figura 17.36).

Varicela

A **varicela** (catapora) e o **herpes-zóster** são causados pelo mesmo **vírus varicela-zóster (VZV)**, que é altamente infeccioso. A **infecção materna pelo VZV durante os dois primeiros trimestres** de gestação causa os seguintes defeitos congênitos: fibrose cutânea, atrofia muscular, hipoplasia dos membros, dedos rudimentares, lesões oculares e cerebrais e déficit cognitivo (ver Tabela 20.1). Existe uma chance de 20% de ocorrência desses ou de outros defeitos quando a infecção ocorre durante o **período crítico de desenvolvimento** (ver Figura 20.1). Depois da 20ª semana de gestação, não há risco teratogênico comprovado.

Vírus da imunodeficiência humana

O vírus da imunodeficiência humana (HIV) causa a **síndrome da imunodeficiência adquirida** (**AIDS**). Existem relatos conflitantes sobre a infecção materna pelo HIV e os desfechos fetais. Alguns dos efeitos adversos perinatais observados foram retardo do crescimento intrauterino, mortalidade neonatal, microcefalia e alterações craniofaciais específicas. A maioria dos casos de transmissão do vírus da mãe para o feto provavelmente ocorre por ocasião do parto. A amamentação aumenta o risco de transmissão do vírus para o neonato. A prevenção da transmissão do vírus para as mulheres e seus filhos é importante em virtude dos possíveis efeitos.

Vírus Zika

As mulheres grávidas infectadas com o vírus Zika dão à luz bebês com microcefalia e graves anomalias neurológicas. Em 2015, o primeiro caso de embriopatia causada pelo vírus Zika foi relatado no Brasil, e houve surtos em outros países, incluindo o Pacífico Ocidental (Ilha de Yap) e Sul (Polinésia Francesa), a América do Sul, a América Central e o Caribe.

O vírus Zika é transmitido localmente pelo mosquito *Aedes* aos seres humanos. Na maioria dos casos, estabeleceu-se uma relação causal entre a infecção pré-natal pelo vírus e recém-nascidos com microcefalia e outras anomalias. Os Centers for Disease Control and Prevention (CDC) concluíram, a partir de uma avaliação da situação, que as gestantes infectadas com o vírus Zika correm maior risco de ter filhos com microcefalia e/ou outras anomalias cerebrais. Entretanto, os CDC observaram que os recém-nascidos de muitas mulheres infectadas eram saudáveis.

Toxoplasmose

Toxoplasma gondii é um parasito intracelular denominado a partir do *Ctenodactylus gondii*, um roedor nativo da África Setentrional em que o microrganismo foi detectado pela primeira vez. Esse parasito pode ser encontrado na corrente sanguínea e nos tecidos ou nas células do sistema reticuloendotelial, nos leucócitos e nas células epiteliais.

A infecção materna geralmente é adquirida por duas vias:

- Ingestão de carne crua ou malcozida (geralmente porco ou cordeiro) contendo cistos de *Toxoplasma*
- Contato próximo com animais domésticos infectados (p. ex., gatos) ou solo infectado.

Acredita-se que o solo e as hortaliças possam ser contaminados pelas fezes de animais infectados que carregam **oocistos** (zigotos encapsulados no ciclo de vida de protozoários esporozoários). Os oocistos podem também ser transportados para os alimentos por moscas e baratas.

T. gondii atravessa a membrana placentária e infecta o feto (Figuras 20.21 e 20.22; ver Capítulo 7, Figura 7.7), causando alterações destrutivas no encéfalo (**calcificações intracranianas**) e nos olhos (**coriorretinite**) que resultam em déficit cognitivo,

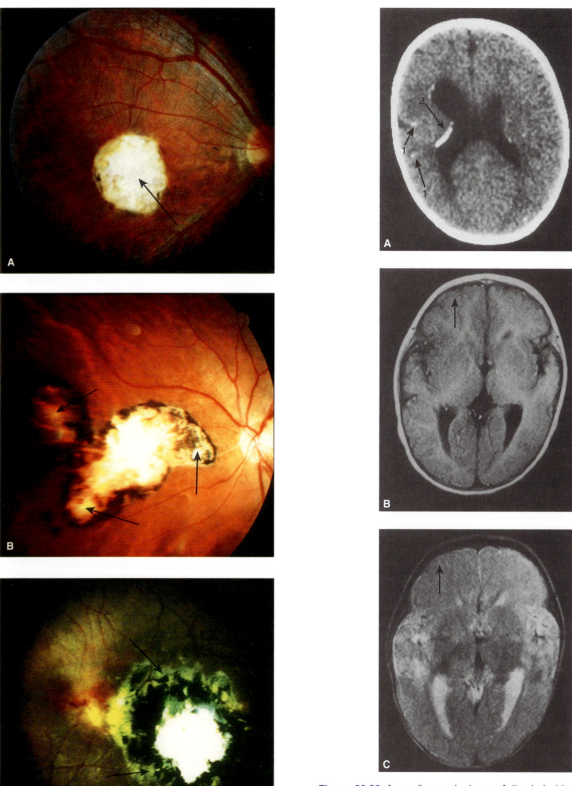

Figura 20.21 Coriorretinite da toxoplasmose ocular congênita induzida por infecção por *Toxoplasma*. **A.** Lesão cicatricial necrosante da mácula *(seta)*. **B.** Lesão satélite em torno e adjacente à lesão cicatricial necrosante principal *(setas)*. **C.** Lesão recrudescente adjacente a uma grande lesão cicatricial necrosante principal *(setas)*. (De Yokota K. *Congenital anomalies and toxoplasmosis, Congenit Anom [Kyoto]* 35:151,1995.)

Figura 20.22 Anomalias cerebrais congênitas induzidas por infecção por *Toxoplasma*. As imagens diagnósticas foram obtidas aos 2 anos e 9 meses de idade. **A.** Tomografia computadorizada sem contraste mostra que os ventrículos laterais estão moderadamente dilatados. Múltiplos focos de calcificação são evidentes no parênquima cerebral *(setas 1)* e na parede ventricular *(seta 2)*. **B.** Imagem de ressonância magnética ponderada em T1 (RM; 400/22, 0,5 T) mostra que os giros corticais estão alargados no lado esquerdo, e que o córtex está espessado no lobo frontal esquerdo *(seta)* se comparado à estrutura correspondente do lado direito. **C.** RM ponderada em T2 (2.500/120, 0,5 T) mostra hipointensidade anormal *(seta)* do lobo frontal esquerdo. (De Yokota K. Congenital anomalies and toxoplasmosis, *Congenit Anom [Kyoto]* 35:151, 1995.)

microcefalia, microftalmia e hidrocefalia. A morte do feto pode ocorrer após a infecção, especialmente durante as fases iniciais da gestação.

As mães de recém-nascidos congenitamente afetados geralmente desconhecem ter **toxoplasmose**, a doença causada por *Toxoplasma gondii*. Como animais domésticos e selvagens (p. ex., gatos, cães, coelhos) podem ser infectados por esse parasito, as gestantes devem evitar o contato com eles e abster-se de comer carne crua ou malcozida desses animais (p. ex., coelhos). O leite não pasteurizado também deve ser evitado.

Sífilis congênita

A incidência de sífilis congênita está aumentando gradativamente, com mais casos hoje do que nas últimas duas décadas. Um em cada 10.000 neonatos nos EUA está infectado. Quase 40% dos filhos de mulheres com sífilis não tratada são natimortos ou morrem por causa da infecção. *Treponema pallidum*, espiroqueta espiralado causador da sífilis, atravessa rapidamente a membrana placentária entre a 6ª e a 8ª semanas de desenvolvimento (ver Capítulo 7, Figura 7.7). O feto pode ser infectado durante qualquer fase da doença ou da gestação.

As **infecções maternas primárias** (contraídas durante a gestação) geralmente causam grave infecção e defeitos congênitos no feto. Entretanto, o tratamento adequado da mãe mata os espiroquetas, impedindo que atravessem a membrana placentária e infectem o feto.

As **infecções maternas secundárias** (contraídas antes da gestação) raramente resultam em doença e defeitos congênitos do feto. Se a mãe não for tratada, em aproximadamente 25% dos casos, ela corre o risco de ter um natimorto; 80% das gestantes não tratadas dão à luz fetos anormais.

As **manifestações fetais precoces** da sífilis materna não tratada incluem surdez congênita, dentes e ossos anormais, hidrocefalia (acúmulo excessivo de líquido cerebrospinal e déficit cognitivo (ver Capítulo 17, Figura 17.38 e Capítulo 19, Figuras 19.19 e 19.20). As **manifestações fetais tardias** da sífilis congênita não tratada são lesões destrutivas do palato e do septo nasal, anomalias dentárias (incisivos centrais superiores conoides, bem espaçados e com um entalhe central) [**dentes de Hutchinson**], e defeitos faciais (bossa frontal, inclusive com protuberância, nariz em sela e maxilas subdesenvolvidas).

Radiação ionizante como teratógeno

A **exposição a altos níveis de radiação ionizante** pode lesionar as células embrionárias, resultando em morte celular, lesão dos cromossomos, déficit cognitivo e crescimento físico deficiente. A gravidade da lesão embrionária está relacionada com a dose de radiação absorvida, a taxa de dosagem e o estágio de desenvolvimento embrionário ou fetal quando da ocorrência da exposição à radiação.

No passado, altas doses de radiação ionizante (centenas a milhares de rads) eram administradas inadvertidamente a embriões e fetos de gestantes com câncer de colo do útero. Em todos os casos, os embriões sofriam graves malformações ou morriam. Retardo do crescimento, microcefalia, espinha bífida cística (ver Capítulo 17, Figuras 17.15 e 17.36 e Capítulo 18, Figura 18.12), alterações na pigmentação da retina, catarata, fenda palatina, anomalias esqueléticas e viscerais e déficit cognitivo foram observados em recém-nascidos que sobreviveram depois de receber altos níveis de radiação ionizante. O desenvolvimento do sistema nervoso central (SNC) era, tipicamente, comprometido. Em uma recente pesquisa com 38.009 mulheres, verificou-se que a ocupação materna tinha correlação com uma potencial exposição à radiação ionizante. Foi relatado maior risco de defeitos congênitos (hidrocefalia, anencefalia, anotia e atresia intestinal).

Observações realizadas de japoneses **sobreviventes da bomba atômica** e seus filhos sugerem que o período de maior sensibilidade para que a radiação lesione o encéfalo é de 8 a 16 semanas após a fertilização, resultando em déficit cognitivo grave. Ao final da 16ª semana, a maior parte da proliferação neuronal se conclui, após a qual o risco de déficit cognitivo diminui.

É de reconhecimento geral que altas doses de radiação (> 25.000 milirrads [mrads] são prejudiciais para o desenvolvimento do SNC. Não existem provas conclusivas de que defeitos congênitos humanos tenham sido causados pelos níveis diagnósticos da radiação (< 10.000 mrads). A radiação dispersa de um exame radiográfico de uma região do corpo distante do útero (p. ex., tórax, seios da face e dentes) produz uma dose de apenas alguns milirrads, o que não é teratogênico para o embrião ou feto. Embora o risco da exposição a uma radiação de 5.000 mrads ou menos seja mínimo, convém ser cauteloso durante os exames da região pélvica em gestantes (exames radiográficos e com uso de radioisótopos), porque esses procedimentos resultam na exposição do embrião a 300 a 2.000 mrads. O limite recomendado de exposição de todo o corpo da mãe à radiação de todo tipo de fonte é de 500 mrad (0,005 Gray [Gy]) durante todo o período gestacional.

Ultrassonografia

A ultrassonografia (US) é amplamente utilizada durante a gestação para o diagnóstico embrionário ou fetal e a assistência pré-natal. Uma análise da segurança da US obstétrica indica que não há efeitos prejudiciais comprovados para o feto quando esse exame é realizado rotineiramente.

Fatores maternos como teratógenos

Aproximadamente 4% das gestantes têm diabetes melito. O **diabetes melito** mal controlado na mãe, especialmente durante o desenvolvimento embrionário, é associado a uma taxa mais elevada de ocorrência de abortos espontâneos e uma incidência duas ou três vezes maior de defeitos congênitos. Os **recém-nascidos de mulheres diabéticas** geralmente são grandes (**macrossomia**), com coxins de gordura proeminentes na parte superior do dorso e na mandíbula. Esses neonatos correm risco aumentado de anomalias cerebrais, defeitos esqueléticos, agenesia sacral e anomalias cardíacas congênitas. Além das complicações metabólicas neonatais, podem ocorrer condições como síndrome da angústia respiratória e anomalias neurodesenvolvimentais.

A **fenilcetonúria** (erro de metabolismo autossômico recessivo congênito) acomete 1 em cada 1.000 recém-nascidos nos EUA. Se não forem tratadas, as mulheres homozigotas para **deficiência de fenilalanina hidroxilase** (fenilcetonúria) e aquelas com **hiperfenilalaninemia** (níveis sanguíneos anormalmente altos de fenilalanina) correm risco mais elevado de ter filhos com **microcefalia** (ver Capítulo 17, Figura 17.36), anomalias cardíacas, deficiência cognitiva e restrição do crescimento intrauterino. A lesão cerebral e a deficiência cognitiva podem ser evitadas se a mãe fenilcetonúrica for submetida a uma dieta com restrição de fenilalanina antes e durante a gestação.

O risco de defeitos do tubo neural (ver Capítulo 17, Figura 17.17) é maior na prole de mães com baixos níveis de **ácido fólico** e **vitamina B$_{12}$**.

Fatores mecânicos como teratógenos

O líquido amniótico absorve as pressões mecânicas, protegendo o embrião da maioria dos traumatismos externos. A redução significativa do volume de líquido amniótico (**oligoidrâmnio**) pode resultar em deformação mecanicamente induzida dos membros, como hiperextensão do joelho. A luxação congênita do quadril e o pé torto podem ser causados por forças mecânicas, especialmente em um útero malformado. As deformações podem ser causadas por qualquer fator que restrinja a mobilidade do feto e provoque compressão prolongada em uma postura anormal. Amputações intrauterinas ou outras anomalias causadas por constrição local durante o crescimento fetal podem ser resultantes de **bandas amnióticas,** que são filamentos ou anéis de tecidos formados em decorrência de ruptura do âmnio no início da gestação, ou de ruptura vascular (ver Capítulo 7, Figuras 7.21).

Defeitos congênitos causados por herança multifatorial

Os traços multifatoriais são, com frequência, defeitos isolados importantes, como fissura labial, fenda palatina isolada, defeitos do tubo neural (p. ex., meroencefalia, espinha bífida cística), estenose pilórica e luxação congênita dos quadris (ver Capítulo 11, Figura 11.4C, e Capítulo 17, Figuras 17.12D, 17.15 e 17.17). Alguns desses defeitos podem ocorrer também como parte do fenótipo em síndromes determinadas por herança monogênica, anomalia cromossômica ou teratógeno ambiental.

Os riscos de recorrência usados para o **aconselhamento genético de famílias** que têm defeitos congênitos (determinados por herança multifatorial) são riscos empíricos baseados na frequência do defeito na população geral e em diferentes categorias de parentes. Em famílias individuais, essas estimativas podem ser inexatas porque geralmente representam médias para a população, e não probabilidades precisas para uma determinada família.

Resumo dos defeitos congênitos

- Defeitos congênitos são qualquer tipo de anomalias estruturais presentes ao nascimento. O defeito pode ser macroscópico ou microscópico na superfície e no interior do corpo. Os **quatro tipos clinicamente significativos de defeitos** são: malformação, ruptura, deformação e displasia
- Aproximadamente 3% dos neonatos têm um defeito importante óbvio. Defeitos adicionais são detectados após o nascimento; a incidência é de aproximadamente 6% em crianças de 2 anos de idade e de 8% em crianças de 5 anos. Outros defeitos (aproximadamente 2%) são detectados mais tarde (p. ex., durante cirurgia, dissecção, necropsia)
- Os defeitos congênitos podem ser únicos ou múltiplos e ter grande ou pequena importância clínica. Os defeitos únicos e irrelevantes ocorrem em aproximadamente 14% dos recém-nascidos. Esses defeitos não têm consequências clínicas graves, mas alertam os médicos para a possibilidade de um defeito importante correlato
- Noventa por cento dos neonatos com múltiplos defeitos de pequena importância têm um ou mais defeitos importantes associados. Dos 3% dos recém-nascidos com um defeito congênito importante, 0,7% apresentam múltiplas anomalias importantes. Os defeitos importantes são mais comuns em embriões iniciais (até 15%) do que em recém-nascidos (até 3%)
- Alguns defeitos congênitos são causados por fatores genéticos (p. ex., anomalias cromossômicas, genes mutantes), outros, por fatores ambientais (p. ex., agentes infecciosos, agentes químicos ambientais, fármacos), mas, principalmente, os defeitos são resultantes de uma complexa interação de fatores genéticos e ambientais. A causa da maioria dos defeitos congênitos é desconhecida (ver Figura 20.3)

- Durante as **primeiras 2 semanas de desenvolvimento**, os agentes teratogênicos geralmente matam o embrião ou não produzem quaisquer efeitos. Durante o **período organogenético**, os agentes teratogênicos alteram o desenvolvimento, podendo causar grandes defeitos congênitos. Durante o **período fetal**, os teratógenos podem provocar anomalias morfológicas e funcionais, especialmente do encéfalo e dos olhos.

Questões clínicas

Caso 20.1

Um médico expressou preocupação com os medicamentos que uma paciente disse estar tomando, quando buscou pela primeira vez orientação médica durante a sua gestação.

- Qual é o percentual de defeitos congênitos causado por medicamentos, agentes químicos ambientais e agentes infecciosos?
- Por que o médico pode ter dificuldade para atribuir a causa de defeitos congênitos específicos a medicamentos específicos?
- O que as mulheres devem saber sobre o uso de medicamentos durante a gestação?

Caso 20.2

Durante um exame pélvico, uma mulher de 41 anos tomou conhecimento de que estava grávida.

- As mulheres nessa idade correm risco aumentado de gerar fetos com defeitos congênitos?
- Se uma mulher de 41 anos engravidar, quais exames complementares pré-natais provavelmente são solicitados?
- Que anomalia genética pode ser detectada?

Caso 20.3

Uma mulher perguntou ao seu médico se existem medicamentos considerados seguros no início da gestação.

- Cite alguns medicamentos geralmente receitados cujo uso seja considerado seguro.
- Que medicamentos geralmente utilizados devem ser evitados durante a gravidez?

Caso 20.4

Uma menina de 10 anos contraiu rubéola e sua mãe estava preocupada que a criança pudesse desenvolver catarata e anomalias cardíacas.

- O que o médico disse à mãe?

Caso 20.5

Uma gestante que tinha dois gatos que geralmente "passavam a noite fora de casa" foi aconselhada por uma amiga a evitar o contato próximo com seus gatos durante a gestação. Ela foi aconselhada também a evitar moscas e baratas.

- Quando a mulher consultou seu médico, o que ele lhe disse?

A discussão dessas questões é apresentada no Apêndice, na parte final deste livro.

Bibliografia e leitura sugerida

Antiel RM, Flake AW: Responsible surgical innovation and research in maternal-fetal surgery, *Semin Fetal Neonatal Med* 22(6):423–427, 2017.

Bale JF Jr: Fetal infections and brain development, *Clin Perinatol* 36:639, 2009.

Baud D, Gubler DJ, Schaub B, Lanteri MC: An update on zika virus infection, *Lancet* 390(10107):2099–2109, 2017.

Bober MB: Common multiple congenital anomaly syndromes. In Gomella TL, Cunningham M, editors: *Neonatology*, ed 7, New York, 2013, McGraw-Hill.

Briggs GG, Freeman RK, Towers CV, Forinash AB: *Drugs in pregnancy and lactation*, ed 11, Philadelphia, 2017, Wolters Kluwer.

Burkey BW, Holmes AP: Evaluating medication use in pregnancy and lactation: what every pharmacist should know, *J Pediatr Pharmacol Ther* 18:247, 2013.

Chudley AE, Hagerman RJ: The fragile X syndrome, *J Pediatr* 110:821, 1987.

Cook JL, Green CR, Lilley CM, et al: Fetal alcohol spectrum disorder: a guideline for diagnosis across the life span, *CMAJ* 188(3):191–197, 2016.

Dior UP, Lawrence GM, Sitlani C, et al: Parental smoking during pregnancy and offspring cardio-metabolic risk factors at ages 17 and 32, *Atherosclerosis* 235:430, 2014.

Einfeld SL, Brown R: Down syndrome—new prospects for an ancient disorder, *JAMA* 303:2525, 2010.

Eppes C, Rac M, Dunn J, et al: Testing for Zika virus infection in pregnancy: key concepts to deal with an emerging epidemic, *Am J Obstet Gynecol* 216:209, 2017.

Feldkamp ML, Carey JC, Byrne JLB, et al: Etiology and clinical presentation of birth defects: population-based study, *BMJ* 357:j2249, 2017.

Fonseca EB, Raskin S, Zugaib M: Folic acid for the prevention of neural tube defects, *Rev Bras Ginecol Obstet* 35:287, 2013.

Frey KA: Male reproductive health and infertility, *Prim Care* 37:643, 2010.

Grimsby J: The fragile X cognitive retardation gene (FMR1): historical perspective, phenotypes, mechanism, pathology, and epidemiology, *Clin Neuropsychol* 30(6):815, 2016.

Harris BS, Bishop KC, Kemeny HR, et al: Risk factors for birth defects, *Obstet Gynecol Surv* 72:123, 2017.

Jarmasz JS, Basalah DA, Chudley AE, et al: Human brain abnormalities associated with prenatal alcohol exposure and fetal spectrum disorder, *J Neuropathol Exp Neurol* 76(9):813–833, 2017.

Jones KL, Jones MC, Campo MD: *Smith's recognizable patterns of human malformation*, ed 7, Philadelphia, 2013, Elsevier.

Kim MW, Ahn KH, Ryu KJ, et al: Preventive effects of folic acid supplementation on adverse maternal and fetal outcomes, *PLoS ONE* 19(9):e97273, 2014.

Kliegman RR, Stanton B, Geme J, et al, editors: *Nelson textbook of pediatrics*, ed 20, Philadelphia, 2016, Elsevier.

Levine DA: Growth and development. In Marcdante KJ, Kliegman KJ, editors: *Nelson essentials of pediatrics*, ed 7, Philadelphia, 2015, Saunders.

Levy PA, Marion RW: Human genetics and dysmorphology. In Marcdante KJ, Kliegman KJ, editors: *Nelson essentials of pediatrics*, ed 7, Philadelphia, 2015, Saunders.

Lim H, Agopian AJ, Whitehead LW: Maternal occupational exposure to ionizing radiation and major structural birth defects, *Birth Defects Res A Clin Mol Teratol* 103:243, 2015.

Martin RJ, Fanaroff AA, Walsh MC, editors: *Fanaroff and Martin's neonatal-perinatal medicine: diseases of the fetus and infant, current therapy in neonatal-perinatal medicine*, ed 10, Philadelphia, 2015, Elsevier.

Medicode, Inc: *Medicode's hospital and payer: international classification of diseases*, vol 1–3, ed 9 revised, Clinical modification (ICD 9 CM), Salt Lake City, 2010, Medicode.

Moore KL, Barr ML: Smears from the oral mucosa in the determination of chromosomal sex, *Lancet* 2:57, 1955.

Naing ZW, Scott GM, Shand A, et al: Congenital cytomegalovirus infection in pregnancy: a review of prevalence, clinical features, diagnosis and prevention, *Aust N Z J Obstet Gynaecol* 56:9, 2016.

Nussbaum RL, McInnes RR, Willard HF: *Thompson & thompson genetics in medicine*, ed 8, Philadelphia, 2015, Elsevier.

Patorno E, Huybrechts KF, Bateman BT: Lithium use in pregnancy and the risk of cardiac malformations, *N Engl J Med* 376:2245, 2017.

Persaud TVN: *Environmental causes of human birth defects*, Springfield, Ill, 1990, Charles C Thomas.

Popova S, Lange S, Shield K, et al: Comorbidity of fetal alcohol spectrum disorder: a systematic review and meta-analysis, *Lancet* 387(10022):978–987, 2016.

Rasmussen SA: Human teratogens update 2011: can we ensure safety during pregnancy?, *Birth Defects Res A Clin Mol Teratol* 94(123), 2012.

Rawlinson WD, Boppana SB, Fowler KB: Congenital cytomegalovirus infection in pregnancy and the neonate: consensus recommendations for prevention, diagnosis, and therapy, *Lancet Infect Dis* 17(6):e177–e188, 2017.

Richardson GA, Goldschmidt L, Willford J: Continued effects of prenatal cocaine use: preschool development, *Neurotoxicol Teratol* 31:325, 2009.

Sackett C, Weller RA, Weller EB: Selective serotonin reuptake inhibitor use during pregnancy and possible neonatal complications, *Curr Psychiatry Rep* 11:253, 2009.

Shiota K, Uwabe C, Nishimura H: High prevalence of defective human embryos at the early postimplantation period, *Teratology* 35:309, 1987.

Shirley DT, Nataro JP: Zika virus infection, *Pediatr Clin North Am* 64:937, 2017.

Simpson JL: Birth defects and assisted reproductive technologies, *Semin Fetal Neonatal Med* 19:177, 2014.

Slaughter SR, Hearns-Stokes R, van der Vlugt T, et al: FDA approval of doxylamine-pyridoxine therapy for use in pregnancy, *N Engl J Med* 370:1081, 2014.

Smiianov VA, Vygovskaya LA: Intrauterine infections—challenges in the perinatal period (literature review), *Wiad Lek* 70:512, 2017.

Spranger J, Benirschke K, Hall JG, et al: Errors of morphogenesis, concepts and terms, *J Pediatr* 100:160, 1982.

Turnpenny P, Ellard S: *Emery's elements of medical genetics*, ed 15, Philadelphia, 2017, Elsevier.

Zhang A, Marshall R, Kelsberg G: Clinical inquiry: what effects—if any—does marijuana use during pregnancy have on the fetus or child?, *Fam Pract* 66:462, 2017.

Vias de Sinalização Comuns Utilizadas Durante o Desenvolvimento

21

Jeffrey T. Wigle e David D. Eisenstat

Durante o processo de desenvolvimento embrionário, as células precursoras indiferenciadas diferenciam-se e organizam-se nas complexas estruturas encontradas nos tecidos funcionais adultos. Esse complicado processo exige que as células integrem muitos indícios intrínsecos e extrínsecos para que o desenvolvimento ocorra de forma adequada. Esses indícios controlam proliferação, diferenciação e migração das células para determinar o tamanho e a forma finais dos órgãos em desenvolvimento. A alteração dessas vias de sinalização pode resultar em distúrbios do desenvolvimento humano e defeitos congênitos. Essas vias cruciais de sinalização do desenvolvimento também são, com frequência, cooptadas no adulto por doenças como o câncer.

Dadas as diversas alterações que ocorrem durante a embriogênese, parece que um conjunto igualmente diverso de vias de sinalização regule esses processos. Por outro lado, a diferenciação de muitos tipos de células é regulada por um conjunto relativamente restrito de vias de sinalização molecular:

- **Comunicação intercelular:** o desenvolvimento envolve a interação direta (junções comunicantes) ou indireta (moléculas de adesão celular) de uma célula com uma célula vizinha
- **Morfógenos:** essas células difusíveis especificam o tipo de célula gerada em uma localização anatômica específica e direcionam a migração das células e seus processos para um destino final. Os morfógenos incluem o ácido retinoico; a superfamília de proteínas conhecidas como fator transformador de crescimento beta (TFG-β), incluindo as proteínas morfogenéticas ósseas (BMPs); e as famílias de proteínas WNT. A Tabela 21.1 explica a nomenclatura de genes e proteínas
- *Hedgehog*: a família *hedgehog* de vias de sinalização morfogenética das células humanas está localizada em uma estrutura denominada cílio primário. A alteração dos

componentes da via *hedgehog* resulta em um grupo de doenças denominadas ciliopatias
- **Receptores tirosinoquinases (RTKs):** muitos fatores de crescimento sinalizam ligando-se a receptores tirosinoquinases transmembrana e ativando-os. Essas quinases são essenciais para a regulação da proliferação, da apoptose e da migração das células, bem como de processos como o crescimento de novos vasos sanguíneos e processos axonais do sistema nervoso
- **Notch-Delta:** essa via especifica, com frequência, o destino celular que as células precursoras adotam
- **Fatores de transcrição:** essas proteínas evolucionariamente conservadas ativam ou reprimem os genes *downstream* (em direção à extremidade 3′), considerados essenciais para muitos processos celulares. Muitos fatores de transcrição são membros das famílias homeobox (HOX) ou hélice-alça-hélice (HLH). A atividade desses fatores pode ser regulada por todas as outras vias descritas neste capítulo

Tabela 21.1 Normas internacionais de nomenclatura de genes e proteínas.

Gene	Ser humano	Itálico, todas as letras maiúsculas	PAX6
	Camundongo	Itálico, primeira letra maiúscula	Pax6
Proteína	Ser humano	Redondo, todas as letras maiúsculas	PAX6
	Camundongo	Redondo, todas as letras maiúsculas	PAX6

- **Efeitos epigenéticos:** essas alterações hereditárias na função gênica não resultam de alteração na sequência do DNA. Constituem exemplos de modificações epigenéticas a acetilação das histonas, a metilação das histonas, os microRNAs (miRNAs) e a metilação do DNA
- **Células-tronco:** as células-tronco embrionárias podem dar origem a todas as células e tecidos do organismo em desenvolvimento. As células-tronco adultas mantêm a homeostase tecidual no organismo maduro. Esses tipos de células-tronco e células-tronco pluripotentes induzidas (iPS) são fontes potenciais de células para a regeneração e o reparo de células e órgãos lesionados ou degenerados. iPS obtidas de células do paciente podem ser utilizadas para modelagem de processos de desenvolvimento *in vitro* e para rastreamento de possíveis tratamentos. Os novos avanços no campo da edição gênica aumentaram muito a nossa capacidade de modelar doenças humanas *in vitro* e *in vivo*.

Comunicação intercelular

Durante o desenvolvimento embrionário, as células recebem sinais de seu ambiente externo e comunicam-se com as células vizinhas. Essa comunicação direciona a célula a submeter-se a processos como proliferação, diferenciação e migração. Aqui são discutidas duas classes de proteínas para comunicação intercelular: junções comunicantes e moléculas de adesão celular.

Junções comunicantes

As **junções comunicantes** constituem um meio de comunicação direta entre as células; isso é conhecido como *comunicação intercelular por junções comunicantes* (GJIC). Embora o tamanho dos poros dos canais varie, somente as moléculas pequenas (p. ex., segundos mensageiros, íons como cálcio, trifosfato de adenosina [ATP]), menores que 1 kDa, conseguem passar, o que exclui a maioria das proteínas e dos ácidos nucleicos. Nos sistemas nervoso e cardíaco, as junções comunicantes ajudam a estabelecer o acoplamento elétrico entre as células (sinapse "elétrica").

Embora a função das junções comunicantes seja bastante objetiva, a estrutura desses canais intercelulares é complexa e altamente regulada durante todo o desenvolvimento (Figura 21.1). Cada junção comunicante é constituída por dois hemicanais conhecidos como conéxons. Cada conéxon hexamérico consiste em seis subunidades individuais de conexina. Cada conexina (Cx) consiste em quatro domínios transmembrana. Os vertebrados possuem mais de 20 moléculas de conexina. A diversidade funcional das células e tecidos das junções comunicantes depende de os conéxons serem iguais (homotípicos) ou diferentes (heterotípicos) e de cada conéxon ser feito das mesmas moléculas (homoméricos) ou de moléculas diferentes (heteroméricos) de conexina.

No início do desenvolvimento, a comunicação intercelular por meio de junções comunicantes é importante para a rápida distribuição de íons e outras moléculas essenciais para a regionalização antes da definição dos limites e compartimentos distintos. A importância da comunicação intercelular por meio de junções comunicantes foi demonstrada no rombencéfalo de pintinhos por uma combinação de estudos de transferência de energia entre corantes e acoplamento elétrico.

Algumas das conexinas mais bem caracterizadas incluem Cx43 (coração, encéfalo), Cx45 (coração, pâncreas), Cx32 (mielina) e Cx36 (pâncreas, encéfalo). Nesse sistema de nomenclatura, o número após o Cx refere-se ao peso molecular das proteínas em quilodáltons (kDa). As mutações nos genes Cx

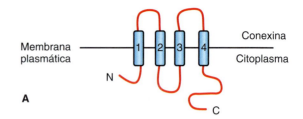

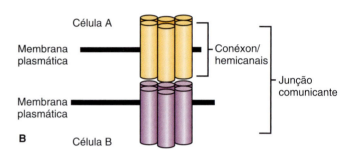

Figura 21.1 Comunicação intercelular por meio de junções comunicantes. **A.** A molécula de conexina consiste em quatro domínios transmembrana e dois domínios extracelulares, e seus N-terminal e C-terminal são citoplasmáticos. **B.** Os conéxons, ou hemicanais, são estruturas hexaméricas constituídas por seis subunidades de conexina. Uma junção comunicante pode se formar a partir de dois conéxons homofílicos ou heterofílicos. Moléculas pequenas (p. ex., íons, trifosfato de adenosina [ATP]) com menos de 1 kDa conseguem atravessar uma junção comunicante aberta.

resultam em doenças como a neuropatia periférica hereditária conhecida como doença de Charcot-Marie-Tooth ligada ao X (*GJB1*, antes *CX32*). Acreditava-se que os conéxons precisassem se ligar a um conéxon em uma célula adjacente para sinalização funcional. Entretanto, desde então se constatou que os conéxons não ligados (hemicanais) possibilitam a troca de íons e pequenas moléculas entre o citoplasma e o meio extracelular, sobretudo durante condições fisiopatológicas. A ativação dos hemicanais aberrantes *GJB2* (antes *CX26*) pode resultar na síndrome de queratite-ictiose-surdez.

Moléculas de adesão celular

As moléculas de adesão celular apresentam grandes domínios extracelulares que interagem com componentes da matriz extracelular (MEC) ou moléculas de adesão em células vizinhas. Essas moléculas geralmente contêm um segmento transmembrana e um domínio citoplasmático curto que regula cascatas de sinalização intracelulares. Duas classes de moléculas importantes durante o desenvolvimento embrionário são as caderinas e os membros da superfamília de imunoglobulinas das moléculas de adesão celular.

Caderinas

As **caderinas** são fundamentais para a morfogênese embrionária porque regulam a separação das camadas celulares (endotelial e epidérmica), a migração celular, a diferenciação celular, o estabelecimento de limites bem definidos, as conexões sinápticas e os cones de crescimento de neurônios. As caderinas medeiam a interação da célula com o seu ambiente extracelular (células vizinhas e MEC).

As caderinas foram originalmente classificadas por seu local de expressão. A caderina E (caderina epitelial) é expressa significativamente nas células epiteliais, enquanto a caderina N (caderina neural) é altamente expressa nas células neurais.

As caderinas medeiam a ligação homofílica dependente de cálcio. Uma molécula típica de caderina tem um grande domínio extracelular, um domínio transmembrana e uma cauda intracelular (Figura 21.2). O domínio extracelular contém cinco repetições extracelulares (repetições EC) e possui quatro locais de ligação ao Ca^{2+}. As caderinas formam dímeros que interagem com dímeros de caderina em células adjacentes. Esses complexos encontram-se agrupados nas *junções aderentes*, que resultam na formação de uma barreira seletiva entre as células epiteliais e endoteliais.

Graças ao seu domínio intracelular, as caderinas ligam-se a catenina p120, β-catenina e α-catenina. Essas proteínas conectam a caderina ao citoesqueleto. A expressão da E-caderina se perde quando as células epiteliais se transformam em células mesenquimais (**transição de epitelial para mesenquimal [EMT]**). A EMT é necessária para a formação das células da

crista neural durante o desenvolvimento, e o mesmo processo pode ocorrer em tumores que se desenvolvem a partir de tipos celulares epiteliais.

Superfamília das imunoglobulinas

Existem mais de 700 membros da **superfamília de imunoglobulinas** das moléculas de adesão celular no genoma humano. Essa grande família de proteínas está envolvida em uma ampla variedade de processos celulares. Um dos membros dessa classe, a molécula de adesão celular neural (NCAM), é uma proteína abundante no encéfalo e tem três isoformas que resultam de *splicing* alternativo. Essa proteína apresenta um amplo domínio extracelular que contém cinco repetições de imunoglobulina (Ig) e dois domínios de fibronectina (ver Figura 21.2). Essa região medeia a ligação homofílica independente de cálcio de NCAM a si própria e a ligação heterofílica a outras moléculas de adesão celular (L1 e TGA1), aos RTKs (receptores do fator de crescimento de fibroblastos [FGFR]) ou à MEC. A vinculação do ligante induz a sinalização intracelular por meio das quinases intracelulares FYN e FAK.

A NCAM sofre polissialização (PSA), uma peculiar modificação pós-tradução por glicosilação. PSA-NCAM é abundante no início do desenvolvimento neural e restringe-se a áreas de plasticidade e migração neurais no adulto. Acredita-se que a PSA diminua a adesão da NCAM e facilite a migração. A NCAM regula o crescimento neurítico, a orientação axonal, a sobrevivência e a plasticidade.

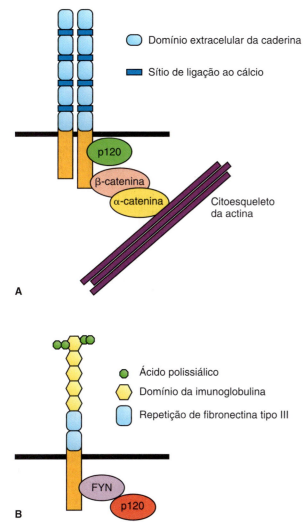

A

B

Figura 21.2 Estrutura da caderina e da molécula de adesão celular neural (NCAM). **A.** O domínio extracelular da caderina contém quatro sítios de ligação ao cálcio e cinco domínios repetidos chamados domínios extracelulares da caderina. Cada molécula de caderina forma um homodímero. No domínio intracelular, a caderina liga-se diretamente à catenina p120 e à β-catenina, que se liga à α-catenina. Esse complexo liga as moléculas de caderina ao citoesqueleto da actina. **B.** Em nível extracelular, a NCAM contém cinco repetições de imunoglobulina e dois domínios de fibronectina do tipo III. A quinta repetição de imunoglobulina é modificada por polissialização, que diminui a adesão da molécula NCAM. A sinalização intracelular é transmitida pelas quinases FYN e FAK.

Legenda da figura:
- Domínio extracelular da caderina
- Sítio de ligação ao cálcio
- p120
- β-catenina
- α-catenina
- Citoesqueleto da actina
- Ácido polissiálico
- Domínio da imunoglobulina
- Repetição de fibronectina tipo III
- FYN
- p120

Morfógenos

Os sinais extrínsecos orientam a diferenciação e a migração das células durante o desenvolvimento e, desse modo, ditam a morfologia e a função dos tecidos em desenvolvimento (ver Capítulo 5). Muitos desses **morfógenos** são encontrados em gradientes de concentração no embrião, e diferentes morfógenos podem ser expressos em gradientes opostos nos eixos dorsal-ventral (ou dorsoventral), anterior-posterior (ou anteroposterior), proximal-distal e medial-lateral. O destino de uma célula específica pode ser determinado por sua localização ao longo desses gradientes. As células podem ser atraídas ou repelidas pelos morfógenos, dependendo do conjunto específico de receptores expressos em sua superfície.

Ácido retinoico

O eixo anterior (rostral)-posterior (caudal) ou anteroposterior do embrião é crucial para que se determine a correta localização de estruturas como os membros e a formação do sistema nervoso. Há décadas, é clinicamente evidente que as alterações do nível de vitamina A (retinol) na dieta (teores excessivos ou insuficientes) podem levar ao desenvolvimento de malformações congênitas (ver Capítulos 17 e 20).

A forma bioativa da vitamina A é o **ácido retinoico**, formado pela oxidação do retinol em retinal pela ação das retinol desidrogenases e pela subsequente oxidação do retinal pela retinaldeído desidrogenase. Os níveis de ácido retinoico livres podem ser modulados pelas proteínas celulares ligadoras de ácido retinoico que sequestram o ácido retinoico. O ácido retinoico pode também ser degradado ativamente em metabólitos inativos por enzimas como CYP26 (Figura 21.3). Normalmente, o ácido retinoico posterioriza o plano corporal. Por isso, a sua presença em níveis excessivos ou a inibição de sua degradação leva a um eixo corporal truncado em que as estruturas assumem uma posição mais posterior. Por outro lado,

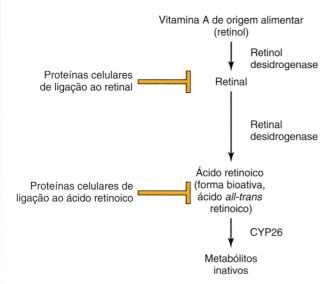

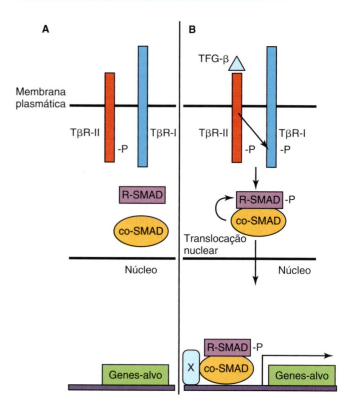

Figura 21.3 Regulação do metabolismo e da sinalização do ácido retinoico. O retinol de origem alimentar (vitamina A) é convertido em retinal pela ação das retinol desidrogenases. A concentração de retinal livre é controlada pela ação das proteínas celulares de ligação ao retinal. Da mesma forma, o retinal é convertido em ácido retinoico pelas retinal desidrogenases, e o seu nível livre é modulado por sequestro pelas proteínas celulares de ligação ao ácido retinoico e pela degradação por CYP26. A forma bioativa do ácido retinoico é o ácido *all-trans* retinoico.

Figura 21.4 Via de sinalização do fator de transformação de crescimento beta (*TGF*-β)/SMAD. **A.** A subunidade tipo II do receptor TFG-β (*TβR-II*) é constitutivamente ativa. **B.** Durante a ligação do ligante à subunidade TβR-II, uma subunidade receptora tipo I é recrutada para formar um complexo receptor heterodímero, e o domínio quinase TβR-I é transfosforilado (*-P*). A sinalização do complexo receptor ativado fosforila as R-SMADs, que se ligam a uma co-SMAD, translocam-se do citoplasma para o núcleo e ativam a transcrição genética com cofatores (*X*).

quantidades insuficientes de ácido retinoico ou defeitos nas enzimas, como a retinaldeído desidrogenase, por exemplo, levam à formação de estruturas mais anteriorizadas.

No nível molecular, o ácido retinoico se liga aos seus receptores no interior da célula e os ativa. Os receptores de ácido retinoico são fatores de transcrição, e a sua ativação regula a expressão de alguns genes. Os genes *HOX* são alvos cruciais dos receptores de ácido retinoico durante o desenvolvimento. Em razão de sua profunda influência sobre o desenvolvimento inicial, os retinoides são poderosos teratógenos, especialmente durante o primeiro trimestre.

Fator transformador de crescimento beta e proteínas morfogenéticas ósseas

Os membros da superfamília do TFG-β incluem TFG-β, BMPs, ativina e nodal. Essas moléculas contribuem para o estabelecimento do padrão posteroanterior, para as decisões sobre o destino das células e para a formação de órgãos específicos, incluindo o sistema nervoso, os rins, o esqueleto e o sangue (ver Capítulos 5, 16 e 17).

Nos seres humanos, existem três isoformas do TGF-β (TGFβ$_1$, TGF-β$_2$ e TGF-β$_3$). A união desses ligantes a complexos heterotetraméticos (quatro subunidades), formados por receptores transmembrana de serina/treoninoquinases das subunidades específicas do receptor de TGF-β dos tipos I (domínio quinase inativo) e II (TβR-II) (constitutivamente ativa), resulta em eventos de sinalização intracelular (Figura 21.4). Quando os ligantes de TGF-β se ligam ao seu respectivo receptor tipo II ligado à membrana, um receptor tipo I é recrutado e transfosforilado, e o seu domínio quinase é ativado, fosforilando subsequentemente as proteínas intracelulares SMAD associadas em receptores (R-SMADs).

As proteínas SMAD são uma grande família de proteínas intracelulares divididas em três classes: ativadas por receptor (R-SMADs 1-3, 5 e 8), cofatores (co-SMADs, como a SMAD4) e SMADs inibidoras (I-SMAD, como a SMAD6 e a SMAD7).

Os complexos R-SMAD/SMAD4 translocam-se para o núcleo e regulam a transcrição do gene-alvo por meio da interação com as proteínas ou funcionam como fatores de transcrição, ligando-se diretamente ao DNA.

As proteínas SMAD inibidoras bloqueiam as ações da I-SMAD por meio de vários mecanismos, como a prevenção da fosforilação das R-SMADs por TβR-I, indução da degradação de R-SMAD e repressão transcricional. A ativação de TβR-I é um processo altamente regulado que envolve correceptores ancorados à membrana e outras moléculas semelhantes a receptores que podem sequestrar os ligantes e impedir sua ligação aos respectivos receptores TβR-II. As formas dominantes negativas de TβR-II apresentam domínios de quinase inativos e não podem transfosforilar TβR-I, bloqueando, portanto, os eventos sinalizadores. A diversidade de ligantes TGF-β, de TβRI e TβR-II, correceptores, ligantes bloqueadores e combinação de R-SMAD contribui para processos celulares e de desenvolvimento específicos, geralmente em combinação com outras vias de sinalização.

Hedgehog e cílio primário

O gene *sonic hedgehog* (*Shh*) foi o primeiro ortólogo mamífero do gene *hedgehog* de *Drosophila* (*Hh*) identificado. O SHH e outras proteínas correlatas, como *desert hedgehog* e *Indian hedgehog*, são morfógenos secretados fundamentais para a padronização inicial, a migração celular e a diferenciação de muitos tipos de células e sistemas orgânicos (ver Capítulo 5).

Em *Drosophila*, as células apresentam graus variáveis de resposta ao sinal Hh secretado. O principal receptor de Shh é Patched (PTCH em seres humanos, família PTC em camundongos), uma proteína com 12 domínios transmembrana que, na ausência de Shh, inibe Smoothened (Smo), uma proteína ligada à proteína G com sete domínios transmembrana, que sinaliza no núcleo. Entretanto, quando existe Shh, a inibição Patched (Ptc) é bloqueada e a sinalização prossegue, inclusive a translocação de Gli (Gli1, Gli2, Gli3) para o núcleo com a ativação transcricional dos genes-alvo, como *Ptc1*, *Engrailed* e outros (Figura 21.5).

Foram identificados outros correceptores de SHH ligados à membrana com papéis centrais na determinação de padrões neurais ventrais, incluindo BOC, GAS1 e a proteína 2 relacionada ao receptor de LDL (LRP2; nos mamíferos). Individualmente, esses correceptores agem no sentido de melhorar a sinalização de SHH. BOC e GAS1 interagem individualmente com o receptor canônico SHH PTC/PTCH para formar complexos de receptores distintos essenciais para a proliferação celular mediada por SHH. O papel de BOC é especialmente importante para a orientação axonal na comissura durante o desenvolvimento e na progressão do meduloblastoma. Por outro lado, LRP2 promove a internalização e a subsequente degradação de PTC/PTCH após a ligação de SHH, interrompendo, desse modo, a inibição de Smo por PTC/PTCH. A proteína de interação *hedgehog* (HHIP) também é um correceptor, mas funciona no sentido de atenuar a sinalização de *Indian hedgehog*, sequestrando-o e, consequentemente, impedindo-o de se ligar a PTC/PTCH.

A proteína SHH sofre modificação pós-traducional pela adição de porções de colesterol e palmitato às extremidades N-terminal e C-terminal, respectivamente. Essas modificações lipídicas afetam a associação de SHH com a membrana celular, a formação de multímeros de SHH e a movimentação de SHH, alterando a sua distribuição tecidual e os gradientes de concentração. Uma das atividades mais bem descritas de SHH no desenvolvimento dos vertebrados é o seu papel na determinação de padrões do tubo neural ventral (ver Capítulos 4 e 17). A SHH é secretada em altos níveis pela notocorda. A concentração de SHH é mais alta na placa ventral do tubo neural e mais baixa na placa dorsal, onde os membros da família TGF-β apresentam alta expressão. O destino celular de quatro classes de interneurônios ventrais e neurônios motores é determinado pelas concentrações relativas de SHH e por um código combinatório de genes homeobox e HLH básico (bHLH).

A necessidade de sinalização de SHH para muitos processos de desenvolvimento é destacada pela descoberta de mutações humanas de membros da via SHH e dos fenótipos correspondentes de camundongos geneticamente modificados, nos quais os membros são inativados (perda de função ou nocaute) ou superexpressos (ganho de função). As mutações de *SHH* e *PTCH* foram associadas a holoprosencefalia, um defeito encefálico congênito que resulta na fusão dos dois hemisférios cerebrais; anoftalmia ou ciclopia (ver Capítulo 18); e dorsalização das estruturas do prosencéfalo. Em ovelhas, esse defeito pode resultar também da exposição ao teratógeno ciclopamina, que interrompe a sinalização de SHH (ver Figura 21.5). Alguns pacientes com formas graves do erro inato da síntese do colesterol, a síndrome autossômica recessiva de Smith-Lemli-Opitz, apresentam holoprosencefalia (ver Capítulo 20).

As mutações de *GLI3* estão associadas a síndromes autossômicas dominantes de polidactilia (ver Capítulo 16), como as síndromes de Greig e de Pallister-Hall. A síndrome de Gorlin,

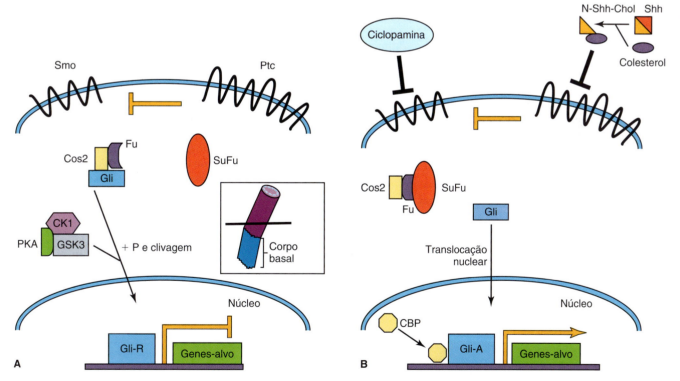

Figura 21.5 Via de sinalização *sonic hedgehog/Patched* em vertebrados. **A.** O receptor *Patched* (*Ptc*) inibe a sinalização do receptor *Smoothened* (*Smo*). Em um complexo com a proteína semelhante a quinesina Costal 2 (*Cos2*) e a serina-treoninoquinase *Fused* (*Fu*), Gli é modificado para tornar-se um repressor transcricional (*Gli-R*). **B.** *Sonic hedgehog* (*Shh*) é clivado e há adição de colesterol (*Chol*) ao seu N-terminal. Esse ligante Shh modificado inibe o receptor Ptc, possibilitando a sinalização de Smo, e Gli ativado (*Gli-A*) se transloca, por fim, para o núcleo para ativar os genes-alvo com proteína ligadora de AMP cíclico (*CBP*). Nos vertebrados, a sinalização de SHH ocorre nos cílios primários (*detalhe*). *CK1*, caseinoquinase 1; *GSK3*, glicogênio sintase quinase 3; *P*, grupo fosfato; *PKA*, proteinoquinase A; *SuFu*, supressor de *Fused*.

que geralmente é causada por mutações de *PTCH* na linha germinativa, constitui uma série de malformações congênitas que afetam principalmente a epiderme, as estruturas craniofaciais (ver Capítulo 9) e o sistema nervoso. Esses pacientes são significativamente predispostos ao carcinoma basocelular, especialmente após radioterapia, e alguns desenvolvem tumores encefálicos malignos (meduloblastomas) durante a infância. Mutações somáticas de *PTCH, SUFU* e *SMO* foram identificadas em pacientes com meduloblastoma esporádico não associado à síndrome de Gorlin.

Nos vertebrados, a via de sinalização de Shh está intimamente ligada aos cílios primários (ver detalhe na Figura 21.5) e suas proteínas constituintes de transporte intraflagelar (IF; do inglês, *intraflagellar transport*) e corpúsculos basais. Os cílios primários são ocasionalmente denominados cílios não móveis. As proteínas de transporte intraflagelar agem antes das proteínas ativadoras GLI (GLI-A) e repressoras (GLI-R) e são necessárias para a sua produção. As mutações que envolvem os genes responsáveis pela codificação das proteínas dos corpúsculos basais, como *KIAA0586* (anteriormente *TALPID3*) e a síndrome orofaciodigital 1 (*OFD1*), afetam a sinalização de SHH em camundongos nocaute. Um grupo de doenças humanas relacionadas aos cílios, denominadas *ciliopatias*, é resultante de alteração da função dos cílios primários e inclui doenças genéticas raras e distúrbios mais comuns, como a doença renal policística autossômica recessiva. Até o momento, foram descritas quase 40 ciliopatias, envolvendo até 200 genes. Embora possa haver alguma sobreposição (como ocorre com muitos defeitos cardíacos congênitos e assimetria esquerda-direita), as doenças dos cílios primários não móveis normalmente se distinguem dos distúrbios que afetam os cílios móveis (encontrados no esperma e nas células epiteliais que revestem as vias respiratórias, os ventrículos encefálicos e os oviductos). As manifestações das doenças que afetam os cílios móveis incluem hidrocefalia, infecções pulmonares e infertilidade. A Tabela 21.2 relaciona algumas ciliopatias comuns que envolvem os cílios primários não móveis e os sistemas de órgãos afetados.

Tabela 21.2 Exemplos de ciliopatias decorrentes de defeitos nos cílios primários não móveis.

Doença	Sistemas de órgãos envolvidos
Síndrome de Bardet-Biedl	Multissistêmica
Síndromes orofaciodigitais	Multissistêmicas
Síndrome oculocerebrorrenal de Lowe	Multissistêmica
Síndrome de Meckel-Gruber	Encéfalo, rim, esqueleto
Holoprosencefalia	Encéfalo, olho
Distrofia de cones-bastonetes	Olho
Amaurose congênita de Leber	Olho
Perda de audição	Orelha
Doença renal policística	Rim
Nefronoftise	Rim
Situs inversus	Coração, lateralidade dos órgãos
Síndrome de cefalopolissindactilia de Greig	Esqueleto
Síndrome orofaciodigital	Esqueleto
Síndrome de Ellis van Creveld	Esqueleto

Via WNT/β-catenina

As glicoproteínas codificadas por *WNT* são ortólogos vertebrados do gene Wingless de *Drosophila* (*Wg/DWnt*). Como ocorre com outros morfógenos anteriormente discutidos, os 19 membros da família WNT controlam vários processos durante o desenvolvimento, incluindo o estabelecimento da polaridade celular, a proliferação, a apoptose, a especificação do destino celular e a migração. A sinalização de WNT é muito complexa, e foram elucidadas três vias de sinalização. Abordamos aqui a via clássica ou canônica dependente de β-catenina.

Nos mamíferos, WNTs específicos ligam-se a um dos 10 receptores *Frizzled* (FZD), receptores de superfície celular com sete domínios transmembrana, e ligam-se a correceptores da proteína relacionada ao receptor da lipoproteína de baixa densidade (LRP5/LRP6), ativando, desse modo, eventos de sinalização intracelular subsequentes (Figura 21.6). A β-catenina desempenha um papel essencial na via de sinalização canônica de WNT. Na ausência de ligação de WNT, em um complexo proteico com polipose adenomatosa *coli* (APC) e axina, a β-catenina citoplasmática é fosforilada pela glicogênio sintase quinase 3 (GSK3) e marcada para degradação. Quando existem Wnts, a GSK3 é fosforilada por Dishevelled (DVL) e inativada, não podendo fosforilar a β-catenina. A β-catenina é estabilizada, acumula-se no citoplasma e é translocada para o núcleo, onde ativa a transcrição do gene-alvo em um complexo com fatores de transcrição de células T (TCF; do inglês, *T-cell factor*). Nos mamíferos, os vários genes-alvo de β-catenina/TCF incluem os genes do *fator de crescimento vascular (VEGF), do MYC* e das metaloproteinases da matriz (p. ex., *COMP, DMP1, ECM1*).

Algumas vias não canônicas de sinalização WNT incluem os receptores *Frizzled*. Entretanto, todas essas vias distinguem-se da via WNT canônica por não envolverem estabilização, degradação e translocação nuclear da β-catenina. Uma via de sinalização Wnt não canônica bem conhecida é a via WNT-cGMP/Ca^{2+}, que age por meio da fosfolipase (PLC) para aumentar as concentrações intracelulares de cálcio, ativando, desse modo, a proteinoquinase C (PKC) e a quinase II dependente de calmodulina (CamKII), resultando em uma série de efeitos subsequentes.

Nos mamíferos, a sinalização WNT desregulada é uma característica proeminente em muitos distúrbios de desenvolvimento e no câncer. Um gene *Frizzled* (*FZD9*) está presente na região de deleção da síndrome de Williams-Beuren. Mutações *LRP5* são encontradas na síndrome da osteoporose-pseudoglioma. Camundongos nocaute para *Dvl2* apresentam malformações dos vasos do fluxo de saída do coração, segmentação anormal dos somitos e defeitos do tubo neural. Como ocorre na via de sinalização Shh, mutações da via Wnt canônica (nos genes de β-*catenina* [*CTNNB1*], *APC* e *AXIN1*) foram descritas em crianças com meduloblastoma. Além disso, as mutações de *APC* em células somáticas são comuns (mais de 50%) em adultos com carcinomas colorretais esporádicos, e as mutações de *APC* na linhagem germinativa são uma característica da polipose adenomatosa familiar e da síndrome de Turcot (múltiplos adenomas colorretais e maior frequência de tumores encefálicos primários).

Proteinoquinases

Receptores tirosinoquinases

Características comuns

Os fatores de crescimento incluem *insulina*, fator de crescimento epidérmico, fator de crescimento neuronal e outras neurotrofinas e membros da família do fator de crescimento

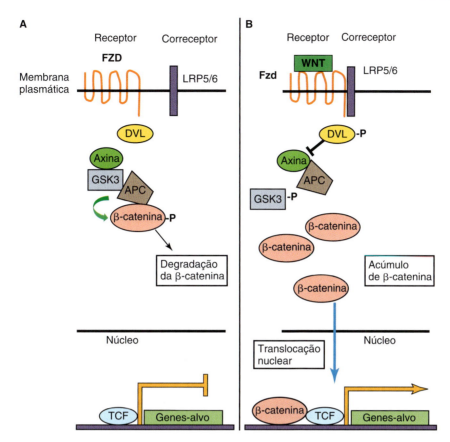

Figura 21.6 Via de sinalização canônica WNT/β-catenina em mamíferos. **A.** Na ausência de ligante Wnt ligado ao receptor *Frizzled* (*FZD*), a β-catenina é fosforilada (-*P*) por um complexo multiproteico e é alvo de degradação. A expressão do gene-alvo é reprimida pelo fator de células T (*TCF*). **B.** Quando WNT se liga ao receptor FZD, os correceptores da proteína relacionada ao receptor de lipoproteína (*LRP*) são recrutados, *Dishevelled* (*DVL*) é fosforilada e a β-catenina se acumula no citoplasma. Parte da β-catenina entra no núcleo para ativar a transcrição do gene-alvo. *APC*, polipose adenomatosa *coli*; *GSK3*, glicogênio sintase quinase 3.

derivado de plaquetas. Os fatores de crescimento ligam-se a receptores transmembrana da superfície celular encontrados nas células-alvo. Esses receptores são membros da superfamília RTK e apresentam três domínios: um domínio de ligação a ligante extracelular, um domínio transmembrana e um domínio quinase intracelular (Figura 21.7).

Os receptores encontram-se como monômeros em estado quiescente ou não ligados, mas, ao serem ligados, esses receptores se dimerizam. O processo de dimerização aproxima os dois domínios quinase intracelular suficientemente para que um domínio quinase possa fosforilar e ativar o outro receptor (transfosforilação). A transfosforilação é necessária para ativar completamente os receptores, iniciando uma série de cascatas de sinalização intracelular. O mecanismo da transfosforilação requer que ambas as subunidades do receptor presentes em um dímero apresentem domínios quinase funcionais para que a transdução do sinal ocorra. Se houver mutação inativadora do domínio quinase da subunidade do receptor, a consequência funcional é a supressão da sinalização por meio de um heterodímero resultante da combinação das subunidades selvagem e mutante (um modo de ação negativo dominante). A mutação no domínio quinase do receptor do VEGF 3 (VEGFR3, hoje denominado tirosinoquinase 4 relacionada [FLT4]) causa doença de Milroy, um distúrbio linfático autossômico dominante.

Regulação da angiogênese pelo receptor tirosinoquinase

Os fatores de crescimento promovem a proliferação, a migração e a sobrevivência das células; são antiapoptóticos. A desregulação das RTKs ou dos componentes de sua via de sinalização

A RTKs inativas

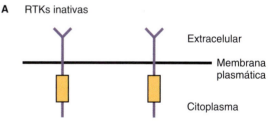

B RTKs ativas quando existe ligante

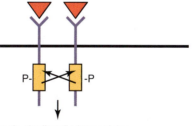

Vias de sinalização intracelular

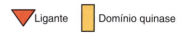

Figura 21.7 Sinalização do receptor tirosinoquinase (*RTK*). **A.** Na ausência de ligante, os receptores são monômeros e inativos. **B.** Durante a ligação do ligante, os receptores dimerizam-se e ocorre a transfosforilação, que ativa as cascatas sinalizadoras subsequentes. *P*, fosforilado.

é frequentemente encontrada nos cânceres humanos. Durante a embriogênese, a sinalização via RTKs é fundamental para o desenvolvimento normal e afeta muitos processos, como o crescimento de novos vasos sanguíneos (ver Capítulo 4), migração celular e orientação axonal dos neurônios.

As células endoteliais são derivadas de uma célula progenitora (hemangioblasto) que origina a linhagem de células hematopoéticas e as células endoteliais. As células endoteliais primitivas proliferam e, posteriormente, coalescem para formar os vasos sanguíneos primitivos. Esse processo denomina-se **vasculogênese**. Após a formação dos primeiros vasos sanguíneos, estes sofrem intensa remodelação e maturação para formar os vasos sanguíneos definitivos; esse processo é denominado **angiogênese**. O processo de maturação envolve o recrutamento de células da musculatura lisa vascular para os vasos que as estabilizam. A vasculogênese e a angiogênese dependem da função de duas classes distintas de RTKs, membros das famílias de receptores VEGF e TIE (tirosino-quinase com domínios semelhantes à imunoglobulina e ao EGF). O VEGFA é essencial para o desenvolvimento do endotélio e das células sanguíneas. Os camundongos nocaute para *VegfA* não desenvolvem células sanguíneas e endoteliais e morrem nos estágios embrionários iniciais. O camundongo nocaute heterozigoto para *VefgA* apresenta sérios defeitos em sua vasculatura, demonstrando que a dose do gene *VegfA* (haploinsuficiência) é importante. Uma molécula correlata, VEGFC, é crucial para o desenvolvimento das células endoteliais linfáticas. O VEGFA sinaliza por meio de dois receptores, VEGFR1 e VEGFR2, expressos pelas células endoteliais.

O VEGFA sinaliza predominantemente por intermédio do receptor VEGFR2 para que a vasculogênese ocorra corretamente no embrião.

O processo de refinamento da angiogênese depende da função da via de sinalização Angiopoietina/TIE2. A TIE2 (também denominada TEK) é uma RTK expressa especificamente pelas células endoteliais, e a Angiopoietina 1 e a Angiopoietina 2 são os seus ligantes, expressos pelas células da musculatura lisa vascular adjacentes. Esse é um sistema de sinalização parácrino em que o receptor e o ligante são expressos nas células adjacentes. As vias VEGF/VEGFR2 e Angiopoietina/TIE2 são utilizadas por tumores para estimular o crescimento de novos vasos sanguíneos, o que estimula o seu crescimento e a sua metástase. Isso demonstra que as vias de sinalização normais do ser humano em desenvolvimento podem ser reutilizadas em processos patológicos, como o câncer.

Via de sinalização Hippo

Estudos sobre *Drosophila* identificaram na via de sinalização Hippo um grupo de quinases que, ao sofrerem mutação, resultaram no aumento de tamanho dos órgãos durante a fase de desenvolvimento. Os ortólogos humanos da via Hippo são denominados proteinoquinase 1 semelhante a STE20 (MST1) e MST2 de mamíferos. A MST1 e a MST2 ativadas fosforilam o homólogo 1 da proteína estrutural Salvador (SAV1) e o homólogo 1 das quinases supressoras de grandes tumores (LATS1) e LATS2 (Figura 21.8). Como ocorre com a MST1 e a MST2,

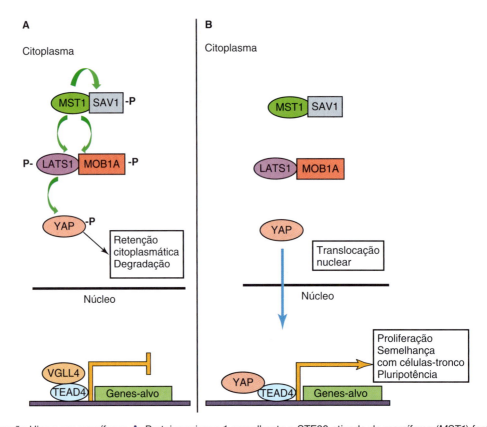

Figura 21.8 Via de sinalização Hippo em mamíferos. **A.** Proteinoquinase 1 semelhante a STE20 ativada de mamíferos (*MST1*) fosforila o seu homólogo 1 da proteína estrutural Salvador (*SAV1*) e o homólogo 1 das quinases supressoras de grandes tumores (*LATS1*) e a sua proteína estrutural ativadora de quinase MOB 1A (*MOB1A*). Na fosforilação, a LATS1 é ativada e fosforila a proteína yes-associada (*YAP*) 1 (*YAP1*), o que resulta em retenção de YAP1 no citoplasma e degradação. A transcrição do fator de transcrição sequência-específico contendo domínio TEA 4 (*TEAD4*) é reprimida pela ligação do repressor transcricional da família vestigial-símile 4 (*VGLL4*). **B.** Quando a via Hippo está inativa, YAP1 se transloca para o núcleo, desloca VGLL4 de TEAD4, e a transcrição dos genes-alvo *downstream* é ativada, resultando em maior proliferação celular, maior semelhança com células-tronco e aumento da pluripotência. *P*, fosforilado.

a LATS1 e a LATS2 são ligadas às proteínas estruturais ativadoras de quinase MOB 1A (MOB1A) e MOB1B, também fosforiladas por MST1 e MST2. O complexo MST/MOB1 então fosforila as proteínas coativadoras transcricionais associadas a Yes (YAP) e o coativador transcricional com domínio PDZ (TAZ). As proteínas fosforiladas YAP e TAZ são retidas no citoplasma, ubiquitinadas e degradadas pelo proteassomo.

Quando a via Hippo está inativa, YAP e TAZ estão localizadas no núcleo e ligam-se ao fator de transcrição sequência-específico com domínio TEA (TEAD), que alivia a repressão mediada por membros da família vestigial-símile 4 (VGLL4) e a ativação dos genes-alvo subsequentes. A via Hippo é importante para a retransmissão dos sinais recebidos das células adjacentes e da MEC para o núcleo. Por exemplo, a cultura de células-tronco mesenquimais em matrizes rígidas resulta no acúmulo de YAP e TAZ no núcleo e na diferenciação dessas células em células ósseas. Por outro lado, a cultura de células-tronco mesenquimais em matrizes mais moles resulta na ativação da via Hippo, níveis reduzidos de YAP e TAZ no núcleo e diferenciação em adipócitos. No embrião em desenvolvimento, a ocorrência de YAP e TAZ no núcleo é essencial para a determinação das células trofoectodérmicas da placenta. A função de YAP e TAZ é necessária para inibir a diferenciação das células-tronco do embrião humano e para a geração de células-tronco pluripotentes induzidas (abordada mais adiante). A perda da sinalização Hippo e a maior ocorrência de YAP e TAZ no núcleo já foram implicadas em vários tipos de câncer humano.

Via NOTCH-DELTA

A via de sinalização NOTCH é essencial para a determinação do destino celular, incluindo a manutenção dos nichos, a proliferação, a apoptose e a diferenciação das células-tronco. Esses processos são essenciais para todos os aspectos do desenvolvimento orgânico por meio da regulação da sinalização lateral e indutiva célula-célula.

As proteínas NOTCH 1 a 4 são receptores transmembrana individuais que interagem com ligantes de NOTCH ligados à membrana (p. ex., ligantes Delta DLL1, DLL3, DLL4) e ligantes Serrate (p. ex., Jagged 1 [JAG1], Jagged 2 [JAG2]) nas células adjacentes (Figura 21.9). A ligação ao receptor ligante desencadeia eventos proteolíticos; alguns são mediados por secretases e resultam na liberação domínio intracelular Notch (NICD). Quando o NICD é translocado para o núcleo, uma série de eventos intracelulares induz a expressão de HES (*hairy enhancer of split*), um fator de transcrição HLH que mantém o estado progenitor reprimindo genes HLH básicos pró-neurais.

O processo de inibição lateral garante que, em uma população de células com potencial de desenvolvimento equivalente, haja o número correto de dois tipos de células distintos. Na interação inicial célula-célula, a célula progenitora que responde ao DELTA ligante de NOTCH por intermédio de um mecanismo de *feedback* negativo reduz a sua própria expressão de DELTA, enquanto a sinalização do receptor NOTCH mantém a célula como uma progenitora não comprometida. Entretanto, a célula adjacente mantém os níveis de expressão de DELTA com sinalização reduzida de NOTCH e diferenciação, mediada, por exemplo, por genes HLH pró-neurais. A sinalização indutora com outras células adjacentes com expressão de morfógenos pode superar o compromisso da célula com um destino neural (estado padrão) para produzir um destino alternativo para as células gliais.

O entendimento da função da via de sinalização NOTCH-DELTA no desenvolvimento dos mamíferos tem sido assistido por estudos de perda de função em camundongos. As evidências de mutações no gene *JAG1* ou *NOTCH2* na síndrome de Alagille (displasia artério-hepática), com malformações hepáticas, renais, cardiovasculares, oculares e esqueléticas, e de mutações no gene *NOTCH3* na doença vascular degenerativa

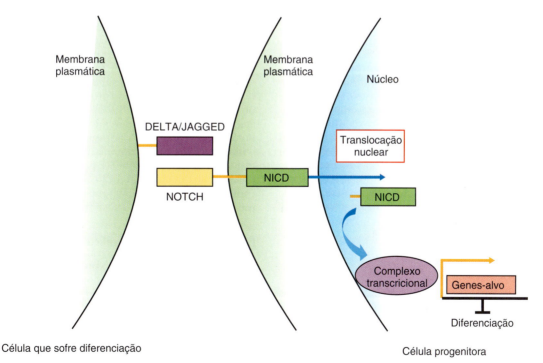

Figura 21.9 Via de sinalização NOTCH-DELTA em mamíferos. Nas células progenitoras (*à direita*) a ativação da via de sinalização NOTCH resulta na clivagem do domínio intracelular NOTCH (*NICD*). As proteases, como a gamassecretase, medeiam essa clivagem. NICD transloca-se para o núcleo, liga-se a um complexo transcricional e ativa os genes-alvo, como o gene *HES1*, que inibe a diferenciação. Nas células que sofrem diferenciação (*à esquerda*), a sinalização de NOTCH não é ativa.

adulta CADASIL (arteriopatia cerebral autossômica dominante com infartos subcorticais e leucoencefalopatia), com tendência à manifestação de eventos semelhantes a acidentes vasculares cerebrais em uma idade precoce, respaldam a importância da via de sinalização Notch nos desenvolvimentos embrionário e pós-natal, respectivamente.

A manipulação farmacológica da via de sinalização Notch pode ser um meio de tratamento das doenças humanas. Por exemplo, os inibidores de gamassecretase (GSIs) foram estudados em ensaios clínicos para a verificação de diversos distúrbios, como doença de Alzheimer, hipertensão pulmonar e câncer. No primeiro caso, a gamassecretase é também uma protease necessária para a produção da proteína beta-amiloide no encéfalo. Alguns dos GSIs em desenvolvimento são do tipo não seletivo, enquanto outros preservam a via de sinalização Notch. Mais recentemente, os membros da família de proteases **ADAM** (distintegrina A e metaloproteinases) ADAM10 e ADAM17 foram implicados no desenvolvimento e na função do sistema orgânico, incluindo o desenvolvimento do encéfalo e do sistema digestório. Em camundongos com deficiência de *Adam10*, a clivagem e sinalização do receptor Notch são prejudicadas. Conhecidos também como *sheddins*, ADAM10/17, que estão ancorados à membrana plasmática, foram considerados alvos de fármacos para diversos distúrbios, como doença de Alzheimer, inflamação, trombose e câncer.

Fatores de transcrição

Os fatores de transcrição pertencem a uma ampla classe de proteínas reguladoras da expressão de muitos genes-alvo por meio de mecanismos de ativação ou repressão. Normalmente, o fator de transcrição se liga a sequências específicas de nucleotídios nas regiões promotoras e intensificadoras de genes-alvo e regula a taxa de transcrição de seus genes-alvo interagindo com as proteínas acessórias. Os fatores de transcrição podem ativar ou reprimir a transcrição dos genes-alvo, dependendo da célula em que forem expressos, do promotor específico, do contexto da cromatina e do estágio de desenvolvimento. Alguns fatores de transcrição não precisam ligar-se ao DNA para regular a transcrição, mas podem ligar-se a outros fatores de transcrição já ligados ao DNA do promotor, regulando, desse modo, a transcrição. Esses fatores de transcrição podem ligar-se também a outros fatores de transcrição e sequestrá-los de seus genes-alvo, reprimindo a sua transcrição.

A superfamília dos fatores de transcrição é constituída por muitas classes de proteínas. Os fatores de transcrição **Forkhead** (FOX) consistem em mais de 40 membros que desempenham diferentes papéis no desenvolvimento e na doença. Essas proteínas contêm um *forkhead box* com 80 a 100 aminoácidos (hélice alada [*winged helix*]) que ligam sequências específicas de DNA. Outros exemplos dessa diversificada família de proteínas são os fatores de transcrição HOX (homeobox), PAX e bHLH.

Proteínas HOX

Os genes *Hox* foram descobertos originariamente na mosca-das-frutas, *Drosophila melanogaster*. As mutações nesses genes do complexo homeótico (HOM-C) resultam em fenótipos radicais (transformação homeótica), como o gene *Antennapedia*, em que pernas, e não antenas, brotam da cabeça das moscas-das-frutas. A ordem dos genes *Hox* no eixo anteroposterior é fielmente reproduzida em sua organização em nível cromossômico. A ordem dos genes *Hox* no eixo anteroposterior e a sua localização no cromossomo também são conservadas nos seres humanos Defeitos no gene *HOXA1*

comprovadamente comprometem o desenvolvimento neural humano, e as mutações nos genes *HOXA13* e *HOXD13* resultam em malformações dos membros (ver Capítulo 16).

Todos os genes *Hox* contêm uma sequência de 180 pares de base (pb), a sequência homeobox, que codifica um homeodomínio de 60 aminoácidos constituído por três alfa-hélices. A terceira hélice (reconhecimento) liga-se aos sítios do DNA que contêm um ou mais *motifs* ligadores de tetranucleotídios TAAT ou ATTA nos promotores de seus genes-alvo. O homeodomínio é a região mais conservada da proteína, tendo sido extremamente conservado ao longo do processo de evolução, enquanto outras regiões da proteína não são tão bem conservadas. Mutações na região ligadora de DNA do gene homeobox *NKX2-5* são associadas a defeitos do septo interatrial, enquanto mutações no gene *ARX* são associadas à síndrome de malformação do sistema nervoso central, a lissencefalia (ver Capítulo 17).

Genes *PAX*

Todos os genes *PAX* contêm *motifs* bipartidos de ligação ao DNA denominados domínio Pax (ou pareado), e a maioria dos membros da família PAX contém também um homeodomínio. As proteínas PAX podem ativar e reprimir a transcrição dos genes-alvo. O ortólogo de *Pax6* de *D. melanogaster*, *eyeless*, demonstrou ser essencial para o desenvolvimento dos olhos porque as moscas homozigotas mutantes não tinham olhos. Nos experimentos de ganho de função, a expressão ectópica do gene *eyeless* levou à formação de olhos adicionais. Em moscas-das-frutas, esse gene é claramente um importante regulador do desenvolvimento ocular.

O gene *eyeless* compartilha um alto grau de conservação de sequências com o seu ortólogo humano *PAX6*. O *PAX6* mutante é associado a malformações oculares, como aniridia (ausência da íris) e anomalia de Peter. Nas doenças oculares humanas, o nível de expressão de *PAX6* parece ser crucial porque os pacientes com apenas uma cópia funcional (haploinsuficiência) apresentam defeitos oculares, e pacientes sem a função *PAX6* são anoftálmicos (ver Capítulo 18). Esse conceito de haploinsuficiência é um tema recorrente para muitos fatores de transcrição e para as respectivas malformações humanas.

Os genes *PAX3* e *PAX7* codificam o homeodomínio e os domínios de ligação ao DNA. O câncer humano infantil rabdomiossarcoma alveolar é resultante de uma translocação que resulta na formação de uma proteína quimérica em que PAX3 ou PAX7 (incluindo ambos os domínios de DNA) se funde aos fortes domínios ativadores do fator de transcrição da família Forkhead FOXO1A. A síndrome de Waardenburg do tipo 1 – doença autossômica dominante humana – é resultante de mutações no gene *PAX3*. Os pacientes com essa síndrome apresentam déficits de audição, defeitos oculares (distopia do canto) e anomalias de pigmentação caracterizadas principalmente por uma mecha branca frontal de cabelo.

Fatores de transcrição hélice-alça-hélice básicos

Os genes hélice-alça-hélice básicos (bHLH) produzem uma classe de fatores de transcrição que determinam o destino celular e regulam a diferenciação em muitos tecidos diferentes durante o desenvolvimento. Em nível molecular, as proteínas bHLH contêm uma região básica (de carga positiva) de ligação ao DNA seguida por duas alfa-hélices separadas por uma alça. As alfa-hélices possuem um lado hidrofílico e um lado hidrofóbico (anfipático). O lado hidrofóbico da hélice é um *motif* para interações proteína-proteína entre os diferentes membros da família bHLH entre proteínas de diferentes espécies. As proteínas bHLH geralmente se ligam a outras bHLHs (heterodimerização) para regular a transcrição. Esses hetero-dímeros são constituídos por proteínas bHLH tecido-específicas ligadas a proteínas bHLH expressas de modo onipresente.

O poderoso efeito pró-diferenciação dos genes bHLH pode ser reprimido por vários mecanismos. Por exemplo, os inibidores das proteínas de diferenciação (Id) são as proteínas HLH destituídas do *motif* ligador de DNA básico. Quando se heterodimerizam com proteínas bHLH específicas, as proteínas Id impedem a ligação das proteínas bHLH às sequências promotoras de seus genes-alvo, denominadas E-boxes. Os fatores de crescimento, que tendem a inibir a diferenciação, elevam o nível de proteínas Id que sequestram as proteínas bHLH de seus promotores-alvo. Os fatores de crescimento podem também estimular a fosforilação do domínio de ligação das proteínas bHLH ao DNA, inibindo a sua capacidade de se ligar ao DNA.

A expressão dos genes bHLH é fundamental para o desenvolvimento de tecidos como os músculos (miogenina *[MYOD]*) e neurônios (neurogenina *[NEUROD]*) em seres humanos (ver Capítulo 15). A expressão de *MYOD* demonstrou ser suficiente para transdiferenciar várias linhagens de células em células musculares, demonstrando ser um importante regulador da diferenciação muscular. Estudos realizados com camundongos nocaute confirmaram que o gene *MyoD* e outro gene bHLH, o *Myf5*, eram fundamentais para a diferenciação de células precursoras em células musculares primitivas (mioblastos). A diferenciação desses mioblastos em células musculares totalmente diferenciadas é controlada pela miogenina.

Os genes *Mash1 (ASCL1* em seres humanos) e *Neurogenin1* (NEUROD3 em seres humanos) são genes pró-neurais que regulam a formação de neuroblastos a partir do neuroepitélio (ver Capítulo 17). Modelos de camundongos demonstraram que esses genes são cruciais para a especificação de diferentes subpopulações de células precursoras no sistema nervoso central em desenvolvimento. Por exemplo, camundongos nocaute para *Mash1* apresentaram defeitos no desenvolvimento do prosencéfalo, enquanto camundongos nocaute para *Neurogenin1* apresentaram defeitos nos gânglios sensoriais cranianos e nos neurônios da parte anterior da medula espinal. A especificação desses neuroblastos é regulada por outros genes pró-neurais conhecidos como *NeuroD* e *Math5 (ATOH7* em seres humanos). A diferenciação muscular e neuronal (ver Capítulos 15 e 17) é controlada por uma cascata de genes bHLH que atua nos estágios iniciais e finais da diferenciação celular. Ambas as vias de diferenciação são inibidas pela sinalização Notch.

Epigenética

O conhecimento do papel das modificações epigenéticas na regulação do desenvolvimento embrionário se expandiu muito nos últimos anos. A **epigenética** é diferente da genética na medida em que representa o estudo das alterações hereditárias na função dos genes que não podem ser explicadas pelas alterações subjacentes na sequência de DNA. Essa clássica definição de epigenética se ampliou, passando a incluir o estudo de modificações como a acetilação e a fosforilação das histonas, nas quais a expressão genética é afetada, mas as modificações não são necessariamente herdadas.

Quatro poderosos mecanismos de regulação epigenética são a acetilação das histonas, a metilação das histonas, a metilação do DNA e os miRNAs. Essas marcas epigenéticas (*código epigenético*) são reguladas por classes de enzimas que reconhecem as marcas epigenéticas (*leitoras*), acrescentam marcadores epigenéticos ao DNA ou à histona (*escritores*). Exemplos de reguladores epigenéticos serão abordados adiante e demonstrados na Tabela 21.3.

Os distúrbios de remodelação da cromatina incluem as síndromes de Rett, Rubinstein-Taybi e alfatalassemia/retardo mental ligado ao X e diversos tipos de câncer. No laboratório, a **ChIPseq** (imunoprecipitação da cromatina acoplada ao sequenciamento de DNA) e a **RNAseq** (sequenciamento de RNA) são poderosos meios de alto rendimento para a identificação de alvos genéticos específicos dos fatores de transcrição em todo o genoma e avaliação dos padrões de expressão genética alterados durante os estágios de desenvolvimento ou em doenças como o câncer.

Histonas

As **histonas** são proteínas nucleares de carga positiva em torno das quais o DNA genômico é espiralado em unidades de aproximadamente 140 pb para acomodá-lo em estruturas "apertadas" conhecidas como *nucleossomos* no interior do núcleo. Os octâmeros de histonas consistem nas subunidades de histona 2A, 2B, 3 e 4. A modificação dessas proteínas é uma via comum pela qual os fatores de transcrição regulam a atividade de seus promotores-alvo. Constituem exemplos de modificação das histonas a fosforilação, a ubiquitinação, a sumoilação, a acetilação e a metilação. As últimas duas modificações são abordadas em pormenores nas seções seguintes.

Acetilação das histonas

O DNA é ligado de forma mais solta às histonas acetiladas, permitindo um acesso mais aberto dos fatores de transcrição e de outras proteínas aos promotores de seus genes-alvo. O estado de acetilação das histonas é controlado por genes como as histonas acetiltransferases (HATs), que acrescentam grupos acetila (escritores), e as histonas deacetilases (HDACs), que removem os grupos acetila (apagadores).

Os fatores de transcrição podem modificar a acetilação das histonas recrutando histonas acetiltransferases ou histonas deacetilases (Figura 21.10). As proteínas leitoras que se ligam

Tabela 21.3 Proteínas essenciais para a regulação e interpretação das marcas epigenéticas.

Modificação epigenética	Proteína leitora	Proteína escritora	Proteína apagadora
Acetilação das histonas	Enzimas remodeladoras da cromatina: SMARCA4 (anteriormente BRG1)	Histonas acetiltransferases (HATs): proteína ligante E1A, de 300 kDa (EP300)	Histonas deacetilases (HDACs): HDAC1
Metilação das histonas	Complexo repressivo Polycomb: CBX2	Histonas metilases (HMTs): EZH2	Histonas demetilases (JARID1C)
Metilação do DNA	MECP2	DNA metilases: DNMT1	Membros da família oncogênica Tet: metilcitosina dioxigenases (TET1)

CROMATINA TRANSCRICIONALMENTE INATIVA

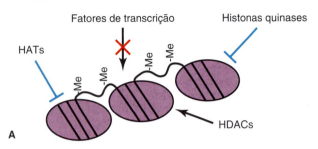

A

CROMATINA TRANSCRICIONALMENTE ATIVA

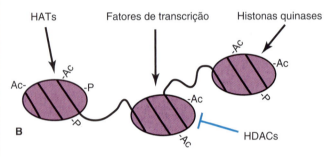

B

Figura 21.10 As modificações epigenéticas alteram as propriedades transcricionais da cromatina. **A.** Em áreas de cromatina transcricionalmente ativa, o DNA está intimamente ligado ao centro das histonas. As histonas não são acetiladas ou fosforiladas. As histonas deacetilases (*HDACs*) são ativas, enquanto as histonas acetiltransferases (*HATs*) e as histonas quinases são inativas. O DNA é altamente metilado (-*Me*). **B.** Em áreas de cromatina transcricionalmente ativa, o DNA não está intimamente ligado ao centro das histonas, e o DNA não é metilado. As proteínas histonas são acetiladas (-*Ac*) e fosforiladas (-*P*). As HDACs são inativas, enquanto as HATs e as histonas quinases são ativas.

às histonas acetiladas, como a enzima remodeladora da cromatina SMARCA4 (anteriormente BRG1), contêm uma estrutura proteica denominada *bromodomínio*. A fosforilação das histonas também resulta em uma abertura da estrutura da cromatina e na ativação da transcrição genética.

Metilação das histonas

As histonas metiltransferases (HMTs), que são enzimas escritoras, catalisam a adição de um grupo metila a resíduos de lisina nas caudas das histonas. Essa modificação é removida pelas histonas demetilases (HDMs), que são enzimas apagadoras. Ao contrário da acetilação, a metilação das histonas pode resultar na adição de um, dois ou três grupos metila a um resíduo de lisina individual e na ativação ou repressão da expressão genética, dependendo do resíduo de lisina específico que for modificado. Por exemplo, a trimetilação da lisina 9 ou da lisina 27 na histona 3 (H3K9me3, H3K27me3) é associada aos promotores reprimidos, enquanto a trimetilação da lisina 4 na histona 3 (H3K4me3) é associada aos promotores ativos.

O estado de metilação das histonas é lido por diversas classes de proteínas. As mutações dos leitores, escritores e apagadores das modificações nas histonas podem levar a doenças como distúrbios do neurodesenvolvimento e câncer. A recente identificação de mutações dos genes codificadores das variantes H3.3 e H3.1 das histonas, especialmente H3 K27M e H3 G34R/V,

contribui para o nosso entendimento sobre os gliomas pediátricos de alto grau, especialmente os gliomas pontinos intrínsecos difusos.

Metilação do DNA

Ao contrário do mecanismo dinâmico da modificação das histonas, a metilação do DNA é utilizada para a repressão de genes a longo prazo. Os resíduos de citosina são rapidamente metilados nos dinucleotídios GC após a implantação do embrião por DNA metiltransferases (enzimas escritoras). Durante o desenvolvimento embrionário, os genes pluripotentes, expressos em células-tronco embrionárias, são reprimidos à medida que as células se diferenciam. A metilação desses *loci* mantém a repressão nas células diferenciadas. Esse estado de metilação é apagado nas células germinativas primordiais para permitir a reexpressão dos genes relacionados à pluripotência. A metilação do DNA é utilizada também pelo corpo para a repressão eficaz de genomas virais integrados ao nosso. As marcas de repressão não são reconfiguradas nas células germinativas primordiais e herdadas pela progênie.

No câncer, os genes supressores de tumores geralmente são inativados pela metilação do DNA que permite o crescimento celular não controlado. As mutações no gene *MECP2*, que se liga ao DNA metilado (enzima leitora), resulta na síndrome de Rett, um distúrbio de desenvolvimento. Vários agentes desmetilantes do DNA, como a 5-azacitidina e a decitabina, estão sendo utilizados clinicamente para tratar diversos distúrbios, inclusive câncer. Esses medicamentos, juntamente com os inibidores de HDAC, como o ácido valproico, são exemplos de terapias epigenéticas.

MicroRNAs

Os MicroRNAs (miRNA ou miRs) são RNAs não codificadores curtos (22 nucleotídios) altamente conservados que agem de forma pós-transcricional para silenciar o RNA. A biogênese dos miRNAs é complexa e representa um processo altamente regulado (Figura 21.11). Após a exportação para o citoplasma, os pré-miRNAs necessitam de uma ribonuclease conhecida como Dicer para serem processados em dúplex de miRNA maduros. O complexo silenciador RNA-induzido (RISC) inclui uma fita de miRNA.

Os miRNAs têm como alvo mais da metade dos genes expressos durante o desenvolvimento, e cada miRNA visa especificamente a centenas de genes. Embora não sejam considerados um meio epigenético clássico de modificar a expressão genética, como a metilação do DNA e a modificação das histonas, os miRNAs também modificam a expressão genética sem alterar a sequência de DNA. Os miRNAs se dobram e formam pequenos grampos de cabelo, que são distinguíveis das moléculas de RNA de fita dupla.

Muitas doenças associadas à desregulação do miRNA, inclusive as síndromes de desenvolvimento e o câncer, fazem parte do banco de dados *online* miR2Disease. Os miRNAs especificamente associados ao câncer são denominados *oncomirs*. As mutações germinativas do gene *DICER1* estão associadas a uma síndrome hereditária de predisposição a tumores que inclui vários tipos raros de câncer, como blastema pleuropulmonar, nefroma cístico e meduloepitelioma.

O perfil do miRNA está sendo desenvolvido como um biomarcador prognóstico da evolução de doenças. A biotecnologia adotou o poder da interferência do RNA para "derrubar" (*knock down*) a expressão de um RNA específico, e esses métodos estão sendo introduzidos na prática clínica como formas de terapia por miRNA.

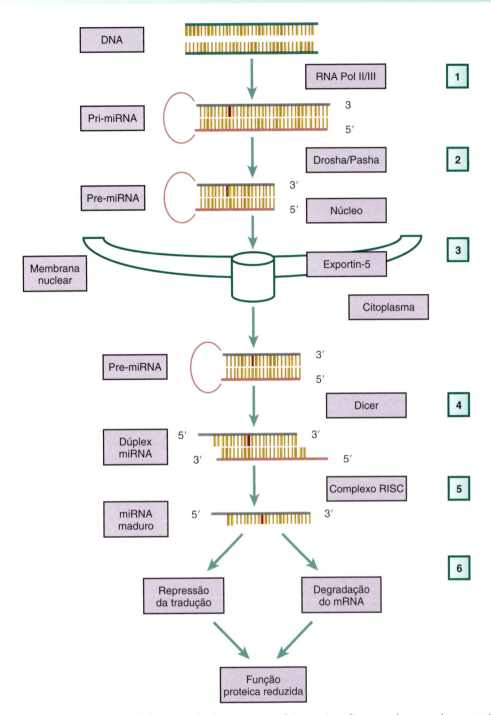

Figura 21.11 Biogênese do microRNA (miRNA). As etapas 1 e 2 ocorrem no núcleo, a etapa 3, na membrana nuclear, e as etapas 4 a 6, no citoplasma. **1.** Através das RNA polimerases II e III, o DNA é convertido em pri-miRNA. **2.** O processamento do complexo microprocessador formado pela enzima RNAse III, Drosha e Pasha/DGCR8 cliva pri-miRNA em pre-miRNA. **3.** A proteína Exportin-5 facilita a exportação nuclear de pre-miRNA para o citoplasma. **4.** A Dicer, outra RNAse III, ou endorribonuclease, processa a estrutura em forma de grampo de cabelo para gerar dúplex miRNA. **5.** O complexo RISC possibilita a conversão de dúplex miRNA em miRNAs maduros. **6.** Subsequentemente, os miRNAs podem servir de mediadores para a repressão da tradução ou para a degradação do mRNA, resultando em uma função proteica reduzida. *DGCR8*, Região Crítica 8 da síndrome de DiGeorge; *pre-miRNA*, miRNA precursor; *pri-miRNA*, miRNA primário; *RISC*, complexo silenciador induzido por RNA.

Células-tronco: diferenciação *versus* pluripotência

As células-tronco (Figura 21.12) têm a propriedade da autor-renovação por meio de divisões celulares simétricas (verticais) ou assimétricas (horizontais). Em condições específicas no embrião e no adulto, essas células totipotentes ou pluripotentes podem dar origem a todos os tipos de células diferenciadas no corpo. Vários tipos de populações de células-tronco já foram caracterizados: células-tronco embrionárias (ESCs), células-tronco adultas e células-tronco cancerosas (CSCs). As células-tronco embrionárias, originárias da massa celular interna da blástula, são **pluripotentes** e podem dar origem a todos os tipos de células diferenciadas do ectoderma, do endoderma e do mesoderma (camadas germinativas primárias), mas não

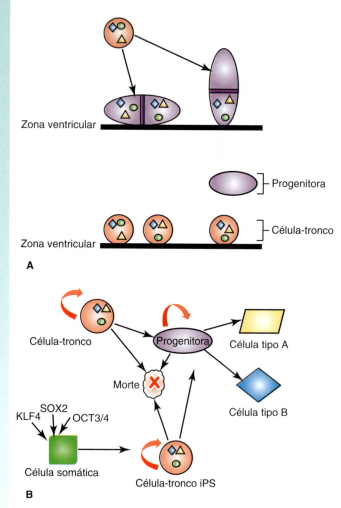

Zona ventricular

Progenitora

Célula-tronco

Zona ventricular

A

Célula-tronco

Progenitora

Célula tipo A

Morte

Célula tipo B

KLF4 SOX2 OCT3/4

Célula somática

Célula-tronco iPS

B

Figura 21.12 Células-tronco neurais e células-tronco pluripotentes induzidas. **A.** As células-tronco adultas ou embrionárias podem dividir-se simetricamente, originando duas células-tronco filhas equivalentes (divisão celular vertical; o plano da mitose é perpendicular à superfície ventricular), ou assimetricamente, dando origem a uma célula-tronco filha e uma célula progenitora do sistema nervoso (divisão celular horizontal; o plano da mitose é paralelo à superfície ventricular). Nesse exemplo, a célula progenitora não retém os fatores nucleares ou citoplasmáticos (formas geométricas coloridas) que permanecem na célula-tronco; entretanto, a célula progenitora expressa novas proteínas (p. ex., receptor tirosinoquinase) em sua membrana plasmática. **B.** As células-tronco e as células-tronco pluripotentes induzidas (*iPS*) possuem a capacidade de autorrenovação, morte celular e transformação em progenitoras. As células progenitoras têm capacidade mais limitada de autorrenovação, mas também podem diferenciar-se em diversos tipos de células e sofrer morte celular. As células somáticas diferenciadas adultas, como os fibroblastos cutâneos, podem ser reprogramadas e transformadas em iPS com a introdução dos fatores de transcrição máster SOX2, OCT3/4 (hoje denominado POU5F1) ou KLF4.

contribuem para os tecidos extraembrionários. As células-tronco embrionárias expressam vários fatores de transcrição, como SOX2 e OCT4, que reprimem a diferenciação.

As células-tronco adultas são encontradas em relativa abundância em tecidos diferenciados e órgãos capazes de regenerar rapidamente, como a medula óssea, os folículos pilosos e o epitélio da mucosa intestinal. Entretanto, existem ninhos de células-tronco adultas em muitos outros tecidos, inclusive naqueles anteriormente considerados não regenerativos, como o sistema nervoso central e a retina. Essas populações de células-tronco são pequenas e encontram-se localizadas na zona

subventricular e nas bordas ciliares, respectivamente. As células-tronco hematopoéticas derivadas da medula óssea, do sangue periférico e do cordão umbilical são rotineiramente utilizadas no tratamento de imunodeficiências primárias e diversos distúrbios metabólicos hereditários, e como uma estratégia de resgate após tratamentos de câncer com o emprego de métodos mieloablativos.

As células-tronco cancerosas têm sido objetivo de intensos estudos desde que se evidenciou, mediante o estudo das leucemias e dos tumores sólidos (p. ex., câncer colorretal, gliomas malignos), que uma pequena população dessas células, identificadas por diversos marcadores de superfície celular (p. ex., CD133 em tumores sólidos), geralmente é resistente aos tratamentos de câncer, como a radiação ou a quimioterapia. Os pesquisadores têm concentrado seus esforços na tentativa de erradicação da população de células-tronco cancerosas, além dos tratamentos-padrão, no intuito de elevar as taxas de cura.

O poder das células-tronco pode ser aproveitado para o reparo de distúrbios degenerativos, como a doença de Parkinson, e de tecidos gravemente lesionados por isquemia (acidente vascular cerebral) e traumatismo (lesão da medula espinal). Como os pesquisadores enfrentam as limitações das fontes disponíveis de células-tronco de embriões e adultos, há um enorme interesse em "desdiferenciar" células somáticas adultas (p. ex., células epiteliais, fibroblastos) para induzir células-tronco pluripotentes (iPS). Estudos identificaram vários fatores de transcrição fundamentais com função máster (ver Figura 21.12B), como *OCT4*, *SOX2*, *KLF4* e *NANOG*, capazes de reprogramar células-tronco, transformando-as em células pluripotentes. Uma etapa-chave nesse evento de reprogramação consiste em reescrever o código epigenético das células doadoras. Outros estudos demonstraram o potencial da **transdiferenciação** de fibroblastos em neurônios e cardiomiócitos *in situ* utilizando combinações de fatores de transcrição tecido-específicos. Essas células iPS podem ser manipuladas por meio de vetores não virais de entrega de genes e têm o potencial de tratar a maioria das doenças humanas em que a regeneração celular possa restaurar a estrutura e a função. Além disso, as células iPS de pacientes humanos podem ser diferenciadas em diversas linhagens *in vitro* (p. ex., cardiomiócitos, células neurais, células epiteliais pulmonares etc.) para modelar a patogênese de distúrbios do desenvolvimento humano, como a fibrose cística, de modo a facilitar rastreamento com potenciais fármacos. O emprego da recém-descoberta tecnologia de edição gênica CRISPR/*Cas* (ver discussão seguinte) levantou a possibilidade de derivação de células iPS paciente-específicas, correção do defeito genético *in vitro*, diferenciação das células na linhagem necessária e, por fim, devolução das células corrigidas ao paciente.

Edição gênica: o potencial da tecnologia CRISPR/*Cas9*

O estudo do desenvolvimento embrionário em camundongos foi aperfeiçoado com o desenvolvimento de tecnologias específicas de inativação (nocaute) ou expressão ectópica dos genes de interesse. Entretanto, essas tecnologias não podem ser usadas em células humanas ou para alterar a expressão gênica em pacientes. Isso levou ao desenvolvimento de novas abordagens para alterar especificamente a sequência do DNA genômico (edição gênica) *in vitro* e *in vivo*. O uso generalizado de iterações iniciais dessa tecnologia, como nucleases dedo de zinco ou nucleases efetoras semelhantes a ativadores de transcrição (TALENs), foi prejudicado pelas dificuldades técnicas de *design*, construção e validação de reagentes individuais. Por outro lado, o sistema de repetições palindrômicas curtas agrupadas e regularmente interespaçadas (CRISPR)/ endonuclease *Cas9* é de fácil utilização, apresenta um *design* modular, é altamente específico e está sendo amplamente implementado. O sistema CRISPR/*Cas9* foi descoberto como uma resposta imune bacteriana às infecções virais. A tecnologia foi simplificada de modo a envolver um único RNA-guia com uma sequência de 20 pares de bases (pb) complementar à sequência genômica de interesse e um segmento de fita dupla ligado por Cas9 que conecta a nuclease à localização genômica correta (Figura 21.13). O RNA-guia precisa conter uma sequência de *motifs* adjacentes ao protoespaçador (PAM) localizada na extremidade 3′ da sequência direcionadora que é utilizada por Cas9 para ligar-se ao DNA e cliválo. A quebra (interrupção) específica de duplas fitas no DNA genômico pode ser reparada por junção terminal não homóloga (NHEJ) ou reparo direcionado por homologia (HDR). A NHEJ resulta em deleções que podem resultar na introdução de mutações de sentido trocado (*missense*) (deslocamento do quadro de leitura/códon de finalização [*frameshift/stop*]). Por outro lado, o HDR com o modelo (*template*) adequado pode ser utilizado para corrigir defeitos genéticos, introduzir uma suposta mutação causadora de doenças ou incorporar um gene repórter a um *locus* específico. A absorção dessa tecnologia de edição genética foi rápida; a abordagem já foi utilizada para corrigir defeitos genéticos *in vivo* em camundongos e *ex vivo* em seres humanos e aumentou a capacidade de modelação *in vitro* de doenças que afetam o desenvolvimento humano. O potencial terapêutico dessa tecnologia é muito promissor porque possibilita, pela primeira vez, usar nossa capacidade de alterar especificamente o genoma humano para corrigir defeitos genéticos.

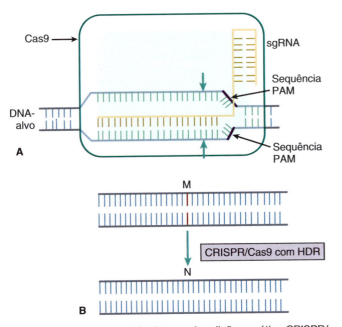

Figura 21.13 Visão geral do sistema de edição genética CRISPR/ *Cas9*. **A.** Esse sistema de edição é modular e constituído por um RNA-guia de fita simples (*sgRNA*) que possui uma região complementar à sequência-alvo no DNA genômico e uma estrutura de hastes necessária para a localização da endonuclease Cas9, que cliva ambas as fitas da sequência-alvo de DNA. Para que a clivagem do DNA por Cas9 ocorra, é necessária a existência de uma sequência de *motifs* adjacentes ao protoespaçador (*PAM*) adjacente à região a ser clivada (*setas azuis*). **B.** A consequente quebra da fita dupla pode ser corrigida por junção terminal não homóloga (NHEJ) ou por reparo por recombinação homóloga (*HDR*). A NHEJ é resultante de deleções que podem resultar em mutações com perda de função. Por outro lado, o HDR possibilita a edição específica de uma sequência-alvo, como a conversão de um alelo mutante (*M*) no alelo normal (*N*).

Além disso, a edição genômica que utiliza o sistema CRISPR/ *Cas9* suscitou vários questionamentos de natureza legal, social e ética, dados os múltiplos processos possíveis e do baixo custo.

Resumo das vias de sinalização comuns utilizadas durante o desenvolvimento

- Existem acentuadas diferenças entre as diversas vias de sinalização, que compartilham muitas características: ligantes, receptores e correceptores ligados à membrana, domínios de sinalização intracelular, adaptadores e moléculas efetoras
- As vias de sinalização são cooptadas em diversos momentos durante o desenvolvimento para renovação de células-tronco e proliferação, migração, apoptose e diferenciação celulares
- As vias possuem configurações-padrão que resultam na geração ou na manutenção de um destino celular específico em vez de outro
- Muitos genes e vias de sinalização mantêm-se altamente conservados durante toda a evolução. Ortólogos de genes essenciais para o desenvolvimento dos invertebrados (o nematódeo *Caenorhabditis elegans* e a mosca-das-frutas *D. melanogaster*) são encontrados nos vertebrados, inclusive no peixe-zebra, nos camundongos e nos seres humanos, frequentemente como membros de famílias multigenes
- O conhecimento da função dos genes foi adquirido graças à genética reversa, utilizando-se sistemas de modelo baseados em abordagens transgênicas de perda ou ganho de função, ou graças à genética direta, começando com a descrição de fenótipos anormais de origem espontânea em camundongos e seres humanos e a subsequente identificação do gene mutante
- Há evidências de *crosstalk* (comunicação cruzada) entre as vias. A comunicação entre diversas vias de sinalização facilita o nosso entendimento sobre as consequências abrangentes de mutações monogênicas que resultam em síndromes de malformação que afetam o desenvolvimento de múltiplos sistemas orgânicos ou em câncer.

Bibliografia e leitura sugerida

Alvarez-Buylla A, Ihrie RA: Sonic hedgehog signaling in the postnatal brain, *Semin Cell Dev Biol* 33:105, 2014.

Amakye D, Jagani Z, Dorsch M: Unraveling the therapeutic potential of the hedgehog pathway in cancer, *Nat Med* 19:1410, 2013.

Andersson ER, Lendahl U: Therapeutic modulation of notch signalling—are we there yet?, *Nat Rev Drug Discov* 13:357, 2014.

Aster JC: In brief: notch signalling in health and disease, *J Pathol* 232:1, 2014.

Bahubeshi A, Tischkowitz M, Foulkes WD: miRNA processing and human cancer: DICER1 cuts the mustard, *Sci Transl Med* 3:111ps46, 2011.

Barriga EH, Mayor R: Embryonic cell-cell adhesion: a key player in collective neural crest migration, *Curr Top Dev Biol* 112:301, 2015.

Beets K, Huylebroeck D, Moya IM, et al: Robustness in angiogenesis: notch and BMP shaping waves, *Trends Genet* 29:140, 2013.

Benoit YD, Guezguez B, Boyd AL, et al: Molecular pathways: epigenetic modulation of Wnt/glycogen synthase kinase-3 signaling to target human cancer stem cells, *Clin Cancer Res* 20:5372, 2014.

Berdasco M, Esteller M: Genetic syndromes caused by mutations in epigenetic genes, *Hum Genet* 132:359, 2013.

Berindan-Neagoe I, Monroig Pdel C, Pasculli B, et al: MicroRNAome genome: a treasure for cancer diagnosis and therapy, *CA Cancer J Clin* 64:311, 2014.

Blake JA, Ziman MR: *Pax* genes: regulators of lineage specification and progenitor cell maintenance, *Development* 141:737, 2014.

Brafman D, Willert K: Wnt/β-catenin signaling during early vertebrate neural development, *Dev Neurobiol* 77:1239, 2017.

Castro DS, Guillemot F: Old and new functions of proneural factors revealed by the genome-wide characterization of their transcriptional targets, *Cell Cycle* 10:4026, 2011.

Christ A, Herzog K, Willnow TE: LRP2, an auxiliary receptor that controls sonic hedgehog signaling in development and disease, *Dev Dyn* 245:569, 2016.

De Robertis EM: Spemann's organizer and the self-regulation of embryonic fields, *Mech Dev* 126:925, 2009.

Dekanty A, Milán M: The interplay between morphogens and tissue growth, *EMBO Rep* 12:1003, 2011.

Dhanak D, Jackson P: Development and classes of epigenetic drugs for cancer, *Biochem Biophys Res Commun* 455:58, 2014.

Doudna JA, Charpentier E: Genome editing. The new frontier of genome engineering with CRISPR-Cas9, *Science* 346(6213):1258096, 2014.

Dubey A, Rose RE, Jones DR, Saint-Jeannet JP: Generating retinoic acid gradients by local degradation during craniofacial development: one cell's cue is another cell's poison, *Genesis* 56(2):e23091, 2018.

Gaarenstroom T, Hill CS: TGF-β signaling to chromatin: how smads regulate transcription during self-renewal and differentiation, *Semin Cell Dev Biol* 32:107, 2014.

Giannotta M, Trani M, Dejana E: VE-cadherin and endothelial adherens junctions: active guardians of vascular integrity, *Dev Cell* 26:441, 2013.

Goldman D: Regeneration, morphogenesis and self-organization, *Development* 141:2745, 2014.

Guillot C, Lecuit T: Mechanics of epithelial tissue homeostasis and morphogenesis, *Science* 340:1185, 2013.

Gutierrez-Mazariegos J, Theodosiou M, Campo-Paysaa F, et al: Vitamin a: a multifunctional tool for development, *Semin Cell Dev Biol* 22:603, 2011.

Hendriks WJ, Pulido R: Protein tyrosine phosphatase variants in human hereditary disorders and disease susceptibilities, *Biochim Biophys Acta* 1832:1673, 2013.

Hori K, Sen A, Artavanis-Tsakonas S: Notch signaling at a glance, *J Cell Sci* 126(Pt 10):2135, 2013.

Imayoshi I, Kageyama R: bHLH factors in self-renewal, multipotency, and fate choice of neural progenitor cells, *Neuron* 82:9, 2014.

Inoue H, Nagata N, Kurokawa H, et al: iPS cells: a game changer for future medicine, *EMBO J* 33:409, 2014.

Izzi L, Lévesque M, Morin S, et al: Boc and gas1 each form distinct shh receptor complexes with ptch1 and are required for Shh-mediated cell proliferation, *Dev Cell* 20:788, 2011.

Jiang Q, Wang Y, Hao Y, et al: miR2Disease: a manually curated database for microRNA deregulation in human disease, *Nucleic Acids Res* 37:D98, 2009.

Kim W, Kim M, Jho EH: Wnt/β-catenin signalling: from plasma membrane to nucleus, *Biochem J* 450:9, 2013.

Kotini M, Mayor R: Connexins in migration during development and cancer, *Dev Biol* 401:143, 2015.

Lam EW, Brosens JJ, Gomes AR, et al: Forkhead box proteins: tuning forks for transcriptional harmony, *Nat Rev Cancer* 13:482, 2013.

Lamouille S, Xu J, Derynck R: Molecular mechanisms of epithelial-mesenchymal transition, *Nat Rev Mol Cell Biol* 15:178, 2014.

Le Dréau G, Martí E: The multiple activities of BMPs during spinal cord development, *Cell Mol Life Sci* 70:4293, 2013.

Li CG, Eccles MR: PAX genes in cancer; friends or foes?, *Front Genet* 3:6, 2012.

Lien WH, Fuchs E: Wnt some lose some: transcriptional governance of stem cells by Wnt/β-catenin signaling, *Genes Dev* 28:1517, 2014.

Lim J, Thiery JP: Epithelial-mesenchymal transitions: insights from development, *Development* 139:3471, 2012.

MacGrogan D, Luxán G, de la Pompa JL: Genetic and functional genomics approaches targeting the notch pathway in cardiac development and congenital heart disease, *Brief Funct Genomics* 13:15, 2014.

Mackay A, Burford A, Carvalho D, et al: Integrated molecular meta-analysis of 1,000 pediatric high-grade and diffuse intrinsic pontine glioma, *Cancer Cell* 32(4):520, 2017.

Mallo M, Alonso CR: The regulation of *Hox* gene expression during animal development, *Development* 140:3951, 2013.

Mallo M, Wellik DM, Deschamps J: *Hox* genes and regional patterning of the vertebrate body plan, *Dev Biol* 344:7, 2010.

Manoranjan B, Venugopal C, McFarlane N, et al: Medulloblastoma stem cells: where development and cancer cross pathways, *Pediatr Res* 71(Pt 2):516, 2012.

Mašek J, Andersson ER: The developmental biology of genetic notch disorders, *Development* 144:1743, 2017.

Maze I, Noh KM, Soshnev AA et al: Every amino acid matters: essential contributions of histone variants to mammalian development and disease, *Nat Rev Genet* 15:259, 2014.

Meijer DH, Kane MF, Mehta S, et al: Separated at birth? The functional and molecular divergence of OLIG1 and OLIG2, *Nat Rev Neurosci* 13:819, 2012.

Mo JS, Park HW, Guan KL: The hippo signaling pathway in stem cell biology and cancer, *EMBO Rep* 15:642, 2014.

Neben CL, Lo M, Jura N, Klein OD: Feedback regulation of RTK signaling in development, *Dev Biol* 2017.

O'Brien P, Morin P Jr, Ouellette RJ, et al: The *Pax-5* gene: a pluripotent regulator of b-cell differentiation and cancer disease, *Cancer Res* 71:7345, 2011.

Park KM, Gerecht S: Harnessing developmental processes for vascular engineering and regeneration, *Development* 141:2760, 2014.

Pignatti E, Zeller R, Zuniga A: To BMP or not to BMP during vertebrate limb bud development, *Semin Cell Dev Biol* 32:119, 2014.

Reiter JF, Leroux MR: Genes and molecular pathways underpinning ciliopathies, *Nat Rev Mol Cell Biol* 18(9):533, 2017.

Rhinn M, Dollé P: Retinoic acid signalling during development, *Development* 139:843, 2012.

Roussel MF, Robinson GW: Role of MYC in medulloblastoma, *Cold Spring Harb Perspect Med* 3(11):a014308, 2013.

Sánchez Alvarado A, Yamanaka S: Rethinking differentiation: stem cells, regeneration, and plasticity, *Cell* 157:110, 2014.

Scadden DT: Nice neighborhood: emerging concepts of the stem cell niche, *Cell* 157:41, 2014.

Schlessinger J: Receptor tyrosine kinases: legacy of the first two decades, *Cold Spring Harb Perspect Biol* 6(3):a008912, 2014.

Shah N, Sukumar S: The hox genes and their roles in oncogenesis, *Nat Rev Cancer* 10:361, 2010.

Shearer KD, Stoney PN, Morgan PJ, et al: A vitamin for the brain, *Trends Neurosci* 35:733, 2012.

Sotomayor M, Gaudet R, Corey DP: Sorting out a promiscuous superfamily: towards cadherin connectomics, *Trends Cell Biol* 24:524, 2014.

Steffen PA, Ringrose L: What are memories made of? How polycomb and trithorax proteins mediate epigenetic memory, *Nat Rev Mol Cell Biol* 15:340, 2014.

Tee WW, Reinberg D: Chromatin features and the epigenetic regulation of pluripotency states in ESCs, *Development* 141:2376, 2014.

Thompson JA, Ziman M: Pax genes during neural development and their potential role in neuroregeneration, *Prog Neurobiol* 95:334, 2014.

Torres-Padilla ME, Chambers I: Transcription factor heterogeneity in pluripotent stem cells: a stochastic advantage, *Development* 141:2173, 2014.

Vanan MI, Underhill DA, Eisenstat DD: Targeting epigenetic pathways in the treatment of pediatric diffuse (high grade) gliomas, *Neurother* 14:274–283, 2017.

Verstraete K, Savvides SN: Extracellular assembly and activation principles of oncogenic class III receptor tyrosine kinases, *Nat Rev Cancer* 12:753, 2012.

Wilkinson G, Dennis D, Schuurmans C: Proneural genes in neocortical development, *Neuroscience* 253:256, 2013.

Willaredt MA, Tasouri E, Tucker KL: Primary cilia and forebrain development, *Mech Dev* 130:373, 2013.

Wu MY, Hill CS: Tgf-beta superfamily signaling in embryonic development and homeostasis, *Dev Cell* 16:329, 2009.

Yang Y, Oliver G: Development of the mammalian lymphatic vasculature, *J Clin Invest* 124:888, 2014.

Zagozewski JL, Zhang Q, Pinto VI, et al: The role of homeobox genes in retinal development and disease, *Dev Biol* 393:195, 2014.

Discussão das Questões Clínicas

Capítulo 1

1. As características sexuais secundárias se desenvolvem, as funções reprodutivas se iniciam e o dimorfismo sexual torna-se mais evidente durante a puberdade. As alterações puberais não são as mesmas nos sexos masculino e feminino. Nas meninas, a idade da puberdade presumível é após os 8 anos, e o processo em grande parte é concluído até os 16 anos. Nos meninos, a idade da puberdade presumível é após os 9 anos, e o processo em grande parte é concluído até os 18 anos.
2. **Embriologia** consiste no estudo do desenvolvimento embrionário; do ponto de vista clínico, trata do desenvolvimento do embrião e do feto, bem como do estudo do desenvolvimento pré-natal. **Teratologia** é o estudo do desenvolvimento anormal do embrião e do feto. É o ramo da embriologia que trata dos defeitos congênitos e suas causas. Os estudos embriológicos e teratológicos aplicam-se aos estudos clínicos porque indicam os períodos pré-natais vulneráveis do desenvolvimento.
3. Todos os termos designam células sexuais femininas. O termo *ovo* é impreciso, visto que tem sido empregado para designar os estágios do oócito ao blastocisto implantado. O termo *óvulo* é utilizado para designar o oócito de mamíferos (p. ex., animais vertebrados). Um *gameta* designa qualquer célula germinativa, seja um oócito ou um espermatozoide. O termo *oócito* é o preferido internacionalmente quando se trata de seres humanos.

Capítulo 2

1. As alterações numéricas nos cromossomos são decorrentes principalmente de **não disjunção** durante uma divisão celular mitótica ou meiótica. A maioria das anomalias clinicamente importantes no número de cromossomos desenvolve-se durante a primeira divisão meiótica. A não disjunção é a falha de dissociação dos cromossomos com duas cromátides durante a anáfase da divisão celular. Consequentemente, ambos os cromossomos passam para a mesma célula-filha, resultando em trissomia. A **trissomia do 21** (síndrome de Down) é o distúrbio do número de cromossomos mais comum que resulta em defeitos congênitos. Essa síndrome ocorre aproximadamente em 1 em cada 1.100 nascimentos em mulheres de 25 a 29 anos; entretanto, é mais comum em mulheres mais velhas.
2. Uma **mórula** com um conjunto extra de cromossomos em suas células chama-se **embrião triploide**. Essa anomalia cromossômica geralmente resulta da fertilização de um oócito por dois espermatozoides (**dispermia**). Um feto poderia desenvolver-se a partir de mórula triploide e nascer vivo, mas isso é incomum. A maioria dos fetos triploides é abortada espontaneamente; se nascidos vivos, morrem depois de alguns dias (ver Capítulo 20, Figura 20.10).

3. O bloqueio das tubas uterinas decorrente de infecção é uma importante causa de infertilidade feminina. Como a oclusão impede que o oócito tenha contato com o espermatozoide, não há fertilização. A infertilidade masculina resulta, habitualmente, de **defeitos na espermatogênese**. Criptorquidia é uma das causas de **aspermatogênese** (ausência total de espermatozoides); entretanto, testículos normalmente posicionados também podem não produzir números adequados de espermatozoides ativamente móveis.
4. O **mosaicismo** é resultante da não disjunção de cromossomos com duas cromátides durante a clivagem inicial de um zigoto, e não durante a gametogênese. Consequentemente, o embrião apresenta duas linhagens de células com números diferentes de cromossomos. Aproximadamente 1% das pessoas com síndrome de Down tem síndrome de Down mosaico. Elas apresentam estigmas relativamente leves da síndrome e níveis mais baixos de déficits cognitivos. É possível detectar o mosaicismo antes do nascimento por meio de estudos citogenéticos após a **amniocentese** ou a **amostragem das vilosidades coriônicas**.
5. **Os contraceptivos de emergência** ("pílulas do dia seguinte") geralmente contêm uma progestina chamada levonorgestrel e, se ingeridos até 5 dias após relação sexual sem proteção, podem impedir a gravidez, provavelmente interferindo na função do corpo lúteo e inibindo a ovulação, alterando a motilidade das tubas uterinas ou causando alterações anormais no endométrio. *Esses hormônios impedem a implantação, não a fertilização.*
6. Muitos embriões precoces são abortados espontaneamente. A taxa geral de aborto espontâneo precoce é de aproximadamente 45%. Uma causa comum dessa ocorrência é a existência de **anomalias cromossômicas**, como aquelas resultantes de não disjunção – falha de separação de um ou mais pares de cromossomos.
7. Estima-se que entre 12 e 25% dos casais na América do Norte sejam inférteis. Em um terço a metade desses casos, a causa é a **infertilidade masculina**, que pode ser resultante de distúrbios endócrinos, espermatogênese anormal ou bloqueio de um ducto genital. Primeiro, deve-se fazer uma **análise de sêmen** (**espermograma**). O número total, a motilidade e as características morfológicas dos espermatozoides ejaculados são avaliados nos casos de infertilidade masculina. Um homem com menos de 10 milhões de espermatozoides por mililitro de sêmen provavelmente é estéril, sobretudo quando a amostra de sêmen contém espermatozoides imóveis e morfologicamente anormais.

Capítulo 3

1. Sim, pode-se tirar uma radiografia de tórax porque o útero e os ovários da paciente não ficariam diretamente expostos ao feixe de raios X. A única radiação que os ovários recebem é uma dose desprezível de radiação dispersa.

Além disso, é altamente improvável que essa dose de radiação lesione os produtos da concepção se a paciente, por acaso, estiver grávida.

2. A implantação é regulada por um delicado equilíbrio entre o estrogênio e a progesterona. Doses excessivas de estrogênio perturbariam esse equilíbrio. A progesterona provoca espessamento e maior vascularização do endotélio, resultando em implantação e nutrição adequadas do blastocisto. Quando os comentaristas da mídia fazem alusão à "pílula do aborto", geralmente estão se referindo à RU486 (mifepristona). Esse medicamento interfere na implantação de um blastocisto bloqueando a produção de progesterona pelo corpo lúteo. Os testes de gravidez precoce são suficientemente sensíveis para detectar níveis de gonadotrofina coriônica humana (hCG) 6 dias antes da ausência de um ciclo menstrual. A acurácia desse tipo de teste varia de aproximadamente 76% quando feito 6 dias antes da ausência de menstruação a 99% quando realizado no primeiro dia de amenorreia. A gravidez precoce pode ser detectada também por **ultrassonografia**.

3. Mais de 95% das gestações ectópicas ocorrem na tuba uterina, e 60%, na ampola. A **ultrassonografia endovaginal** é, com frequência, utilizada para detectar gestações ectópicas tubárias. O cirurgião provavelmente realizaria um procedimento cirúrgico laparoscópico (minimamente invasivo) para remover a tuba uterina que contém o concepto ectópico.

4. Não, a cirurgia não provocaria o defeito encefálico. A exposição de um embrião durante a 2ª semana de desenvolvimento a traumatismo leve possivelmente associado à cirurgia abdominal não causaria defeito congênito. Além disso, os agentes anestésicos utilizados durante a operação não induziriam um defeito no encéfalo. A exposição materna a teratógenos durante as primeiras 2 semanas de desenvolvimento não induziria defeitos congênitos, mas o concepto pode ser abortado espontaneamente.

5. É mais provável que mulheres acima dos 40 anos deem à luz um feto com defeito congênito, como síndrome de Down; entretanto, mulheres com mais de 40 anos podem ter filhos normais. O diagnóstico pré-natal dirá se o embrião apresenta anomalias cromossômicas (p. ex., trissomia do 13) que possam causar a morte logo após o nascimento. A **ultrassonografia do embrião** também pode ser realizada para a detecção de determinadas anomalias morfológicas (p. ex., defeitos dos membros e do sistema nervoso central). Na maioria dos casos, o embrião é normal, e a gestação prossegue até chegar ao termo pleno.

Capítulo 4

1. Os hormônios contidos nos contraceptivos orais impedem a ovulação e o desenvolvimento da fase lútea (secretora) do ciclo menstrual. As anomalias cromossômicas graves podem provocar aborto espontâneo. A incidência de defeitos congênitos nos abortos precoces é alta em mulheres que engravidam logo após a suspensão do uso do anticoncepcional. Um acentuado aumento da **poliploidia** (células que contêm o dobro ou o triplo do número haploide de cromossomos) foi observado em embriões expelidos durante abortos espontâneos no caso de concepção ocorrida 2 meses após a suspensão do anticoncepcional oral. A *poliploidia é fatal para o embrião em desenvolvimento*. Essas informações sugerem que convém utilizar algum outro meio contraceptivo durante um ou dois ciclos menstruais antes de tentar engravidar. Algumas mulheres engravidaram 1 mês depois de suspender o uso do anticoncepcional oral e deram à luz crianças normais.

2. Um **radioimunoensaio** altamente sensível provavelmente indicaria que a mulher estava grávida. A existência de tecido embrionário e/ou coriônico nos resquícios endometriais seria um sinal absoluto de gravidez. Cinco dias após a menstruação esperada (aproximadamente 5 semanas após o início do último ciclo menstrual normal), o embrião estaria na 3ª semana de seu desenvolvimento. O embrião teria aproximadamente 2 mm de diâmetro e poderia ser detectado por meio de **ultrassonografia transvaginal**.

3. O sistema nervoso central (encéfalo e medula espinal) começa a se desenvolver durante a 3ª semana embrionária. A **meroencefalia**, em que há ausência da maior parte do encéfalo e da calvária, pode ser resultante da ação de teratógenos ambientais durante a 3ª semana de desenvolvimento. Esse grave defeito encefálico ocorre pela falta de desenvolvimento normal da parte craniana do tubo neural, o que geralmente ocorre quando o neuróporo rostral não se fecha. O médico poderia explicar que não há quantidade ou ocasião segura para a ingestão de álcool durante a gestação, e que a paciente deve abster-se de consumir álcool para minimizar o risco adicional.

4. Os **teratomas sacrococcígeos** são os tumores mais comuns no recém-nascido e originam-se da linha primitiva. Como as células da linha primitiva são pluripotentes (podem originar mais de um órgão ou tecido), os tumores contêm diversos tipos de tecido oriundo das três camadas germinativas em vários estágios de desenvolvimento. Esses tumores são de três a quatro vezes mais frequentes em mulheres do que em homens.

5. A **ultrassonografia transvaginal** (**endovaginal**) é uma importante técnica de avaliação da gestação ao fim da 3ª semana e durante a 4ª semana, quando o concepto (embrião e membranas) pode ser visualizado. É possível, portanto, determinar se o embrião está se desenvolvendo normalmente. Um teste de gravidez negativo na 3ª semana não descarta a possibilidade de uma gravidez ectópica. A pesquisa da **gonadotrofina coriônica humana** (hCG) sérica é o elemento básico dos testes de gravidez e do diagnóstico inicial de uma gravidez ectópica, mas como as gestações ectópicas produzem hCG mais lentamente do que as gestações intrauterinas, o teste pode ser inexato.

Capítulo 5

1. O médico provavelmente diria à paciente que seu filho está passando por uma fase crítica do desenvolvimento e que seria melhor ela parar de fumar. O médico provavelmente também lhe diria que o tabagismo é reconhecidamente uma causa de **restrição do crescimento intrauterino** e de **recém-nascidos de baixo peso**, e que a incidência de **prematuridade** aumenta com o número de cigarros fumados. Além disso, o médico recomendaria que ela não consumisse álcool (é mais provável que fumantes consumam álcool) durante a gravidez por causa dos conhecidos efeitos teratogênicos do álcool (ver Capítulo 20, Figura 20.17).

2. Não é possível prever como um medicamento irá afetar o embrião humano, porque os embriões humanos e animais têm respostas diferentes aos medicamentos; por exemplo, a **talidomida** é extremamente teratogênica para embriões humanos, mas tem muito pouco efeito em alguns animais de laboratório, como ratos e camundongos. Entretanto, fármacos sabidamente **teratógenos** (agentes que podem produzir defeitos congênitos) fortes em animais não devem ser utilizados durante a gestação humana, especialmente durante o período embrionário. As camadas germinativas

se formam durante a gastrulação. Todos os tecidos e órgãos do embrião se desenvolvem a partir das três camadas germinativas: ectoderma, mesoderma e endoderma. A formação da linha primitiva e da notocorda são eventos importantes durante a **morfogênese** (desenvolvimento do formato, do tamanho e de outras características de um determinado órgão ou parte do corpo).

3. As informações sobre a data de início de uma gestação podem não ser confiáveis porque dependem da memória da paciente em relação a um evento (última menstruação) ocorrido 2 ou 3 meses antes. Além disso, ela pode ter tido sangramento de escape por ocasião de seu último período menstrual normal e ter pensado tratar-se de uma menstruação. A ultrassonografia **transvaginal** (**endovaginal**) com 4 a 6 semanas de gestação pode ser realizada para estimar a provável data de início de uma gestação e a idade embrionária.

4. O consumo de ansiolítico pode não prejudicar o embrião, mas é recomendável consultar um médico antes de consumir qualquer medicamento. Para causar defeitos graves nos membros, um fármaco teratogênico teria que agir durante o período crítico de desenvolvimento do membro (24 a 36 dias após a fertilização). Os teratógenos interferem na diferenciação dos tecidos e órgãos, frequentemente comprometendo ou interrompendo o desenvolvimento normal do embrião.

Capítulo 6

1. Os médicos nem sempre podem confiar nas informações sobre a data da última menstruação normal fornecidas pelas pacientes. Isso é de especial relevância quando é importante determinar a idade da fertilização, por exemplo, em **gestações de alto risco**, em que pode ser necessário utilizar o recurso da indução do parto. A data prevista do parto pode ser determinada com razoável acurácia com o auxílio da **ultrassonografia diagnóstica** para medir o tamanho da cabeça do feto e do abdome.

2. Provavelmente seria realizada a amostragem das vilosidades coriônicas para o estudo dos cromossomos fetais. Além disso, pode-se utilizar também o isolamento das células do feto no sangue materno para realizar o teste de DNA fetal. O distúrbio cromossômico mais comum detectado nos fetos de mulheres com idade acima de 40 anos é a trissomia do 21 (síndrome de Down). Se os cromossomos do feto estiverem normais, mas houver suspeita de defeitos congênitos do encéfalo ou dos membros, provavelmente seria realizada uma **ultrassonografia**. Esses métodos detectam **anomalias morfológicas** enquanto todo o feto é examinado. O sexo do feto poderia ser determinado com um exame dos cromossomos sexuais nas células obtidas por amostragem das vilosidades coriônicas. Com 10 ou mais semanas, o radiologista consegue determinar o sexo do feto com o auxílio da ultrassonografia.

3. Existe considerável perigo quando gestantes consomem de modo excessivo ou indiscriminado medicamentos de venda livre (vendidos sem receita médica), como ácido acetilsalicílico (AAS) e medicamentos para tosse. Existem relatos de **convulsões por abstinência** em recém-nascidos cujas mães bebem excessivamente. A **síndrome alcoólica fetal** ocorre em alguns desses recém-nascidos (ver Capítulo 20, Figura 20.17). O médico provavelmente diria à paciente que não tomasse nenhum medicamento sem prescrição. Os medicamentos mais prejudiciais para o feto são aqueles sujeitos a controle legal e receitados com muita cautela.

4. Muitos fatores (fetais, maternos e ambientais) podem reduzir a taxa de crescimento do feto (restrição do crescimento intrauterino [RCIU]). Constituem exemplos desses fatores as infecções intrauterinas, as gestações múltiplas e as anomalias cromossômicas. Tabagismo, dependência de narcóticos e consumo abusivo de álcool etílico também são causas bem definidas de RCIU. Uma mãe interessada no crescimento e no bem-estar geral de seu feto consulta o médico com frequência; segue uma dieta de qualidade; e não faz uso de substâncias ilícitas, não fuma nem consome bebidas alcoólicas.

5. *A amniocentese é relativamente isenta de risco.* Estima-se que a chance de indução de um aborto seja de aproximadamente 0,5 a 1,0%. A amostragem das vilosidades coriônicas também pode ser usada para a obtenção de células para estudo cromossômico. Na *amostragem de sangue percutâneo do cordão umbilical*, insere-se na veia umbilical uma agulha orientada por ultrassonografia. Com o sangue obtido, é possível realizar o estudo dos cromossomos e hormônios.

6. A **alfafetoproteína** é produzida pela vesícula vitelínica, pelo sistema digestório e pelas células hepáticas do feto. Os **defeitos do tubo neural** (espinha bífida e anencefalia) são indicados por *altos níveis de alfafetoproteína*. Exames complementares no segundo trimestre da gravidez à procura de distúrbios cromossômicos teriam por finalidade monitorar os níveis de alfafetoproteína. Outros estudos e a confirmação poderiam ser obtidos com o auxílio da ultrassonografia. *O achado de baixos níveis de alfafetoproteína pode indicar síndrome de Down.* Estudos cromossômicos também podem ser feitos para verificar o complemento cromossômico das células fetais.

Capítulo 7

1. **Polidrâmnio** consiste em volume excessivo do líquido amniótico que circunda o feto no saco amniótico. Essa condição ocorre em 1 a 2% das gestações. Quando ocorre durante alguns dias, existe um alto risco de graves defeitos congênitos fetais, especialmente do sistema nervoso central (p. ex., **meroencefalia** e **espinha bífida cística**). Os fetos com grandes defeitos encefálicos não ingerem volumes normais de líquido amniótico; consequentemente, o volume de líquido aumenta. A **atresia** (bloqueio) do esôfago ocorre quase sempre acompanhada de polidrâmnio porque o feto não consegue engolir e absorver o líquido amniótico. A gestação múltipla ou gemelar também é uma causa predisponente de polidrâmnio.

2. Existe uma tendência familiar à gestação gemelar. Parece improvável que haja um fator genético na geminação monozigótica, mas existe uma disposição geneticamente determinada para a geminação dizigótica, cuja frequência aumenta acentuadamente com a idade materna até os 35 anos e depois diminui; entretanto, a frequência da geminação monozigótica é muito pouco afetada pela idade da mãe. Em geral, pode-se determinar a zigosidade de pares de gêmeos examinando-se a placenta e as membranas fetais. Mais tarde, é possível determinar a zigosidade de um par de gêmeos procurando semelhanças e diferenças geneticamente determinadas. As diferenças constatadas nos estudos de DNA provam que os gêmeos são dizigóticos.

3. A **artéria umbilical única** ocorre em aproximadamente 1 em cada 200 cordões umbilicais. Essa anomalia é acompanhada por uma incidência de 15 a 20% de anomalias cardiovasculares e outras anormalidades. Uma artéria única pode estar associada também a anomalias cromossômicas (trissomia do 21, trissomia do 18 e trissomia do 13).

4. Dois zigotos foram fertilizados. Os blastócitos resultantes se implantaram muito próximos e as placentas se fundiram. A amostra das vilosidades coriônicas foi obtida do saco coriônico do gêmeo do sexo feminino. Se tivessem sido observados dois sacos coriônicos durante a ultrassonografia, a suspeita seria de gêmeos dizigóticos.

5. As **bandas amnióticas** se formam quando o âmnio se rompe e se separa em lâminas durante a gestação. As bandas fibrosas e viscosas circundam e envolvem partes do corpo do embrião, provocando defeitos congênitos, como ausência de uma das mãos ou sulcos profundos em um membro. Isso constitui a **síndrome da banda amniótica** ou o complexo da ruptura da banda amniótica. Uma teoria alternativa para a causa da síndrome da banda amniótica é a ruptura vascular (suprimento sanguíneo reduzido).

Capítulo 8

1. Um diagnóstico de **hérnia diafragmática congênita** (HDC) é muito provável. O defeito congênito do diafragma que produz essa hérnia geralmente é resultante de falha no fechamento do canal esquerdo pericardioperitoneal durante a 6ª semana de desenvolvimento; consequentemente, ocorre a herniação das alças intestinais para dentro do tórax, comprimindo os pulmões, especialmente o pulmão esquerdo, e resultando em angústia respiratória. O diagnóstico geralmente pode ser determinado por um exame radiográfico ou ultrassonográfico do tórax. O defeito pode ser detectado também no período pré-natal, com o auxílio da ultrassonografia. Um recém-nascido com HDC apresenta caracteristicamente alças intestinais cheias de ar ou líquido no hemitórax esquerdo.

2. Os defeitos pericárdicos são extremamente raros e são causados por falha de formação da membrana pleuropericárdica que separa a cavidade pericárdica da cavidade peritoneal. Esse defeito pode ser em um ou em ambos os lados. O intestino pode herniar-se para o interior do saco pericárdico ou, por outro lado, o coração pode ser deslocado para a parte superior da cavidade peritoneal.

3. A hérnia diafragmática congênita (HDC) ocorre em aproximadamente 1 em cada 2.200 nascimentos. Um neonato diagnosticado com HDC deve ser imediatamente posicionado com a cabeça e o tórax mais elevados do que o abdome para facilitar o deslocamento inferior dos órgãos abdominais a partir do tórax. Após um período de estabilização pré-operatória, faz-se uma cirurgia com redução das vísceras abdominais e fechamento do defeito diafragmático. Os recém-nascidos com HDC podem morrer em virtude de angústia respiratória grave decorrente do mau desenvolvimento dos pulmões. Entretanto, a maioria dos recém-nascidos com essa condição sobrevive graças a avanços na assistência ventilatória.

4. A gastrósquise e as hérnias epigástricas ocorrem no plano mediano da região epigástrica; essas hérnias são incomuns e ocorrem em 1 em cada 2 mil nascimentos. O defeito, geralmente do lado direito do umbigo, resulta de falha de fusão das dobras laterais do corpo nessa região durante a 4ª semana de gestação. Pode ocorrer herniação das alças intestinais e de outras estruturas abdominais através da abertura.

Capítulo 9

1. O diagnóstico mais provável é de seio (branquial) ou cisto cervical. Quando o seio está infectado, há liberação intermitente de material de aspecto mucoide. O seio cervical externo é um resto do segundo sulco faríngeo, do seio cervical ou de ambos. Normalmente, o sulco e o seio desaparecem à medida que o segundo arco faríngeo cresce em sentido caudal sobre o terceiro e o quarto arcos, formando o colo. Exames de imagem (ultrassonografia, ressonância magnética [RM] e tomografia computadorizada [TC]) são utilizados para o diagnóstico desse distúrbio.

2. A posição das glândulas paratireoides inferiores varia. Essas glândulas se desenvolvem em íntima associação com o timo, que as transporta em sentido caudal durante a sua descida através do pescoço. Se o timo não descer para a sua posição normal no mediastino superior, uma das glândulas paratireoides inferiores – ou ambas – pode localizar-se próximo à bifurcação da artéria carótida comum. Caso não se separe do timo, a glândula paratireoide inferior pode ser carregada para o mediastino superior com o timo.

3. É muito provável que o paciente tenha um cisto no ducto tireoglosso originário de um pequeno resto do ducto tireoglosso embrionário. Quando não ocorre a degeneração completa desse ducto, um cisto pode se formar a partir dele em algum ponto do plano mediano do pescoço entre o forame cego da língua e a incisura jugular do manúbrio do esterno. Um cisto do ducto tireoglosso pode ser confundido com uma glândula tireoide ectópica, como aquela que não desceu para sua posição normal no pescoço. Um cisto do ducto tireoglosso normalmente é diagnosticado clinicamente e pode ser confirmado por ultrassonografia, TC ou RM.

4. Lábio leporino é um termo inadequado porque se refere a lebres ou coelhos, que *normalmente* apresentam uma fissura parcial na região mediana do lábio superior. Um lábio com uma fissura na região mediana é um defeito raro em seres humanos. Embora algumas pessoas ainda usem o termo *lábio leporino*, a designação é imprópria. Os dois principais grupos de fissura labial em seres humanos são unilateral e bilateral. A fissura labial unilateral é resultante de falha da fusão da proeminência maxilar do lado afetado com as proeminências nasais mediais. A fissura da maxila anteriormente à fossa incisiva é resultante de falha da fusão do processo palatino lateral com o processo palatino mediano (palato primário). Entre 60 e 80% das pessoas que apresentam uma fissura labial com ou sem fenda palatina são do sexo masculino. Quando os pais são normais e têm um filho com fissura labial, a chance de ter outro filho com o mesmo defeito é de aproximadamente 4%.

5. Existem substanciais evidências de que os medicamentos anticonvulsivantes, como fenitoína ou difenil-hidantoína, administrados a gestantes com epilepsia, aumentem a incidência de fissura labial e fenda palatina em duas a três vezes, em comparação com a incidência na população geral. Acredita-se que múltiplos genes com expressão variável causem fissuras orofaciais.

Capítulo 10

1. A incapacidade de inserir um cateter no estômago via esôfago indica **atresia esofágica**. Como esse defeito congênito está comumente associado a fístula traqueoesofágica, o pediatra suspeitaria dessa condição. Um exame radiográfico ou ultrassonográfico demonstraria a atresia. A atresia seria confirmada pela imagem do **tubo nasogástrico** parado na bolsa esofágica proximal. Se necessário, um pequeno volume de ar é injetado para realçar a imagem. Quando existe determinado tipo de fístula traqueoesofágica, passaria ar também para o estômago por uma conexão entre o esôfago e a traqueia.

Uma abordagem radiográfica, endoscópica e cirúrgica combinada seria habitualmente utilizada para detectar e corrigir uma fístula traqueoesofágica.

2. Um recém-nascido com **síndrome da angústia respiratória** (SAR) tentaria superar a angústia respiratória aumentando a frequência respiratória e a profundidade das incursões respiratórias. Do ponto de vista clínico, cianose; respiração rápida ou superficial; retrações intercostais, subcostais e esternais; e batimento das asas do nariz são sinais proeminentes de angústia respiratória. A SAR *é uma causa importante de* morte em neonatos prematuros nascidos vivos. Deficiência de **surfactante** pulmonar é associada à SAR. Um tratamento com glicocorticoides pode ser administrado durante a gestação para acelerar o desenvolvimento dos pulmões do feto e a produção de surfactante. O uso de suporte ventilatório com pressão positiva contínua nas vias respiratórias (CPAP) melhora a ventilação alveolar.

3. O tipo mais comum de fístula traqueoesofágica conecta a traqueia à parte inferior do esôfago. O defeito congênito está associado à atresia do esôfago acima da fístula. A fístula traqueoesofágica resulta da divisão incompleta da porção anterior do tubo digestório pelo septo traqueoesofágico que se forma entre o esôfago e a traqueia.

4. Na maioria dos tipos de fístula traqueoesofágica, o ar passa da traqueia para o esôfago e o estômago pela fístula traqueoesofágica. A **pneumonite** (pneumonia) resultante da aspiração de secreções orais e nasais para os pulmões é uma complicação grave desse defeito congênito. Obviamente, dar água ou alimento ao recém-nascido pela boca é contraindicado nesses casos.

Capítulo 11

1. A total ausência de lúmen (**atresia duodenal**) pode envolver a segunda parte (descendente) e a terceira parte (horizontal) do duodeno. A obstrução geralmente é decorrente da vacuolização incompleta do lúmen do duodeno durante a 8ª semana. Já foi proposta também uma teoria vascular para a atresia duodenal, de acordo com a qual o comprometimento do suprimento sanguíneo do duodeno pode causar obstrução. A obstrução resulta na distensão do estômago e da porção proximal do duodeno porque o recém-nascido engole ar, muco e leite. *A atresia duodenal é comum em recém-nascidos com síndrome de Down*, bem como outros defeitos congênitos graves, como pâncreas anular, anomalias cardiovasculares, má rotação da porção média do tubo digestivo e anomalias anorretais. **Polidrâmnio** ocorre porque a atresia duodenal impede a absorção normal do líquido amniótico pelo intestino do feto distalmente à obstrução. O feto engole o líquido amniótico antes do nascimento; entretanto, em virtude da atresia duodenal, esse líquido não tem como passar pelo intestino, ser absorvido pela circulação fetal e transferido através da membrana placentária para a circulação da mãe com posterior eliminação na urina materna.

2. O **ducto onfaloentérico** normalmente sofre completa involução até a 10ª semana de desenvolvimento, quando os intestinos retornam ao abdome. Em 2 a 4% das pessoas, um resquício desse ducto persiste como um **divertículo ileal** (divertículo de Meckel); entretanto, apenas um pequeno número desses defeitos provoca sinais/sintomas. Os restos do ducto onfaloentérico podem resultar em fístulas, túneis, cistos, bandas de constrição congênitas e restos de mucosa. No presente caso, todo o ducto persistiu, de modo que o divertículo estava ligado à parede anterior do abdome e ao

umbigo por um túnel. A sua abertura externa pode ser confundida com um **granuloma** (lesão inflamatória) do coto umbilical.

3. A fístula provavelmente estava conectada à extremidade cega do reto. O defeito, **ânus imperfurado** com uma fístula retovaginal, é resultante da não separação completa das partes anterior e posterior do seio urogenital pelo septo urorretal. Como o terço inferior da vagina se forma a partir da porção anterior do seio urogenital, ele se une ao reto, formado a partir da porção posterior do seio.

4. Esse defeito é uma **onfalocele**. Uma onfalocele pequena, como a descrita aqui, é ocasionalmente chamada de *hérnia do cordão umbilical*; entretanto, a condição não deve ser confundida com uma hérnia umbilical que ocorre após o nascimento e é recoberta por pele. A fina membrana que recobre a massa no presente caso seria constituída por peritônio e âmnio. A hérnia seria constituída por pequenas alças intestinais. A onfalocele ocorre quando as alças intestinais não retornam do cordão umbilical para a cavidade abdominal no decorrer da 10ª semana. No presente caso, como a hérnia é relativamente pequena, o intestino pode ter adentrado a cavidade abdominal e se herniado posteriormente, quando os músculos do reto não estavam suficientemente próximos um do outro para ocluir o defeito circular da parede anterior do abdome.

5. O íleo provavelmente estava obstruído (**atresia ileal**). A atresia congênita do intestino delgado envolve mais frequentemente o íleo; a segunda região afetada com mais frequência é o duodeno. O jejuno é envolvido com menos frequência. Parte do **mecônio** (fezes fetais) se forma a partir do epitélio fetal esfoliado e do muco contido no lúmen intestinal, localizando-se distalmente à área obstruída (segmento atrésico). A atresia ileal é associada a fibrose cística e distúrbios cromossômicos. Durante a cirurgia, o íleo atrésico provavelmente se apresentaria como um estreito segmento que conecta os segmentos proximal e distal do intestino. A atresia ileal poderia ser resultante de uma falha de recanalização do lúmen; entretanto, é mais provável que tenha ocorrido em razão de uma lesão vascular pré-natal – interrupção do suprimento sanguíneo para o íleo. Às vezes, uma alça do intestino delgado se torce, interrompendo o seu suprimento sanguíneo e provocando a **necrose** do segmento afetado. O segmento atrésico do intestino normalmente se transforma em um cordão fibroso que conecta os segmentos proximal e distal do intestino.

Capítulo 12

1. A duplicação da pelve renal e do ureter resulta da formação de dois brotos uretéricos em um dos lados do embrião. Subsequentemente, os primórdios dessas estruturas se fundem. Ambos os ureteres normalmente se abrem para o interior da bexiga urinária. Ocasionalmente, o ureter adicional se abre para o sistema urogenital inferiormente à bexiga. Isso ocorre quando o ureter acessório não se incorpora ao outro ureter na base da bexiga; em vez disso, o ureter adicional é carregado em sentido caudal juntamente com o ducto mesonéfrico, abrindo-se para a parte caudal do seio urogenital. Como essa parte do seio urogenital dá origem à uretra e ao epitélio da vagina, o orifício uretérico ectópico (em posição anormal) pode estar localizado em uma dessas duas estruturas, o que justifica o gotejamento contínuo de urina para o interior da vagina. Um **orifício ureteral ectópico** que se abre inferiormente à

bexiga resulta em incontinência urinária devida à ausência da bexiga urinária ou do esfíncter uretral entre o orifício e o exterior. Normalmente, a passagem oblíqua do ureter através da parede da bexiga permite que a contração da musculatura da bexiga aja como um esfíncter para o ureter, controlando o fluxo de urina dele proveniente.

2. As **artérias renais acessórias** são comuns. Aproximadamente 25% dos rins recebem dois ou mais ramos diretamente da aorta; entretanto, mais de dois é um achado excepcional. As artérias supranumerárias entram através do seio renal ou nos polos do rim, normalmente o polo inferior, e são artérias terminais. As artérias renais acessórias, mais comuns no lado esquerdo, representam as artérias fetais persistentes que se originam sequencialmente da aorta à medida que os rins "ascendem" da pelve para o abdome. Normalmente, os vasos inferiores degeneram-se à medida que novos vasos se desenvolvem. As artérias supranumerárias são aproximadamente duas vezes mais comuns do que as veias supranumerárias e normalmente se originam no nível do rim. *O achado de uma artéria supranumerária é de importância clínica* em outras circunstâncias porque a artéria pode cruzar a junção ureteropélvica e impedir o efluxo da urina, levando à dilatação dos cálices e da pelve do mesmo lado (**hidronefrose**). Os rins hidronefróticos geralmente contraem infecção (**pielonefrite**); a infecção pode resultar na destruição dos rins.

3. As **gestações nos cornos uterinos rudimentares** são muito raras; porém, clinicamente importantes porque é difícil estabelecer a distinção entre esse tipo de gravidez e uma gravidez tubária. No presente caso, o defeito uterino foi resultante do *crescimento retardado do ducto paramesonéfrico direito* e da fusão incompleta desse ducto com o seu par durante o desenvolvimento do útero. A maioria dos defeitos resultantes da fusão incompleta dos ductos paramesonéfricos não causa problemas clínicos; entretanto, um corno rudimentar que não se comunique com a parte principal do útero pode causar dor durante o período menstrual em razão da distensão do corno pelo sangue. Como a maioria dos cornos uterinos rudimentares é mais espessa do que as tubas uterinas, é provável que uma gravidez no corno rudimentar se rompa muito mais tarde do que uma gravidez tubária.

4. *Hipospadia da glande peniana* é o termo designativo de um defeito em que o orifício uretral está localizado na superfície ventral do pênis, próximo à glande peniana. A curvatura anterior do pênis é denominada pênis curvo congênito (*chordee*). A hipospadia da glande peniana resulta de falha da fusão completa das pregas urogenitais na superfície anterior do pênis em desenvolvimento e estabelecem a comunicação com a porção terminal da parte esponjosa da uretra na glande peniana. A hipospadia pode estar associada à produção inadequada de andrógenos pelos testículos fetais, ou pode haver resistência aos hormônios em nível celular nas pregas urogenitais. *Acredita-se que a hipospadia tenha uma base etiológica multifatorial* porque é mais provável que parentes próximos de pacientes com hipospadia apresentem esse defeito do que a população geral. Além disso, relatos recentes associam a exposição materna a alguns compostos químicos, como pesticidas, à ocorrência de hipospadia na prole. A **hipospadia granular**, um defeito comum do sistema urogenital, acomete aproximadamente 1 em cada 300 recém-nascidos do sexo masculino.

5. Essa mulher apresenta características físicas e sexuais femininas, mas é geneticamente um homem. Ela possui um complemento cromossômico 46,XY e, muito provavelmente, criptorquidia e ausência de útero. Esse distúrbio é conhecido como **síndrome de insensibilidade total a andrógenos**. A falta da masculinização nesses indivíduos é resultante de resistência à ação dos hormônios sexuais masculinos (andrógenos) em nível celular na genitália. A participação de mulheres com síndrome de insensibilidade a andrógenos nos Jogos Olímpicos é controversa porque se acredita que essas atletas possam obter vantagem nas provas de resistência em virtude de seus níveis mais elevados de testosterona.

6. A base embrionária de uma **hérnia inguinal indireta** é a persistência do processo vaginal, uma evaginação do peritônio fetal. Essa bolsa digitiforme evagina-se a partir da parede anterior do abdome e forma o canal inguinal. A **persistência do processo vaginal** predispõe a uma hérnia inguinal indireta porque cria um ponto fraco na parede anterior do abdome e um saco herniário para o qual o conteúdo abdominal pode herniar se a pressão intra-abdominal for muito elevada (como ocorre durante o esforço para defecar). O saco herniário seria recoberto pelo peritônio, pela fáscia espermática interna, pelo músculo cremaster e pela fáscia cremastérica.

Capítulo 13

1. O **defeito do septo interventricular** (também conhecido como comunicação interventricular) é o defeito cardíaco mais comum ao nascimento, sendo encontrado em aproximadamente 25% das crianças com cardiopatia congênita. A maioria dos pacientes com um grande defeito do septo interventricular apresenta desvio (*shunt*) maciço de sangue da esquerda para a direita (mistura do sangue rico em oxigênio do ventrículo esquerdo com o sangue desoxigenado do ventrículo direito). O recém-nascido pode apresentar cianose e dispneia, hipertensão pulmonar decorrente do aumento do fluxo sanguíneo para os pulmões e insuficiência cardíaca congestiva porque o coração tem de trabalhar mais para bombear o sangue.

2. A **persistência do ducto arterioso (PDA)** é o defeito cardiovascular mais comum associado a infecção materna por rubéola no início da gestação. Em um recém-nascido com PDA, o sangue aórtico é desviado para a artéria pulmonar. De metade a dois terços do débito do ventrículo esquerdo podem ser desviados pelo ducto arterioso persistente. Esse trabalho extra para o coração resulta em cardiomegalia.

3. A **tetralogia de Fallot** consiste em estenose pulmonar, defeito do septo interventricular, cavalgamento da aorta e hipertrofia do ventrículo direito. A ecocardiografia pode ser utilizada para detectar acuradamente esses defeitos vasculares. Pode ocorrer **cianose** por causa do desvio do sangue insaturado; entretanto, em alguns recém-nascidos isso não ocorre ("tetralogia rosa"). A principal meta da terapia é melhorar a oxigenação do sangue do recém-nascido/lactente; mais tarde, geralmente aos 6 meses de idade, ocorrem a correção cirúrgica da estenose pulmonar e o fechamento do defeito do septo interventricular.

4. A **ecocardiografia** revelaria de forma rápida e acurada a anatomia cardíaca e detalhes das conexões vasculares anormais na **transposição das grandes artérias**. O **cateterismo cardíaco** e a ressonância magnética (RM) podem ser realizados para fins de verificação do diagnóstico. O recém-nascido conseguiu sobreviver graças à persistência do ducto arterioso, possibilitando a mistura do sangue das duas circulações. Em outros casos, existe também um **defeito do septo**

interatrial ou um defeito do septo interventricular que possibilita a mistura do sangue. A transposição completa das grandes artérias é incompatível com a vida se não houver defeitos septais correlatos ou PDA.

5. Esse provavelmente seria um **defeito do septo interatrial do tipo** *ostium secundum*, localizado na região da fossa oval. Esse é o tipo mais comum de defeito do septo interatrial clinicamente significativo. Os grandes defeitos, como no presente caso, geralmente se estendem em direção à veia cava inferior. A artéria pulmonar e seus principais ramos são dilatados devido a esse aumento do fluxo sanguíneo pelos pulmões e à pressão elevada na circulação pulmonar. Nesses casos, um desvio (*shunt*) considerável de sangue oxigenado ocorre do átrio esquerdo para o átrio direito. Esse sangue, juntamente com o retorno venoso normal para o átrio direito, entra no ventrículo direito e é bombeado para os pulmões. Os grandes defeitos do septo interatrial podem ser tolerados por muito tempo, como no presente caso, mas a dilatação progressiva do ventrículo direito geralmente resulta em insuficiência cardíaca.

Capítulo 14

1. O defeito congênito comum da coluna vertebral é a **espinha bífida oculta**. Esse defeito do arco vertebral da primeira vértebra sacral ou da última vértebra lombar, ou de ambas, acomete aproximadamente 10 a 20% das pessoas saudáveis. O defeito pode ocorrer também nas vértebras cervicais e torácicas. Na maioria dos casos, a medula espinal e os nervos são normais, e geralmente não há manifestações neurológicas. A espinha bífida oculta não causa distúrbios no dorso na maioria das pessoas. Alguns pacientes podem queixar-se de dor decorrente da **medula espinal presa**, ou seja, a extremidade caudal da medula espinal é distendida e lesionada por estar mal fixada.

2. Uma costela associada à sétima **vértebra cervical** é clinicamente importante porque pode comprimir a artéria subclávia ou o plexo braquial, ou ambos, provocando sintomas. Na maioria dos casos, as costelas cervicais não provocam sintomas. Essas costelas desenvolvem-se a partir dos processos costais da sétima vértebra cervical e podem fundir-se com a primeira costela, resultando em manifestações compressivas, como nesse paciente. As costelas cervicais ocorrem em 0,5 a 1% das pessoas.

3. Uma **hemivértebra** pode produzir uma curvatura lateral da coluna vertebral (**escoliose**). Esse defeito congênito da coluna vertebral é constituído pela metade do corpo, um pedículo e uma lâmina, e ocorre quando as células mesenquimais dos esclerótomos de um lado não formam o primórdio de metade de uma vértebra. Os centros de crescimento normal de um lado da coluna vertebral se desenvolvem, e o desequilíbrio provoca o arqueamento lateral da coluna vertebral.

4. A **craniossinostose** indica o fechamento prematuro de uma ou mais suturas cranianas. Essa anomalia de desenvolvimento resulta em malformações do crânio. A **escafocefalia**, crânio longo e estreito, resulta do fechamento prematuro da sutura sagital. Esse tipo de craniossinostose representa aproximadamente 50% dos casos. O desenvolvimento do encéfalo é normal nesses recém-nascidos.

5. As principais características da síndrome de Klippel-Feil são pescoço alado e curto, linha de implantação do cabelo baixa, movimentos restritos do pescoço e fusão de um ou mais segmentos de movimento cervical. Outras características clínicas incluem distúrbios respiratórios, escoliose, déficits neurológicos e escápulas subdesenvolvidas e elevadas (deformidade de Sprengel). Na maioria dos casos, o número de corpos vertebrais cervicais é inferior ao normal. A mutação dos genes *GDF6* ou *GDF3* está associada à síndrome de Klippel-Feil.

Capítulo 15

1. A ausência da porção esternocostal do músculo peitoral maior esquerdo é a causa das características superficiais anormais observadas. De modo geral são encontradas as cabeças costais dos músculos peitoral maior e peitoral menor. Apesar das várias e importantes ações do músculo peitoral maior, a ausência da totalidade ou de parte desse músculo geralmente não causa incapacidade; entretanto, a ausência da prega axilar anterior é gritante, assim como a localização mais baixa da papila mamária. As ações de outros músculos associados à articulação do ombro compensam a ausência de parte do músculo peitoral maior.

2. O **músculo palmar longo** é um músculo flexor superficial fraco do antebraço; ausente em algumas pessoas, é variável nas diferentes raças. Aproximadamente 13% das pessoas não possuem o músculo palmar longo em um ou em ambos os lados. A ausência não causa incapacidade. O tendão do músculo palmar longo geralmente é utilizado em enxertos tendinosos.

3. O **músculo esternocleidomastóideo** (**ECM**) esquerdo mostrava-se saliente quando tensionado. O músculo esquerdo não foi afetado e não puxa a cabeça da criança para o lado direito. O curto músculo ECM direito contraído liga o processo mastoide direito à clavícula direita e ao esterno, e o crescimento contínuo do lado esquerdo do pescoço resulta em inclinação e rotação da cabeça. O **torcicolo congênito** é uma condição relativamente comum que pode ser consequente à lesão do músculo durante o nascimento. É possível que algumas fibras musculares tenham se rompido, resultando em sangramento para o interior do músculo. A **necrose** de algumas fibras ocorreu ao longo de várias semanas, e o músculo foi substituído por tecido fibrótico, o que encurtou o músculo e puxou a cabeça da menina para o lado.

4. A ausência de musculatura estriada no plano mediano da parede anterior do abdome do embrião está associada a **extrofia da bexiga urinária**. Esse defeito congênito raro, mas grave, é causado pelo fechamento incompleto da linha mediana da parte inferior da parede anterior do abdome e falha das células mesenquimais em migrar do mesoderma somático entre o ectoderma superficial e o seio urogenital durante a 4ª semana de desenvolvimento. A ausência de células mesenquimais no plano mediano resulta na falta de desenvolvimento dos músculos estriados. A bexiga e a uretra não estão fechadas, e ambas permanecem expostas ao ambiente exterior através da abertura na parte inferior da parede anterior do abdome.

Capítulo 16

1. A displasia congênita do quadril, hoje denominada **displasia do desenvolvimento do quadril**, é um defeito congênito relativamente comum que ocorre em 1 em cada mil nascimentos vivos. O número de recém-nascidas com displasia do desenvolvimento do quadril é aproximadamente oito

vezes maior do que o número de recém-nascidos. Em geral a articulação do quadril normalmente não apresenta luxação por ocasião do nascimento; entretanto, o acetábulo está subdesenvolvido. A luxação da articulação do quadril pode ser percebida somente quando o lactente tenta se sentar (aproximadamente 12 meses após o nascimento). A causa dessa condição é desconhecida; alguns casos (12 a 33%) são hereditários, enquanto outros podem ser decorrentes de forças deformadoras que agem diretamente sobre a articulação do quadril do feto.

2. Os defeitos congênitos graves dos membros (amelia e mero-melia), semelhantes àqueles produzidos pela talidomida, são raros e geralmente têm base genética. A **síndrome da talidomida** consiste na ausência de membros (**amelia**); grandes defeitos dos membros (**meromelia**), como fixação das mãos e dos pés ao tronco por pequenos ossos de forma irregular; atresia intestinal; e defeitos cardíacos.

3. O tipo mais comum de pé torto é o *talipes equinovarus*, que ocorre em aproximadamente 1 de cada mil neonatos. Nessa deformação, as plantas dos pés estão giradas para dentro, e os pés caracterizam-se por acentuada flexão plantar. Os pés permanecem fixos na posição "ponta dos pés", lembrando a pata de um cavalo. Essa condição geralmente é tratada com manipulação, com ou sem colocação de aparelho gessado.

4. A **sindactilia** (fusão dos dedos) é o tipo mais comum de defeito dos membros e ocorre em um em cada 2 mil a 3 mil nascimentos vivos; varia da união apenas dos tecidos moles dos dedos (**sindactilia simples**) à **sinostose** (união das falanges ósseas – **sindactilia complexa**). A sindactilia é mais comum no pé do que na mão. Esse defeito ocorre quando os raios digitais separados não se formam na 5ª semana de gestação ou quando a união entre os dedos em desenvolvimento não se desfaz entre a 6ª e a 8ª semanas. Consequentemente, a separação dos dedos não ocorre.

Capítulo 17

1. A avaliação do feto por ultrassonografia consegue detectar a ausência do neurocrânio (acrania) com apenas 14 semanas de gestação (ver Figura 17.35). Os fetos com **meroencefalia** (ausência de parte do encéfalo) não bebem o volume normal de líquido amniótico, teoricamente por causa do comprometimento do mecanismo neuromuscular que controla a deglutição. Como a urina fetal é excretada no líquido amniótico com a frequência normal, o volume de líquido amniótico aumenta. Normalmente, o feto engole o líquido amniótico, que é absorvido pelos intestinos e passa para a placenta para ser eliminado através do sangue e dos rins da mãe. A meroencefalia, quase sempre imprecisamente denominada anencefalia (ausência do encéfalo), pode ser detectada por uma radiografia simples; entretanto, normalmente não se tiram radiografias do feto. Em vez disso, esse grave defeito é diagnosticado por ultrassonografia ou amniocentese. O achado de nível elevado de alfafetoproteína no líquido amniótico indica defeito aberto do tubo neural, como acrania com meroencefalia ou espinha bífida com mielosquise.

2. A base embriológica para a **meningomielocele** diagnosticada no recém-nascido é uma falha de fusão entre o tubo neural e os arcos neurais durante a 4ª semana. A meningo-mielocele é associada a um defeito neurológico porque a medula espinal e as raízes nervosas, ou ambas, geralmente estão incorporadas à parede do saco protraído. Isso danifica os nervos que suprem diversas estruturas. Em geral, ocorre a paralisia dos membros inferiores, podendo haver incontinência urinária e fecal resultante da paralisia dos esfíncteres do ânus e da bexiga urinária.

3. A condição é denominada **hidrocefalia não comunicante** ou obstrutiva. O bloqueio tende a ocorrer no aqueduto do mesencéfalo. A obstrução nesse local (estenose ou atresia) interfere ou impede a passagem do líquido ventricular do ventrículo lateral e do terceiro ventrículo para o quarto ventrículo. Na **hidrocefalia *comunicante***, o fluxo de líquido cerebrospinal é bloqueado depois de sair dos ventrículos. A hidrocefalia é reconhecida com o auxílio de ultrassonografia no período fetal; entretanto, a maioria dos casos é diagnosticada clinicamente por exame neurológico nas primeiras semanas ou meses após o nascimento. A hidrocefalia pode ser reconhecida pela ultrassonografia de abdome da mãe durante o terceiro semestre. O tratamento cirúrgico da hidrocefalia consiste habitualmente no desvio do excesso de líquido ventricular, por meio de cateter, para outra parte do corpo (p. ex., para a corrente sanguínea ou para a cavidade peritoneal), de onde é excretado pelos rins do recém-nascido/lactente.

4. A **microencefalia** geralmente está associada à microcefalia (calvária pequena). Como o crescimento do crânio depende, em grande parte, do crescimento do encéfalo, a parada do desenvolvimento do encéfalo pode causar microcefalia. Durante o período embrionário, a exposição ambiental a agentes como determinados fármacos, álcool, citomegalo-vírus, *Toxoplasma gondii*, herpes-vírus simples, vírus Zika e altos níveis de radiação induz microencefalia e microcefalia. Déficit mental importante pode ocorrer em consequência da exposição do embrião ou do feto a altos níveis de radiação durante o período de desenvolvimento da 8ª à 16ª semanas.

5. A **agenesia do corpo caloso** parcial ou total é um defeito raro associado a déficits cognitivos em 70% dos casos e a convulsões em 50% dos pacientes. Algumas pessoas são assintomáticas. A agenesia do corpo caloso pode ocorrer como defeito isolado; entretanto, geralmente está associado a outras anomalias do sistema nervoso central, como holoprosencefalia, que é um defeito resultante da falha de clivagem do prosencéfalo. Como no presente caso, um grande terceiro ventrículo pode estar associado à agenesia do corpo caloso. O grande ventrículo existe porque, na ausência do corpo caloso, é capaz de se erguer acima do teto dos ventrículos laterais. Os ventrículos laterais costumam apresentar-se moderadamente aumentados.

Capítulo 18

1. A mãe havia contraído **rubéola** no início da gravidez porque o recém-nascido apresentava a tríade característica de defeitos resultantes da infecção de um embrião pelo vírus da rubéola. A **catarata** é comum quando ocorrem infecções graves nas primeiras 6 semanas de gestação, uma vez que a vesícula da lente (ou vesícula lenticular) está se formando durante esse tempo. Acredita-se que a catarata congênita seja resultante da invasão das fibras embrionárias da lente pelo vírus da rubéola. A lesão cardiovascular *mais comum* em recém-nascidos cujas mães tiveram rubéola no início da gravidez é a **persistência do ducto arterioso**, que pode ocorrer isoladamente ou com outros defeitos cardíacos, como estenose pulmonar e defeitos septais. Embora um histórico materno de erupção cutânea durante o primeiro trimestre de gestação seja útil para o diagnóstico da **síndrome**

congênita da rubéola, a embriopatia (doença embrionária) pode ocorrer depois que a mãe tenha contraído uma infecção subclínica (sem erupção) de rubéola.

2. A **ptose congênita** (queda da pálpebra superior) é, geralmente, causada por desenvolvimento anormal ou por falha de desenvolvimento do músculo levantador da pálpebra superior. De modo geral, a ptose congênita é transmitida por herança autossômica dominante com penetrância incompleta; entretanto, a lesão do ramo superior do nervo oculomotor (NC III), que supre o músculo levantador da pálpebra superior, também pode causar queda da pálpebra superior.

3. O protozoário envolvido era *Toxoplasma gondii*, um parasito intracelular. Os defeitos congênitos são resultantes da invasão da corrente sanguínea e dos órgãos em desenvolvimento fetais por *Toxoplasma*. Os parasitos atravessam a placenta e invadem as vilosidades uterinas e a corrente sanguínea fetal, alterando subsequentemente o desenvolvimento do sistema nervoso central, inclusive dos olhos, que se desenvolvem a partir de excrescências do encéfalo (vesículas ópticas). A frequência da **toxoplasmose congênita** varia de acordo com o período da gestação em que a mãe foi infectada: 25% durante o primeiro trimestre, 54% durante o segundo trimestre e 65% no último trimestre. O médico deve alertar a mulher sobre os cistos de *Toxoplasma* contidos na carne e aconselhá-la a cozinhar bem a carne, especialmente se decidir ter mais filhos. O médico deve lhe dizer também que os oocistos de *Toxoplasma* podem ser encontrados também nas fezes do gato e é importante que ela lave as mãos com sabão bactericida após segurar um gato e manusear a caixa de areia do animal.

4. O recém-nascido tinha o fenótipo característico da **trissomia do 18**: deficiência cognitiva grave, cardiopatia congênita e comprometimento do crescimento e desenvolvimento. Essa anomalia cromossômica numérica resulta da não disjunção do par de cromossomos de número 18 durante a gametogênese, cuja incidência é de aproximadamente 1 em cada 8 mil neonatos. Quase todos os fetos com trissomia do 18 são abortados espontaneamente. A sobrevida pós-natal desses recém-nascidos é baixa, e 30% morrem 1 mês depois do nascimento. O tempo médio de sobrevida é de apenas 2 meses. Menos de 10% desses lactentes sobrevivem mais de 1 ano.

5. O **descolamento da retina** consiste na separação das duas camadas embrionárias da retina: o epitélio pigmentar neural, originário da camada externa do cálice óptico, e a porção neural da retina, originária da camada interna do cálice. O espaço intrarretiniano, que representa a cavidade da vesícula óptica, normalmente desaparece depois que a retina se forma. A parte proximal da artéria hialoide normalmente persiste como a artéria central da retina; entretanto, a parte distal desse vaso normalmente degenera.

Capítulo 19

1. Os **dentes natais** ocorrem em aproximadamente 1 em cada 2 mil neonatos. Habitualmente, existem dois dentes na posição dos incisivos mediais mandibulares. Esses dentes podem ser supranumerários, mas geralmente são dentes primários irrompidos prematuramente. Após a confirmação radiográfica de que se trata de dentes supranumerários, eles são, em geral, removidos para que não interfiram na erupção dos dentes primários normais. Os dentes natais podem causar desconforto materno resultante da abrasão ou das mordidas nos mamilos durante a amamentação. Esses dentes podem também lesionar a língua do recém-nascido, localizada entre os processos alveolares das mandíbulas, visto que a mandíbula é relativamente pequena no recém-nascido.

2. A coloração dos dentes do lactente provavelmente foi causada pela administração de **tetraciclina** à mãe durante a gravidez. As tetraciclinas incorporam-se ao esmalte e à dentina em desenvolvimento, manchando-os. A **disfunção dos ameloblastos** decorrente de tratamento com tetraciclina causa hipoplasia do esmalte dos dentes (p. ex., formação de fossetas). Muito provavelmente a dentição secundária será afetada porque a formação do esmalte começa nos dentes permanentes antes do nascimento (aproximadamente 20 semanas nos incisivos).

3. O defeito congênito da pele é um angioma capilar ou **hemangioma**, formado pelo crescimento excessivo de pequenos vasos sanguíneos que consistem principalmente em capilares, mas também há algumas arteríolas e vênulas. A mancha é vermelha porque o oxigênio não é extraído do sangue que a atravessa. Esse tipo de angioma é bastante comum, e deve-se tranquilizar a mãe e explicar que a condição não tem importância clínica nem exige tratamento, devendo desaparecer em alguns anos. Esses angiomas eram anteriormente denominados *nevos flâmeos* (malformação capilar em formato de chama). Entretanto, esses nomes são eventualmente utilizados para designar outros tipos de angiomas, e para evitar confusão, é melhor não usar os nomes comuns. "Nevo" não é um bom termo porque é derivado de uma palavra latina que significa "pinta ou sinal de nascença", que pode ou não ser um angioma.

4. Um tufo de pelo no plano mediano das costas, na região lombossacral, geralmente indica espinha bífida oculta. Trata-se do defeito de desenvolvimento vertebral mais comum, e ocorre nas vértebras L V ou L I, ou em ambas, em aproximadamente 10% das pessoas. A espinha bífida oculta raramente tem importância clínica, mas alguns recém-nascidos com esse defeito vertebral podem também apresentar um defeito congênito da medula espinal e das raízes nervosas subjacentes.

5. As camadas superficiais da epiderme dos neonatos com **ictiose** lamelar, resultante de queratinização excessiva, têm coloração marrom-acinzentada e são semelhantes a escamas de peixe que se apresentam aderentes no centro e elevadas nas bordas. Felizmente, trata-se de uma condição rara herdada como um traço autossômico recessivo.

Capítulo 20

1. Entre 7 e 10% dos defeitos congênitos são causados por fatores ambientais, como medicamentos, substâncias químicas presentes no ambiente e infecções. Para os médicos, é difícil atribuir defeitos específicos a substâncias específicas por vários motivos:

- O medicamento pode ser administrado para o tratamento de uma doença possivelmente causadora do defeito
- O defeito fetal pode provocar sinais/sintomas na mãe que exigem tratamento farmacológico
- O medicamento pode evitar o aborto espontâneo de um feto já malformado
- O medicamento pode ser usado com outro medicamento causador do defeito congênito.

As mulheres precisam entender que várias substâncias (p. ex., **álcool etílico, cocaína e outras drogas ilícitas**) causam defeitos graves se consumidas no início da gravidez (ver Figuras 20.7 e 20.15) e devem ser evitadas.

2. Mulheres acima dos 41 anos têm mais probabilidade de ter um filho com síndrome de Down ou outros distúrbios cromossômicos do que mulheres mais jovens (dos 25 aos 29 anos). Todavia, mulheres acima dos 41 anos podem ter filhos normais. O médico que atende uma gestante de 41 anos recomendará exames como amostragem das vilosidades coriônicas, amniocentese ou teste de DNA fetal livre (células fetais isoladas do sangue materno) para determinar se o feto tem algum distúrbio cromossômico, como trissomia do 21 ou trissomia do 13. Uma mulher de 41 anos pode ter um filho normal; entretanto, as chances de ter um filho com síndrome de Down são de aproximadamente 1 em 85 (ver Tabela 20.2).

3. A **penicilina** é amplamente utilizada durante a gestação há mais de 35 anos sem nenhuma sugestão de teratogenicidade. Pequenas doses de **ácido acetilsalicílico (AAS)** e outros salicilatos são ingeridas pela maioria das gestantes, e quando consumidos por prescrição médica, o risco teratogênico é muito baixo. *O consumo crônico de grandes doses de AAS no início da gestação pode ser prejudicial.* O consumo de álcool e o tabagismo devem ser evitados, bem como substâncias psicoativas, como cocaína.

4. O médico disse à mãe que não havia perigo de seu filho desenvolver catarata e defeitos cardíacos por causa da infecção por rubéola. Entretanto, o médico explicou também que *embriões* cujas mães contraem a doença no início da gravidez geralmente desenvolvem catarata. A catarata é decorrente do efeito nocivo do vírus da rubéola sobre a lente em desenvolvimento. É possível que o médico tenha mencionado que a mulher que contrai rubéola antes da idade fértil provavelmente adquire imunidade permanente à infecção.

5. Gatos que saem à rua podem ser infectados pelo parasito *Toxoplasma gondii.* É prudente evitar contato com gatos e com a caixa de areia desses animais durante a gravidez. Os oocistos desses parasitos são encontrados nas fezes dos gatos e podem ser ingeridos durante o manuseio inadvertido da caixa de areia do animal. Se a mulher estiver grávida, o parasito pode causar defeitos fetais graves do sistema nervoso central, como deficiência mental e cegueira.

Índice Alfabético